EDITORES

Victor C. Liggieri
Lin Tchia Yeng
Manoel Jacobsen Teixeira

TRATADO DE DOR, REABILITAÇÃO E ATIVIDADE FÍSICA

CONCEITOS E PRÁTICA CLÍNICA

São Paulo
2022

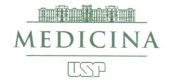
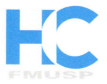

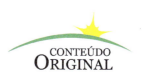

©TODOS OS DIREITOS RESERVADOS À EDITORA DOS EDITORES LTDA.
©2022 - São Paulo
Produção editorial e capa: *Villa d'Artes Soluções Gráficas*
Imagem de capa e aberturas de capítulos: *Shutterstock*

Dados Internacionais de Catalogação na Publicação (CIP)
(Câmara Brasileira do Livro, SP, Brasil)

Tratado de dor, reabilitação e atividade física : conceitos e prática clínica / editores Victor C. Liggieri, Lin Tchia Yeng, Manoel Jacobsen Teixeira. -- 1. ed. -- São Paulo : Editora dos Editores Eireli, 2022

Vários autores.
Bibliografia.
ISBN 978-65-86098-68-6

1. Atividade física 2. Dor - Aspectos fisiológicos 3. Dor crônica 4. Reabilitação - Pacientes I. Liggieri, editores Victor C. II. Yeng, Lin Tchia. III. Teixeira, Manoel Jacobsen.

22-105255   CDD 616.0472
                NLM-WB 176

Índices para catálogo sistemático:

1. Dor : Reabilitação : Medicina 616.0472

Cibele Maria Dias - Bibliotecária - CRB-8/9427

RESERVADOS TODOS OS DIREITOS DE CONTEÚDO DESTA PRODUÇÃO.
NENHUMA PARTE DESTA OBRA PODERÁ SER REPRODUZIDA ATRAVÉS DE QUALQUER MÉTODO, NEM SER DISTRIBUÍDA E/OU ARMAZENADA EM SEU TODO OU EM PARTES POR MEIOS ELETRÔNICOS SEM PERMISSÃO EXPRESSA DA EDITORA DOS EDITORES LTDA, DE ACORDO COM A LEI Nº 9610, DE 19/02/1998.

Este livro foi criteriosamente selecionado e aprovado por um Editor científico da área em que se inclui. A **Editora dos Editores** assume o compromisso de delegar a decisão da publicação de seus livros a professores e formadores de opinião com notório saber em suas respectivas áreas de atuação profissional e acadêmica, sem a interferência de seus controladores e gestores, cujo objetivo é lhe entregar o melhor conteúdo para sua formação e atualização profissional.

Desejamos-lhe uma boa leitura!

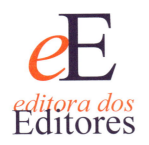

EDITORA DOS EDITORES
Rua Marquês de Itu, 408 — sala 104 — São Paulo/SP
CEP 01223-000
Rua Visconde de Pirajá, 547 — sala 1.121 — Rio de Janeiro/RJ
CEP 22410-900

+55 11 2538-3117
contato@editoradoseditores.com.br
www.editoradoseditores.com.br

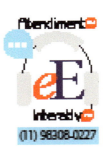

SOBRE OS EDITORES

Victor C. Liggieri

Fisioterapeuta Coordenador do Centro de Dor do Hospital das Clínicas da Faculdade de Medicina da Universidade de São Paulo (HCFMUSP). Especialista em Dor pelo HCFMUSP (2004). Especialista em Neuropsicologia pela Universidade Federal de São Paulo (UNIFESP) 2005. Professor convidado do curso de Especialização em Dor – HCFMUSP. Coordenador de Fisioterapia do Centro de Funcionalidade e Dor (CFDOR).

Lin Tchia Yeng

Médica fisiatra, mestre e doutora pela Faculdade de Medicina da Universidade de São Paulo (FMUSP), responsável pelo Grupo de Dor do Instituto de Ortopedia e Traumatologia do Hospital das Clínicas da Faculdade de Medicina da Universidade de São Paulo (HCFMUSP). Especialista em Dor pelo HCFMUSP, coordenadora do Curso Interdisciplinar de Dor da FMUSP.

Manoel Jacobsen Teixeira

Professor Titular da Disciplina de Neurocirurgia do Departamento de Neurologia da Faculdade de Medicina da Universidade de São Paulo (FMUSP); Chefe do Centro Interdisciplinar de Dor do Hospital das Clínicas da Faculdade de Medicina da Universidade de São Paulo (HCFMUSP).

SOBRE OS REVISORES TÉCNICOS

André Cicone Liggieri

Médico Ortopedista pela Escola Paulista de Medicina (EPM/UNIFESP). Título de atuação em Dor – Associação Médica Brasileira (AMB). Médico Assistente do Centro de Dor do Hospital das Clínicas da Faculdade de Medicina de São Paulo (HCFMUSP). Diretor e Fundador do Comitê de Dor da Sociedade Brasileira de Ortopedia e Traumatologia (SBOT). Diretor do Comitê de Inovação Tecnológica da Sociedade Brasileira para o Estudo da Dor (SBED). Presidente do Comitê de Biomecânica e Regeneração Tecidual da Sociedade Brasileira de Regeneração Tecidual (SBRET).

Ricardo Kobayashi

Médico Ortopedista e Acupunturista com Área de Atuação em Dor. Doutor em Ciências pela Faculdade de Medicina da USP (FMUSP). Colaborador do Centro de Dor do Hospital das Clínicas da Faculdade de Medicina da Universidade de São Paulo (HCFMUSP). Ex-Presidente Fundador do Comitê de Dor da Sociedade Brasileira de Ortopedia e Traumatologia (SBOT).

Thatila Rodrigues

Médica formada pe a Escola Paulista de Medicina (UNIFESP/EPM) com residência em Pediatria Geral e Comunitária e Reumatologia Pediátrica pela mesma instituição. Pós-graduação em acupuntura pelo Center Ao, UNIFESP/EPM. Pós-graduação em Dor pela Faculdade de Medicina da Universidade de São Paulo (FMUSP). Pós-graduação em Nutrologia pela Associação Brasileira de Nutrologia (ABRAN).

Carolina Besser Cozac Kobayashi

Graduação em Medicina pela Pontifícia Universidade Católica de SP – PUC SP. Residência Médica em Clínica Médica pela Santa Casa de Saúde Santa Marcelina de SP. Residência em Clínica Médica Ano Adicional pelo Hospital das Clínicas da Faculdade de Medicina da Universidade de São Paulo (HCFMUSP). Residência de Reumatologia pelo HCFMUSP com Título de especialista pela Sociedade Brasileira de Reumatologia. Especialização em Dor pelo HCFMUSP com Título de Especialisa em Dor pela Associação Médica Brasileira. Colaboradora cm o Grupo de Dor da Neurologia do HCFMUSP.

Caroline Barbara G. Fonseca

Fisioterapeuta na equipe Pain Team Brazil. Graduada em Fisioterapia pela Universidade Capital. Pós-graduação em Neurologia e Dor Crônica pelo Hospital das Clínicas da Faculdade de Medicina da Universidade de São Paulo (HCFMUSP). Pós-graduação em Terapia Manuais e Posturais pela Universidade da Cidade de São Paulo (UNICID). Formação em Hatha Yoga. Atua nas áreas de dor crônica, reabilitação e doenças neurológicas.

Jefferson Rosi Junior

Neurocirurgião assistente do Hospital das Clínicas da Faculdade de Medicina da Universidade de São Paulo (HCFMUSP). Mestrado, Doutorado e Pós-graduado Latu Sensu.

SOBRE OS AUTORES

Adrianna Loduca

Docente do curso de Psicologia da Pontifícia Universidade Católica de São Paulo (PUC-SP). Doutora em Psicologia Clínica pela Faculdade de Ciências Humanas e da Saúde da PUC-SP. Diretora da TAPsi (Treinamento e Assistência Psicológica). Coordenadora da equipe de psicólogos colaboradores no Centro de Dor do Hospital das Clínicas da Faculdade de Medicina da Universidade de São Paulo (HCFMUSP).

Ana Garcia Paço

Fisioterapeuta colaboradora do Grupo de Dor do Hospital das Clínicas da Faculdade de Medicina da Universidade de São Paulo (HCFMUSP). Formada pelo Centro Universitário São Camilo. Pós-graduanda na modalidade de aperfeiçoamento no curso "Avaliação e Tratamento Interdisciplinar de Dor para Profissionais da Saúde" pelo Hospital das Clínicas da Faculdade de Medicina da Universidade de São Paulo (HCFMUSP). Integrante da equipe Pain Team Brazil.

André Orlandi Bento

Mestre em Ciências da Saúde Aplicada ao Esporte e à Atividade Física pela Escola Paulista de Medicina (UNIFESP-EPM). Fisioterapeuta Responsável pelo grupo de patologias da pelve e do quadril na Disciplina de Medicina do Esporte da UNIFESP. Especialista em Fisioterapia Esportiva. Membro da Sociedade Nacional de Fisioterapia Esportiva (SONAFE). Membro da Hip Preservation Society.

André Cicone Liggieri

Médico Ortopedista pela Escola Paulista de Medicina (EPM/UNIFESP). Título de atuação em Dor – Associação Médica Brasileira (AMB). Médico Assistente do Centro de Dor do Hospital das Clínicas da Faculdade de Medicina de São Paulo (HCFMUSP). Diretor e Fundador do Comitê de Dor da Sociedade Brasileira de Ortopedia e Traumatologia (SBOT). Diretor do Comitê de Inovação Tecnológica da Sociedade Brasileira para o Estudo da Dor (SBED). Presidente do Comitê de Biomecânica e Regeneração Tecidual da Sociedade Brasileira de Regeneração Tecidual (SBRET).

André Wan Wen Tsai

Graduado pela Faculdade de Medicina da Universidade de São Paulo (FMUSP); Residência em Ortopedia e Traumatologia pelo Hospital das Clínicas da FMUSP; Pós-graduação em Acupuntura e Medicina Tradicional Chinesa pelo Chang Gung Memorial Hospital, República da China; Docente do Centro de Acupuntura do Instituto de Ortopedia e Traumatologia do Hospital das Clínicas da Faculdade de Medicina da Universidade de São Paulo (HCFMUSP); Vice-supervisor do programa de Residência Médica em Acupuntura do HCFMUSP; Diretor Tesoureiro da Federação IberoLatino Americana das Sociedades Médicas de Acupuntura (FILASMA), gestão 2017-2019. Presidente da Comissão de Dor da Sociedade Brasileira de Ortopedia e Traumatologia (SBOT), gestão 2014-18. Presidente do Colégio Médico de Acupuntura de São Paulo, gestão 2015-21.

Ângela Santos

Graduada em Fisioterapia pela Universidade de São Paulo (USP), 1973. Fisioterapeuta do Serviço de Ortopedia do Hospital das Clínicas da Universidade de São Paulo (HCFMUSP), 1973-76. Formação RPG no Centro Mézières em St Mont, França, 1983. Formação em Terapia Manual-conceito Marcel Bienfait, São Paulo 1985. Formação em Ginástica Holística 1989/1990 em Paris, França. Tradutora (e organizadora) dos seminários de formação em Terapia Manual-conceito Marcel Bienfait 1990 a 2005. Tradutora de toda obra de M. Bienfait. Idealizadora do Projeto Convergências de avalição e reabilitação postural, que ministra desde 1993.

Barbara Maria Müller

Psicóloga colaboradora no Centro de Dor do Hospital das Clínicas da Faculdade de Medicina da Universidade de São Paulo (HCFMUSP). Analista do Seguro Social com formação em Psicologia no Instituto Nacional do Seguro Social (INSS), atuando na área de Reabilitação Profissional e Treinamentos. Curso de Aperfeiçoamento em Avaliação e Tratamento Interdisciplinar de Dor pela Faculdade de Medicina da Universidade de São Paulo (FMUSP). Membro da equipe da empresa TAPsi (Treinamento e Assistência Psicológica).

Bruno Grinman Ruggi

Fisioterapeuta graduado pela Universidade Paulista (UNIP). Pós-graduação em Terapias Manuais integradas pela Universidade Cidade de São Paulo (UNICID). Pós-graduação em Fisiologia e Biomecânica do Aparelho Locomotor-IOT/Faculdade de Medicina da Universidade de São Paulo (FMUSP). Formação em cadeias musculares e articulares pelo método GDS. Formação em Osteopatia pela escola belga ATMS. Formações em técnicas manuais diversas: Mobilização Neural, Facilitação Neuromuscular Proprioceptiva (FNP), Bandagens Mc Connel e Kinesiotaping. Idealizador e fundador da Clínica de Fisioterapia Maná Move. Professor da pós-graduação de Terapias Manuais Integradas UNICID.

Carla Ulhoa

Educadora Física pelo Centro Universitário FMU, 1995. Fisioterapeuta 2002-São Camilo. Especialização em Natação e Atividades Aquáticas. Especialização em Hidroterapia. Especialização em Fisiologia do Exercício. Especialização em Fisioterapia Esportiva pela Universidade Federal de São Paulo (UNIFESP). Colaboradora do grupo de Dor do Hospital das Clínicas da Faculdade de Medicina da Universidade de São Paulo (HCFMUSP) de 2010 à 2019. Especialização em Dor.

Camila Gardim De Bello

Fisioterapeuta colaboradora do Grupo de Dor do Hospital das Clínicas da Faculdade de Medicina da Universidade de São paulo (HCFMUSP), pós-graduada em Fisioterapia aquática pela Universidade Cidade de São Paulo (UNICID) e pós-grduada na modalidade de aperfeiçoamento no curso Avaliação e Tratamento Interdisciplinar de Dor para Profissionais da Saúde pelo HCFMUSP.

Carolina Besser Cozac Kobayashi

Graduação em Medicina pela Pontifícia Universidade Católica de SP – PUC SP. Residência Médica em Clínica Médica pela Santa Casa de Saúde Santa Marcelina de SP. Residência em Clínica Médica Ano Adicional pelo Hospital das Clínicas da Faculdade de Medicina da Universidade de São Paulo (HCFMUSP). Residência de Reumatologia pelo HCFMUSP com Título de especialista pela Sociedade Brasileira de Reumatologia. Especialização em Dor pelo HCFMUSP com Título de Especialisa em Dor pela Associação Médica Brasileira. Colaboradora cm o Grupo de Dor da Neurologia do HCFMUSP.

Cecilia Mendes Takigutti Ishigami

Fisioterapeuta colaboradora do Grupo de Dor do Hospital das Clínicas da Faculdade de Medicina da Universidade de São Paulo (HCFMUSP). Graduação pela Universidade Estadual Paulista "Julio de Mesquita Filho" (UNESP). Pós-graduação no curso de Avaliação e Tratamento Interdisciplinar de Dor para Profissionais da Saude pelo HCFMUSP. Especialização em Reeducação Postural Global – RPG (Prof. Fellipe E. Souchard). Formação certificada em Ginástica Holística – no método Ehrenfried. Formação da Coordenação Motora – Piret & Béziers (Monica Monteiro).

Cristiano Schiavinato Baldan

Bacharelado em Fisioterapia pela Universidade Federal de São Carlos (UFSCar), 2001. Bacharelado em Direito pela Universidade Paulista (UNIP), 2018. Especialização em Fisioterapia Motora pela Irmandade da Santa Casa de Misericórdia de São Paulo (2002). Mestrado em Ciências (Fisiopatologia Experimental) pela Universidade de São Paulo, (USP), 2005. Doutorado pela USP, 2013.

Daniel Ciampi Araujo de Andrade

Médico pela Universidade de São Paulo (USP). Especialização em neurologia pela USP e membro titular da Academia Brasileira de Neurologia. Doutor em Ciências pela USP. Livre Docente pelo Departamento de Neurologia da Faculdade de Medicina da Universidade de São Paulo (FMUSP). Subespecialização em Dor Crônica e Neuromodulação em Dor e Distúrbios de Movimentos na Universidade de Paris. Médico assistente do Instituto do Câncer do Estado de São Paulo (ICESP) e Divisão de Neurocirurgia do Hospital das Clínicas da Faculdade de Medicina da Universidade de São Paulo 2021: Inscrito na Ordem dos Médicos de Portugal, Seccao Norte Nov. 2021. Professor Associado do Centro de Dor e Neuroplasticidade (CNAP) do Departamento de Ciências da Saúde e Tecnologia da Faculdade de Medicina da Universidade de Aalborg, Dinamarca.

Darlan Nitz

Formado em Fisioterapia pela Universidade do Oeste de Santa Catarina. Pós-graduado em Terapia Intensiva pela Faculdade Inspirar. Membro da Sociedade Brasileira para Estudo da Dor (SBED).

Débora Cavalheiro Chaves Folly

Médica do Trabalho e Perita Médica. Colaboradora e Pesquisadora do Centro de Dor do Instituto de Ortopedia e Traumatologia do Hospital das Clínicas da Faculdade de Medicina da Universidade de São Paulo (IOT-HCFMUSP).

Edgar Fabio Puentes

Hipnólogo Clínico. Colaborador do Grupo de Dor do Departamento de Neurologia do Hospital das Clínicas da Faculdade de Medicina da Universidade de São Paulo (HCFMUSP), desde 1994. Doutorado pela Universidade Privada de Hipnose Clínica de Barcelona, Espanha, 1996.

Eduardo Filoni

Doutor em Ciências pela Universidade Estadual de Campinas (UNICAMP). Mestre em Saúde da Criança e do Adolescente pela UNICAMP. Diretor Acadêmico da Faculdade Inspirar – Unidade Santo Amaro. Diretor Secretário do CREFITO 3 – SP3.

Érika Patrícia Rampazo da Silva

Fisioterapeuta pela Universidade Cidade de São Paulo (UNICID). Especialista em Fisioterapia Ortopédica e Traumatológica e do Sistema Musculoesquelético pelo Instituto Cohen de Ortopedia, Reabilitação e Medicina do Esporte e Universidade São Marcos. Mestrado em Ciências pela Universidade Federal de São Paulo (UNIFESP). Doutoranda em Fisioterapia pela Universidade Federal de São Carlos (UFSCar).

Felipe Fernandes Gonzalez

Ortopedista e Hipnoterapêuta. Mestrando em Radiologia Clínica pela Escola Paulista de Medicina – Universidade Federal de São Paulo (EPM-UNIFESP). Bolsista do RUSH-IBTS International Fellowship Program – Chicago/EUA.

Felipe José Jandre dos Reis

Doutorado em Clínica Médica pela Universidade Federal do Rio de Janeiro/Brasil, 2012. Pesquisador da McGill University, Canadá.

Gabriel Taricani Kubota

Neurologista com área de atuação em Dor. Coordenador do Centro de Dor do Departamento de Neurologia do Hospital das Clínicas da Faculdade de Medicina da Universidade de São Paulo (HCFMUSP).

Gilson Cristiano Teixeira

Fisioterapeuta, Colaborador do grupo de Dor do Hospital das Clínicas da Faculdade de Medicina da Universidade de São Paulo (HCFMUSP).

Gilson Tanaka Shinzato

Médico. Especialista pela Sociedade Brasileira de Medicina Física e Reabilitação (SBMFR),1992. Mestrado em Reumatologia pela Faculdade de Medicina da Universidade de São Paulo (FMUSP). Capacitação em Eletroneuromiografia e em Neurofisiologia Clínica pela SBMFR. Certificação em Tratamento por Ondas de Choque concedida pela Sociedade Médica Brasileira de Tratamento por Ondas de Choque (SMBTOC) em 2010 e International Society for Medical Shockwave Treatment (ISMST) em 2012. Recertificação em 2017. Responsável desde 2014 pelo Ambulatório de Pesquisa em Tratamento por Ondas de Choque do Instituto de Medicina de Reabilitação (IMREA) do Hospital das Clínicas da Faculdade de Medicina da Universidade de São Paulo (HCFMUSP) / Rede Lucy Montoro / Unidade Vila Mariana. Diretor Técnico do Tratamento por Ondas de Choque da Axis Clínica de Coluna desde 2014. Diretor científico da SMBTOC, biênio 2021-2022.

Gustavo Leporace

Fisioterapeuta e Educador Físico. Mestre e Doutor em Engenharia Biomédica pelo Instituto Alberto Luiz Coimbra de Pós-Graduação e Pesquisa em Engenharia (COPPE/UFRJ). Coordenador de Pesquisas do Instituto Brasil de Tecnologias de Saúde (IBTS). Orientador do Programa de Pós-graduação em Radiologia Clínica da Escola Paulista de Medicina (EPM-UNIFESP).

Hans Reikdal Machado

Educador somático, especializado no Método Feldenkrais. Atua na formação de profissionais do Método Feldenkrais e na pesquisa teórica e transdisciplinar de seus fundamentos. Psicólogo pela Universidade de São Paulo (USP), 2006. Método Feldenkrais, International Feldenkrais Federation, 2002. VIng Tsun Kung Fu – Nível Superior, 2000.

Helena Hideko Seguchi Kaziyama

Médica Fisiatra responsável pelo ambulatório de Dor miofascial no Instituto de Ortopedia e Traumatologia do Instituto de Ortopedia e Traumatologia do Hospital das Clínicas da Faculdade de Medicina da Universidade de São Paulo (IOT/HCFMUSP). Responsável pelo ambulatório de Fibromialgia do Centro Multicisciplinar de Dor da Clínica Neurológica do Instituto Central do HCFMUSP. Mestre e Doutor em Ciências pela Faculdade de Medicina da Universidade de São Paulo (FMUSP).

Isadora Orlando de Oliveira

Fisioterapeuta membro da equipe Physio&Science (Campinas-SP). Mestre em Reabilitação e Desempenho Funcional pela Faculdade de Medicina de Ribeirão Preto da Universidade de São Paulo (FMRP-USP). Doutoranda em Ciências da Saúde pelo Programa de Pós-graduação Strictu Sensu do Albert Einstein Instituto Israelita de Ensino e Pesquisa.

Ivan Augusto Matavelli

Fisioterapeuta. Colaborador do grupo de de Dor do Hospital das Clínicas da Faculdade de Medicina da Universidade de São Paulo (HCFMUSP). Pós-graduado na modalidade de aperfeiçoamento no curso e avaliação Tto interdiciplinar de dor para profissionais da saúde do HCFMUSP.

Jefferson Rosi Junior

Neurocirurgião assistente do Hospital das Clínicas da Faculdade de Medicina da Universidade de São Paulo (HCFMUSP). Mestrado, Doutorado e Pós-graduado Latu Sensu.

Jonas Lenzi de Araujo

Médico Ortopedista e Traumatologista pela Sociedade Brasileira de Ortopedia e Traumatogia (SBOT). Cirúrgião de Coluna pela SBC, *Fellow of Interventional Pain Practice pelo WIP*. Coordenador com Comitê de Neurociências e Tecnologias Aplicadas à Dor da Sociedade Brasileira para o Estudo da Dor (SBED). Lean Six Sigma Black Belt, Mestrando de Engenharia de Manufatura na UFPR.

Jose Eduardo Nogueira Forni

Professor Adjunto do Departamento de Ortopedia e Traumatologia da Faculdade de Medicina de São José do Rio Preto (FAMERP). Professor Adjunto do Departamento de Epidemiologia e Saúde Coletiva da FAMERP. Título de Área de Atuação em Dor – Associação Médica Brasileira (AMB). Membro da Diretoria do Comitê de Dor da Sociedade Brasileira de Ortopedia e Traumatologia (SBOT). Coordenador Médico da Liga de Dor da FAMERP.

Juliana Gozzo Sekula

Médica. Especialista em Medicina Física e Reabilitação pela Universidade Federal de São Paulo (UNIFESP). Aperfeiçoamento em Avaliação e Tratamento Interdisciplinar de Dor pela Universidade de São Paulo (USP).

Kriscia Partamian

Profissional de Educação Física. Cursou Aperfeiçoamento em Avaliação e Tratamento Interdisciplinar de Dor da Faculdade de Medicina da Unviersidade de São Paulo (FMUSP). Pós-graduada em Fisiologia do Exercício e colaboradora do Grupo de Dor do Hospital das Clínicas da Faculdade de Medicina da Universidade de São Paulo (HCFMUSP).

Lauro Schledorn de Camargo

Médico. Concluiu residência médica em Ortopedia e Traumatologia com especialização em cirurgia do joelho, no ano de 2006 no Hospital das Clínicas da Faculdade de Medicina de Ribeirão Preto da Universidade de São Paulo. Especialista em Ortopedia e Traumatologia. É membro certificado da Sociedade Brasileira de Ortopedia e Traumatologia (SBOT) e da Sociedade Brasileira e da Sociedade Internacional de Tratamento por Ondas de Choque (SBTOC e ISMST).

Leonardo Metsavaht

Ortopedista e Fisiatra. Mestre em Medicina DOT/DOT/UFRJ. Diretor Científico do Instituto Brasil de Tecnologias de Saúde (IBTS). Co-Chair of RUSH-IBTS International Fellowship Program – Midwest Orthopaedics at Rush – Chicago/EUA.

Liliana L. Jorge

Graduada pela Faculdade de Medicina de Ribeirão Preto da Universidade de São Paulo (FMRPUSP). Residência em Clínica Médica pelo Hospital das Clínicas da FMRPUSP e Fisiatria pelo Hospital das Clínicas da Faculdade de Medicina da Universidade de São Paulo (HCFMUSP). Pós-graduação em Reumatologia/Fisiatria pela Université René Descartes/Paris VI. Mestrado em Ciências da Saúde Aplicadas ao Aparelho Locomotor da FMRPUSP. Doutorado em Radiologia pelo LIM44 da Faculdade de Medicina da Universidade de São Paulo (FMUSP). Docente do Centro de Acupuntura do Instituto de Ortopedia e Traumatologia do HCFMUSP.

Luciana Gandolfo

Eutonista, professora de formação em Eutonia desde 1998, Fundadora e coordenadora do IBE 'Instituto Brasileiro de Formação em Eutonia'. Terapeuta corporal e Educadora somática. Professora do 'Curso de Pós-graduação em Bases da Saúde Integrativa do Hospital Israelita Albert Einstein (HIAE). Formada em ComunicaçõesJornalismo pela Pontifícia Universidade Católica de São Paulo (PUC-SP). Professora convidada do Curso de Especialização em Teorias e Técnicas para cuidados Integrativos da Universidade Federal de São Paulo (UNIFESP). Instrutora Certificada em (MBSR) Mindfulness Based Stress Reduction pela UMASS – Medical School Center for Mindfulness in Medicine, Health, Care and Society.

Luciana Mendonça Barbosa

Médica. Residência médica em Neurologia pela USP, (2015). Doutoranda pelo Departamento de Neurologia da Faculdade de Medicina da Universidade de São Paulo (FMUSP). Possui residência médica em Dor-Neurologia pela Universidade de São Paulo (USP), (2016). e graduação em Medicina pela Universidade de Brasília (2011).

Luiz Fernando Alves

Fisioterapeuta e bacharel em Esportes. Especialização em Dor Crônica, Reabilitação, Traumatologia e Fisiologia. Membro colaborador do Grupo de dor Crônica da Universidade de São Paulo (USP), desde 2006.

Luis Fernando Bertolucci

É biólogo e médico fisiatra pela Universidade de São Paulo (USP). Profissional avançado de Rolfing® e professor de Anatomia e Liberação Miofascial da Associação Brasileira de Rolfing. Professor e responsável pela cadeira de Terapias Baseadas no Corpo e Manipulação do programa de Pós-graduação em Medicina Integrativa do Hospital Israelita Albert Einstein (HIAE). Criou a modalidade de terapia manual Toque de Tensegridade (TT), que ensina no Brasil e no exterior e sobre a qual desenvolve pesquisa no Laboratório de Estudos do Movimento do Instituto de Ortopedia e Traumatologia da Faculdade de Medicina da USP (IOT-HCFMUSP). Clinica em São Paulo, no bairro do Sumaré.

Luiz Gustavo Zanelato Pantaleão

Fisioterapeuta colaborador do Grupo de Dor do Hospital das Clínicas da Faculdade de Medicina da Universidade de São Paulo (HCFMUSP). Especialista em Fisioterapia Desportiva pela Universidade Metodista de Piracicaba (UNIMEP-SP) e em Fisiologia do Exercício pela Universidade Federal de São Paulo (UNIFESP-SP). Pós-graduado em Avaliação e Tratamento Interdisciplinar em Dor pelo HCFMUSP e Certificado em Reeducação Postural Global (RPG) – Método Souchard.

Marcus Yu Bin Pai

Médico especialista em Acupuntura e Fisiatra pela Universidade de São Paulo (USP). Área de Atuação em Dor pela Associação Médica Brasileira (AMB). Doutorado em Ciências pela USP. Professor e Colaborador do grupo de Dor do Hospital das Clínicas da Faculdade de Medicina da Universidade de São Paulo (HCFMUSP). Diretor do Colégio Médico Brasileiro de Acupuntura (CMBA). Presidente do Comitê de Acupuntura da Sociedade Brasileira para Estudo da Dor (SBED).

Marcus Vinicius Pereira Prada

Proprietário e fundador da Clínica Prada - Pain Relief. Professor cordenador em estágios e cursos em Acupuntura Avançada no Miayang TCM Hospital em Sichuan na China 2011 e 2009 (estudante). Especialista em Acupuntura (CEATA 2008). Pós-graduação em Fisiologia e Biomecânica na Atividade Motora em Traumatologia e Reabiltacao pelo Instituto de Ortopedia e Traumatologia do Hospital das Clínicas da Faculdade de Medicina da Universidade de São Paulo (IOT/HCFMUSP), 2003. Pós-graduação em Terapia Manual e Postural 2004, Osteopatia Clínica – Escola Belga 2014, Posturologia francesa 2012, Podoposturologia 2008, 2010 2012 Brasil e Franca. Diversas formações em órtese plantares no Brasil, França e USA. Formado em Fisioterapia pela Universidade Paulista (UNIP), 2002.

Maria Cristina Carmona Henkelmann

Educadora Física e Fisioterapeuta, especialista em Fisiologia do exercício pela Universidade Federal de São Paulo (UNIFESP). Formação em cadeias musculares e articulares pelo método G.D.S. Formação em Fisioterapia Analítica Articular (Conceito Johier), Colaboradora do Centro de Dor do Hospital das Clínicas da Faculdade de Medicina da Universidade de São Paulo (HCFMUSP) e da Clínica CF Dor.

Mariana Rhein Felippe

Graduação em Fisioterapia. Mestre em Saúde Médicas pela disciplina de Urologia da Universidade Federal de São Paulo (UNIFESP). Aperfeiçoamento em Avaliação e Tratamento Interdisciplinar de Dor pela Universidade de São Paulo (USP). Doutoranda em Saúde Médica pela disciplina de Urologia da UNIFESP.

Mônica Monteiro

É bailarina profissional com especialização em Coordenação motora pelo método de Suzane Piret e Marie Madeleine Béziers; Cadeias Musculares (GDS) de Godelieve Denys-Struyf e Reeducação do Movimento de Ivaldo Bertazzo, entre outros. Participou do Grupo Teatro de Dança São Paulo e do Grupo Ornitorrinco. Assina as coreografias dos espetáculos Merda, Nem Princesas nem Escravas e Frida Kahlo- viva la vida, todos do Teatro do Ornitorrinco. Atualmente ministra cursos e workshops de Coordenação Motora de Suzane Piret e Marie Madeleine Béziers no Brasil e no Canadá, coreografa (espetáculos de dança, teatro e videclipes), atua como bailarina e dá aulas na sala Crisantempo, em São Paulo onde vive com o marido e a filha.

Nancy Shizuka Yonekawa

Fisioterapeuta. Colaboradora do grupo de Dor e do grupo de Lombalgia do Hospital das Clínicas da Faculdade de Medicina da Universidade de São Paulo (HCFMUSP). Colaboradora do Centro da Dor do HCFMUSP. Colaboradora do Curso de Dor do HCFMUSP. Cadeias Musculares e Articulares – Método GDS (em formação). Formação em Conceito Analítico Sohier. Liberação Miofascial Holfing. Aprimoramento Interdisciplinar de dor da USP.

Paulo Roberto Fonseca Junior

Mestre em Ciência da Reabilitação pela Universidade Nove de Julho (UNINOVE). Professor convidado da Faculdade de Ciências Médicas da Santa Casa de São Paulo (FCMSCSP). Fisioterapeuta do Centro de Pesquisa Clínica, Rede Lucy Montoro, Instituto de Medicina Física e de Reabilitação (HC/IMREA).

Pedro Rizzi de Oliveira

Fisioterapeuta graduado pela Universidade Paulista (UNIP). Especialista em Terapias Manuais pela Universidade Cidade de São Paulo (UNICID). Especialista em Quiropraxia pelo Conselho Federal de Fisioterapia e Terapia Ocupacional (COFFITO). Mestre em Ciências do Movimento Humano e Reabilitação pela Universidade Federal de São Paulo (UNIFESP). Docente do curso de graduação de fisioterapia na Universidade Cidade de São Paulo (UNICID). Fisioterapeuta do Instituto de Assistência Médica ao Servidor Público Estadual (IAMSPE).

Presciliana Straube de Araújo

Fisioterapeuta graduada pela Universidade de São Paulo (USP), 1975. Experiência na área de Neuropediatria (métodos Bobath, Kabat e Halliwik). Trabalhou 8 anos como supervisora de alunos da USP na Fundação Estadual do Bem Estar do Menor (FEBEM S. Paulo), com bebês carentes, na década de 1980. Fez parte do corpo docente do curso "A clínica interdisciplinar com o bebê" da COGEAE (2005-2009). Na área de reeducação postural fez as formações de RPG, Cadeias Musculares e Articulares GDS e Sohier. Por 10 anos (1997-2007), participou como professora assistente, da formação de GDS na Escola de Movimento de Ivaldo Bertazzo. Participou, por sete anos, da equipe multiprofissional no atendimento pais/bebê da DERDIC-PUC – SAMBE (Serviço de acolhimento mãe-bebê) e atende em consultório particular desde 1980. Desde 2010, ministra curso sobre o método de Coordenação Motora de Piret & Béziers, juntamente com Dulce E. Alario (fisioterapeuta) e Monica Monteiro (Bailarina).

Priscilla Bispo Delgado Alvares

Profissional de Educação Física. Colaboradora do grupo de Dor da Fisiatria do Instituto de Ortopedia e traumatologia do Hospital das Clínicas da Faculdade de Medicina da Universidade de São Paulo (HCFMUSP). Graduada em educação física na Centro Universitário das Faculdades Metropolitanas Unidas (UNIFMU). Pós-graduada em Fisiologia do exercício pela Universidade Gama Filho. Curso de Aperfeiçoamento em Avaliação e Tratamento Interdisciplinar de Dor do HCFMUSP.

Rafael Krasic Alaiti

Fisioterapeuta. Especialista pelo Hospital das Clínicas da Faculdade de Medicina da Universidade de São Paulo (HCFMUSP). Mestre e doutor em Neurociências e Comportamento pela Universidade de São Paulo (USP). MBA em Health Tech pela FIAP. Atualmente, atua como pesquisador em dor na USP.

Ricardo Boccatto de Oliveira

Médico formado pela Faculdade de Medicina da USP com residência em medicina física e reabilitação (fisiatria) pelo Hospital das Clínicas da Faculdade de Medicina da Universidade de São Paulo (HCFMUSP). Especialista em dor pela Associação Médica Brasileira (AMB).

Ricardo Kobayashi

Médico Ortopedista e Acupunturista com Área de Atuação em Dor. Doutor em Ciências pela Faculdade de Medicina da USP (FMUSP). Colaborador do Centro de Dor do Hospital das Clínicas da Faculdade de Medicina da Universidade de São Paulo (HCFMUSP). Ex-Presidente Fundador do Comitê de Dor da Sociedade Brasileira de Ortopedia e Traumatologia (SBOT).

Richard Eloin Liebano

Fisioterapeuta graduado pela Pontifícia Universidade Católica de Campinas (PUC-Campinas). Especialista em Fisioterapia na Ortopedia e Medicina Desportiva pelas Faculdades Salesianas de Lins. Mestrado em Ciências Básicas em Cirurgia Plástica pela Universidade Federal de São Paulo (UNIFESP). Doutorado em Ciências pela (NIFESP. Pós-Doutorado em Fisioterapia e Ciência da Reabilitação pela University of Iowa, Estados Unidos.

Rodrigo Antunes de Vasconcelos

FT, PhD. Coordenador e líder da equipe Physio&Science (Campinas-SP), Mestre, Doutor e Pós Doutor Programa de Pós-graduação Strictu Sensu em Reabilitação e Desempenho Funcional pela Faculdade de Medicina de Ribeirão Preto da Universidade de São Paulo (FMRP-USP).

Tania Suzuki Pichler Castilho

Psicóloga formada pela Pontifícia Universidade Católica de São Paulo (PUC-SP). Especialista em Yoga pelo Centro Universitário FMU. Eutonia pelo IGA, mestre em cinesiología pela University of British Columbia, Registered Clinical Counsellor at Canadian Back Institute (CBI) em Victoria, Canada.

Viviane Gentil Faria

Fisioterapeuta. Especialização no estudo da Dor pela Faculdade de Medicina da USP (FMUSP). Formação em cadeias musculares e articulares pelo método GDS. Formação em Fisioterapia Analítica Articular pelo método Sohier. Formação em coordenação motora segundo Piret e Bézier. Colaboradora e pesquisadora do Centro de Dor do HCFMUSP.

Wu Tu Hsing

Graduado pela Faculdade de Medicina da Universidade de São Paulo (FMUSP). Residência em Fisiatria pelo Hospital das Clínicas da Faculdade de Medicina da Universidade de São Paulo (HCFMUSP). Docente da Disciplina de Telemedicina do Departamento de Patologia da FMUSP. Diretor do Centro de Acupuntura do Instituto de Ortopedia e Traumatologia do Hospital das Clínicas da FMUSP. Pós-Graduação em Acupuntura pelo "Veterans General Hospital" em Taipei – Taiwan. Chefe do Ambulatório de Acupuntura do Instituto de Ortopedia e Traumatologia do HCFMUSP. Fundador e ex-presidente da Sociedade Médica de Acupuntura de São Paulo (SOMA/SP). Fundador e ex-presidente do Colégio Médico de Acupuntura do Estado de São Paulo (CMA-SP). Fundador e ex-presidente do Instituto de Medicina Chinesa Científica (IMECC).

DEDICATÓRIA

À Deus, aos meus pais, Orfeu Liggieri e Sonia Regina Cicone Liggieri que moldaram em seus filhos um olhar sensível perante o sofrimento humano e ao Dr. João Bertuol Figueiró que acreditou em mim e me apresentou ao grupo de Dor do HC-FMUSP em 2002 acreditando que a educação em Dor deveria ser amplificada no pais e nas áreas da saúde.

Victor Cicone Liggieri

AGRADECIMENTOS

Agradeço a todos os nossos pacientes que confiam o alívio de suas dores e da restauração plena de sua saúde em nossas mãos e que tanto me ajudam a permanecer humilde perante a complexidade e variabilidade de suas condições na clínica de Dor.

A todos os profissionais envolvidos nesta obra desafiadora e inédita no nosso país que tanto me ensinam com sua dedicação diária na luta contra a fragilidade física e psíquica do indivíduo, trazendo esperança para mudanças de velhos paradigmas da medicina e no manejo da Dor.

À todos os fisioterapeutas e educadores físicos do centro de Dor do HC-FMUSP, do Pain Team Brazil e do CFDor que me ensinam e depositam sua confiança na minha liderança como coordenador e idealizador deste projeto e me motivam a continuar conquistando espaços antes não habitados pela reabilitação.

Ao meu irmão, Dr. André Cicone Liggieri que escreveu e revisou minuciosamente diversos capítulos desta obra e que admiro enormemente pela capacidade de enxergar a medicina através de uma visão ampla não fragmentada sob o ser humano e que tanto me ensina diariamente.

À todos os amigos e familiares que me distanciei fisicamente mas não em pensamento durante a produção deste livro.

PREFÁCIO

Tive o prazer de conhecer Victor C. Liggieri em 2002, por intermédio do nosso querido e saudoso amigo clínico e psicanalista, Dr. João B. Figueiró. Na época, o Victor ainda era aluno de graduação de Fisioterapia, mas a sua curiosidade e a mente inquieta quanto aos mistérios do mundo da dor crônica o levaram a acompanhar as triagens e as reuniões clínicas do nosso Centro de Dor do Departamento de Neurologia do Hospital das Clínicas da Faculdade de Medicina da USP (HC-FMUSP). Os anos acompanhando Dr. Figueiró renderam frutos: foi o início de uma carreira brilhante de um profissional de Fisioterapia direcionada aos ensinos e aos tratamentos dos doentes com dores crônicas. Em 2005, ele ingressou oficialmente no nosso Grupo de Dor da Fisiatria do Instituto de Ortopedia e Traumatologia do HC-FMUSP, com relevante atuação em avaliação e tratamento interdisciplinar dos doentes com dores crônicas. Os profissionais de reabilitação são fundamentais no nosso grupo, pois os doentes com dores crônicas apresentam, além das dores, sofrimentos físicos, psicossociais e emocionais que agravam as incapacidades funcionais e sua qualidade de vida. Mais tarde, em 2016, sua paixão pela reabilitação contribuiu para termos outro Liggieri no grupo: André, ortopedista, sobre o qual brinco ser um ortopedista "funcional", seguramente seguiu os passos do irmão, por ter acompanhado os cursos do Victor e entender a importância de avaliar e tratar de modo funcional, global e interdisciplinar os doentes com dores crônicas.

Ciente da escassez da literatura nacional sobre os temas de Reabilitação e Atividades Físicas direcionados aos profissionais que atuam na dor e aos doentes com dor crônica, Victor publicou, em 2010, o livro *De Olho na Postura*, e, em 2016, o livro *Alongamento e Postura*. Participa ativamente como coordenador da área de Fisioterapia e é docente do nosso Curso Interdisciplinar de Dor da FMUSP. Em todas as diretrizes de tratamentos de dores crônicas, nacionais e internacionais, as atividades físicas e os tratamentos não farmacológicos constituem a 1ª linha de terapia, em conjunto com os tratamentos farmacológicos. Portanto, com os conhecimentos disponíveis neste livro, os profissionais de diversas áreas de saúde terão acesso às informações que poderão ser utilizadas na sua vida profissional e otimizar ainda mais as avaliações e os tratamentos direcionados aos doentes com dores crônicas. Espero que todos gostem do trabalho realizado e aproveitem a leitura!

Dra. Lin Tchia Yeng

Mestre e Doutora pela FMUSP, chefe do Grupo de Dor do Instituto de Ortopedia e Traumatologia do HC-FMUSP e coordenadora do Curso Interdisciplinar de Dor da FMUSP

APRESENTAÇÃO

O Tratado de Dor, Reabilitação e Atividade Física é o resultado do trabalho realizado há cerca de 20 anos na área de Dor, Movimento, Postura e Comportamento, e que, está inserido na história do Grupo de Medicina Física e Reabilitação do Centro de Dor do HC -FMUSP. O Centro de Dor, hoje referência no Brasil, iniciou oficialmente suas atividades em 1974 e desde o seu primórdio conta com a participação de diversas especialidades da área da saúde. Hoje, no Centro de Dor, todas essas especialidades participam ativamente na assistência clinica ambulatorial, nas pesquisas clínicas e nas inúmeras atividades acadêmicas de formação de profissionais no âmbito da graduação e da pós-graduação. Estas atividades sempre conduziram as práticas do grupo e exigem de seus integrantes dedicação em múltiplas funções, que possuem como essência básica, a abordagem interdisciplinar integrando as diversas área do conhecimento em busca do resultado efetivo para o doente que busca em nosso serviço, uma referência na assistência quaternária em saúde na cidade de São Paulo.

A história da Medicina Física, da Reabilitação e da Atividade Física no tratamento do doente com Dor Crônica no Brasil, evoluiu ao longo dos anos junto à história deste Grupo. Nesta evolução, aprendemos através de prática clínica, e hoje, a luz das melhores evidências, que a fragmentação do conhecimento nesta área dentro de uma abordagem baseada no modelo mecanicista isolado e, as abordagens que prometem "curas milagrosas" e rápidas (quick fixes) a curto prazo, não se sustentam e não contemplam o caráter singular do doente com dor. Estas práticas determinam prejuízos inestimáveis para o doente e para o sistema de saúde desafiando as politicas públicas e privadas a realizarem a transição dos modelos de atendimentos centrados na patologia e na doença para o modelo centrado no indivíduo, contemplando os fatores biopsicossociais e o contexto do sofrimento de cada ser humano.

Nesta obra, o reabilitador em dor se torna ciente de que a anamnese e a avaliação devem contemplar o modelo centrado no doente e, em seus aspectos biopsicossociais, e que, no tratamento, as técnicas se tornam aliadas para o processo terapêutico, no qual, o terapeuta e a equipe interdisciplinar, em aliança com o doente vão estabelecer, para promover mudanças comportamentais duradouras a médio e longo prazo. Vale ressaltar que, o fato do doente ser avaliado e tratado por diferentes especialidades não o torna integrado a uma equipe interdisciplinar legitima. Multiplicidade de profissionais não forma um time e uma equipe coesa para tal fim. Somente a comunicação, trocas de experiências e resultados e alinhamento de expectativas adequadas podem gerar esta força. O desafio de se construir uma equipe integrada é use faz presente no âmbito público quanto no privado e exigem determinação de seus integrantes.

O Tratado de Dor, Reabilitação e Atividade Física, tem como objetivo ampliar a consciência e o olhar do leitor sobre a transição destes modelos abordando conceitos, técnicas e pesquisas relevantes para o reabilitador. Nesta obra não há verdades estruturadas absolutas e definitivas nem tão pouco promessas em procedimentos ilusórios "vendidos" no mercado de reabilitação para extinção imediata da dor mas sim, há uma revisão sólida de conceitos, estratégias, raciocínio clínico e de ferramentas que auxiliam na construção de uma ponte da doença para a saúde , na expectativa de colaborar a melhorar da qualidade de vida, fornecer resiliência e autonomia para o indivíduo.

Todos os profissionais do Centro de Dor e os demais convidados de outras instituições, parceiras nesta obra, foram escolhidos com muito cuidado e precisão por possuírem vasta experiência clínica e um olhar crítico, com qualidade para, inserir neste tratado as melhores informações científicas. Sugiro que o leitor também seja crítico e observe os comentários dos autores, além das descrições dos trabalhos mencionados para que o aproveitamento da leitura seja máximo. Esperamos contribuir com o conhecimento na área de Dor, na melhora efetiva dos nossos doentes e na mudança de paradigma da Medicina da Dor. Boa Leitura !!!

Victor C. Liggieri

SUMÁRIO

1 Fisiopatologia da Dor, 1
Manoel Jacobsen Teixeira

2 Relação Nexo Causal: o Que Causa a Dor?, 25
André Cicone Liggieri

3 Dor e Movimento, 33
Victor C. Liggieri

4 Avaliação Clínica dos Doentes com Dor Crônica, 49
Lin Tchia Yeng | Ricardo Kobayashi | Adrianna Loduca
Carolina Besser Cozac Kobayashi | Barbara Maria Müller
André Cicone Liggieri

5 História e Conceitos da Reabilitação na Dor Crônica 59
Victor C. Liggieri | Ivan Augusto Matavelli | Ana Garcia Paço | Priscilla Bispo Delgado Alvares
Kriscia Partamian | Luiz Fernando Alves | Camila Gardim De Bello

6 Medicina Física e Reabilitação em Doentes com Dor Crônica 73
Lin Tchia Yeng | Marcus Yu Bin Pai | Ricardo Boccatto de Oliveira | Jefferson Rosi Junior

7 História e Desafios do Diagnóstico Clínico Postural e Funcional na Fisioterapia 97
Ângela Santos

8 Avaliação Postural na Dor Crônica 109
Victor C. Liggieri | Luiz Gustavo Zanelato Pantaleão

9 Avaliação Clínico-Funcional na Dor Crônica 127
André Cicone Liggieri | Priscilla Bispo Delgado Alvares

10 Avaliações Biocinéticas Tridimensionais para Diagnóstico Funcional da Dor 149
Leonardo Metsavaht | Gustavo Leporace | Felipe Fernandes Gonzalez

11 Intersecções entre Dor Crônica e Marcha: Avaliações e Intervenções 155
Luiz Fernando Alves

12 Ergonomia e Dor Crônica 169
Nancy Shizuka Yonekawa | Victor C. Liggieri

13 Fotobiomodulação da Dor Crônica 189
Cristiano Schiavinato Baldan

14 Termoterapia na Dor Crônica 211
Eduardo Filoni | Paulo Roberto Fonseca Junior

15 Estimulação Elétrica Nervosa Transcutânea no Controle da Dor 219
Richard Eloin Liebano | Érika Patrícia Rampazo da Silva

16 Tratamento por Ondas de Choque 231
Ricardo Kobayashi | Lauro Schledorn de Camargo | Gilson Tanaka Shinzato

17 Educação em Neurociência da Dor 239
Rafael Krasic Alaiti | Felipe José Jandre dos Reis

18 Fáscia: Fisiologia, Patologia e Recursos Terapêuticos 249
Luis Fernando Bertolucci

19 Massoterapia na Dor Crônica 261
Victor C. Liggieri | Gilson Cristiano Teixeira | Kriscia Partamian | Camila Gardim De Bello
Cecilia Takigutti | Luiz Gustavo Zanelato Pantaleão | Christina Hinkelmann

20 Hidroterapia na Dor Crônica 287
Camila Gardim De Bello

21 Natação na Dor Crônica 297
Carla Ulhoa | Victor C. Liggieri

22 Órteses Plantares na Dor Crônica 311
Marcus Vinicius Pereira Prada | Victor C. Liggieri

23 Estimulação Sensitiva da Pele na Dor Crônica 329
Christina Hinkelman

24 A Re-integração Funcional na Dor Crônica 341
Victor C. Liggieri | Luiz Gustavo Zanelato Pantaleão

25 Fisioterapia na Síndrome Complexa de Dor Regional 369
Viviane Gentil Faria

26 Fisioterapia na Dor Crônica Relacionada a Osteoartrite de Quadril 383
André Orlandi Bento

27 Cefaleia 393
Ivan Augusto Matavelli

28 Fisioterapia nas Disfunções Temporomandibulares (DTMs) 405
Gilson Cristiano Teixeira

29 Fisioterapia na Dor Pélvica Crônica 419
Mariana Rhein Felippe

30 Fisioterapia nas Lombalgias Crônicas 431
Bruno Grinman Ruggi

31 Tratamento Conservador das Lombalgias
Baseado no Sistema de Classificação de Subgrupos 449
Rodrigo Antunes de Vasconcelos | Isadora Orlando de Oliveira

32 Dor Patelofemoral 457
Pedro Rizzi de Oliveira

33 Hipermobilidade e Dor 465
André Cicone Liggieri | Victor C. Liggieri | Lin Tchia Yeng

34 Fisioterapia na Síndrome Dolorosa Miofascial 481
Victor C. Liggieri

35 Exercício Físico e Síndrome Fibromiálgica 499

Kriscia Partamian | Juliana Gozzo Sekula | Helena Hideko Seguchi Kaziyama

36 Atividade Física como Ferramenta de Reabilitação 515

André Cicone Liggieri | Priscilla Bispo Delgado Alvares

37 Educação Somática na Dor Crônica 527

Hans Reikdal Machado | Luciana Gandolfo | Cecilia Takigutti

38 Yoga na Dor Crônica 545

André Cicone Liggieri | Victor C. Liggieri | Tania Suzuki Pichler Castilho

39 Hipnose na Dor Crônica 565

André Cicone Liggieri | Edgar Fabio Puentes

40 Abordagem Psicológica na Reabilitação do Paciente com Dor Crônica 577

Adrianna Loduca | Barbara Maria Müller

41 Acupuntura e Agulhamento Seco na Dor Crônica 591

André Wan Wen Tsai | Liliana L. Jorge | Wu Tu Hsing

42 Reabilitação na Síndrome Pós-Lamnectomia 601

Jose Eduardo Nogueira Forni | Victor C. Liggieri

43 Dança na Dor Crônica 613

Mônica Monteiro | Presciliana Straube de Araújo | Victor C. Liggieri

44 Prevenção de Incapacidade para o Trabalho e Reabilitação Profissional 627

Débora Cavalheiro Chaves Folly

45 Estimulação Magnética Transcraniana e Estimulação Transcraniana por Corrente Contínua no Tratamento da Dor Crônica 633

Gabriel Taricani Kubota | Luciana Mendonça Barbosa | Lin Tchia Yeng

Manoel Jacobsen Teixeira | Daniel Ciampi A. de Andrade

46 Inovação Tecnológica e Reabilitação em Dor 641

André Cicone Liggieri | Darlan Nitz | Jonas Lenzi de Araujo

47 Meditação na Dor Crônica 657

André Cicone Liggieri | Victor C. Liggieri

Índice Remisivo **673**

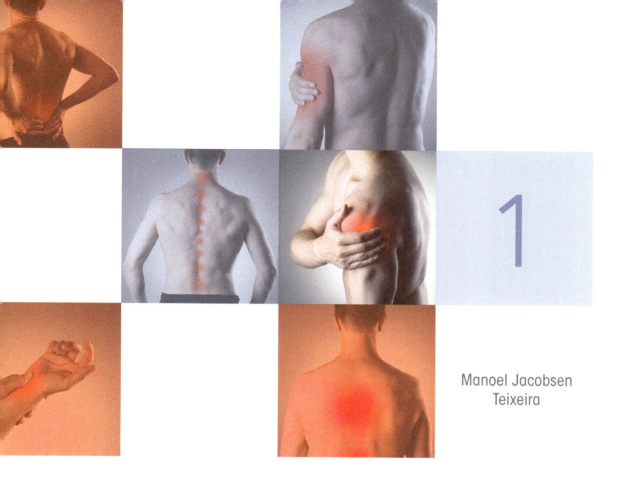

Manoel Jacobsen
Teixeira

FISIOPATOLOGIA DA DOR

1.1 Introdução

Dor é conceituada como "Experiência sensitiva e emocional desagradável decorrente ou descrita em termos de lesões teciduais reais ou potenciais"[1]. Este conceito incorpora as dimensões sensitivas-discriminativas, afetivas-motivacionais e cognitivas-avaliativas de sua ocorrência mas não se aplica aos animais e seres humanos tal como ocorre em crianças nas idades pré-verbais ou pessoas com impossibilifade de expressar-se em razão de anormalidades da consciência. Propõem-se concentuá-la como: "Experiência sensitiva e emocional aversiva normalmente causada por ou semelhante à causada por lesão tecidual real ou potencial".[2]

Nocicepção é um dos possíveis componentes espectro de dor. É o mecanismo que alerta para a possibilidade da existência de lesão tecidual ou que está em vias instalar-se. Pode ser consciente ou inconsciente e visa à proteção do indivíduo, ou seja, a desencadear reações de defesa e de retirada e ativar mecanismos de memória, ou seja, de aprendizado para adoção de atitudes de evitação.[3]

A dor aguda é essecial para a proteção do indivívuo e para alertá--lo sobre a ocorrência de anormalidades ou lesões teciduais instaladas ou em instalação. A dor crônica despe-se deste valor biológico, gera sofrimento, e agrava a incapacidade induz repercussões biopsicossociais desfavoráveis.[4]

1.2 Fisiopatologia da nocicepção e da dor

O primeiro passo para a ocorrência de nocicepção é a transdução dos estímulos térmicos, mecânicos ou químicos intensos em potenciais de geração em estruturas especializadas presentes nos receptores nociceptivos (nociceptores) presentes nas "terminações nervosas livres" das fibras amielínicas do tipo C ou IV e fibras mielinizadas finas do tipo A-δ ou III ou do sistema nervoso periférico (SNP). As fibras mielinizadas Aδ veiculam estímulos com a velocidade de 5 a 30 m/s e mediam a dor bem localizada do tipo pontada ou picada (denominada de dor rápida) enquanto as fibras amielínicas do tipo C fazem com velocidade inferior a 2 m/s e mediam a sensação de dor em queimor mal-localizada (denominada dor lenta). A fibras C mecanicamente insensíveis (C-MIAs) considerados quimiorreceptores, não respondem aos estímulos mecânicos de ativação ou têm limiar mecânico muito elevado e reagem ao calor e a vários estímulos nociceptivos químicos (capsaicina, histamina). A somação dos potenciais de geração origina os potenciais de ação que, por sua vez, alcançam o sistema nervoso central (SNC).[5,6,7]

Nos nociceptores há canais iônicos permeáveis ao Na^+, Ca^{++} e K^+, receptores acoplados à proteína G (GPCRs) e sensíveis aos estímulos mecânicos intensos (MDEG, DRASIC, TREK-1), ao calor intenso receptores de potenciais transitórios (TRPV1, TRPV1, TRPV2, TRPV3, TREK-1), ao frio intenso (TRPM8) e ao acúmulo tecidual de radicais ácidos (canais iônicos sensíveis aos radicais ácidos: TRPV1, ASIC, DRASIC) e a várias substâncias químicas (EP, B1/B2, TrkA, P2X3, etc). Alguns nociceptores são ativados por estímulos específicos e outros, por estímulos variados (nociceptores polimodais). Os nociceptores e podem ser subclassificados como mecanicamente sensíveis (MSA) e mecanicamente insensíveis (MIA). Muitos são "silenciosos" e apenas ativados quando sensibilizados pelo processo inflamatório.[6,7]

A inflamação aguda caracteriza-se como acúmulo de leucócitos estereotipados (neutrófilos e monócitos), reações vasculares e liberação de numerosos mediadores químicos produzidos por células imunes ou derivadas das proteínas plasmáticas. É desencadeada por moléculas produzidas pelas patógenos (agentes infecciosos ou parasitários) ou por alarminas, ou seja, de moléculas associadas ao perigo e à lesão (necrose tecidua e hipóxia), de natureza proteica oriundas de células mortas (anfoterinas) ou da matriz extracelular (fragmentos do ácido hialurônico), como não-proteica (ATP, ácido úrico, sulfato de heparina, DNA, corpos estranhos)[8]. Havendo lesão, mastócitos sentinelas são os primeiros a reagir, os neutrófilos atraem células imunes residentes (mastócitos e macrófagos), os monócitos diferenciam-se em macrófagos, muitas enzimas são ativadas e ocorre liberação de várias substâncias algiogências (peptídeos, lipídeos, proteínas) do interior dos vasos dilatados, das células traumatizadas, dos leucócitos que infiltram a região lesada (mastócitos, macrófagos, linfócitos B e T) e das células que reparam os tecidos lesados (plaquetas, células de Schwann, fibroblastos, células endoteliais, fibras musculares lisas). A "sopa inflamatória" compõem-se de fatores neurotróficos [fator de crescimento nervoso (NGF), fator inibidor da leucemia, fator ativador plaquetário, fator de necrose tumoral-α], radicais ácidos (H^+), íons K^+, acetilcolina (Ach), histamina, bradicinina (BKN), histamina, óxido nítrico (NO), serotonina (5-HT), substância P (sP), purinas e seus derivados [adenosina monofosfatocíclica (AMP), trifosfato de adenosina (ATP)], metabólitos do ácido araquidônico (prostaglandinas PGI2, PGE1, PGE2 e PGD2, leucotrienos, tromboxanas), mediadores pró-inflamatórios, radicais livres, citocinas (IL-1β, IL-6, IL-8 e IL-10, TNF), aminoácidos (glutamato), endotelina, etc. Algumas ativam diretamente os nociceptores, enquanto outros agem via células imunes. As células residentes e as relacionadas ao sistema imunológico (queratinócitos e fibroblastos) recrutam células imunes sistêmicas e causam sensibilização periférica, condição exacerbada pelas consequências diretas e indiretas da inflamação, como redução do pH, aumento da temperatura ambiental, vasodilatação, etc.[8]

O ATP liga-se ao receptor purinérgico P2X3; a BKN excita e sensibiliza o receptor BKN e ativa a proteína G que induz alterações metabólicas intracelulares; a PGE2 liga-se ao receptor EP e ativa as proteína-cinases (PK) A e C que, por sua vez, fosforilau e ativam os canais de Na^+; a 5-HT liga-se ao receptores 5-HT3; e o NGF sensibiliza os nociceptores direta ou indiretamente ao desgranular mastócitos, atrair e ativar neutrófilos e ligar-se aos receptores de tirosina-cinase (trkA) que, via fluxo axonial, induz a produção de receptores e de canais iônicos (TRPV1, BKN, canais de Na^+) e de neurotransmissores (sP, CGRP, BDNF) nos gânglios sensitivos que são transportados para as terminações nervosas dos aferentes primários nas terminações periféricas e centrais, os receptores sofrem regulação ascendente e deslocam-se para a superfície neuronial resultando em neuroplasticidade que prolonga ou perpetua a dor aguda e os neurotrnsmissores são armazenados em vesiculas para rem liberadas no corno dorsal da substância cizenta da medula espinal (CDME) ou retrogradamente nos tecidos periféricos. Os canais iônicos ASIC abrem-se quando o pH tecidual reduz-se; o subtipo do receptor de potencial transitório TRPV1 é sensível a temperaturas elevadas, à capsaicina e à acidose teciduaul. Os nociceptores despolarizados liberam nos tecidos sP, PGRC, neurocininas (NK) NKA e NKB, somatostatina, peptídeo vasoativo intestinal (VIP) e galanina que, por sua vez, causam desganulação dos mastócitos (sP), vasodilatação (sP e CGRP) e processo inflamatório adicional, a "inflamação neurogênica", mecanismo que magnifica a sensação dolorosa. A reação inflamatória decorrente da lesão tecidual induz a liberação de FCN, molécula relaciona à reparação e o flotamento nervosa. Em decorrência da ação do FCN e da proteína associada ao crescimento-43 (GAP43) nos receptores de tirosina-cinases, a inflamação induz brotamento das fibras nervosas e aumenta conteúdo de neuropeptídeos intraneuroniais (Figura 1.1).[7]

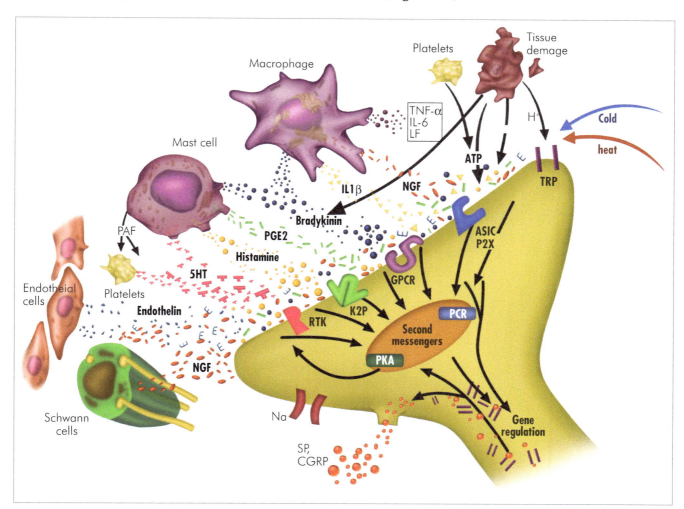

Figura 1.1 Representação artística do nociceptor. Destaca-se a presença dos receptores e de canais iônicos relacionados à geração de potenciais de receptor que, somados, geram potenciais de ação. Substâncias químicas que compõem a "sopa" inflamatória liberada pelos leucócitos, plaquetas, vasos sanguíneos e fibroblastos ativados pelos DAMPS e PAMPS e o fenômeno de "inflamação neurogênica" resultande da liberação tecidual de sP, CGRP e NPY pelas terminações nervosas sensibilizam os nociceptores.

Legenda: ASIC = canal iônico sensível radicais ácidos; ATP= trifosfato de adenosina; BK2 = receptor de bradicinina; CGRP = peptídeo geneticamente relacionado à calcitonina; CMR-1 = receptor de estímulos frios; DAMPS: moléculas derivadas de tecidos lesados; EP = receptor da prostaglandina E; ERK ½ = receptores relacionados à sinalização extracelular 1 e 2; H⁺ = radicais ácidos; 5HT = serotonina; IL= interleucina; FAP = fator de ativação de plaquetas; GPCR= Receptor acoplado à proteína G; K2P = canais de potássio; LIF = fator inibidor da leucemia; $Na_v1.8/1.9$ = canal de Na⁺ 1.8 e 1.9 dependentes de voltagem e resistentes à tetrodotoxina; NGF = fator de crescimento nervoso; PAMPs = moléculas derivadas de patógenos; IL1β = interleucina 1β, PKA=fosfocinase-A; PKC= fosfocinase C; PGE2 = prostaglandina E2; P2X = purinorreceptor; sP= substância P; TAKr = receptor de tirosinacinase; TNF-α = fator de necrose tumoral α ; TRPV = receptor de potenciais transitórios tipo vanilóide.

As fibras eferentes simpáticas também participam do mecanismo da "inflamação neurogênica" e contribuem para a hiperalgesia inflamatória.[7] A inflamação sensibiliza os nociceptores à ação das catecolaminas, induz regulação ascendente do RNA mensageiro, dos receptores de sP e dos receptores NMDA nos neurônios simpáticos pré-ganglionares e ativa nociceptores polimodais vinculados às fibras C quando torna-se crônica. Dependendo do mediador, a sensibilização dos nociceptores pode ser induzida em minutos pela pela fosforilação dos canais iônicos ou horas. A bradicinina e as PGs ativam ou sensibilizam neurônios em poucos minutos. A PGE2 atua no receptor EP acoplado à proteína G, fosforisa o cAMP que, por sua vez, ativa a proteína-cinase-A que, por sua vez, fosforila os receptores TRPV1 e ativa as correntes de Na^+ dependentes de voltagem e inibe os receptores com a subunidade $\alpha3$ de glicina, resultando em desinibição glicinérgic dos neurônios do CDME. A plasticidade sináptica instala-se em minutos e pode durar horas; o retorno da concentração das fosfatases e a endocitose dos receptores reduz a atividade sináptica à linha de base. No entanto, havendo alterações mantidas na transcrição de genética, as MAP-cinases penetram no núcleo, fosforolisam a proteina de elemento de resposta CAMP (CREB) e induzem a transcrição de genes precoces imediatos como a c-fos, a TRKB o BDNF, neuropeptídeos e a COX2. A sensibilização dos nociceptores gera "hiperalgesia primária", ou seja, sensação de dor mais intensa do que a esperada com a aplicação de estímulos também álgicos que habitualmente causam dor menos intensa nos locais não-inflamados, e "alodínea termo-mecânica primária", ou seja, dor evocada com estímulos induz térmicos ou mecânicos com magnitude que normalmente não causa dor.[4,6] Colaterais dos aferentes primários alteram a atividade dos gânglios da cadeia neurovegetativa simpática e a vasoatividade tecidual resultando no desenvolvimento das zonas reflexas, ou seja, na instalação de hiperemia, edema, calor hiperalgia e alodínea na superfície cutânea relacionada ao dermatomiótomo que representa as estruturas músculo-esqueléticas ou viscerais lesados.[10]

Os estímulos sensitivos são conduzidos dos nociceptores para o SNC pelas fibras nervosas aferentes periféricas que contêm canais de Na^+ dependentes de voltagem e resistentes à TTX dos tipos NaV1.7, V1.8 e 1.9, canais de Ca^{++} dos tipos N, P e R e canais de K^+. Além de conduzir potenciais de ação, os aferentes sensitivos primários transportam substâncias químicas dos tecidos para os gânglios sensitivos e para o SNC.

As vias aferentes primárias são pseudounipolares e têm o corpo celular localizado nos gânglios das raízes sensitivas de onde fibras emergentes dividem-se em ramos distais destinados aos tecidos periféricos e ramos proximais destinados ao SNC. Os gânglios sensitivos não contém barreira hematoneural mas contém sP, NKA, octapeptídio-colecistocinina, somatostatina, CGRP, PVI, dinorfinas, encefalinas, fator de liberação de corticotrofina, arginina, vasopressina, oxitocina, peptídeo liberador de gastrina, bombesina, angiotensina II, galanina, anandamida (N-araquidonoiletanolamida), 2-araquidonoilglicerol, fator de crescimento de fibroblastos, ácidos glutâmico e aspártico, 5-HT, nor-adrenalina (Nadr), dopamina, tirosina, adenosina, etc. Suas células satélites correspondem às células gliais e apresentam receptores de citocinas, de ATP, de bradicinina, etc. Os potenciais de ação liberam ATP no citosol dos neurônios dos gânglios sensitivos onde ativa o receptor P2X7 e libera TNF-α e metaloproteinase de matriz-9 (MMP-9) que, por sua vez, libera IL-1β; ambas as citocinas atuam nos receptores das células satélites. O TNF-α, a IL-1β e o ATP liberados pelas células satélites causam sensibilização e hiperexcitabilidade neuronial e dos aferentes primários; a excitabilidade neuronial pode difundir-se para neurônios e dermatômeros vizinhos[7] (Figura 1.2).

Os ramos proximais dos aferentes primários penetram na medula espinal predominantemente pelas raízes dorsais entram na constituição do trato de Lissauer, dividem-se em ramos rostrais e caudais e projetam-se nos neurônios do corno dorsal da substância cinzenta da medula espinal (CDME); 20% das raízes ventrais, entretanto, é constituída de fibras sensitivas, a maioria nociceptivas. A substância cinzenta da medula espinal é dividida em 10 lâminas; o CDME corresponde as 6 lâminas localizadas dorsalmente ao canal central da medula espinal, ou seja, é constituído das lâminas I, II externa (IIe), II interna (II i), III, IV, V e VI. Contém células gliais (oligodendrócitos, astrócitos, microgliócitos), colaterais dos aferentes primários e neurônios cujos axônios projetam-se localmente, em outros segmentos caudais ou rostrais da medula espinal ou no encéfalo. Aferências nociceptivas viscerais, projetam-se na lâmina X do CDME. Grande contingente das fibras aferentes peptidérgicas C projeta-se nas lâminas I e IIe do CDME, as fibras C não-peptidérgicas na lâmina IIi, as fibras Aδ nas lâminas IIe, IV e V e as fibras Aβ se nas lâminas II, IV e V (Figura 1.3).[10]

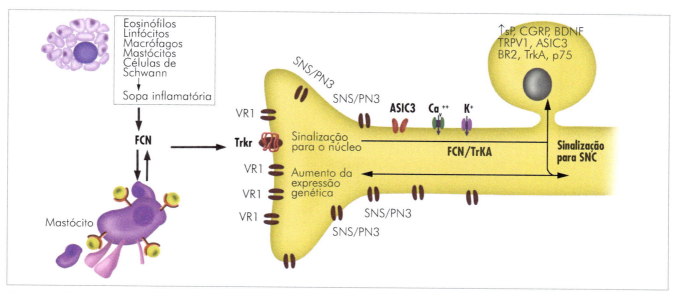

Figura 1.2 Representação artística da neuroplasticidade das fibras nervosas nociceptivas aferentes. A liberação no tecido inflamado do fator de crescimento nervoso (FCN) promove hiperalgesia térmica e mecânica, ativa mastócitos e neutrófilos e ativa os receptores de tirosina-cinases (trk$_r$). A ativação do trk$_r$ e o transporte de moléculas sinalizadoras geram alterações transcricionais no núcleo dos gânglios sensitivos que resultam no aumento da síntese de moléculas do transdutor (VR1), dos canais iônicos (SNS / SNS2) e neuromoduladores sinápticos (BDNF/sP) e na alteração e sensibilização do sistema nociceptivo.

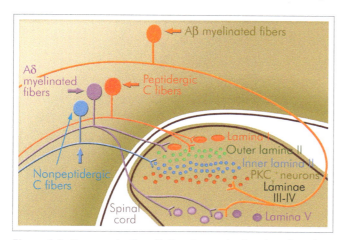

Figura 1.3 Representação artística das projeções dos aferentes nociceptivos e da origem dos tratos de projeção rostral nas lâminas da substância cinzenta da medula espinal do corno dorsal (CDME). As aferências nociceptivas oriundas do tegumento projetam-se preferencialmente nas lâminas I, II externa (IIe) e V do CDME, as do sistema musculoesquelético nas lâminas V e I e IIe do CDME e as viscerais, nas lâminas X e V, I e IIe do CDME.

Dos neurônios da lâmina I originam-se projeções para o trato de Lissauer e tratos proprioespinais que se projetam em outros segmentos da medula espinal, assim como fibras destinadas aos tratos espinotalâmicos e espinorreticulares que, por sua vez, aferem ao tálamo, bulbo ventrolateral caudal (BVLC), área parabraquial e substância cinzenta periaquedutal mesencefálica (SCPM). Os neurônios da lâmina IIe projetam-se nos tratos de Lissauer, proprioespinais, espinorreticulares e espinotalâmicos, nas lâminas I, II, III, IV e V do CDME e lâminas ventrais da substância cinzenta da medula espinal. As lâminas IIi e III não recebem aferências primárias e constituem a "substância gelatinosa", onde se albergam interneurônios inibitórios contendo GABA e NPY, neurotransmissores que modulam segmentarmente a nocicepção. Os neurônios da lâmina III recebem aferências de fibras calibrosas do SNP e projetam-se nos tratos de Lissauer e proprioespinais; os neurônios da lâmina IV recebem aferências de fibras calibrosas do SNP e originam projeções para a substância gelatinosa e tratos espinocervical e espinotalâmico; os neurônios das lâminas III e IV recebem também aferências serotoninérgicas oriundas dos núcleos da rafe bulbar e GABAérgicas e neuropeptidérgicas Y de interneurônios inibitórios e originam fibras destinadas ao BVLC e à área parabraquial; os neurônios multidinâmicos da lâmina V recebem aferências de fibras A-δ e de fibras calibrosas do SNP originadas do tegumento, vísceras e sistema musculoesquelético, da lâmina IV e dos tratos corticoespinais, rubroespinais, tetoespinais e reticuloespinais e geram projeções para os tratos espinotalâmico, espinocervical e cordonais posteriores; e os neurônios da lâmina VI recebem aferências proprioceptivas e cutâneas do SNP e dos tratos rostrocaudais e projetam-se nos tratos espinotalâmico, espinocervical e proprioespinal. A convergência das informações periféricas de várias origens em neurônios multidinâmicos comuns da lâmina V do CDME justifica o fenômeno da "dor referida"[10] (Figura 1.4).

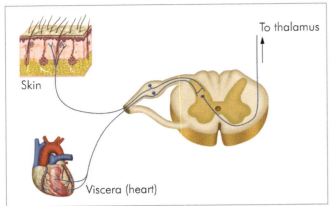

Figura 1.4 Representação artística do mecanismo de dor referida. A convergência, a somação, a sensibilização e a facilitação de estímulos em neurônios comuns da lâmina V do do corno dorsal da medula espinhal justifica o mecanismo das dores referidas de origens viscerais e músculo-esquelética.

Aproximadamente 20% dos neurônios no CDME são noceptivos específicos e ativados por estímulos mecânicos intensos e 80%, multidinâmicos e ativados por estímulos mecânicos não-nociceptivos com baixo limiar e por estímulos nociceptivos com elevado limiar.

A despolarização das fibras nociceptivas primárias abre os canais de Ca^{++} sensíveis à voltagem presentes nas suas terminações centrais e libera neurotransmissores excitatórios (sP, CGRP, CCK, ATP e glutamato) no interstício do CDME. A somação temporal dos potenciais das fibras nociceptivas e a ativação dos receptores dos neurônios nociceptivos do CDME induz sensibilização neuronal e, consequentemente, hiperalgesia e alodínea mecânica (mas não térmica) secundárias, ou seja, em regiões vizinhas à que sofreu a lesão. O glutamato ativa os receptores ionotrópicos α-amino-3-hidroxi-5-metil-4-isoxasol-propriônico (AMPA), N-metil-d-aspartato (NMDA) e cainato e receptores metabotrópicos (mGluR), enquanto a sP, a NK-A e a NK-B atuam nos receptores metabotrópicos de neurocicinas NK1, NK2 e NK3 e o CGRP acoplados à proteína G.[7,11]

Os receptores AMPA proporcionam influxo de Na^+, K^+ e Ca^{++} e despolarizam a membrana dos neurônios nociceptivos presentes no CDME. Na presença glicina e de glutamato, o Mg^{++} que o bloqueia e o receptor NMDA é deslocado, fenômeno que possibilita influxo citoplasmático de Ca^{++} e de Na^+ e efluxo de K^+; o Ca^{++} citoplasmático despolariza prolongadamente a membrana neuronal. A estimulação dos receptores metabotrópicos (mGluRs) de glutamato ativa a fosfolipase C que, por sua vez, catalisa a clivagem do 4,5-bifosfato de fosfatidilinositol ligado à membrana neuronal em inositol 1,4,5-trifosfato de inositol (IP3) e diacilglicerol (DAG). O IP3 libera Ca^{++} do retículo endoplasmático e o DAG difunde-se ao longo da membrana plasmática e, associadamente ao Ca^{++}, ativa a proteína-cinase C (PKC). Os íons Ca^{++} extracelulares somados aos liberados no citoplasma a partir das reservas intracelulares atuam como segundos-mensageiros e desencadeiam a síntese de AMP. Os íons Ca^{++} absorvidos pelas mitocôndrias estimulam a produção de espécies de O_2, ativam as vias de sinalização envolvendo a PKC, a cálcio-calmodulina, a sintetase de óxido nítrico induzida (NOSi) e a ciclo-oxigenase-2 (COX-2). A COX-2 atua no ácido araquidônico e sintetiza PGs que, ao serem liberadas no interstício do CDME, aumentam a excitabilidade neuronal, facilitam a liberação de neurotransmissores excitatórios e reduzem a inibição pré-sináptica bulboespinal. A iNOS reage com a arginina e gera NO; o ON que atua em vários mecanismos de sensibilização neuronal e por ser um gás, escoa-se livremente através da membrana neuronal para o interstício estimula a liberação de neurotransmissores excitatórios pelas terminações centrais dos aferentes primários[4,11]. Portanto, a transmissão dos potenciais nociceptivos no CDME é amplificada aumenta a atividade dos nociceptores, ou seja, a liberação de glutamato, sP, CGRP e BDNF aumenta a concentração de Ca^{++} intracelular nos neurônios do CDME e ativa várias proteínas-cinases (PKs) como a PKA, a PKC, a SRC, a proteína-cinase-2 dependente de cálcio-calmodulina (CAMK2) e as proteína-cinases ativadas pelo mitogênio (MAP). A fosforilação das subunidades de receptores e dos canais iônicos, a regulação ascendente de receptores AMPA e a remoção do bloqueio pelos íons Mg^{++} presentes no poro dos receptores NMDA aumenta a transmissão glutamatérgica, fenômeno este que aumenta substancialmente a excitabilidade dos receptores na membrana pós-sináptica. A ativação das MAP-cinases p44 e p42 (MAP-cinases 1 e 3, respectivamente) desencadeia a fosforilação da proteína de ligação reativa ao monofosfato cíclico de adenosina ou cAMP (CREB). Alterações subsequentes na transcrição genética mantêm os neurônios do CDME sensibilizados. O cAMP e o ERK presentes no núcleo dos neurônios ativam o CREB, mecanismo que aumenta a expressão de várias proteínas relacionadas à dor, como a COX-2, o receptor de potencial transitório vanilóide-1 (TRPV1) e os canais de Ca^{++}. O repressor transcricional DREAM atua constitutivamente e suprime a expressão da pró-dinorfina nos neurônios do CDME e causa hiperalgesia[10] (Figura 1.5).

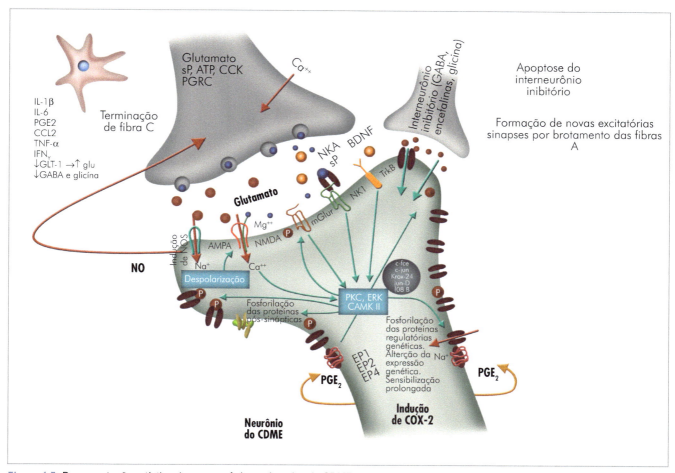

Figura 1.5 Representação artística de um neurônio nociceptivo do CDME que recebe contato sináptico de um aferente primário e de um interneurônio supressor. Os neurônios nociceptivos do CDME são sensibilizados quando são ativados os receptores ionotrópicos alfa-amino-3-hidroxi-5-metil-4-isoxasol-proprônico (AMPA), N-metil-d-aspartato (NMDA) e cainato de glutamato que geram influxo intraneuronial de Ca^{++}; a ativação dos receptores metabotópicos de glutamato, de substância p (sP) e de neurocininas (NK) ligados à proteína G origina segundos mensageiros via acionamento da proteína-cinase (PK) C e PKA. A PKC e a PKA liberam os íons Ca^{++} no citosol a partir dos seus depósitos intracelulares e ativam a sintetase de óxido nítrico (NOS) que, por sua vez, sintetiza o NO e a ciclo-oxigenase-2 (COX-2), esta última responsável pela síntese de PGs; as PGs são liberadas no interstício e autoexcitam a membrana neuronial e o ON, como um gás, escoa-se livremente através da membrana neuronial e aumenta a liberação de neurotransmissores excitatórios pelos aferentes primários. A apoptose dos neurônios inibitórios segmentares induz brotamento das terminações dos aferentes nociceptivos na superfície dos neurônios do CDME. As alterações transcricionais que ocorrem no núcleo do neurônio nociceptivo induzem regulação ascendente de canais iônicos e de receptores.

O *Wind-up* é o aumento da intensidade da dor ao longo do tempo com a administração repetida de estímulos nas fibras nervosas periféricas do grupo C acima do valor crítico. É gerada pela estimulação repetida dependente da frequência das fibras aferentes C que, por sua vez, ativam o receptor NMDA de glutamato, receptores de NK1 e de taquicininas e os canais de K^+ e de Ca^{++} e aumentam progressivamente a eficácia sináptica, a atividade e, consequentemente, a geração de potenciais de ação pelos neurônios amplamente dinâmicos do CDME. Os receptores NMDA são ativados pelo glutamato quando a sP liga-se ao receptor NK-1 e ativa a PKC, do que resulta a remoção do Mg^{++} que bloqueia o receptor NMDA, fenômenso que resultam e aumentam da concentração intraneuronial de Ca^{++} aumentando a magnitude dos sinais e a frequência de disparos celulares. Constitui a fase inicial dos processos sinápticos e celulares que geram a sensibilização central e retutam em ampliação dos campos receptivos dos neurônios do CDME e, consequentemente em ampliação da área onde ocorre a dor, e em hiperalgesia e alodínea mecânica secundárias e dor referida (sensação de dor em áreas distantes daquela que sofre o estímulo nociceptivo.

Os estímulos nociceptivos também ativam a glia e nela causam alterações morfológicas (hipertrofia, proliferação e modificações das redes gliais), fosforilação das vias de sinalização da proteína-cinase ativada por mitógenos, regulação ascendente de receptores de ATP, de quimiocinas e de hemicanais, regulação descendente dos transportadores de glutamato e síntese e liberação no interstício de mediadores químicos (citocinas, quimiocinas, fatores tróficos e proteases). A micróglia expressa receptores de ATP (P2X4, P2X7, P2Y6, P2Y12), quimiocinas (CX3CR1, CCR2) e NRG1 (ErB2) e é ativada pelo ATP, quimiocinas (CCL2, CCL21, CX3CL1), MMP-9, NRG1 e CGRP liberados pelos aferentes primários, sofrendo fosforização pelo p38 e ERK, produzo e libera citocinas pró-inflamatórias (TNF-α, IL-1β, IL-18) e fator trófico derivado do cérebro (BDNF) que, por sua vez, sensibilizam os neurônios do CDME. Os astrócitos produzem ATP e glutamato ao serem ativados pelos hemicanais (Cx43 e PNX1). A ativação da micróglia e da estróglia pelos mediadores microgliais (TNF-α, IL-18) e astrocitários (metaloproteína de matriz-2 e bFGF), resulta em fosforilação de JNK e P-ERK e na produção e liberação de quimiocinas (CCL2) e citocinas (IL-1β) no CDME. Havendo lesão nervosa ocorre regulação descendente do GLT1, resultando na redução da absorção astrocitária de glutamato. A CCL2, a interleucina-1β e o glutamato induzem liberação central mediada pelo receptor NMDA de ATP e de CCL2 que, por sua vez ativam a micróglia[12] (Figura 1.6).

A ativação dos neurônios neurovegetativos simpáticos presentes na coluna intermediolateral da medula espinal pelos aferentes primários resulta em aumento da resistência vascular periférica, retenção urinária e alentecimento dos trânsitos intestinal, urinário e respiratório. A ativação dos neurônios da ponta anterior da substância cinzenta da medula espinal pelos aferentes primários gera hipertonia muscular que, por sua vez, modifica o reflexo de flexão, aumenta o tono muscular, induz espasmos musculares, reduz a expansibilidade da caixa torácica e causa isquemia muscular, anormalidades posturais e síndromes dolorosas miofasciais.[11]

A transferência das informações nociceptivas da medula espinal para o encéfalo é realizada mediante os tratos espinotalâmico, espinorreticular, espinomesencefálico, pós-sináptico do funículo posterior, espino-ponto-amigdaliano, espinocervical e intracornual (Figura 1.7).[14]

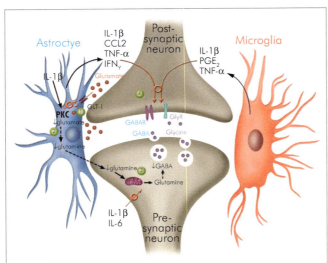

Figura 1.6 Representação artística do CDME onde se evidencia que, durante a estimulação nociceptiva intensa ou prolongada, ocorre ativação dos astrócitos que passam a liberar glutamato ao invés de absorvê-lo e a ativação dos microgliócitos que sintetizam e liberam mediadores pró-inflamatórios (TNFa, IL-1β, etc) do CDME, fenômenos que resultam em acentuação da excitabilidade dos neurônios nociceptivos.

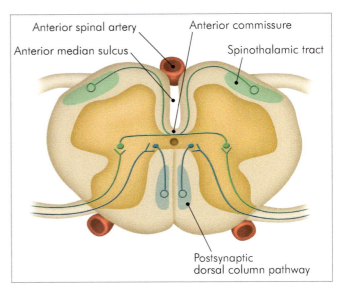

Figura 1.7 Representação artística da secção transversal da medula espinal onde se evidenciam as terminações centrais dos aferentes primários e os tratos nociceptivos que se projetam rostralmente. No quadrante anterior e ântero-lateral da medula espinal aloca-se o trato néo-espinotalâmico discriminativo que se projeta no núcleos ventrobasais do tálamo, o trato páleo-espinotalâmico que se projeta núcleos talâmicos parafascicular, centromediano e da linha média, o trato espino-reticulotalâmico que se projeta no núcleo parabraquial da ponte, o trato espino-mesencefálico que se projeta na substância cinzenta periaqueduetal mesencefálica e o trato espino-amigdaliano que se projeta no núcleo parabraquial da ponte. No quadrante posterior da medula espinal localizam-se o trato pós-sináptico do funículo posterior que se projeta nos núcleos grácil e cuneiforme, o trato espinocervical de origem e natureza incerta e o trato intracornual que se projeta no CDME dos segmentos rostrais.

As fibras do trato espinotalâmico originam-se nas lâminas I, IV, V, VI e VIII do CDME. O maior contingente das suas fibras cruza a linha média e, via quadrante anterolateral oposto da medula espinal, projeta-se nos núcleos ventrobasais, centrolaterais e intralaminares do tálamo e na formação reticular bulbar e mesencefálica. As fibras do trato espinorreticular originam-se nas lâminas VII e VIII da medula espinal e projetam-se no núcleo gigantocelular, tegmento pontino lateral e núcleos subcerúleo ventral e dorsal de onde originam-se tratos destinados ao hipotálamo e núcleos intralaminares e ventrais do tálamo. As fibras do trato espinomesencefálico originam-se nas lâminas I e V do CDME e projetam-se na formação reticular mesencefálica, teto mesencefálico, núcleo parabraquial e colículo superior. O trato espino-ponto-amigdaliano origina-se nas lâminas I e V do CDME e, via funículo dorso-lateral, projeta-se no núcleo parabraquial da ponte onde faz sinapse com neurônios que se projetam na amígdala do lobo temporal. O trato espinocervical origina-se nas lâminas I, III e IV do CDME e projeta-se, via quadrante lateral ipsilateral da medula espinal, no núcleo cervical lateral, de onde emergem fibras que se projetam no complexo ventrobasal do tálamo, formação reticular do tronco encefálico e diencéfalo. As fibras do trato pós-sináptico do funículo posterior originam-se nas lâminas IV, V e VI e X, projetam-se nos núcleos grácil e cuneiforme[11,14] (Figura 1.8).

As informações nociceptivas transmitidas do CDME para o tronco encefálico são veiculadas para o tálamo e para as neuromatrizes primárias (córtices somatossensitivos S1, S2) e secundárias (ínsula, o córtex pré-frontal, córtex do cíngulo anterior e amígdala) da dor e áreas associativas (córtex pré-frontal).[7,15,16,17] A expressão "neuromatriz da dor" refere-se gruparmentos de neurônios do encéfalo ativados consistentemente durante a dor.[17] O termo "neuroassinatura" implica no fato de o padrão de ativação no encéfalo ser peculiar a cada pessoa e programado congenitamente.

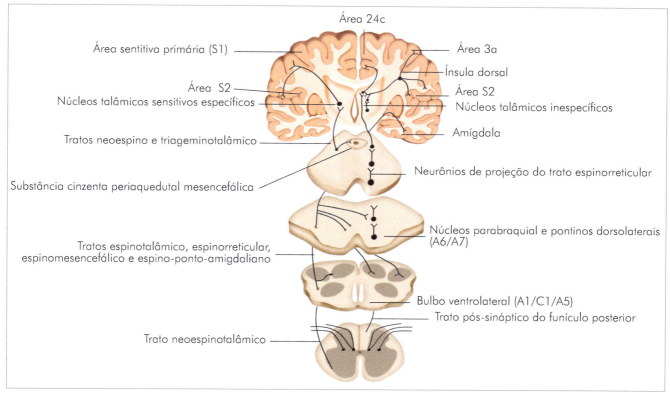

Figura 1.8 Representação artística das vias de projeção rostral dos tratos nociceptivos oriundos dos neurônios do CDME. A maioria das fibras dos tratos néo-espinotalâmico, páleo-espinotalâmico, espino-reticulotalâmico e espino-amigdaliano decussa e cruza a linha média na medula espinal. As fibras do trato néo-espinotalâmico fazem sinapse nos núcleos talâmicos posteromedial ou posterolateral de onde emergem fibras que se projetam nas áreas sensitivomotoras primárias (SM1) e sensitivas secunsárias (S2) do córtex cerebral; as do trato páleo-espinotalâmico fazem sinapse nos núcleos talâmicos parafascicular, centromediano e da linha média, de onde emergem fibras destinadas principalmente ao lobo frontal; as fibras do trato espino-reticulotalâmico fazem sinapse nas áreas A1/C1 e A5 do bulbo ventrolateral, áreas A6 e A7 da ponte dorsolateral e núcleo parabraquial, de onde emergem fibras destinadas ao hipotálamo e substância cinzenta periaquedutal mesencefálica; e as do trato espino-amigdaliano fazem sinapse no núcleo parabraquial, de onde emergem fibras destinadas à amígdala e ao hipocampo.

Os neurônios do complexo ventrobasal do tálamo projetam-se no córtex sensitivo SI e os dos núcleos talâmicos centromediano, parafascicular e intralaminares projetam-se no estriado e no córtex pré-motor. O córtex frontal recebe estímulos do córtex do cíngulo anterior, do CDME e do cerebelo e apresenta conexões recíprocas com a medula espinal. A amígdala relaciona-se ao núcleo acumbens e no estriado; o complexo nuclear lateral e basolateral da amígdala recebe aferências sensitas polimodais do córtex pré-frontal, cíngulo anterior e ínsula relacionadas à dimensão afetivo-emocional da dor e emite projeções para os córtices pré e infra-límbico e pré-frontal relacionado à função cognitiva e ao condicionamento frente ao medo da dor. As estruturas que compõem o sistema límbico recebem aferências dos núcleos ventrais anterior e posterior do tálamo e formação reticular do tronco encefálico. O hipotálamo recebe aferências da formação reticular mesencefálica, núcleo ventral anterior do tálamo e córtex frontal.[7,15,17]

Neurônios do córtex SI projetam-se nos núcleos ventrobasais, grupamento nuclear posterior e núcleos parafascicular e centromediano do tálamo; neurônios do córtex SII projetam-se nos núcleos ventrobasais, grupamento nuclear posterior e centromediano do tálamo; neurônios da área moto-sensitiva primária (MSI) projetam-se no bulbo e nos núcleos talâmicos ventral póstero-medial e lateral e centro mediano; neurônios dos córtices SI, SII, MSI, orbitário e temporal superior projetam-se na formação reticular do tronco encefálico; neurônios dos córtices SI e MSI projetam-se no CDME e no corno anterior da substância cinzenta da medula espinal; neurônios do córtex orbitário projetam-se nas lâminas profundas do CDME; e neurônios dos córtices SI, occipital e temporal projetam-se nos núcleos grácil e cuneiforme. Há conecções recíprocas entre os córtices SI e SII homo e contralaterais e, entre estes, e os córtices MSI e parietal, estruturas do sistema límbico, estriado e núcleo centromediano e grupamento nuclear posterior do tálamo.[11,17]

O sistema neoespinotalâmico e os córtices sensitivos SI e SII relacionam-se às dimensões sensitivo-discriminativas (localização, intensidade, natureza, duração) da nocicepção e à ativação precoce dos córtices SII e da ínsula; os córtices límbicos e paralímbicos (cíngulo anterior e ínsula) relacionam-se às dimensões emocionais e motivacionais da dor; o córtex insular relaciona-se à dimensão sensitiva, às reações emocionais e afetivas (depressão), à memória, à codificação dos estímulos térmicos e à atividade neurovegetativa relacionadas à dor; o circuito córtex fronto-orbitário-núcleo *acumbens*-tálamo relaciona-se à dimensão afetiva da dor, enquanto o córtex frontal modula a atividade das unidades nociceptivas e limita a magnitude da sua expressão.[11,17]

1.2.1 Nocicepção da face e do crânio

A complexo nuclear trigeminal, especialmente o subnúcleo caudal do trato espinal do nervo trigêmeo aferem estímulos nociceptivos oriundos das regiões superficiais e profundas da face e do crânio, independentemente de a dor origar-se na região inervada pelos nervos trigêmeo, intermediário, glossofaríngeo e vago e raízes cervicais C2 a C4[4] (Figura 1.9).

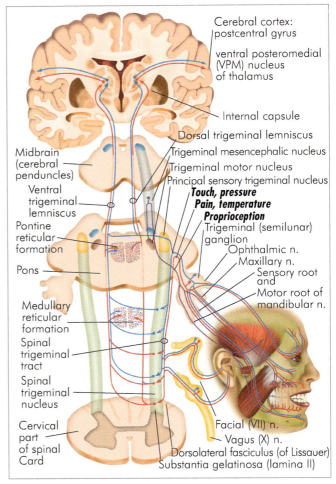

Figura 1.9 Representação artística das vias e centros nervosos relacionados à nocicepção do segmento cefálico. As fibras aferentes dos nervos trigêmeo, intermediário, glossofaríngeo e vago convergem no subnúcleo caudal do trato espinal do nervo trigêmeo de onde emergem fibras que se destinam ao tálamo e ao tronco encefálico.

1.2.2 Mecanismos de supressão da dor

A transferência das informações nociceptivas do CDME para estruturas rostrais do SNC sofre profundas influências excitatórias e inibitórias que atuam em circuitos localizados no CDME e no encéfalo.[11,17]

A supressão da dor nos nociceptores é eliciado nos receptores metabotrópicos acoplados à proteína G que inibem a deflagração, a transdução e a condução dos potenciais de ação nociceptivos. Destacam-se dentre êles, os receptores opioides, canabinóides, adrenérgicos-α2, GABA-B, adenosinérgicos-1, muscarínicos-2, somatostatinérgicos e glutamatérgicos; ao serem ativados, estes receptores inibem os canais de Ca^{++} dependentes de voltagem, reduzem o influxo intraneuronial de Ca^{++} e inibem a liberação de neurotransmissores do canal retificador de K^+ que, por sua vez, regula a duração e a excitabilidade do potencial de membrana em repouso e a atividade dos canais TRPV e Na^+v. O fator de liberação de corticotrofina (CRF) e a IL-1β podem estimular a secreção de peptídeos opioides pelos leucócitos antuando em receptor específic dependente de Ca^{++}[8,19](Figura 1.10).

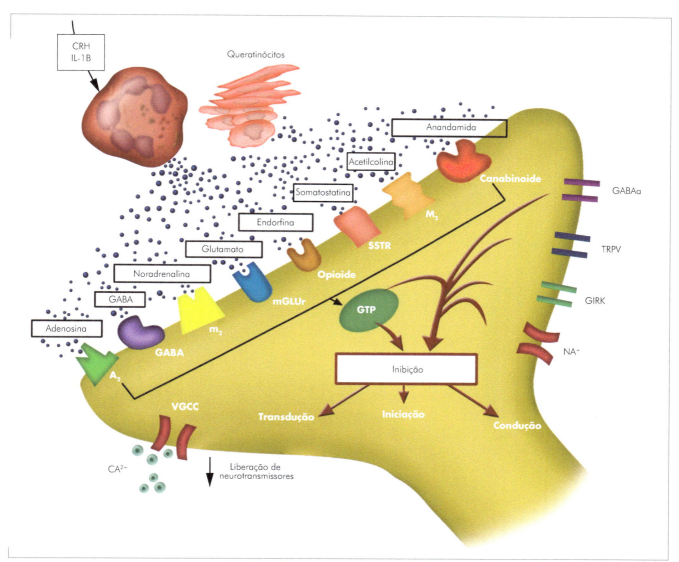

Figura 1.10 Representação artística dos receptores e mecanismos supressores da dor em um nociceptor. A ativação de receptores metabotrópicos acoplados à proteína G (GPCRs) como os receptores opioidérgicos, canabinóidérgicos (CB), somatostatinérgicos (SSTR), colinérgicos muscarínicos (M2), gabaérgicos B (GABA$_B$), glutamatérgicos (mGluR), adenosinérgicos 1 (A1) e adrenérgicos-α2 (α2) inibe os canais Ca^{++}v (VGCCs) relacionados à cinética dos canais vanilóides de potenciais transitórios de receptor (TRPV) e os canais de sódio (Na^+v), resultando em redução do influxo de intraneuronial de Ca^{++} e em inibição da liberação de neurotransmissores e do canal de retificação interna de K^+ (GIRK) que, por sua vez, atua na manutenção e na excitabilidade de potencial da membrana em repouso.

No SNC a nocicepção é modulada, pelos neurônios presentes na SCPM, bulbo rostral ventromedial (BRVM), córtex cerebral, amígdala, hipotálamo e tálamo. Os receptores opioides μ concentram-se nas vizinhanças da SCPM, estriado, habênula, hipotálamo, claustro, tálamo, córtex cerebral e lâminas superficiais do CDME; os receptores δ são escassos no encéfalo e são mais adensados no CDME; os receptores κ estão presentes na medula espinal; e os receptores ε estão presentes no encéfalo. Os neurotransmissores opóides endógenos, leucina e metionina-encefalina e seus respectivos receptores (MOR ou μ, DOR ou δ, KOR ou κ, epsilon ou ε) concentram-se nas lâminas I, II, III e V do CDME e têm afinidade pelo receptor δ; a dinorfina concentra-se nas lâminas I e V e tem afinidade pelo receptor κ, a beta-endorfina tem afinidade pelo receptor ε; e a β-endorfina é produzida no hipotálamo e liberada na circulação sistêmica junto com o ACTH e pelas vias que dele emergem e projetam-se no tálamo e no tronco encefálico. Há grande concentração de receptores μ e de leucina e metionina-encefalina e dinorfina nos neurônios da SCPM e de β-endorfina nas terminações oriundas do hipotálamo. As encefalinas atuam pressinapticamente nas terminações dos aferentes primários no CDME e pós-sinapticamente nos neurônios do CDME que originam os tratos que se projetam no encéfalo; hiperpolarizam as terminações centrais das fibras C via receptores vinculados à proteína G, inibem o AMP-cíclico e, consequentemente, as correntes de Ca^{++} dependentes de voltagem das terminações nervosas nociceptivas aferentes reduzindo a liberação de neurotransmissores excitatórios no CDME e reduzem a excitabilidade neuronal ao abrirem os canais de K^+ e causarem hiperpolarização da membrana pós-sináptica e, consequentemente, reduzirem sua excitabilidade[4,20] (Figura 1.11).

Os receptores $GABA_A$ e $GABA_B$ distribuem-se nas terminações nervosas dos aferentes primários no CDME, em outras lâminas da medula espinal e em neurônios da SCPM, núcleo magno da rafe e formação reticular gigantocelular. A ativação dos receptores pós-sinápticos de $GABA_A$ e de glicina dos neurônios do CDME gera correntes internas de Cl^- e hiperpolarização da membrana neuronal, efeito dependente do co-transportador 2 (KCC2) de KCl e inibe a liberação dos transmissores excitatórios. Os receptores metabotrópicos $GABA_B$ mediam a hiperpolarização lenta através do canal de K^+ retificador interno da proteína G (GIRK).[21]

Os principais endocanabinóides são a aracdonil-etanolamida (AEA) ou anandamida e o 2-aracdonil-glicerol (2-AG). O receptor CB1 distribue-se nos gânglios das raízes sensitivas, nas terminações nervosas pré-sinápticas do CDME, núcleos da base, núcleo *acumbens*, cerebelo, hipocampo, hipotálamo, amígdala, SCPM e em diversas regiões do córtex cerebral. Ao coplar-se à proteína G, os canabinóides inibem a adenil-ciclase e os canais de Ca^{++}, ativam os canais de K^+ e modulam a liberação de vários neurotransmissores pelas terminações nervosas dos aferentes primários no CDME.[22]

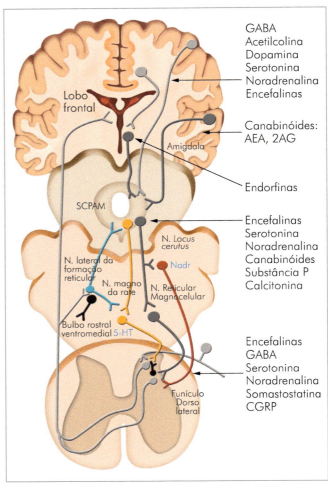

Figura 1.11 Representação artística dos núcleos e tratos de fibras do sistema nervoso central relacionados à modulação facilitatória e inibitória da dor. As vias aferentes discriminativas da sensibilidade estimulam as fibras do sistema neoespinotalâmico que, por sua vez, estimulam os neurônios moduladores do CDME, tronco encefálico e tálamo e da área sensitivomotora primária do córtex cerebral. A ativação dos neurônios da substância cinzenta periventricular, da substância cinzenta periaquedutal mesencefálica, do *locus ceruleus* e do núcleo magno da rafe (neurônios off) que originam os tratos de fibras rostrocaudais inibem a nocicepção ao liberarem 5-HT e Nadr no CDME. Neurônios oriundos do lobo frontal e temporal que modulam o humor e o afeto projetam-se na substância cinzenta periaquedutal mesencefálica e alteram a atividade das unidades supressoras de dor presentes no mesencéfalo. Tratos de fibras oriundas dos neurônios "ON" do bulbo rostral ventromedial trafegam pelo quandrante anteromedial da medula espinal e facilitam a atividade dos neurônios nociceptivos do CDME

A neurotensina está presente em neurônios da formação reticular mesencefálica, hipotálamo, amígdala, núcleo accumbens e BRVM; na SCPM, atua nas vias supressoras da nocicepção oriundas do núcleo magno da rafe.[7]

A SCPM integra informações de regiões corticais envolvidas na nocicepção, incluindo a ínsula anterior, o córtex cingulado anterior, o hipotálamo e a amígdala. Seus neurônios integram os estímulos nociceptivos e não-nociceptivos, projetam-se nos núcleos ventrais rostrais do bulbo, núcleo do loco cerúleo e na região A7 e utilizam neurotensina, glutamato e aspartato como neurotransmissores. Recebem aferências dos córtices límbico e pré-frontais mediais, do cíngulo anterior e da ínsula e mantém conexões recíprocas com o hipotálamo, amígdala, loco cerúleo, formação reticular pontobulbar, núcleos cuneiforme e grácil, núcleos catecolaminérgicos do tronco encefálico, núcleo parafascicular do tálamo e CDME. A estimulação dos neurônios encefalinérgicos presentes na SCPM inibe os neurônios gabaérgicos, que por sua vez, inibem a atividade dos neurônios da região ventromedial e rostral do bulbo, incluíndo-se o núcleo magno da rafe que libera 5-HT no CDME e os neurônios da formação reticular ventral ao núcleo reticular gigantocelular que recebem projeções da SCPM, hipotálamo posterior, ponte, núcleo reticular gigantocelular dorsolateral e neurônios serotoninérgicos do tronco encefálico e noradrenérgicos do bulbo que se projetam no CDME.[18]

O núcleo cuneiforme recebe projeções do CDME. Seu segmento ventrolateral projeta-se no núcleo magno da rafe, formação reticular adjacente do bulbo ventromedial, tegmentos pontinos dorsolateral e ventrolateral, núcleos talâmicos mediais e córtex fronto-orbitário. A SCPM e o núcleo cuneiforme são as fontes mais importantes de estímulos para os núcleos rostrais ventrais mediais do bulbo.[11]

O núcleo magno da rafe é constituinte do BRVM que, por sua vez, recebe aferências serotoninérgicas e neurotensinérgicas da SCPM e do núcleo cuneiforme na região pontomesencefálica e noradrenérgicas do núcleo do loco cerúleo localizado na região dorsorrostrolateral da ponte.[18]

Os núcleos serotoninérgicos dorsais da rafe sob a influência das vias encefalinérgicas modulam a atividade do núcleo *acumbens*, amígdala e habênula. As fibras oriundas do tegmento dorsolateral da ponte, núcleo do loco cerúleo e grupamentos noradrenérgicos A5 e A7 originam as projeções noradrenérgicas mais importantes. A projeções dos núcleos pedunculopontino e reticulares talâmicos inibem o complexo ventrobasal

do tálamo. No núcleo magno da rafe e na formação reticular adjacente há neurônios contendo receptores de NK1, sP, 5-HT, encefalinas e hormônio liberador de corticotrofina (TRH); estas estruturas e recebem projeções oriundas da região pré-óptica medial do hipotálamo, dos córtices do cíngulo, do pré-cíngulo, da ínsula anterior e dos núcleos A5 e A7 da ponte dorsolateral e fibras neurotensinérgicas oriundas da SCPM; aferências diretas da medula espinal são escassas. Neurônios rostrais ventromediais do bulbo contendo sP e encefalina projetam-se na região A7.[7,11,18]

A via rostrocaudal sensível aos opióides envolvendo o córtex frontal, amígdala, SCPM, bulbo ventral rostral e CDME relaciona-se à modulação da dor. A SCPM atua nos neurônios nociceptivos espinais via neurônios do BRVM que, por sua vez, exercem controle bidirecional sobre a transmissão nociceptiva no CDME.

Três categorias de neurônios presentes na região do bulbo rostral ventromedial originam fibras destinadas aos neurônios do CDME: os neurônios "OFF", "ON" e "neutros". Os neurônios ''OFF'' são ativados por estímulos discriminativos e pelo bem estar mental e geram projeções inibitórias rostrocaudais contendo 5–HT, Nadr ou sP e originados nos núcleos magno da rafe do bulbo e reticular gigantocelular que trafegam no quadrante dorsolateral da medula espinal e projetam-se nas lâminas superficiais do CDME; onde suprimem a atividade dos neurônios nociceptivos do CDME de projeção rostral ou ativam o receptor 5-HT3 presente nos interneurônios inibitórios aí localizados. Dos núcleos A5 e A7 do bulbo originam-se projeções noradrenérgicas que atuam nos receptores adrenérgicos alfa-2 dos núcleos da rafe e nos neurônios do CDME e, mediante a liberação de GABA e de glicina inibem os neurônios das lâminas I, II e X. Neurônios pontinos dorsolaterais também participam do controle cortical da transmissão nociceptiva no CDME; o trato rubroespinal inibe os neurônios das lâminas V, VI e VII do CDME; e os tratos vestibuloespinais inibem os neurônios das lâminas V e VI. Já os neurônios "ON" são ativados pelo sofrimento mental e imediatamente antes da aferência nociceptiva; sob a ação da colecistocinina e da nociceptina, amplificam a nocicepção via tratos serotoninérgicos rostrocaudais que trafegam no quadrante lateral da medula espinal e liberam 5-HT que interage com os receptores pré-sinápticos 5-HT-2A e 5-HT-3. A facilitação da dor é também mediada pela ativação dos receptores 5-HT-3 dos neurônios do CDME que originam os tratos espinotalâmicos. Os neurônios "neutros" não reagem diante dos estímulos nociceptivos[23] (Figura 1.12).

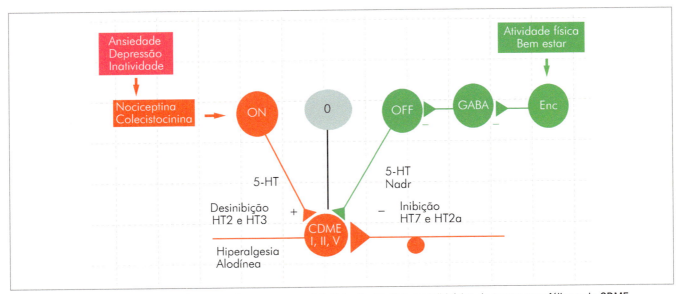

Figura 1.12 Representação artística dos mecanismos neuromodulatórios facilitatórios e inibitórios do tronco encefálico e do CDME. Neurônios da substância cinzenta periaquedutal mesncefálica ativam neurônios encefalinérgicos que, por sua vez inibem neurônios GABAérgicos regionais, resultando em desinibição dos neurônos "OFF" do bulbo rostral ventromedial que originam fibras que trafegam pelo quadrante posterolateral da medula espinal e inibem neurônios nociceptivos no CDME. Colecistocinina e nociceptina ativam os neurônios "ON" do bulbo rostral ventromedial que originam fibras que trafegam no quadrante anterolateral da medula espinal e facilitam a atividade dos neurônios nociceptivos do CDME.

Pouco se conhece a respeito dos mecanismos de modulação da dor no telencéfalo. Colaterais do trato corticoespinal oriundos das áreas SI e SII inibem os neurônios das lâminas IV e V do CDME. A ativação do córtex da ínsula anterior induz analgesia via desinibição dos neurônios do núcleo do loco cerúleo.[7,11,17]

O "sistema analgésico intrínseco ou sistema inibitório difuso" atua como mecanismo regulador ativado pela estimulação nociceptiva aplicada a qualquer região do corpo, mesmo distante do campo de distribuição do neurônio nociceptivo, inibe neurônios amplamente dinâmicos das lâminas superficiais do CDME e atenua temporariamente a dor. É bloqueado pela morfina, depende da atuação dos neurônios dos núcleos magno da rafe e da região ventral ao núcleo reticular paragigantocelular e dos tratos rostrocaudais do funículo dorsolateral homolateral da medula espinal.[7,17,24]

Numerosos fatores individuais e ambientais, incluindo-se dentre eles, os genéticos, epigenéticos, étnicos, sociais, culturais, religiosos e filosóficos, as experiências pregressas e o estado mental e atividade física dos indivíduos amplificam ou atenuam a expressão nociceptiva. O estresse, o medo, a ansiedade e a duração da dor interferem na atividade dos sistemas opióides envolvidos na modulação da dor. A depressão e a ansiedade interagem na percepção da dor via mecanismos inibitórios e facilitatórios; unidades noradrenérgicas e serotoninérgicas estão envolvidas no mecanismo da ansiedade e da depressão, condições habitualmente associadas à dor crônica. A estimulação nociceptiva e o estresse elevam as concentrações basais de 5HT, Nadr e encefalinas no líquido cefalorraquidiano e de encefalinas no CDME. Mecanismos genéticos e epigenéticos determinam a maior ou menor excitabilidade dos receptores e a ocorrência da dor.[11]

1.2.3 Dor fisiológica

Os estímulos nociceptivos podem ou não ser percebidos. Em condições normais, as fibras aferentes transferem os estímulos nociceptivos subliminares e induzem reflexamente reações de adaptação que geralmente bloqueiam sua percepção. Quando os estímulos ultrapassam o limiar de percepção, desencadeia-se a fenomenologia dolorosa e a estimulação passa a ser percebida.[4]

1.2.4 "Dor patológica"

Distinguem-se cinco categorias de "dor patológica": a nociceptiva, a neuropática, a psicogênica, a nociplástica e a mista[11]. A dor aguda é a que persiste apenas durante o período razoável para resolução da sua causa; a dor é crônica quando se prolonga além do período de resolução da condição causal ou decorre de condições naturalmente crônicas como as que acometem doentes com doenças reumáticas, o câncer, neuropatias dolorosas, etc. A persistência da dor crônica é predeterminada por fatores neuroanatômicos corticolímbicos[7] (Figura 1.13).

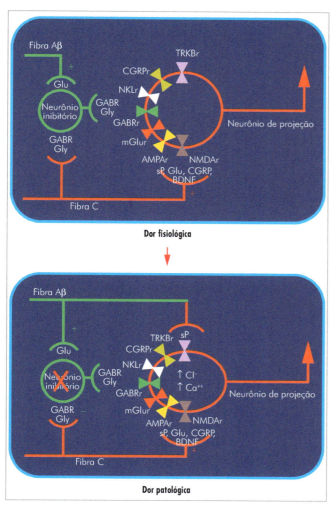

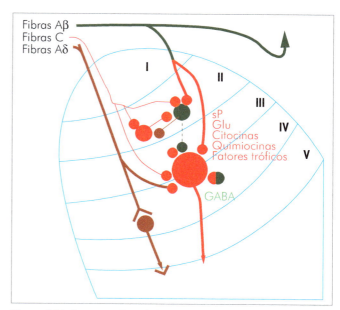

Figura 1.13 Representação artística dos mecanismos da hiperalgesia e da alodinea no CDME. Os estímulos conduzidos pelas fibras C e Aβ ativam interneurônios que modulam os potenciais veiculados pelos neurônios de projeção. B. Havendo lesão nervosa ou estimulação prolongada das fibras C ocorre sensibilização central decorrente das alterações da cinética do receptor, potenciais de membrana em repouso e transformação fenotípica das fibras aferentes Aβ; a potencialização prolongada prazo, a hiperexpressão dos receptores e a estimulação subliminar evocam potenciais de ação e causam a hiperalgesia clássica. O brotamento das fibras Aβ que passam a liberar sP nos neurônios nociceptivos do CDME também contribue para o desenvolvimento da alodinia mecânica.

Figura 1.14 Reprentação artística dos mecanismos de cronificação da dor na região do CDME. As fibras Aβ passam sofrem modificação fenotípica e passam a liberar sP nos neurônios nociceptivos de projeção rostral e os neurônios supressores sofrem apoptode e ocorre brotamento das terminações dos aferentes nociceptivos primários nos neurônios noceceptivos do CDME.

1.2.5 Dor nociceptiva somática

A sensibilização neuronial, a apoptose e a inatividade dos neurônios supressores, a ativação do SNNVS, os fenômenos neuroplásticos e a reorganização sináptica do SNC, dentre outros mecanismos, geram a hiperalgesia e a alodínea, secundária, as anormalidades psíquicas, a adoção de comportamentos anormais e o sofrimento que podem agravar-se em decorrência do reforço da condição de mal-estar[11] (Figura 1.14).

1.2.6 Dor músculo-esquelética

Músculos, fáscias, articulações, ligamentos, tendões, ossos, periósteo, bursas sinoviais, enteses cápsulas articulares, tecido adiposo, meniscos e vasos sanguíneos são ricamente inervados por vários contingentes fibras revosas, incluindo as fibras III e IV que contém receptores que reagem à pressão intensa, mas não aos movimentos e receptores que não reagem aos estímulos mecânicos (receptores silenciosos)[25] que podem ser ativadas por estímulos mecânicos, térmicos ou químicos intensos, especialmente quando ocorre sensibilização periférica pelo processo inflamatório.[26] Além de veicular informações nociceptivas, as aferências musculares do grupo III e grupo IV (ergorreceptores) atuam no ajustamento cardiovascular e respiratório durante a execução das atividades físicas.[27] Os mecanorreceptores encapsulados (corpúsculos de Ruffini, órgãos de Golgi e de Pacini) e as terminações nervosas livres localizam-se nas fibras nervosas das articulações, músculos, tegumento, bursas sinoviais, periósteo e ossos; as cartilagens não são inervadas. Muitos receptores são ativados por estímulos mecânicos nas faixas da normalidade e não geram sensações conscientes, mas sim reações reflexas que modulam a distribuição da carga e a harmonia do sistema músculo-esquelético. As articulações são supridas colaterais das fibras nervosas que suprem os músculos que nela se inserem e contém mecanoreceptores e nociceptores, muitos dos quais polimodais. Cerca de 20% das fibras articulares são grossas e mielinizadas do tipo A-β ou II, (mecanorreceptoras), 80% são finas e mielinizadas do tipo III contendo nociceptores e mecanorreceptores ou finas amielínicas do tipo IV, sendo 50% sensitivas (1/3 dos quais relacionados a nociceptores silenciosos) e nociceptivas e 50%, eferentes simpáticas. A maioria das fibras nociceptivas aferentes é peptidérgica e contém sP, PGRC, somatostatina, neurocinina-A, galanina, NPY e encefalina e negativas para isolectina (IB4). Cerca de 1/3 das fibras sensitivas mielinizadas não expressa sP ou PGRC, mas contém receptor para o fator neurotrófico derivado da glia e receptores prurinérgicos (ATP). Aproximadamente 50% das fibras do tipo III e 70% das fibras do tipo IV são de alto limiar e sensibilizam-se quando ocorre inflamação. Aferentes nociceptivos de alto limiar localizam-se principalmente na sinóvia e periósteo e habitualmente reagem apenas ao movimento da articular além dos limites da amplitude do movimento. Muitos nociceptores reagem frente aos movimentos inócuos e são progressivamente mais ativados quando os movimentos excedem a faixa fisiológica, outros são ativados apenas durante a execução de movimentos nocivos e outros ainda são silenciosos e inativos mas ativados quando ocorre inflamação. Ocorre sensibilização dos nociceptores articulares devido a anormalidades físicas (derrame articular e edema tecidual) e ao acúmulo de mediadores inflamatórios. As estruturas articulares são relativamente insensíveis à dor, pois os nervos articulares contêm grande proporção de fibras que habitualmente não são ativadas pelos estímulos pressóricos intensos, nociceptivos ou não. Os nociceptores articulares são ativados por estímulos pressóricos intensos ou movimentos que ultrapassam o limite da amplitude de movimento articular; os nociceptores "silenciosos" e são ativados quando ocorre sensibilização periférica pelo processo inflamatório. Em condições inflamatórias prolongadas ocorre brotamento de fibras nervosas contendo sP e PGRC nos tecidos inflamados, mesmo aneurais, tais como as cartilagens e os ossos que, a partir de então, passam a gerar a dor e sofrer inflamação neurogênica. A dor neuropática osteoarticular em doentes com osteoartrite, pode ser causada pela lesão, compressão ou ação dos mediadores inflamatórios nas fibras nociceptivas que brotam no tecido ósseo ou cartilagíneo. Nos elementos neuroniais presentes gânglios sensitivos ocorre regulação ascendente de galanina e de NPY e descendente de sP e de CGRP e, no CDME ativação microglial e sensibilização neuronial quando se instala. A exposição prolongada ao FCN aumenta a expressão dos receptores TRPV1 e P2X e de bradicinina assim como a síntese da sP e CGRP nos neurônios dos gânglios sensitivos[30]. Fibras nervosas peptidérgicas podem continruir para a progressão das doenças inflamatórias ou degenerativas ao gerarem processos inflamatórios neurogênicos localizados[25] (Figura 1.15).

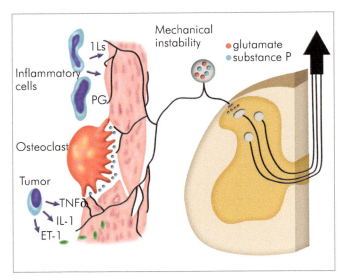

Figura 1.15. Representação artística do brotamento no tecido ósseo de fibras nociceptivas petidérgicas contendo sP e PGRC em região em que um osteoclasto é ativado em decorrência de lesão metastátice os nociceptores "silenciosos" são sensibilizados processo inflamatório e as fibras nervosas.

Músculos, tecido conjuntivo localizado entre as fibras musculares, parede dos vasos sanguíneos e tendões são inervados fibras nervosas dos tipos III e IV. Cerca de 40% das fibras sensitivas musculares é nociceptiva, 20% é sensível à contração muscular e está envolvida no ajustamento da atividade cardiopulmonar durante a execução das atividades físicas e respiratórias, 30% veicula estímulos mecânicos de baixo limiar envolvidos na sensação pressórica e 10% reage à estimulação térmica e relaciona-se à termorregulação. Os nociceptores musculares contém canais iônicos ASICs que se abrem quando o pH tecidual torna-se baixo, receptores P2X3 ativados pelo ATP e o receptor TRPV1 sensível a temperaturas elevadas e ao pH baixo.[27] A lesão, a sobrecarga, os estresses repetidos das fibras musculares e a contração muscular exagerada prolongadamente geram isquemia localizada e anormalidades no ambiente extracelular das miofibrilas. Os músculos geram espécies reativas de oxigênio (superóxidos) que atuam na absorção da glicose, na expressão genética, na sinalização de Ca^{++} e na contratilidade muscular relacionadas às adaptações fisiológicas. Os pontos-gatilho miofasciais (PGMs), evidenciados nos doentes com síndrome dolorosa miofascial decorre da rotura do retículo sarcoplasmático com a consequente liberação de Ca^{++} no sarcoplasma. Os miofilamentos ativados são responsáveis pela instalação da banda muscular tensa e encurtada. Nos PGMs miofasciais ocorrem redução do sarcômero, acúmulo de proteínas de degradação e edema das miofibrilas. A atividade contrátil sustentada aumenta o metabolismo muscular regional e o estresse metabólico e colapsa localizadamente a microcirculação (compressão mecânica dos capilares). O consumo energético aumentado sob condições de isquemia gera depleção localizada de ATP que resulta no comprometimento da recaptura do Ca^{++} pelo retículo sarcoplasmático e em manutenção da atividade contrátil. O SNNVS libera Nadr que, por sua vez, aumenta a liberação de ACh na placa motora e a tensão muscular, assim como o desenvolvimento das bandas miofasciais tensas que, por sua vez, restringem o fluxo sanguíneo muscular resultando em hipoperfusão, hipóxia e acidificação teciduais e, consequentemente, ativação dos canais iônicos ASICs. A reação contrátil localizada representa o reflexo de estiramento muscular em miniatura e confina-se a pequena região do músculo. A manutenção destas anormalidades gera o círculo vicioso autossustentado de contração-muscular-isquemia-contração muscular, que agrava a isquemia e a hipóxia, compromete a atividade mitocondrial, gera as anormalidades metabólicas, reduz o ATP e acentua o estresse celular que, associadamente, induzem lesão muscular e do seu interstício e liberação prolongada de substâncias algiogênicas. A tensão e o encurtamento muscular geram inflamação no local da inserção tendínea nas estruturas ósseas e nas articulações e ocasiona entesopatia. O fenômeno da "inflamação neurogênica", gerado pela liberação a sP e o CGRP, dentre outras moléculas contribui para o agravamento da dor muscular. O CGRP adicionalmente inibe a acetilcolinesterase, aumenta a densidade das receptores de Ach e, associadamente à redução do pH e aos estresses psicológicos, aumenta a liberação de ACh pelos motoneurônios gerando intensificação da contração muscular e e manutenção dos PGMs. A sensibilização dos neurônios do CDME a que aferem fibras sensitivas cutâneas e viscerais e de outros músculos, justifica o fato de o acionamento dos PGMs gerar dor localizada e referida. Adicionalmente, dor gera reflexamente, espasmo muscular e o espasmo agrava a condição original, inibe a atividade das fibras musculares regionais e aumenta a reação contráctil.

Em condições patológicas, o excesso de sinalização pode contribuir para a disfunção contrátil e para a instalação de miopatia. O alentecimento do relaxamento muscular após a execução de exercícios repetitivos acelera a fadiga dos músculos sobrecarregados contendo PGMs. A aferência nociceptiva muscular inibe o sistema γ, compromete a atividade do fuso muscular, implica na necessidade de acionamento de mais fibras nervosas para executar o movimento eficaz e relaciona-se à sensação subjetiva de redução da força muscular nos doentes com síndrome dolorosa miofascial[28]. A sensibilização dos nociceptores musculares pelos mediadores endógenos como a bradicinina e a PGE2 é uma das razões da hipersensibilidade à pressão aplicada nos músculos e da dor que se manifesta durante os movimentos ou exercícios. O acionamento das fibras do tipo IV é responsável pela ocorrência de dor durante os movimentos, estiramento ou compressão muscular e, o das fibras III, pelas parestesias e pela dor espontânea[27] (Figura 1.16).

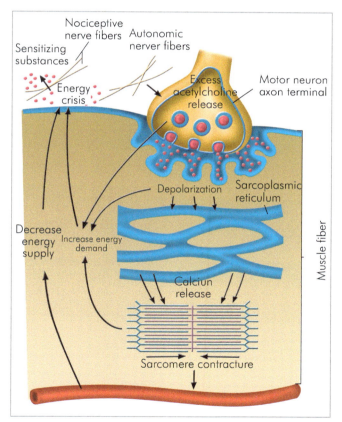

Figura 1.16 Representação artística da região da placa motora onde é liberada a acetilcolina pelo motoneurônio e inicia-se a despolarização da fibra muscular em decorrência da liberação do Ca^{++} do retículo sarcoplasmático e a resultante contração muscular. A deflagração da "crise energética" contribui para o desenvolvimento dos pontos-gatilho e pontos dolorosos nos doentes com síndrome dolorosa miofascial.

A inervação dos tendões é proporcionada pelos nervos destinados os músculos a elas relacionados e pelos colaterais das fibras nervosas cutâneas. As terminações nervosas livres localizam-se no interior dos tendões, mas principalmente no tecido peritendíneo e no local de sua inserção no perósteo (êntese). O número e a localização das fibras e terminações nervosas variam de acordo com a função do tendão, sendo mais densos nos tendões menores relacionados aos movimentos delicados.[31]

1.2.7 Dor visceral

Muitos nociceptores viscerais são silenciosos e apenas ativados quando ocorre inflamação, distensão, torção ou isquemia. As vísceras cervicais, torácicas e abdominais (rins, pelve renal, ureter, coração, artéria aorta, traquéia, brônquios, sistema digestório do esôfago até o 2/3 esquerdo do cólon transverso incluindo o fígado, vesícula e vias biliares, pâncreas, estômago, esôfago, intestino delgado e cólon ascendente e transverso) transmitem parcialmente seus estímulos nociceptivos pelas fibras aferentes do nervo vago que, por sua vez, projeta-se no núcleo do trato solitário localizado no bulbo. Os estímulos nociceptivos oriundos das vísceras pélvicas (colon descendente e sigmóide, reto, bexiga, órgão genitais) e parte dos oriundos das vísceras cervicais, torácicas e abdominais são veiculados pelas fibras sensitivas que acompanham as fibras do SNNS, penetram na medula espinal juntamente com as raízes dorsais e projetam-se nas lâminas I, II, V e X do CDME. As projeções encefálicas originadas no CDME trafegam especialmente pelos tratos espinotalâmicos, espinoarticulares e pós-sinápticos do funículo posterior e alcançam o tálamo, a formação reticular do tronco encefálico e os núcleos grácil e cuneiforme, de onde as informações nociceptivas viscerais são transmitidas direta ou indiretamente para os núcleos talâmicos, córtices SI, insular e pré-frontal, cíngulo anterior e amígdala[7,31] (Figura 1.17).

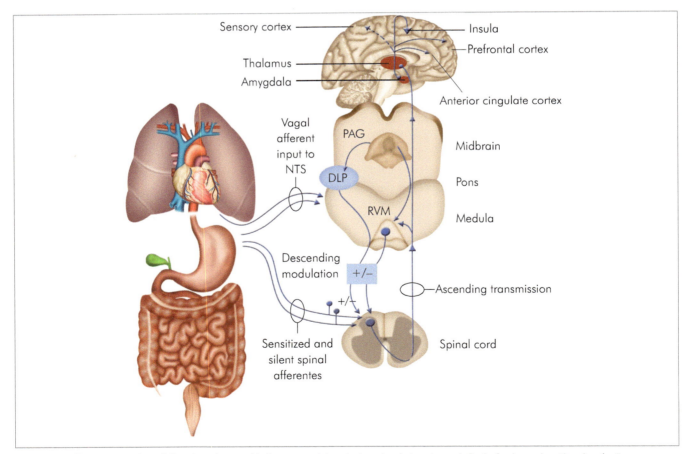

Figura 1.17 Representação artística das vias e unidades neuroniais relacionadas à dor visceral. A aferência nociceptiva dos órgãos presentes nas cavidades torácica e abdominal é parcialmente veiculada pelas fibras nervo vago, que tem seus corpos celulares alocados no gânglio nodoso e projeta-se no núcleo do trato solitário (NTS) parte das fibras nociceptivas acompanha a cadeia simpática entra na constituição das raízes nervosas dorsais e lombares e projeta-se no CDME. As aferências nociceptivas das víceras pélvicas são veiculadas apenas pelas raízes sacrais.

Dor neuropática

Dor neuropática é que a surge como "conseqüência de lesão ou doença que afeta o sistema nervoso somatossensitivo".[32] No SNP ou SNC. Havendo modificações na função ou na anatomia das terminações nervosas, troncos nervosos periféricos ou nos tratos de condução e de processamento no SNC da informação sensitiva, pode ocorrer dor espontânea ou gerada por estímulos não-nociceptivos em decorrência da instalação de focos ectópicos nas fibras nervosas periféricas, nos gânglios das raízes sensitivas e nas unidades neuroniais centrais, do desenvolvimento de correntes efáticas entre fibras nervosas de diferentes calibres no SNP, sensibilização dos nociceptores pelas substâncias algiogênicas produzidas nos tecidos ou neles liberadas, in tensificação da atividade do SNNVS, anormalidades nas unidades de processamento central dos estímulos aferentes periféricos, sensibilização dos neurônios nociceptivos, reorganização sináptica no SNC, desinibição neuronal, etc. Caracteriza-se como dor espontânea ou evocada em queimor, choque ou formigamento, muitas vezes acompanhada de alodínea em regiões em que a sensibilidade à dor está comprometida.[35,36]

Dor neuropática periférica.

Havendo lesão axonial surgem potenciais ectópicos ao longo dos troncos e raízes nervosas e gânglios sensitivos. Nos locais onde ocorre a lesão, os neutrófilos atraem monócitos e estes diferenciam-se em macrófagos. As células de Schwann fagocitam resíduos da lesão celular e regeneram a bainha de mielina ao redor dos axônios lesados. Os macrófagos ativados e as células de Schwann sintetizam citocinas pró-inflamatórias (TNF, IL-1 e IL-6) e fatores tróficos (FCN), fenômeno que gera hipersensibilidade e atividade neuronal aberrante espontânea no SNP e no SNC. O FCN aumenta a síntese, o transporte axonial e o conteúdo neuronal de neuropeptídeos algésicos como a sP e o CGRP nas terminações nervosas periféricas e centrais e libera autocoides, sensibiliza as fibras C aos estímulos térmicos, causa hiperalgesia térmica, prolonga os potenciais de ação nas fibras aferentes e induz brotamento de colaterais das fibras nervosas lesadas e das fibras do SNNVS nos gânglios sensitivos a partir dos tecidos perivasculares, fenômeno envolvido no mecanismo da "dor mantida pelo simpático".[11,33,34,35]

Na região onde se localizam os microneuromas instalam-se correntes efáticas que podem dissipar-se entre fibras nervosas motoras, sensitivas e neurovegetativas vizinhas.[37] Os neuromas e os microneuromas disseminados passam a ser fonte de potenciais de ação espontâneos de grande amplitude em decorrência da modificação da permeabilidade da membrana axonial e do número, distribuição e cinética dos canais de Ca^{++}, K^+ e Na^+ resistentes à tetrodotoxina (TTXr) e tornam-se sensíveis aos estímulos mecânicos e à ação da adrenalina, Nadr, bloqueadores de canais de K+, prostanoides, bradicinina, citocinas, radicais ácidos e isquemia tecidual. A Nadr atua nos receptores adrenérgicos α-1 dos aferentes primários excitando ou inibindo a atividade ectópica. Adicionalmente ocorre aumento da atividade neuronial nos gânglios sensitivos, fenômeno que constitui fonte adicional de potenciais anormais que se somam àqueles deflagrados nos neuromas. Ocorre redução da expressão de receptores opioides e aumento de receptores de colecistocinina, sP e CGRP nos gânglios sensitivos e transporte retrógrado de citocinas pelo fluxo axonial ou por vias não axoniais até os gânglios das raízes sensitivas. Citocinas e fatores tróficos (FCN, fator inibidor da leucemia) induzem brotamento das fibras do SNNVS nos gânglios sensitivos onde liberam Nadr e PGs que, por sua vez, causam isquemia ganglionar e aumentou a atividade neuronial. Os potenciais ectópicos de elevada frequência geram alterações pós-sinápticas prolongadas nos neurônios do CDME (potenciação prolongada); quando se prolongam além do período refratário absoluto, ocorre reexcitação da membrana neuronial e aumento da atividade ectópica. Como reação à IL-1 e ao TNF, ocorre aumento da síntese de IL-6 pelos astrócitos e micróglia; a IL-6 ativa astrócitos. O FCN causa hiperalgesia térmica ao sensibilizar os receptores NMDA nas regiões medial e lateral da substância gelatinosa e no corno anterior da substância cinzenta da medula espinal. Ocorre redução da sP e do CGRC, e aumento da concentração de NPY, galanina e PIV no CDME; neurônios predominantemente ativados pelos estímulos nociceptivos passam a também reagir frente aos estímulos de baixa intensidade (tácteis, por exemplo). A atividade neuronial torna-se progressivamente mais intensa com o passar do tempo e instalam-se surtos intermitentes de atividade neuronial anormal no CDME, tálamo e córtex cerebral[33,34,36,37,38] (Figura 18).

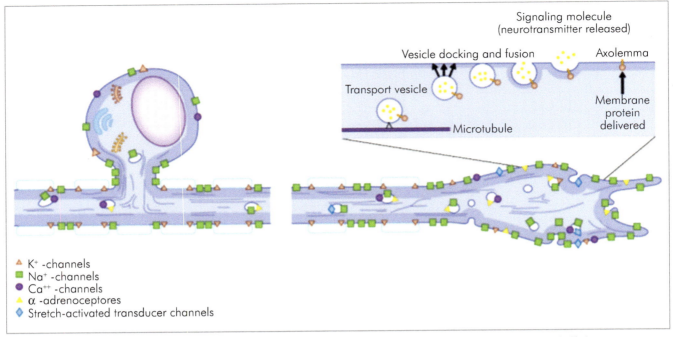

Figura 1.18. Representação artística de neuroma de amputação onde se evidenciam a distribuição anárquica de canais iônicos e os receptores e as moléculas transdutoras sintetizadas no gânglio sensitivo e a ele transportados pelo fluxo axonal que favorecem o desencadeamento dos potenciais ectópicos.

Imediatamente após a lesão de nervos periféricos, ocorre expressão dos genes c-fos, Krox-24, c-jun, jun-B, fos-B e MGS-1/A, MGF-1 e SRF em várias estruturas do SNC envolvidas no processamento nociceptivo, no fenômeno do *wind-up* e outros mecanismos que acarretam hiperexcitabilidade central. Havendo degeneração das fibras aferentes, ocorre brotamento nervoso e aumento da distribuição espacial das terminações dos aferentes intactos nos neurônios do CDME desaferentados e hiperatividade neuronal decorrente da ação dos produtos de degradação oriundos do processo de degeneração das fibras nervosas lesadas e da proliferação das células gliais. O aumento do campo receptivo dos neurônios do CDME deve-se ao aumento da eficácia das conexões sinápticas dos aferentes sensitivos íntegros nos locais do CDME onde ocorrem degeneração das terminações centrais dos aferentes primários (Figura 1.19).

A alodínea mecânica dinâmica deve-se à ativação dos neurônios de segunda ordem pelos aferentes primários do tipo A-β e Aδ que brotam pela ação de fatores neurotróficos (FCN) e fazem sinapse nos neurônios nociceptivos das lâminas I e II do CDME e à hipoatividade das unidades inibitórias segmentares representadas pelos interneurônios GABAérgicos, glicinérgicos e colinérgicos e dos sistemas supressores suprassegmentares.[33,34]

Há redução dos receptores opioides μ reduzem-se e aumento do número de receptores de colecistocinina, sP e PGRC, principalmente nos neurônios do CDME aonde aferem os aferentes primários. O aumento do RNA-mensageiro para imunofilinas aumenta a liberação de neurotransmissores. Após a rizotomia ocorre redução da concentração de sP e do PIV nas lâminas I, II e V do CDME, seguida de seu retorno às concentrações pregressas graças a seu armazenamento nos interneurônios e nas fibras nervosas que brotam.[38]

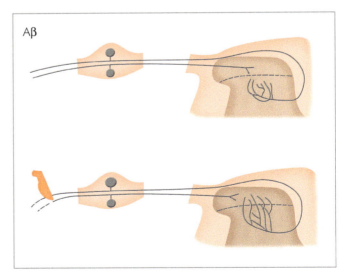

Figura 1.19. Representação artística da reorganização sináptica aberrante que se manifesta no CDME após a lesão de fibras nervosas finas nos doentes com dor neuropática periférica. A degeneração da projeção central das fibras C induz brotamento das fibras Aβ na superfície dos neurônios nociceptivos desaferentados das lâminas I e Ie do CDME.

As modificações anatômicas e funcionais nas vias rostrocaudais e caudorrostrais da medula espinal e nos neurônios do tronco encefálico e tálamo contribuem para a hiperatividade neuronal e para o aumento da percepção da intensidade dos estímulos em doentes com neuropatias periféricas dolorosas. Tardiamente ocorrem hiperatividade neuronal talâmica contralateral ao local onde o tecido nervoso periférica foi lesado e aumento do campo receptivo dos neurônios dos núcleos dos tratos dos funículos posteriores e do tálamo.[33]

Dor decorrente da avulsão de raízes nervosas. Admite-se que a dor central resultante da avulsão das raízes dos plexos nervososseja central e decorra da hiperatividade neuronal segmentar causada pela desaferentação. O queimor constante resultaria das descargas neuronais de baixa amplitude e, os paroximos, dos surtos de atividade de frequência elevada nos neurônios desaferentados do CDME. Nesta condição, ocorre redução da β-encefalina e da sP nas terminações nervosas nas lâminas I e II e da somatostatina na lâmina II, e desaparecimento quase completo da sP na lâmina V no CDME, fenômenos que se acentuam na semana subsequente à lesão. Tardiamente, ocorre discreta elevação da concentração de somatostatina na lâmina II e da sP nas lâminas I e V, mas não das encefalinas nas lâminas I, II e V do CDME. É possível que a lesão associada dos tratos espinotalâmico, espinorreticular e de Lissauer também contribua para a geração da dor nessas eventualidades.[39]

Dor mielopática

A dor no doente com mielopatia pode resultar de anormalidades musculares, viscerais, psicogênicas, radiculares ou da medula espinal. A dor mielopática, propriamente dita, pode resultar da interrupção do trato de Lissauer (dor segmentar) ou ser projetada distalmente (dor fantasma). A dor segmentar e a hiperpatia na faixa de transição entre a região em que a sensibilidade está preservada e a em que está comprometida é atribuída à lesão do trato de Lissauer, à hiperatividade dos neurônios do CDME justapostos aos segmentos lesados, à modificação do padrão de aferência dos estímulos sensitivos ao tálamo, à lesão dos funículos posteriores (com a consequente instalação de surtos de atividade espontânea no núcleo grácil), ao aumento do campo receptivo e à hiperatividade dos neurônios desaferentados do complexo ventrobasal do tálamo, à redução da inibição adrenérgica α-2 nas terminações

dos aferentes primários e à hipoatividade do sistema supressor de dor.[40]

Dor em doentes com lesão encefálica. A dor central encefálica geralmente instala-se em doentes com lesões isquêmicas talâmicas (especialmente dos núcleos ventrais posteriores). Resulta da interrupção das estruturas nervosas do sistema espinotalâmico relacionadas ao processamento das sensibilidades térmica e dolorosa, da desorganização do mecanismo de integração funcional, da sensibilização das unidades neuroniais sensitivas da medula espinhal, tronco encefálico, córtex e subcórtex cerebral e, particularmente, do tálamo, do desbalanço entre a atividade gabaérgica supressora (núcleos reticulares talâmicos) e glutamatérgica excitatória (núcleos profundos do tálamo e vias tálamo-corticais) nas vias espinotalamocorticais, etc. Os neurônios corticais do circuito tálamo-cortical que se projetam nos núcleos reticulares talâmicos que, por sua vez, são a principal fonte de aferências inibitórias aos núcleos ventrais posteriores do tálamo, tornam-se hipoativos quando ocorre dor central. Os neurônios desaferentados do núcleo reticular talâmico geram potenciais espontâneos que hiperpolarizam os neurônios de projeção. A lesão das terminações do trato espinotalâmico lateral na região ventrocaudal do núcleo ventral posterior resulta em hipalgesia e em liberação da atividade cortical somatomotora o que justifica a dor neuropática e a instalação de foco irritativo talâmico. A hipofunção do sistema inibidor das vias corticotalâmicas que se projetam no córtex cerebral ou da formação reticular do tronco encefálico que se projeta na medula espinal e as anormalidades celulares e funcionais das vias neuroniais que o ativam resultam em disfunção de vários centros nervosos do SNC, compromete o controle da sensibilidade epicrítica e resulta em liberação da atividade neuronial dos núcleos centro-mediano e intralaminar do tálamo[41] (Figura 20).

De acordo com Melzack (2001),[42] as experiências sensitivas e a percepção corporal são propriedades da atividade intrínseca do SNC, ou seja, da "matriz neural". As lesões do SNC não apenas privam regiões do encéfalo de suas aferências como também comprometem o padrão de atividade neuronial que, em grande parte, é determinado nas etapas precoces do desenvolvimento embrionário e é responsável pelas percepções sensitivas e pelo esquema corporal. O fato de a estimulação talâmica gerar dor em regiões desaferentadas nos doentes com dor central encefálica indica que a memória do esquema corporal e da sensibilidade não se esgotam prolongadamente, mas não que o mecanismo de geração da dor esteja necessariamente localizado no tálamo. É possível que cada unidade de memória possa ser ativada até muito tempo após a lesão. O encéfalo é ativo continuadamente e gera e modifica as experiências sensitivas, mesmo na ausência de estímulos aferentes. Isto significa que, apesar do importante significado das aferências sensitivas normais para a percepção corporal, esta continua ocorrendo mesmo na ausência de estímulos sensitivos externas ao encéfalo. Pode ocorrer modificação duradoura da responsividade dos neurônios especializados no processamento da experiência nociceptiva após a privação transitória ou permanente das suas aferências. As lesões no SNC podem alterar a atividade dos mecanismos excitatórios ou inibitórios à distância da lesão original.

1.2.8 Dor psicogênica

Refere-se a condições psiquiátricas geralmente com características somatoformes e associadas à ansiedade e à depressão.[43]

1.2.9 Dor nociplástica

É a dor que decorre provavelmente das anormalidades da modulação nociceptiva. Nesta condição, não há evidência de lesão tecidual, ameaça de lesão, ativação de nociceptores periféricos ou de doença ou lesão do sistema somatossensitivo central ou periférico. Inclui a síndrome fibromiálgica, a síndrome do intestino e da bexiga irritáveis, a fadiga crônica, a cistite intersticial, a dor facial atípica, a dor decorrente da disfunção têmporo-mandibular, as cefaleias primárias, etc.[44]

1.2.10 Dor mista

É a apresentação mais comum das síndromes dolorosas crônicas. Aplica-se a condições em que a dor resulta de vários mecanismos, tal como ocorre em doentes com osteoartrite, outras doenças músculo-esqueléticas, câncer, visceropatias, neuropatias, etc.[45]

1.3 Conclusão

Nas unidades neuroniais e não neuroniais do SNP e SNC há mecanismos celulares, subcelulares e moleculares que transduzem estímulos ambientais em potenciais nociceptivos que alcançam o SNC onde estas informações são descodificadas e interpretadas e geram as reações de adaptação, aprendizado, fuga e defesa frente à dor. A magnitude da dor relaciona-se à excitabilidade e à neuroplasticidade dos nociceptores, dos neurônios nociceptivos e das das unidades supressoras e facilitadoras da nocicepção. Do desbalanço entre a atividades destas unidades neuroniais e sob a égide de fatores genéticos e epigenéticos ocorre a dor. A lesão das estruturas somatossensitivas do SNP ou do SNC resulta no comprometimento da conectividade sináptica e na hipoatividade dos mecanismos inibitórios que resultam na instalação das parestesias e disestesias característicos da dor neuropática. Em muitas situações há participação de mecanismos nociceptivos e neuropáticos na sua gênese.

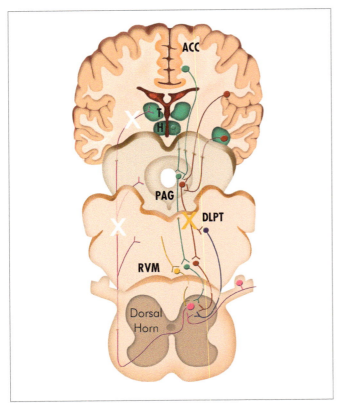

Figura 1.20 Representação artística dos locais onde as lesões resultam em dor central. Destacam-se a interrupção das fibras e núcleos relacionados ao trato neoespino talâmico na medula espinal, tronco encefálico, tálamo e cápsula interna que resulta em hipoatividade do sistema supressor de dor. Adicionalmente ocorrem aumento atividade astrocitária e microgliocitária resultando na síntese e liberação de TNFα, IL-1 β e IL6, quimiocinas (CCL2, CXCL1), alteração da sinaptogênese, desinibição neuronal e expressão de novas proteínas nos centros nociceptivos.

Bibliografia

1. Merskey H, Albe-Fessard DG, Bonica JJ, et al. Pain terms: a list with definitions and notes on usage. Recommended by the IASP subcommittee on Taxonomy. Pain. 1979;6:249-252.

2. Cohen M, Quintner J, van Rysewyk S. Reconsidering the International Association for the Study of Pain definition of pain. Pain Rep. 2018; 3(2):e634.

3. Loeser JD, Treede RD. The Kyoto protocol of IASP Basic Pain Terminology. Pain. 2008; 137: 473–7.

4. Teixeira MJ. Dor para o Clínico.

5. Basbaum AI, Jessell T. The Perception of Pain. In: Kandel ER, Schwartz J, Jessell T, editors. Principles of Neuroscience. New York: Appleton and Lange. 2000; P 472-491.

6. Meyer RA, Ringkamp M, Campbell JN, Raja SN. Peripheral mechanisms of cutaneous nociception. In: McMahon SB, Koltzenburg M, editors. Wall and Melzack's Textbook of Pain. London: Elsevier; 2006. p3–34.

7. Teixeira MJ, Forni JEN. Fisiopatologia da dor. In: Kobayashi R, Luzo MVM, Cohen M, organizadores. Tratado de dor musculoesquelética / Sociedade Brasileira de Ortopedia e Traumatologia. São Paulo: Alef; 2019. p. 25-36.

8. Verma V. Sheikh Z, Ahmed AS. Nociception and role of immune system in pain. Acta Neurol Belg. 2015; 115:213–220.

9. 9. Schaible HG, Ebersberger A, Natura G. Update on peripheral mechanisms of pain:beyond prostaglandins and cytokines. Arthr Res Ther. 2011; 13:210-218.

10. Kuner R. Central mechanisms of pathological pain. Nat Med. 2010;16:1258-66.

11. Teixeira MJ. Fisiopatologia da nocicepção e da supressão da dor. In: Alves Neto O, Costa CMC, Siqueira JTT, Teixeira MJ, organizadores. Dor, Princípios e Prática. Porto Alegre: Artmed; 2009. p. 205-226.

12. Milligan ED, Watkins LR. Pathological and protective roles of glia in chronic pain Nature Rev Neurosci. 2009; 10:23–36.

13. Herrero JF, Laird JM, López-García JA. Wind-up of spinal cord neurones and pain sensation: much ado about something? Prog Neurobiol. 2000;61:169-203.

14. Willis WD. The origin and destination of pathways involved in pain transmission. In: Wall P D Melzack R Textbook of Pain; Edinburgh: Churchill Livingstone; 1989, p. 112-127.

15. Craig AD. Supraspinal pathways and mechanisms relevant to central pain. In: Casey KL. Pain and central nervous disease: the central pain syndromes, New York: Raven Press; 1991.p.157-170.

16. Melzack R. Pain and the neuromatrix in the brain. J Dent Educ 2001;65:1378-82.

17. Ahmad AH, Aziz CBA.The Brain in Pain. Malays J Med Sci. 2014; 21(Special Issue): 46–54.

18. François A, Low SA, Sypek EI, Christensen AJ, Sotoudeh C, Beier K T, Scherrer G. A brainstem-spinal cord inhibitory circuit for mechanical pain modulation by GABA and enkephalins. Neuron. 2017;93: 822–839 e826.

19. Ringkamp M, Raja SN, Campbell JN. Meyer RA. Peripheral Mechanisms of Cutaneous Nociception. In: McMahon SB, Koltzenburg M, Tracey I, Turk DC, editors. Wall and Melzack's Textbook of Pain, 6th ed. Philadelphia: Elsevier; p.1-30.

20. Benarroch EE. Endogenous opioid systems. Current concepts and clinical correlations. Neurology. 2012; 79:807-814.

21. Enna SJ, McCarson KE. The role of GABA in the mediation and perception of pain. Adv Pharmacol. 2006;54:1-27.

22. Manzanares J, Julian MD, Carrascosa A. Role of the Cannabinoid System in Pain Control and Therapeutic Implications for the Management of Acute and Chronic Pain Episodes. Curr Neuropharmacol. 2006; 4: 239–257.

23. Heinricher MM, Fields HL. Central Nervous System Mechanisms of Pain Modulation. In: McMahon SB, Koltzenburg M, Tracey I, Turk DC, editors. Wall and Melzack's Textbook of Pain, 6th ed. Philadelphia: Elsevier; .p.129-142.

24. Terman GW, Shavit Y, Lewis JW, Cannon JT, Liebeskind JC. Intrinsic mechanisms of pain inhibition: activation by stress. Science. 1984; 236: 231-235.

25. Teixeira MJ. Lin TY, Kaziyama HHS, Teixeira WGJ. Fisiopatologia da Dor Musculoesquelética, In Teixeixa MJ, Yeng LT, Andrade DC, Figueiró J, organizadores. São Paulo: Atheneu; 2020. p. 101-117.

26. Doherty M. Pain in osteoarthritis. In: Giamberardino MA, editor. Pain 2002 – an Updated Review – International Association for the Study of Pain. Seattle: IASP Press; 2002. p. 51-57.

27. Mense S. Pathophysiologic basis of muscle pain syndromes. Phys Med Rehabil Clin N Am. 1997;8:23-53.

28. Mense S, Schmidt RF. Muscle pain: which receptors are responsible for the transmission of noxious stimuli? In: Clifford R F, editor. Physiological aspects of clinical neurology. Oxford: Blackwell; 1977. p. 265-278.

29. Freemont AJ, Peacock TE, Goupille P, Hoyland JA, O'Brien J, Jayson MI. Nerve ingrowth into diseased intervertebral disc in chronic back pain. Lancet. 1997;350 (9072):178-81.

30. Dimitroulas T, Duarte RV, Behura A, Kitas GD, Raphael JH. Neuropathic pain in osteoarthritis: a review of pathophysiological mechanisms and implications for treatment. Semin Arthritis Rheum. 2014;44:145-54.

31. Sengupta JN. Visceral Pain: The Neurophysiological Mechanism. Handb Exp Pharmacol. 2009; 194: 31–74.

32. Treede RD, Jensen TS, Campbell JN, Cruccu G, Dostrovsky JO, Griffin JW, et al. Neuropathic pain: redefinition and a grading system for clinical and research purposes. Neurology 2008;70:1630-5.

33. Teixeira. Dor Neuropática.

34. James N. Campbell JN, Meyer RA. Mechanisms of Neuropathic Pain. Neuron. 2006; 52: 77–92.

35. Jensen TS. Mechanisms of Neuropathic Pain. In: campbell JN. IASP Committee on Refresher Courses. Seattle: IASP Press; 1996. p. 77-86.

36. Devor M. The pathophysiology of damaged peripheral nerves, In: Wall PD, Melzack R. Textbook of Pain, Edinburgh: Churchill Livingstone; 1989. p .63-81.

37. Seltzer Z, Devor M. Ephaptic transmission in chronically damaged peripheral nerves. Neurology (NY). 1979;29: 1061-1064.

38. Inoue K, Tsuda M. Microglia in neuropathic pain: cellular and molecular mechanisms and therapeutic potential. Nat Rev Neurosci. 2018;19:138-152.

39. Blumenkopf B. Neurochemistry of the dorsal horn. Appl Neurophysiol. 1988;51:89-103.

40. D'Angelo R, Morreale A, Donadio V, Boriani S, Maraldi N, Plazzi G, Liguori R. Neuropathic pain following spinal cord injury: what we know about mechanisms, assessment and management. Eur Rev Med Pharmacol Sci. 2013;17:3257-61.

41. Watson JC, Sandroni P. Central Neuropathic Pain syndromes. Mayo Clin Proc. 2016;91:372-85.

42. Melzack R. Pain and the neuromatrix in the brain. J Dent Educ. 2001;65:1378-82.

43. Engel GZ. Psychogenic pain and the pain-prone patient. Am J Med. 1959;26: 899-918.

44. IASP Terminology - 2017. Seatle: IASP; 2017.

45. Freynhagen R, Parada HA, Calderon-Ospina CA, Chen J, Rakhmawati Emril D, Fernández-Villacorta FJ, Franco H, Ho KY, Lara-Solares A, Li CC, Mimenza Alvarado A, Nimmaanrat S, Dolma Santos M, Ciampi de Andrade D. Current understanding of the mixed pain concept: a brief narrative review. Curr Med Res Opin. 2019;35:1011-1018.

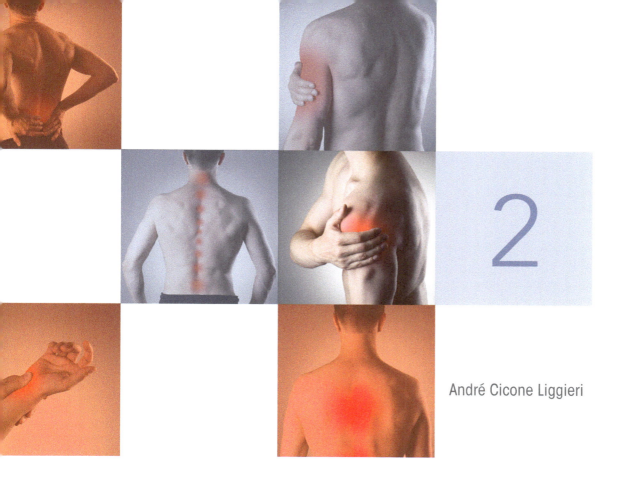

André Cicone Liggieri

RELAÇÃO NEXO CAUSAL: O QUE CAUSA A DOR?

Uma jovem com aparência de trinta e poucos anos entra no consultório médico e diz:

— Estou com dor na cervical há pouco mais de 30 dias que não melhora e fiz estes exames...

— Posso ver os exames? – pergunta o médico.

— Claro. O que está acontecendo?

O médico analisa os exames e diz:

— A senhora tem uma coluna de alguém de 70 anos. Só tem dor na cervical? Como ainda está andando?

2.1 Introdução

Assim como na anedota acima, muitas pessoas iniciaram seus quadros álgicos após tentativas malsucedidas de tratamento com profissionais que usaram esse tipo de abordagem, muito corriqueira, desde os ambientes de ensino até os atendimentos com especialistas.

Há na anedota dois fenômenos que podem gerar problemas: 1) a fala do médico com negatividade (catastrofização); 2) a análise isolada de um exame de imagem como definidor de causa.

Existem diversas teorias de linguagem que mostram que as expressões negativas ou notícias ruins ativam circuitos neurais diferentes dentro do sistema nervoso central. Uma dessas estruturas é a amígdala.[1]

Esse tipo de abordagem pode suscitar ou ampliar um fenômeno chamado catastrofização, que é sabidamente um dos elementos causais de cronificação de dor.[2,3] Estabelecer a causa da dor não é uma tarefa simples, e muita atenção deve ser dada à avaliação clínico-funcional do paciente. Somente com essa avaliação conseguiremos aumentar nossa assertividade diagnóstica.

O objetivo do presente capítulo é entender as bases por trás das tomadas de decisões diagnósticas de maneira racional e segura a fim de determinar com maior assertividade o diagnóstico da dor do paciente no que diz respeito à relação nexo causal.

2.2 Histórico

Os exames subsidiários e de análises clínicas estão presentes na prática médica há muitos anos. Uma das primeiras doenças descritas, o diabetes, tem o seu histórico nos egípcios e indianos relacionado a análises urinárias.[4]

Na Idade Média, com o aumento do número de dissecções cadavéricas, passamos a dar um valor muito grande ao substrato anatômico e vivemos um salto no que diz respeito ao conhecimento das estruturas morfológicas do corpo humano. Leonardo da Vinci produziu um vasto material com referência a estruturas do corpo humano, com uma riqueza de detalhes impressionante.[5]

A arte e a medicina andaram lado a lado por anos. A radiografia de Roentgen possibilitou a obtenção de imagens em tempo real de estruturas ósseas e outros órgãos e tecidos.

O conhecimento da física por trás das ondas sonoras e do efeito piezelétrico descrito por Pierre Currie permitiu o desenvolvimento do método ultrassonográfico. As imagens com resolução e qualidade cada vez melhores permitiram inclusive que procedimentos intrauterinos fossem realizados, tal a qualidade dos achados que esse método permite durante a gestação.[6] O surgimento da tomografia e sua evolução também permitiram grande avanço nos diagnósticos

e condutas médicas. O advento da ressonância magnética permitiu a análise de tecidos moles e vísceras com uma ótima qualidade, e a partir daí entramos em um período de extrema valorização dos métodos auxiliares diagnósticos.[7]

Decerto que antes da ressonância magnética havia muitos procedimentos que eram realizados sem tanta assertividade, mas a questão que preocupa é a quantidade enorme de achados de exames que passaram a ser valorizados após a modernização e popularização dessa técnica sem levar em consideração a real causa do sofrimento. O crescimento do número de métodos diagnósticos trouxe de forma inerente o aumento de respostas a perguntas feitas por séculos dentro do contexto médico e ao mesmo tempo categorizou indivíduos com base em seus achados de exames subsidiários e não mais em suas queixas e razões de visita ao médico.

Diante disso, e somado a outros fatores, como ganho financeiro, falta de conhecimento, uso de propedêutica adequada, crença social etc., um número cada vez maior de exames passou a ser solicitado, e a interpretação desses exames, sem um crivo crítico do achado, correlacionando-o com os achados da avaliação clínica, pode ser responsável por erros diagnósticos, prognósticos mal estabelecidos e tratamentos errôneos, gerando sofrimento e custos para o indivíduo e todo o sistema de saúde, seja ele privado ou público.

2.3 Raciocínio clínico

Existem muitas teorias a respeito de como executar um raciocínio clínico adequado. Sabemos que, dentro de um contexto de dor crônica, a maioria dos pacientes já foi investigada para inúmeras patologias conhecidas por diversos especialistas em cada área de atuação (ortopedia, neurologia, fisiatria, reumatologia etc.), e muitas vezes já chegam até os especialistas em dor com um ou mais diagnósticos anatômicos definidos.

Muitas vezes esses mesmos doentes nunca foram sequer tocados pelos seus médicos. Em um levantamento realizado em um hospital público dentre os doentes com queixas há mais de 30 dias e que haviam procurado assistência pregressa, apenas 40% haviam sido tocados pelo seu médico. A falta do exame físico pode aumentar a chance de erro diagnóstico e de solicitações de avaliações médicas ou exames subsidiários desnecessários. Esse número pode estar relacionado à qualidade da formação médica ou até mesmo à mecanização da relação médico-paciente, além de nos alarmar para um problema de saúde pública relacionado aos custos da assistência à saúde. Acreditamos que, dentro de um contexto privado, a solicitação de exames possa ser ainda maior devido à relativa facilidade de execução. A falta de reembolso para alguns exames diagnósticos no Canadá provocou uma diminuição significativa de exames subsidiários para indivíduos com dor lombar crônica. Como, então, construir um raciocínio clínico adequado se nem sequer examinamos os doentes? Essa crítica serve para que repensemos a maneira de avaliação dos doentes, bem como a estrutura racional por trás dela. A idéia de solicitar exames subsidiários tem por objetivo maior definir entre um ou mais diagnósticos formulados durante a anamnese e exame clínico. Esse racional continua sendo o mais válido e aceito mesmo no século XXI.

2.4 Casos cirúrgicos e custos

Os custos relacionados à dor crônica nos EUA são os mais altos dentre os problemas de saúde. Gasta-se mais que o dobro com controle da dor do que com doenças cardíacas, o triplo do câncer e quatro vezes mais que o diabetes.

Em um estudo por Dvorak et al., 70% dos pacientes que se submeteram a uma cirurgia de coluna ainda sentiam dor na região lombar, sendo em 23% deles constante e intensa e em 45% com irradiação para membros inferiores.[8]

A síndrome pós-laminectomia tem uma prevalência em torno de 10 a 40% em todo o mundo. Vinte por cento dos pacientes submetidos a cirurgia de coluna nos EUA são submetidos a novo procedimento em menos de 5 anos.[8] Se 20% dos pacientes foram reabordados e nem todos os pacientes com falha de cirurgia de coluna são operados, a prevalência é definitivamente maior que isso.

No Japão, um estudo muito bem desenhado, com uma quantidade muito grande de pacientes, mostrou que as principais indicações para a realização de cirurgia lombar foram: hérnia de disco (70%), estenose do canal lombar (15%) e espondilolistese (5%). Desses casos, cerca de 23% foram submetidos a fixação e 70% a descompressão sem fixação. Em média somente 25% dos pacientes tiveram desaparecimento dos sintomas (parestesia, frio, formigamento e dor). Esses pacientes apresentavam alterações de exame de imagem e foram submetidos a procedimentos com uma taxa de sucesso muito

baixa. Esses dados são reproduzidos em outros países do mundo, com pequenas variações culturais na aceitação da realização do procedimento.[9]

Os custos envolvidos em tratamentos cirúrgicos de patologias da coluna mostram que 99% dos pacientes com lombalgia não necessitaram de cirurgia em 12 meses e custaram 1,8 bilhão de dólares, enquanto o 1% que necessitou de tratamento cirúrgico custou 800 milhões de dólares. Ou seja, o custo cirúrgico é muito maior que o custo da reabilitação que respeita as principais diretrizes do mundo. Outro dado desse mesmo estudo é que os pacientes que foram submetidos a exames de imagem nos primeiros 30 dias custaram duas vezes mais caro, independentemente do método de imagem utilizado, que os que não o fizeram. O tratamento com infiltração também onerou o sistema, dentre as medidas não cirúrgicas; essa foi a medida mais custosa.[10]

Pacientes submetidos a fisioterapia antes dos métodos de imagem também custaram menos, e os encaminhados somente para o programa de reabilitação foram os de menor custo em todo o período do estudo.[10,11]

Os custos envolvidos em outros procedimentos, como a cirurgia para lesão do manguito rotador, também são um problema a ser solucionado. Na Itália há uma expectativa de que os custos relacionados a essa cirurgia ultrapassem a cifra de 1 bilhão de euros até 2025. E o mesmo estudo mostra que as taxas de tratamento cirúrgico ainda estão abaixo das esperadas, portanto esse número pode mudar para pior.[12]

No Brasil temos poucos estudos que mostram os custos envolvidos na dor crônica, mas eles mostram que estamos seguindo o caminho dos países mais ricos, não seguindo as diretrizes de maneira correta e onerando o sistema público de saúde.[13]

Durante nossa história recente tivemos um salto significativo no acesso primário à saúde após a implantação da estratégia de saúde da família, em 1998 (de 4 para 62% em 2014). Tradicionalmente, o foco da assistência básica era voltada para as doenças transmissíveis. Porém, com a melhora da qualidade de vida e do acesso à saúde, um novo olhar sobre as doenças crônicas não transmissíveis precisa ser implementado. Hoje essas doenças são as que mais oneram os cofres públicos. No caso da lombalgia crônica temos um consenso desatualizado, que não traz as melhores evidências da literatura para tratamento. A porcentagem de indivíduos com incapacidade aumentou 80%, embora em relação à dor lombar apenas 28% deles tenham uma incapacidade grande. Como a prevalência dessa patologia é alta na população, o número absoluto de incapazes é grande.[14]

Outra análise interessante é a que em um período de 6 meses, cerca de 17% dos pacientes foram internados por dor lombar, corroborando com a falta de compreensão das causas de dor e da maneira adequada de manejá-la.

Outro dado importante a respeito do custo-benefício do procedimento em dor, é a implementação da política de não reembolso por parte do governo australiano para as cirurgias de descompressão e fusão da coluna lombar em dores lombares não complicadas.[15]

2.5 O que saiu errado? Relação nexo causal não consistente

No anseio por respostas imediatas e na falta de estudo da dor, acreditamos que o que vemos nos exames de imagem não reflete a verdadeira causa do sintoma vigente. Somos treinados para acreditar nisso. Esse pensamento gerou um número muito grande de condutas que ao longo da história não se mostraram efetivas no tratamento da dor.

O maior exemplo que temos é a história da cirurgia de coluna, tanto no Brasil quanto no mundo. Identificar a presença de hérnia discal lombar em um indivíduo de 40 anos de idade com dor crônica muitas vezes não responde a essa pergunta; existem estudos mundialmente conhecidos segundo os quais 50% de indivíduos nessa faixa etária apresentam algum grau de hérnia de disco em exames de imagem e que, com o envelhecimento, esses números podem ser ainda mais discrepantes. Portanto, mostra-se um método ineficaz nesse cenário.[16]

Entender que o paciente desenvolveu alguma lesão anatômica nos faz pensar que há algo errado com o funcionamento desse indivíduo, e o olhar deve ser levado nessa direção e não no da análise simplista de causa-efeito.

Como reforço das informações que estão sendo apresentadas, serão apresentados a seguir alguns estudos que corroboram anormalidades no exame de imagem em indivíduos saudáveis.

2.5.1 Ombro

Girish et al. fizeram um estudo de ultrassonografia de ombro em indivíduos assintomáticos evidenciando a presença de espessamento bursal subdeltóidea e subacromial em 78% dos pacientes, 65% com osteoartrite

acrômio-clavicular. Tendinopatia do supraespinhal em 39%, subescapular em 25% e ruptura parcial do supraespinhal em 22%.[17]

Com o envelhecimento, a prevalência de ruptura assintomática dos tendões do manguito rotador também aumenta: em indivíduos na quinta década de vida em torno de 16%, na sétima década de vida a prevalência é em torno de 50% de ruptura total ou parcial, chegando a 80% em indivíduos acima de 80 anos. Na população geral, a prevalência é de 22,1% e a ruptura assintomática é duas vezes mais comum que a sintomática.[18,19]

Schwartzberg et al. investigou a presença de lesão labral no ombro de indivíduos assintomáticos de meia-idade (45-60 anos), com prevalência entre 55 e 72%.[20]

2.5.2 Punho

Couzens et al. encontraram 25% de lesão da fibrocartilagem triangular do punho em pacientes assintomáticos.[21]

2.5.3 Quadril

Em 2012, um estudo duplo cego, prospectivo, avaliou a presença de alterações nas imagens obtidas por ressonância magnética de quadril e mostrou que 73% dos indivíduos assintomáticos possuía alguma alteração de imagem. Dentre elas as mais comuns foram: lesão labral, 69%, condropatia 24%, edema ósseo acetabular 11%, alterações fibrocísticas no colo e cabeça femoral 22%, cistos subcondrais 16% e saliências ósseas 20%. Além desses dados, o estudo evidenciou uma chance 15 vezes maior de apresentar um defeito condral ou subcondral em indivíduos acima de 35 anos.[22]

Em 2015 esse mesmo modelo de estudo foi aplicado em indivíduos jovens, média de 26 anos, com prevalência de cerca de 40% de lesão labral.

Em relação à localização das lesões labrais e condrais, a maioria dos defeitos foi encontrada na região anterossuperior, superior e posterossuperior.[23]

2.5.4 Joelho

No joelho temos dois bons estudos analisando populações diferentes, um deles a população geral e outro com um enfoque especial nos atletas.

Na população geral encontramos 97% de exames alterados, sendo 30% deles com lesões meniscais; lesão condral e edema ósseo foram encontrados em 57 e 48%, respectivamente. Lesão condral moderada e grave foram encontradas em 50% dos pacientes. Tendinopatias foram encontradas em 21% dos pacientes, sendo mais comuns no tendão patelar e apenas 3% de lesões do ligamento cruzado anterior.[24,25]

Em uma revisão sistemática da literatura sobre lesões condrais em joelhos de atletas, foram obtidos dados de ressonância magnética, artroscopia ou então das duas modalidades. E o resultado nessa população chama ainda mais a atenção. No estudo, 40% dos atletas eram de alto rendimento e pertenciam às ligas mais importantes de seus esportes. A prevalência geral de lesão condral de espessura total foi de 36%. A localização mais comum foi a interface patelofemoral, seguida do côndilo femoral e do planalto tibial.

O compartimento medial foi acometido duas vezes mais que o compartimento lateral.[26]

A lesão mais comum encontrada concomitantemente foi a lesão meniscal (50%), seguida da lesão do ligamento cruzado anterior. Embora o estudo traga algumas informações a respeito do perfil de lesões em atletas, vale ressaltar que apenas 50% desses pacientes com lesão eram sintomáticos, portanto as lesões condrais encontradas foram achados clínicos e não causadores do exame ou do procedimento realizado.[26]

2.5.5 Tornozelo

Em relação ao tornozelo e ao pé, poucos estudos de qualidade foram realizados, encontrando-se 5% de edema óssea severo, e moderado em 15% dos indivíduos. Sessenta e três por cento dos indivíduos possuía hipersinal no tendão calcâneo, podendo sugerir algum grau de tendinopatia. Cinquenta por cento dos pacientes possuíam algum líquido na bursa retrocalcaneana e 20% de derrame articular, todos indivíduos assintomáticos e jovens.[27]

2.5.6 Coluna cervical

Quanto à coluna cervical, em estudo realizado por Jenkens et al.[28] em uma população com idade média maior que 50 anos, foram encontradas principalmente três alterações:

- Estenose foraminal: 77%.
- Artrose uncovertebral: 74%.
- Degeneração discal: 67%.

Em 2015, Brinjikji et al. realizaram uma revisão da literatura a respeito dos achados de ressonância magnética em indivíduos assintomáticos, e os dados trazem informações importantes a respeito da evolução da degeneração discal assintomática, com prevalência de 37% aos 20 anos de idade, evoluindo para 96% em indivíduos com 80 anos. O *bulge* do disco está presente em prevalências parecidas (30% aos 20 anos de idade e 84% aos 80 anos).[16] A protrusão discal está presente em cerca de 30% dos indivíduos jovens e em cerca de 45% dos indivíduos de meia-idade. A fissura anular ocorre em 20% dos jovens e em 30% nos idosos.[16] Em uma população de jovens sadios, recrutas da força aérea italiana,[29] assintomáticos, os achados foram:

- 30% com desidratação discal.
- 50% com *bulge* de disco.
- 20% com protrusão discal.
- 8% com extrusão de disco.
- 13% com espondilólise.

Outra correlação clínico-radiológica em coluna lombar interessante foi estudada por Van Rijn et al. No estudo eles encontraram 74% de alterações de imagem em indivíduos sintomáticos, porém apenas em 30% dos casos houve correlação clínico-radiológica. Ou seja, o nível da lesão na coluna lombar suspeitado clinicamente pelo exame clínico não coincidiu com a lesão encontrada na imagem em 70% dos casos, evidenciando a necessidade de uma avaliação crítica dos achados clínicos e radiológicos e tornando a decisão cirúrgica um desafio.[30]

Em relação a outros achados em ressonância magnética de coluna lombar, em indivíduos de 55 anos de idade (média), Tong et al.[31] encontraram:

- *Bulge* de disco: 85%.
- Degeneração facetária 76%.
- Espessamento ligamentar: 67%.
- Anterolistese: 20%.
- Estenose do canal leve: 70%.
- Estenose do canal severa: 6%.

Todos os estudos aqui apresentados evidenciam de maneira significativa a falta de correlação entre os achados radiográficos e o sintoma do paciente com dor.

2.6 Então, o que causa a dor?

Determinar a causa da dor pode ser uma tarefa extremamente prazerosa e desafiadora para o médico. O médico que cuida do indivíduo com dor crônica deve ter por hábito a avaliação integral do doente. Essa avaliação será discutida de maneira pormenorizada no devido capítulo.

A dor é uma experiência sensitiva e emocional desagradável associada ou descrita em termos de tal lesão.[32] Dessa definição podemos compreender que pode ou não haver lesão tecidual atual para existir dor.

A dor é uma percepção, que se inicia por meio da nocicepção e ganha forma dentro do sistema nervoso central baseado na neuromodulação, no controle das vias inibitórias descendentes, na modulação pelo tálamo e vias acessórias, no processamento dos pensamentos, nas crenças, nos aspectos culturais, portanto está relacionada à genética e à epigenética. Após esse processamento complexo de informações, temos ainda um modo de se comportar (comportamento doloroso) ou de expressar a dor, verbal ou não verbalmente, afetando a maneira como os indivíduos se apresentam.[33]

Durante o processo de cronificação, esse estímulo pode já não ser mais condição *sine qua non* para a presença de dor, dado que inúmeras vias poderão se tornar hiperativadas sem que o estímulo esteja presente. Esse fenômeno, conhecido por sensibilização central, pode vir ainda acompanhado de características neuropáticas ou nociplásticas.

Portanto, reduzir a dor a um único aspecto, que é a nocicepção, pode levar a falsas correlações diagnósticas.

Sabemos que o fenômeno da sensibilização central ocorre de maneira variada em cada indivíduo e que por vezes esses pacientes apresentam algum grau de sensibilização central não identificada por nenhum desses exames subsidiários, apenas pela avaliação clínico-funcional pormenorizada do doente. Alguns questionários podem ajudar nessa tarefa, mas não substituem uma boa consulta.[34]

2.7 Conclusão

A avaliação clínico-funcional dos pacientes é condição *sine qua non* para melhor uso e interpretação dos exames subsidiários. Além de eliminar dúvidas, ela aproxima o médico do paciente. A falta dessa crítica trouxe inúmeros prejuízos para os indivíduos, tanto psicologicamente quanto financeiramente. A história da cirurgia de coluna no mundo reflete essa observação que vemos na prática clínica. Atualmente muitos indivíduos têm realizado intervenções minimamente invasivas, mas ainda invasivas, baseados em exames subsidiários, sem a devida explanação ao doente do propósito da intervenção, gerando expectativa de cura, custos aumentados, ineficiência do tratamento e novamente frustração ao paciente. Intervenções focadas no manejo da dor e com propósito de reabilitação podem e devem ser realizadas sempre, desde que o raciocino clínico esteja otimizado e o paciente, bem informado. É de nossa responsabilidade construir estratégias de avaliação e de tratamento, baseadas nas melhores evidências científicas, e que possam alcançar sucesso terapêutico tanto no âmbito público quanto no privado. Nesse contexto, o estudo da dor deve e precisa ser incentivado e ampliado.

Bibliografia

1. Davies CD, Young K, Torre JB, Burklund LJ, Goldin PR, Brown LA, et al. Altered time course of amygdala activation during speech anticipation in social anxiety disorder. J Affect Disord. 2017;209:23-9. doi:10.1016/j.jad.2016.11.014.

2. Pergolizzi JV, Raffa RB, Taylor R. Treating acute pain in light of the chronification of pain. Pain Management Nursing. 2014;15(1):380-90. doi:10.1016/j.pmn.2012.07.004.

3. Morlion B, Coluzzi F, Aldington D, Kocot-Kepska M, Pergolizzi J, Mangas AC, et al. Pain chronification: what should a non-pain medicine specialist know? Current Medical Research and Opinion. 2018;34(7):1169-78. doi:10.1080/03007995.2018.1449738.

4. Echeverry G, Hortin GL, Rai AJ. Introduction to urinalysis: historical perspectives and clinical application. The Urinary Proteome. 2010;1-12. doi:10.1007/978-1-60761-711-2_1.

5. Hessenbruch A. A brief history of x-rays. Endeavour. 2002;26(4):137-41. doi:10.1016/s0160-9327(02)01465-5.

6. Campbell S. A short history of sonography in obstetrics and gynaecology. Facts Views Vis Obgyn. 2013;5(3):213-29.

7. Edelman RR. The history of MR imaging as seen through the pages of radiology. Radiology. 2014;273(2S):S181-S200. doi:10.1148/radiol.14140706.

8. Dvorak J, Gauchat MH, Valach L. The outcome of surgery for lumbar disc herniation. I. A 4-17 years' follow-up with emphasis on somatic aspects. Spine (Phila Pa 1976). 1988;13(12):1418-22.

9. Inoue S, Kamiya M, Nishihara M, Arai YP, Ikemoto T, Ushida T. Prevalence, characteristics, and burden of failed back surgery syndrome: the influence of various residual symptoms on patient satisfaction and quality of life as assessed by a nationwide Internet survey in Japan. J Pain Res. 2017;10:811-23. Published 2017 Apr 6. doi:10.2147/JPR.S129295.

10. Breivik H, Eisenberg E, O'Brien T; OPENMinds. The individual and societal burden of chronic pain in Europe: the case for strategic prioritisation and action to improve knowledge and availability of appropriate care. BMC Public Health. 2013;13:1229. Published 2013 Dec 24. doi:10.1186/1471-2458-13-1229.

11. Longo UG, Salvatore G, Rizzello G, Berton A, Ciuffreda M, Candela V, et al. The burden of rotator cuff surgery in Italy: a nationwide registry study. Archives of Orthopaedic and Trauma Surgery. 2016;137(2):217-24. doi:10.1007/s00402-016-2610-x.

12. Kim LH, Vail D, Azad TD, Bentley JP, Zhang Y, Ho AL et al. Expenditures and health care utilization among adults with newly diagnosed low back and lower extremity pain. JAMA Network Open. 2019;2(5):e193676. doi:10.1001/jamanetworkopen.2019.3676.

13. Ferreira G, Costa LM, Stein A, Hartvigsen J, Buchbinder R, Maher CG. Tackling low back pain in Brazil: a wake-up call. Braz J Phys Ther. 2019;23(3):189-95. doi:10.1016/j.bjpt.2018.10.001.

14. Teles AR, Righesso O, Gullo MC, Ghogawala Z, Falavigna A. Perspective of value-based management of spinal disorders in Brazil. World Neurosurg. 2016;87:346-54.

15. Health TDo. Spinal surgery; 2018. [acesso 2018 ago 20]. Available: http://www.health. gov.au/internet/main/publishing.nsf/content/MBSR-Spinal-surgery.

16. Brinjikji W, Luetmer PH, Comstock B, Bresnahan BW, Chen LE, Deyo RA, et al. Systematic literature review of imaging features of spinal degeneration in asymptomatic populations. AJNR Am J Neuroradiol. 2015;36(4):811-6. doi:10.3174/ajnr.A4173.

17. Girish G, Lobo LG, Jacobson JA, Morag Y, Miller B, Jamadar DA. Ultrasound of the shoulder: asymptomatic findings in men. American Journal of Roentgenology. 2011;197(4):W713-W719. doi:10.2214/ajr.11.6971.

18. Milgrom C, Schaffler M, Gilbert S, van Holsbeeck M. Rotator-cuff changes in asymptomatic adults: the effect of age, hand dominance and gender. The Journal of Bone and Joint Surgery. British volume 1995 77-B:2, 296-8.

19. Minagawa H, Yamamoto N, Abe H, Fukuda M, Seki N, Kikuchi K, et al. Prevalence of symptomatic and asymptomatic rotator cuff tears in the general population: from mass-screening in one village. J Orthop. 2013;10(1):8-12. Published 2013 Feb 26. doi:10.1016/j.jor.2013.01.008.

20. Schwartzberg R, Reuss BL, Burkhart BG, Butterfield M, Wu JY, McLean KW. High prevalence of superior labral tears diagnosed by MRI in middle-aged patients with asymptomatic shoulders. Orthop J Sports Med. 2016;4(1):2325967115623212. Published 2016 Jan 5. doi:10.1177/2325967115623212.

21. Couzens G, Daunt N, Crawford R, Ross M. Positive magnetic resonance imaging findings in the asymptomatic wrist. ANZ Journal of Surgery. 2014;84(7-8):528-32. doi:10.1111/ans.12552.

22. Register B, Pennock AT, Ho CP, Strickland CD, Lawand A, Philippon M. J. Prevalence of abnormal hip findings in asymptomatic participants. The American Journal of Sports Medicine. 2012;40(12):2720-4. doi:10.1177/0363546512462124.

23. Lee AJJ, Armour P, Thind D, Coates MH, Kang ACL. The prevalence of acetabular labral tears and associated pathology in a young asymptomatic population. The Bone & Joint Journal. 2015;97-B(5):623-7. doi:10.1302/0301-620x.97b5.35166.

24. Tresch F, Dietrich TJ, Pfirrmann CWA, Sutter R. Hip MRI: prevalence of articular cartilage defects and labral tears in asymptomatic volunteers. A comparison with a matched population of patients with femoroacetabular impingement. Journal of Magnetic Resonance Imaging. 2016;46(2):440-51. doi:10.1002/jmri.25565.

25. Horga LM, Hirschmann AC, Henckel J, Fotiadou A, Di Laura A, Torlasco C, et al. Prevalence of abnormal findings in 230 knees of asymptomatic adults using 3.0 T MRI. Skeletal Radiol. 2020. Available: https://doi.org/10.1007/s00256-020-03394-z.

26. Flanigan DC, Harris JD, Trinh TQ, Siston RA, Brophy RH. Prevalence of chondral defects in athletes' knees. Medicine & Science in Sports & Exercise. 2010;42(10).

27. Lohman M, Kivisaari A, Vehmas T, Kallio P, Malmivaara A, Kivisaari L. MRI abnormalities of foot and ankle in asymptomatic, physically active individuals. Skeletal Radiology. 2001;30(2):61-6. doi:10.1007/s002560000316.

28. Jensen RK, Jensen TS, Grøn S, Frafjord E, Bundgaard U, Damsgaard AL, et al. Prevalence of MRI findings in the cervical spine in patients with persistent neck pain based on quantification of narrative MRI reports. Chiropr Man Therap. 2019;27:13. Published 2019 Mar 6. doi:10.1186/s12998-019-0233-3.

29. Romeo V, Covello M, Salvatore E, Parente CA, Abbenante D, Biselli R, et al. High prevalence of spinal magnetic resonance imaging findings in asymptomatic young adults (18–22 yrs) candidate to Air Force Flight. Spine. 2018. 1.doi:10.1097/brs.0000000000002961.

30. Van Rijn JC, Klemetso N, Reitsma JB, Majoie CBLM, Hulsmans FJ, Peul WC, et al. Symptomatic and asymptomatic abnormalities in patients with lumbosacral radicular syndrome: Clinical examination compared with MRI. Clinical Neurology and Neurosurgery. 2006;108(6):553-7. doi:10.1016/j.clineuro.2005.10.003.

31. Tong HC, Carson JT, Haig AJ, Quint DJ, Phalke VP, Yamakawa KSJ, et al. Magnetic resonance imaging of the lumbar spine in asymptomatic older adults. Journal of Back and Musculoskeletal Rehabilitation. 2006;19(2-3):67-72.

32. IASP Terminology Working Group. Descriptions of chronic pain syndromes and definitions of pain terms. In: Merskey H, Bogduk N, eds. Classification of chronic pain, second edition (revised). Second. Seattle: IASP Press; 2017. p.209-14.

33. Jacobsen MT, Yeng LT. Dor: manual para o clínico. Atheneu, 2ª ed. 2019.

34. Coronado RA, George SZ. The central sensitization inventory and pain sensitivity questionnaire: an exploration of construct validity and associations with widespread pain sensitivity among individuals with shoulder pain. Musculoskelet Sci Pract. 2018;36:61-7. doi:10.1016/j.msksp.2018.04.009.

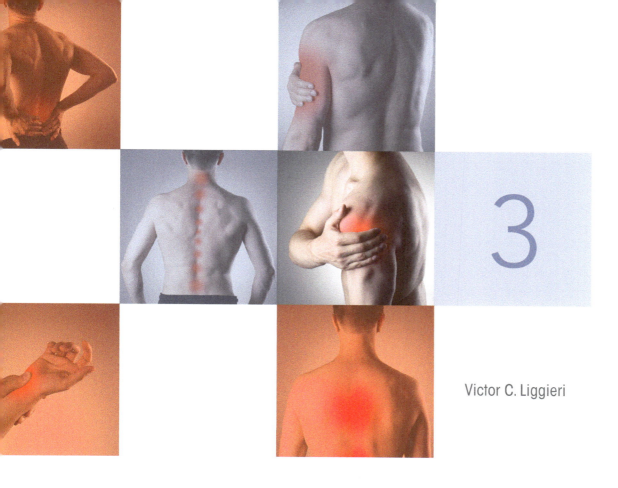

Victor C. Liggieri

DOR E MOVIMENTO

*"A mente é como o vento e o corpo é como a areia,
se você quiser saber como o vento sopra, observe a areia"*
Bonnie Cohen

3.1 Introdução

O movimento humano pode ser estudado e compreendido sobre diversos aspectos. Diversas áreas do conhecimento humano (biomecânica, fisiologia, neurociência, psicomotricidade) estudam o tema sob o seu prisma, portanto, aprendem e constroem conceitos ligados à sua disciplina e cultura e valorizam aspectos diferentes sobre o movimento. O movimento emerge da interação entre o indivíduo, a tarefa e o ambiente. A habilidade de uma pessoa em cumprir as demandas de uma tarefa por meio de uma interação com o ambiente determina a sua capacidade funcional.[1] O termo controle motor frequentemente, não abrange o movimento de forma integral excluindo fatores fundamentais associados, como a percepção, a cognição, a emoção e a função.

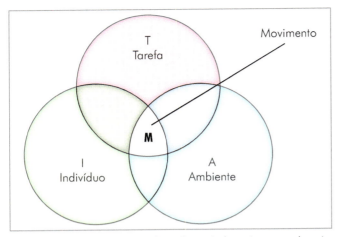

Figura 3.1 Modelo contemporâneo de controle motor; o movimento emerge da interação dos recursos individuais, do ambiente e da tarefa.

Na clinica de dor, os profissionais envolvidos na avaliação e no tratamento do doente, irão abordar características do movimento do indivíduo colocando objetivos, construindo crenças, estabelecendo relações nexo causal entre movimento, lesão, e dor, avaliando comportamentos motores e despertando novos aprendizados (associativos e não associativos) do gesto motor para um determinado objetivo durante o processo de reabilitação.

A interação entre o movimento e a dor, é também objeto de estudo e indagações nas diversas áreas do movimento, nas terapias corporais diversas, nas técnicas e artes que envolvem a expressão corporal, a dança, a ioga, na educação física e na fisioterapia. Todas estas áreas de conhecimento estão presentes nesta obra, por serem reconhecidas como disciplinas que estudam e utilizam o movimento como forma de abordagem do doente com dor crônica. Na prática clínica, os movimentos estão relacionados à etiologia e à perpetuação de dores crônicas? Como utilizar o movimento para a restauração da função e no alívio da dor crônica? Como utilizar o movimento para melhorar outros desfechos importantes na clinica de dor (Ex: cinesiofobia, catastrofização, ansiedade, etc.)? o que o movimento diz sobre o indivíduo? Estas e outras questões permanecem em aberto, e, a compreensão dos fatores que constroem o movimento humano, assim como dos mecanismos presentes na relação dor e movimento, nos parecem fundamentais para a abordagem preventiva e terapêuticas nos doentes com dor. A IASP (Associação Internacional para o Estudo da Dor) considerou o ano de 2020 como o ano de prevenção a dor crônica e o movimento se torna fundamental nesta abordagem.

3.2 Bases neurais do movimento humano

O movimento humano é resultado de uma interação complexa de eventos neurológicos centrais e periféricos em harmonia com os sistemas cardiovascular, pulmonar, endócrino e musculo esquelético (executor final do processo), e, em harmonia com o ambiente e a tarefa a ser executada.[2]

O movimento é planejado (córtex pré-motor e área motora suplementar), coordenado (áreas sub corticais) e executado (córtex motor primário) a partir de influencias da integração das sensações e percepções visuais, auditivas, táteis, límbicas, viso espaciais e corporais (proprioceptivas). Além das funções anteriores, a atenção, a linguagem e as funções executivas (organização, julgamento e planejamento nas áreas de associação sensória multimodal) influenciam a resposta motora final construindo o movimento de forma integrada.[3] Todas estas funções, são reguladas por fatores genéticos e epigenéticos ao longo da vida.

As áreas de processamento motor no sistema nervoso central trabalham de forma oposta as vias de senso-percepção, portanto iniciaremos a detalhar o movimento humano pela sua via final, ou seja, pelo resultado de uma série de eventos neurológicos que antecedem a expressão motora.

O córtex motor primário, origem das vias descendentes finais piramidais, em sua arquitetura morfológica, estabelece no giro pré-central uma organização somatotópica de motoneurônios que mimetizam a forma humana conhecida como homúnculo de Penfield. Este agrupamento de corpos neuronais (motoneurônios) realiza a execução do ato motor a partir das conexões com o corno anterior da medula espinhal que dão origem as raízes motoras ventrais eferentes que se conectam na junção neuromuscular.[4]

Estes neurônios, oriundos das vias piramidais, recebem aferências das áreas pré-motoras (rostral ao giro pré-central) que organizam e rascunham o gesto a ser executado utilizando como referência as aferências de neurônios da área motora suplementar (AMS) responsável pelo planejamento motor. A área motora suplementar produz engramas dos movimentos que serão realizados pelo córtex motor antes de sua realização.[5]

A AMS utiliza como base para formulação dos engramas motores, as conexões das regiões de integração multimodais mais refinadas das áreas de percepção (parieto-frontal) e de associação cognitiva anterior (pré frontal).[3]

A região de integração perceptiva temporo-parieto-occipital mantém na sua estrutura a base da imagem corporal, da imagem espacial (espaço pessoal/ extra pessoal), a atenção viso espacial, a linguagem e algumas formas elevadas de pensamento. Esta região e sua comunicação com o movimento são amplamente estudadas a partir das influências sensitivas na resposta motora.[6]

Ressaltamos a importância desta região de integração multimodal da área de associação posterior que mantém o agrupamento das informações táteis, visuais, cinestésicas e auditivas formando base para a imagem corporal com influências importantes para o ato motor.[7]

As áreas de associação anterior (pré-frontal) responsáveis pelo planejamento cognitivo, o julgamento, a motivação e outras funções executivas, determinam uma série ações motoras, tempo de resposta, decisão de ação, intensidade do gesto, etc.[7]

A área de associação límbica (temporo parieto frontal) responsável pela percepção emocional, consolidação de memórias e outras, parece não manter conexões diretas com a AMS, porém ao se conectar com o córtex pré-frontal e tronco cerebral consegue exercer influencias diretas sobre os engramas motores, em um fase posterior ao planejamento, através do córtex pré-frontal e, influenciar o tônus muscular via tronco cerebral, modificando a expressão motora.[8]

Dividimos, portanto, três módulos, considerados base para a atividade motora: Percepção, Cognição e Emoção.

3.2.1 Percepção

As percepções acontecem nas áreas de associação multimodal como resultado da interação dos estímulos sensitivos das áreas uni modais que interagem entre si. As áreas uni modais são reesposáveis pelos sentidos (visão, audição, olfato, tato e cinestesia) provenientes de receptores dos diversos órgãos sensitivos e regiões do corpo a partir dos estímulos internos e externos do ambiente. Especificamente as áreas de percepção corporal e espacial são integradas formando o conhecimento imediato que temos do nosso corpo no estado estático ou em movimento, na sua relação das diferentes partes entre si e em suas relações com o espaço circundante dos objetos e das pessoas.[9] Trata se de uma fonte fundamental de estímulos que guiam o planejamento motor. A percepção de temperatura, texturas, volume, dor, entre outras, influencia na qualidade do movimento, na intensidade e na velocidade das respostas motoras.[10]

A dor interage com outras áreas perceptivas a partir da interação sensitiva, facilitando ou inibindo as conexões para as áreas de planejamento motor posteriormente e alterando toda a relação entre as áreas multimodais de associação, modificando a expressão do comportamento.[10] Veremos adiante a relação mais evidente da dor com o movimento. A percepção corporal é clinicamente identificada através do relato do doente, pela história de movimento durante a vida e através de testes específicos. A percepção corporal pode ser consciente e/ ou inconsciente e, ambas as formas, interagem entre si e influenciam o planejamento do gesto motor a ser executado.

As ações perceptivas, portanto, servem como referência na construção dos engramas motores através das conexões das regiões posteriores parietais com as áreas motoras suplementares e o córtex pré-frontal. Alteram a relação do corpo no espaço (espaço intra e peri pessoal / imitação do gesto), da autoimagem corporal (capacidade de localização/ identificação/ estruturação cognitiva e emocional do organismo), da relação sensório-motora, essencial para o gesto humano, através do feedback cenestésico (fuso muscular), das sensações corpóreas (tato, taquicardia, etc.), do sistema nervoso autônomo e pele e das interações auditivas (comando verbal) e visuais (imitação e visualização do gesto).[11,12] As ferramentas perceptivas na construção de movimentos (dicas verbais, pistas externas, etc.) são estratégias bem fundamentadas em diversas abordagens terapêuticas e vem ganhando espaço na literatura sobre aprendizado motor que utilizam modificações do ambiente (teoria do sistema dinâmico e teoria ecológica) em tarefas propostas para interferir na expressão motora.[13] A percepção é um produto eferente do cérebro construído a partir da interação de fatores externos do ambiente ao nosso redor e internos inerentes ao indivíduo.

3.2.2 Cognição

A cognição, diz respeito à todas as funções executivas (julgamento, planejamento e atenção) que são processadas na região pré-frontal, realizando análise das informações percebidas pelas áreas citadas anteriormente. Essa análise proporciona a direção (julgamento e planejamento) para a base do comportamento.[14] A motivação do indivíduo, a maneira como ele avalia a si próprio e os acontecimentos da vida estão ligadas ao julgamento cognitivo que influenciará o ato motor. As interações das áreas de associação sensorial anterior (pré-frontal) com o córtex de associação motor (pré-frontal) e a área motora suplementar estão ligadas aos componentes de organização do movimento e aprendizagem motora.[15] Na dor crônica é comum observarmos associações cognitivas entre um julgamento e uma determinada motivação (ex. movimento correto , como devo me comportar e o reflexo destes pensamentos na expressão do movimento e nas "marcas" corporais, vistas na avaliação clínica. Aqui também podemos citar as comunicações verbais que envolvem os efeitos placebos e nocebos em relação ao corpo e a dor. (Capítulo 9 – Avaliação Clínico-Funcional na Dor Crônica).

As teorias cognitivas mais estudadas concebiam os mecanismos cerebrais motores como "escravos" de uma ditadura "cognitiva". Os estímulos sensitivos, então capturados no ambiente, alimentariam canais específicos para os sistemas centrais fornecendo substrato para os sistemas de atenção, memória, linguagem, conceitos , decisões e até mesmo a "alma "que então dirigiria a atividade motora.[16] Jeanneros et al , constroem a perspectiva de construção da cognição a partir da ação motora e percepção sobre mecanismos cerebrais sensitivos e motores.[17] A ação de pegar um objeto não seria apenas uma ação motora isolada mas geraria "inputs" neuronais com as informações sensitivas sobre o "tamanho" do objeto, e a representação integrada das propriedades motoras e sensitivas da ação se tornariam veiculo de ativação da memoria, atenção na ação e as ações relacionadas ao significado e semântica motora . A ação motora neste contexto não seria mais "escrava", mas também, mestre das ações cognitivas.[17,18,19]

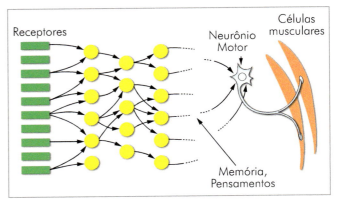

Figura 3.2 Ilustração da organização da percepção, ação e sistemas centrais do córtex cerebral como descrito nos módulos tradicionais. Os sistemas para percepção, funções cognitivas e resposta motora são vistas de forma segregadas e ligadas em sequência.

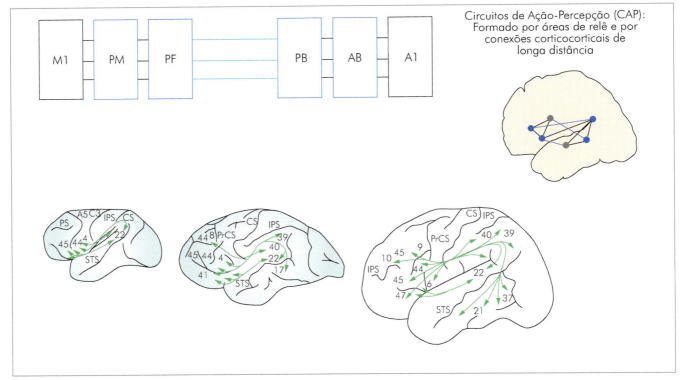

Figura 3.3 Neste segundo modelo de funcionamento , circuitos de Ação-Percepção (CAP) são formados por área de relay neuronal cótico-corticais de longa distância.

Fonte: Pulvermüller, F., Moseley, R. L., Egorova, N., Shebani, Z., & Boulenger, V. (2014). Motor cognition–motor semantics: Action perception theory of cognition and communication. Neuropsychologia, 55, 71–84.

3.2.3 Emoções

As emoções são processos conscientes (córtex temporo parieto frontal) e inconscientes (estruturas sub-corticais) formadas a partir das análises cognitivas (córtex frontal) que interagem com respostas do sistema nervoso autônomo, endócrino e músculo esquelético. Medo, raiva, angústia, hostilidade, tristeza, calma e etc. são produtos da análise dos estímulos externos e internos (sensações corpóreas) avaliadas cognitivamente e percebidas como emoção especialmente no lobo límbico. As atividades límbicas, via conexão com o córtex pré-frontal e tronco cerebral, influenciam a atividade tônica muscular gerando padrões tônicos diferentes para estado emocionais e ambientais diferentes.[8]

Segundo Kandel, o comportamento funcional exige três sistemas maiores: O sensitivo, o motor e os motivacionais ou límbicos. Mesmo em movimentos simples, o sistema sensitivo é recrutado para "input" visual, tátil e proprioceptivo, para guiar com precisão o recrutamento muscular e o tônus postural. O sistema motivacional (límbico) fornece o "drive" intencional, integra a resposta motora executada e modifica a expressão motora através da influencia no sistema autonômico e o sistema somático. Controla, portanto, o movimento através de conexões via lobo frontal e tronco cerebral nos músculos lisos e glândulas via hipotálamo (central das redes límbicas).[3]

Alterações funcionais do sistema límbico foram medidas através da expressão de neurotransmissores e outras substâncias químicas e houve correlação positiva com a piora dos sintomas motores, alexitimia, ansiedade e depressão em doentes com distúrbios funcionais do movimento.[20]

Morgane et al. 2015 descrevem o sistema límbico como uma entidade anatômica assim como um conceito fisiológico funcional.[21] Evidências sugerem que o a rede límbica envolve diferentes subsistemas neuroanatômicos (emocional, comportamental, aprendizado e memória) O termo (córtex límbico) refere se somente a uma parte da anatomia da rede e dois giros em forma de C que circundam o corpo caloso, especificamente integrando o giro do cíngulo, parahipocampal, e o lobo olfatório.[21]

Brooks divide anatomicamente o funcionalmente em cérebro límbico e cérebro não límbico somato-motor (vias aferentes sensitivas e eferentes de respostas motoras). Historicamente, o sistema límbico era visto como primitivo e essencial para a sobrevivência, despertando a necessidade de agir, atualmente é considerado em termos evolucionários como um sistema mais antigo que fornece suporte fundamental (alerta, motivação, memória e aprendizado) e possibilita que o cérebro filogeneticamente mais novo da rede límbica inicie a atividade motora direcionada para a sobrevivência baseada na experiência através de conexões com o lobo frontal (respostas intencionais) e para o tronco cerebral (respostas automáticas) interferindo na expressão motora.[22]

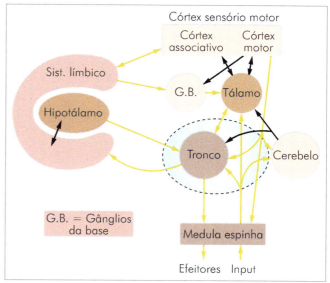

Figura 3.4 Representação resumida esquemática das influências límbicas no ato motor

As origens evolucionárias das sensações e emoções estão diretamente ligadas a regular o comportamento através da ação, seja na proteção da saúde ou na dependência de um contexto social. As respostas motoras de humanos podem ser comparadas às dos animais, em alguns estudos, porém, são mais variadas, mais flexíveis e mais adaptadas de acordo com o contexto.[23]

Toda ação tem uma motivação ou um valor emocional que resulta na ação ter sido planejada para se alcançar um objetivo específico, associado ao feedback sensitivo. Este processo é aprendido desde o nascimento quando a criança começa a agir no seu ambiente para alcançar determinados objetivos. O processo utiliza "feedback" e "feedforward". Modelos internos sensórios motores são codificados no sistema nervoso central, que associa modelos internos para padrões de ações, com aqueles que codificam consequências sensitivas e alcance de objetivo.[23]

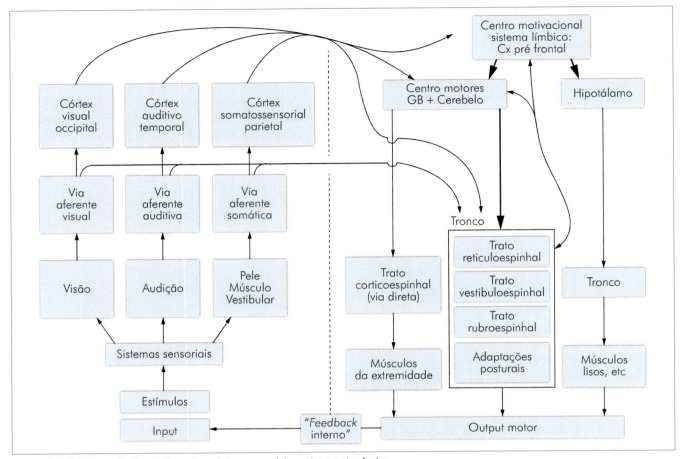

Figura 3.5 O Sistema límibco influencia o sistema sensório motor e autonômico.
Fonte: (Adaptado Kandel ER, Schwartz JH, Jessell TM: *Principles of neural science*, ed 4, New York, 2000, McGraw-Hill.)[24]

A idealização do objetivo da ação dispara um plano motor associado que determina a seleção, sequência e potência de contrações musculares necessária para alcançar o objetivo. A ação dispara uma gama de consequências sensitivas em todas as modalidades (visuais, táteis, vestibular, cinestésicas) gerando futuro "feedback". Este "feedback" é então comparado as consequências preditivas de qualquer ação planejada, ativamente interferindo nas causas de qualquer erro, modificando o modelo sensório motor para que o erro seja diminuído para uma amplitude aceitável. As ações são coordenadas e a alostase é mantida.[25]

Alostase é o termo utilizado para descrever como o corpo mantem a estabilidade em meio a mudanças. Difere da homeostase pois permite o aprendizado à resposta antecipatória para variar níveis ajustados de parâmetros para o organismo se adaptar ao seu ambiente, ao invés de tentar se manter em níveis pré-determinados. No cérebro, a alostase é conquistada primariamente no processo de comparação das aferências sensoriais do ambiente ("bottom-up") e dos preditores ("top down") sobre o mundo e o corpo.[25,26]

Os mecanismos de controle sensório-motor que regulam o estados emocionais evoluíram de servir uma simples função alostática, através da seleção de ações estereotipadas e melhora da performance em animais, para ter uma capacidade de resposta altamente flexível original e criativa determinadas por uma ampla variedade de influências físicas e culturais operando em diversas escalas temporais para satisfazer conflitos sociais e objetivos específicos. Em casos de doença mentais os padrões de ação parecem se tornar estereotipados e repetitivos. O sistema perceptivo-motor de representação é chave no processo de avaliação e reavaliação dos sistemas que modulam a ação e o alerta emocional.[23]

Podemos observar frequentemente na clínica o tônus muscular e a expressão postural como uma resposta importante nos doentes que vivenciam experiências emocionais (traumas, perdas, raiva, etc..) influenciarem diretamente as respostas motoras e vice-versa.[27,28]

As emoções estão presentes nas expressões comportamentais dos doentes com dor crônica e serão consideradas para a abordagem terapêutica em outros capítulos.

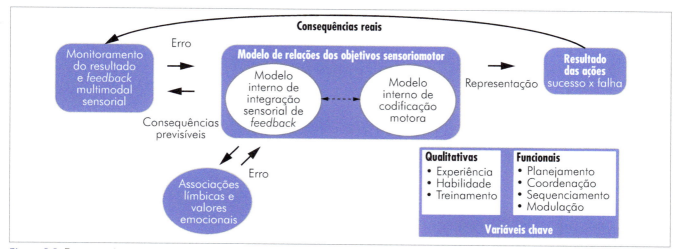

Figura 3.6 Esquema dos componentes internos da relação sensório motora envolvida na codificação e na regulação de ações com valor emocional.

Fonte: Adaptado de: Williams, J., Huggins, C., Zupan, B., Willis, M., Van Rheenen, T., Sato, W., ... Lowe, L. (2020). *A sensorimotor control framework for understanding emotional communication and regulation. Neuroscience & Biobehavioral Reviews*.doi:10.1016/j.neubiorev.2020.02.014[23]

3.2.4 Construção do Movimento

As áreas finais de processamento dos módulos (áreas de associação multimodais) mantêm interconexões recíprocas entre si que são responsáveis pela interdependência existente entre as funções perceptuais, cognitivas e emocionais. Podemos observar esta interação quando as percepções somatossensoriais interferem na expressão emocional que, por sua vez, é dependente da avaliação cognitiva do indivíduo ou quando um julgamento cognitivo influencia a imagem corporal (p. ex.: membros fantasmas, anorexia, etc.).[12] Como descrito anteriormente, estudos atuais, demonstram o papel do córtex somatosensorial em cada estágio do processamento emocional, da identificação de um determinado estado emocional de um estímulo, na geração de um estado afetivo apropriado em resposta a este estimulo e na regulação do estado emocional resultante. Além disso, há evidências que a interação das regiões somatossensoriais com áreas do córtex límbico colaboram para a fisiopatologia de distúrbios psiquiátricos como ansiedade, depressão, síndrome do pânico, esquizofrenia, transtorno bipolar, entre outros.[29]

O gesto motor é o resultado de diversas interações multimodais e multidimensionais. O próprio ato motor voluntário, do cotidiano, funciona como alimentador do "feedback" e auxilia a execução de um novo gesto. Além do ato motor, variáveis, como o ambiente, as modificações dinâmicas, engramas prévios, histórico de movimentos (repertório de gestos), fatores genéticos, emocionais, sociais, culturais e casuais podem interferir no movimento.

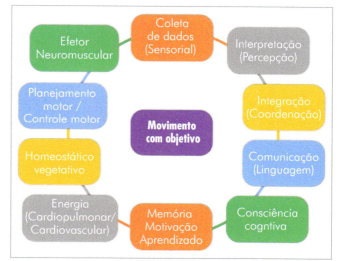

Figura 3.7 A interação dos sistemas fisiológicos do corpo contribui para a habilidade em executar movimentos funcionais. Os sistemas sensitivos e perceptivos contribuem para monitorar o ambiente assim como as posições e condições do corpo durante o movimento. Os sistemas interpretativos e integrados de percepção trabalham em coordenação com a cognição, memória, motivação e planejamento para determinar como uma tarefa pode ser melhor implementada, corrigida e adaptada para o sucesso da ação. Os sistemas homeostáticos, vegetativos e energéticos antecipam demandas fisiológicas e garantem que as reservas de oxigênio e glicose estão suficientes para cumprir as demandas. O sistema neuromuscular ajusta o controle postural, o tônus e o recrutamento para que o sistema musculoesquelético possa ser utilizado com efetividade para cumprir com o objetivo da tarefa. A comunicação continua e interação entre os sistemas fisiológicos ocorrem antes, durante e em resposta ao movimento para que tanto o "feedforward" e o "feedback" possam instantaneamente influenciar a performance motora.

Fonte: Adaptado de: Lusardi, M. & Bowers, D. (2013). Motor control, motor learning, and neural plasticity in orthotic and prosthetic rehabilitation. In M. Lusardi, M. Jorge, & C. Nielsen (Eds.), *Orthotics & prosthetics in rehabilitation* (3rd ed.). (pp. 38-53). St. Louis: Elsevier/Saunders.[30]

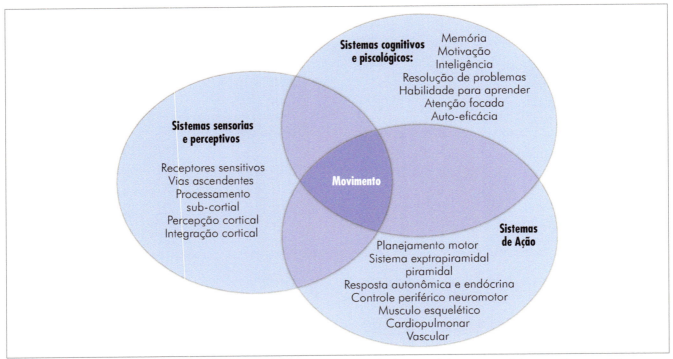

Figura 3.8 Os recursos individuais que contribuem para o movimento humano incluem os sistemas sensoriais perceptivos, os sistemas cognitivos e os sistema de ação. Para indivíduos em recuperação de disfunções do sistema nervoso central (Ex. Síndrome da sensibilização central) o terapeuta deve compreender se há disfunção em algum destes sistemas e considerar como a intervenção poderá otimizar a neuro-plasticidade e a recuperação da função em cada uma destas áreas.[30] (Capítulo 24 – Reintegração Funcional do Movimento na Dor Crônica).

Fonte: Adaptado de Lusardi, M. & Bowers, D. (2013). Motor control, motor learning, and neural plasticity in orthotic and prosthetic rehabilitation. In M. Lusardi, M. Jorge, & C. Nielsen (Eds.), *Orthotics & prosthetics in rehabilitation* (3rd ed.). (pp. 38-53). St. Louis: Elsevier/Saunders.

As áreas de associação estão interconectadas gerando padrões complexos de interações entre a percepção, a cognição e o conteúdo emocional. A sensação de organização e planejamento que o estímulo visual e tátil pode gerar, pode facilitar ou dificultar o gesto, e, perceber a dor, pode desorganizar as funções cognitivas e emocionais, modificando a expressão final do movimento.[10,15]

O movimento pode gerar sensação de bem-estar, não apenas pela liberação de substâncias endógenas, mas também por modificar percepção, cognição e emoção através da aferência e interação sensitiva que ele produz em diversos níveis do sistema nervoso central.

As áreas motoras primárias recebem aferências sensórias como resposta ao ato motor para correção da tarefa assim como, as conexões com as áreas sub corticais dos gânglios da base e cerebelo para a área motora suplementar também são responsáveis pela correção do movimento pretendido e movimento realizado.[3] A imaginação do movimento (presente em muitas técnicas corporais), até mesmo de um membro inexistente, muitas vezes pode facilitar a execução do gesto e criar condições neurológicas favoráveis para plasticidade neural por inferir estímulos difíceis de serem executados por limitação física, inexistência do membro ou dificuldade perceptiva. A percepção gerada modifica a análise cognitiva do indivíduo, seu estado emocional e o movimento. Da mesma maneira, a modificação de crenças, valores e julgamentos normalmente abordados nos processos psicoterapêuticos podem influenciar a percepção corporal e do espaço também modificando ação motora.

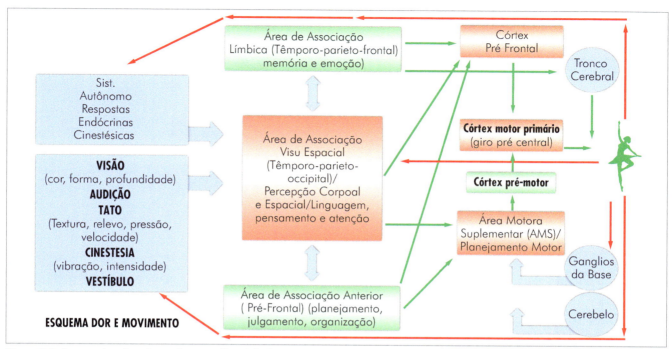

Figura 3.9 A comunicação entre as áreas multimodais (percepção, cognição e emoção) e sua influência direta na expressão motora. Estas áreas são alimentadas pelos estímulos sensitivos do ambiente e consequentemente pela execução do movimento no espaço que por sua vez, influenciará todas as etapas multimodais através do próprio movimento (comportamento). O ato motor (exercícios, terapias de movimento) se tornam o produto final e ao mesmo tempo drive periférico para a mudança comportamental e emocional do indivíduo.

3.3 Teoria do Sistema Dinâmico

Turvey e col. 1980, defendiam que o gesto motor poderia ser o produto final de interações espontâneas auto organizadas do sistema nervoso com um propósito específico, de acordo com a teoria dos sistemas dinâmicos originalmente proposta por Bernstein. A teoria dos sistemas dinâmicos compreende o sistema motor humano como um sistema complexo que interage com vários graus de liberdade; não-linear e dinâmico, pois não é estacionário; e dissipativo no qual a energia necessária para manter o organismo em pleno funcionamento varia de situação para situação.[31]

Bernstein forneceu subsídios para estudar os movimentos, definindo seus principais elementos e caracterizando-os em termos de problemas de coordenação e controle. Um desses problemas (e solução) são os graus de liberdade que se referem ao grande numero de variáveis livres a serem organizadas pelo sistema nervoso central. E o outro problema consiste em como controlar os muitos movimentos possíveis em um ambiente que está constantemente mudando e influenciando esta regulação, denominado como problema da variabilidade condicionada ao contexto.

A hipótese dada por Bernstein é que os graus de liberdade são controlados através do uso de unidades definidas no aparelho motor, as unidades automaticamente ajustam-se entre si e entre as forcas externas. As unidades de acabo são definidas como estruturas coordenativas, que consistem em um grupo de músculos que frequentemente envolvem varias articulações de forma a restringir seus atos como uma unidade funcional.[31] A sinergia seria um nível sub atencional (não consciente). Os sinais centrais não preservariam detalhes do movimento, mas organizam agrupamentos funcionais de músculos de forma relativamente autônomas. Segundo a teoria, as estruturas coordenativas inatas e adquiridas para as ações não necessitam de um programa motor pois as estruturas se auto organizam quando há intenção de agir. Estas estruturas sintonizam estruturas mais simples de controle para reduzir o detalhamento da tarefa em níveis superiores.

A teoria dos sistemas dinâmicos fornece uma visão mais dinâmica e menos rígida de um sistema hierárquico onde o comportamento motor emerge e é controlado pela saúde do indivíduo, a tarefa a ser realizada e o ambiente no qual o movimento acontece[32]. Segundo Mckeon, o sistema nervoso é livre para desenvolver e modificar estratégias e interagir com o ambiente. Os padrões emergem de acordo com as demandas impostas pelo objetivo do movimento[33]. Os sistema nervoso cumpre a tarefa através da auto organização espontânea (baseada no objetivo) e portanto deveríamos considerar no contexto de reabilitação e de treinamento:

- O ambiente no qual o movimento acontece
- O movimento ou tarefa que está sendo realizada
- O indivíduo que executa a tarefa.[32]

3.4 Dor e Movimento

O indivíduo pode se movimentar de maneira diferente na presença da dor, na ameaça da dor, após a resolução da dor ou no movimento que antecede um quadro de dor. Em cada situação anterior podemos identificar, avaliar e considerar uma intervenção específica. Considerar o movimento perante a dor de maneira simplista é errôneo e responsável pela não identificação de fatores importantes etiológicos e perpetuantes do impacto da dor no comportamento e na história do indivíduo.[34]

As teorias que tentam explicar a relação entre dor e movimento, foram a princípio simplistas, em sua visão fisiopatológica e não foram embasadas por estudos que analisaram o comportamento motor dos doentes com dor. A teoria do ciclo vicioso postulada em 1986 por Roland, preconizava que estímulos nociceptivos gerariam resposta motora estereotipada de aumento de contração nos músculos, redução do fluxo sanguíneo, isquemia e aumento da resposta motora (maior contração), gerando dor novamente (ciclo vicioso). A teoria estimulou algumas terapias específicas como o biofeedback por eletromiografia nos músculos eretores espinhais nas lombalgias, mas não se sustentou com outros achados que demonstravam diminuição da resposta motora frente a estímulos dolorosos ou nenhuma resposta.[35,36] Em 1991 a "teoria da adaptação à dor" foi desenvolvida por Lund para explicar as mudanças nos movimentos voluntários frente a dor, mediada por conexões neuronais da medula espinhal e tronco cerebral, onde haveria uma inibição do musculo dolorido ou que produz o movimento doloroso, e opostamente haveria uma

facilitação do seu musculo antagonista[37]. Esta ação teria o objetivo de diminuir o deslocamento, a velocidade e ou a força, afim de gerar proteção para futuras lesões. A teoria também não se sustentou em achados clínicos subsequentes e na observação do comportamento em doentes com dor crônica.[38] Baseada nesta teoria, o movimento deveria ser restrito para os doentes com dor, incoerente com a realidade dos achados clínicos e resultados da reabilitação. As teorias antigas foram descartadas e novas hipóteses que contemplem dados em níveis micro (descargas de motoneurônios) e macro (comportamento biomecânico) em resposta a dor foram lançadas por Hodges em 2011.[36] Ao invés de respostas estereotipas frente ao estimulo doloroso, considerou-se a redistribuição de atividade dentro e entre os músculos, as mudanças no comportamento motor como movimento modificado e rigidez para a proteção de dores futuras, aumento e diminuição do tônus muscular e adoção de diferentes estratégias motoras para aliviar a distribuição de peso e carga nas estrutura corporais. Estas alterações podem ser explicadas como resultado de alterações neuroplásticas em diversos níveis do sistema motor, que podem ser complementares, aditivas ou competitivas. Os reflexos (teorias antigas) não são suficientes para explicar todas as mudanças observadas nos pacientes com dor crônica que parecem ter efeitos protetores a curto prazo, mas consequências desastrosas a longo prazo como aumento da carga em outras regiões, diminuição de movimento e diminuição de variabilidade motora. Cada individuo desenvolve uma estratégia protetora que é única, baseada na experiência motora prévia, tarefa e ambiente como observado clinicamente nos subgrupos de lombalgia crônica, por exemplo.[2,36]

A participação dos centros superiores na dor, foi observada através da excitabilidade e organização do córtex motor primário e nas alterações mais complexas no planejamento das respostas motoras que podem ser mediadas anteriormente ao córtex motor primário.[37,38] Diversos estudos demonstram a influencia das áreas sensitivas no controle do movimento em pacientes com dor crônica e em outros centros responsáveis pelo pré planejamento e planejamento do ato motor.[39,40]

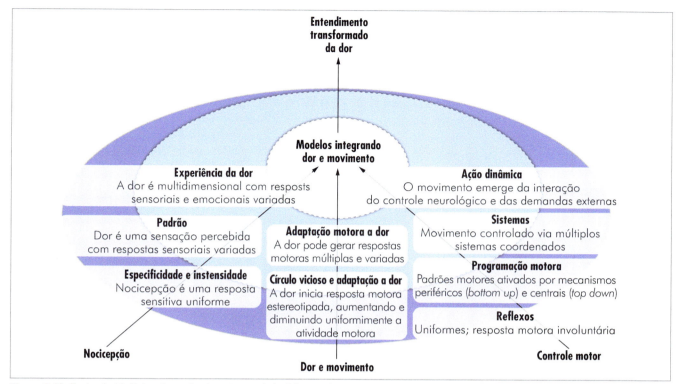

Figura 3.10 Evolução histórica do conhecimento atual. As 3 bases das flechas representam as peças chaves de pesquisas que integram os modelos conceituais que combinam dor e movimento. A flecha no topo representa o resultado da integração: Um entendimento transformado na dor. O circulo representa o padrão de desenvolvimento da caracterização de respostas uniformes (azul escuro) para respostas dinâmicas (azul claro).[41]

3.5 Estratégias motoras na dor crônica

As estratégias motoras e sua relação com a dor são abordadas diariamente na prática clínica de médicos, fisioterapeutas, educadores físicos, terapeutas corporais e reabilitadores desde a avaliação até as estratégias de intervenção. O desafio da relação nexo causal da dor com os diagnósticos funcionais e estruturais também pode ser influenciado pela vasta gama de estratégias motoras utilizadas pelos pacientes em decorrência das influências acima citadas como forma de lidar com a dor. A IASP mantém ativamente um grupo de pesquisadores interessados no tema "Dor e Movimento" onde estudam estas relações através das pesquisas básicas e clínicas.

Os estudos se concentram basicamente em quatro grupos:

1) Movimentos e controle motores disfuncionais potenciais que podem gerar lesão e dor, ou seja sobrecarga mecânica dos tecidos (modelo cinesiopatológico);

2) Movimento e controle motor disfuncional como consequência da interferência da dor ou ameaça da lesão ou dor;

3) Movimento e controle motor disfuncional como forma de proteção da região de dor ou lesão;

4) Movimento e controle motor disfuncional determinado por um condicionamento a dor.[31]

Cada processo acima, deve ser compreendido através dos seus mecanismos. Eles podem se sobrepor, porém cada estratégia implica em diferentes abordagens terapêuticas e este é um dos maiores desafios para os terapeutas do movimento na clínica de dor. O doente se movimenta desta forma por causa da dor? A dor é resultado deste movimento? Este é um gesto ou movimento protetor? Até que ponto o terapeuta deve interferir no movimento do doente? Estas diferentes maneiras do doente de lidar com a dor e o movimento, implicam em diferentes abordagens terapêuticas que devem ser aplicadas em cada caso.

A) Sobrecarga mecânica dos tecidos

No mecanismo de sobrecarga mecânica, encontramos as situações de lesões agudas como trauma, entorses de tornozelo e nas lesões por sobrecarga (crônica). Habitualmente, a parte das disfunções metabólicas, são tecidos mal organizados e desajustados no corpo que estão expostos cronicamente ao stress tecidual gerando inputs sensitivos para a possível geração da dor. São exemplos: a "má postura", o movimento disfuncional, apoiar-se utilizando os limites da articulação e etc.. Os estímulos de sobrecarga funcional parecem ter um limiar que deve ser atingido para que deflagrem a nocicepção e, este limiar, depende de vários fatores como: a intensidade, tempo de exposição, resiliência do tecido e fatores psicossociais. O tempo de exposição e a presença de sensibilização periférica e central podem contribuir para diminuição do limiar, além das aferências não nociceptivas serem capazes de ativar a neuromatriz.[42]

B) Movimento e controle motor disfuncional como consequência da ameaça tecidual

Nesta condição, por interferência da dor ou ameaça de lesão, modificações motoras acontecem provocando comportamento motor impreciso e desorganizado sem papel claramente definidos de proteção ou defesa de novas lesões. É o caso da atrofia muscular dos músculos multifidios em dores lombares agudas; mudanças nas características das fibras musculares, atrofias, infiltrações de gordura e mudanças no tecido conectivo e inibição e ativação excessiva de músculos diversos, frente a diferentes estímulos.[43] Estes comportamentos podem ser resultado de lesões específicas nos mecanoceptores, na influencia dos estímulos nociceptivos e não nociceptivos, na excitabilidade dos motoneurônios e em mecanismos sensitivos e supra espinhais motoras.[34,44]

Este mecanismo pode comprometer a função fisiológica causando novas dores e lesões ou apenas limitando o gesto funcional ou não ter relevância para o indivíduo. A intervenção baseia-se na remoção das possíveis causas.

C) Movimento e controle disfuncional para proteção tecidual

A terceira opção é a hipótese protetora dos tecidos, onde diferentes soluções motoras são estabelecidas mediante a dor e a lesão com o objetivo de proteger o tecido do perigo. A dor essencialmente é o sinal de alerta que motiva o indivíduo a mudar o comportamento, seja ele, um simples reflexo de retirada ou um processo complexo de ações motoras e autonômicas envolvendo o corpo todo. As respostas estereotipadas de inibição e facilitação não são as únicas a acontecerem, como explicado anteriormente. Diversos mecanismos podem ser usados para este fim. Aumentar a tensão de um musculo para proteger a articulação; diminuir a intensidade da força durante um movimento; mudar a direção da força; redistribuir a força entre os músculos e dentro do próprio musculo; evitar o movimento ou a função ou evitar a tarefa. Estes comportamentos dependem de fatores como a região do corpo afetada; as opções biomecânicas disponíveis para promover a adaptação cumprindo a tarefa; opções neuromusculares, características cognitivas emocionais e psicossociais; e pelas demandas externas. Portanto, as respostas não são universais e diferentes indivíduos acham diferentes soluções.[45,46]

D) Modificação motora por condicionamento clássico

Outra reposta observada no doente com dor crônica é a associação do movimento através do condicionamento clássico Pavloviano, no qual, o movimento produz a dor por associação de aprendizado sem necessidade de inputs nociceptivos.[47] O fenômeno de memorização da dor já é bem estabelecido, com diversos exemplos na literatura.[48] O tratamento do condicionamento consiste em extinguir a associação emocional e cognitiva entre movimento e dor.[49]

Os mecanismos se expressam de variadas maneiras, interagem e coexistem entre si nos indivíduos com dor crônica e podem se modificar ao longo do tempo. Para cada mecanismo há uma abordagem terapêutica diferente e o sucesso da intervenção está ligado a identificação deste mecanismo de controle no doente com dor crônica. Ao longo deste livro, diferentes capítulos irão abordar técnicas e conceitos diferentes de manejo da dor e devem sem interpretadas dentro do contexto do doente com dor cônica e como cada indivíduo se comporta em termos motores e na sua relação com a dor.

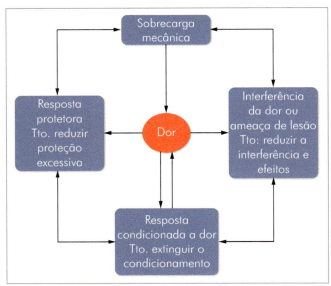

Figura 3.11 Diferentes formas de relação entre a dor e o movimento. A identificação de cada situação é fundamental para guiar a terapêutica específica.

3.6 Abordagem terapêutica

Se a sobrecarga tecidual no movimento disfuncional é identificada como fator importante para gerar e perpetuar dor no doente, o tratamento poderá ser reeducar o controle motor, enfatizado o reaprendizado e a reeducação através de diversas técnicas que devem focar nos fatores que contribuem para a sobrecarga tecidual (input periférico) . A avaliação detalhada do indivíduo se faz necessária. Modificação cognitiva, alinhamento e postura, estratégias de ativação muscular e treinamento especifico, imitando o gesto funcional em situações reais são necessários para modificar a sobrecarga tecidual.

Treinamentos genéricos (treinamentos com bola, Pilates e treinamentos de core genéricos) que contribuam em modificar a função motora sem especificação, ou, estratégias que visam automaticamente modificar o controle motor específico do doente podem ser benéficos por melhorarem os padrões de movimento. As técnicas de digito pressão, agulhamento seco e as terapias manuais podem facilitar o processo por inibir a nocicepção.

Nos mecanismos de interferência e proteção, é possível, e mais plausível, identificar a causa da compensação motora e trabalhar na causa e na consequência do estimulo. Técnicas mais genéricas são mais difíceis de provocarem algum resultado e optamos por técnicas mais específicas de reeducação motora e facilitação neuromuscular proprioceptiva (cap re integração funcional) .

As opções de tratamento nas respostas de condicionamento do movimento om a dor, baseiam-se em experimentar o movimento sem ou com pouca dor. A combinação de exercícios com a neurociência da educação em dor, o uso das realidades virtuais e a imaginação do movimento podem contribuir em indivíduos com este mecanismo.[48,49]

É importante o profissional conseguir localizar a intervenção aplicada no contexto do doente com dor crônica. Na prática clinica, muitas vezes, podemos associar terapias e técnicas desde que haja contextualização das terapias propostas em termos biomecânicos, neurofisiológicos e multidimensionais, otimizando o processo.

3.7 Conclusão

A compreensão dos mecanismos do ato motor a partir dos acontecimentos neurofisiológicos, na interação com o ambiente acima relatados e a observação clinica da variedade de estratégias motoras e repostas perante a dor, nos permite afirmar que, os fatores que influenciam (percepção, cognição e emoção) o movimento devem ser considerados no momento da avaliação do doente em qualquer área da reabilitação mas especialmente nos doentes com dores crônica. O corpo e o movimento (integrado neste contexto) não mais se encontram apenas como resultado das interações acima citadas mas também como ferramenta essencial para desconstruir, reprogramar e modular áreas cerebrais superiores que modificam o comportamento.

Na dor crônica, nos parece mais apropriado não mais as terapêuticas baseadas puramente em métodos prontos popularizados pelos profissionais de reabilitação clássica mas baseados nos princípios da neurociência do movimento, da dor e do comportamento, afim de encontrarmos soluções mais específicas centradas no doente.

Ao longo deste livro, diversas abordagens de reabilitação serão abordadas neste contexto, baseado em pesquisas clínicas e na experiência dos autores aqui selecionados.

Referências

1. Shumway-Cook A, Woollacott MH, editores. Controle Motor - teoria e aplicações práticas. 2ª ed. Barueri: Manole; 2003. p.153-78.

2. Sahrmann AS. Diagnosis and treatment of movement impairment syndromes. St. Louis, MO: Mosby;2002.

3. Kandel ER, Schwartz JH, Jessel TM. Princípios da Neurociência. São Paulo: Manole, 2003.

4. Omrani M, Kaufman MT, Hatsopoulos NG, Cheney PD. (2017). Perspectives on classical controversies about the motor cortex. Journal of Neurophysiology. 2017;118(3), 1828–1848. doi:10.1152/jn.00795.2016.

5. Svoboda K, Li N. (2018). Neural mechanisms of movement planning: motor cortex and beyond. Current Opinion in Neurobiology. 2018;49, 33–41.doi:10.1016/j.conb.2017.10.023.

6. Ivanenko YP, Dominici N, Daprati E, Nico D, Cappellini G, Lacquaniti F. Locomotor body scheme. Human Movement Science. 2011;30(2), 341–351.doi:10.1016/j.humov.2010.04.001.

7. Volz MS, Suarez-Contreras V, Portilla ALS, Illigens B, Bermpohl F, Fregni F. Movement observation-induced modulation of pain perception and motor cortex excitability. Clinical Neurophysiology. 2015;126(6), 1204–1211.doi:10.1016/j.clinph.2014.09.022.

8. Dixon ML, Thiruchselvam R, Todd R, Christoff K. Emotion and the prefrontal cortex: An integrative review. Psychological Bulletin. 2017;143(10), 1033–1081.doi:10.1037/bul0000096.

9. Le Boulch J. O Desenvolvimento Psicomotor: do nascimento até os 6 anos. Porto Alegre: Artes Médicas. 1984.

10. Sullivan M. Exaggerated Pain Behavior: By What Standard? The Clinical Journal of Pain. 2004;20(6), 433–439.doi:10.1097/00002508-200411000-00008.

11. Azarfar A, Calcini N, Huang C, Zeldenrust F, Celikel T. Neural coding: A single neuron's perspective. Neuroscience & Biobehavioral Reviews.2018;doi:10.1016/j.neubiorev.2018.09.007.

12. Ramsey R. Neural Integration in Body Perception. Journal of Cognitive Neuroscience. 2018; 1–10.doi:10.1162/jocn_a_01299.

13. Woods CT, Roothwell M, Mckeown I, Duarte A. Sports Practioners as sport ecology designers: How ecological Dynamics has progressively changed perceptions of skill äquisition"in the sporting habitat. Frontiers of Psychology. 2020;235-243.

14. Helfrich RF, Knight RT. Cognitive neurophysiology of the prefrontal cortex. Handbook of Clinical Neurology. 2019;35–59.

15. Zadra JR, Clore GL. Emotion and perception: the role of affective information. Wiley Interdisciplinary Reviews: Cognitive Science. 2011;2(6), 676–685.

16. Pulvermüller F, Moseley RL, Egorova N, Shebani Z, Boulenger V. Motor cognition–motor semantics: Action perception theory of cognition and communication. Neuropsychologia. 2014;55, 71–84.

17. Jeannerod M. The representing brain: Neuronal correlates of motor intention and imagery. Behavioral and Brain Science. 1994;17, 187–202.

18. Jeannerod, M. (2001). Neural simulation of action: A unifying mechanism for motor cognition. Neuroimage. 2001;14, S103–109.

19. Jeannerod M. Motor cognition: What actions tell to the self. Oxford: Oxford University Press. 2006.

20. Demartini B, Gambini O, Uggetti C, Cariati M, Cadioli M, Goeta D, et al. Limbic neurochemical changes in patients with functional motor symptoms. Neurology. 2019;93(1), e52–e58.

21. Morgane P, Galler J, Mokler D. A review of systems and networks of the limbic forebrain/limbic midbrain. Progress in Neurobiology. 2005;75(2), 143–160.doi:10.1016/j.pneurobio.2005.01.001.

22. Brooks VB. How Does the Limbic System Assist Motor Learning? A Limbic Comparator Hypothesis. Brain, Behavior and Evolution. 1986;29(1-2), 29–53.

23. Williams J, Huggins C, Zupan B, Willis M, Van Rheenen T, Sato W, et al. A sensorimotor control framework for understanding emotional communication and regulation. Neuroscience & Biobehavioral Reviews. 2020; doi:10.1016/j.neubiorev.2020.02.014.

24. Kandel ER, Schwartz JH, Jessell TM. Principles of neural science, ed. 4, New York. McGraw-Hill. 2000.

25. Ramsay DS, Woods SC. 2014. Clarifying the roles of homeostasis and allostasis in physiological regulation. Psychol. Rev. 121 (2), 225–247. https://doi.org/10.1037/ a0035942.

26. Clark A. Whatever next? Predictive brains, situated agents, and the future of cognitive science. Behav. Brain Sci. 2013;36 (3), 181–204. https://doi.org/10.1017/ S0140525X12000477.

27. Barrett LF, Adolphs R, Marsella S, Martinez AM, Pollak SD. Emotional Expressions Reconsidered: Challenges to Inferring Emotion From Human Facial Movements. Psychological Science in the Public Interest. 2019;20(1), 1–68.doi:10.1177/1529100619832930.

28. Bachmann J, Zabicki A, Munzert J, Krüger B. Emotional expressivity of the observer mediates recognition of affective states from human body movements. Cogntion and Emotion. 2020.

29. Kirby KM, Pillai SR, Carmichael OT, Van Gemmert AWA. Brain functional differences in visuo-motor task adaptation between dominant and non-dominant hand training. Experimental Brain Research. 2019; doi:10.1007/s00221-019-05653-5.

30. Lusardi MM, Bowers DM. Motor control, motor learning, and neural plasticity in orthotic and prosthetic rehabilitation. In Lusardi MM, Jorge MM, Chui KK. Nielsen (Eds.), Orthotics & prosthetics in rehabilitation, 3rd ed. 2013;pp. 38-53. St. Louis: Elsevier/Saunders.

31. Gonçalves GA, Gonçalves AK, Junior PA. Desenvolvimento Motor na teoria dos sistemas dinâmicos. Matriz. 1995;vol. 1 N.1,p.8-14.

32. Liebson C. The resilience model. In: Rehabilitation of the Spine. A patient centered approach. Ed. Wolters Kluwer Health. 2020; p 887-970.

33. Davids K, Button C, Bennett SJ. Dynamics of Skill Acquisition: A constraint-Led Approach. Champaign, II: Human Kinetics. 2008.

34. Hodges PW. Motor Control and Pain. In: Sluka KA. Mechanisms and Management of Pain for the Physical Therapist. 2. Ed. Philadelphia: Wolters Kluwer Health. 2016; p. 67-81.

35. Roland MO. A critical review of the evidence for a pain-spasm-pain cycle in spinal disorders. Clin Biomech 1986; 1(2):102-9.

36. Hodges PW. Pain and motor control: From the laboratory to rehabilitation. Journal of Electromyography and Kinesiology. 2011;21(2), 220–228.doi:10.1016/j.jelekin.2011.01.002.

37. O'Sullivan PB, Beales DJ. Diagnosis and classification of pelvic girdle pain disorders-part 1: a mechanism based approach within a biopsychosocial framework. Man Ther. 2007;12(2):86-97.

38. Tsao H, Galea MP, Hodges PW. Reorganization of the motor cortex is associated with postural control déficits in recurrent low back pain. Brain. 2008;131(pt 8):2161-71.

39. Moseley GL, Hodges PW, Gandevia SC. External Perturbation of the Trunk in Standing Humans Differentially Activates Components of the Medial Back Muscles. The Journal of Physiology. 2003;547(2), 581–587. doi:10.1113/jphysiol.2002.024950.

40. Flor H, Braun C, Elbert T, Birbaumer N. Extensive reorganization of primary somatosensory córtex in chronic back pain patients. Neurosci Lett. 1997;224(1):5-8.

41. Butera KA, Fox EJ, George SZ. Toward a Transformed Understanding: From Pain and Movement to Pain With Movement. Physical Therapy. 2016;96(10), 1503–1507.

42. Woolf CJ. Central sensitization: implications for the diagnosis and treatment of pain. Pain. 2011; 152(3,suppl):S2-S15.

43. Kalichman L, Carmeli E, Been E. The Association between Imaging Parameters of the Paraspinal Muscles, Spinal Degeneration, and Low Back Pain. BioMed Research International. 2017;1–14.doi:10.1155/2017/2562957.

44. Panjabi MM. A hypothesis of chronic back pain: ligament subfailure injuries lead to muscle control dysfunction. European Spine Journal. 2005;15(5), 668–676.doi:10.1007/s00586-005-0925-3.

45. Martin PG, Weerakkody N, Gandevia SC, Taylor JL. Group III and IV muscle afferents differentially affect the motor cortex and motoneurones in humans. The Journal of Physiology. 2008;586(5), 1277–1289. doi:10.1113/jphysiol.2007.140426.

46. Hodges PW, Tucker K. Moving differently in pain: a new theory to explain the adaptation to pain. Pain 2010;152(3,suppl):S90-S98.

47. Moseley GL, Vlaeyen JWS. Beyond nociception. PAIN. 2015;156(1), 35–38.doi:10.1016/j.pain.0000000000000014.

48. Nijs J, Girbés EL, Lundberg M, Malfliet A, Sterling M. Exercise therapy for chronic musculoskeletal pain: Innovation by altering pain memories. Manual Therapy. 2015;20(1), 216–220.doi:10.1016/j.math.2014.07.004

49. Harvie DS, Broecker M, Smith RT, Meulders A, Madden VJ, Moseley GL. Bogus Visual Feedback Alters Onset of Movement-Evoked Pain in People With Neck Pain. Psychological Science. 2015;26(4), 385–392.doi:10.1177/0956797614563339.

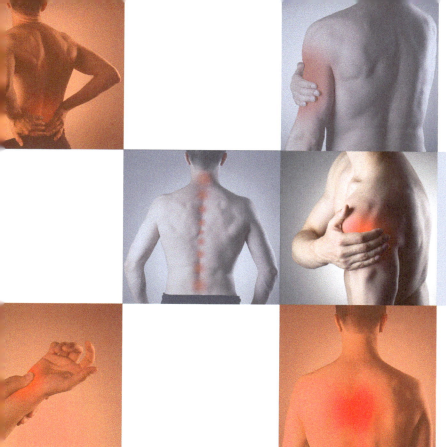

4

Lin Tchia Yeng

Ricardo Kobayashi

Adrianna Loduca

Carolina Besser Cozac Kobayashi

Barbara Maria Müller

André Cicone Liggieri

AVALIAÇÃO CLÍNICA DOS DOENTES COM DOR CRÔNICA

4.1 Introdução

Atualmente, a dor crônica não é mais considerada um sintoma, mas sim uma doença, não só pela complexidade do indivíduo que com ela sofre, mas também pela elevada prevalência, e pelo enorme impacto socioeconômico.[1]

Os profissionais de saúde devem estar qualificados e atualizados para diagnosticar e tratar esse problema de saúde pública, considerando que 80% das consultas médicas são motivadas por dor e 30 a 40% da população brasileira tem dor crônica. Nesse contexto, a avaliação clínica é um dos pilares para o sucesso terapêutico, visto que o diagnóstico correto é primordial para a escolha de tratamento individualizado.[1]

4.2 Anamnese

A entrevista dos doentes com dor crônica é um dos aspectos mais importantes na avaliação, especialmente porque nela entenderemos não somente a história da doença, mas também as inúmeras crenças relacionadas aos aspectos de saúde mental e física.

Em relação à dor propriamente dita, alguns itens são essenciais para seu completo entendimento. Dentre eles iremos destacar: localização, duração, histórico, intensidade, qualidade, padrão, periodicidade, fatores de melhora e piora.[2]

4.2.1 Localização da dor

A dor neuropática e a dor musculoesquelética podem ser localizadas ou referidas a distância, todavia a fibromialgia apresenta dor difusa como principal sintoma. Diagramas corporais (Figura 4.1) podem ser utilizados para documentar o local e a magnitude da dor. A localização da dor auxilia na compreensão da fisiopatologia e na identificação das estruturas comprometidas.[3,4]

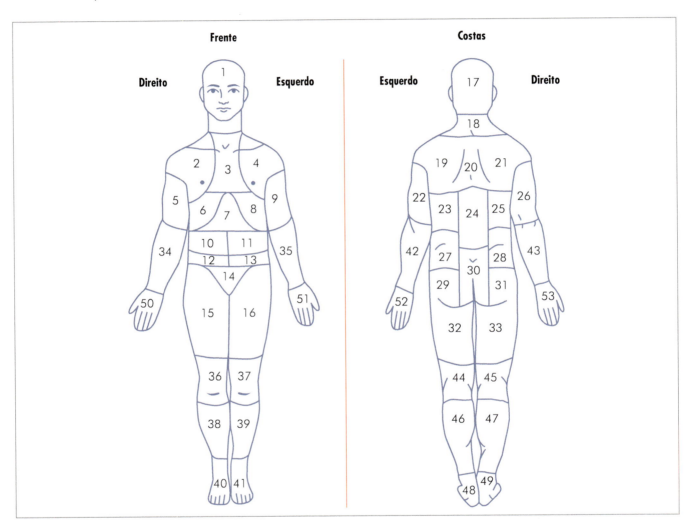

Figura 4.1 Diagrama corporal para o doente assinalar os locais de dor.

4.2.2 Duração da dor

A duração da dor é uma pista importante para saber se a dor está se tornando um processo mal adaptativo. A dor aguda fisiológica deve melhorar espontaneamente quando a lesão tecidual estiver cicatrizada. Cada tecido, ou nível de lesão, apresenta um período diferente de cicatrização, e a dor que se perpetua após esse período é considerada uma doença. A Organização Mundial da Saúde (OMS) considera a dor crônica quando esse período ultrapassa 6 meses.[5,6]

4.2.3 Histórico da dor

Avaliar a história pregressa e atual do paciente é importante para poder suspeitar de fatores desencadeantes, perpetuantes e crenças a respeito da dor, como:

- Traumatismos.
- Ergonomia das atividades diárias, atividades esportivas e lazer.
- Sono: qualidade e duração, frequência de despertares noturnos, bruxismo, posição de dormir, materiais e tempo de uso do colchão e do travesseiro.

- Vícios: tabagismo, alcoolismo e abuso de drogas ilícitas.
- Resultados aos tratamentos prévios.
- Estressores psicossociais.
- Ganhos secundários e litígios.
- Expectativas do paciente sobre o tratamento e suas crenças sobre sua dor.[7]

4.2.4 Intensidade da dor

Existem escalas numéricas, escalas de expressões verbais e escalas analógicas visuais ou quantitativas não numéricas. Esses instrumentos auxiliam na avaliação e na documentação da evolução do tratamento.[8]

4.2.5 Qualidade da dor

Os descritores verbais da dor que o paciente fornece são de extrema importância para o diagnóstico.[2]

Queixas de queimação, sensação de frio doloroso, choque, formigamento, amortecimento, coceira, alfinetada e agulhada sugerem dor neuropática ou por desaferentação. A dor em peso, tensão e dolorimento pode decorrer de afecções de origem nociceptiva, enquanto queimação, pressão, peso e tensão podem sugerir dor muscular.[9]

O uso de questionários específicos pode auxiliar na identificação de dor neuropática. O Quadro 4.1 ilustra os principais questionários (traduzidos e validados para o português) com seus respectivos escores.[10]

Quadro 4.1 Principais questionários para identificação da presença de dor neuropática10

Questionários	Escore positivo para dor neuropática	Escore máximo do questionário
Douleur neuropathique 4 questionnaire (DN4)	≥ 4	10
Leeds assessment of neuropathic symptoms and signs (LANSS)	≥ 12	24

4.2.6 Padrão da dor

Com base nas características da dor, pode-se diferenciar a dor em padrão mecânico ou inflamatório (Quadro 4.2). O padrão mecânico caracteristicamente piora com o exercício e melhora com o repouso; já o padrão inflamatório melhora com o exercício e não melhora durante o repouso.[11]

Quadro 4.2 Diferenças entre o padrão de dor mecânico e inflamatório[11]

Padrão da dor	Características
Mecânica	A dor piora com as atividades. Pode cursar com rigidez de curta duração.
Inflamatório	A dor melhora durante a atividade. Rigidez prolongada (> 1 hora). Associação com sinais flogísticos (dor, calor, rubor, edema).

4.2.7 Periodicidade da dor

A dor pela manhã, logo que o doente acorda, tem como uma das principais causas o hábito de dormir. Por isso é importante avaliar a posição durante o sono, o travesseiro, o travesseiro de corpo e o colchão. A posição ideal é o decúbito lateral do lado contrário da pior dor, com o travesseiro de corpo e com o travesseiro do pescoço que tenha consistência mais firme para não ocorrer a inclinação do pescoço durante o sono.[9]

A dor no fim da tarde, muitas vezes, tem correlação com a sobrecarga mecânica durante o dia. Longos períodos na mesma posição fazendo a mesma atividade acabam sobrecarregando a musculatura utilizada e costumam ser uma importante fonte dor. Por esse motivo é essencial orientar os doentes a fazer intervalos e mudar de atividade de forma rotineira, muitas vezes sendo necessário um despertador para lembrar da pausa.[9]

A dor noturna é motivo de maior preocupação, podendo indicar dor inflamatória ou dor oncológica quando o doente acorda pela dor e tem de levantar para obter a melhora. Contudo, mais rotineiramente o doente relata que acorda pela dor quando muda de posição ou quando está deitado do lado acometido, e nesses casos não é considerada sintoma de alarme.[9]

4.2.8 Fatores de melhora e piora

Fatores de melhora e piora podem auxiliar tanto no diagnóstico quanto no tratamento, sendo que as medidas em que o doente relata melhora devem valorizadas e aproveitadas para facilitar a reabilitação e otimizar a melhora funcional.[9]

Lembrando que a maioria dos estudos considera 30 a 50% de melhora como significativo, ou relevante, na prática clínica, muitos doentes querem algo que resolva completamente sua dor e consideram melhoras inferiores a esse objetivo como não relevantes, portanto é importante alinhar as expectativas e elucidar que o objetivo do tratamento é a melhora funcional. A completa eliminação da dor crônica muitas vezes não é possível.[9]

4.3 Antecedentes pessoais

A avaliação dos antecedentes pessoais pode auxiliar na detecção de fatores etiológicos e perpetuantes da dor, assim como restrições ao tratamento devido a medicações e doenças preexistentes. As questões a seguir devem ser investigadas de forma mais rotineira.[9]

4.3.1 Atividades diárias

É primordial questionar sobre as atividades profissionais e esportivas que desencadeiam dor ou que possuem relação de melhora ou piora da dor. O objetivo é identificar e corrigir movimentos e posturas que podem ser causa de afecções musculoesqueléticas. Lembrando que sedentarismo e inatividade podem comprometer o condicionamento físico e agravar a síndrome do imobilismo (vide o capítulo sobre atividade física).

4.3.2 Hábitos alimentares

De suma importância na participação de diversos processos bioquímicos, a ingesta inadequada de nutrientes pode estar relacionada à fadiga, mialgias, dor difusa e pode ainda facilitar a instalação de quadros infecciosos e metabólicos. As carências podem ocasionar neuropatias centrais e periféricas, fadiga e até alterações cognitivas. Dietas muito restritivas e desnutrição/anorexia podem estar relacionadas à baixa massa magra, osteoporose, disfunções digestivas, enzimáticas e hormonais.

Obesidade também é um estado inflamatório com déficit de massa magra, que pode levar à degeneração articular e gerar um quadro doloroso por estar ligada a diversas alterações metabólicas e psicossociais. Não é incomum o paciente precisar de ajustes na dieta, ou até mesmo de suplementação alimentar.

4.3.3 Hábitos intestinais

Atualmente, há muitos estudos demonstrando a importância da microbiota intestinal, tanto do ponto de vista da disbiose quanto da genômica intestinal. Sabe-se que a diarreia pode estar associada a doença inflamatória ou infecciosa, assim como a constipação ou mudança recente no hábito intestinal pode indicar doença subjacente, como câncer intestinal, síndrome do intestino irritável etc. O hábito intestinal também é importante como cuidado no momento da prescrição de fármacos que auxiliem no tratamento da dor.

4.3.4 Qualidade do sono

Existe uma correlação importante entre o distúrbio do sono e a dor; por esse motivo, questionar se o doente tem o sono reparador é essencial. Melhorar a qualidade do sono por meio da higiene do sono e algumas vezes otimizando a medicação é uma questão-chave para o sucesso terapêutico e a melhora da qualidade de vida do doente com dor crônica.

4.3.5 Transtornos do humor

A distinção da relação causal entre a dor e esses transtornos é muito difícil, visto que a dor provoca quadros que se sobrepõem aos da ansiedade e da depressão. Comumente, pacientes com dor referem anedonia, diminuição do sono, perda de apetite, imobilismo, diminuição da energia, apatia, excitação, fadiga fácil, palpitações, sudorese, sentimentos de nervosismo, irritabilidade e dificuldade de concentração. Além disso, pensamentos catastróficos muitas vezes estão presentes, e influenciam na sensação de incapacidade, na habilidade dos pacientes de lidar com a dor e contribuem para aumentar o estresse decorrente do quadro álgico.

4.3.6 Vícios

Atentar para o perfil de adição em indivíduos que já abusaram de substâncias lícitas e ilícitas.

4.3.7 Histórico de intervenções e cirurgias

Podem acarretar neuropatias traumáticas, dor miofascial, além de frustrações, quando a expectativa do doente não é alcançada com o procedimento realizado.

4.3.8 Sinais de alerta

Febre, perda de peso e outros sintomas constitucionais devem ser valorizados e lembrar as hipóteses de doenças metabólicas, neoplásicas, infecciosas, inflamatórias ou psiquiátricas.

Durante a avaliação do doente é essencial avaliar possíveis contraindicações aos medicamentos que costumam ser usados em dores crônicas. Algumas delas estão listadas a seguir:

- Alergias: devem ser questionadas e valorizadas.

- Anormalidades cognitivas, drogadição e constipação indicam uso cauteloso de opioides.

- Convulsões: podem ser agravadas com o uso de antidepressivos e neurolépticos.

- Síndrome parkinsoniana: pode ser induzida ou agravada por bloqueadores de canais de cálcio e neurolépticos.

- Ideação suicida e episódios de mania: podem contraindicar o uso de alguns antidepressivos e exigir avaliação psiquiátrica.

- Idosos podem apresentar alterações cognitivas causadas pela idade, mas também ser secundárias ao uso de Aines, corticosteroides, psicotrópicos, opioides, moduladores adrenérgicos, miorrelaxantes e bloqueadores de cálcio.

- Glaucoma de ângulo fechado, bloqueio de ramo direito, bexiga neurogênica, xerostomia: podem limitar o uso de antidepressivos tricíclicos.

- Hepatopatias: podem limitar o uso de Aines, paracetamol e psicotrópicos.

- Patologias gastrintestinais: restringem o uso de Aines.

- Alteração da função renal: podem acarretar a necessidade de ajuste da dose de diferentes classes medicamentosas, além de limitar o uso de Aines.

- Retenção urinária: pode limitar o uso de antidepressivos tricíclicos, neurolépticos, opioides e moduladores adrenérgicos.

- Alteração sexual. Antidepressivos e psicotrópicos: podem causar comprometimento do desempenho sexual.

4.4 Antecedentes familiares

O histórico familiar auxilia na suspeita de doenças desencadeantes e perpetuantes das dores crônicas. Também pode ajudar o médico a prevenir as condições em que o paciente tem mais chance de desenvolver. As doenças mais importantes de serem questionadas são: fibromialgia, câncer, doenças genéticas, transtorno do espectro de hipermobilidade, osteoporose com fraturas, distúrbios neurológicos, doenças musculoesqueléticas, doenças reumatológicas e síndrome metabólica.[9]

4.5 Exame físico

Para o sucesso terapêutico, o exame físico pormenorizado do doente com dor crônica deve seguir a rotina propedêutica de inspeção, palpação, marcha, testes especiais, além do exame neurológico. O exame torna-se mais complicado quando há muito sofrimento e pode estar alterado de maneira anômala ou discrepante quando há ganho secundário ou psicopatias. O examinador deve tentar evitar induzir e buscar as respostas espontâneas.[3,9]

4.5.1 Exame físico musculoesquelético

A análise estática e dinâmica de estruturas axiais, dos membros superiores e inferiores, das articulações e dos movimentos articulares possibilita a identificação das assimetrias segmentares da cintura pélvica, escapular, membros superiores (MMSS) ou membros inferiores (MMII) quanto às dimensões e deformidades. Outra questão importante é o uso incorreto ou a falta do uso de auxílio para marcha (bengala, andador), que muitas vezes pode ser fator desencadeante e perpetuante para dor.[9]

Durante a palpação dos músculos é fundamental observar os sinais e as queixas de dor localizada ou referida, os espasmos musculares, as bandas tensas, os pontos-gatilho, a presença de sinal do pulo e de reação contrátil da banda tensa miofascial. A palpação deve ser realizada não apenas na área em que a dor é referida, mas também comparativamente, na área contralateral correspondente. A palpação dos tendões e dos ligamentos pode revelar pontos dolorosos sugestivos de tendinopatias e entesopatias.[9]

O exame da marcha nas pontas dos pés e no calcâneo pode avaliar a ocorrência de déficits motores ou anormalidades osteoarticulares. Encurtamentos, contraturas e a instabilidade articular podem ser percebidos em diferentes manobras. A síndrome dolorosa miofascial (SDM) pode ocasionar limitação dolorosa da amplitude articular. No entanto, o agravamento da dor durante a movimentação das articulações pode denotar artropatias. A criatividade pode entrar em cena durante o exame dinâmico a fim de detectar doentes com possível ganho secundário. Portanto, manobras e testes que não façam parte da rotina podem trazer o elemento surpresa para a avaliação, ajudando a esclarecer o real dano ou disfunção da estrutura em questão.[9]

O exame funcional do aparelho locomotor baseia-se na avaliação dos indivíduos em diferentes posições: em pé, durante a marcha e nas situações que aliviam ou pioram a dor[9] (vide o capítulo sobre avaliação funcional).

4.5.2 Exame físico neurológico

Em suma, o exame neurológico deve contemplar a avaliação da força, da sensibilidade e dos reflexos.[3]

Para avaliar os déficits musculares, devemos testar os grupos musculares de maneira individualizada e graduar a força muscular de zero (ausência de contração) até cinco (normal).[3,9]

Na avaliação da sensibilidade tátil pode ser utilizado algodão, escova ou filetes de Von Frey. Para sensibilidade térmica utilizamos tubos que contêm água quente ou fria ou outros métodos com tal função (p. ex., algodão com álcool ou metal frio). A sensibilidade vibratória deve ser testada com diapasão de 128 Hz. Já na avaliação da sensibilidade dolorosa podem ser usadas agulhas ou alfinetes. Alterações de sensibilidade devem ser avaliadas, como: hiperestesia, hipoestesia, hiperalgesia, alodinia e hiperpatia.[3,9]

Os reflexos cutâneos superficiais e miotáticos podem ser testados por meio da percussão digital ou da percussão com o martelo. Os reflexos cutâneo-plantares em extensão ou sinal de Babinski, e a abolição dos cutâneos abdominais, indicam lesão do sistema nervoso central (SNC). Os reflexos profundos, como bicipital (C_5-C_6), tricipital (C_6-C_8), estilo-radial (C_5-C_6), costoabdominais (T_6-L_1), patelar (L_2-L_4) ,e aquilieu (L_5-S_2), devem ser realizados rotineiramente para avaliar neuropatias centrais ou periféricas.[9]

As lesões do sistema nervoso periférico caracterizam-se pela perda de destreza, déficit da força muscular, amiotrofia, fasciculações, hipotonia muscular, hiporreflexia ou arreflexia (síndrome do neurônio motor inferior). As alterações motoras e sensitivas podem distribuir-se com padrão radicular, plexular, troncular ou polineuropático. Sinal de Tinel pode ser identificado como sensação de choque ou parestesia à percussão ao longo de estrutura nervosa lesada.[9]

As lesões do SNC caracterizam-se por perda de destreza, déficit de força muscular, hiper-reflexia, clônus, espasticidade, sinal de Babinski e abolição dos reflexos cutâneo-abdominais (síndrome do neurônio motor superior).[9]

Afecções compressivas radiculares ou medulares costumam piorar durante tosse, espirro, manobra de Valsalva, ortostatismo e tendem a melhorar durante o decúbito.[9]

4.5.3 Exame da hipermobilidade articular

Alguns doentes com dor crônica apresentam hipermobilidade articular (amplitude de movimento articular acima do fisiológico), e nesses casos há sobrecarga de estruturas articulares e musculoligamentares. O diagnóstico correto e a orientação desses doentes são essenciais para planejar e otimizar as estratégias de reabilitação[9] (vide o capítulo sobre hipermobilidade).

4.6 Exames complementares

Atualmente os exames complementares têm sido amplamente utilizados para justificar as dores dos pacientes, no entanto alterações nos exames nem sempre têm relação com a etiologia da dor, já que alterações degenerativas são comuns mesmo em pacientes assintomáticos, contudo devem ser indicados de acordo com a anamnese/exame físico e valorizados se forem compatíveis com o quadro clínico (vide o capítulo sobre relação nexo causal). A anamnese e o exame físico devem formular hipóteses diagnósticas, que podem ser confirmadas com os exames complementares quando necessário.[9]

4.6.1 Exames de sangue

Exames de sangue podem ser solicitados para avaliar as condições clínicas gerais do doente. Esses exames contribuem para a detecção de possíveis disfunções, como as condições inflamatórias, metabólicas e/ou infecciosas.[9,11]

Alguns exames solicitados são: hemograma, velocidade de hemossedimentação (VHS) e proteína C-reativa (PCR), glicemia de jejum e hemoglobina glicada, colesterol total e frações, triglicérides, ureia, creatinina, sódio, potássio, magnésio, cálcio total, fósforo, vitamina D, paratormônio (PTH), fator antinúcleo (FAN), fator reumatoide, eletroforese de proteínas, T_3, T_4 livre, TSH, função hepática, CPK e aldolase. É importante também pedir permissão para o paciente e solicitar sorologias para hepatite B completa e hepatite C, HIV e sífilis. Se houver história de má absorção, alcoolismo crônico, desnutrição ou anemia, exames séricos para dosagem de ferro, ferritina, transferrina, ácido fólico e vitaminas B12 são necessários. Com esses exames é possível avaliar os possíveis componentes inflamatórios, infecciosos e metabólicos das afecções. O hemograma avalia o estado global do paciente, se há anemia, alguma afecção infecciosa, inflamatória. Os exames de ureia e creatinina avaliam a função renal, e a função hepática indica cautela com medicações e serve para monitorizar hepatotoxicidade. O exame de eletroforese de proteínas é interessante para avaliar o estado nutricional e sugerir afecções inflamatórias (gamopatia policlonal) e neoplásicas (pico monoclonal).[4,9]

Há ainda uma situação clínica que tem ganhado espaço na literatura científica, que é a inflamação crônica de baixo grau. Essa entidade é, por definição, como um *status* sistêmico de produção subclínica de substâncias inflamatórias. Tal condição está associada a inúmeras patologias, como diabetes, esteatose hepática, doenças cardiovasculares, osteoartrite, sarcopenia, neuropatias etc. Há autores que defendem que os pacientes que desenvolvem esse *status* podem ter sido expostos a condições nutricionais inadequadas desde o período embrionário, e não excluem o peso e participação dos hábitos de vida como agente causal, entre eles os erros alimentares e o sedentarismo. Embora não haja um protocolo específico para avaliação dessa condição, há uma tendência a basear-se no resultado de proteína C-reativa, idealmente a ultrassensível. Outros marcadores foram também descritos, dentre eles o magnésio (hipomagnesemia), os linfócitos, a relação neutrófilos/linfócitos, o zinco, a ferritina, o ácido úrico, entre outros.

4.6.2 Exame de urina e fezes

O exame de urina é importante para o diagnóstico de infecção urinária ou leucorreia. Pode detectar proteinúria ou hematúria e apontar para outras causas da dor. O exame de fezes pode revelar presença de agentes parasitários ou infecciosos, embora a metodologia empregada muitas vezes não consiga detectar esses parasitas. Pesquisa de sangue oculto nas fezes pode ser útil com doentes que estejam usando cronicamente Aines, corticosteroides ou nos casos de neoplasias gastrintestinais.[9]

4.6.3 Exames de imagem

A radiografia óssea auxilia na avaliação e no seguimento de fraturas, artrites, desalinhamentos, deformidades ósseas, tumores, entre outros.[9]

A ultrassonografia avalia tecidos moles e auxilia no diagnóstico de afecções musculoligamentares, tendinopatias, tenossinovites, sequelas de rupturas musculares e pode auxiliar na detecção de doença inflamatória em atividade.[9]

A tomografia computadorizada é um excelente método para avaliar estruturas ósseas.

A ressonância magnética (RNM) é um dos exames que melhor avaliam estruturas do sistema musculoesquelético e de outros tecidos moles (encéfalo e medula espinal).[9]

4.6.4 Eletroneuromiografia (ENMG) e potencial evocado

A ENMG possibilita diagnosticar neuropatias periféricas sensitivas, especialmente as decorrentes de acometimento de fibras grossas e as miopatias. Com esse recurso, é possível diagnosticar a localização e a natureza axonal ou desmielinizante da lesão.[9]

O potencial evocado sensitivo analisa o comprometimento de estruturas (tratos e núcleos) centrais que veiculam e processam as informações sensoriais, especialmente em casos de mielopatia ou lesões do tronco encefálico.[9]

4.6.5 Densitometria óssea e cintilografia óssea

A densitometria óssea avalia a massa óssea e é empregada no acompanhamento de casos de osteopenia e osteoporose.[9]

A cintilografia óssea é indicada para avaliar a condição geral do esqueleto e identificar tumores, doenças inflamatórias, infecciosas, metabólicas ou traumáticas. Baseia-se na distribuição e fixação de isótopos radioativos que se ligam a sítios de atividade lítica ou reparadora óssea ou onde a perfusão vascular é elevada.[9]

4.6.6 Termografia por infravermelho

A termografia é um método diagnóstico que registra a emissão de calor pelo corpo humano sem contato algum com o paciente. Ela documenta, por meio de imagens coloridas, mínimas alterações térmicas cutâneas provocadas por distúrbios relacionados ao sistema nervoso degenerativo e microcirculatório. É realizada uma filmagem da área afetada, mapeando mudanças termogênicas que auxiliam no diagnóstico de pontos-gatilho miofasciais, vasculopatias, neuropatias periféricas e centrais, neuromas, processos inflamatórios (artrites, sinovites, tendinopatias, costocondrites) e padrões térmicos atípicos (síndrome fibromiálgica).

A termometria é utilizada, sobretudo, no diagnóstico e acompanhamento de casos de dor complexa ou de difícil resposta terapêutica, nos quais geralmente estão envolvidos múltiplos sistemas, como síndrome complexa de dor regional, fibromialgia associada a artrites soronegativas, entre outros. Possíveis desvantagens do exame são a dependência do examinador e do ambiente em que está sendo executado.[9]

4.6.7 Outros exames

O eletrocardiograma (ECG) pode revelar arritmias, sobrecargas de câmaras cardíacas ou bloqueios de ramo. O teste ergométrico é indicado previamente aos programas de reabilitação em doentes sedentários e para seleção de doentes com risco de reagudização de afecções cardíacas durante a realização de exercícios.[9]

A eletromiografia de superfície avalia a ação de grupos musculares durante diversas atividades.[9]

A plantigrafia avalia as impressões dos pés com tinta aplicada na região plantar durante a marcha, possibilitando a identificação das áreas de apoio. Esses exames permitem a avaliação funcional dos doentes.[9]

O exame da marcha avalia o padrão, a simetria e a harmonia dos movimentos, o comprimento da passada e a largura da base durante a marcha. Fundamenta-se na análise de imagens adquiridas com máquinas fotográficas ou de câmeras filmadoras associadas à eletromiografia, eletrogoniometria e baropodometria.[9]

4.7 Avaliação e documentação da dor

A avaliação precisa da dor é pré-requisito para seu manejo eficaz. A dor é uma experiência altamente pessoal, portanto o doente é o melhor informante.[8]

Questionários para avaliar condições de saúde específicas são comumente usados como medidas de resultado em ensaios clínicos e para mensurar o progresso do doente na prática clínica. Por esse motivo questionários foram desenvolvidos para tentar qualificar e quantificar a dor.[8,12]

4.7.1 Avaliação da intensidade da dor

Para a avaliação da intensidade da dor, uma das mensurações mais importantes, as escalas verbais e numéricas (Figura 4.2), parecem ser preferível em geral à tradicional escala visual analógica (EVA) (Figura 4.3). Porém, nenhuma ferramenta é "padrão ouro" e, inúmeros instrumentos validados estão disponíveis para doentes de todas as idades e habilidades mentais. Esses instrumentos auxiliam na avaliação e na documentação da evolução do tratamento.[8]

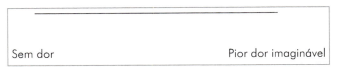

Figura 4.2 Escala visual analógica (EVA).[8]

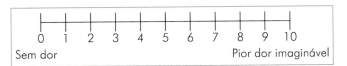

Figura 4.3 Escala visual numérica (EVN).[8]

4.7.2 Avaliação da incapacidade funcional

Os questionários de incapacidade funcional avaliam o grau de limitação funcional ocasionado pela dor nas tarefas diárias dos doentes. Há vários questionários para avaliação de dores específicas, e como exemplo para lombalgia são utilizados o *Oswestry disability questionnaire* e o *Roland Morris disability questionnaire*.[12]

4.7.3 Avaliação psicológica

No tratamento multidisciplinar, o parecer do psicólogo tem sido fundamental nos casos de dor resistente, estresse psicológico intenso, incapacidade funcional desproporcional aos achados clínicos, adoção de comportamentos dolorosos, uso abusivo de medicamentos ou álcool e na presença de possíveis litígios e ganhos secundários.[13,14]

Do ponto de vista neuroanatômico funcional, dor e emoção utilizam as mesmas áreas e vias cerebrais para serem expressas ou sentidas. Técnicas como hipnose, meditação e outras podem facilitar a dissociação dessas entidades.

O propósito da avaliação psicológica é o de identificar a psicodinâmica do paciente, seu foco de sofrimento e relacioná-los aos conflitos envolvidos na manifestação física da doença, procurando identificar a motivação e o grau de adesão ao tratamento.

É importante que o profissional leve em consideração a vulnerabilidade, a tolerância e o impacto psicossocial da dor, que podem ser influenciados pela presença de estressores e pelo momento do ciclo vital em que a pessoa se encontra. A depender do momento em que se encontra (infância, adolescência, vida adulta ou terceira idade), tanto o paciente quanto sua família podem apresentar diferentes reações emocionais (negação, raiva, barganha, depressão e aceitação) e/ou expressões de sofrimento, bem como recursos de enfrentamento e possibilidades de ajustamento.[15] As reações também estão relacionadas ao quanto a dor interferiu em tarefas e projetos de cada uma das fases do ciclo vital.[13]

Outro ponto que também merece atenção na avaliação é a identificação, na história do paciente, de situações de sucesso, conquistas, perdas, fracassos e de adoecimentos, assim como checar quais recursos foram utilizados para lidar com as situações estressantes e, ainda, verificar o quanto sua tentativa de recuperação e de adaptação desses momentos foi realizada de forma satisfatória, bem como analisar se, em termos gerais, ele se encontra realizado ou frustrado com a sua própria vida.[16]

A narrativa do paciente permite identificar sua capacidade de ser resiliente em diferentes momentos da vida, assim como perceber fatores de proteção e possíveis riscos que ele compreenda que o tornem vulnerável à dor ou ao adoecimento;

Ao longo dos atendimentos, o profissional de saúde deve ficar atento aos comportamentos que comunicam dor e investigar com o paciente estratégias que ele utiliza para enfrentá-la. Perceber e investigar quais dessas estratégias são efetivas e se esses comportamentos são ressonantes com o discurso e a atitude do paciente.

Deve-se notar se ele negligencia seu potencial ou acredita que sua capacidade é menor do que realmente foi prejudicada.

Esse conjunto de comportamentos (sinais, atitudes e posturas verbais e não verbais) pelos quais o indivíduo comunica a dor por serem esperados podem ser considerados uma forma de linguagem da dor, ou seja, é o chamado "*pain behavior*". Tais comportamentos são modelados pelas vivências e influências históricas, sociais e culturais de cada indivíduo.[17,18] É importante distinguir "*pain behavior*" de "*illness behavior*", que foram traduzidos para o português ambos como "comportamento doloroso". O termo "*illness behavior*" refere-se a alterações comportamentais do indivíduo em relação à sua saúde como um todo. O "*pain behavior*" refere-se ao comportamento doloroso exclusivamente.[19]

Quando pensamos em intervenções, sejam elas médicas ou psicológicas ou de outra ordem, o foco do profissional de saúde deve ser o de ajudar o paciente a melhorar sua qualidade de vida, e para isso o primeiro passo é ser empático e acolhedor, pois a comunicação é um dos elementos cruciais na relação profissional saúde-paciente.[20,21] Apesar disso, existem poucos estudos que discutem estratégias de comunicação capazes de contribuir para melhorar a adesão dos pacientes com dores crônicas, e, de maneira geral, as pesquisas já realizadas afirmam que para aprimorar a comunicação é necessário um bom relacionamento entre os profissionais de saúde e o paciente.[21,22]

A OMS[22] recomenda que o paciente adote uma postura ativa em relação ao seu tratamento, visando a seu bem-estar. Desse modo, é necessário discutir as condutas e possibilidades terapêuticas, bem como negociar o regime de tratamento de modo que profissional e o paciente cheguem a uma decisão compartilhada, embora em alguns casos essa decisão não seja a prescrição idealmente recomendada.[20,21] Além da boa comunicação, é necessário prover o paciente e sua família com o maior número possível de informações sobre a condição de saúde dele, pois esta costuma ser a causa de maior estresse e ansiedade na família.[20]

4.7.4 Avaliação da qualidade de vida

Segundo a OMS, a qualidade de vida deve ser avaliada com base em oito grandes domínios: físico, psicológico, nível de independência, relações sociais, meio ambiente, espiritualidade, religião e crenças pessoais. Para avaliar a qualidade de vida relacionada à saúde (QVRS) é recomendado utilizar instrumentos propostos pela OMS. Os instrumentos genéricos mais utilizados em todo o mundo, com tradução e adaptação cultural em vários países, são o The Medical Outcomes Study 36-item Short-Form Health Survey (SF-36), o SF-20 e o Sickness Impact Profile (SIP), o WHOQOL-100 e o WHOQOL-bref.[14,17,20]

4.8 Conclusão

A avaliação clínica é o primeiro contato com o doente com dor crônica, contudo é peça-chave para o resultado terapêutico. Ouvir as queixas, examinar criteriosamente e entender as expectativas do doente são essenciais para o diagnóstico preciso e o planejamento terapêutico personalizado.[3]

Além disso, a aderência ao tratamento instituído depende da educação do doente sobre sua condição e a importância da correção dos hábitos de vida e dos fatores perpetuantes que pioram o quadro doloroso e consequentemente a qualidade de vida do doente.[3]

4.9 Glossário[9]

1. Hiperestesia (redução do limiar sensitivo).
2. Hiperalgesia (redução do limiar à estimulação dolorosa).
3. Hipoestesia (elevação do limiar sensitivo).
4. Alodinia (dor provocada por estímulos não dolorosos).
5. Hiperpatia (reação exagerada aos estímulos álgicos intensos ou repetitivos aplicados em regiões hipoestésicas).
6. Hipoalgesia (elevação do limiar para evocar dor).
7. Anestesia (ausência da percepção sensitiva).

Bibliografia

1. de Souza JB, Grossmann E, Perissinotti DMN, Oliveira Junior JE, Fonseca PRB, Posso IP. Prevalence of chronic pain, treatments, perception, and interference on life activities: Brazilian population-based survey. Pain Res Manag. 2017;4643830.

2. Curtin C. Pain examination and diagnosis. Hand Clin. 2016;32/21-6.

3. Liggieri AC, Liggieri VC. Avaliação do paciente com dor crônica. In: Tratado de dor musculoesquelética SBOT. Kobayashi R, Luzo MVM, Cohen M. São Paulo: Alef; 2019. p.41-52.

4. Kobayashi R, Kobayashi CBC, Kobayashi SA. Síndrome dolorosa miofascial e fibromialgia. In: SBOT; Hungria JOS, Ikemoto RY, orgs. Proato: Ciclo 15. Porto Alegre: Artmed Panamericana; 2018. p.99-126.

5. Teixeira MJ, Forni JEN. Fisiopatologia da dor. In: Tratado de dor musculoesquelética SBOT. Kobayashi R, Luzo MVM, Cohen M. São Paulo: Alef; 2019. p.25-35.

6. World Health Organization. A new understanding chronic pain. In: Kaplun A, ed. Health promotion and chronic illness: discovering a new quality of health. Copenhagen: WHO Regional Publications; 1992. p.141-226.

7. Lin TY, Teixeira MJ, Romano MA, Greve JM, D'Andrea, Kaziyama HHS. O exame fisiátrico do paciente com dor. In: Castro AB, ed. A clínica de dor: organização, funcionamento e bases científicas. Curitiba: Maio; 2003. p.61-103.

8. Mannion AF, Balagué F, Pellisé F, Cedraschi C. Pain measurement in patients with low back pain. Nat Clin Pract Rheumatol. 2007;3(11):610-8.

9. Lin TY, Kobayashi R, Kobayashi CBC, Rossi Junior J, Loduca A, Muller BM, et al. Avaliação funcional do doente com dor crônica. In: Martins MA, Carrilho FJ, Alves VAF, Castilho EA, Cerri GG. Clínica médica do HCFMUSP. Barueri: Manole; 2015. p.38-44.

10. Stump PRNAG, Kobayashi R, Campos AW. Lombociatalgia. Rev Dor. 2016;17(Suppl 1):63-6.

11. Fuller R, Shinjo SK, Kobayashi CBC. Dor em reumatologia. In: Tratado de dor musculoesquelética SBOT. Kobayashi R, Luzo MVM, Cohen M. São Paulo: Alef; 2019. p.129-40.

12. Roland M, Fairbank, J. The Roland-Morris disability questionnaire and the Oswestry disability questionnaire. Spine. 2000;25(24):3115-24.

13. Loduca A, Focosi AS, Müller BM. Um novo olhar para a avaliação psicológica no processo de adesão aos tratamentos. In: Valle RT, Grossmann E, eds. Disfunções temporomandibulares: novas perspectivas. 1º. Ribeirão Preto: Livraria e Editora Tota; 2019. p 464-87.

14. Keefe FJ, Rumble ME, Scipio CD, Giordano LA, Perri LCM. Psychological aspects of persistent pain: current state of the science. J Pain. 2004;5(4):195-211.

15. Walco GA, Harkins SW. Lifespan developmental approaches to pain. Psychosoc Factors Pain Crit Perspect. 1999;107-17.

16. Minson FP, Garcia JB, Oliveira Júnior JO de, Siqueira JTT de, Jales Júnior LH, eds. II Consenso nacional de dor oncológica. São Paulo: Grupo Editorial Moreira Junior; 2011.

17. Bonica JJ. Bonica's management of pain. Lippincott Williams & Wilkins; 2010.

18. Marquez JO. A dor e os seus aspectos multidimensionais. Cienc Cult. 2011;63(2):28-32.

19. Sirri L, Grandi S. Illness behavior. In: The psychosomatic assessment. Karger Publishers; 2012. p.160-81.

20. Ferreira AP de Q, Lopes LQF, Melo MCB de. O papel do psicólogo na equipe de cuidados paliativos junto ao paciente com câncer. Rev da SBPH [Internet]. 2011;14(2):85-98. Available: http://pepsic.bvsalud.org/scielo.php?script=sci_arttext&pid=S1516-08582011000200007.

21. Loduca A, Müller BM, Focosi AS. Adesão a tratamento e programas educativos multi ou interdisciplinares. In: Opioides: o que você deve saber. São Paulo: Leitura Médica Ltda.; 2015.

22. Loduca A, Focosi AS, Müller BM, Samuelian C. Dores crônicas: como melhorar a adesão ao tratamento. 1º. São Paulo: Editora do Autor; 2015. v.66.

23. Organization WH. Adherence to long-term therapies: evidence for action. World Health Organization. Geneva: World Health Organization; 2003.

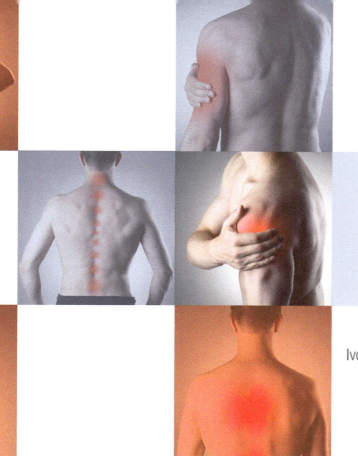

5

Victor C. Liggieri
Ivan Augusto Matavelli
Ana Garcia Paço
Priscilla Bispo Delgado Alvares
Kriscia Partamian
Luiz Fernando Alves
Camila Gardim De Bello

HISTÓRIA E CONCEITOS DA REABILITAÇÃO NA DOR CRÔNICA

5.1 Histórico do conceito de reabilitação na dor

Há relatos de que antes da Segunda Guerra Mundial a primeira clínica de tratamento de doentes com dor foi estabelecida entre 1935 e 1940 no Hospital Bellevue, em Nova York, pelo anestesista Emery Andrew Roventini, que desenvolveu o procedimento de bloqueio de nervos periféricos, ainda hoje estudado e aprimorado pela anestesiologia.

Não foi antes de 1947 que a ideia de estabelecer clínicas de dor se espalhou para a Europa. A primeira clínica delas foi aberta no Hospital-Escola Universitário de Londres, seguida por inúmeras instituições naquele continente. Essas clínicas tinham como foco a utilização de procedimentos intervencionistas como bloqueio de nervos, neurólise química e a utilização de algumas drogas analgésicas.[1]

A história da reabilitação na dor crônica de forma mais abrangente, tem origem durante e após a Segunda Guerra Mundial e na guerra da Coreia, quando Howard Rusk e outros colegas médicos, tratando veteranos lesionados da guerra, observaram que a mobilização precoce e exercícios resultavam na melhora da função física e na diminuição dos relatos de dor. H. Rusk era um médico atento a todos os aspectos do ser humano, preocupado com o retorno dos doentes ao trabalho e à vida social. Foi pioneiro em tentar compreender o papel psicossocial durante o tratamento, permitindo muitas vezes a utilização de objetos pessoais dentro do hospital e também a entrada de animais de estimação dos próprios doentes, pois percebia que essas práticas os incentivavam a aderir às medidas propostas pela equipe assistencial.

A reabilitação de dor crônica em modelos aproximados como conhecemos hoje foi concebida e sugerida pelo médico anestesiologista John J. Bonica, que desenvolveu centros de tratamentos multidisciplinar no final dos anos 1960 e 1970, revolucionando o tratamento da dor no mundo. Em 1978, J. Bonica projetou um programa intenso multidisciplinar de reabilitação na Universidade de Washington baseado na mudança comportamental e executado por uma equipe de profissionais treinados, com o objetivo de restaurar a função, aliviando a dor quando possível e melhorando as habilidades de gerenciamento da dor. O modelo original de John Bonica evoluiu ao longo do tempo por conta dos avanços do entendimento e da compreensão da dor crônica e de seus mecanismos, porém os princípios básicos permanecem os mesmos.[2] John Bonica concebeu a dor crônica como uma entidade nosológica que poderia se apresentar de forma autônoma a sua origem etiológica e não necessariamente relacionada a uma doença de base.[3]

Em 1974, a fundação da Associação Internacional do Estudo da Dor (IASP) foi intimamente relacionada às atividades e iniciativas de Bonica, no primeiro simpósio internacional de dor em Issaquah, Washington, em 1973. A IASP foi a primeira sociedade internacional e multidisciplinar de dor.[3] Após um ano de sua fundação, a revista Pain foi publicada. A fundação da IASP motivou o nascimento de inúmeras sociedades de dor ao redor do mundo, como a própria SBED (Sociedade Brasileira do Estudo da Dor) no Brasil, em 1983, e reconhecida como Capítulo Brasileiro pela IASP em 1984.

Em 1953, John Bonica escreveu a obra The management of pain, o primeiro livro-texto de dor no mundo.[2] Em 1986, a IASP desenvolveu uma definição e organizou uma classificação das síndromes dolorosas crônicas. A dor foi definida com "uma experiência sensorial e emocional associada com uma lesão tecidual real ou potencial ou descrita em termos dessa lesão". A necessidade de uma taxonomia na época foi defendida por Bonica, que dizia que seria possível definir termos e desenvolver uma classificação para as síndromes dolorosas que poderia ser aceita por muitos; mesmo se as definições adotadas e as classificações não fossem perfeitas, elas ainda assim seriam melhores que a torre de Babel de definições e conceitos existentes naquela época. Segundo ele, a adoção dessas classificações não significaria que deveriam ser rígidas e fixadas para sempre, e que poderiam ser modificadas conforme o avanço do conhecimento. O sistema de codificação multiaxial permitiu a padronização da observação e o intercâmbio de informações por diferentes profissionais e em populações diferentes de pacientes. Esse sistema foi utilizado em muitos estudos da dor.[4]

Em meados da década de 1970, a principal especialidade médica responsável pelo tratamento de dores crônicas no mundo era a neurocirurgia. A disciplina estava relacionada ao desenvolvimento de procedimentos cirúrgicos ablativos complexos que visavam à remoção de componentes do sistema de transmissão de dor no SNP e no SNC.[5] Os anestesistas complementavam essa abordagem de tratamento com a realização de bloqueios de nervos periféricos. Entretanto, ao longo do tempo, muitas dessas abordagens se provaram ineficientes para resultados de longo prazo no doente com dor crônica, além do surgimento de uma série de efeitos associados e riscos adversos frequentemente observados nos doentes para justificar o uso frequente desses procedimentos. O reconhecimento da não eficácia de muitos desses procedimentos em longo prazo corroborou para o desenvolvimento dos programas de reabilitação multidisciplinar no mundo em 1973-1974, por Bonica, em Washington, e por Rosomoff, em Miami.[6] Ainda hoje, as disciplinas cirúrgicas tendem a negligenciar as intervenções multidisciplinares. Desenvolvem técnicas mais apuradas com a promessa de solucionar o problema do doente de forma isolada. As evidências científicas demonstram igualdade ou superioridade dos efeitos da reabilitação interdisciplinar na maioria dos doentes com dor crônica, sem os riscos e possíveis danos aos doentes.[7] A literatura científica está progressivamente demonstrando resultados positivos e sólidos da intervenção da reabilitação e atividade física na dor crônica que serão discutidos ao longo desta obra.

Há atualmente uma série de termos utilizados na rotina das clínicas, centros e universidades que trabalham com equipe interdisciplinar na dor crônica. Esses termos se misturam e devem ser compreendidos de maneiras diferentes. Tratamento multimodal, centros multidisciplinares, abordagem multidisciplinar, tratamento multidisciplinar, equipe interdisciplinar, equipe multidisciplinar, reabilitação na dor crônica e reabilitação funcional são conceitos diferentes de trabalho, e a IASP define suas características e objetivos específicos.

De acordo com a IASP, os centros multidisciplinares de dor e clínicas devem ser compostos por uma variedade de profissionais de saúde, incluindo médicos, enfermeiros, profissionais da saúde mental e fisioterapeutas.

A IASP apresentou em 2020 uma revisão inédita desde 1979 da definição de dor, sendo esta "uma experiência sensitiva e emocional desagradável associada, ou semelhante àquela associada, a uma lesão tecidual real ou potencial". O livro aqui escrito iniciou sua produção a partir de 2019, portanto alguns capítulos mantiveram a definição anterior a essa revisão. A partir desses dados históricos a inclusão da fisiatria, da fisioterapia, da psicologia e mais recentemente da educação física nas equipes interdisciplinares de dor ao redor do Brasil se faz necessária para que haja a reabilitação integral do doente na sociedade. Ao longo deste livro vamos examinar as diversas ferramentas da reabilitação na dor crônica, desde as técnicas mais antigas, como a massoterapia, a eletroterapia e a cinesioterapia, até os conceitos mais atuais de educação em dor e a utilização de tecnologias de realidade virtual no tratamento da dor crônica. O Brasil tem se organizado para avanços de pesquisa em diversas áreas da reabilitação, e provavelmente veremos grandes avanços da ciência reabilitadora emergindo no país.

5.2 Histórico da educação física na reabilitação em dor

A atividade física pode ser considerada um dos principais aspectos na promoção da saúde e bem-estar do indivíduo. [8]Relatos sobre exercícios terapêuticos advêm da China antiga anteriormente a 1000 a.C., conhecidos como Cong Fou. Tratava-se de um conjunto de posturas e movimentos aplicados por sacerdotes taoístas com o objetivo de aliviar dor e sintomas.[9,10] Já em Roma e na Grécia antiga, Hipócrates, considerado o pai da medicina, entendia que todas as partes do corpo tinham uma função e precisavam ser exercitadas com regularidade para a manutenção da saúde.[1,2] Hipócrates utilizava exercícios para fortalecer

os músculos, para a recuperação de enfermidades e da saúde mental.[8,9] Heródicus criou o *Ars Gymnastica* em torno de 480 a.C., um sistema de exercícios para a cura de doenças.[8,11] Cornelius Celsius sugeriu, em 25 a.C., na Roma antiga, exercícios graduais e caminhadas com regularidade para pessoas com hemiplegia.[8] Antyllus, no século II, escreveu que o repouso de forma abusiva era prejudicial; já no século V, Caeulis Aurelianus descreveu pela primeira vez a utilização de água, pesos e roldanas na prescrição de exercícios, que deveria ser realizada de acordo com a progressão do paciente e também para apressar a recuperação após cirurgias.[8]

Na Idade Média, nos séculos IV a XV, a religião assumiu um importante papel na sociedade, interrompendo os estudos na área da saúde e consequentemente a utilização de exercícios no tratamento das enfermidades. Para o Cristianismo, as doenças sugeriam punições pelos pecados, possessão pelo diabo ou feitiçaria. Portanto, eram tratadas com orações e invocação de santos para sua cura. Nessa época, a atividade física era praticada pela nobreza e pelo clero a fim de promover a *performance* física e entre burgueses e lavradores apenas para diversão.[8,9,11]

No Renascimento, séculos XV a XVI, o método cartesiano racional, marcando uma série de transformações, levou o método científico a posição de destaque novamente.[10] Nessa época a beleza física e a saúde do corpo voltaram a ser relevantes.[8,9,11] O livro *Da arte da ginástica*, de Hieronymus Mercurialis, sugere os princípios da ginástica médica:

1. O exercício para conservar um estado saudável já existente.

2. A importância da regularidade do exercício.

3. A importância do exercício para indivíduos enfermos cujo estado de saúde possa exacerbar-se.

4. Exercícios individuais especiais para convalescentes.

5. Exercícios para pessoas com ocupações sedentárias.[11]

Em 1847, o estudo de um oficial prussiano, Rothstein, lutou pela inclusão da atividade física como prevenção e correção nas práticas de educação física em seu país. Já em Berlim, em 1864, a Sociedade Médica dividia a atividade física em duas vertentes: para manutenção da saúde e direcionadas para pessoas doentes, considerando as que possuíam deformações na coluna vertebral, ombros e quadril.[11]

Com origem basicamente na ginástica médica sueca, que surgiu no ano de 1880 e foi aplicada por profissionais de educação física nos Estados Unidos na década de 1940, no mesmo período foi descrito que a disciplina de educação física corretiva surgiu em alguns cursos de graduação em educação física no mesmo país. Elkins e Clarke expõem em seu estudo dos anos 1940 que estudantes de educação física precisariam entender a patologia de diversas deficiências, além de somar experiências supervisionadas em hospitais e clínicas de reabilitação.

As duas grandes guerras mundiais foram um marco para a área da educação física nos Estados Unidos. Há relatos da participação de profissionais tanto no treinamento de soldados quanto em sua reabilitação e recuperação durante a guerra.[12]

De forma similar, no mesmo período, no Brasil, a prática de exercícios físicos sistematizada foi influenciada por imigrantes europeus entre 1824 e 1931.[13] Há registros das primeiras instituições de formação profissional em educação física em campos militares, mas somente em 1939, por meio do Decreto-lei n. 1.212, foi oficializado o primeiro curso no país, a Escola Nacional de Educação Física e Desportos (ENEFD). Com isso criou-se o primeiro modelo de currículo de formação de profissionais de educação física a ser seguido nacionalmente, no qual constavam abordagens relacionadas à reabilitação física. O estudante que alcançasse o quinto ano de formação era nomeado médico especializado em educação física dos desportos. Uma das 17 disciplinas do curso era nomeada de fisioterapia.[14]

A Resolução n. 46/2002 do Conselho Federal de Educação Física (Confef) cita a atuação do Profissional de Educação Física (PEF) no processo de reabilitação tendo academias, clínicas, centros de saúde e hospitais como locais de intervenção.[15] Em 2008, pelo Ministério da Saúde, o PEF foi integrado à equipe de profissionais da área da saúde que atuam no SUS (Sistema Único de Saúde).[15]

Diante desse cenário, um estudo questionou o papel do PEF na reabilitação musculoesquelética. Entre médicos, fisioterapeutas e profissionais de educação física, todos se mostraram favoráveis à participação do PEF nas equipes multidisciplinares. Entretanto, o estudo apontou dúvidas dos entrevistados em relação à formação em saúde do PEF e sobre a capacidade desse profissional para atuar nas equipes multidisciplinares. As disciplinas no curso de formação em educação física relacionadas à saúde coletiva, quando presentes, não apresentavam carga horária suficiente e encontravam dificuldade para estabelecer contato com a prática profissional.[15] Esse estudo mostrou também o desconhecimento dos PEF sobre legislação da profissão; dois dos entrevistados entendiam que o papel da reabilitação musculoesquelética deveria ser somente dos fisioterapeutas.[15]

Ademais, entendemos, em nossa experiência, que a inclusão do profissional de educação física na equipe interdisciplinar se torna necessário no contexto de educação do doente com dor crônica e no processo de reabilitação com um programa de atividade física para o condicionamento geral, prevenindo as recidivas da dor crônica e outras enfermidades que acometem o indivíduo sedentário. A estreita relação da fisioterapia e da educação física compõe um novo cenário de investigação científica, e novas abordagens e técnicas relacionadas ao movimento devem surgir nos próximos anos. No Ambulatório de Dor do HC-FMUSP preconizamos a inclusão do profissional de educação física no acompanhamento de discussões clínicas junto à equipe interdisciplinar, desde a avaliação, reavaliação, a participação integrada na elaboração do diagnóstico funcional, na reabilitação do doente, na passagem e progressão do indivíduo para uma atividade física que considere o conceito e os princípios utilizados na reabilitação inicial.

5.3 História da reabilitação na dor muscular

O estudo da dor no mundo sempre esteve presente em diversas áreas da ciências humanas. O início dos estudos em dor se deu especialmente pelas especialidades médicas de anestesiologia, neurologia e neurocirurgia, que estudaram o fenômeno da dor especialmente do ponto de vista dos processos e mecanismos envolvidos no processamento da dor no sistema nervoso central e periférico. Apesar de profissionais de reabilitação também terem participado do início dos estudos da dor, especialmente nos períodos de Guerra, foi apenas mais tarde que o tecido muscular foi reconhecido como um importante local de origem das dores somáticas e nociceptivas. A dor muscular, ainda que controversa, nos faz refletir sobre o "órgão esquecido" dos estudos nas escolas médicas tradicionais. O advento de grupos interdisciplinares para o estudo da dor no Brasil e no mundo amplificou a percepção e o entendimento da dor de origem muscular, hoje mais facilmente reconhecido e presente no processo de reabilitação do doente com dor crônica, seja ela primária ou secundária às disfunções ortopédicas, metabólicas ou neurológicas.

O estudo clínico da dor muscular e dos pontos-gatilho cresceu nos últimos dois séculos, porém ainda permanece divergente na literatura científica, com terminologia, teorias, conceitos e critérios diagnósticos muitas vezes inconsistentes, incompletos ou controversos. Essa lenta evolução talvez se dê pelo fato de que, na perspectiva histórica, houve muitas publicações com descrições e terminologias diferentes.[16]

Em 1592, o médico francês Guillaume De Baillou descreveu as primeiras síndromes musculoesqueléticas como o reumatismo, no qual os pacientes apresentam rigidez, tensão dos músculos e dos tecidos moles.[17] Em 1816, o médico britânico Balfour associou "espessamentos" e "tumores nodulares" nos músculos à dor muscular local e regional.[16] Em 1843, Froriep foi o primeiro a descrever pontos dolorosos com o termo "muskelshwiele" (calos musculares) em músculos de doentes com reumatismo.[18] Em 1898, Strauss relatou que o endurecimento muscular era causado pelo aumento do tecido conectivo nos músculos e no tecido subcutâneo adjacente.[19] Em 1904, Gowers sugeriu que a inflamação do tecido conectivo ou fibroso (isto é, "fibrose") criava os nódulos duros.[16] No entanto, o termo "fibrosite" tornou-se desacreditado, uma vez que os dados da biópsia não demonstravam uma patologia inflamatória.[16]

Llewellyn e Jones, em 1915, lançaram o livro intitulado *Fibrosite*, no qual distinguem a fibrosite articular, a neurofibrosite e a miofibrosite.[20] A miofibrosite era então definida como alteração inflamatória aguda ou crônica do tecido intersticial do músculo estriado e voluntário, como secundária no tecido parenquimatoso. Os autores sugeriram haver diferenciações entre a miofibrosite aguda e a crônica.[21,22] Schade, em 1919, propôs que os nódulos, que ele chamou de "miogeloses", eram coloides musculares de alta viscosidade.[16,23,24]

Em 1936, Edeiken e Wolferth introduziram o termo "zonas de gatilho" para distinguir áreas em que a dor é referida durante a palpação dos pontos dolorosos na região da escápula.[25] Em 1937, Kraus Hans introduziu um novo tratamento do endurecimento muscular, observando que os trapezistas de circo mantinham as habilidades de executar movimentos, apesar das lesões, quando utilizavam toalhas embebidas em álcool e expunham a área da lesão a vapor, resultando em parestesia da área dolorosa, que justificaria a movimentação do membro acometido. Ele utilizou o jato de cloreto de etila dirigido paralelamente à área dolorosa e a injeção de novocaína nos músculos acometidos, visando interromper o ciclo vicioso de dor – espasmo reflexo – dor seguido de exercícios musculares. Desde então, o tratamento, que consistiu no uso de gelo, compressão e elevação do segmento acometido, passou a ser amplamente praticado.[22,26]

Kellgren, em 1938,[27] foi o primeiro autor a identificar o padrão de zona de dor referida dos músculos. Sugeriu os termos reumatismo muscular, reumatismo não articular, pontos de mialgia, mialgia idiopática, fibrosite, mialgia reumática e miopatia reumática, para descrever as dores provenientes do endurecimento muscular. Observou também a ocorrência da reação dolorosa do doente ao sofrer estímulo do ponto doloroso, o que mais tarde tornou-se conhecido como sinal do pulo.

Em 1952, Travell e Rinzler publicaram o artigo "The myofascial genesis of pain", onde aparece o termo "trigger area", definido como "uma pequena região hipersensível na qual os impulsos bombardeiam o sistema nervoso central e dão origem à dor referida".[28] Esse mesmo artigo também abordou os conceitos de que a dor é desencadeada sempre que a área do gatilho é estimulada e de que a dor referida de uma específica área de gatilho segue caminhos anatômicos fixos.[28]

Em 1981, Smythe definiu a fibrosite como síndrome dolorosa musculoesquelética generalizada, caracterizada pela dor difusa, durando mais de 3 meses, pontos dolorosos à palpação, dor ao rolamento da pele da região escapular, alteração do sono, fadiga matutina e rigidez matinal.[29] Em 1983, Travell e Simons publicaram um manual completo de todos os músculos da face, membros superiores, tronco, abdome e seus pontos-gatilho miofasciais.[30] Em 1992, publicaram o livro *Disfunção e dor miofascial:* manual de pontos-gatilho dos membros inferiores.[31] Tal manual, em dois volumes, continua sendo fundamental para definir o tratamento da dor miofascial e do ponto-gatilho miofascial, de tal forma que o trabalho da norte-americana Janet Travell é um dos mais conceituados e abrangentes até os dias de hoje.[16]

A literatura inicial sobre terapêutica para síndrome dolorosa miofascial incluía publicações com recomendações para exercícios posturais, calor, alongamento, spray de fluorometano, estimulação elétrica, agulhamento e acupuntura.[16]

Em 1843, Floriep utilizava a massagem como forma de terapia das dores musculoesqueléticas.[18] Strauss enfatizou em 1898 a necessidade do desenvolvimento de técnicas de palpação para localizar os pontos dolorosos e preconizou o uso do calor e de massagem para tratar as áreas endurecidas.[19] Travell e

Simons não foram os primeiros a identificar e desenvolver um tratamento para o ponto-gatilho miofascial, porém foram os primeiros a reconhecer a relação do ponto-gatilho e as síndromes clínicas de dor nos tecidos moles.[16] Dessa forma, o alvo de seu tratamento era a identificação dos pontos-gatilho, por meio do exame físico, palpação completa do músculo e tecido circundante e da desativação do ponto-gatilho, o que propuseram ser um componente essencial para o sucesso do tratamento da síndrome da dor.[16] Atualmente, existem diversos outros métodos para identificar os pontos-gatilho, entre eles agulhamento intramuscular, avaliação guiada por eletromiografia de superfície, termografia por infravermelho, ultrassom e fluxometria com Doppler a laser.[16] No entanto, a palpação bem realizada por um terapeuta ou clínico experiente continua sendo o padrão ouro para identificação dos pontos-gatilho ativos ou latentes.[16]

A injeção de anestésicos locais, com procaína, por exemplo, foi uma das técnicas utilizadas por Travell e Simons para tratar os pontos-gatilhos.[16] Tal técnica teve seu efeito benéfico, alcançava músculos que não podiam ser alcançados com técnicas manuais, por exemplo, e tinha o efeito analgésico mais duradouro do que qualquer outra técnica utilizada na época.[16] Porém, por volta de 1930 e 1940, o uso de anestésicos locais passou a levantar diversas questões, como possível necrose muscular, choque anafilático e efeitos tóxicos por doses cumulativas.[16] Em consequência disso, eles passaram a preferir desativar os pontos-gatilho com spray de cloreto de etila e alongamento, onde era borrifada a solução na pele associando ao alongamento.[16] O spray causava um estímulo sensorial repentino, distraindo o paciente do desconforto do alongamento dos músculos afetados, e a hipótese criada era a de que o alongamento dos músculos alongaria o sarcômero e reduziria a sobreposição entre as moléculas de actina e miosina, diminuindo a necessidade de ATP e interrompendo o ciclo vicioso da "crise energética".[16] Caso o paciente não respondesse a essa técnica, ainda eram utilizadas as injeções com anestésico.[16]

Em 1955, foram introduzidas para a desativação dos pontos-gatilho injeções de solução salina, por Sola e Kuitert.[16] Estudos de comparação entre a injeção de solução salina e a injeção de anestésico foram realizados, como o de Frost et al. em 1980. Eles realizaram um estudo duplo cego em pacientes com dor muscular localizada em que uma parte do grupo recebeu injeções locais de mepivacaína e a outra parte recebeu injeções de soro fisiológico.[32] O grupo que recebeu a injeção de solução salina tendeu a ter mais alívio da dor. O resultado do estudo mostrou então que o alívio da dor não se devia somente ao anestésico local e que a solução salina era considerada um fluido mais apropriado para a terapia de injeção do que os anestésicos locais, pois havia menos chance de causar efeitos colaterais.[32] Dessa forma, o estudo trouxe a hipótese de que um efeito semelhante de analgesia também poderia ser alcançado pela simples inserção de uma agulha no ponto-gatilho.[32]

Com a eficácia da desativação dos pontos gatilhos sem anestésico, era de se questionar se a solução salina era realmente necessária para tal efeito. Em 1979, Lewit foi um dos primeiros médicos a tentar agulhar sem o uso de anestésico ou mesmo solução salina; a técnica ficou conhecida como agulhamento seco.[16] Ele teve o raciocínio, ao revisar as técnicas de anestesia local terapêutica, que o denominador comum era a punção pela agulha e não o anestésico empregado.[33] Em seu estudo, foram examinados os efeitos em curto e longo prazo do agulhamento seco no tratamento da dor miofascial crônica; 241 pacientes e 312 locais de dor foram tratados.[33] Como resultado, foi obtida analgesia imediata em 271 dos locais tratados; resultado permanente em 92; alívio por vários meses em 58; por várias semanas em 63; e por vários dias em 32.[5] Em 43 casos não houve nenhum alívio.[33] Lewit descobriu que a eficácia do agulhamento seco estava relacionada à intensidade da dor e à precisão com a qual a agulha é inserida em relação ao ponto-gatilho.[16,33] Como conclusão do estudo, foi dado que o agulhamento seco era altamente eficaz na terapia da dor miofascial crônica e que a analgesia imediata poderia ser produzida agulhando precisamente o ponto mais doloroso.[33] Ainda foi sugerido que o efeito terapêutico em longo prazo, que foi previamente atribuído aos anestésicos locais, poderia, de fato, ser causado pelo agulhamento.[33]

Atualmente, os profissionais utilizam agulhas de acupuntura para minimizar a dor e a lesão tecidual, uma vez que a agulha hipodérmica que era utilizada antigamente tornava o procedimento do agulhamento seco muito doloroso.[16] Descobriram também que a inserção de uma agulha na área geral do ponto-gatilho miofascial, em vez de diretamente no ponto-gatilho, pode ter o mesmo efeito terapêutico.[16]

Em meados do século XX, os médicos começaram a experimentar o uso da acupuntura no tratamento do ponto-gatilho, além do agulhamento seco.[16] Melzack et al., em seu estudo de 1977, que teve como objetivo determinar a correlação entre pontos-gatilho e pontos de acupuntura para dor com base no critério de distribuição espacial e padrão de dor associado, descobriram que todo ponto-gatilho tem um ponto de acupuntura correspondente e que existe uma correspondência próxima espacial entre as síndromes dolorosas associadas aos dois tipos de pontos.[34] Porém, os pontos-gatilho e os pontos de acupuntura têm diferentes origens.[6] Os pontos-gatilho estão firmemente relacionados à anatomia dos sistemas neurais e musculares, enquanto os pontos de acupuntura estão associados a um antigo sistema conceitual, mas anatomicamente inexistente, de meridianos que carregam energia, de tal forma que os pontos-gatilho são nódulos palpáveis e sensíveis e os pontos de acupuntura não necessariamente.[16,34] A estreita correlação entre os pontos-gatilho e os pontos de acupuntura para dor é notável, porém, devido à falta de estudos científicos sólidos, o interesse pela acupuntura diminuiu rapidamente, mas continua a ser estudado atualmente mais como um tópico com implicações importantes nos pontos-gatilho do que como uma técnica para desativação dos pontos.[16,34]

Na década de 1980 houve o uso de um anestésico tópico, o spray de fluorometano, porém o uso logo foi suspenso devido a seu efeito tóxico na camada de ozônio e a suas propriedades altamente inflamáveis, podendo levar à morte acidental.[16] Tal cenário deu início ao desenvolvimento de terapias alternativas, como a compressão isquêmica, que visa igualar o comprimento dos sarcômeros e diminuir a sensibilidade à dor, e a massagem de fricção transversal, que, quando combinada a exercícios, demonstra aumento da flexibilidade em relação à função.[16] A somar, Travell e Simons deram início à educação em dor, ensinando a importância do posicionamento postural adequado durante atividades básicas de vida diária, como ao se sentar, ao se manter em pé e ao ler um livro, com o intuito de evitar uma contração muscular sustentada ou encurtamento prolongado do músculo, o que poderia piorar o quadro de dor.[16] Também deram ênfase à utilização do calor nas áreas de dor, a fim de relaxar os músculos subjacentes e diminuir a tensão causada pelos pontos-gatilho.[16]

Entre 1980 e 1990, as equipes de reabilitação e fisioterapia despertaram o interesse nas tecnologias como laser, estimulação elétrica nervosa transcutânea e ultrassom e suas implicações no tratamento da dor aguda e crônica nos tecidos moles.[16] Geralmente há consenso entre os pesquisadores de que tais tecnologias são eficazes para o controle da dor e não para a desativação dos pontos, porém os reais mecanismos pelos quais os recursos de eletrotermofototerapia geram analgesia e tratam o ponto-gatilho permanecem em discussão e serão também abordados nos capítulos específicos deste livro.

O tratamento dos pontos-gatilho miofasciais continua a ter como principal objetivo a inativação dos pontos-gatilho, porém, com o passar dos anos, alguns pesquisadores sugerem que os tratamentos não devem focar somente o ponto-gatilho e sim em todo o ambiente circundante, por exemplo, a fáscia,[16,35] e os mecanismos neurológicos, metabólicos e biomecânicos que possam perpetuar o processo de formação do ponto-gatilho. Dessa forma, o tratamento passou a ter cunho multidisciplinar, com abordagens diretas de inativação e abordagens suplementares.[35] As abordagens diretas inativam o ponto-gatilho, diminuindo consequentemente o tônus muscular, enquanto as abordagens suplementares corrigem os desequilíbrios biomecânicos dos músculos[35] e outros fatores (serão demonstrados em capítulos específicos). Estão entre essas técnicas o agulhamento molhado (como infiltração de anestésicos), agulhamento seco, alongamento, terapias manuais e medicamentos, sendo as duas primeiras consideradas abordagens diretas e as três últimas abordagens suplementares, respectivamente.[35]

A inovação tecnológica vem sendo também objeto de estudo para o tratamento da dor de origem muscular e será abordada em capítulo específico.

5.4 Introdução à fisioterapia aquática e sua evolução

A terapia por meio da água passou por diversas mudanças ao longo do tempo, de acordo com os conceitos existentes na época. "Hidroterapia", "hidroginástica", "hidrocinesioterapia" e, enfim, "fisioterapia aquática" são termos voltados a uma modalidade de tratamento estudada e aplicada primeiramente por médicos e somente depois destinada aos demais profissionais da área da saúde, como os fisioterapeutas. Mesmo com tantas mudanças, o objetivo principal se mantinha em tratar/curar de forma não medicamentosa e não invasiva, por meio de um elemento natural que possui propriedades físicas capazes de causar alterações no corpo humano de forma benéfica.[36]

Seus princípios são algo milenar, com registros de cerca de 2400 a.C., quando já se utilizavam banhos com o intuito de curar enfermidades que acometiam os povos e suas culturas.[36] Desde as civilizações da Grécia antiga e o Egito até Roma, o uso da água estava ligado a poderes divinos e propriedades curativas. "No século V a.C., o conceituado teórico médico e filósofo grego Alcmaeon de Croton foi o primeiro a afirmar que a qualidade da água pode influenciar a saúde das pessoas, enquanto Hipócrates (460-377 a.C.)

foi o primeiro a lidar com o tema da água, seu uso, seus efeitos no corpo humano e sua correlação com a doença". Durante esse período, os banhos tinham finalidades medicinais, auxiliando no tratamento de reumatismos, icterícia, paralisias, espasmos musculares, doenças articulares, pneumonia, pleurisia, hepatite e infecções de pele. Também possuía a finalidade de manter a higiene pessoal e ambiental, sendo introduzida como um meio de purificação do corpo e da alma.[36,37]

Somente no final do século XVII e início do século XVIII houve o surgimento do termo "hidroterapia", agora com fundamentos científicos estudados por médicos da época. A hidroterapia científica teve início com o tratado de Sir John Floyer, que abordava banhos de água fria, quente e temperados, escrito na Grã-Bretanha em 1697. A partir dessa obra, os estudos foram disseminados para França e Inglaterra, dentre outros países.[38]

A hidroterapia era realizada por meio de banhos de imersão, "banhos de lençol", compressas úmidas, banhos com o corpo suspenso por uma rede, jatos de água de variadas temperaturas, entre outras formas passivas de aplicação. A água era usada como meio de tratamento das febres infecciosas, doenças pulmonares, reumatológicas e neuropáticas.[38]

Ainda no século XVII, as teorias defendidas por Hipócrates eram exploradas pelos entusiastas dos spas, onde a hidroterapia passou a ser difundida por toda a Europa. Essa prática associada a exercícios foi voltada aos resultados das guerras mundiais, que tinham o objetivo de acelerar a recuperação dos soldados.[38,39]

Um marco importante da história da hidroterapia foi sua ascensão, por volta de 1900, após um longo período de declínio caracterizado pela descrença dos próprios médicos. O ambiente aquático passou a ser visto não mais como uma ferramenta terapêutica passiva, mas um meio seguro para realizar exercícios ativos. Nesse período, a terapia em água passou a ser conhecida como "hidroginástica". Essa reviravolta deu início a técnicas que são muito utilizadas nos dias de hoje, como Bad Ragaz e Halliwick, consideradas técnicas ativas, que exigem um nível de consciência e atividade do paciente, e Watsu, que acaba sendo considerada passiva por parte do paciente, mas na qual o terapeuta faz uso do movimento para alcançar seus objetivos.[38]

No Brasil, essa modalidade de terapia foi inserida na Santa Casa do Rio de Janeiro pelo Dr. Artur Silva, em 1922, utilizando banhos de água doce e salgada (provinda do mar).[1] A partir desse momento, a fisiote-

rapia aquática tem sido difundida no Brasil para o tratamento de diversas patologias, como osteoartrite de joelho,[40] reabilitação vestibular,[41] doença de Parkinson,[42] lombalgia,[43] fibromialgia,[44] ansiedade, depressão e percepção de dor,[45] entre muitas outras afecções.

Diversos estudos mostram sua eficácia quando aplicada como coadjuvante a outras terapias ou como atuação principal devido a suas propriedades físicas e atuação no corpo humano, que será descrita no capítulo "Hidroterapia na dor Crônica ".

5.5 História dos recursos de eletrotermofototerapia na dor

5.5.1 Eletroterapia

O uso terapêutico da eletricidade é conhecido desde a Antiguidade. Milhares de anos antes de Cristo, os egípcios já cultuavam o bagre do Nilo como uma divindade e exploravam a capacidade desse peixe elétrico de gerar choques para o alívio de dores, bem como, mais tarde, o fizeram os antigos gregos e romanos.[46,47,48] Textos de Hipócrates (460-377 a.C.) e Aristóteles (381-322 a.C.) mencionavam peixes das famílias *Torpedinedae* (raias elétricas) e *Gymnotidae* e os efeitos de dormência e analgesia que a descarga elétrica desses animais marinhos poderia trazer em casos de dores de cabeça e desconfortos relacionados à gota.[46]

Porém, aparelhos criados especificamente para desempenhar essa mesma função do peixe elétrico só surgiram nos séculos XVIII e XIX. Na primeira etapa de desenvolvimento da eletroterapia, conhecida como "franklinismo", eram aplicadas no paciente correntes elétricas estáticas por meio de um dispositivo gerador de atrito. O médico e físico alemão Christian Kratzenstein (1723-1795) realizou a primeira cirurgia usando eletricidade, em um caso de dedos contraídos.[46] Foi ele o pioneiro na aplicação da técnica das correntes estáticas, divulgada e defendida em seguida pelo iluminista e político americano Benjamin Franklin (1706-1790), célebre também por suas experimentações com a eletricidade, daí o nome dessa fase histórica.[48]

Em seguida veio o "galvanismo", uma alusão ao médico, físico e filósofo italiano Luigi Galvani (1737-1798). O método consistia em aplicar uma corrente elétrica direta e pulsada à pele da pessoa. Essa "eletricidade de contato" surgiu depois de Galvani, em 1780, descobrir que as pernas cortadas de um sapo morto chutavam quando estimuladas por correntes elétricas. Ele acreditou na existência de uma "eletricidade animal", tese rebatida pelo também italiano Alessandro Volta (1745-1827). Volta, a quem se atribui a invenção da pilha voltaica, a "mãe" da bateria, mostrou que a contração do músculo do sapo tinha origem eletroquímica, e não animal.[46]

O galvanismo foi amplamente empregado no controle de várias dores e doenças, incluindo a depressão. O uso prolongado da corrente galvânica, entretanto, causava uma série de efeitos colaterais, entre eles a alteração necrótica dos tecidos.

Quando, em 1832, o físico e químico britânico Michael Faraday (1791-1867) utilizou a pilha voltaica e descobriu que o fluxo de eletricidade poderia ser induzido de maneira intermitente e em direções alternadas, era inaugurada a fase histórica do faradismo. As estimulações elétricas para tratamento da dor passaram, então, a ser realizadas com curta duração do pulso, o que aumentava a segurança da técnica e afastava o risco de lesão dos tecidos. A difusão do faradismo foi feita pelo neurologista francês Guillaume Duchenne (1791-1867), considerado o "pai" da eletroterapia.[46,47,48] As mais de duas décadas de estudos relacionando movimentos humanos e estímulos elétricos levaram Duchenne a apresentar uma nova compreensão sobre a fisiologia do movimento.[46]

A evolução seguinte, fase chamada de "d'Arsonvalisation", aconteceu com o emprego terapêutico de correntes de alta frequência, graças ao trabalho do médico francês Jacques Arsène d'Arsonval (1851-1940) no campo da eletrofisiologia. Ele percebeu, em 1888, que frequências além de 5.000 Hz reduziam a excitação dos músculos.[49]

Após esse grande florescimento, no século XIX, período em que a eletroterapia foi fartamente aplicada em uma série de problemas dentários, neurológicos, psiquiátricos e ginecológicos, houve um declínio, no início do século XX. O ocaso da eletroterapia foi causado por uma série de fatores, entre eles a fragilidade de sua base científica, o descrédito, impulsionado pelo uso da técnica por pessoas não capacitadas e mal-intencionadas, e o surgimento de drogas analgésicas eficazes.

Foi apenas na segunda metade daquele século que houve uma reabilitação desse caminho terapêutico. Descobertas científicas foram permitindo um entendimento mais consistente da neurofisiologia humana e da física da ativação nervosa. A invenção do transistor, em 1947, por exemplo, viabilizou o desenvolvimento de eletroestimuladores menores e portáteis.

Tanto pesquisas feitas com animais quanto estudos clínicos puderam demonstrar a ação neurofisiológica da eletroterapia e seus efeitos no controle da dor. O grande divisor de águas ocorreu em 1965, quando os americanos Melzac e Wall publicaram a teoria das comportas da dor com bases anatômicas e fisiológicas, propondo que a ativação de nervos mielinizados de grande calibre atuaria no corno dorsal da medula inibindo a transmissão de estímulos nociceptivos de menores calibres e pouco mielinizados. Essa foi a pedra fundamental para o desenvolvimento da estimulação elétrica transcutânea (TENS) voltada ao controle da dor.[46,47,48]

Atualmente, a eletroterapia é um importante tratamento coadjuvante no manejo da dor neuromusculoesquelética, considerando-se, em especial, a estimulação elétrica transcutânea (TENS) e a estimulação nervosa elétrica percutânea (PENS ou eletroacupuntura) para dores classificadas como leves ou moderadas, e a estimulação da medula espinhal (SCS), método eficaz para combater dor neuropática refratária ou isquêmica. A utilização da TENS será discutida em capítulo específico deste livro.

5.5.2 Termoterapia

Calor

Desde a Antiguidade, diferentes culturas usaram o calor para tratar doenças.[50] O primeiro médico da História Antiga, o polímata egípcio Imhotep (2655-2600 a.C.), foi também o primeiro do qual se têm registros a empregar esse recurso no tratamento de enfermidades. O calor era associado ao poder curativo do sol, e aplicado por meio de banhos de águas quentes e areias de fontes naturais.[50,51]

A civilização egípcia também aquecia lâminas e paus para tratar dores de câncer de mama.[50] Na avaliação de Hipócrates (460-370 a.C.), considerado o "pai da medicina", além de filósofo e cientista, "toda doença deve ser incurável se não puder ser curada com o calor".[50,51]

Autor do primeiro tratado sistemático sobre medicina, o romano Celso (25 a.C.-45 d.C.) receitava banhos quentes como ferramenta no tratamento de diversas doenças.[50] Outros relatos demonstram que a medicina tradicional chinesa utilizava o calor para curar dores nas costas e que os antigos hindus estancavam sangramentos com barras de metal aquecidas.[51]

Durante os séculos XVII e XVIII, uma prática para tentar tratar obesidade e artrite era enterrar a pessoa até o pescoço em areia aquecida.[52] Nesse período surgiram os emplastos medicinais: unguentos quentes feitos com produtos vegetais, como folhas, cereais e cera derretida, empregados no tratamento de problemas musculoesqueléticos e dermatológicos. O calor produzido por fornos também era usado para melhorar a circulação sanguínea.[52]

A termoterapia avançou no século XVIII, impulsionada por descobertas nos campos das ciências físicas e biológicas. Em 1873, o físico inglês James C. Maxwell (1831-1897) formulava sua teoria do eletromagnetismo. Treze anos depois, seu colega alemão Heinrich Hertz (1857-1894) construía um aparelho oscilador de ondas eletromagnéticas, novidade que elevou a um patamar superior o tratamento de várias doenças, incluindo o câncer.[50]

Em 1928, o médico alemão Erwin Schielhake (1894-1995) utilizou pela primeira vez a diatermia por ondas curtas, para curar um furúnculo no seu próprio nariz. Anteriormente ele havia investigado os efeitos biológicos dessas ondas em diversos tipos de tecidos humanos.[50,52] Após o advento da lâmpada elétrica, no século XIX, banhos leves de luz, feitos em compartimentos fechados para aquecimento, eram receitados no combate às dores causadas por neuralgias e artrites.[50] Outros métodos termoterapêuticos desenvolvidos foram os banhos de hidromassagem e de parafina e as máquinas de diatermia.[52]

Em 1927, um trabalho de Wood e Loomis demonstrou cientificamente como o uso das ondas eletromagnéticas aquece os tecidos corporais. A partir desse fundamento, o ultrassom, que surgiu como alternativa a micro-ondas e métodos de radiofrequência, passou a ser pesquisado e aplicado em seres humanos visando ao tratamento de dores e patologias.[53]

Umas das primeiras aplicações de ultrassom na medicina foi realizada em 1938 pelo cientista alemão Raimar Pohlman, que introduziu a chamada massagem ultrassônica induzida na rotina da fisioterapia.[54] Mais tarde, vieram comprovações sobre a eficiência do tratamento, com trabalhos que chancelaram efeitos do ultrassom: aumento da extensibilidade dos tecidos tendinosos (Gersten, 1955); aumento do limiar de dor (Alyea, 1956); aceleração da regeneração tecidual (Dyson, 1968) e estímulo do crescimento ósseo (Duarte, 1983). A partir disso, o ultrassom vem sendo utilizado pela medicina para aliviar dores, recuperar tecidos e combater a imobilidade articular.[55]

Frio

Relatos antigos mostram que lesões corporais seguidas de sensação de "queimação" foram, por séculos, tratadas com água fria.[52] Na civilização egípcia, o frio era um método empregado para cuidar de contusões e inflamações desde 2500 a.C. Hipócrates já observava que o uso de água fria aliviava o cansaço.[56]

Antes da invenção da neve artificial, em 1755, água e gelo eram os recursos usados para resfriar partes do corpo afetadas por dores e traumatismos. O francês Dominique-Jean Larrey (1766-1842), famoso médico de Napoleão Bonaparte e considerado o primeiro cirurgião militar moderno, facilitava amputações por meio do frio.[57] Durante parte do século XIX, o gelo era usado como anestésico local para aliviar dores causadas por apendicite e angina.[52]

Uma das primeiras descrições dos efeitos benéficos da aplicação do frio em casos de dores de cabeça e nefralgias[57] foi realizada pelo médico inglês James Arnott (1797-1883), classificado como pioneiro da crioterapia.

Em 1877, França e Suíça desenvolveram um sistema de expansão para gases de resfriamento, o que deu início a uma fase de desenvolvimento e emprego, para fins terapêuticos, de dispositivos portáteis de resfriamento por gases liquefeitos.[57] Ao final da Segunda Guerra Mundial, quando o nitrogênio líquido passou a ser disponível comercialmente, a crioterapia foi introduzida de forma rotineira na clínica médica e fisioterapêutica.[57]

5.6 Fototerapia

Os gregos já se valiam da luz solar com objetivo terapêutico para uma variedade de doenças, desde problemas de locomoção até distúrbios de pele,[58,59] mostram relatos. Curandeiros indianos e egípcios usavam o sol para ativar e potencializar as propriedades de plantas como *Psoralea corylifolia* e *Ammi majus* para tratar o vitiligo, isso em 2.000 a.C.[60] Registros dessa técnica aparecem no Papiro Ebers, um dos mais remotos tratados de medicina, desenvolvido no Egito e datado de cerca de 1550 a.C. Terapias solares eram empregadas pelos antigos egípcios, chineses e hindus, sendo que a crença nas suas propriedades curativas estava relacionada ao culto ao sol.[60]

A helioterapia foi a forma mais comum de fototerapia até meados do século XIX.[16] A fototerapia artificial surgiu depois de descobertas e invenções modernas como a radiação ultravioleta, em 1801, pelo físico alemão Johann Wilhelm Ritter (1776-1810), o gerador e a lâmpada elétrica. Nesse período, algumas publicações científicas já atestavam a propriedade bactericida da luz solar no tratamento de doenças de pele de etiologia não infecciosa e ainda no raquitismo, na tuberculose e no lúpus.[48,50,61,62]

O marco da evolução foi o ano de 1896, quando médico dinamarquês Nils Ryberg Finsen (1860-1904) desenvolveu uma lâmpada com feixes de raios de luz concentrados. Ele tratou mais de 800 pacientes com lúpus, obtendo 80% de cura. Esses estudos abriram um novo campo para a fisioterapia.[28] Finsen, considerado o fundador da fototerapia moderna, recebeu o Prêmio Nobel de Medicina um ano antes de sua morte.[48,50,61,62]

A partir daí, a fototerapia se expandiu na segunda metade do século XIX, sendo aplicada por diversas especialidades da medicina, entre elas oftalmologia, urologia, ginecologia e dermatologia.[55,58,61,62] Mas foi apenas em 2001 que o FDA (Food and Drug Administration), a agência federal de saúde dos Estados Unidos, aprovou o uso de *laser* de baixo nível para tratamento de dor. A laserterapia de alta potência, cujas primeiras publicações científicas são de 2011, é a evolução mais recente dessa trajetória. Atualmente, o *laser* é utilizado para tratar dores crônicas e agudas de diversas etiologias.[63] Veremos mais detalhes da aplicação da técnica em capítulo específico.

5.7 Conclusão

Desde os primórdios da humanidade as técnicas de reabilitação em fisioterapia e fisiatria são utilizadas de diversas maneiras em diferentes patologias e quadros clínicos. O avanço do conhecimento na área de dor faz com que princípios de técnicas antigas e milenares se somem às novidades tecnológicas e ao conhecimento científico atual para produzirmos resultados mais eficientes para os doentes com dores crônicas. Intervenções precisas bem estudadas e fundamentadas nos doentes adequados em um contexto interdisciplinar de reabilitação nos parece ainda hoje a maneira mais eficiente de tratar os doentes com dores crônicas.

O arsenal terapêutico específico deve ser utilizado após diagnóstico clínico da dor e de seus componentes, que serão detalhados em capítulos específicos. A evolução histórica do conhecimento na área de dor nos desafia hoje a sermos precisos e criteriosos na escolha da técnica terapêutica para cada doente, dependendo do contexto inserido.

A reabilitação atual utiliza conceitos de neurofisiologia psicologia, metabologia, neurociência, biomecânica, estudos de imagem e outras disciplinas para integrar o processo terapêutico descrito ao longo deste livro.

Bibliografia

1. Sabatowski R, Schafer D, Kasper S, Brunsch H, Radbruch L. Pain treatment: a historical overview. Current Pharmaceutical Design. 2004;10(7):701-16. 2.

2. Bonica J. The management of pain. Philadelphia: Lea & Febiger; 1953.

3. Liebeskind J. In remembrance of John and Emma Bonica. Pain. 1994;59:425.

4. Rudin et al. Chronic pain rehabilitation: principles and practice. WMJ: official publication of the State Medical Society of Wisconsin. 2001;100(5):36-43, 6.

5. International Association for the Study of Pain. Recommendations for pain treatment services 2009. Available: http://www. iasp-pain. org/Education/Content.aspx?ItemNumber=1381.

6. Gatchel RJ, McGeary DD, McGeary CA, Lippe B. Interdisciplinary chronic pain management: past, present, and future. American Psychologist. 2014;69(2):119-30. 7.

7. Meldrum ML. A capsule history of pain management. JAMA. 2003;290(18):2470. doi:10.1001/jama.290.18.2470.

8. Dominguez AGD. Reabilitação física no marco da fisioterapia: origem, evolução e transformação da profissão no Brasil. Diálogos Revista Eletcrônica de História. p.23-36. Available: URL: http//historia.fcs.ucr.ac.cr/diálogos/htm.

9. Clarke HH, Elkins EC. Evaluation of training of physical educationists for reconditioning and rehabilitation. Arch Phys Med Rehabil. 1948;29(2):99-107.

10. Neto SS, Alegre AN, Hunger D, Pereira JM. A formação do profissional de educação física no Brasil: uma história sob a perspectiva da legislação federal no século XX. Rev Bras Cienc Esporte, Campinas. 2004;25(2):113-28.

11. Filho EP. Educação física: limites da formação e exercício profissional. In: Figueiredo ZCC. Formação profissional em educação física e mundo do trabalho. Vitória: Gráfica da Faculdade Salesiano; 2005. p.53-5.

12. Menezes WCD, Da Silva LH, Drigo AJ. A inserção do profissional de educação física no processo de reabilitação musculoesquelética: a visão dos responsáveis por estabelecimentos privados de Itabuna-BA. Revista Brasileira de Atividade Física & Saúde. 2011;16(4):300-3.

13. Shah JP, Thaker N, Heimur J, Aredo JV, Sikdar S, Gerber L. Myofascial trigger points then and now: a historical and scientific perspective. PMR. 2015 Jul;7(7):746-61.

14. Kennedt M, Felson DT. A prospective long-term study of fibromyalgia syndrome. Arth Rheum. 1996;39:682-5.

15. Froriep R. Ein Beitrag zur Pathologie und Therapie des Rheumatismus. Weimar, 1843.

16. Simons DG. Ref Sola 1 A 3 – Muscle pain syndromes. Part I. Am J Phys Med. 1975;54:289-311.

17. Gunn CC. Transcutaneous neural stimulation, needle acupuncture & "teh chi" phenomenon. Am J Acupuncture. 1976;4:317-22.

18. Jordon HH. Myogeloses: the significance of pathologic conditions of the musculature in disorder of posture and locomotion. Arch Phys Ther. 1941;23:36.

19. Kraus H. Clinical treatment of back and neck pain. New York: [s.n.], 1970.

20. Schade H. Untersuchungen in der Erkältungstrage: III. Uber den Rheumatismus, além de Muskelrheumatismus (myogelose). Müench Med Wochenschr. 1921;68:95-9.

21. Travell JG, Simons DG. Dor e disfunção miofascial: o manual do ponto de gatilho. Baltimore: Williams & Wilkins; 1983.

22. Edeiken J, Wolferth C. Persistent pain in the shoulder region following myocardial infarction. Am J Med Sci. 1936;191:201.

23. Johnson W. Spray'em, play 'em. Sports Illustrated. 1981;6:35.

24. Kellgreen JH. Observations on referred pain arising from muscle. Clin Sci. 1938;3:175-90.

25. Travell J, Rinzler SH. The myofascial genesis of pain. Postgraduate Medicine. 11(5):425-34.

26. Smythe H. Fibrositis and other diffuse musculoskeletal syndromes. In: Kelly W, ed. Textbook of rheumatology. Philadelphia: WB Saunders; 1981. v.1.

27. Travell JC, Simons DG. Ref Sola 1 A 3 – Myofascial pain and dysfunction: the trigger point manual. Baltimore: Williams & Wilkins; 1983.

28. Travell J, Simon D. Myofascial pain and dysfunction: the trigger point manual. Baltimore: Williams, Wilkins; 1992. v.2.

29. Frost FA, Jessen B, Siggaard-Andersen J. A control, double-blind comparison of mepivacaine injection versus saline injection for myofascial pain. Lancet. 1980 Mar 8;1(8167):499-500.

30. Lewit K. The needle effect in the relief of myofascial pain. Pain. 1979 Feb;6(1):83-90.

31. Melzack R, Stillwell DM, Fox EJ. Trigger points and acupuncture points for pain: correlations and implications. Pain. 1977 Feb;3(1):3-23.

32. Zhuang X, Tan S, Huang Q. Understanding of myofascial trigger points. Chin Med J (Engl). 2014;127(24):4271-7.

33. Fornazari LP. Fisioterapia aquática [E-book]. Paraná; 2012. Available: http://repositorio.unicentro.br:8080/jspui/bitstream/123456789/503/5/Fisioterapia%20Aqu%C3%A1tica.pdf (acesso 24 abr 2020).

34. Tsoucalas G, Sgantzos M, Karamanou M, Gritzalis K, Androutsos G. Hydrotherapy: historical landmarks of a cure all remedy. History of medicine. 2015;50(3):430-2.

35. Ruoti RG, Morris DM, Cole AJ. Reabilitação aquática. 1st ed. Brasil: Manole; 2000.

36. Hall J, Skevington SM, Maddison PJ, Chapman K. A randomized and controlled trial of hydrotherapy in rheumatoid arthritis. Arthritis Care and Research. 1996;9(3).

37. Dias JM, Cisneros L, Dias R, Fritsch C, Gomes W, Pereira L, et al. Hydrotherapy improves pain and function in older women with knee osteoarthritis: a randomized controlled trial. Brazilian Journal of Physical Therapy. 2017.

38. Gabilan Y, Perracini MR, Munhoz MSL, Ganança FF. Fisioterapia aquática para reabilitação vestibular. Acta ORL. 2006;25-30.

39. Silva DM, Nunes MCO, Oliveira PJAL, Coriolano MGWS, Berenguer FA, Lins OG, et al. Effects of aquatic physiotherapy on life quality on subjects with Parkinson disease. Fisioterapia e Pesquisa. 2013;20(1):17-23.

40. Amorim MS, Von Saltiél R, Sinhorim L. Fisioterapia aquática no tratamento da dor lombar: revisão de literatura. Revista Inspirar: Movimento & Saúde. 2018;18(48).

41. Cândido AC, Rodrigues E, eds. Utilização do distensionamento miofascial aquático no atendimento em grupo de pacientes com fibromialgia. XII Jornada de Iniciação Científica e VI Mostra de Iniciação Tecnológica; Universidade Presbiteriana Mackenzie, 2016.

42. Acosta AM. Comparação da utilização das técnicas de Watsu e relaxamento aquático em flutuação assistida nos sintomas de ansiedade, depressão e percepção da dor [Dissertação] — Mestrado em Psicologia da Saúde. São Bernardo do Campo: Universidade Metodista de São Paulo; 2010.

43. Dolhem R. The history of electrostimulation in rehabilitation medicine. Annales de réadaptation et de médecine physique. 2008;51:427-31.

44. Rushton DN. Electrical stimulation in the treatment of pain. Disability and Rehabilitation. 2002;24(8):407-15.

45. Heidland A, Fazeli G, Klassen A, Sebekova K. Neuromuscular electrostimulation techniques: historical aspects and current possibilities in treatment of pain and muscle waisting. Clinical Nephrology. 2012;78(1):12-23.

46. Tiktinsky R, Chen L, Narayan P. Electrotherapy: yesterday, today and tomorrow. Haemophilia. 2010;16(5):126-31.

47. Gas P. Essential facts on the history of hyperthermia and their connections with electromedicine. Przeglad Elektrotechniczny. 2011;87:37-40.

48. Xiaoming H. Thermostability of biological systems: fundamentals, challenges, and quantification. The Open Biomedical Engineering Journal. 2011;5.

49. Dyson M. Heat and cold, therapeutic. In: Webster JG, ed. Encyclopedia of medical devices and instrumentation. 2nd ed. 2006.

50. Haar GT. Therapeutic applications of ultrasound. Progress in Biophysics and Molecular Biology. 2007;93:111-29.

51. Mason TJ. Therapeutic ultrasound an overview. Ultrasonics Sonochemistry. 2011;18:847-52.

52. Gam AN, Johannsen F. Ultrasound therapy in musculoskeletal disorders: a meta-analysis. Pain. 1995;63:85-91.

53. Tipton MJ, Collier N, Massey H, Corbett J, Harper M. Cold water immersion: kill or cure? Exp Physiol. 2017;102(11):1335-55.

54. Freiman A, Bouganim N. History of cryotherapy. Dermatology Online Journal. 2005;11(2):9.

55. Ahmad SI, Christensen L, Baron E. Ultraviolet light in humans health, diseases and environment. History of UV Lamps, Types, and Their Applications. 2017;996:3-11

56. Waldinger TP, Anderson TF, Voorhees JJ. Phototherapy. Dermatologic Clinics. 1984;2(3):411-20.

57. Honigsmann H. Phototherapy. Cutaneous Biology. 2013 Jun;18-20.

58. Grzybowski A, Sak J, Pawlikowski J. A brief report on the history of phototherapy. Clinics in Dermatology. 2016:1-18.

59. Cotler HB, Chow RT, Hamblin MR, Carroll J. The use of low level laser therapy (LLLT) for musculoskeletal pain. Orthop Rheumatol. 2016;9:1-16.

60. White PF, Lazo OLE, Galeas L, Cao X. Use of electroanalgesia and laser therapies as alternatives to opioids for acute and chronic pain management. F1000 Research. 2017:4-13.

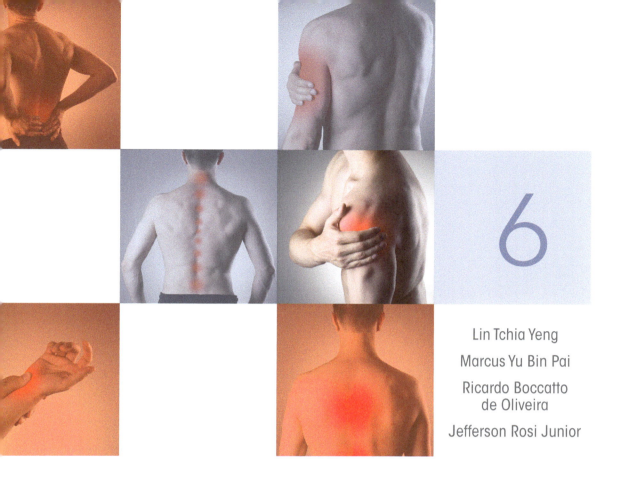

Lin Tchia Yeng
Marcus Yu Bin Pai
Ricardo Boccatto de Oliveira
Jefferson Rosi Junior

MEDICINA FÍSICA E REABILITAÇÃO EM DOENTES COM DOR CRÔNICA

6.1 Introdução

A dor crônica afeta 20 a 40% das pessoas nas sociedades modernas, e é a principal causa de incapacidade, utilização de serviços de saúde, perda de produtividade e de qualidade de vida. Os procedimentos de medicina física e a reabilitação visam potencializar o resultado do tratamento dos doentes com dor crônica. Devem ser instituídos precocemente e objetivam maximizar as potencialidades funcionais e psicológicas dos doentes. Além de educá-los quanto ao uso de medidas auxiliares para controlar a dor, auxiliam também na prevenção das complicações secundárias (físicas, psicológicas, comportamentais e sociais) que podem agravar a dor e a incapacidade.

A reabilitação deve idealmente ser realizada em ambientes multi e interdisciplinares, orientada e executada por profissionais que atuem em diversas áreas do conhecimento e alinhada a um plano de tratamento. O programa de medicina de reabilitação envolve a participação de diversos profissionais, como médicos, fisioterapeutas, terapeutas ocupacionais, psicólogos, nutricionistas, profissionais de enfermagem e de educação física, serviço social, entre outros. Cada membro da equipe deve identificar e atingir os objetivos estabelecidos e induzir a participação ativa dos doentes e seus familiares.[1,2,3]

6.2 Tratamento da dor

O tratamento dos doentes com dor crônica deve contemplar as interações biológicas e psicossociais das doenças e os dois pilares principais da terapia, as medidas farmacológicas e as não farmacológicas. Os tratamentos não farmacológicos consistem em recursos que utilizam acupuntura, fisioterapia, massoterapia, meios físicos como termometria, eletroterapia, prática de exercícios e atividades físicas, autocuidados, entre outros. O modelo integrado de assistência multiprofissional deve moldar-se à natureza complexa e multidimensional da dor e implica a formulação individualizada de planejamentos diagnósticos e terapêuticos, e frequentemente, a adoção de várias modalidades de intervenções concomitantes ou sequenciais. O controle dos sintomas, a melhora do conforto e da qualidade de vida, a modificação do simbolismo da dor, a normalização ou a restauração das funções físicas, psíquicas e sociais dos doentes, a maximização dos potenciais remanescentes e a prevenção da deterioração das condições físicas e comportamentais, assim como ajustes familiares e sociais, são metas de reabilitação dos doentes com dor crônica.[1,2,3,4]

É importante investigar detalhadamente na anamnese quanto aos fatores desencadeantes, perpetuantes e/ou agravantes da dor, pois o esclarecimento e o encorajamento da adoção de atitudes ativas no tratamento da dor, diminuição dos estressores físicos e psicossociais, modificações do estilo de vida, ajustes ergonômicos no lar, no trabalho e na vida diária, são fundamentais para evitar agravamento ou recorrência das dores crônicas. A reabilitação do doente com dor deve enfocar o indivíduo como um todo, não unicamente o segmento acometido. O repouso com imobilização com órteses e talas pode ser útil na fase aguda da dor, para evitar e reduzir a inflamação localizada, mas não proporciona benefícios se praticado em longo prazo, por agravar os efeitos deletérios do imobilismo prolongado, da cinesiofobia, do descondicionamento e da síndrome do desuso. Doentes com

dor crônica podem ter suas condições físicas agravadas em decorrência do imobilismo antálgico dos segmentos acometidos, e podem desenvolver alterações tróficas do segmento acometido, que podem resultar em limitações de amplitude articular, edema de estase, escaras de decúbito e anormalidades neurovegetativas. Os espasmos musculares reflexos às doenças primárias ou decorrentes de posturas antálgicas, estressores físicos e emocionais, causam frequentemente síndrome dolorosa miofascial (SDM), que, por sua vez, constitui fator agravante ou perpetuante da dor e que pode transformar uma dor neuropática em dor com padrão misto, nociceptivo e neuropático. A SDM pode ser a causa primária ou secundária da dor. Os músculos dos doentes com dor enfraquecem e tornam-se tensos e descondicionados, e, pela sensibilização do sistema nervoso (reflexos somatossomáticos ou viscerossomáticos) e a adoção das posturas antálgicas, podem passar a apresentar pontos-gatilho miofasciais e bandas de tensão que perpetuam a dor. Há necessidade de tratamento específico para cada uma dessas afecções.[4,5]

O programa educativo deve esclarecer os doentes de que há repercussões nocivas da inatividade e os benefícios dos manter-se ativos. As atividades físicas são os métodos mais importantes para tratar e reverter os sintomas e as anormalidades físicas e psicológicas dos doentes com dor crônica. É comum os doentes com dor crônica reduzirem as atividades e evitar movimentar-se e exercitar-se, o que resulta em piora gradual do condicionamento físico e redução da força, da flexibilidade e da capacidade aeróbica.[6]

Na presença de bandeiras amarelas, representadas pela maior intensidade da dor e incapacidade funcional, crenças inadequadas (magnitude da catastrofização, comportamento passivo, somatização, humor negativo, crenças de que as atividades são prejudiciais), fatores ocupacionais (falta de suporte de colegas e da chefia, satisfação profissional, absenteísmo e presenteísmo), entre outros, interferem no prognóstico. Identificar e corrigir esses fatores auxilia na obtenção de resultados melhores e mais duradouros na reabilitação dos doentes com dor crônica.[2,4]

6.3 Modalidades de medicina física e reabilitação

Os profissionais de reabilitação executam procedimentos que podem modificar a biologia dos tecidos e contribuem para normalizar as funções, induzir modificações do esquema corporal e seu funcionamento, adaptar o indivíduo com incapacidade às novas realidades, resgatar habilidades e possibilitar reintegração profissional e social dos doentes. As medidas não farmacológicas proporcionam melhora do desempenho físico e psicocomportamental e reduzem o consumo de analgésicos, condição importante quando há limitações para seu uso, especialmente em idosos e em psicodependentes. As intervenções físicas são de custo baixo e apresentam poucos ou nenhum efeito colateral. Podem ser aplicadas em associação às demais intervenções analgésicas ou isoladamente; a combinação de métodos farmacológicos e não farmacológicos para controle da dor proporciona efeito analgésico melhor do que o emprego isolado de cada um deles. Os programas de reabilitação em dor crônica geralmente aplicam várias das medidas citadas, juntamente com programas psicoeducativos e de reabilitação psicossocial.[2,4]

As modalidades de medicina física são: eletroterapia (estimulação elétrica transcutânea, estimulação magnética transcraniana, entre outros), modalidades térmicas (calor e frio), laserterapia, terapias manuais (massagem, manipulação), hidroterapia, cinesioterapia (aeróbicos, anaeróbicos, alongamentos, fortalecimento muscular e condicionamento físico), acupuntura, terapia por ondas de choque, entre outras. Existem evidências limitadas e às vezes contraditórias quanto ao uso de meios físicos no manejo da dor crônica. Os trabalhos sugerem efeitos analgésicos em curto prazo, mas com evidências limitadas ou falta de evidências em longo prazo. Por outro lado, na prática são bastante úteis e auxiliam na reabilitação dos doentes com dor crônica.

6.3.1 Termoterapia

A termoterapia por adição (calor) ou subtração (frio) proporciona alívio temporário da dor.

Termoterapia por adição

Consiste no emprego do calor superficial ou profundo. Proporcionam efeitos generalizados e regionais como a vasodilatação, a melhora da microcirculação e da atividade metabólica, o aumento da fagocitose e da extensibilidade dos tecidos moles (redução da resistência elástica e plástica da elastina e do colágeno, respectivamente), o relaxamento muscular, a analgesia e a redução da rigidez articular. A remoção das substâncias algiogênicas e o aumento do suprimento de oxigênio e de nutrientes para os tecidos estimulam a cicatrização e a reparação

tecidual localizada. Há redução dos estímulos dos aferentes primários nociceptivos em nível tecidual, decréscimo da ativação dos neurônios do sistema periférico (SNP) e do sistema nervoso central (SNC) e, consequentemente, da dor e de maior relaxamento muscular. Esses procedimentos proporcionam bem-estar e facilitam a execução da cinesioterapia, pois reduzem a resistência elástica (elastina) e plástica (colágeno) dos componentes teciduais; são indicados para tratar os processos inflamatórios crônicos localizados e a rigidez articular.

As termoterapias com calor superficial podem ser realizadas com uso de bolsas térmicas, compressas quentes, banhos de parafina, hidroterapia com turbilhão ou banheira de hidromassagem, luz infravermelha e forno de Bier.[7] As termoterapias por calor profundo são o ultrassom, as ondas curtas e as micro-ondas. Apesar do uso regular desses métodos nas clínicas de reabilitação, as evidências apontam a falta de eficácia em curto e longo prazo nos tratamentos das dores.

As termoterapias com calor profundo utilizam ultrassom terapêutico, ondas curtas e micro-ondas. No entanto, dada a escassez de ensaios clínicos e resultados conflitantes, não se pode recomendar o uso de termoterapias profundas como monoterapia para doentes com dor crônica, por ser potencialmente útil para o alívio da dor apenas em curto prazo, mas pode ser um método adjuvante em conjunto com outras técnicas de reabilitação.

Ultrassom terapêutico

O ultrassom terapêutico de baixa intensidade geralmente é avaliado como parte de um pacote de tratamento ou em comparação com modalidades de tratamento fisioterapêutico. De acordo com uma metanálise de 2017, com 10 estudos e 428 doentes com dor miofascial crônica, o ultrassom proporcionou redução da intensidade e aumento do limiar da dor, mas não modificou a amplitude dos movimentos.[8] Uma revisão sistemática (RS) de 2019 identificou 8 estudos para osteoartrite (OA) de joelhos e 7 para OA de ombros.[9] Todos os 8 ensaios mostraram melhora na dor no joelho, e desses estudos 3 mostraram melhora significante do ultrassom versus o controle. Para dor no ombro, todos os 7 estudos mostraram redução na dor, mas 4 deles demonstraram que o ultrassom terapêutico é inferior ao controle. Portanto, recomenda-se ultrassom para OA de joelhos (grau de recomendação A) mas não para OA de ombros. Em relação à lombalgia crônica, a RS de 2019[10] avaliou 6 trabalhos (333 doentes) e concordou com as conclusões de RS de Cochrane de 2014[11] de que não há evidências de boa qualidade de que o ultrassom terapêutico melhora a dor ou a qualidade de vida dos doentes. Existem evidências razoáveis de que o ultrassom em conjunto com exercícios pode melhorar os escores de dor imediatamente após o tratamento em lombalgia crônica, mas até o momento sem evidências de benefícios em longo prazo (grau de recomendação B). Dada a escassez de ensaios e resultados conflitantes, não se recomenda o uso de ultrassom para cervicalgia (grau de recomendação B).

Ondas curtas e micro-ondas

Os resultados do tratamento com ondas curtas são muito divergentes; a maioria aponta para a ineficácia ou ausência de benefício adicional ao usá-los no tratamento da dor crônica, como em cervicalgia[12], lombalgia, OA de joelho e s. impacto de ombros. Em revisão extensa da literatura, Fu et al. Selecionaram, em 2019,[13] 11 artigos, em que 7 experimentos com animais demonstraram que o uso de micro-ondas em neuropatias produziu aumento de fibras nervosas mielinizadas, espessura da bainha de mielina e diâmetro do axônio, bem como melhora dos parâmetros eletrofisiológicos e clínicos, possivelmente por inibir efetivamente a reação inflamatória após a lesão nervosa, além de melhorar a circulação local do nervo lesado e, consequentemente, reduzir a aderência entre os nervos e na promoção da proliferação de células de Schwann. O mecanismo pelo qual a diatermia promove a regeneração nervosa pode envolver a regulação positiva do FNDC (fator neurotrófico derivado do cérebro), a expressão do fator de crescimento endotelial vascular (VEGF) na medula espinhal e a expressão muscular e proteica S-100 no nervo lesado, a expressão do mRNA da regulação ascendente do VEGF na medula espinhal e no músculo do local operado. O VEGF estimularia as atividades neurogênicas e neurotróficas, incluindo a proliferação de astrócitos e células de Schwann. Demonstrou-se que o uso de micro-ondas em doentes com síndrome do túnel do carpo resultou em efeitos positivos na dor, função e achados eletrofisiológicos e concluíram que a diatermia por micro-ondas pode melhorar os parâmetros eletrofisiológicos, o número de fibras mielinizadas e o diâmetro do axônio do nervo lesado.[14]

Contraindica-se termoterapia por adição durante a fase aguda dos processos inflamatórios, traumáticos ou hemorrágicos e quando há discrasias sanguíneas, isquemia, estase venosa, hipoestesias ou radioterapia localizada, infecções e/ou anormalidades cognitivas e que comprometam a percepção ou o relato da ocorrência de hipertermia e queimaduras. Calor profundo não é recomendado para doentes com câncer. As ondas curtas devem ser evitadas em doentes com implantes metálicos, material de osteossíntese e próteses, devido ao risco de queimaduras profundas, ou dispositivos eletrônicos (como estimuladores elétricos do sistema nervoso para analgesia, marca-passos cardíacos, bombas de infusão de medicamentos), pois podem comprometer o funcionamento dos equipamentos implantados. Podem aumentam a dor dos doentes com osteoporose acentuada; recomenda-se nesses casos o calor superficial ou outros métodos físicos.

Termoterapia por subtração ou crioterapia

Consiste na utilização do frio para tratar a dor gerada por afecções musculoesqueléticas traumáticas ou inflamatórias, principalmente agudas, e para reduzir o edema e induzir o relaxamento muscular quando o calor superficial não proporciona melhora. A crioterapia gera vasoconstrição reflexa ao aumentar a atividade neurovegetativa simpática pela ação direta do frio nos vasos sanguíneos. Causa também miorrelaxamento e analgesia em decorrência da redução da atividade dos fusos musculares, da junção neuromuscular, da velocidade de condução nervosa periférica, dos metabólitos enzimáticos e da atividade muscular reflexa (ciclo dor – espasmo muscular – dor). A redução da velocidade de condução nervosa e da transmissão das informações nociceptivas reduz a atividade dos neurônios do corno posterior da medula espinal e dos CPME e unidades nociceptivas suprassegmentares do SNC. A imersão em água contendo gelo reduz a hiperalgesia secundária, possivelmente por reduzir a atividade e a expansão dos campos receptivos dos neurônios do SNC.

A aplicação do frio na região da articulação, via mecanismo de contrairritação, estimula o sistema supressor de dor e o sistema inibidor nociceptivo difuso. Essa teoria baseia-se na observação de que o uso de spray de cloreto de etila proporciona aumento do limiar de dor. O frio é um dos meios mais eficazes para aliviar a dor; atua precocemente e proporciona efeito mais duradouro em relação ao calor.

6.3.2 Eletroterapia

A eletroterapia consiste em uma gama de tratamentos baseados no uso das correntes elétricas para auxiliar a função, reduzir a dor, melhorar a circulação, fortalecer os músculos e melhorar a funcionalidade. Os estímulos elétricos variam em relação aos tipos, formas, larguras, frequência, intensidade e polaridade dos pulsos e somação de correntes, e propiciam diversos efeitos fisiológicos. A eletroterapia promove analgesia ao melhorar a microcirculação localizada, ativar o sistema supressor de dor (efeito contrairritativo), alentecer a amiotrofia, manter o trofismo muscular e treinar o doente proprioceptiva e cinestesicamente. Alguns tipos de correntes geram contração muscular ao agir diretamente nas fibras musculares ou nos pontos motores; dependendo das características da corrente elétrica, ocorre contração dos músculos sadios ou dos parciais ou totalmente desnervados. A eletroterapia utiliza dois tipos de correntes (e suas variantes): a unidirecional ou constante, denominada galvânica ou voltaica, e a alternada, farádica, monofásica, bifásica (simétrica ou assimétrica) ou polifásica.

A corrente galvânica reduz a dor por inibir a atividade nociceptiva, na área restrita do fluxo elétrico. Tem como principal indicação o tratamento da dor radicular aguda e das inflamações de estruturas periarticulares, como tendões e ligamentos. Apresenta polaridade distinta (positiva e negativa), qualidade que lhe assegura a possibilidade de induzir migração e transporte de íons, a iontoforese. Quando interrompida, promove contração das fibras musculares desnervadas, alentece a amiotrofia, mantém a nutrição tecidual e a elasticidade musculotendínea e previne a estase venosa. A iontoforese com corrente galvânica consiste na introdução transtegumentar de medicamentos ionizáveis apresentados como líquido gel ou pastas aplicados sob placa da mesma polaridade; por mecanismo de repelência, esses agentes penetram na pele íntegra. O salicilato de sódio, o diclofenaco de sódio ou de potássio, o bicloridrato de histamina e a hidrocortisona promovem analgesia e redução da inflamação, especialmente em casos de tendinopatias, bursites, epicondilites, e induzem analgesia e vasodilatação. Os bloqueadores do fluxo axonal (alcaloides da vinca) reduzem a alodinia e a hiperestesia em áreas acometidas pelas neuropatias periféricas.

As correntes alternadas estimulam os nervos sensitivos causando vasodilatação e reduzindo a dor; podem reduzir o edema graças à vasodilatação superficial e à remoção de substâncias algiogênicas presentes nos processos inflamatórios e nas dores miofasciais. A corrente farádica (corrente alternada com 1 ms de duração) gera contrações musculares, condição necessária para a reabilitação dos músculos debilitados ou parcialmente desnervados e alentece a amiotrofia. As correntes com baixa ou média frequência geram despolarização das fibras nervosas.

As principais contraindicações de eletroterapia são: uso em doentes com marca-passos ou com doenças que acometam a placa motora ou o neurônio motor inferior (não há propagação do potencial de ação), aplicação na região lombar ou perineal durante a gravidez pelo risco de evocar contrações uterinas, aplicação em áreas com tecido adiposo muito significativo (necessidade de uso de corrente elétrica de alta intensidade e possíveis reações neurovegetativas).

Estimulação elétrica transcutânea

A estimulação elétrica transcutânea (TENS) é uma modalidade de eletroterapia não invasiva de baixa voltagem que proporciona analgesia ao ativar as fibras sensitivas mielinizadas de baixo limiar, estimular a liberação dos opioides endógenos e inibir pré-sinapticamente os neurônios do CPME. A TENS é utilizada para tratar as dores agudas ou crônicas localizadas (entorses, dores miofasciais, dores articulares), incluindo as causadas pelo câncer ou traumatismo. É pouco eficaz quando a dor é generalizada.

Na RS de Cochrane de 2019[15] foram incluídos 51 ensaios clínicos randomizados (ECR) relacionados ao uso de TENS com 2.895 participantes. Alguns trabalhos sugeriram que TENS pode auxiliar na melhora da dor em curto prazo, mas a maioria dos trabalhos tinha qualidade baixa de desenho, pequeno número de participantes, seguimentos de curto prazo, portanto não foi possível concluir que o TENS trazia benéficos para controle da dor, incapacidade e qualidade da vida, impressão global de mudanças ou redução de uso de analgésicos. Em um editorial de biblioteca de Cochrane, há algumas sugestões para melhorar a qualidade dos ensaios.[16] Foi publicado um ECR recentemente de boa qualidade sobre eficácia de TENS em mulheres com fibromialgia, com 301 participantes, que foram divididos em três grupo: o que recebeu TENS ativo, TENS placebo e sem tratamento, por 4 semanas, e observou-se que o grupo que foi tratado com TENS ativo apresentou melhora significativa na dor e na fadiga evocadas por movimentos. Outros parâmetros, como função e qualidade, não tiveram alterações significativas.[17]

Estimulação elétrica funcional (FES)

A estimulação elétrica funcional (FES) utiliza corrente elétrica de baixa frequência (10 a 50 Hz) com sequências e magnitudes específicas, para evocar contrações musculares, e visa restabelecer ou melhorar a função motora. Gera fluxo de corrente elétrica que flui através dos eletrodos, atravessa a pele e o tecido celular subcutâneo e alcança as fibras nervosas e os músculos. Quando o fluxo elétrico atinge o nervo motor, altera o potencial de membrana, causa despolarização, induz contração das unidades motoras dependentes do nervo motor estimulado e estimula diretamente nervos ou os pontos motores; o limiar de excitabilidade nervosa é mais baixo na fibra nervosa do que na fibra muscular. A FES pode ser utilizada para reeducar ou facilitar a função muscular, ao mimetizar a atividade voluntária normal para restaurar a funcionalidade e substituir as órteses convencionais, diminuir a amiotrofia decorrente do desuso, aumentar e manutenção da ADM e reduzir a espasticidade (ao estimular os músculos antagonistas aos músculos espásticos via mecanismo de inibição recíproca).

Estimulação elétrica muscular (EEM)

A estimulação elétrica muscular baseia-se na ativação com pulsos eletrônicos das fibras nervosas e induzir contrações musculares. Quando se adiciona a estimulação elétrica muscular, ocorre maximização da contração do músculo, ao se acoplar mais fibras do tipo 1, ou seja, de contração lenta (maior quantidade de mitocôndrias) relacionadas aos exercícios de resistência, e fibras do tipo 2, ou seja, de contração rápida, relacionadas à maior possibilidade de ativação rápida durante as atividades físicas. É um procedimento que auxilia a tonificar os músculos, melhora também a recuperação ativa, após o treinamento físico, ao aumentar a eliminação de ácido lático e de outras substâncias do metabolismo muscular, assim como fluxo sanguíneo, ao promover o relaxamento muscular e permitir recuperação mais rápida da dor muscular e da fadiga. Um estudo alemão de 2020 utilizou estimulação elétrica muscular em combinação com o calor em 100 doentes com lombalgia, de moderada a intensa (escala analógica de dor de 5,7/10), em relação ao placebo, e observou que a estimulação muscular proporcionou melhor alívio da dor e dos dados subjetivos e objetivos em comparação com o tratamento padrão, e também após 12 semanas de seguimento.[18]

Um dos aparelhos mais conhecidos é da marca *Compex®*, e dispõe de programações que auxiliam atletas de alto desempenho, em diferentes fases de treinamento, a melhorar o fortalecimento muscular, assim como em doentes com dor crônica, permitindo ganhar massa muscular. Há um equipamento disponível que se acopla em um colete até 30 eletrodos (*Whole-Body Electromyostimulation*) para estimular simultaneamente vários músculos agonistas, antagonistas e músculos mais profundos do tronco, abdome e outras regiões do corpo durante o treinamento muscular, possibilitando aos usuários exercitar, de modo mais eficaz, grupamentos musculares específicos, bem como todo o corpo. Um ECR (2019) comparou esse tipo de exercício com colete e exercícios de fortalecimento do tronco e de estabilização do *core* em 110 doentes com lombalgia crônica, por 12 semanas.[19] Observou-se que ambos os tipos de exercícios reduziram significativamente a intensidade da dor, assim como melhoraram a força de contração isométrica máxima dos músculos do tronco, sem diferenças relevantes entre as intervenções.

LASER *de baixa voltagem*

O *LASER* de baixa voltagem ou *low level laser therapy* (LLLT) utiliza onda de luz com 632 e 904 nm. O LLLT aumenta o limiar nociceptivo ao inibir as fibras A e C, ao modificar o fluxo axonal, aumentar a liberação de neurotransmissores (endorfinas e encefalinas), e a produção do óxido nítrico e inibir a ciclo-oxigenase-2 (COX-2) O efeito de *laser* sobre os tecidos depende de fatores como o comprimento de onda, modo de irradiação (contínuo ou pulso), duração do pulso, intervalo de tempo de pulso, fluência de energia, saída de energia e irradiação. Pode ser utilizado para quadros inflamatórios dolorosos localizados, como as tendiopatias, as mucosites, entre outros. Além disso, a laserterapia pode estimular reparos em tecidos danificados e nervos periféricos que levam à regeneração neurológica. Terapia de *laser* de baixa potência (potência ≤ 500 mW) pode ser usada para diminuir a dor aguda e crônica, induzir a recuperação de nervos danificados, melhorar a circulação periférica e o metabolismo e reduzir inflamação articular. Uma RS metanalítica de 2019 com 22 ensaios avaliou a eficácia do uso de laserterapia de baixa potência na dor e na incapacidade em doentes com OA de joelhos com 1.063 doentes.[20] O risco de viés era insignificante. No geral, a dor e a incapacidade funcional foram significativamente reduzidas em comparação com placebo no final da terapia, com seguimentos variados entre 2 e 12 semanas, nas doses de 4-8 J com 785-860 nm de comprimento de onda e em 1-3 J de comprimento de onda de 904 nm por ponto de tratamento. Uma RS quanto à eficácia da laserterapia de baixa intensidade no tratamento das dores orofaciais de origem neuropática (s. ardência bucal, neuralgia de trigêmeo e neuralgia occipital) concluiu que houve redução da dor e que a laserterapia pode ser utilizada isolada ou em associação a outros métodos de tratamento.[21] A laserterapia de alta intensidade utiliza feixes mais poderosos (poder > 500 mW) para penetrar mais fundo, com alta quantidade de energia multidirecional para tecidos profundos. Uma RS de 2020 indicou que 94% dos 18 artigos incluídos revelaram efeitos positivos do *laser* de alta intensidade na dor.[22] Entretanto, todas as revisões sugeriram haver necessidade de mais estudos com boa metodologia para determinar sua real eficácia do *laser* de baixa e alta intensidade no manejo da dor musculoesquelética. Adicionar outras intervenções pode aumentar os efeitos benéficos da laserterapia.

6.3.3 Cinesioterapia

A cinesioterapia consiste do emprego de diferentes exercícios terapêuticos e visa à restauração da função, do trofismo e da força muscular, ao desenvolvimento da propriocepção, ao relaxamento e alongamento muscular, à maior eficiência de movimentos coordenados, à restauração da flexibilidade articular e à prevenção da síndrome do desuso e da amiotrofia. Os exercícios proporcionam redução do edema e da inflamação, melhoram as condições circulatórias, aceleram o processo cicatricial e o relaxamento muscular, reduzem a dor e a incapacidade funcional e preservam ou aumentam a amplitude do movimento articular. Os exercícios de alongamento procuram devolver ao músculo fadigado e encurtado o seu comprimento de repouso habitual, condição fundamental para que sua potência seja máxima. Após a fase inicial de dor intensa, os músculos devem ser fortalecidos para exercer as atividades habituais. Seguem-se os exercícios isométricos e os resistidos manualmente e a utilização de bandas elásticas com resistência progressiva. Ulteriormente, institui-se treinamento para desenvolver a força e a resistência muscular e para manter o tono e o trofismo, como a musculação e outros tipos de exercícios como os de controle motor. Vários programas de cinesioterapia proporcionam melhora da dor crônica. Alguns utilizam o conceito de cadeias musculares (vários músculos que se relacionam topográfica e funcionalmente para organizar a postura e/ou o movimento), de estímulos neuroproprioceptivos, como o método de Léo Bousquet, o método de Godelieve Denys-Struyf (GDS), dentre outros. É possível reformular a imagem do esquema corporal, melhorar o alinhamento postural e tornar os padrões dos movimentos mais harmoniosos. Outras intervenções, como exercícios que melhoram as deficiências neuromusculares, como exercícios proprioceptivos e de controle motor, como ginástica holística, eutonia, entre outros, promovem integração do sistema nervoso central e controle motor na estabilização articular dinâmica funcional e ativam os músculos do tronco profundo e da região do abdome e pelve. Podem também melhorar lombalgia crônica. Há um efeito analgésico dos exercícios, que liberam betaendorfinas, tanto na medula como em níveis supraespinais, ativando receptores μ-opioides. Em longo prazo, os exercícios como o treinamento de controle motor sensorial podem aumentar a capacidade funcional de todos os tecidos envolvidos, levando a uma proteção contra padrões motores neuromusculares deficientes. Exercícios de condicionamento físico e cardiovascular também são benéficos em doentes com dor crônica.

Owen et al. concluíram em 2019, mediante estudo de metanálise com síntese qualitativa, que os treinamentos com exercícios físicos foram eficazes e deveriam ser incorporados aos cuidados habituais em adultos com lombalgia inespecífica devido a seu potencial para melhorar dor, função física, força muscular e saúde mental.[23] Os treinamentos com exercícios foram mais eficazes do que o tratamento com terapeutas manuais na redução da dor e na melhora da função física e da saúde mental. Concluíram que exercícios de Pilates, de estabilização e controle motor, treinamento de resistência e treinamento de exercícios aeróbicos foram os tratamentos mais eficazes, mas não havia superioridade de um tipo de exercícios em relação aos outros. Exercícios de alongamento e do método McKenzie não diferiram quanto ao controle na dor ou na função. A heterogeneidade dos estudos e o fato de que havia poucos com baixo risco de viés foram as limitações dessa análise. Niederer e Mueller realizaram uma RS que sugeriu haver evidências existentes de que os exercícios de controle motor melhoraram intensidade da dor e da incapacidade em doentes com lombalgia crônica, quando comparado com grupos de controle inativo ou passivo ou com outros exercícios.[24]

Os melhores dados disponíveis mostram que a terapia imagética motor gradual e a terapia por espelho pode fornecer melhorias clinicamente significativas na dor e na função em pessoas com SCDR I, embora a qualidade das evidências de suporte seja muito baixa.[25]

As terapias de exercícios proporcionaram benefícios em pessoas com OA de joelho e quadril quanto a melhora da dor, função, desempenho e qualidade de vida em uma RS de 2019. Os exercícios aeróbicos e os exercícios de mente e corpo foram considerados os melhores para dor e função, enquanto os exercícios de fortalecimento e os de flexibilidade e melhora de habilidade também são benéficos. Exercícios mistos foram os menos efetivos, mas ainda eram superiores aos cuidados habituais.[26]

Uma revisão de 2020 selecionou 37 RS (com um total de 477 estudos) sobre efeito de exercícios nos sintomas de fibromialgia. Os estudos foram classificados como de baixa ou moderada qualidade, e a grande maioria investigou os efeitos dos exercícios aeróbicos e de treinamento de força. Houve melhora da intensidade da dor e da qualidade de vida, além de melhora das funções físicas e psicológicas.[27] Alguns trabalhos evidenciaram melhora na depressão, na qualidade de sono, na fadiga, entre outros parâmetros. Não houve eventos adversos sérios relatados.[28]

6.3.4 Massoterapia

A massagem terapêutica tem como objetivo melhorar a consciência corporal, a tensão e a sobrecarga musculares, a circulação localizada e promover o relaxamento e a sensação de bem-estar. Inclui a massagem clássica, a massagem das zonas reflexas, a transversa profunda, a do tecido conjuntivo (rolfing) e a dos pontos clássicos de acupuntura (acupressão). Pode ser realizada no domicílio pelo próprio doente ou aplicada por seus cuidadores. É eficaz quando associada à cinesioterapia e à mobilização do segmento acometido. As técnicas de liberação miofascial visam a inativar os PG miofasciais com compressão digital isquêmica, deslizamento profundo ou outras manobras manuais e resultam em relaxamento muscular e analgesia, condição básica para que os doentes com dor crônica possam desenvolver programas de exercícios avançados (alongamentos posturais, recondicionamento da força e da resistência à fadiga) para coerência da sinergia muscular e, consequentemente, do gesto e da postura. A massagem proporciona melhora da dor em doentes com SDM, fibromialgia, lombalgia,[29] entre outras afecções, e facilita a realização de exercícios e funcionalidade.

Resultados de 14 RS de alta qualidade de 2019 com baixo nível de evidências sugeriram que as massagens de variados tipos melhoraram dores de diversas condições, como trabalho de parto, dor no ombro, cervicalgia, lombalgia, dor oncológica, dor pós-operatória, artrite, dor muscular pós-exercícios e dor musculoesquelética, mas com baixa força de evidência porque os estudos apresentaram número pequeno de participantes e diferentes técnicas manuais.[30]

6.3.5 Manipulação vertebral

A manipulação vertebral consiste da torção rápida das articulações, respeitando-se sua amplitude anatômica normal e ultrapassando a amplitude da movimentação usual na faixa denominada "parafisiológica". A mobilização espinal envolve movimentos passivos com velocidade variável, com o uso de alavancas longas e curtas. As alavancas curtas com movimentos com alta velocidade geralmente se acompanham de estalido audível, as alavancas são mais longas e as amplitudes articulares, maiores (realizadas com menor velocidade e mais carga). Os efeitos da manipulação vertebral podem ser benéficos, porém com duração curta, pouco expressivos e com eficácia limitada. Os autores julgam que os efeitos têm suporte empírico, mas não há uniformidade ou padronização dos trabalhos realizados. As complicações (agravamento das hérnias discais, fraturas vertebrais lesão da medula espinal ou dos nervos periféricos) são raras; ocorrem 5 a 10 complicações a cada 10 milhões de manipulações.

Um estudo publicado em 2019 identificou 6 ECR elegíveis para metanálise para efetividade de manipulação vertebral nas enxaquecas e concluiu que a manipulação espinhal reduziu dias de enxaqueca, bem como a intensidade das enxaquecas, com um tamanho pequeno de efeito.[31]

Coulter et al. publicaram em 2019 uma RS com 47 ECR, com baixo risco de viés, com 4.460 doentes, comparando manipulação e/ou mobilização para cervicalgia, em comparação com grupo Sham, sem tratamento, e outras terapias ativas, ou combinados como enfoques terapêuticos multimodais. Os enfoques unimodais mostraram um pequeno efeito em favor da manipulação mais exercício em comparação com um regime de exercício sozinho, na melhora da dor e incapacidade. Evidências de baixa a moderada qualidade de que vários tipos de manipulação e/ou mobilização reduziram dor e melhoraram a função em doentes com cervicalgia, em comparação com outras intervenções. Parece que os enfoques multimodais, em que múltiplos tratamentos foram integrados, poderiam ter maior impacto benéfico. De acordo com os ensaios revisados, a manipulação e a mobilização pareciam seguras.[32]

Em doentes com lombalgia, 9 ensaios (1.176 doentes) foram analisados por meio de uma RS metanalítica. Houve evidências de qualidade moderada de que as manipulações proporcionaram redução pequena a moderada na intensidade da dor e a incapacidade em comparação com outros comparadores ativos, como exercícios. O efeito parecia aumentar ao longo do tempo em 3 e 6 meses de seguimento. Concluíram que havia evidências de moderada qualidade de que a mobilização vertebral exercia efeito mínimo em comparação com outros comparadores ativos, quanto à melhora da dor ou da incapacidade.[33]

6.3.6 Tração vertebral

A tração vertebral é utilizada para tratar e aliviar a dor decorrente de afecções da coluna vertebral ao induzir a separação dos corpos vertebrais, aumentar o espaço intervertebral e reduzir o estresse mecânico sobre as estruturas vertebrais, terminações nervosas e facetas articulares. A tração tem como objetivo aliviar mecanicamente os espasmos musculares e melhorar a microcirculação localizada. Vários métodos manuais ou auxiliados por máquinas podem ser utilizados como técnicas de manipulação, mobilização passiva e tração manual. São contraindicações das trações as doenças ósseas avançadas como a osteoporose, as metástases ósseas, a presença de cardiopatias e de anormalidades respiratórias graves. De acordo com uma RS de Cochrane de 2013 com 16 ECR, as trações contínuas ou intermitentes não foram eficazes, com baixa a moderada evidência, na diminuição da dor e da incapacidade para tratar as lombalgias agudas, subagudas ou crônicas, as lombalgias mecanoposturais e as ciatalgias.[34]

6.3.7 Acupuntura

A acupuntura consiste na inserção de agulhas finas em pontos específicos do corpo com finalidades terapêuticas. Embora os conceitos antigos de Qi, meridianos e Yin-Yang sejam interessantes, não há evidências de suas realidades na ciência ocidental. A acupuntura é utilizada amplamente para tratar doentes com dor decorrente de SDM, lombalgias, hérnias discais, síndrome fibromiálgica, osteoartrose, afecções oncológicas, neuralgias, síndrome complexa de dor regional e cefaleias, dentre outras. A acupuntura é essencialmente uma modalidade de neuromodulação periférica. Os efeitos localizados e sistêmicos, somato e neurovegetativos provavelmente se devem à liberação de neurotransmissores supressores de dor. Há evidências de que a acupuntura atue via estimulação das estruturas nervosas discriminativas dérmicas, subdérmicas e fasciomusculares que ativam o sistema supressor de dor na medula espinal e no encéfalo, promovendo analgesia e relaxamento muscular. A acupuntura apresenta propriedades aditivas, atua nos sistemas endorfinérgicos e encefalinérgicos, induz a liberação de ACTH pelo eixo hipotálamo-hipofisário-adrenal e modula a concentração de neurotransmissores como a serotonina e a dopamina, podendo, desse modo, também melhorar o estado emocional dos doentes.

A acupuntura clássica emprega agulhas acionadas por movimentos manuais de inserção e rotação; a eletroacupuntura consiste na aplicação da estimulação elétrica nas agulhas metálicas; e a acupuntura a *LASER* utiliza fototerapia de baixa energia como alternativa à estimulação com agulhas; esta última modalidade pode ser utilizada em locais onde o agulhamento é difícil (região perineal). Os estímulos geram microlesões, aumentam a microcirculação localizada e geram analgesia e discreta efeito anti-inflamatório. A eletroacupuntura proporciona estímulos com ondas elétricas programáveis com padrão e intensidade constantes ou variáveis, mais liberação de endorfinas, encefalinas, dinorfinas e noradrenalina, e gera analgesia mais rápida do que a acupuntura clássica. De acordo com um estudo, a eficácia da eletroacupuntura e da acupuntura clássica é semelhante quanto à melhora de doentes com dor. Em modelos animais, essa modalidade de estimulação reduziu as reações visceromotoras, e a expressão da Fos no núcleo da rafe ativou as unidades serotoninérgicas, atenuando a hiperalgesia.

A estimulação dos pontos localizados nos dermatômeros onde a dor é localizada ou nos pontos em que a impedância elétrica do tegumento é reduzida e, não necessariamente, nos pontos dos meridianos clássicos proporciona analgesia. A aplicação de estímulos de acupuntura em pontos distantes dos dermatômeros acometidos pela dor também pode ser eficaz, graças à dispersão e convergência das informações nociceptivas no SNC. Foi demonstrado que tanto a acupuntura quanto a acupuntura Sham, que é colocação de agulhas em pontos que não são da acupuntura e superficialmente, proporcionam resultados mais favoráveis que o placebo inerte no tratamento da dor crônica, sendo que a acupuntura verdadeira é mais eficaz do que a acupuntura Sham. Contrariamente ao modelo "tudo ou nada", os modelos neurobiológicos sugerem que para a ação musculoesquelética localizada não há especificidade dos pontos e que para a ação distal da acupuntura há alguma especificidade da estimulação dos pontos de aplicação, embora não seja tão estrita como foi sugerido na literatura chinesa antiga. Na prática, os pontos da acupuntura são bem mais eficazes no alívio das dores que a acupuntura Sham, pois 67% dos pontos de acupuntura são localizados em pontos motores, 71% coincidem com pontos-gatilho miofasciais, 16% linha mediana do corpo, 17% em plexos e raízes nervosas, próximos aos órgãos tendíneos de Golgi e locais com menor impedância elétrica.

A acupuntura com baixa amplitude e frequência elevada atua nas unidades noradrenérgicas e serotoninérgicas e não apresenta efeito aditivo. A integridade do sistema nervoso sensitivo periférico e central e a estimulação das fibras do tipo II (que veiculam a sensibilidade proprioceptiva) melhora o resultado da acupuntura. Observou-se aumento das concentrações plasmáticas e no tecido encefálico de endorfina-1, betaendorfina, encefalinas e serotonina após a aplicação da acupuntura, que proporcionou analgesia, sedação e recuperação da função motora. Apresenta também efeito imunomodulador e lipolítico. Com o uso da ressonância magnética (RM) funcional, que a aplicação da acupuntura dos pontos Zusanli (E 36) ativa o hipotálamo e o núcleo caudado e inativa a região rostral do giro do cíngulo anterior, amígdala e complexo hipocampal. A acupuntura Sham proporcionada com o agulhamento superficial e/ou de pontos não coincidentes com a localização clássica e sem "De-Qi", não alterou a atividade encefálica.[35]

A acupuntura é indicada para tratar a síndrome dolorosa miofascial, a cervicalgia, a lombalgia, a fibromialgia, as cefaleias, as osteoartrites, as afecções gastrointestinais (alterações da motilidade gastrointestinal, gastrite etc.), a depressão, a ansiedade e as crises de pânico, para auxiliar a reabilitação de doentes hemiplégicos (reduz o período necessário de reabilitação) e para tratar e exercer profilaxia das náuseas e vômitos desencadeados pela quimioterapia ou gestação.

De acordo com uma metanálise envolvendo 18 mil doentes, a acupuntura foi eficaz no tratamento de dor crônica representada por cefaleias, lombalgias, osteoartrite e fibromialgia; os resultados da acupuntura Sham foram superiores, porém modestos, em relação ao placebo. Há evidências de que os pontos Sham não são completamente inertes.[36,37] Em 2018, Hu et al. publicaram uma RS que avaliou a eficácia clínica da acupuntura em doentes com lombalgia (16 ECR) e encontraram evidências de que agulhamento seco era mais eficaz na lombalgia que a acupuntura convencional ou Sham acupuntura imediatamente após o tratamento, mas, no seguimento clínico, os resultados de agulhamento e acupuntura foram similares.[38] Em 2018, Tang et al. publicaram uma RS que avaliou a eficácia clínica da acupuntura para o alívio da dor associada à hérnia de disco lombar (30 ECR), que considerou não haver evidência robusta para tirar conclusões firmes devido a deficiências metodológicas nos ECR primários. No entanto, sugerem-se que agulhamento seco era mais benéfico do que a tração lombar, terapia medicamentosa ou fitoterapia chinesa.[39] Em 2019, Xiang et al. publicou uma RS sobre acupuntura em lombalgia inespecífica, com 14 ECR, com evidência moderada de benefício, mas a confiança nos resultados foi diminuída devido à heterogeneidade e ao tamanho pequeno da população estudada.[40]

Em 2019, uma síntese de RS que incluíram uma metanálise concluíram haver evidências de moderada qualidade que a acupuntura melhorava dor associada ao OA de joelho, a curto prazo, quando administrado isoladamente ou em combinação aos outros tratamentos. As evidências mais recentes de uma revisão Cochrane com 16 ECR sugerem que a acupuntura não é superior à acupuntura Sham para OA do quadril.[41]

Uma RS de 2019 com metanálise com 12 ECR comparou a acupuntura com a acupuntura Sham ou medicação convencional na fibromialgia. A metanálise mostrou que a acupuntura era significativamente melhor do que acupuntura Sham para melhorar dor e qualidade de vida, com evidências de baixa a moderada qualidade a curto prazo. No acompanhamento em longo prazo, o efeito da acupuntura também foi superior ao da acupuntura Sham e concluiu que a terapia com acupuntura era um tratamento eficaz e seguro para doentes com fibromialgia.[42]

A maioria dos RS que avaliaram o uso de acupuntura em dores decorrentes de neuropatia periférica de diversas etiologias apresentava deficiências metodológicas dos ERC, resultando em evidências inconclusivas quanto ao uso de acupuntura nesses doentes.[41]

Não há contraindicações formais para a realização da acupuntura, exceto a ocorrência de infecções cutâneas localizadas e o uso da eletroacupuntura em doentes com marca-passo cardíaco de demanda. Seus efeitos adversos menores incluem a dor no local da punção, a formação de hematomas diminutos e o prurido localizado. As complicações, representadas por pneumotórax, infecções causadas pela hepatite B ou vírus HLTV2, a quebra das agulhas e as lesões nervosas periféricas são raras desde que a acupuntura seja executada por profissionais treinados. De acordo com uma RS envolvendo mais de 9 ensaios clínicos e 250 mil tratamentos com acupuntura, ocorreram apenas 4 com efeitos colaterais graves (2 pneumotórax e 2 de quebras de agulha).

6.3.8 Terapia por ondas de choque (TOC)

As ondas de choque são pulsos acústicos caracterizados por pico de pressão positiva de alta amplitude com curta duração. A terapia com ondas de choque extracorpóreas (TOC) é realizada desde a década de 1980, em urologia, para tratar doentes com litíase renal, procedimento denominado litotripsia. No início da década de 1990, observou-se que também era eficaz para tratar doenças ortopédicas como calcificações e inflamações dos tendões nas proximidades das suas inserções ósseas. O mecanismo de ação analgésica exato das ondas de choque não é totalmente conhecido. Algumas teorias foram formuladas sobre seus mecanismos analgésicos: melhora da circulação sanguínea localizada via hiperemia e neoangiogênese; modulação da dor via controle da liberação e disponibilização da substância P e do peptídeo geneticamente relacionada a calcitonina; modulação da dor via síntese e liberação de óxido nítrico; degeneração seletiva das fibras C; modulação da dor de acordo com a teoria da comporta: inibição da atividade das fibras lentas aferentes C musculares pelas fibras mecanorreceptoras rápidas A-delta cutâneas e mecanotransdução biológica.[43]

Existem dois tipos de ondas de choque, as radiais e as focais. As ondas radiais são geradas por aparelhos eletropneumáticos ou eletromagnéticos; são ideais para tratar a dor mais superficial. Proporcionam relaxamento muscular em doentes com síndrome dolorosa miofascial. As ondas de choque focais têm mais energia que as radiais e são produzidas por geradores eletro-hidráulicos, piezoelétricos ou eletromagnéticos; são indicadas para tratar os pontos dolorosos localizados, a tendinite insercional crônica e os pontos-gatilho mais profundos e auxiliar na consolidação óssea nas pseudofraturas.[44]

A TOC é procedimento doloroso principalmente sobre o local da dor e da inflamação. Contudo, pode ser realizado ambulatorialmente para tratar tendinopatias e SDM sem a necessidade de anestesia. Deve-se iniciar o tratamento com baixa energia e aumentá-la gradativamente, respeitando o limite de tolerabilidade do doente. A dor localizada no local da aplicação diminui ao longo do procedimento, conforme a melhora clínica. A TOC focal para tratar doenças ósseas como pseudoartrose e osteonecrose é realizada com energias muito mais elevadas e deve ser realizada com o doente anestesiado. A maioria dos protocolos e estudos orienta de 3 a 5 sessões de TOC, intervalo de 1 semana; nos dias após as sessões pode ocorrer dor rebote, hiperamia localizada e hematoma. O melhor resultado terapêutico da TOC manifesta-se em médio e longo prazos, visto que o efeito biológico manifesta-se entre 6 e 12 semanas. Há estudos demonstrando que a eficácia mantém-se durante 1 ano.

As indicações com evidência aprovada pela International Society for Medical Shockwave Treatment – ISMST são: tendinopatias crônicas, como fascite plantar (com ou sem esporão), tendinopatia de Aquiles, tendinopatia patelar, bursite trocantérica, epicondilite lateral, tendinopatia calcárea do ombro; doenças ósseas como pseudoartrose, retardo de consolidação óssea, fratura por estresse, necrose avascular sem alteração da congruência articular, osteocondrite dissecante sem alteração da congruência articular; doenças da pele: úlceras cutâneas, feridas não cicatrizadas. De acordo com uma revisão da literatura, a taxa média de melhora varia de 65 a 91% nas principais indicações. Existem outras indicações que ainda necessitam de mais estudos para documentar sua real eficácia, como espasticidade, tendinopatia do manguito rotador, tendinopatia da pata de ganso, tendinopatia dos fibulares, epicondilite medial, lesões musculares sem descontinuidade e pontos-gatilho miofasciais, entre outras. As contraindicações são: gravidez, tumores, coagulopatia grave, em cima dos tecidos pulmonar, encefálico, medular e placa epifisária em crianças e adolescentes.

Evidências de 4 RS de 2016 quanto à efetividade de TOC em afecções de membros superiores[45] sugeriram que, em comparação com o placebo, a TOC era eficaz para reduzir a dor na tendinite calcária do ombro; sem benefícios significativo com TOC em comparação com placebo ou outros tratamentos em caso de tendinite não calcária do ombro; sem conclusões quanto à eficácia da TOC em comparação com o placebo, controle ou injeção de corticosteroide no tratamento da epicondilite lateral. Uma RS de 2016 avaliou a eficácia de TOC em dores de membros inferiores[46] e concluiu haver evidências de nível moderado de que a TOC não é melhor que Sham na tendinopatia patelar; evidências de nível moderado com grande tamanho de efeito em tendinopatia tricipital proximal; baixo nível de evidência de efetividade na tendinopatia de Aquiles, bem como na síndrome da dor trocantérica maior e sem evidência na síndrome do estresse do tibial medial. Outra RS e estudo metanalítico de 2020 sobre eficácia da TOC na dor e função em síndrome dolorosa do músculo trapézio e 10 artigos foram incluídos e revelaram que a TOC proporcionou melhora significativa na redução da dor em comparação com Sham ou ultrassom, mas similar quando comparado com os tratamentos convencionais como agulhamento seco, injeção de pontos-gatilho miofasciais e laserterapia, na intensidade da dor e no índice de incapacidade cervical.[47]

6.3.9 Ioga e tai chi

A ioga é uma antiga prática física, mental e espiritual indiana definida como um sistema de exercícios para a saúde física e mental, com três componentes principais: posturas físicas, controle respiratório e meditação e relaxamento. Análise sobre as mudanças estruturais das substâncias cinzenta e branca do cérebro revelou que os praticantes de ioga apresentavam aumento da integridade da substância branca intrainsular esquerda em comparação com os controles e, devido à ativação parassimpática e maior consciência, são capazes de tolerar mais dor em comparação com o grupo de controle. A prática regular de ioga tem mostrado alteração de vários neurotransmissores no cérebro. Estudos mostraram que em exame de PET durante a meditação de ioga aumentou a liberação endógena de dopamina no estriado ventral; uma sessão de ioga de 60 minutos aumentou os níveis de GABA cerebral, em comparação com controle (leitura); outro estudo revelou que prática diária de loga por 1 hora por um período de 3 meses ajudou na redução do ACTH e do cortisol, ao mesmo tempo que eleva a serotonina, a dopamina e FNDC em homens ativos saudáveis. A prática de meditação de ioga induz a analgesia principalmente por meio da atenuação do das áreas de percepção da dor, como as regiões anterior de cingulato cíngula e a ínsula, bem como o córtex sensitivo secundário e o tálamo.[48]

Uma revisão de Cochrane de 2017 avaliou a eficácia de ioga no tratamento da lombalgia.[49] Foram incluídos 12 estudos com 1.080 participantes e concluíram haver de baixa a moderada evidência de que a ioga, em comparação com os tratamentos controles, resultou em pequena a moderada melhora em função em três e seis meses. A ioga também foi um pouco mais eficaz para a dor aos 3 e 6 meses, no entanto o tamanho do efeito era pequeno. Era incerto se havia alguma diferença entre a ioga e outros exercícios para função ou dor, ou se a ioga adicionada aos exercícios era mais eficaz do que os exercícios isoladamente. Entretanto, os praticantes de ioga tiveram mais eventos adversos do que os controles não exercícios, mas com os mesmos riscos de eventos adversos do grupo dos exercícios.

A Agência Canadense de Drogas e Tecnologias em Saúde publicou em 2019 um estudo quanto à efetividade de ioga no manejo das dores crônicas não malignas.[50] Dois RS e um estudo não randomizado foram analisados quanto à dor; aos sentimentos negativos; à capacidade social e de trabalho; à energia, ao sono e à concentração; ao bem-estar; à flexibilidade; aos desfechos fisiológicos (dosagem de FNDC e serotonina séricos). Em comparação com nenhum tratamento, um estudo relatou que a ioga reduziu significativamente a intensidade da dor e sofrimento psíquico (sentimentos de estresse, raiva, tensão, ansiedade, depressão, mudanças de humor) e melhorou bem-estar e atividade geral (participação no dia a dia

atividades, socialização e absenteísmo) em doentes com dor pélvica por dismenorreia primária. Um estudo não randomizado também constatou que a ioga (programa de 12 semanas) reduziu a intensidade da dor nas costas e aumento da flexibilidade e medidas fisiológicas (FNDC e serotonina sérica) em comparação a nenhum tratamento em doentes com lombalgia crônica. Estudos adicionais de elevada qualidade metodológica são necessários para ter melhores conclusões quanto à efetividade de ioga para o tratamento das dores crônicas.

Tai chi é um método de arte marcial chinesa com meditações em movimentos. Os movimentos suaves, lentos, respiração profunda e relaxamento promovem saúde e bem-estar. É considerado uma invenção complexa que integra elementos físicos, psicossociais, emocionais, espirituais e comportamentais. Embora os mecanismos exatos de como o tai chi pode reduzir a dor e a incapacidade ainda não estejam completamente elucidados, é plausível que, para condições musculoesqueléticas, os mecanismos podem ser em grande parte comportamentais. Por exemplo, o tai chi aplica princípios de atividades graduais ao introduzir atividades ou exercícios de forma lenta e gradual, do mais fácil para o mais complexo, e pode reduzir medo de dor e movimento e pensamentos catastróficos. Além disso, muitos movimentos em tai chi requerem atividade de apoio alternado de membros inferiores e podem melhorar o fortalecimento dos membros inferiores, o equilíbrio e a estabilidade das articulações. Por último, o tai chi ensina os participantes a usar respiração diafragmática profunda em conjunto com movimentos físicos. A respiração profunda é frequentemente usada em intervenções de relaxamento e pode contribuir para uma redução na dor ao aliviar a tensão muscular.[51]

Um estudo publicado em 2018 incluiu 226 adultos com fibromialgia, distribuídos aleatoriamente em grupos de exercícios de tai chi e grupo de exercícios aeróbicos. Os escores do questionário de impacto da fibromialgia (FIQ) melhoraram em todos os grupos de tratamento, mas os grupos de tai chi melhoraram mais, estatisticamente significativamente, do que o grupo de exercícios aeróbicos em 24 semanas. Os grupos que realizaram tai chi por 24 semanas mostraram maiores melhoras do que aqueles que o realizaram por 12 semanas. Os participantes frequentaram mais as sessões de tai chi, comparados com grupo de exercícios aeróbicos.[52]

Em RS e metanálise de 2017[53] foram identificados 15 estudos que incluíram pessoas com OA (80%), lombalgia (13%) e cefaleia (7%). Houve evidência de moderada qualidade de que tai chi era mais eficaz do que nenhum tratamento ou cuidados habituais em curto prazo na dor e incapacidade. **Não** havia informação sobre efeitos em longo prazo. Os autores concluíram que o tai chi poderia ser usado como tratamento para pessoas com OA e potencial tratamento para lombalgia, por produzir efeitos semelhantes aos de outros tipos de tratamentos. Em uma RS de 2016, concluiu-se que a duração mínima válida de prática de tai chi para dor em doentes com OA seria de 6 semanas, e uma duração mais longa do exercício tai chi poderia proporcionar mais ganhos. No entanto, não houve nenhum estudo avaliando efeitos em longo prazo, nem evidências suficientes para apoiar ou refutar o valor do tai chi em comparação com outras terapias ativas em dores crônicas.

6.3.10 Estimulação magnética transcraniana

A estimulação magnética transcraniana (EMT) é uma modalidade de neuroestimulação baseada no princípio da lei de Faraday; um campo magnético variável atravessa o crânio do doente e induz corrente elétrica no encéfalo para excitar ou inibir temporariamente suas áreas específicas. O potencial terapêutico da EMT baseia-se na possibilidade de os estímulos elétricos gerarem alterações duradouras da excitabilidade cortical. A EMT pode ser aplicada com pulsos únicos, pareados ou repetitivos (EMTr). A EMT com pulso único é geralmente aplicada no córtex motor primário para ativar os músculos contralaterais a ele, processo que pode ser acompanhado eletrofisiologicamente com o potencial motor evocado, método que avalia atributos quantificáveis como o limiar motor de ativação, a amplitude e a latência do sinal, que se correlacionam com a excitabilidade cortical e corticoespinal. Os pulsos pareados permitem a avaliação das interações inibitórias e excitatórias do córtex motor. EMTr pode alterar a excitabilidade neuronal, e essa modificação pode manter-se mesmo após acessar do período da estimulação. Dependendo dos parâmetros aplicados, a excitabilidade pode ser aumentada ou diminuída. Os efeitos da EMTr são propagados trans-sinapticamente para regiões encefálicas anatômica e funcionalmente relacionadas ao local da aplicação dos estímulos.[54]

Atualmente o EMTr é utilizada para tratar a depressão refratária aos medicamentos, esquizofrenia, dor crônica, dor neuropática, FM e para reabilitar doentes que sofrem acidente vascular encefálico (AVE). Com finalidade diagnóstica, pode ser usada para mensurar a atividade e a função de circuitos neuronais específicos, como o sistema motor em doentes com lesões do córtex motor primário devidas a AVE ou esclerose múltipla, esclerose lateral amiotrófica ou doenças do neurônio motor. Diferentemente da eletroconvulsoterapia, essa modalidade é segura, indolor e não necessita de anestesia. As sessões de EMTr são realizadas com o doente acordado e têm duração de 20 a 40 minutos. Até 30% dos doentes podem referir sensação de formigamento durante a estimulação e cefaleia fraca após o tratamento. Aproximadamente 1 em mil doentes pode apresentar episódio convulsivo. Outros efeitos adversos são raros e incluem a síncope e as alterações de humor e do comportamento.

De acordo com alguns estudos, a EMTr do córtex pré-frontal dorsolateral esquerdo proporciona efeito antidepressivo. De acordo com revisões sistemáticas (RS) recentes, cursos de estimulação de mais de 2 semanas é mais eficaz no tratamento da depressão. A EMT do córtex motor é mais eficaz que a de outras áreas do encéfalo no tratamento da dor porque inibe a excitabilidade dos neurônios talâmicos, ativa áreas encefálicas moduladoras da dor e libera de opioides endógenos. O procedimento também pode predizer a resposta ao tratamento da dor com implante de eletrodos corticais.[54]

Na recomendação de RS mediante consenso regional por especialistas das regiões latino-americana e Caribe, em 2019, os autores avaliaram 22 estudos sobre o uso de EMTr nas dores crônicas.[55] Houve recomendação de nível A (benefício baixo a moderado) rTMS sobre M1 para fibromialgia e dor neuropática e recomendação de nível B (potencial melhora, mas ainda com benefícios incertos) da dor musculoesquelética, SCDR e enxaqueca. Recomendação de nível B contra o uso de EMTr no lado esquerdo de córtex pré-frontal dorsolateral no tratamento das dores crônicas.

Outro painel de consenso e recomendações de especialistas multinacionais e multidisciplinares (2020) sobre eficácia de EMTr em dores crônicas concluíram que a EMTr apresentou eficácia com nível de recomendação extremamente forte para dores neuropáticas e cefaleias pós-traumatismo cranioencefálico; de moderada eficácia para dores pós-operatórias e prevenção de enxaqueca, e poderia ser recomendada para prevenção de enxaqueca. Embora o uso do EMTr no tratamento das dores e da depressão esteja bastante consolidado, são necessários mais estudos para avaliar os custos e benefícios em longo prazo desses tratamentos, especialmente quando realizada com neuronavegação.[56]

Uma RS realizada em 2020 também concluiu que o uso de EMTr não estava associado a complicações graves e parece ser benéfico para o tratamento de fibromialgia, SCDR, dores neuropáticas de várias origens, incluindo dor central e decorrente de neuropatias periféricas e enxaqueca. Embora haja estudos com resultados benéficos quanto ao uso de EMTr em dores de diversas naturezas como dor orofacial, neuralgia trigêmeo, dor fantasma, lombalgia, síndrome dolorosa miofascial, dor pélvica e SCDR, há necessidade de mais ECR de boa qualidade para validar a real eficácia de EMTr no tratamento dessas condições.[57]

6.3.11 Estimulação transcraniana com corrente contínua (ETCC)

A ETCC utiliza correntes contínuas de baixa intensidade emitidas por eletrodos aplicados sobre o crânio para proporcionar efeitos neuromodulatórios e de neuroplasticidade. Os efeitos da ETCC dependem da polaridade elétrica; a estimulação anódica aumenta a excitabilidade cortical e a catódica diminui. A ETCC libera diversos neurotransmissores, como dopamina, acetilcolina, serotonina e ácido gama-aminobutírico (GABA), relacionados com o processamento da dor e com as alterações neurofisiológicas duradouras específicas nas regiões estimuladas. A ETCC é bem tolerada e de baixo custo, e seus efeitos adversos são raros e pouco significantes. É empregada principalmente para tratar doenças neuropsiquiátricas, como depressão e drogadição, assim como as dores aguda e crônica e para reabilitar doentes que sofrem AVE. A aplicação de corrente com baixa intensidade (1 a 2 mA) na região motora (M1) parece proporcionar melhora de doentes com dores crônicas.

Zortea et al. realizaram uma metanálise de 2019 com 24 estudos, com metodologia de moderada a elevada qualidade, e concluíram que a ETCC melhorou dor crônica com um tamanho de efeito moderado. Em média, os protocolos ativos melhoraram 27,3% das dores no final do tratamento em comparação com o Sham.[58]

Na recomendação de RS pelo consenso regional para o uso de ETCC para alívio da dor por especialistas das regiões latino-americana e Caribe, em 2019, foram incluídos 24 estudos.[55] Houve recomendação de nível A (benefício baixo a moderado) para uso de eletrodo anodal sobre M1 no controle da dor em doentes com fibromialgia e re-

comendação de nível B (potencial benefício, mas ainda incerto) na dor neuropática periférica, dor abdominal e enxaqueca. O uso de eletrodo bifrontal (F3/F4) também recebeu uma recomendação de nível B no tratamento da fibromialgia, bem como na região do M1. Também foi atribuída uma recomendação nível B para enxaqueca e benefícios secundários, como melhora da qualidade de vida, diminuição da ansiedade. Por fim, recomendação de nível A contra o uso de ETCC na região de M1 em doentes com lombalgia.

6.3.12 Terapia ocupacional

A terapia ocupacional (TO) tem como objetivo auxiliar os doentes a melhorar a funcionalidade e a qualidade de vida. Os terapeutas ocupacionais avaliam o impacto da dor nas atividades de vida diária e ajudam a estabelecer habilidades e estratégias para enfrentar a dor. As atividades laborativas e as simulações das atividades de vida diária estimulam a recuperação da força, a coordenação e a destreza dos segmentos acometidos. As atividades devem ser programadas de acordo com escala ascendente, respeitando-se o aumento paulatino da flexibilidade e da força do membro lesado. Nas fases mais avançadas da reabilitação os doentes devem ser estimulados e educados a exercer atividades que deverão executar quando retornarem ao trabalho, tendo como parâmetros a capacidade funcional e a ausência da sintomatologia. Quando não houver condições físicas de retorno ao mesmo posto de trabalho é necessária a readaptação, ou seja, o preparo dos doentes para executar outras atividades profissionais.

Adaptações visam melhorar a preensão de determinados objetos, por exemplo, uso de suportes de borracha ou de espuma para aumentar a circunferência das canetas, garfos, facas ou outros utensílios do lar e do trabalho, com menor sobrecarga dos músculos responsáveis pela oponência e pinça. Além disso, adaptações podem melhorar a agilidade e diminuir a dor para realizar as atividades diárias, como vestir-se, calçar e realizar a higiene diária. Em revisão quanto às atividades de TO em dores crônicas, foram identificadas 30 intervenções diferentes: em 73% eram enfoques diretamente para a pessoa, em 20% as atividades e em 7% relacionados a fatores ambientais. As duas intervenções mais frequentes foram o espaçamento e as atividades graduais em 36,5% e adaptações das atividades em 32,7% dos doentes.[59]

6.4 Órteses, próteses e cintas

As órteses e as próteses são aparelhos destinados a suprir ou corrigir as anormalidades morfológicas ou funcionais de um membro, órgão ou segmento corpóreo. Podem incluir coletes, imobilizadores, palmilhas e faixas elásticas, dentre outros artefatos, para facilitar o desenvolvimento da capacidade funcional, respeitando-se as limitações individuais. Devem ser adaptadas a cada doente após a avaliação funcional pelo profissional que integra a equipe de reabilitação. As órteses confeccionadas sob medida com material termomoldável ou pré-fabricadas são úteis para tratar doentes com disfunção ou lesão de estruturas dos sistemas musculoesquelético ou nervoso, pois previnem e minimizam as deformidades e as retrações musculotendíneas e articulares, melhoram a marcha, o suporte do tronco e o alinhamento das estruturas osteomusculares e diminuem as posturas anormais.

Órteses para membros superiores e inferiores podem ser úteis para aliviar sintomaticamente indivíduos com OA. Órteses termoplásticas podem ser úteis para tratar doentes com OA carpometacarpal ou da articulação interfalangeana do polegar. Em doentes com lesão do plexo braquial, as sequelas em flexão dos dedos e punhos podem ser minimizadas ou alentecidas quando se utilizam órteses de posicionamento. A postura de "pé caído" decorrente da lesão do nervo fibular pode ser corrigida com órteses de polipropileno, fibra de carbono, adaptações nos sapatos ou faixas elásticas como apoio antiequino com tiras elásticas atuais. Faixas elásticas, luvas e meias compressivas podem ser utilizadas quando há edema linfático ou de estase. Inicialmente, o edema é reduzido com massoterapia associada à elevação do membro. O edema crônico torna-se endurado e difícil de ser corrigido, pois o extravasamento do plasma e da linfa modifica a morfologia e a fisiologia do tecido conjuntivo. Nessas eventualidades, as bombas de compressão intermitente podem ser muito úteis.

As próteses com finalidades funcionais e/ou estéticas são indicadas em casos de amputação de segmentos corpóreos. As próteses em gancho são mais funcionais que as mioelétricas ou próteses estéticas quando há amputação do membro superior. As próteses são fundamentais em casos de amputação do membro inferior, porque possibilitam independência para a marcha.

As cintas e faixas abdominais lombares não devem ser utilizadas por tempo prolongado, pois facilitam atrofia muscular. Podem ser utilizadas em lombalgia aguda ou pós-posturas vertebrais, mas sempre por pouco tempo ou com orientação do profissional de saúde. Os trabalhos não suportam seu uso em lombalgia crônica.[60]

6.5 Meios auxiliares para a marcha

São equipamentos que reduzem o impacto do peso corpóreo nos membros inferiores. O grau de redução da carga depende do tipo de aparelho e do treinamento dos doentes. Sempre que possível, deve-se recomendar a marcha com carga para minimizar os efeitos deletérios da imobilização e evitar a amiotrofia. Indicam-se muletas, bengalas ou imobilizadores quando a deambulação é dolorosa. Os andadores permitem ao doente maior segurança no início do treinamento da marcha. A carga reduz-se ao ser transferida para os membros superiores e para o andador; há indicados para tratar doentes que necessitam de ampla base de apoio devido à deficiência do controle motor e do equilíbrio, ou osteoartrite de articulações de membros inferiores.

As muletas podem ser axilares ou canadenses e podem eliminar a carga corpórea sobre um membro inferior durante a deambulação. A braçadeira das muletas axilares deve ter 2 a 4 dedos menos do que a altura da prega axilar, permitir que os cotovelos sejam fletidos em 30 graus e que a manopla se posicione no nível do trocânter maior do fêmur e sua base cerca de 30 cm da face lateral do pé. As muletas axilares não devem ser usadas unilateralmente, pois lateralizam muito o tronco. Bengalas e andadores reduzem a pressão nas articulações acometidas. Vários tipos de bengalas são prescritos quando os doentes apresentam melhor controle motor e do equilíbrio; devem ser utilizadas contralateralmente à lesão e podem reduzir carga do peso corporal sobre o membro inferior. A medida da bengala tem como base o trocânter maior para permitir a flexão de 30 graus do cotovelo, valor necessário para a impulsão e a carga. Um ECR comprovou efetividade do uso de bengala na dor e função em doentes com OA de joelho.[61]

É controverso o uso de dispositivos como palmilhas e calçados especiais; não há consenso sobre seu uso no calçado de doentes com OA dos joelhos e do quadril e, salvo restrições, do tornozelo. De acordo com uma RS do Instituto Cochrane de 2008, o uso de palmilhas não previne e não trata lombalgia. Por outro lado, as dismetrias de membros inferiores estão relacionadas a maior sobrecarga e OA de articulações de quadril, joelho e lombalgia. Portanto, na prática diária seria prudente analisar individualmente a indicação de palmilha. Faça teste com tábuas de diferentes espessuras ou com folhas de papel ou de livro aberto para ver se há conforto com o indivíduo em ortostatismo. Se houver maior conforto ou sensação de bem-estar, vale a pena iniciar o uso de palmilha de poucos milímetros, e aumentar lenta e progressivamente até a compensação desejada.

6.6 Colchões e travesseiros

Uma RS de 24 ECR em 2015 sobre o uso de colchões e seu efeito nas dores, alinhamento espinhal e qualidade do sono concluiu que os colchões de textura média são benéficos para indivíduos com lombalgia inespecífica e foram classificados como mais confortáveis que os mais macios, proporcionando melhor qualidade do sono em 55% e diminuindo a dor em 48% em pacientes com dor lombar crônica. Quando um indivíduo tem controle ativo das propriedades da cama (personalizado com inflação), há melhora no alinhamento da coluna vertebral, assim como qualidade do sono.[62] Na prática, os colchões tidos como "ortopédicos" não são recomendáveis por serem duros demais.

As posturas mais adequadas para dormir são os decúbitos laterais ou dorsais. Em decúbito lateral, sugere-se utilizar usar um travesseiro posicionado entre os membros inferiores para estabilizar o quadril e a pelve e membros inferiores e outro travesseiro entre os membros superiores e abdome, para evitar torção do tronco e queda de membros superiores. Se possível, usar travesseiro grande e comprido, do comprimento do corpo seria ideal, para facilitar a permanência deste durante a noite. Na postura de dormir em decúbito dorsal horizontal, o ideal seria colocá-lo embaixo dos joelhos, para auxiliar no relaxamento de região lombar. A postura de decúbito ventral deve ser evitada, pois haveria torção da pelve e da região cervical, e pode contribuir para desencadear ou agravar dores cervicais, cefaleias e dores lombares e da pelve.

Os travesseiros devem ser macios, que acomoda o pescoço e o ombro, mas sem afundar. Não devem ser de pena ou pluma, flocos de espumas, ervas nem de viscoelástico tipo "NASA", pois afundam e não acomodam adequadamente região cervical. Recomenda-se travesseiro de látex, que é o melhor material para pessoas com dores, mas cuidado com muita resiliência e elasticidade, pois podem provocar dores.

6.7 Repouso

Na vigência de processos inflamatórios ou após eventos traumáticos agudos, devem-se proporcionar medidas de analgesia e proteger o local lesado até sua resolução. O tratamento consiste em repouso relativo durante curtos períodos de tempo, mantendo-se a estrutura acometida adequadamente. Deve-se evitar o repouso absoluto e prevenir consequências da síndrome do imobilismo, ou seja, recomenda-se repouso relativo com manutenção das atividades diárias durante 2 a 3 dias nos doentes com lombalgia aguda e intensa. O repouso prolongado é contraindicado para tratar a lombalgia; o repouso deve ser relativo, intercalado com movimentos leves das atividades diárias e cinesioterapia. Na revisão de Cochrane de 2010, 10 ECR foram incluídos com risco variável de viés.[63] Para doentes com lombalgia aguda, os resultados sugeriram pequena melhora no alívio da dor e funcionalidade em favor do conselho para permanecer ativo. Em doentes com dor ciática, há evidência de qualidade moderada de pouca ou nenhuma diferença no alívio da dor ou funcionalidade, entre ficar em repouso ou permanecer ativo. Alguns estudos sugerem pouca ou nenhuma diferença entre permanecer ativo e outras estratégias de tratamento (p. ex., fisioterapia, exercícios ou terapia de manipulação), mas a qualidade da evidência é muito baixa para tirar conclusões claras. O repouso não proporciona melhor a analgesia, mas pior desfecho primário quanto à dor, duração do período de recuperação, retorno às atividades diárias e período de afastamento do trabalho. O repouso gera perda diária de 0,7% da força muscular, valor que varia de acordo com o grupamento muscular avaliado. A imobilização é contraindicada em casos de traumatismos de pequena magnitude. Dor e outros sintomas presentes nos doentes com OA melhoram com descanso programado ao longo do dia.

6.8 Escolas de coluna

As escolas de coluna (EC) originaram-se na Suécia na década de 1969. Foram fundamentadas em programas desenvolvidos para educar doentes. Consistiram em reuniões das quais participavam poucos indivíduos e em palestras sobre anatomia e função da coluna vertebral, adequação ergonômica durante a realização das atividades de vida diária e profissionais e exercícios destinados à melhora da função da região lombar; tinham a finalidade de aprimorar as estratégias de enfrentamento dos doentes com lombalgia crônica e prevenir recidivas. A educação e a conscientização dos doentes quanto ao diagnóstico, prognóstico e tratamento podem incluir apresentações audiovisuais, leituras, discussões sobre a contribuição do estresse psicofisiológico na dor crônica, neurofisiologia e anatomia da dor, importância da nutrição, uso adequado de medicamentos, conservação de energia e conscientização corporal. A elevada heterogeneidade e os riscos de vieses dos estudos dificultam a avaliação e a comparação dos resultados das metanálises.[64] O conteúdo das EC modificou-se e na atualidade é amplamente variado. Isso significa que as escolas de coluna moldadas com visão amplificada, seguindo os modelos multi e interdisciplinares, proporcionam resultados mais satisfatórios.

Os melhores estudos demonstraram que as escolas de coluna poderiam ser mais eficazes em condições agudas, subagudas[64] ou crônicas quando realizadas nos locais de trabalho. Uma revisão de Cochrane de 2017 incluiu 30 estudos com um total de 4.105 participantes quanto à efetividade das EC na lombalgia,[65] e concluiu que EC era minimamente mais eficaz do que nenhum tratamento para dor e incapacidade em curto prazo, mas não em médio ou longo prazo. Evidência de baixa qualidade de que EC reduziu a dor em curto prazo comparado com cuidados médicos; mas sem diferença significativa entre EC e cuidados médicos em médio ou longo prazo; evidência de qualidade muito baixa de que EC não era mais eficaz que a fisioterapia passiva em curto, médio prazo ou longo prazo; evidência de baixa qualidade de que EC não era melhor que o exercício em curto prazo e em longo prazo. Quanto à incapacidade, evidência de qualidade muito baixa de que EC não era mais eficaz do que nenhum tipo de tratamento em médio e longo prazo; e não era melhor que os exercícios em curto, médio e longo prazo; evidência de qualidade muito baixa de que a fisioterapia passiva é melhor do que EC em longo prazo. Zaina e Negrini realizaram em 2019 uma revisão dos estudos incluídos na revisão de Cochrane de 2017 e observaram que os estudos mais recentes sobre EC proporcionaram resultados mais positivos em longo prazo, comparados com sem tratamento, e que protocolos educativos mais ativos proporcionaram melhores resultados em termos de melhora da dor em longo prazo.[66]

6.9 Programas psicossociais, mindfulness, hipnose e terapias psicológicas

Os objetivos de programas psicossociais em doentes com dor consistem em modificar os conceitos e os mitos sobre dor crônica, hábitos, atitudes de enfrentamento dos processos dolorosos e conflitos cotidianos, diminuir pensamentos, crenças e comportamentos mal adaptativos, melhorar função física,

sofrimento psicológico e aumentar a autoeficácia no tratamento da dor, entre outros.[1,2,3,4,60,67,68] O retorno dos indivíduos às atividades profissionais é a etapa fundamental e um dos objetivos primários do programa de tratamento; o simples afastamento temporário do trabalho seguido do retorno aos padrões prévios das atividades pode desencadear, agravar ou tornar mais incapacitantes as síndromes álgicas. Outro objetivo importante é o de conscientizar o doente quanto às possibilidades do aumento da atividade e das conveniências da diminuição do abuso de medicamentos desnecessários. A adaptação dos instrumentos para a execução de tarefas, a adequação das posturas durante o trabalho, o respeito aos períodos de repouso e a reorganização das tarefas são medidas de grande importância para a reintegração profissional e familiar dos doentes.[2, 3, 4]

A psicoterapia de apoio individual ou em grupo, as técnicas de relaxamento, a hipnose e as estratégias cognitivo-comportamentais, psicodrama, dentre outras, reduzem a ansiedade e geram sensação de equilíbrio e de bem-estar mental e físico. Existe algum grau de evidência de benefício das terapias como meditação, *mindfulness*, hipnose, terapia cognitivo-comportamental (TCC), entre outros, para tratar doentes com dor. Com base nos resultados de ensaios controlados e randomizados e em RS da literatura,[67,68] as seguintes recomendações podem ser propostas: várias possibilidades que incluem a combinação dos cuidados para desenvolvimento das estratégias de enfrentamento, reestruturação cognitiva e mudança de comportamento podem ser úteis como tratamento adjuvante para tratar a lombalgia crônica; o enfoque multimodal, como a terapia cognitivo-comportamental, especialmente quando combinada com componente educativo, pode ser adjuvante eficaz no tratamento da artrite reumatoide e da OA; o relaxamento, o *biofeedback* a hipnose e a auto-hipnose devem ser considerados no tratamento de migrânea recorrente e da cefaleia tipo tensão; várias terapias que manipulam o complexo mente-corpo (p. ex., imagens, hipnose, relaxamento) empregados pré-cirurgicamente podem encurtar o período de recuperação e reduzir dores após procedimentos cirúrgicos. TCC foi adaptado e considerado benéfico para populações especiais com dor crônica, incluindo crianças e idosos.[69] Inovações nos formatos de TCC (p. ex., por meio da internet e por telefone). Os resultados de uma revisão de 2016 demonstrou que a TCC foi eficaz na redução da intensidade da dor em 43% dos doentes dos ensaios clínicos e foi um tratamento eficaz para muitas variáveis relacionadas à dor, como funcionamento físico, ansiedade, depressão e qualidade de vida.[68]

A Agência Canadense de Drogas e Tecnologias em Saúde em 2019 publicou uma revisão quanto à eficácia clínica do *mindfulness*,[50] por meio de uma RS em que os resultados de dor e condições psicológicas em doentes com várias condições de dor crônica (lombalgia, fibromialgia, cefaleia tipo tensional e dor crônica geral), e os achados clínicos foram confusos. Nessa revisão, o treinamento de *mindfulness* melhorou os escores de aceitação da dor e de depressão, mas não melhorou a intensidade da dor, a ansiedade ou a qualidade de vida em relação ao controle da lista de espera. Pode ser prematuro tirar conclusões sobre a eficácia comparativa do treinamento de atenção plena versus ausência de tratamento devido à escassez de evidências clínicas e falhas metodológicas inerentes observadas nos estudos incluídos.

Os estudos de imagens cerebrais mostram que a hipnose altera atividades no córtex cingulado anterior, áreas insulares e córtex pré-frontais, possivelmente refletindo o papel dessas regiões cerebrais no relaxamento mental. Como essas áreas desempenham um papel importante na modulação da dor, seriam a base neural para analgesia hipnótica, com respostas diferentes entre os indivíduos com alta e baixa sugestionabilidade em resposta a indução analgésica hipnótica. Uma metanálise avaliou a eficácia da hipnose em 2019 na redução da dor com 85 ensaios experimentais controlados, com 3.632 participantes.[70] Os principais achados foram: a hipnose proporcionou de moderada a elevada analgesia para todos os resultados da dor; a sugestionabilidade hipnótica e a inclusão de uma sugestão analgésica direta são determinantes importantes para eficácia da intervenção; possíveis vieses das publicações foram identificados, mas com impacto mínimo nos tamanhos dos efeitos. A hipnose com sugestão analgésica produziu uma redução de 42% na intensidade de dor em indivíduos com alta sugestionabilidade hipnótica e de 29% naqueles com média sugestionabilidade hipnótica.

6.10 Programas educativos multi e interdisciplinares

Devido à comprovada ineficácia de muitos tratamentos aplicados a doentes com dor crônica, novos modelos assistenciais e de orientação foram desenvolvidos. Com o objetivo de modificar as atitudes e crenças dos doentes com afecções clínicas complexas, a organização de programas de educação e de tratamento com reabilitação que tenham como estrutura básica a execução de atividades de preleção

sobre doenças e ensino de vivência das técnicas de enfrentamento da dor e de estresse são de grande valia. A instituição de tais programas deveu-se à compreensão de que é necessário estimular os doentes a rever seus conceitos e atitudes em relação à dor crônica, a aprender novas estratégias de como lidar com a dor (relaxamento, exercícios, técnicas de distração entre outras) e a assumir comportamentos mais adaptativos e ativos. A sensação de dor resulta da interação complexa de fatores biológicos, cognitivos, afetivos e emocionais que, modificados positivamente, podem diminuir experiência dolorosa e sofrimento. Ocorre melhora das funcionalidades físicas e psíquicas e da qualidade de vida, maior frequência de retorno ao trabalho, redução da intensidade da dor e incorporação no dia a dia de novas estratégias aprendidas por doentes com dor que frequentam os programas de educação. A percepção dos estímulos nociceptivos pode ser modificada pelo alerta e pelo estado psíquico dos doentes. O esclarecimento das situações reduz as incertezas, melhora a aderência ao tratamento e aumenta a confiança nas condutas propostas. O envolvimento dos familiares e dos cuidadores no programa de controle da dor modifica os conceitos errôneos e desfavoráveis relacionados ao quadro global e possibilita o uso desses métodos no domicílio.[1,2,3,4,60]

No Grupo de Dor da Divisão de Medicina Física e reabilitação do Instituto de Ortopedia e Traumatologia no Centro de Dor do Hospital das Clínicas da Faculdade de Medicina da Universidade de São Paulo foram organizados programas educativos de reabilitação destinados a doentes com várias afecções dolorosas, destacando-se a lombalgia, a síndrome fibromiálgica, lesões por esforço de repetição/distúrbios osteomusculares relacionados ao trabalho e a dor crônica em geral, em que sessões com apresentações teórico-práticas versando sobre biologia humana, mecanismos de adoecimento, otimização dos tratamentos e enfrentamento da dor e do estresse são proferidas para doentes com dor crônica, de modo interativo por especialistas que atuam em várias áreas do conhecimento. A organização de tais programas deveu-se à compreensão de que era necessário estimular os doentes a revisar seus conceitos sobre atitudes em face da dor crônica, ensinar-lhes novas estratégias para lidar com ela e adotar comportamentos mais adaptativos. Houve melhora da dor e incapacidade, retiro ao trabalho, e qualidade de vida e aumento de uso de recursos de autocuidados, realização de exercícios, além da diminuição de uso de fármacos e de fisioterapia, em seguimento de 24 meses.[4]

RS com metanálise de rede em 2019 com 40 ECR quanto à efetividade de tratamentos na prevenção de episódios de lombalgia e absenteísmo[71] concluiu que os exercícios isolados, bem como exercícios combinado com a educação, são eficazes como estratégias de prevenção para lombalgia. Observaram também evidências mínimas que suportam eficácia da educação isolada, cintos lombares, palmilhas ou ajustes ergonômicos na prevenção da lombalgia. Outra RS e metanálise sobre eficácia de programa de educação em neurociência da dor (PEND)[6] para adultos com dores musculoesqueléticas crônicas em 2019 selecionaram 12 ECR, com 755 participantes que relataram dor, incapacidade e estressores psicossociais, e 4 estudos qualitativos com 50 participantes. O efeitos para PEND versus controle tiveram baixa relevância clínica em curto e médio prazo para alívio da dor e em médio prazo para dor e incapacidade. O efeito do tratamento de PEND para cinesiofobia foi clinicamente relevante em curto prazo e para catastrofização da dor em médio prazo. Foram identificados vários componentes importantes para melhorar a experiência do paciente em PEND, como permitir que o paciente conte sua própria história, por reconceptualizar a dor, que parece ser um processo importante para facilitar a capacidade dos pacientes de lidar com sua doença. Não há, entretanto, consenso sobre os benefícios esperados desses programas. Enquanto alguns estudos sugeriram que há benefício em curto e longo prazos, especialmente quanto à funcionalidade física e psíquica, retorno ao trabalho, intensidade da dor, incorporação de novas estratégias e melhora na qualidade de vida, outros revelaram que tais programas eram pouco eficazes. Possivelmente, a diferença quanto aos resultados deve-se à variabilidade da organização das pesquisas utilizadas, aos objetivos pretendidos, às variações nas condições clínicas dos doentes, habilidades dos profissionais e influência dos parâmetros regionais. Alguns estudos observaram também uma diminuição do uso dos cuidados de saúde em doentes com dor crônica após esses programas, portanto pode ser uma intervenção custo-efetiva, bastante interessante devido ao alto ônus financeiro associado a dores crônicas.

6.11 Programas multidisciplinares de tratamento

Os tratamentos multidisciplinares de tratamento constituem modalidade do tratamento da dor muito importante. Inclui diversas especialidades atuando em conjunto, geralmente em um centro de reabilitação com objetivos comuns. Consistem na execução de programas educativos e de orientações interdisciplinares e teórico-práticas que possibilitam transmitir informações aos doentes sobre etiologias, nosologias, fisiopatologia, fatores que concorrem para a instalação ou agravamento da expressão de dor e possibilidades das intervenções terapêuticas. Possibilitam também o intercâmbio de informações sobre as experiências positivas entre doentes e profissionais de saúde e autorreflexão sobre saúde física, postural e gestual, relação entre o indivíduo e o trabalho, qualidade de vida, reações do corpo em face dos estressores físicos, emocionais e ambientais e sobre métodos de prevenção do adoecimento. Os programas podem incluir modalidades terapêuticas individuais ou em grupo, como terapias físicas e ocupacionais e de relaxamento, psicologia focada na dor, aconselhamento e educação. Enfatiza-se a integração das habilidades aprendidas em cada disciplina (p. ex., uso de técnicas de respiração focada ou *mindfulness* em fisioterapia). Vários estudos enfatizam a necessidade da superação dos modelos tradicionais de condução e de enfrentamento das enfermidades emergentes ou de adaptação. Devem assinalar o caráter multifacetário do fenômeno do adoecer e a necessidade da construção de modelos capazes de abranger a noção da multiplicidade exigida pelos novos contextos sociais. Isso sugere a necessidade de adoção de modelos interdisciplinares de intervenção com o objetivo de oferecer controle mais avançado dos fenômenos biológicos, emocionais, sociais e econômicos envolvidos no processo do adoecer.[1,2,4] Devido aos custos elevados e problemas administrativos, no entanto, nem sempre esse modelo é viável.

A Agência Canadense de Drogas e Tecnologias em Saúde publicou em 2019, por meio de 2 RS, 2 ECR e um estudo econômico, sobre efetividade dos programas de tratamento multidisciplinar para doentes com dor crônica.[72] Uma RS incluiu doentes pediátricos com dor crônica mista (alta prevalência de cefaleia, dor abdominal e SCDR), e outro incluiu doentes com dor musculoesquelética crônica. No geral, os achados sugeriram que os tratamentos multidisciplinares estavam associados a melhoras significativas na intensidade da dor e podem estar associados a melhoras significativas na qualidade de vida e de função. Havia uma variação substancial nos tipos de programas de tratamento multidisciplinar, nos controles e nas avaliações na qualidade de vida e de função. O estudo de uma avaliação econômica sugere que o custo-efetividade de programas multidisciplinares de tratamento da dor é incerto, pois a diferença nos anos de qualidade de vida ajustados entre o tratamento multidisciplinar e o controle não foi estatisticamente significativa.

6.12 Conclusão

A identificação dos fatores que perpetuam e/ou agravam a dor, incluindo-se as alterações individuais, ergonômicas, posturais, psicocomportamentais e ambientais, é etapa fundamental para tratar e reabilitar os doentes com dor. A reabilitação visa à melhora da funcionalidade, da qualidade de vida, da reabilitação social e profissional do doente, e não apenas ao alívio da dor. Condições dolorosas crônicas complexas implicam enfoques colaborativos e contínuos de tratamentos multi e interdisciplinares.

A heterogeneidade das metodologias dos tratamentos, das avaliações dos resultados, incluindo poder estatístico inadequado com alto risco de viés, tornam muitas vezes as conclusões das RS nas dores crônicas conflitantes e inconclusivas, sendo essencial a qualidade dos ERC melhoradas, com número maior de casos incluídos, maior tempo de seguimento e estudos multicêntricos. As terapias com evidências de eficácia para tratar dores crônicas ou subagudas incluem a terapia cognitivo-comportamental, a acupuntura, a ioga, os exercícios físicos, os programas educativos, os tratamentos multidisciplinares, a estimulação magnética transcraniana e a estimulação elétrica contínua transcraniana. Entretanto, para a maioria das outras intervenções, as evidências são baixas ou inconclusivas, ou com efeitos benéficos apenas em curto prazo, pois os estudos são de baixa qualidade metodológica e com risco elevado de vieses.

O elevado custo dos programas multidisciplinares intensivos pode limitar sua aplicabilidade. Entretanto, são mais adequados para doentes que não respondem a modalidades individualizadas de tratamento, ou como alternativa às cirurgias. Não há, nos estudos em que se avaliaram as metodologias, a melhor sequência das terapias, ou evidências de que o tratamento da dor por uma especialidade seja superior ao de outra. A maioria dos estudos e diretrizes enfatiza a importância da avaliação e do tratamento multidisciplinar intensivo dos doentes com dor.

Referências

1. Deer TR, Leong MS, Buvanendran A, et al. Comprehensive treatment of chronic pain by medical, interventional and integrative approaches. Springer; 2013.

2. Teixeira MJ, Figueiró J, Yeng LT, de Andrade DC. Dor. Manual para clínico. 2ª ed. Atheneu; 2019. p.960.

3. Teixeira MJ, Yeng LT, Kaziyama HHS. Dor, síndrome dolorosa miofascial e dor musculoesquelética. São Paulo: Roca, 2008.

4. Yeng LT. Avaliação de um programa educacional multidisciplinar em doentes com distúrbios osteomusculares relacionados ao trabalho (DORT), 2002.Tese [Doutorado] – Faculdade de Medicina, Universidade de São Paulo, 2002.

5. Travell JG, Simons DG. Myofascial pain and dysfunction: the trigger point manual. The upper extremities. 2nd ed. Baltimore: Williams and Wilkins; 1998. v.1.

6. Watson JA, Ryan CG, Cooper L, et al. Pain neuroscience education for adults with chronic musculoskeletal pain: a mixed-methods systematic review and meta-analysis. J Pain. 2019 Oct;20(10):1140.e1-1140.e22.

7. French SD, Cameron M, Walker BF, et al. Superficial heat or cold for low back pain. Cochrane Database Syst Rev. 2006;47.

8. Xia P, Wang X, Lin Q, et al. Effectiveness of ultrasound therapy for myofascial pain syndrome: a systematic review and meta-analysis. Pain Res. 2017;10:545.

9. Aiyer R, Noori SA, Chang KV, et al. Therapeutic ultrasound for chronic pain management in joints: a systematic review. Pain Med. 2019 May 16:1-12. doi:10.1093/pm/pnz102.

10. Noori SA, Rasheed A, Aiyer R, et al. Therapeutic ultrasound for pain management in chronic low back pain and chronic neck pain: a systematic review. Pain Med. 2019 Jan 12:1-12.

11. Ebadi S, Henschke N, Nakhostin Ansari N, et al. Therapeutic ultrasound for chronic low-back pain. Cochrane Database Syst Rev. 2014;46.

12. Ortega JA, Fernández EC, Llorent RG, et al. Microwave diathermy for treating nonspecific chronic neck pain: a randomized controlled trial. Spine. 2014;14(8):1712-21.

13. Fu T, Lineaweaver WC, Zhang F, Zhang JJ. Role of shortwave and microwave diathermy in peripheral neuropathy. Int Med Res. 2019 Aug;47(8):3569-79.

14. Huisstede BM, Hoogvliet P, Franke TP, et al. Carpal tunnel syndrome: effectiveness of physical therapy and electrophysical modalities. an updated systematic review of randomized controlled trials. Arch Phys Med Rehab. 2018;99(8):1623-34.e23.

15. Gibson W, Wand BM, Meads C, Catley MJ, O'Connell NE. Transcutaneous electrical nerve stimulation (TENS) for chronic pain: an overview of Cochrane reviews. Cochrane Database of Systematic Reviews 2019, Issue 4.

16. Travers MJ, O'Connell NE, Tugwell P, et al. Transcutaneous electrical nerve stimulation (TENS) for chronic pain: the opportunity to begin again. Cochrane Database Syst Rev. 2020 Apr 22;4.

17. Dailey DL, Vance CGT, Rake BA, et al. Transcutaneous electrical nerve stimulation reduces movement-evoked pain and fatigue: a randomized, controlled trial. Arthritis & Rheumatology. 2020 May;72(5):824-36.

18. Neuwersch-Sommeregger S, Köstenberger M, Pipam W, et al. Electrical muscle stimulation in combination with heat for patients with chronic, nonspecific low back pain: a randomized, double-blind, stratified, placebo-controlled clinical trial. Schmerz. 2020 Feb;34(1):65-73.

19. Weissenfels A, Wirtz N, Dörmann U, et al. Comparison of whole-body electromyostimulation versus recognized back-strengthening exercise training on chronic nonspecific low back pain: a randomized controlled study. Biomed Res Int. 2019 Sep 29;2019:5745409.

20. Stausholm MB, Naterstad IF, Joensen J, et al. Efficacy of low level laser therapy on pain and disability in knee osteoarthritis: systematic review and meta-analysis of randomised placebo-controlled trials. BMJ Open. 2019 Oct 28;9(10):e031142.

21. de Pedro M, López-Pintor RM, de la Hoz-Aizpurua JL, et al. Efficacy of low-level laser therapy for the therapeutic management of neuropathic orofacial pain: a systematic review. Oral Facial Pain Headache. 2020 Winter;34(1):13-30.

22. Ezzati K, Laakso EL, Salari A, et al. The Beneficial effects of high-intensity laser therapy and co-interventions on musculoskeletal pain management: a systematic review. J Lasers Med Sci. 2020 Winter;11(1):81-90.

23. Owen PJ, Miller CT, Mundell NL, Verswijveren SJ, Tagliaferri SD, Brisby H, et al. Which specific modes of exercise training are most effective for treating low back pain? Network meta-analysis. Br J Sports Med. 2019.

24. Niederer D, Mueller J. Sustainability effects of motor control stabilisation exercises on pain and function in chronic nonspecific low back pain patients: a systematic review with meta-analysis and meta-regression. PLoS One. 2020 Jan 15;15(1):e0227423.

25. Smart KM, Wand BM, O'Connell NE. Physiotherapy for pain and disability in adults with complex regional pain syndrome (CRPS) types I and II. Cochrane Database Syst Rev. 2016 Feb 24;2:CD010853.

26. Goh SL, Persson MSM, Stocks J, Hou Y, Welton NJ, Lin J, et al. Relative efficacy of different exercises for pain, function, performance and quality of life in knee and hip osteoarthritis: systematic review and network meta-analysis. Sports Med. 2019 May;49(5):743-61.

27. Andrade A, Dominski FH, Sieczkowska SM. What we already know about the effects of exercise in patients with fibromyalgia: an umbrella review. Semin Arthritis Rheum. 2020 Feb 14:S0049-0172(20)30022-6.

28. Assumpção A, Matsutani LA, Yuan SL, et al. Muscle stretching exercises and resistance training in fibromyalgia: which is better? A three-arm randomized controlled trial. Eur J Phys Rehabil Med. 2018 Oct;54(5):663-70.

29. Furlan AD, Giraldo M, Baskwill A, et al. Massage for low back pain. Cochrane Database Syst Rev. 2015;(9):CD001929.

30. Miake-Lye IM, Mak S, Lee J, Luger T, et al. Massage for pain: an evidence map. J Altern Complement Med. 2019 May;25(5):475-502.

31. Rist PM, Hernandez A, Bernstein C, et al. The impact of spinal manipulation on migraine pain and disability: a systematic review and meta-analysis. Headache. 2019 Apr;59(4):532-42.

32. Coulter ID, Crawford C, Vernon H, et al. manipulation and mobilization for treating chronic nonspecific neck pain: a systematic review and meta-analysis for an appropriateness panel. Pain Physician. 2019 Mar;22(2):E55-E70.

33. Coulter ID, Crawford C, Hurwitz EL, et al. Manipulation and mobilization for treating chronic low back pain: a systematic review and meta-analysis. Spine J. 2018 May;18(5):866-79.

34. Wegner I, Widyahening IS, van Tulder MW, et al. Traction for low-back pain with or without sciatica. Cochrane Database Syst Rev. 2013 Aug 19;2013(8):CD003010.

35. Bai L, Tian J, Zhong C, et al. Acupuncture modulates temporal neural responses in wide brain networks: evidence from fMRI study. Molecular Pain. 2010;6(1):73.

36. MacPherson H, Maschino AC, Lewith G, et al. Characteristics of acupuncture treatment associated with outcome: an individual patient meta-analysis of 17,922 patients with chronic pain in randomised controlled trials. PLoS ONE. 2013;8(10):e77438.

37. Vickers A, Cronin A, Maschino A, et al. Acupuncture for chronic pain- individual patient data meta-analysis. Arch Intern Med. 2012;172(19):1444-3.

38. Hu HT, Gao H, Ma RJ, et al. Is dry needling effective for low back pain: a systematic review and PRISMA-compliant meta-analysis. Medicine. 2018;97:e11225.

39. Tang S, Mo Z, Zhang R. Acupuncture for lumbar disc herniation: a systematic review and meta-analysis. Acupunct Med J Br Med Acupunct Soc. 2018;36:62-70.

40. Xiang Y, He J-Y, Tian H-H, Cao B-Y, Li R. Evidence of efficacy of acupuncture in the management of low back pain: a systematic review and meta-analysis of randomised placebo or sham controlled trials. Acupunct Med. 2020 Feb;38(1):15-24.

41. Paley CA, Johnson MI. Acupuncture for the relief of chronic pain: a synthesis of systematic reviews. Medicina (Kaunas). 2019 Dec 24;56(1):1-48.

42. Zhang XC, Chen H, Xu WT, et al. Acupuncture therapy for fibromyalgia: a systematic review and meta-analysis of randomized controlled trials. J Pain Res. 2019;12:527-42.

43. D'Agostino MC, Craig K, Tibalt E, et al. Shock wave as biological therapeutic tool: from mechanical stimulation to recovery and healing, through mechanotransduction. Int J Surg. 2015;24(Pt B):147-53.

44. Romeo P, Lavanga V, Pagani D, et al. Extracorporeal shock wave therapy in musculoskeletal disorders: a review. Med Principles Practice. 2014;23(1):7-13.

45. Shockwave therapy for pain associated with upper extremity orthopedic disorders: a review of the clinical and cost-effectiveness. Ottawa (ON): Canadian Agency for Drugs and Technologies in Health. 2016 Sep 1.

46. Shockwave therapy for pain associated with lower extremity orthopedic disorders: a review of the clinical and cost-effectiveness. Ottawa (ON): Canadian Agency for Drugs and Technologies in Health. 2016 Sep 16.

47. Zhang Q, Fu C, Huang L, et al. Efficacy of extracorporeal shockwave therapy on pain and function in myofascial pain syndrome of the trapezius: a systematic review and meta-analysis. Arch Phys Med Rehabil. 2020 Mar 28:S0003-9993(20)30155-6.

48. Telles S, Sayal N, Nacht C, et al. Yoga: can it be integrated with treatment of neuropathic pain? Ann Neurosci. 2019 Apr;26(2):82-91.

49. Wieland LS, Skoetz N, Pilkington K, et al. Yoga treatment for chronic non-specific low back pain. Version 2. Cochrane Database Syst Rev. 2017 Jan, 12;1(1):CD010671.

50. Lachance CC, McCormack S. Mindfulness training and yoga for the management of chronic non-malignant pain: a review of clinical effectiveness and cost-effectiveness. Ottawa (ON): Canadian Agency for Drugs and Technologies in Health; 2019 Sep 20.

51. Kong LJ, Lauche R, Klose P, et al. Tai chi for chronic pain conditions: a systematic review and meta-analysis of randomized controlled trials. Sci Rep. 2016 Apr 29;6:25325.

52. Wang C, Schmid CH, Tielding A, et al. Effect of tai chi: versus aerobic exercise for fibromyalgia: comparative effectiveness randomized controlled trial. BMJ. 2018;360:K85I

53. Hall A, Copsey B, Richmond H, et al. effectiveness of tai chi for chronic musculoskeletal pain conditions: updated systematic review and meta-analysis. Phys Ther. 2017 Feb 1;97(2):227-38.

54. Galhardoni R, Correia GS, Araujo H, et al. Repetitive transcranial magnetic stimulation in chronic pain: a review of the literature. Arch Phys Med Rehab. 2015 30;96(4):S156-72.

55. Baptista AF, Fernandes AMBL, Sá KN, et al. Latin American and Caribbean consensus on noninvasive central nervous system neuromodulation for chronic pain management (LAC2-NIN-CP). Pain Rep. 2019 Jan 9;4(1):e692.

56. Leung A, Shirvalkar P, Chen R, et al. Transcranial magnetic stimulation for pain, headache, and comorbid depression: INS-NANS expert consensus panel review and recommendation. Neuromodulation. 2020 Apr;23(3):267-90.

57. Yang S and Chang MC. Effect of repetitive transcranial magnetic stimulation on pain management: a systematic narrative review. Front Neurol. 2020;11:114.

58. Zortea M, Ramalho L, Alves RL, et al. transcranial direct current stimulation to improve the dysfunction of descending pain modulatory system related to opioids in chronic non-cancer pain: an integrative review of neurobiology and meta-analysis. Front Neurosci. 2019 Nov 18;13:1218.

59. Lagueux É, Dépelteau A, Masse J. Occupational therapy's unique contribution to chronic pain management: a scoping review. Pain Res Manag. 2018 Nov 12;2018:5378451.

60. Chou R, Deyo R, Friedly J, et al. Noninvasive treatments for low back pain. Rockville (MD): Agency for Healthcare Research and Quality (US); 2016: https://effectivehealthcare.ahrq.gov/topics/back-pain-treatment/research. Cochrane Database Syst Rev 2016 Feb 24;2:CD010853.

61. Jones A, Silva PG, Silva AC, et al. Kane use on pain, function, general health and energy expenditure during gait in patients with knee osteoarthritis: a randomised controlled trial. Ann Rheum Dis. 2012 Feb;71(2):172-9.

62. Ahmed Radwan , Philip Fess , Darcy James, et al. Effect of different mattress designs on promoting sleep quality, pain reduction, and spinal alignment in adults with or without back pain; systematic review of controlled trials. Sleep Health. 2015 Dec;1(4):257-67.

63. Dahm KT, Brurberg KG, Jamtvedt G, et al. Advice to rest in bed versus advice to stay active for acute low-back pain and sciatica. Cochrane Database Syst Rev. 2010 Jun 16;(6):CD007612.

64. Heymans Mw, Van Tulder Mw, Esmail R, et al. Back schools for acute and subacute non-specific low-back pain. The Cochrane Collaboration. 2014.

65. Parreira P, Heymans MW, Van Tulder MW, et al. Back schools for chronic non specific low back pain. Cochrane Database Syst. Rev. 2017.

66. Zaina F, Negrini S. Schools beneficial for patients with chronic non-specific low back pain? A Cochrane Review summary with commentary. Musculoskelet Sci Pract. 2019 Dec;44:102060.

67. Gatchel RJ, Mcgeary DD, Mcgeary CA, et al. Interdisciplinary chronic pain management: past, present and future. Am Psychol. 2014;69(2):119-25.

68. Knoerl R, Lavoie Smith EM, et al. Chronic pain and cognitive behavioral therapy: an integrative review. West J Nurs Res. 2016 May;38(5):596-628.

69. Ehde DM, Dillworth TM, Turner JA. Cognitive-behavioral therapy for individuals with chronic pain: efficacy, innovatons, and directions for research. Am Psychol. 2014 Feb-Mar;69(2):153-66.

70. Thompson T, Terhune DB, Oram C, et al. The effectiveness of hypnosis for pain relief: a systematic review and meta-analysis of 85 controlled experimental trials. Neurosci Biobehav Rev. 2019 Apr;99:298-310.

71. Huang R, Ning J, Chuter VH, et al. Exercise alone and exercise combined with education both prevent episodes of low back pain and related absenteeism: systematic review and network meta-analysis of randomised controlled trials (RCTs) aimed at preventing back pain. Br J Sports Med. 2019 Oct 31:bjsports-2018-100035.

72. Gauthier K, Dulong C, Argáez C. Multidisciplinary treatment programs for patients with chronic non-malignant pain: a review of clinical effectiveness, cost-effectiveness, and guidelines – an update. Ottawa (ON): Canadian Agency for Drugs and Technologies in Health; 2019 May 10.

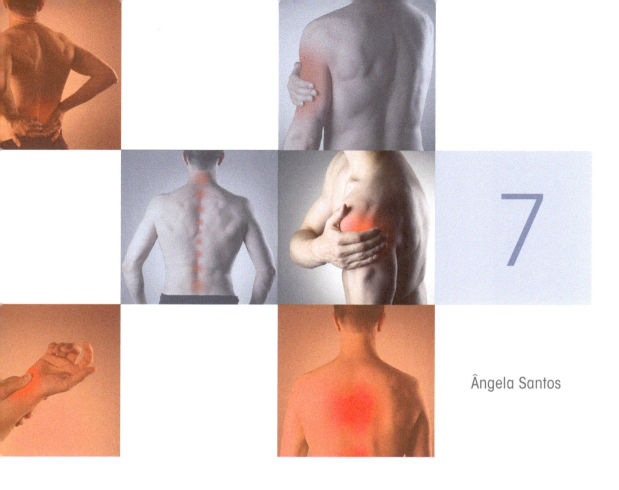

Ângela Santos

HISTÓRIA E DESAFIOS DO DIAGNÓSTICO CLÍNICO POSTURAL E FUNCIONAL NA FISIOTERAPIA

Estabelecer um diagnóstico antes dos procedimentos fisioterápicos é de praxe ou, me permito dizer, obrigatório quando se conta com uma equipe interdisciplinar para o atendimento de um paciente. Mas esse contexto ideal não é a realidade de muitos profissionais.

Dentro da fisioterapia contamos com excelentes técnicas em eletroterapia, hidroterapia e terapia manual capazes de tratar sinais e sintomas associados à dor, tensão, inflamação. Assim, muitas vezes a queixa do cliente é atendida sem diagnóstico preciso, e este é necessário para que se saiba o que deve ser tratado, isto é, a causa da queixa e não seu sintoma. O estabelecimento de um diagnóstico só é possível por meio da avaliação.

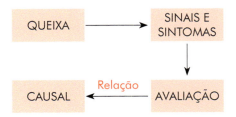

Se por meio dos procedimentos fisioterápicos, medicamentosos e ortopédicos a causa puder ser eliminada, a queixa não retornará. Se não puder, o objetivo do tratamento será não permitir o agravamento, amenizar as queixas e permitir um convívio confortável com uma situação crônica.

Adequados procedimentos fisioterápicos com orientação para boa postura nas atividades do dia a dia, alongamentos e fortalecimentos preventivos de retração ou atrofia muscular constituem o que denominamos "higiene postural", por meio da qual numerosos problemas musculoesqueléticos são prevenidos e a necessidade de lançar mão de medicamentos ou procedimentos ortopédicos invasivos pode ser evitada.

A avaliação é o que possibilita conhecer, ou ao menos suspeitar, da causa da queixa e estabelecer um plano terapêutico com um norte, um rumo, uma finalidade. Isso faz a diferença entre um terapeuta e um técnico.

7.1 O que se avalia em fisioterapia?

Existem avaliações clínicas voltadas para diferentes aspectos da fisiologia humana e diferentes patologias:

- Avaliação do desenvolvimento motor normal.
- Avaliação de distúrbios do equilíbrio.
- Avaliação para diagnóstico da escoliose.
- Testes manuais de função muscular.
- Testes musculares de neurologia funcional.

Avaliações de amplitude articular, força muscular e alinhamento postural de frente e perfil ao fio de prumo são as mais ancestrais de nossa profissão.

O livro que me iniciou no assunto foi o *Pruebas funcionales musculares*, de Daniels, Williams e Worthingham,[1] assim mesmo em espanhol, traduzido do inglês, porque nos remotos anos 1970, quando cursei Fisioterapia, não havia ainda uma tradução em português de um bom texto de avaliação, e esse era o texto que tínhamos disponível por aqui. Era uma segunda edição de 1957, publicada pela Editorial Interamericana, que só se ocupava de países de língua espanhola.

Um clássico do assunto, de Kendall, McCreary e Provence, *Músculos: provas e funções*[2] teve sua primeira edição em português só em 1995; o de David Magee *Avaliação musculoesquelética*[3] ocorreu em 2002.

Cada técnica de trabalho também traz consigo uma forma de avaliar, mas tais avaliações têm o objetivo de conduzir a escolha, dentro da técnica em questão, do procedimento mais adequado para determinado cliente em determinado momento.

A massagem do tecido conjuntivo ou de zona reflexa, por exemplo, a primeira e melhor técnica que me foi ensinada na faculdade, avalia diferentes regiões da pele e subcutâneo, na procura de sinais de aderência desses tecidos que indiquem a necessidade de que se aplique a manobra precisa de liberação dessa aderência. Aprende-se também, é claro, quais suas indicações, os efeitos que podem aparecer durante o tratamento e qual o estado de normalidade que se pretende.

A osteopatia, que trata micromovimentos articulares, ensina a avaliar micromovimentos para que se possa chegar ao diagnóstico de um eventual bloqueio de um deles, e então propor um procedimento terapêutico de desbloqueio.

O método McKenzie é um sistema de avaliação e tratamento de dor lombar (posteriormente adaptado também para dores cervicais) baseado na pesquisa da relação entre movimento ou postura mantida e a provocação da dor referida. Os exercícios propostos serão baseados nos movimentos que conseguem centralizar ou aliviar a dor.

A RPG, tão difundida entre nós, avalia o grau de flexibilidade de determinadas cadeias musculares e, caso se determine que não esteja satisfatória, propõe procedimentos para que se chegue à flexibilidade considerada normal.

Os exemplos podem se multiplicar, mas o que se conclui é que cada técnica propõe avaliações específicas, que conduzem quem a pratica dentro de sua abordagem terapêutica, mas são incompletas e/ou incompreensíveis para os demais profissionais não iniciados.

Dentro de todo esse mundo constituído por técnicas e profissionais que se debruçam sobre o aparelho musculoesquelético, quais as avaliações que teriam importância para todas as categorias profissionais cuja matéria-prima é osso, músculo, articulação e movimento? Que avaliação interessaria ao ortopedista, ao fisioterapeuta, ao terapeuta ocupacional, ao educador físico, ao psicomotricista, ao bailarino? Como todos os profissionais, ou todos os praticantes de uma técnica específica, poderiam adotar uma linguagem comum, sem abrir mão de suas ferramentas próprias de trabalho?

Creio que as respostas podem ser encontradas na avaliação clínica da postura.

7.2 Avaliação postural e dor

Todo músculo possui unidades motoras lentas, de baixo limiar e unidades motoras rápidas, de alto limiar. As lentas são mais resistentes à fadiga que as rápidas. Para toda e qualquer atividade motora existe uma ordem de entrada em atividade: primeiro as lentas e depois as rápidas.[4] Toda atividade postural de baixa carga é realizada com as unidades motoras lentas. As unidades motoras rápidas só entram em ação quando se iniciam movimentos rápidos e contra carga mais elevada. A postura, portanto, é garantida com unidades motoras lentas e de baixo limiar para contração.

Pesquisas recentes em dor musculoesquelética[5] têm observado o comportamento do controle motor em estados dolorosos crônicos ou recorrentes, e vários trabalhos[6] têm sido publicados com um achado em comum.

Na presença de dor crônica ou recorrente, há alteração no padrão ou estratégia de recrutamento que normalmente é empregado para a manutenção postural ou realização de atividades funcionais com baixa carga. Esses indivíduos empregam padrões ou estratégias de recrutamento normalmente reservados a atividades funcionais com alta carga (elevar peso, empurrar, puxar, lançar, pular, correr etc.) para a simples manutenção postural ou para atividades de baixa carga. Os músculos de baixo limiar, que deveriam estar funcionando, estão subativados, o que não se observa em indivíduos controle que não apresentam histórico de dor.

É importante sinalizar que essa constatação de padrão de recrutamento alterado só é observável em testes de baixo limiar de recrutamento, sem carga ou com baixa carga. Em testes de alto limiar, com alta carga, o padrão de recrutamento é normal, tanto no grupo com histórico de dor recorrente ou crônica quanto no grupo sem esse histórico. Por essa razão, testes de força muscular podem ser normais em indivíduos com queixas de dor.

Segundo Comerford e Mottram,[5] o enfraquecimento do sistema motor pode manifestar-se por meio de um movimento deficiente ou mau alinhamento, portanto por meio de alteração postural (alinhamento pode ser entendido aqui como postura). Essa má postura pode ser observada durante atividades funcionais ou durante a aplicação de testes dinâmicos.[6c,7]

Por exemplo, insuficiência do controle de flexão lombar, segundo esses autores, baseia-se na constatação de alguns achados clínicos dinâmicos e estáticos: o indivíduo portador dessa insuficiência não consegue manter o segmento lombar em lordose neutra, habitualmente apresenta a coluna lombar retificada e a pelve em retroversão, inicia a anteflexão movimentando o segmento no qual apresenta sintomas e estes estão também presentes em atividades ou posições em flexão. Portanto, a dor lombar pode estar associada a um desvio postural e a uma alteração de movimento previsíveis.

Na presença de dor musculoesquelética, a avaliação postural pode, então, trazer pistas dos segmentos a serem tratados, dos músculos a serem abordados e pode demonstrar também, em uma reavaliação, se a estratégia terapêutica adotada funcionou, não apenas para a abolição da dor, mas também para a abolição de um desvio postural que é um sinal associado a ela.

7.3 Avaliação clínica postural

A primeira dificuldade para essa avaliação é definir o que é postura. Janda[8] considera que, se durante a marcha, 85% do tempo o humano passa com apoio em um dos pés e quando em pé em posição estática tende rapidamente a deslocar o peso do corpo para um dos lados, a postura humana a ser considerada deveria ser a unipodal. Roaf[9] considera que postura seria a posição que o corpo assume preparando-se para o próximo movimento. Mas essas me parecem situações dinâmicas, que demandariam outro tipo de avaliação. Norkin e Lavangie[10] consideram postura corporal aquela assumida pelo corpo para vencer a ação da gravidade, mantendo-se em equilíbrio. Isso pode ocorrer na manutenção de determinada posição ou em movimento.

Os segmentos corporais se encontram em constante oscilação em sua luta contra a gravidade na posição em pé; de todos eles os pés constituem o segmento mais estável. É sobre ele que todo o equilíbrio se organizará. Então, por que não aprofundar a observação da postura em pé bipodal, verificar de que forma cada indivíduo se organiza para vencer a ação da gravidade nessa posição e depois refletir sobre outras posições e movimentos?

A segunda dificuldade para a definição de postura corporal é estabelecer para cada segmento um parâmetro postural de normalidade. Nos anos 1980, Marcel Bienfait, apresentou no Brasil em seus cursos e escritos[11] uma avaliação que se propunha a esse objetivo. Reunia, além da análise geral da posição em pé bipodal de frente e perfil ao fio de prumo, um diagnóstico do alinhamento postural de cada segmento corporal nessa mesma posição no plano sagital, frontal e horizontal. E, para cada segmento, começava por definir uma posição ideal, por meio da comparação de alguns pontos ósseos de referência, observáveis a olho nu ou palpáveis sob a pele, e em seguida definia os desvios possíveis.

Estabelecia, assim, conceitos nem sempre bem esclarecidos: anteversão pélvica, rotação pélvica, translação ou inclinação de tronco, gibosidade, báscula externa ou interna de escápula etc. Era como propor o estudo de uma só língua para que todos pudessem conversar entre si e, mais importante, avaliar antes e reavaliar depois da aplicação de determinada técnica para saber se ela era realmente eficaz. Essa, aliás, é a base de pesquisa baseada em evidência e de validação de métodos terapêuticos, tão discutidos atualmente nos meios acadêmicos.

Comecei a trabalhar com essa proposta e, na medida em que encontrei lacunas nessa avaliação, recorri a alguns exames clínicos da ortopedia que conseguiam preenchê-las.

A compreensão da rotação automática do joelho esclareceu o porquê dos falsos joelhos varos: a hiperextensão, fazendo os côndilos continuarem em sua rotação interna sobre o platô tibial, afasta os côndilos internos um do outro. Se a hiperextensão for corrigida, o varo diminui ou desaparece.

Determinar clinicamente se os colos femorais apresentam ângulos de anteversão excessivos ou assimétricos pode esclarecer o passo com pés girados mais ou menos para dentro.

Observar o arco plantar com base no carimbo da planta dos pés é a melhor forma de se assegurar da diminuição ou aumento do arco etc.

7.4 Diagnóstico clínico postural

Juntei todas as avaliações segmentares propostas por Bienfait, aquelas encontradas nas especialidades ortopédicas e os exames de flexibilidade geral de algumas cadeias musculares em uma avaliação única que apliquei ao longo do tempo em clientes e colegas de cursos de formação por mim ministrados. Foi como entrar em um mundo regido pelo espírito de Agatha Christie. Comecei a descobrir "crimes" insuspeitos, a ver que determinados "crimes" sempre, ou quase sempre, ocorrem ao mesmo tempo. A simples observação de sinais clínicos, sem contar com exames de imagem frequentemente não disponíveis, me davam pistas sobre qual caminho seguir com meus recursos terapêuticos. Permitiam-me ver que por vezes eu acertava ao aplicar meu plano de terapia, por vezes errava e precisava voltar sobre as pistas e fazer novas inter-relações.

Descobri inter-relações entre os desvios segmentares que fisioterapeutas e ortopedistas muitas vezes não valorizam. O fisioterapeuta, por estar mais voltado para dor e função, e o ortopedista, por valorizar mais o tratamento cirúrgico do segmento a que se dedica.

Finalmente entendi que o verdadeiro diagnóstico clínico postural[12] é a comparação entre os diferentes diagnósticos posturais segmentares, associando-os entre si, tentando descobrir qual desvio ocorreu antes, qual foi a consequência, associando-os, para que sejam todos tratados e eventualmente chegar à causa inicial.

Exemplo de um caso frequente: ao avaliar o equilíbrio frontal pélvico (mãos apoiadas no ápice da crista ilíaca), me dava conta de que ele estava perfeito. Ao avaliar a posição dos joelhos no plano frontal, me dava conta de que um deles se apresentava em maior hiperextensão que o outro (um côndilo femoral medial mais posterior). Se colocasse os joelhos no mesmo grau de extensão, levando o posteriorizado para o mesmo plano do vizinho, a pelve se desequilibrava, a mão da crista ilíaca homolateral ao joelho que estava posteriorizado ficava mais cefálica. Conclusão: esse membro inferior era mais longo e havia entrado em hiperextensão para compensar o desequilíbrio. Portanto, se eu tentasse corrigir essa hiperextensão e desequilibrasse a pelve e, em consequência, a coluna lombar, valeria a pena?

Comecei a encontrar casos parecidos, que necessitaram de um tempo a mais de reflexão para chegar à mesma conclusão. Por vezes, em um desequilíbrio frontal pélvico, com uma das cristas ilíacas mais cefálica que a outra, o que indica um membro inferior mais longo desse lado, ocorre um joelho em hiperextensão desse mesmo lado! A razão é a mesma. O membro inferior mais longo está tentando compensar esse desequilíbrio de comprimento, sem conseguir, seja por excesso de diferença de comprimento, seja por falta de suficiente flexibilidade cápsulo-ligamentar para aumentar a hiperextensão ou pelas duas razões ao mesmo tempo. E nesse caso também, a correção dessa hiperextensão, que arrisca aumentar o desequilíbrio pélvico, vale a pena? O que fazer? (Essa discussão seria sobre terapia, o que não é assunto deste capítulo. Aqui só pretendo ilustrar um exemplo corriqueiro de inter-relação ente os achados).

Descobri várias cadeias de inter-relações de desequilíbrios posturais. Tenho a convicção de que o fisioterapeuta é o profissional da avaliação e diagnóstico clínico por excelência.

Soube há alguns anos que um renomado cirurgião ortopedista havia parado de operar. Eu o conhecera como jovem professor assistente quando eu estudava fisioterapia, mantivemos algum contato ao longo dos anos e por vezes ele me encaminhava um ou outro cliente. Intrigada, fui visitá-lo e conversar pessoalmente. Estava ótimo e me contou que sempre tivera o projeto de parar de operar quando completasse 60 anos. Assim como um esportista que tem o bom senso de parar no auge da carreira, para que ninguém, nem ele próprio, assista a seu declínio. E assim fez, três ou quatro anos após atingir a data preestabelecida. Então, se deu conta de que, como ortopedista, passou uma vida fazendo triagem de clientes para cirurgia. Se esse não fosse o caso, a conduta era encaminhar para fisioterapia ou aguardar. Alguém insuspeito chegou à mesma conclusão que eu décadas antes. Começou então a pesquisar o que poderia fazer em ortopedia clínica e encontrou alguns caminhos interessantes que estava começando a percorrer. Seu consultório, que achou que se esvaziaria, estava mais cheio que nunca.

Em uma era de superespecializações, valorização de exames laboratoriais e de imagem, quem se preocupa com os exames clínicos? Na área dedicada ao aparelho musculoesquelético, ninguém está mais bem colocado que o fisioterapeuta para isso. Mas, para que isso seja uma realidade, muito temos que batalhar pelo estabelecimento nos cursos de graduação de uma matéria que vise ao estudo dos desvios posturais e suas inter-relações, além de avaliações dinâmicas e funcionais.

7.5 Movimento funcional

A avaliação postural é aquela que orienta o caminho do terapeuta quando o objetivo é a prevenção,

por exemplo, no diagnóstico precoce da escoliose,[1] quando há queixa de desvios importantes ou de dor. Uma lombalgia, por exemplo, pode se apresentar associada à translação do tronco, à ante ou retroversão pélvica (para cada circunstância há diferentes desvios e retrações associados que o exame postural assinalará e que devem ser tratados de forma diversa).

Em fisioterapia existem duas preocupações principais: dor e incapacidade. Uma vez que a dor desapareça, ou chegue a níveis toleráveis, passamos a nos preocupar com a resolução da incapacidade e chegamos à alta sem uma séria verificação da recuperação da função do segmento tratado.

Nos últimos anos, no entanto, vários autores têm se dedicado a refletir sobre avaliação dinâmica e movimento funcional.[5,13,14]

Um desses autores é Gray Cook,[13] que se inspirou nos padrões funcionais do desenvolvimento motor para propor 7 movimentos básicos que constituem uma triagem da qualidade de movimento. Denominou-a FMS (*functional movement screen* ou *triagem do movimento funcional*), capaz de verificar a qualidade do movimento com base em seus padrões, em pessoas ativas e saudáveis (ou tidas como tal) ou em pessoas inativas que pretendem aumentar sua atividade física.

Para o fisioterapeuta pode ser o teste de funcionalidade ao final de um processo de reabilitação, antes da alta do tratamento. Fornece dados sobre possível disfunção, após o controle da dor e a recuperação de amplitude articular e força muscular.

Para o educador físico, informa sobre problemas de movimento e pode sugerir caminhos para a escolha dos exercícios mais adequados nos programas de treinamento.

Na clínica geral, a medicina conta com exames laboratoriais genéricos para verificar se o cliente tem colesterol, triglicérides, glicemia e outros índices em níveis normais. Isso é triagem. Se os testes da triagem forem satisfatórios, é sinal de que tudo vai bem; se não, pesquisas mais específicas devem ser realizadas para que se encontrem as razões da alteração desses exames. Isso é avaliação.

Na reabilitação, condicionamento físico e esporte os testes funcionais seriam a triagem que determina se o indivíduo tem ou não condições para uma ativi-

---

1 A observação dos ângulos da cintura, da simetria da cintura escapular e coluna cervical e o definitivo teste de Adams sinalizarão a presença ou não da afecção.

dade física sem riscos ou, no caso de um indivíduo em tratamento fisioterápico, se a função foi recuperada. Se a triagem for normal, o cliente é liberado. Se não, deve ter suas dificuldades resolvidas antes de iniciar a atividade a que se propõe. Para o fisioterapeuta, a triagem funcional deve ser aplicada após a resolução da dor, da recuperação da amplitude articular e da força muscular, antes da alta.

Outra interessante proposta de Gray Cook é a definição de papéis para o fisioterapeuta e o educador físico. Para ele, a linha que delimita a área do treinador físico e o profissional da área médica é a dor. Se em qualquer teste da triagem o indivíduo apresentar dor, ele é considerado "reprovado", mesmo que seu desempenho tenha sido perfeito. Deve, nesse caso, ser encaminhado para o profissional que possa realizar uma avaliação por meio de testes clínicos mais específicos, tratar a possível causa da dor, enquanto a atividade física é suspensa. Ela só deve ser retomada depois do desaparecimento do sintoma doloroso. Coisa seguramente complicada quando se fala em esporte e condicionamento físico, afinal, segundo Comerford e Mottram,[5] o recrutamento das unidades motoras lentas é mais afetado pela dor do que as unidades motoras rápidas. Assim, a dor não parece limitar de forma significativa a habilidade de um atleta gerar força e velocidade, desde que consiga mentalmente "colocar a dor de lado". Comenta-se que 90% dos recordes mundiais são quebrados por atletas com problemas de dor crônica ou recorrente do sistema musculoesquelético.

Mas talvez seja um princípio que se possa começar a aplicar em se tratando da população em geral, que procura a atividade física como recreação ou prevenção. Dor é sinal de alerta, deve ser respeitada e tratada e não ignorada ou "colocada de lado".

7.6 Triagem de movimento funcional

Inspiro-me na triagem da FMS para complementar a terapia, para introduzir o cliente na atividade física que ele deve continuar a praticar após a alta e orientar o que deve e não deve fazer. Como já disse, é composta por 7 testes inspirados em padrões de movimento. Como foram criados de acordo com uma ordem que respeita a evolução do desenvolvimento motor, eu os aplico seguindo essa ordem, e sempre que encontro um teste insatisfatório tento tratar para que o cliente venha a realizá-lo de forma ideal, e só então prossigo para o teste seguinte. Como o objetivo deste capítulo não é descrever avaliações, mas refletir sobre elas, limito-me a apresentá-las a seguir superficialmente para que se tenha uma ideia geral sobre triagem de movimento funcional. Para maior aprofundamento, aconselho a leitura do livro *Movement: Functional Movement Systems*, de Gray Cook.[13] A ordem é a seguinte:

7.6.1 Padrões de movimento primitivo

Padrões de movimento de mobilidade e estabilidade básicos:

1. Mobilidade dos ombros em alcance recíproco (Figura 7.1):

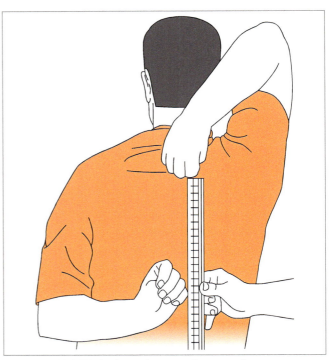

Figura 7.1 Mobilidade dos ombros em alcance recíproco.

Como lembra Marcel Bienfait, somos bípedes endireitados. Os ombros foram nossas primeiras articulações de carga. O deslocamento do bebê arrastando-se sobre os antebraços é o início do treino para desenvolvimento de mobilidade e força da cintura escapular, que posteriormente influenciarão na postura ereta e na marcha. Essa é a razão pela qual o primeiro padrão a ser analisado é esse de alcance recíproco de mobilidade dos ombros.

Triagem normal: a distância entre as mãos colocadas da forma indicada na figura deve ser menor que o comprimento da mão do indivíduo, medida da prega cutânea mais distal do pulso à ponta do dedo médio.

Além dessa amplitude de movimento, deve-se observar de que forma o movimento foi executado, se a cabeça se anteriorizou ou não, se houve excesso de báscula anterior da escápula etc. E, sobretudo, se há assimetrias de amplitude.

2. Elevação alternada de pernas em supino (Figura 7.2):

A segunda triagem coloca os membros inferiores em movimento recíproco, um em amplitude máxima de flexão, outro em amplitude máxima de extensão. Aqui se julga a possível retração de músculos flexores do quadril que está em extensão, e de músculos extensores do quadril que está em flexão, além da capacidade de estabilização do tronco e do membro inferior apoiado no chão.

Triagem normal: a projeção do maléolo do membro inferior elevado na posição indicada na Figura x deve cair acima do ponto intermediário entre a linha articular do joelho e a espinha ilíaca anterossuperior.

Esses dois padrões representam o desenvolvimento da mobilidade antes da estabilidade. Mesmo que um pequeno grau de estabilidade seja necessário para realizar cada um desses padrões, eles são acima de tudo a representação de mobilidade funcional, assim como de simetria entre esquerda e direita.

A hierarquia dos procedimentos que a terapia vier a propor a partir dessas triagens será sempre: primeiro mobilidade e simetria entre um lado e outro, depois estabilidade.

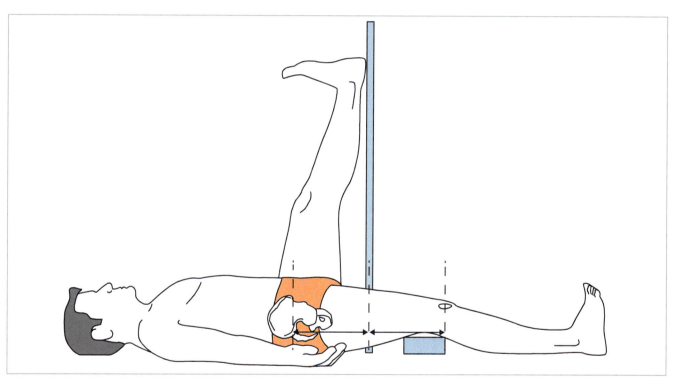

Figura 7.2 Elevação alternada de pernas em supino.

7.6.2 Padrões de movimento intermediário

Padrões de movimentos transicionais nos quais um grau mais elevado de estabilidade, coordenação e controle são necessários:

3. Estabilidade rotacional em quadrupedia:

Esse padrão demonstra o desenvolvimento das primeiras formas eficientes de locomoção para a maioria dos humanos: rastejar, engatinhar. Nele aparecem os mesmos movimentos recíprocos dos braços e pernas utilizados ao escalar, caminhar e correr.

Triagem normal: aqui dois são os padrões utilizados: primeiro em movimento homolateral (Figura 7.3 a/b), e o segundo em diagonal. O movimento homolateral (de membro superior e inferior do mesmo lado, conforme a imagem) é mais difícil. Se for possível, demonstra o melhor desempenho desejável. Se o cliente não puder realizá-lo, solicita-se o padrão de movimento diagonal (elevação de membro superior de um lado e inferior do lado oposto).

Não se requer perfeição, mas é necessário que ao menos o movimento em diagonal se apresente estável, sem assimetrias de um lado e outro, sem aumento da lordose lombar ou desequilíbrio das cinturas escapular e pélvica. Essa é a condição para que os movimentos de padrão avançado que vêm a seguir sejam possíveis com boa execução.

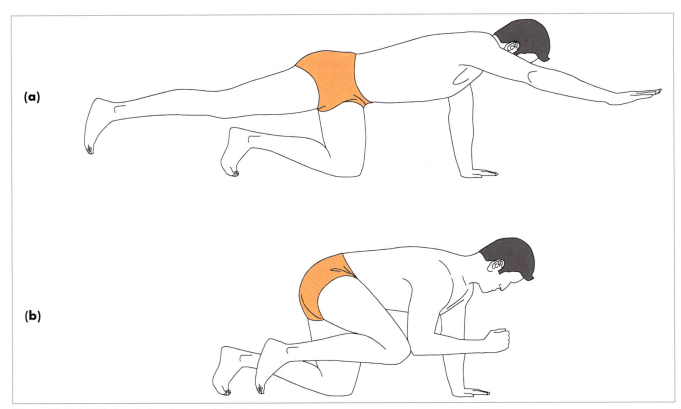

Figura 7.3 Estabilidade rotacional em quadrupedia.

4. Estabilidade do tronco ao empurrar (Figura 7.4 a/b)

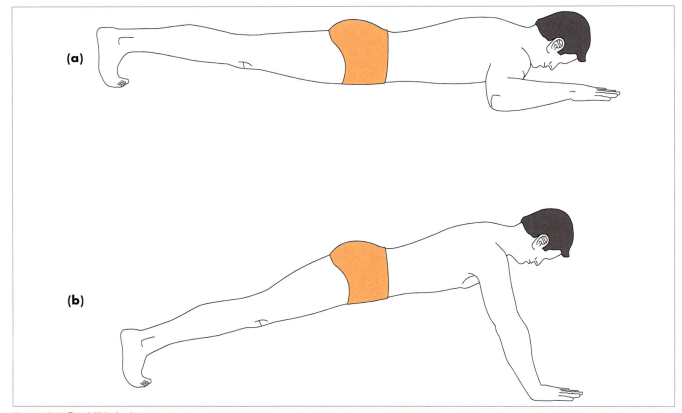

Figura 7.4 Estabilidade do tronco ao empurrar.

Triagem normal: ao se empurrar do chão para cima na posição indicada (que tem variações para homem e mulher), deve haver simetria de mobilidade de membros superiores e inferiores e estabilidade rotatória para que não haja desequilíbrio durante o movimento da cintura escapular ou pélvica ou aumento da lordose lombar.

As pré-condições para adequada execução dessa triagem são: boa mobilidade de ombros, bom padrão de elevação da perna estendida, boa estabilização rotatória (as três triagens prévias). Se elas forem normalizadas, haverá bom desempenho nesse teste, que não é propriamente um padrão de movimento, mas a demonstração da capacidade de estabilização central e de adequada força da musculatura em torno do abdome, que se convencionou denominar "core". Por essa razão seria inapropriado trabalhar em qualquer um dos três testes mais avançados da FMS (agachamento / passo com barreira / avanço alinhado) se houver uma pontuação baixa no teste de empurrar (push up). Isso indicaria que há dentro da linha de desenvolvimento motor uma significativa falta de estabilização reflexa básica do core.

Trata-se de uma triagem bastante difícil, e pratico algumas variações mais simples que detectam outros níveis de desempenho, tendo esse nível descrito como objetivo final.

7.6.3 Padrões de movimento de nível avançado

5. Passo com barreira (Figura 7.5 a/b/c):

Triagem normal: o indivíduo eleva o pé e ultrapassa a barreira que tem a altura de sua tíbia, toca o chão à frente e retorna à posição inicial, mantendo os membros superiores elevados como indicado na Figura 7.5, em posição simétrica, o que exige flexibilidade de peitorais e coluna torácica.

Aqui se testa mobilidade e estabilidade para a boa deambulação. Se o indivíduo realiza o movimento com dificuldade, é provável que durante o passo esteja lançando mão de compensações, que a longo prazo cobrarão seu preço.

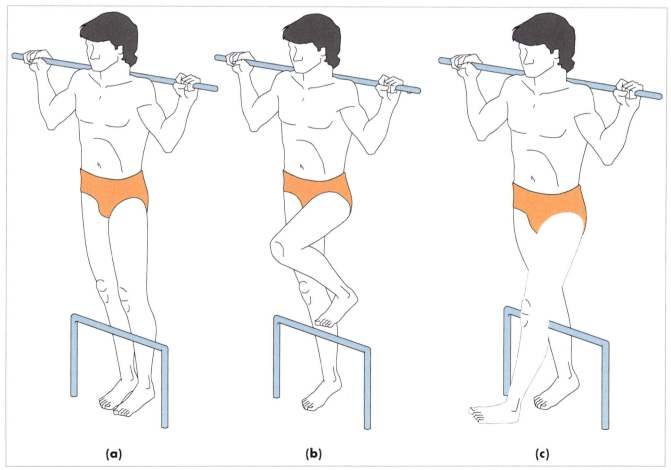

Figura 7.5 Estabilidade rotacional em quadrupedia.

6. Avanço alinhado (Figura 7.6 a):

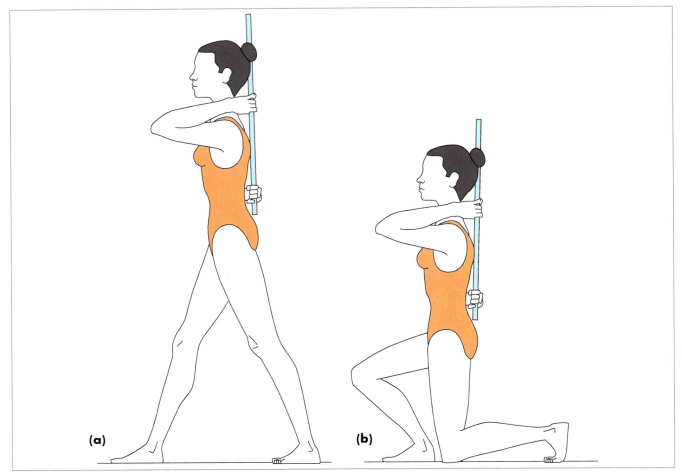

Figura 7.6a Avanço alinhado.

Triagem normal: com membros superiores em posição recíproca de máxima amplitude e membros inferiores alinhados em base estreitíssima (um pé na frente do outro), o indivíduo deve levar o joelho de trás para o calcanhar da frente e retornar, mantendo o tronco vertical.

Como na triagem anterior, aqui também se testa o padrão da deambulação, porém em posicionamento recíproco de membros superiores e inferiores, com máxima amplitude de mobilidade de ombros e quadris. E, para que o movimento seja simétrico, deve haver completa simetria de amplitude de movimento, flexibilidade e força muscular de ambos os lados. Se isso não ocorrer, provavelmente algum dos padrões primitivos é insatisfatório e deve ser trabalhado para que essa triagem melhore.

7. Agachamento profundo (Figura 7.6 b):

Triagem normal: conforme indicado na imagem, o indivíduo agacha até a máxima amplitude de flexão das articulações de membros inferiores com membros superiores em máxima amplitude de flexão, com um bastão mantido acima da cabeça, e retorna à posição inicial em pé.

Durante o desenvolvimento motor normal, a posição em pé equilibrada só é atingida depois que na posição agachada um bom alinhamento e uma adequada centralização do centro de gravidade sobre a base de suporte forem conseguidos. Depois, ao longo da vida, por várias razões, esse padrão se perde. Por isso, apesar de precursor da marcha, ele é, no adulto, o padrão mais complexo. Requer força e habilidade que só são possíveis por meio de perfeita flexibilidade, coordenação, rapidez e força muscular. Aqui mobilidade e estabilidade associam-se no máximo requinte funcional por trás de um grupo de músculos agonistas que acabam por levar todo o crédito. Isto é, não se deve acreditar que ao desenvolver força muscular de tríceps sural, quadríceps e glúteos se consegue realizar tal movimento.

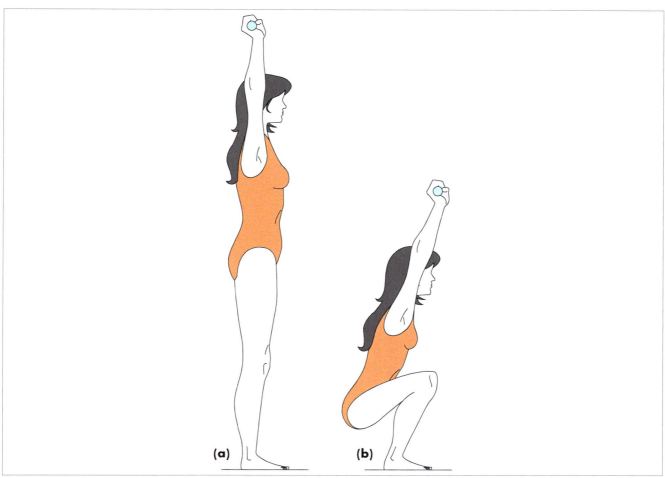

Figura 7.6b Agachamento profundo.

É a triagem mais avançada, portanto não é a partir dela que um programa de trabalho corporal deve ser planejado. A maioria dos problemas que impedem a função ótima de agachamento já deve ter sido diagnosticada e tratada nas 6 triagens prévias.

Frequentemente o agachamento é o teste mais valorizado. Mas, como é o que envolve o maior controle (ou estabilidade), a maior amplitude de movimento (ou mobilidade), nele há representação de problemas subjacentes. Os outros 6 testes podem determinar onde está o problema.

7.7 Avaliação dinâmica

Sempre que uma das triagens não for satisfatória, existem avaliações especificas para que o padrão de movimento analisado naquela triagem seja esmiuçado com o objetivo de descobrir onde se situa o problema, para a seguir aplicar terapias ou exercícios corretivos específicos, aguardar que em uma reavaliação a triagem seja perfeita ou o mais próximo disso e então partir para a próxima triagem.

Avaliações dinâmicas e exercícios corretivos podem ser pesquisados em diversas fontes:

Gray Cook desenvolveu paralelamente à FMS (*functional movement screen* ou triagem de movimento funcional) a SFMA (*selective functional movement assessment* ou avalição de movimento funcional seletivo). Nele se podem encontrar avaliações dinâmicas referentes a cada triagem. Encontra-se descrita no mesmo livro citado anteriormente.[13]

O diagnóstico clínico postural[12] pode auxiliar nessa mesma pesquisa.

Sarah Mottram e Mark Comerford desenvolveram o conceito de controle cinético, que propõe como avaliar e administrar o que eles denominam movimentos não controlados. Seu livro *Kinectic control: the management of incontrolled movement*[5] é uma fonte generosa de avaliações e exercícios corretivos.

Evan Osar e seu texto "Corrective exercises solutions"[14] também é fonte preciosa de avaliações, capazes de pormenorizar a triagem, e de exercícios corretivos.

Assim, com uma visão geral possibilitada pela triagem e avaliações dinâmicas e exercícios corretivos que derivam de diferentes fontes dedicadas à análise funcional, encontramos um caminho para o desenvolvimento da fase final da reabilitação ou para o desenvolvimento de programas preventivos de flexibilidade e força muscular para a população sem queixas.

A partir da avaliação clinica postural estática e dinâmica do sistema musculoesquelético podemos escolher e trilhar caminhos fisioterápicos para o atendimento dos desvios posturais, tensão e enfraquecimento muscular, além da dor, que, com frequência, é o sintoma mais valorizado e a ser atendido no curto prazo, mas, por estar associada a outros fatores, não deve ser a única preocupação na montagem de um plano terapêutico.

Referências

1. Daniels L, Williams M, Worthingham C. Pruebas funcionales musculares: técnicas manuales de exploración. 2ª ed. México: Editorial Interamericana S.A.; 1957.

2. Kendall FP, McCreary EK, Provance PG. Músculos: provas e funções. São Paulo: Manole; 1995.

3. Magee DJ. Avaliação musculoesquelética. São Paulo: Manole; 2002.

4. Kandel ER, Schwartz JH, Jessel TM. Principles of Neural science. 4th ed. New York: McGraw-Hill; 2000.

5. Comerford M, Mottram S. Kinectic control: the management of incontrolled movement. Australia: Elsevier; 2012.

6. Lee D. The pelvic girdle: an integration of clinical expertise and research. 4th ed. Edinburgh: Churchill Livingstone; 2011.

7. Jull GA. Deep cervical flexor muscle dysfunction in whiplash. Journal of Musculoskeletal Pain. 2000;8(1/2):143-54.

8. Sahrmann SA. Diagnosis and treatment of movement impairments syndromes. Mosby, St Louis. Vleeming, A., Mooney, V., Stoeckart; 2002.

9. Hodges PW. Core stability exercise in chronic low back pain. Orthopedic Clinics of North America. 2003;34(2):245-54.

10. Hodges PW, Cholewicki J. Functional control of the spine. In: Vleeming A, Mooney V, Stoeckart R., eds. Movement, stability and lumbopelvic pain. Elsevier, Edinburgh. 2007. ch.33.

11. Richardson C, Hodges P, Hides J. Therapeutic exercise for lumbopelvic stabilization. 2nd ed. 2004.

12. Falla D, Jull G, Hodges P. Patients with neck pain demonstrate reduced electromyographic activity of the deep cervical flexor muscles during performance of the craniocervical flexion test. Spine.2004a;29:2108-114.

13. Falla D, Bilenkij G, Jull G. Patients with chronic neck pain demonstrate altered patters of muscle activation during performance of a functional upper limb task. Spine. 2004b;29:1436-440.

14. Sterling M, Jull G, Wright A. The effect of musculoskeletal pain on motor activity and control. Journal of Pain. 2001;2(3):135-45.

15. Sterling M, Jull G, Vicenzino B, Kenardy J. Darnell R. Physical and psychological factors predict outcome following whiplash injury. Pain. 2005;114(1-2):141-8.

16. Dankaerts W, O'Sullivan P, Burnett A, Straker L. Altered patterns of superficial trunk muscle activation during sitting in nonspecific chronic low back pain patients: importance of subclassification. Pine (Philadelphia Pa 1976) 2006;31(17):2017-23.

17. Moseley GL, Hodges PW. Reduced variability of postural strategy prevents normalization of motor changes induced by back pain: a risk factor for chronic trouble? Behavioral Neuroscience. 2006;120(2):474-6.

18. Trudelle-Jackson E, Sarvaiya-Shah SA, Wang SS. Interrater reliability of a movement impairment-based classification system for lumbar spine syndromes in patients with chronic low back pain. Journal of Orthopaedic and Sports Physical Therapy. 2008;38(6):371-6.

19. Janda. On the concept of postural muscles and posture in man. The Australian Journal of Physiotherapy. 1983 Jun;19(3).

20. Roaf R. Posture. London: Academy Press; 1978.

21. Norkin CC, Levangie PK, Articulações estrutura e função: uma abordagem prática e abrangente. 2ª ed. Rio de Janeiro: Revinter; 2001;

22. Bienfait M. Os desequilíbrios estáticos: fisiologia, patologia e tratamento fisioterápico. 1ª ed. São Paulo: Summus; 1995.

23. Santos A. Diagnóstico clínico postural: um guia prático. 6ª ed. São Paulo: Summus; 2011.

24. Cook G. Movement: functional movement systems. Santa Cruz, USA: On Target Publications; 2010.

25. Osar E. Corrective exercises solutions. Chichester, England: Lotus Publishing; 2012.

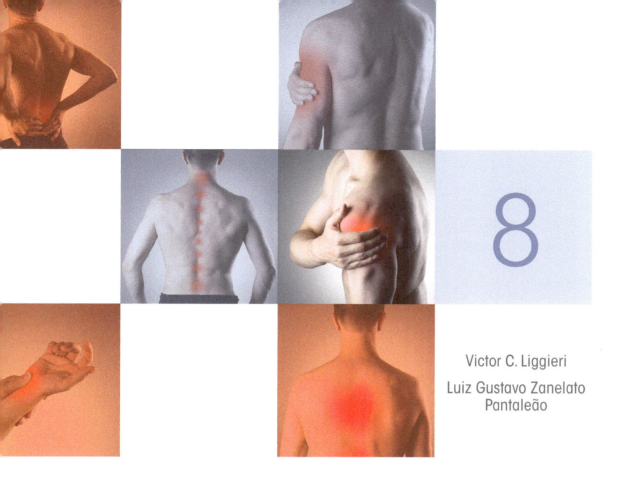

Victor C. Liggieri
Luiz Gustavo Zanelato Pantaleão

AVALIAÇÃO POSTURAL NA DOR CRÔNICA

8.1 A postura

A postura foi definida e estudada ao longo da história de diversas formas por diversos autores. As primeiras pesquisas datam do início do século XIX, quando Libotte (2001)[1] descreveu que, em 1872, Carlet e Marey realizaram os primeiros registros de análise de contato entre pé e solo. Esses estudos descrevem a longitude e duração do passo, a descarga de peso, a oscilação e a inclinação do corpo durante a marcha utilizando métodos elétricos e fotográficos.

Em 1954, Brunnistrom[2] já descrevia a boa postura como aquela em que as articulações que suportam o peso corporal estão em alinhamento e o mínimo de ação muscular é necessário para manter a postura ereta. Já se iniciava o conceito de menor gasto energético biomecânico. Já Asher, em 1976, descrevia postura como[3] "a posição do corpo no espaço, com referência especial às suas partes, que exija o menor esforço, evitando fadiga desnecessária".

Kisner e Colby (1987)[4] definiram a postura de forma mais integrada como "uma posição ou atitude do corpo, o arranjo relativo das partes do corpo para uma atividade específica, ou uma maneira característica de alguém sustentar seu corpo".

Gangnet et al. (2003)[5] descrevem a postura como a composição do posicionamento de todos os segmentos corporais em determinado momento. Em qualquer exame clínico, o estudo das alterações posturais requer a definição de uma postura de referência. Na postura ereta a referência é definida pela relação entre a linha de gravidade e os segmentos do corpo (Figura 8.1).

Provavelmente a definição mais tradicional de postura seja aquela encontrada em um relato do Comitê de Postura da American Academy of Orthopaedic Surgeon que define postura como o arranjo relativo das partes do corpo, onde o equilíbrio muscular e esquelético é responsável pela boa postura e eficiência muscular. Assim, uma relação defeituosa entre as partes do corpo provoca um equilíbrio menos eficiente sobre a base de sustentação e caracteriza a má postura.[6]

Outros autores dessa época também consideravam a postura extremamente importante, não só pela aparência e por nos manter eretos e direitos mas por beneficiar nosso estado de saúde geral. Toda atividade humana necessita de uma posição para sua execução; é um sistema altamente complexo e que depende do meio que o ser humano vive, da maneira de posicionar-se em face de suas experiências, de sua trajetória de vida e, o mais importante, integrando aspectos do presente momento e do passado registrado em forma de ativação neurofuncional de caráter individual.

É, portanto, uma das maneiras mais relevantes da comunicação não verbal e da maneira de se expressar e estar no mundo, como consequência da integração dos aspectos motivacionais, emocionais e perceptivos. Outras linhas de trabalho levam em consideração o comportamento e os aspectos emocionais como sendo fundamentais para o controle postural.

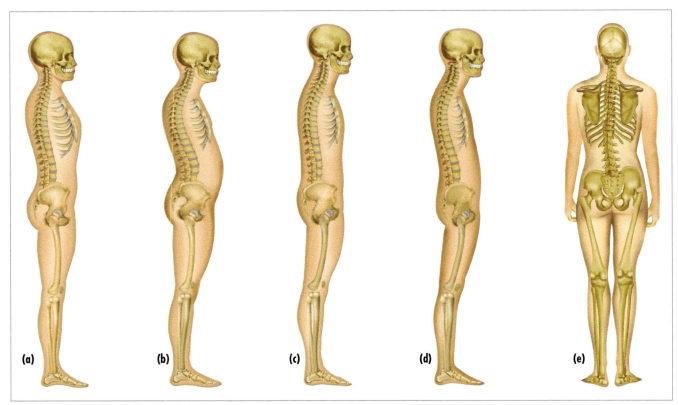

Figura 8.1 Primeiras referências sobre postura.

8.2 Controle postural

O controle motor é responsável pelo processamento de informações executadas pelo sistema nervoso central (SNC) e responsável pelo controle do movimento (dinâmico) e no controle postural (estático).

O controle postural é a base do sistema do controle motor humano e tem como objetivo fornecer a orientação e o equilíbrio postural na estática e durante a execução de tarefas motoras específicas no dia a dia. Esse processo também pode ser definido como a capacidade de manter o equilíbrio em relação à força da gravidade e sua base de suporte.[7]

A orientação postural é a capacidade de manter a relação entre os segmentos corporais (músculo, articulações, ligamentos e tendões) e o ambiente. É um processo complexo e que necessita do controle ativo entre o alinhamento corporal e o do tônus muscular, em referência à gravidade, base de suporte, informações sensoriais e nossas referências internas.

O equilíbrio postural é o resultado de um processo de aprendizado que começa na infância ao engatinhar, depois tentando ficar de pé etc. Esse processo cria um padrão de referência, estabilizando o campo visual e mantendo a postura ereta, mediado pelo cerebelo, e, dessa forma, mantém a posição do corpo (centro de massa) estável. Portanto, sua função básica é manter o equilíbrio corporal tanto em condição estática quanto dinâmica, controlando as oscilações do corpo.

"O centro de massa (COM) é definido como um ponto que é o centro da massa total do corpo, determinado pela média ponderal do COM para cada segmento corporal. A projeção vertical do COM é geralmente definida como centro de gravidade (COG). Na postura ereta uma pessoa produzirá força muscular para controlar a posição do COM e a projeção vertical destas forças durante o movimento do COM é o centro de pressão (COP)".[8] Essas forças dependem de um sistema complexo de ativação e inibição muscular via reflexos periféricos, influenciados pelos centros superiores subcorticais e corticais, que irão regular a sinergia do sistema a fim de manter o menor gasto energético e a melhor sincronicidade motora.

Dessa forma, o controle postural não pode ser mais considerado apenas um conjunto de reflexos para corrigir a postura, mas sim uma complexa ação motora para orientação e equilíbrio postural.

Teixeira,[9] Horak,[10] Peterka[11] e Ivanenko e Gurfinkel[12] descrevem os sistemas responsáveis por essa manutenção:

8.2.1 Sistema visual

- Recebe as informações recebidas do ambiente, localização, direção e velocidade do movimento do espaço e objetos ao redor para buscar referência de posicionamento.

- Possui como função a manutenção do ortostatismo e o movimento da cabeça em relação ao ambiente.

- Na posição estática as aferências visuais reduzem pela metade as oscilações do corpo.

- Possui um reflexo importante de reação antecipatória e corretiva.

- Reduz a oscilação do corpo na posição estática quando solicitada nova postura.

8.2.2 Sistema somatossensorial

Orienta-se a partir das informações de contato, do toque e da posição do corpo.

Possui receptores pelo corpo e respondem a estímulos de tato, temperatura, dor e propriocepção, alimentado os centros superiores constantemente e facilitando o processo de interação sensitiva.

Possui receptores proprioceptivos que enviam as informações da posição do corpo para o SNC, que as interpreta de forma coerente com a realidade.

8.2.3 Sistema vestibular

Responsável pelo equilíbrio estático na manutenção da posição do corpo às forças gravitacionais.

Responsável pelo equilíbrio dinâmico na manutenção da posição do corpo em relação às mudanças temporais de velocidades angular e linear e aceleração e desaceleração.

8.2.4 Sistema auditivo

Sabe-se muito pouco sobre as possíveis contribuições do sistema auditivo no controle postural. Contudo, pode-se afirmar que o sistema auditivo é extremamente importante para a orientação espacial, especialmente para deficientes visuais.

8.3 Avaliação postural

A avaliação postural é fundamental no exame clínico do doente com dor crônica, pois permite identificar e mensurar possíveis desvios do padrão de referência, verificar regiões de maior sobrecarga e forças excessivas nas articulações, assim como regiões com maior ou menor possibilidade de adaptabilidade motora, como também o tônus muscular. Os achados da avaliação postural são fundamentais na elaboração de um raciocínio cinesiológico funcional por meio da compreensão das ações musculares envolvidas em cada indivíduo, nas cargas articulares e ligamentares e na possível relação com a sintomatologia do doente. A avaliação se torna útil por meio da análise qualitativa integrada de seus elementos e não apenas na mensuração quantitativa dos possíveis desvios. A fim de determinar essa análise de maneira precisa, é necessário termos uma definição de postura como referência, e ela é definida inicialmente pela relação da linha da gravidade e os segmentos do corpo.

O método mais utilizado pelos fisioterapeutas é a avaliação postural visual, também conhecida como clássica, com auxílio de um fio de prumo e/ou simetrógrafo, associada a testes especiais de comprimento e força muscular. O profissional observa as curvas da coluna vertebral e das assimetrias dos seguimentos corporais nos diferentes planos anatômicos: frontal anterior (de frente), frontal posterior (de costas) e sagital (de lado). Alguns estudos ainda empregam escalas para pontuar cada alteração no alinhamento postural, como tentativa de estabelecer um padrão postural a ser seguido[13] (Figura 8.2).

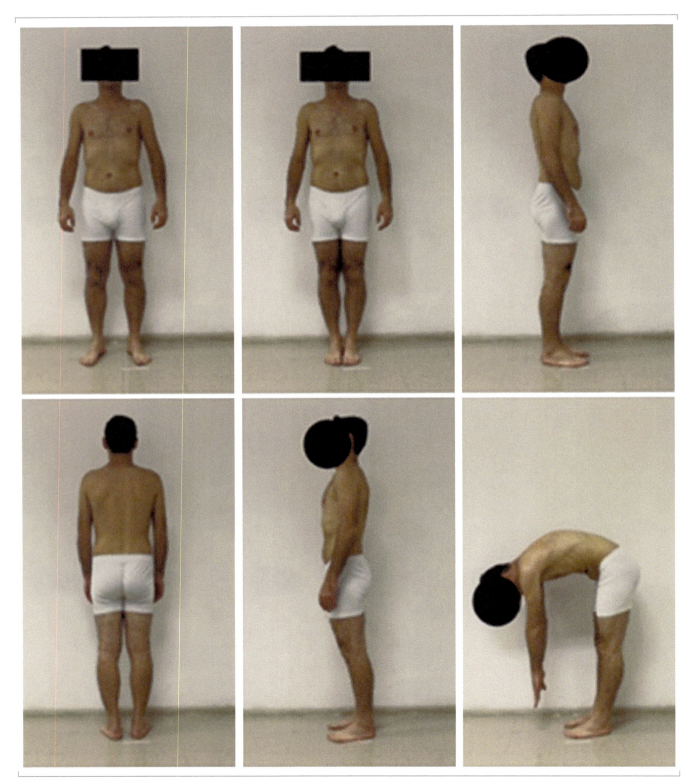

Figura 8.2 Exemplo de avaliação postural visual.

No entanto, apesar de essa avaliação ser o método mais tradicional e o mais utilizado pelos fisioterapeutas, por ser de baixo custo, simples e de fácil acesso, é um método que apresenta baixa confiabilidade devido a sua subjetividade, uma vez que depende da experiência do avaliador.

O método considerado "padrão ouro" nas avaliações posturais é a radiografia, que, para acompanhamento da evolução dos pacientes, necessita ser realizada com frequência. Mas, devido ao custo e à exposição periódica de radiação, apresenta riscos principalmente entre os adolescentes em fase de crescimento.

Outras técnicas não radiográficas, com o intuito de tornar as avaliações posturais mais quantitativas, têm sido propostas, tais como: escoliômetro;[14] topografia de Moiré;[15,16] Integrated Spinal Imaging System Scanning – ISIS;[17,18,19] eletrogoniometria;[20] Quantec System;[21] Spinal Mouse System[22] e outras[23,24] usam contorno de superfície da coluna para predizer a coluna subjacente.

Os programas de computador como *Corel Draw*, *Geometer's Sketchpad* e *Image Tool 2.0* utilizam uma fotografia digital para analisar e calcular os ângulos e distâncias. Mesmo que esses aplicativos não tenham sido desenvolvidos especificamente para análise postural quantitativa, revelaram-se exatos na medição das proporções físicas, sempre que relacionados a outros métodos que mensuram os desvios posturais.[25]

Já os *softwares* de avaliação postural, diferentemente dos programas de computador, são especialmente desenvolvidos para esse propósito. São de simples interação com o cliente e geram registros incluindo medidas pertinentes para a conduta do fisioterapeuta. Esses programas são seguros da perspectiva do apontamento de medidas e apresentam validação científica.[26] Os *softwares* de avaliação postural que mais se destacam são o SAPO – *software* para avaliação postural –, o *Posture print* e o *Fisiometer (Posturograma 2.8)*. Figura 8.3.

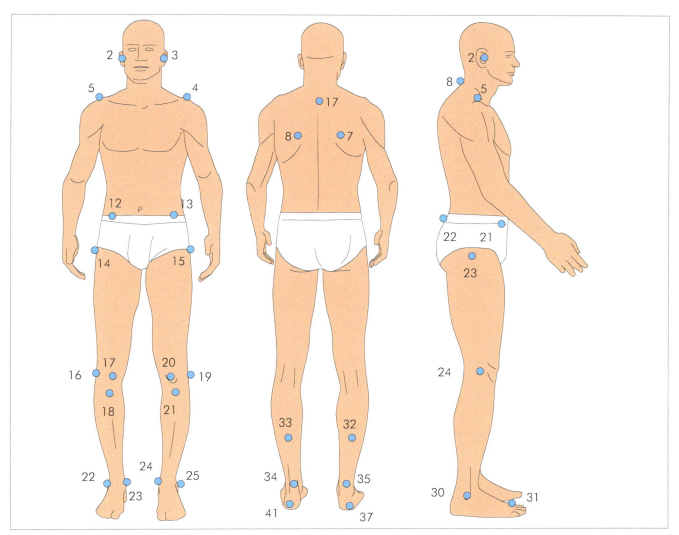

Figura 8.3 Referências ósseas do protocolo do *software* SAPO.

Lunes[27] pôde verificar a credibilidade entre avaliação postural realizada por meio da inspeção visual e avaliação quantitativa e comprovou que a análise quantitativa é mais eficaz para detectar com mais exatidão as assimetrias, considerado, assim, o método mais exato para avaliação postural.

"O programa SAPO[23] permite a avaliação bidimensional geral da postura corporal, exceto de desvios da coluna. Alterações do alinhamento da coluna vertebral implicam em modificações das estruturas anatômicas e caixa torácica em todos os planos anatômicos. Por essa razão incluir avaliação da coluna em um registro de imagem bidimensional não permitiria avaliar e quantificar as alterações na posição das vértebras no plano transversal. Ainda assim, mesmo sem incluir a avaliação da coluna no protocolo do *software* SAPO, este programa é uma ferramenta confiável e útil para a quantificação dos demais desvios posturais. Os resultados do presente estudo revelaram uma quantidade considerável de pesquisas nacionais que atualmente fazem uso desse programa, provavelmente por se tratar de um *software* em português, com livre acesso pela internet, gratuito, confiável e validado cientificamente."[28]

"Na tentativa de solucionar as limitações envolvidas numa avaliação bidimensional do corpo, alguns *softwares* utilizam-se de métodos mais sofisticados de reconstrução tridimensional de imagem, por meio do registro simultâneo da postura do indivíduo em diferentes vistas. Desse modo torna-se possível quantificar os desvios posturais nos planos frontal, sagital e transversal. Dentre os programas de computador destaca-se o *Posture Print*, que, de acordo com alguns estudos,[29,30] permite a análise do alinhamento das regiões da cabeça, caixa torácica e pelve de forma confiável."[28]

O advento e a evolução das ferramentas de avaliação postural são fundamentais na área de dor crônica,, especialmente para auxiliar no raciocínio clínico da relação postura e dor. A identificação a olho nu pode enganar o avaliador inexperiente, e a homogeneidade das informações é fundamental para estabelecer protocolos de raciocínio de tratamento baseado nos achados da avaliação. Os desalinhamentos posturais, os desequilíbrios musculares e as fixações mecânicas da postura, somados aos maus hábitos corporais nas atividades do dia a dia, parecem gerar um ambiente propício para ocasionar lesões, aumentar a tensão muscular e perpetuar as dores crônicas. Esse é o primeiro mecanismo de relação dor e movimento descrito por Hodges em 2011 (Capítulo 3 – Dor e Movimento).[31] Por sua vez, as dores crônicas, ao modificar a percepção corporal, espacial e a estrutura cognitiva e emocional do doente, pode contribuir para a modificação do corpo no espaço. Ou seja, um sistema vivo que se modifica e retroalimenta momento a momento em maior ou menor escala para cada indivíduo.

8.4 Fatores que influenciam a postura

A postura requer um complexo mecanismo de busca do equilíbrio, com eficiência fisiológica e biomecânica máxima, para enfrentar os fatores que possam afetá-la. Necessitamos de um sistema muscular equilibrado, onde o músculo estriado esquelético (fibras tônicas e tônico-fásicas, que são mais resistentes à fadiga) e o tecido conjuntivo possam funcionar de forma adequada a fim de prevenir lesões, dores e diminuição na força de contração máxima.[32]

As características de cada indivíduo e fatores intrínsecos e extrínsecos, por exemplo, a manutenção de hábitos e posturas que acompanham o indivíduo desde a infância, esportes inadequados, dor, envelhecimento, sedentarismo, sobrecarga do ambiente de trabalho e atividades domésticas, influenciam de maneira significativa na postura corporal, pois muitas vezes não são executadas de maneira correta, bem como a personalidade, gênero, idade, etnia, atividades de vida diária, temperatura e até mesmo a saúde mental.[33]

8.5 Avaliação postural na dor crônica

FICHA DE AVALIAÇÃO POSTURAL

Nome: Data da avaliação: _____/_____/_____

Data de nascimento: Sexo:
Profissão: Telefone:
Estado civil:
Endereço: Cidade:
Indicação:
Se menor, nome do responsável:

DIAGNÓSTICO DEFINITIVO OU CLÍNICO:

DIAGNÓSTICO DA INCAPACIDADE:

ANAMNESE POSTURAL:

QUEIXA PRINCIPAL:
Dados relativos à dor (se houver), tais como:
Há quanto tempo está com dor?
Onde se localiza a dor?
Quais as circunstâncias de início da dor?
Período em que a dor piora e que melhora?
A dor é irradiada? Para onde?
O que faz com que a dor piore ou melhore?
Sente dor depois de algum movimento específico?
Faz uso de medicamento? Qual?
Já fez tratamento de fisioterapia? Qual? Onde? Resultados?

DADOS RELATIVOS ÀS ATIVIDADES DO COTIDIANO:
Faz alguma atividade física?
Com que frequência?
Realiza alguma atividade doméstica? Quais?

Alguma lhe provoca dor?

Qual a postura assumida para realizá-las?

Qual a postura assumida no trabalho?

Por quantas horas?

Você faz alguma pausa em seu período de trabalho?

Qual a postura assumida para dormir?

Qual o tipo de colchão que usa? Usa travesseiro?

Qual o tipo de calçado que usa?

Habilidade manual: destro, ambidestro, sinistro?

DADOS REFERENTES À SAÚDE DO PACIENTE:

Patologias associadas?

Cirurgias?

Fraturas?

ANÁLISE POSTURAL:

VISTA ANTERIOR	D	E
Hálux aduzido:		
Hálux abduzido:		
Joanete:		
Pé plano:		
Pé cavo:		
Pé valgo:		
Pé varo:		
Pé falso plano:		
Pé falso cavo:		
Maléolo mais elevado:		
Patela mais elevada:		
Genu varo:		
Genu valgo:		
Falso genu varo:		
Falso genu valgo:		
Rotação medial da coxa:		
Rotação lateral da coxa:		
Coxa vara:		
Coxa valga:		
EIAS mais elevada:		
Desvio da linha alba:		
Desvio da cicatriz onfálica:		
Assimetria do triângulo de Talles:		

Considerar para anotações da avaliação:

- G – Grave – A alteração está fora do limite fisiológico e requer tratamento imediato.

- M – Moderado – A alteração está fora do limite fisiológico, porém requer tratamento a médio prazo.

- L – Leve – A alteração está dentro dos limites fisiológicos, não requer tratamento, apenas acompanhamento.

Ombro mais elevado:		
Desvio da cabeça e pescoço para:		
Rotação da cabeça e pescoço para:		
Rotação da cabeça e pescoço para:		
Assimetria facial:		

TIPO DE TÓRAX:

Normal:		
Tonel:		
Quilha:		
Sapateiro:		
Ampulheta:		

VISTA POSTERIOR

Calcâneo varo:		
Calcâneo valgo:		
Prega poplítea mais elevada:		
Prega glútea mais elevada:		
Pelve mais elevada:		
Assimetria do triângulo de Talles:		

ESCOLIOSE

Cervical:		
Torácica:		
Lombar:		

Gibosidade:		
Ângulo inferior da escápula mais elevado:		
Lordose diafragmática:		
Ombro mais elevado:		
Desvio da cabeça e pescoço para:		
Inclinação da cabeça e pescoço para:		
Rotação da cabeça e pescoço para:		

VISTA LATERAL

Apoio calcâneo:		
Apoio equino:		
Pé plano:		
Pé cavo:		
Pé falso plano:		
Pé falso cavo:		

Genu *flexum*:		
Genu *recurvatum*:		
Ombro protruso:		
Cabeça protrusa:		
Rotação do tronco para:		

Anteversão:		
Antepulsão:		
Retroversão:		
Retropulsão:		
Hiperlordose lombar:		
Retificação lombar:		
Hipercifose:		
Retificação torácica:		
Hiperlordose cervical:		
Retificação cervical:		
Inversão da curvatura cervical:		
Abdome protruso:		

ESPONDILOMETRIA:

Não corrigida

Referência	1ª	2ª	3ª
Tornozelo:			
Glúteo:			
Torácica:			
Cabeça:			

Corrigida

Cervical:	cm
Lombar:	cm

AMPLITUDE DE MOVIMENTO TORÁCICA/LOMBAR

Mobilidade toracolombar:			cm
Extensão da coluna toracolombar:			cm
Banco de Wells:			cm
Teste de Shober:			cm
Flexão lateral do tronco:	D	cm	E cm

ROTAÇÃO DO TRONCO

	D	cm	E	cm
Postura de repouso:	D	cm	E	cm
Posição após rotação:	D	cm	E	cm

Distância entre Â. Inf. escápula e processo espinho correspondente:	D	cm
	E	cm

TESTE DA PAREDE

ESCÁPULA:	D	E
Normal:		
Abduzida:		
Aduzida:		
Alada:		

Considerar para anotações dos encurtamentos:

- G – Grave – Se a ACM < 50% do comprimento fisiológico.
- M – Moderado – Se a ACM estiver entre > 50% < 80%do comprimento fisiológico.
- L – Leve – Se a ACM > 80% do comprimento fisiológico.

DECÚBITO DORSAL

TESTES DE RETRAÇÃO	D	E
Isquiotibial:		
Tríceps sural:		
Iliopsoas:		
Sartório:		
Reto femoral:		
Tensor fáscia lata:		
Glúteos:		
Grande dorsal:		
Peitoral maior fibras inferiores:		
Peitoral maior fibras superiores:		
Peitoral menor:		

TESTES DE FORÇA MUSCULAR	D	E
Reto abdominal: fibras superiores:		
Fibras inferiores:		
Oblíquos abdominais:		
Transverso abdominal:		
Flexores anteriores da cabeça e pescoço:		
Flexores anterolaterais do pescoço:		

MEDIDA DE COMPRIMENTO DOS MMII

Medida real:	D	cm
	E	cm
Medida aparente:	D	cm
	E	cm
Linha de shoelmoner:	D	cm
	E	cm

CIRTOMETRIA

Axilar:	Ins.	cm
	Exp.	cm
Linha mamilar:	Ins.	cm
	Exp.	cm
Inferior:	Ins.	cm
	Exp.	cm

PADRÃO RESPIRATÓRIO

Misto: (o quê?)	
Abdominal:	
Torácico:	

DECÚBITO LATERAL:

TESTES DE RETRAÇÃO	D	E
Tensor da fáscia lata:		
Quadrado lombar:		
Teste do piriforme:		

TESTES DE FORÇA MUSCULAR	D	E
Flexores laterais do tronco:		

DECÚBITO VENTRAL:

TESTES DE RETRAÇÃO	D	E
Quadríceps:		

TESTES DE FORÇA MUSCULAR	D	E
Glúteo máximo:		
Extensores de tronco coluna lombar:		
Extensores de tronco coluna torácica:		
Extensores da cabeça e pescoço:		

SENTADO

TESTES DE RETRAÇÃO

	D	E
Trapézio superior:		
Elevador da escápula:		
Escaleno:		
Esternocleidomastóideo:		

AMPLITUDE DE MOVIMENTO CERVICAL:

Flexão:	cm	
Extensão:	cm	
Flexão lateral:	D	cm
	E	cm
Rotação:	D	cm
	E	cm

TESTES ESPECIAIS CERVICAIS:

	P	E
Compressão:		
Tríceps sural:		
Compressão em extensão:		
Compressão em flexão:		
Tração:		
Valsalva: sinal de Dejerine		
O'Donoghue:		
Adson:		
Sinal de Barre-Leion:		
Teste de Dekleyn:		

Considerar para anotações da presença de dor:

- Trabalhar com escala de dor referida de 0 a 10.
- 0 (Zero) ausência de dor 10 (Dez) máximo de dor

TESTES ESPECIAIS TORÁCICOS:

	P	E
Teste de Adams:		

TESTES ESPECIAIS LOMBARES:

	P	E
Elevação da perna retificada:		
Bragard:		
Lasegue:		
Sinal da corda de arco:		
Valsalva:		
Sinal de Minor:		
Pontos de Valeix:		

TESTES ESPECIAIS – CINTURA PÉLVICA:	P	E
Patrick:		
Gaenslen:		
Balanço pélvico:		
Yeoman:		
Ober:		
Trendelenburg:		
Estiramento sacrilíaco:		
Piriforme:		

Mobilidade pélvica:		
Marcha:		

Exame complementares					
Tabela de ângulo de Cobb					
	Data				
Escoliose:	Lombar:				
	Torácica:				
	Toracolombar:				
Lordose:					
Cifose:					

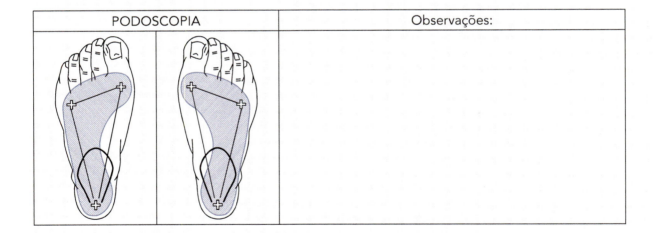

8.6 Postura e dor

No preenchimento da ficha de avaliação, é fundamental o conhecimento das referências fisiológicas dos ângulos articulares, morfológicos e das ações musculares saudáveis para determinar possíveis alterações nos diferentes planos, assim como conhecer as inter-relações dos mapas corporais para estabelecer a relação nexo causal das desvios observados com a função músculo articular e a dor, se houver.

O conceito da relação postura x lesão e dor foi descrita por diversos autores das diferentes escolas de terapias corporais, como o *rolfing*, as cadeias musculares, o Pilates, a ginástica médica, o RPG etc., descritos no capítulo sobre re integração funcional na dor crônica, e, juntamente com estudos de biomecânica de sobrecarga articular, função muscular e movimento, compilaram uma série de informações para melhor compreensão da etiologia e perpetuação de dores e lesões. Achados clínicos baseados em estudos de caso guiaram esses autores, que tiveram grande influência sobre a fisioterapia no Brasil e no mundo. Ultimamente, muitas informações sobre esses achados estão sendo investigados com melhores condições tecnológicas e evidenciados por estudos de imagem e de maior rigor científico, consolidando-se em alguns ensaios clínicos.

A relação entre a postura e a lesão pode ser observada no estudo de Mohankumar, que demonstra em doentes com dor crônica cervical as diferenças no alinhamento no plano frontal e sagital dos pacientes quando comparados ao grupo controle em indivíduos saudáveis.[34] Estudos de análise da função muscular e da postura também vêm sendo desenvolvidos e facilitam a interpretação dos dados da avaliação quantitativa. A ação do diafragma, por exemplo, muito estudada nas terapias corporais, pode estar ligada à instabilidade da coluna vertebral e à alteração de posicionamento da vértebra por aumentar a pressão intra-abdominal, criando um suporte frontal para a coluna e realizando um papel importante para o tratamento da dor crônica lombar, hérnias discais etc. Foi demonstrada menor excursão diafragmática em pacientes com dor lombar crônica. Esses achados recentes corroboram a análise e intervenção terapêutica proposta pelas escolas de fisioterapia antigas, porém esclarece a função específica do músculo em diversas situações funcionais.[35,36,37]

A análise da atividade muscular dos músculos do pé demostrou a participação dos músculos intrínsecos e extrínsecos na manutenção do arco longitudinal e transverso. Essas ações demonstram que músculos podem modificar a presença e a atividade do apoio dos pés no chão, influenciando o sistema podal e o padrão de movimento executado. O aparecimento do hálux valgo relacionado à insuficiência da musculatura intrínseca, assim como o fortalecimento desses músculos, revertendo a posição e melhorando a sintomatologia da deformidade, sugere a importância de estudar e conhecer em detalhes a função muscular na estática e relacionar os achados com a avaliação funcional a fim de obter um diagnóstico mais preciso.[38,39]

Menz et al.[40] correlacionaram de forma positiva a deformidade de pés planos na avaliação estática com a pisada pronada na função a maior incidência de dores nos pés em 3.378 indivíduos acompanhados por 6 anos. Esses achados da avaliação estática, combinados com a avaliação da marcha, corroboram achados de outros autores que relataram maior incidência de fratura por estresse nos metatarsos,[41] tendinopatia do tibial posterior[42] e dor nas plantas do pé[43] em indivíduos com pés planos.

As alterações morfológicas posturais parecem estar envolvidas na gênese de lesões ortopédicas e perpetuação de dores crônicas. O aumento e a diminuição do ângulo de anteversão do colo femoral já foram associados com uma série de disfunções dos membros inferiores na criança, no adolescente e no adulto. As crianças com alteração da posição dos pés na marcha são relacionadas a essas variações morfológicas e se mostraram estar relacionadas com diferentes compensações dos MMII como a torção tibial, genu *valgum*, genu valgo, pés planos, pés equinos e metatarso varos nas crianças. A osteoartrite do quadril também pode estar relacionada com o aumento ou diminuição do ângulo de anteversão do colo femoral. Tonnis e Heinecke[44] mostraram a relação entre a redução do ângulo de anteversão ou retroversão do colo e a doença degenerativa do quadril. As variações no ângulo de anteversão do colo femoral podem alterar a congruência articular do quadril. A incongruência articular do quadril é a causa mais citada de osteoartrite da articulação. A diminuição do ângulo de anteversão também foi relacionada a lesão do *labrum* articular do quadril. A média do ângulo foi 9,7 graus em doentes com lesão, comparada a 15,7 graus em indivíduos sem lesão.

Ludewig descreveu a dor, desequilíbrios de ativação ou de força muscular, fadiga muscular, cifose torácica excessiva ou postura torácica flexionada, como mecanismos potenciais de contribuição para alterações cinemática escapulares[45] e consequentemente disfunção do complexo do ombro. A relação entre coluna torácica e articulação do ombro já havia sido descrita por observadores da postura e do movimento em algumas técnicas.

A posição da cabeça também pode trazer incapacidade e dor quando se verifica uma diferença significativa no ângulo craniovertebral (CV). Pacientes com menor ângulo CV apresentam uma projeção da cabeça para a frente maior com relação aos indivíduos normais; quanto maior essa projeção, mais dor e incapacidade.[46] Além disso, permanecer sentado no trabalho, principalmente utilizando computadores, pode aumentar significativamente a incidência de dores no pescoço.[47]

As alterações do disco intervertebral são comumente relacionadas à idade, à prática excessiva de atividades físicas, à sobrecarga de peso, ao sedentarismo, às lesões, às inflamações e à nutrição. Estudos mais recentes levam em consideração aspectos biomecânicos em relação aos quais vários segmentos do corpo devem estar em coordenação, mantendo a postura e evitando deformidades da coluna vertebral e doenças degenerativas. A morfologia sagital-espino-pélvica tem sido estudada, evidenciando a relação entre o alinhamento pélvico e as linhas de força com a topografia da degeneração do disco intervertebral[48] (Figura 8.4).

Pesquisas radiográficas realizadas por Roussouly em 160 voluntários assintomáticos demonstraram que compreender os padrões de variação no alinhamento sagital e de alterações da lordose lombar pode ajudar a descobrir a relação entre o equilíbrio da coluna vertebral e disfunções degenerativas.[49]

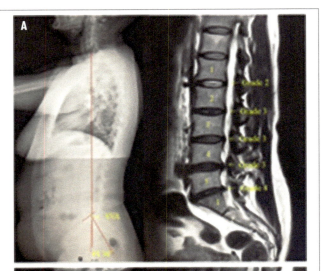

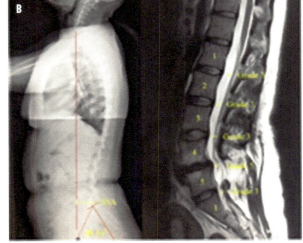

Figura 8.4 Casos representativos apresentados no *Journal of Orthopaedic Surgery and Research* em 2018.

Frequentemente vemos as dores lombares serem relacionadas à falta de flexibilidade e força muscular, principalmente quando existe encurtamento dos músculos isquiotibiais, enfraquecimento dos músculos abdominais e eretores espinhais, o que possibilitaria maior incidência de quadros dolorosos.[50]

Ainda controverso na literatura, o *pelvic tilt* tem sido objeto de discussão, e há evidências de que o aumento do ângulo de inclinação da pelve pode estar relacionado à perpetuação de dores lombares crônicas. As terapias de exercícios focadas em reorganizar a posição pélvica têm sido estudadas em diferentes situações clínicas.[51] A retroversão acetabular e sua consequência na displasia acetabular e na síndrome do impacto podem ser atenuadas na correção do ângulo de inclinação pélvica como forma de tratamento conservador para essas situações.[52]

Na literatura também há indícios da relação das deformidades do pé com o aparecimento da osteoartrose de joelho, especialmente os pés planos, os pés pronados e o hálux valgo. O pé plano foi relacionado a dor no joelho e a lesão da cartilagem no compartimento medial da articulação do joelho. O pé parece participar intensivamente na degeneração da articulação do joelho devido às forças rotacionais impostas a partir da relação do retropé e tíbia.[53]

Sadler et al.,[54] avaliando estudos de preditores de risco para dor lombar com um total de 5.459 pacientes, observou correlação positiva na diminuição da amplitude da inclinação lateral do tronco, do encurtamento muscular da panturrilha e da diminuição da lordose lombar com a ocorrência de dor lombar, sendo, portanto, considerados fatores de risco na lombalgia. A diminuição do ângulo de lordose lombar também teve forte associação com a presença de dor lombar, hérnias discais e degeneração discal em uma metanálise por Chun et al.[55] Been et al.[56] também inclui relação positiva do aumento da curva lombar com a presença de espondilólise e espondilolistese ístmica.

É importante salientar que os estudos de imagem, associados a outros recursos tecnológicos, estão elucidando o papel dos alinhamentos e suas consequências em diversas articulações. Os estudos devem ser interpretados com cautela na relação entre a postura, a lesão e a dor.

8.7 Conclusão

A prática clínica da fisioterapia na dor ainda é repleta de crenças e interpretações de achados radiológicos e outros exames de imagem que não contemplam a total realidade dos fatos e da diversidade de causas para de dor ou fatores de perpetuação (vide capitulo relação nexo causal na dor crônica) A identificação de alterações posturais na estática isoladamente não pode justificar na maioria das vezes a gênese da dor, porém pode facilitar o raciocínio do diagnóstico cinesiológico somado a avaliação funcional. Assim como a interpretação dos achados de imagem deve ser associada a outras ferramentas da anamnese, os dados da avaliação postural devem ser considerados juntamente com os achados de outras ferramentas.

Bibliografia

1. Libotte M. Podoscope electronique encyclopêdie médico: chirurgicale kinésithérapie rééducation fonctionnelle. Paris: Editions Scientifiques et 62 Édicales/Elsevier. 2001.

2. Brunnistrom S. Center of gravity line in relation to ankle joint in erect standing. The American Physical Therapy Academy. Oxford. 1954; v.34, n.3, p.109-15.

3. Asher C. Variações de postura da criança. São Paulo: Manole; 1976.

4. Kisner C, Colby LA. Exercícios terapêuticos. São Paulo: Manole; 1987.

5. Gangnet N, Pomero V, Dumas R, Skalli W, Vital JM. Variability of the spine and pelvis location with respect to the gravity line: a three-dimensional stereoradiographic study using a force platform. Surgical and Radiologic Anatomy. 2003.

6. Kendall FP, McCreary KE, Provence PV. Músculos: provas e funções. São Paulo: Manole; 1987.

7. Carvalho RL, Almeida GL. Aspectos sensoriais e cognitivos do controle postural. Revista Neurociência. 2009;17(2):156-60.

8. Shumway-Cook A, Woollacott. Motor control-theory and practical applications. 2000.

9. Teixeira CL. Equilíbrio e controle postural. 2010. v.11, n.20.

10. Horak FB. Postural orientation and equilibrium: what do we need to know about neural control of balance to prevent falls? Age and Ageing. 2006;35-S2:ii7-ii11.

11. Peterka RJ. Sensory integration for human balance control. Handbook of Clinical Neurology. 2018;159:27-42.

12. Ivanenko Y, Gurfinkel VS. Human postural control. Frontiers in Neuroscience. 2018;12: art.171.

13. Buenrostro BAO, Tene CH, Giner VD, Hernández BT, Guerrero ROM. Evaluación de un marco de referencia postural como prueba diagnóstica de postura lordótica lumbar. Gaceta Médica de México. 2006;142(1):39-42.

14. Côté P, Kreitz B, Cassidy JD, Dzus AK, Martel J. A study of diagnostic accuracy and reliability of the scoliometer and Adam's forward bend test. Spine. 1998;23(7):796-802.

15. Stokes IAF, Moreland MS. Measurement of the shape of the surface of the back in patients with scoliosis. The Journal of Bone and Joint Surgery. 1987;69-A(2):203-11.

16. Fernandes MRFL, Barros JW, Shimano CA, Moreira RBF, Gonçalves FF, Amorim SG, et al. Utilização da técnica de Moiré para detectar alterações posturais. Revista de Fisioterapia da Universidade de São Paulo. 2003;10(1):16-23.

17. Theologis TN, Jefferson RJ, Simpson AHRW, Turner-Smith AR, Fairbank JCT. Quantifying the cosmetic defect of adolescent idiopathic scoliosis. Spine. 1993;18(7):909-12.

18. Theologis TN, Fairbank JCT, Turner-Smith AR, Pantazopoulos T. Early detection of progression in adolescent idiopathic scoliosis by measurement of changes, in back shape with the integrated shape imaging system scanner. Spine. 1997;22(11):1223-7.

19. Turner-Smith AR, Harris JD, Houghton GR, Jefferson RJ. A method for analysis of back shape in scoliosis. Biomechanics. 1988;21(6):497-509.

20. Mior SA, Kopansky-Giles D, Crowther E, Wright J. A Comparison of radiographic and electrogoniometric angles in adolescent idiopathic scoliosis. Spine. 1996;21(13):1549-55.

21. Goldberg CJ, Kaliszer M, Moore DP, Forgarty EE, Dowling FE. Surface topography, cobb angles, and cosmetic change in scoliosis. Spine. 2001;26(4):E55-E63.

22. Mannion AF, Knecht K, Balaban G, Dvorak J, Grob D. A new skin-surface device for measuring the curvature and global and segmental ranges of motion the spine: reliability of measurements and comparison whit data reviewed from the literature. European Spine Journal. 2004;13:122-36.

23. Leroux MA, Zabjek K, Simard G, Bardeux J, Coillard C, Rivard CH. A noninvasive anthropometric technique for measuring kyphosis and lordosis. Spine. 2000;25(13):1689-94.

24. Bryant T, Reid G, Smith BL, Stevenson JM. Method for determining vertebral body positions in the sagittal plane using skin markers. Spine. 1989;14(3):258-65.

25. Sacco ICN, Alibert S, Queiroz BWC, Pripas D, Kieling I, Kimura AA, et al. Confiabilidade da fotogrametria em relação à goniometria para avaliação postural de membros inferiores. Revista Brasileira de Fisioterapia. 2007;11(5):411-7.

26. Ferreira EAG, Duarte M, Maldonado EP, Burke TN, Marques AP. Postural assessment software (PAS/SAPO): validation and reliability. Clinics. 2010;65(7):675-81.

27. Lunes DH, Bevilaqua-Grassi D, Oliveira AS, Castro FA, Salgado HS. Análise comparativa entre avaliação postural visual e por fotogrametria computadorizada. Revista Brasileira de Fisioterapia. 2009;13(4):308-15.

28. Brito APNP, Franco-Salermo GR, Prado-Rico JM, Fernandes SMS. Método qualitativo e quantitativo de avaliação do alinhamento postural. 2016; v.17, n.3.

29. Normand MC, Descarreaux M, Harrison DD, Harrison DE, Perron DL, Ferrantelli JR, et al. Three-dimensional evaluation of posture in standing with the PosturePrint: an intra- and inter-examiner reliability study. Chiropractic & Osteopathy. 2007;15(15):1-11.

30. Harrison DE, Janik TJ, Cailliet R, Harrison DD, Normand MC, Perron DL, et al. Validation of a computer analysis to determine 3-D rotations and translations of the rib cage in upright posture from three 2-D digital images. Eur Spine J. 2007;16:213-8.

31. Hodges PW, Tucker K. Moving differently in pain: a new theory to explain the adaptation to pain. Pain. 2011;152:90.8.

32. Rosa GMMV, Gaban GA, Pinto LDP. Adaptações morfofuncionais do músculo estriado esquelético relacionadas à postura e o exercício físico. Revista Fisioterapia Brasil. Rio de Janeiro. 2002 mar/abr; v.3, n.2, p.100-7.

33. Carvalho SEM, Mota SPF, Silva GPF, Filho JMC. A postura do idoso e suas implicações clínica. Geriatrics, Gerontology and Aging. 2011.

34. Mohankumar P, Yie LW. International journal of recent advances in multidisciplinary research. 2017; v.4:2946-51.

35. Kocjan J, Gzik-Zroska B, Nowakowska K, Burkacki M, Suchoń S, Michnik R, et al. Impact of diaphragm function parameters on balance maintenance. PLoS ONE. 2018;13(12):e0208697.

36. Vostatek P, Nova KD, Rychnovsky T, Rychnovska S. Diaphragm postural function analysis using magnetic resonance imaging. PLoS ONE. 2013;8(3):e56724.

37. Kolar P, Sulc J, Kyncl M, Sanda J, Cakrt O, Andel R, et al. Journal of Orthopaedic & Sports Physical Therapy. 2012;42, issue 4, p.352362.

38. Stewart S, Ellis R, Heath M, Rome K. Ultrasonic evaluation of the hallucis muscle in hallux valgus: a cross-sectional observational study. BMC Musculoskeletal Disorders. 2013(45).

39. Glasoe WM. Treatment of progressive first metatarsophalangeal hallux valgus deformity: a biomechanically based muscle-strenthening approach. Journal of Orthopaedic & Sports Physical Therapy. 2016;46(7):596-605.

40. Menz HB, Dufour AB, Riskowski JL, Hillstrom HJ, Hannan MT. Association of planus foot posture and pronated foot function with foot pain: the framingham foot study. Arthritis Care & Research. 2013;65(12):1991-9.

41. Simkin A, Leichter I, Giladi M, Stein M, Milgrom C. Combined effect of foot arch structure and an orthotic device on stress fractures. Foot Ankle. 1989;10:25-9.

42. Williams DS 3rd, McClay IS, Hamill J. Arch structure and injury patterns in runners. Clinical Biomechanics. 2001;16:341-7.

43. Irving DB, Cook JL, Young MA, Menz HB. Obesity and pronated foot type may increase the risk of chronic plantar heel pain: a matched case-control study. BMC Musculoskelet Disord. 2007;8:41.

44. Tonnis D, Heinecke A. Acetabular and femoral anteversion. relationship with osteoarthritis of the hip. Journal of Bone & Joint Surgery. 1999;81:747-1770.

45. Ludewing PM, Reynolds JF. The association of scapular kinematics and glenohumeral joint pathologies. Journal of Orthopaedic & Sports Physical Therapy. 2009;39(2):90-104.

46. Yip CHT, Chiu TTW, Pon ATK. Manual Therapy. 2008;13(2):148-54.

47. Nejati P, Lotfian S, Moezy A, Nejati M. International Journal of Occupational Medicine and Environmental Health. 2015;28(2):295-303.

48. Wei X, Gengwu L, Chao C, Yifan L, Shang S, Ruixi H, et al. Journal of Orthopaedic Surgery and Research. 2018;13:137.

49. Rossouly P, Gollogly S, Berthonnaud E, Dimnet J. Classification of the normal variation in the alignment of the human lumbar spine and pelvis in the standing position. Spine. 2005;30(3):346-53.

50. Hamill J, Knutzen KM. Bases biomecânicas do movimento humano. 3ª ed. São Paulo: Manole; 2012.

51. Król A, Polak M, Szczygieł E, Wójcik P, Gleb K. Relationship between mechanical factors and pelvic tilt in adults with and without low back pain. Journal of Back and Musculoskeletal Rehabilitation. 2017;30(4):699-705.

52. Brekke AF, Overgaard S, Hróbjartsson A, Hollsgaard-Larsen A. Non-surgical interventions for excessive anterior pelvic tilt in symptomatic and non-symptomatic adults: a systematic review. Effort Open Reviews. 2020;5(1).

53. Ohi H, Iijima H, Aoyama T, Kaneda E, Ohi K, Abe K. Association of frontal plane knee alignment with foot posture in patients with medial knee osteoarthritis. BMC Musculoskeletal Disorders. 2017;18(1).

54. Sadler SG, Spink MJ, Ho A, De Jonge XJ, Chuter VH. Restriction in lateral bending range of motion, lumbar lordosis, and hamstring flexibility predicts the development of low back pain: a systematic review of prospective cohort studies. BMC Musculoskeletal Disorders. 2017;18(1).

55. Chun SW, Lim CY, Kim K, Hwang J, Chung SG. The relationships between low back pain and lumbar lordosis: a systematic review and meta-analysis. The Spine Journal. 2017;17(8):1180-91.

56. Been E, Kalichman L. Lumbar lordosis. The Spine Journal. 2014;14(1):87-97.

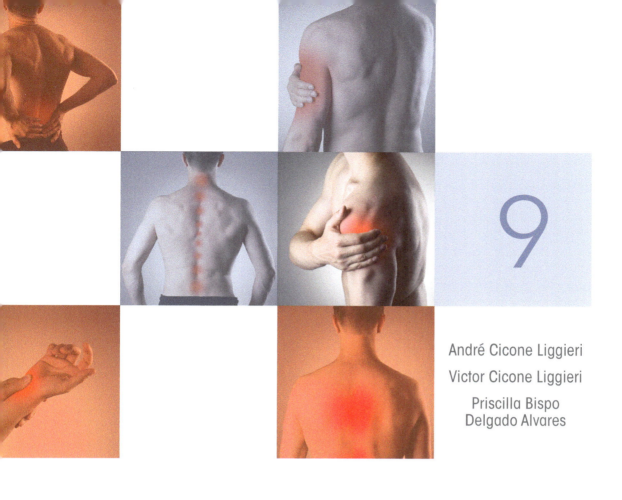

André Cicone Liggieri
Victor Cicone Liggieri
Priscilla Bispo Delgado Alvares

AVALIAÇÃO CLÍNICO-FUNCIONAL NA DOR CRÔNICA

9.1 Introdução

A palavra "avaliação" tem origem na língua francesa (*évaluer*) e traz inerente ao seu significado original a ideia de atribuir valor a algo. Quando nos encontramos diante do paciente com dor crônica, muitas informações são trazidas de maneira verbal e não verbal. Cabe ao profissional da saúde interpretar e traduzir essas informações a fim de obter dados suficientes e precisos para o diagnóstico da dor e suas repercussões para que se estabeleça um prognóstico e uma terapêutica adequada.

Medidas validadas e confiáveis de dor são necessárias para identificar quais pacientes necessitarão de intervenção e também para avaliar a efetividade das intervenções propostas. Avaliar e mensurar a dor são, portanto, entidades diferentes, não obstante sejam largamente utilizadas como sinônimo na literatura. Avaliar a dor significa compreender um processo complexo e multidimensional. Mensurar a dor está relacionado à quantificação dos diferentes aspectos da experiência dolorosa, mais comumente associada à dimensão da intensidade de dor.[1] Este capítulo tem por objetivo elucidar o processo pelo qual o raciocínio clínico é desenvolvido de maneira clara e objetiva na clínica da dor.

9.2 Desafios da avaliação

A dor é compreendida, simbolizada e externalizada de forma diferente em diversas culturas, com consequências variadas para o indivíduo. Desde os primórdios da humanidade a dor é um flagelo da experiência humana, sendo o sintoma mais comum de consultas médicas em todo o mundo.[2] Ainda muito pouco estudada e não oficializada como objeto de estudo das escolas médicas no país, a dor continua sendo um desafio em termos de diagnóstico e tratamento para todos os profissionais de saúde. Segundo trabalho publicado na revista *Lancet* em 2017, a dor lombar é a primeira causa de procura médica em todo o mundo.[3] Segundo a Associação Internacional para o Estudo da Dor (AIED), a dor é definida como uma experiência sensitiva e emocional desagradável decorrente ou descrita em termos de lesões teciduais reais ou potenciais. O caráter subjetivo da dor é justificado por aspectos sociais, físicos, biológicos, psicológicos e espirituais que cercam a história de vida do doente.[4] A dor crônica pode ser classificada como a que permanece por mais de 3 meses ou aquela que se mantém após o período considerado normal de remissão da patologia. Para efeito de estudo, alguns autores consideram o período de 6 meses (AIED). A dor crônica aparentemente não possui importância biológica para o ser humano, porém traz consigo inúmeras repercussões sistêmicas. Diversos modelos são estudados na tentativa de explicar o processo de cronificação da dor e a consolidação da memória perceptiva no sistema nervoso central. A teoria mais atual de Melzack permite a visualização de um modelo neurológico da neuromatriz da dor onde os aspectos genéticos, ambientais, psicológicos interagem entre si para determinar a percepção de dor.[5] O fato de haver um sistema complexo para a percepção de dor no organismo faz com que a relação lesão-sintoma ou ainda a relação nexo causal não seja sempre verdadeira. Segundo levantamento realizado pelo Centro de Dor do HC-FMUSP, o paciente com dor crônica já visitou cerca de 9 médicos, na grande maioria ortopedistas, neurologistas e reumatologistas, e não obteve clareza do diagnóstico da dor, gerando ansiedade, expectativas, custos e frustrações ao doente. É comum que esses doentes tenham recebido diagnósticos exclusivamente baseados em achados de exames subsidiários e por vezes tratados sem melhora para essas condições. Essa falta de correlação nexo causal é bem documentada na literatura, e estudos de Minagawa, Brinjikji e Halilaj[6,7 e 8] demonstram alterações de imagem em população assintomática no ombro, coluna e joelho, respectivamente. A síndrome da cirurgia falida da coluna vertebral está presente em até 46% dos pacientes submetidos a procedimentos cirúrgicos na coluna (artodeses, lamnectomias e dissectomias).[9] Esses dados são de extrema importância e reforçam a necessidade de uma interpretação adequada das informações clínicas e radiológicas obtidas durante a entrevista inicial do doente. É comum na clínica de dor a presença de pacientes que foram submetidos a procedimentos e intervenções prévias e que não obtiveram melhora do quadro álgico e funcional. Assim como os achados dos estudos anteriores, os testes e as avaliações comumente utilizadas na prática clínica do médico e do fisioterapeuta devem ser constantemente atualizados e estudados em termos de especificidade e efetividade na clínica de dor. Modelos de avaliação integrados, no contexto de equipe interdisciplinar, aparentemente contribuem de forma mais abrangente para a clareza nas escolhas de intervenção desses doentes.[10]

9.3 Dor e contexto biopsicossocial

É de extrema importância que a equipe interdisciplinar que avalia o doente com dor esteja ciente do contexto social e psicológico em que o doente está inserido. O indivíduo recebe ao longo dos anos, e especialmente na primeira infância, referências importantes, que, juntamente com fatores genéticos, moldam seus comportamentos em relação à dor e que desencadeiam uma série de respostas e atitudes uma vez a dor instalada. A observação do padrão de linguagem do paciente, seu enfrentamento, aspectos psíquicos relacionados (ansiedade, estresse, depressão), significado da dor em sua vida, ganhos secundários etc., devem ser rastreados pela equipe interdisciplinar. Os aspectos sociais, desde a logística do transporte do paciente até o ambulatório ou consultório e a forma como o indivíduo descreve a dor (figuras de linguagem, palavras que expressam sofrimento, nível sociocultural), podem também nos ajudar a esclarecer o tipo de dor. A caracterização da dor é um item de delicada avaliação, e alguns autores propuseram a elaboração de pictogramas que traduzissem características de dor, porém as discrepâncias culturais e sociais fazem com que métodos como este ainda apresentem baixa especificidade.[11] Questionários e inventários para avaliação dos aspectos biopsicossociais foram desenvolvidos para facilitar o rastreamento de depressão, ansiedade, cinesiofobia e de catastrofização. Os mais utilizados na prática clínica e em estudos científicos na área de dor são: inventário de ansiedade e depressão de Beck, PRSS, escala de avaliação de Tampa para cinesiofobia.[12,13,14] Outros autores desenvolveram ferramentas para avaliar o risco de cronificação da dor, dentre elas Start Back Screening Tool, já validada para língua portuguesa.[15]

9.4 Avaliação clínica da dor

9.4.1 Anamnese

A avaliação clínica do paciente com dor envolve uma abordagem complexa, sendo importante ao término da avaliação tentarmos identificar os diferentes componentes associados às dores do paciente: mecânicos, inflamatórios, neuropáticos e funcionais. Entender que patologias iguais podem se apresentar com mecanismos fisiopatológicos de dor diferentes, bem como que patologias diferentes podem ter uma apresentação clínica semelhante do ponto de vista fisiopatológico (sensibilização central, p. ex.), portanto, entender a fisiopatologia da doença, a fisiopatologia da dor e a maneira pela qual ela é percebida e expressada pelo doente facilita a acurácia diagnóstica. Nesse contexto é de suma importância identificar se há alguma patologia de base que justifique o quadro clínico do paciente, por exemplo, diabetes causando neuropatia, vasculopatia e disautonomia. Após uma investigação minuciosa e pormenorizada das possíveis causas, passamos a identificar outros fenômenos associados, causadores e perpetuadores da dor crônica. As relações posturais (estática e dinâmica), ergonômicas, a qualidade do sono, o perfil nutricional, os hábitos de vida, atividade física e perfil psicológico fazem parte do rol de fenômenos a serem investigados, e serão pormenorizados adiante. Os diagramas de dor auxiliam na localização das diversas dores que o doente sente, de tal maneira que podem facilitar o processo de anamnese. É importante solicitar que o doente pinte todas as regiões onde sente dor. Cabe a nós, avaliadores, interpretar esse diagrama de maneira atenta para um diagnóstico mais preciso. Por vezes esses pacientes são chamados e estigmatizados de forma incorreta como "fibromiálgicos", o que gera encaminhamentos, custos e tratamentos infrutíferos.

As dores neuropáticas se apresentam comumente como queimação, sensação de frio doloroso, formigamento, coceira, alfinetada e agulhada. Ao passo que dor em peso, tensão e dolorimento sugerem caráter nociceptivo de dor. Na prática clínica possuímos ferramentas validadas para rastreio de dores neuropáticas (DN4/LANSS); são de fácil aplicação e com boas sensibilidade e especificidade.[16,17] Trabalhos recentes mostram que cerca de 40% dos pacientes com osteoartrite de joelho apresentaram rastreamento positivo para componente neuropático.[18] A maneira como a dor se instalou e a sequência de aparecimento podem revelar dados importantes em relação às dores funcionais, especialmente quando analisados sob a óptica da biomecânica.

Quando perguntado de maneira direta, é comum ouvirmos que a dor é contínua, sem flutuação, daí a importância de entendermos não só os fatores de melhora e de piora, mas também os períodos de melhora e de piora e eventuais sazonalidades (diárias, semanais e mensais). Durante essa abordagem podemos entender também a relação entre os gestos mecânicos, as atividades realizadas e a dor. Cabe ainda nesse momento avaliar as atividades diárias, domésticas e laborais para eventual correção postural e de gestos. Essa avaliação deve ser realizada de maneira prática no consultório durante o exame físico. Ainda na anamnese, devemos avaliar todas as possíveis entidades que farão com que alguns tratamentos não possam ser indicados ou ainda que haja preferência por alguns tratamentos em detrimento de outros, especialmente pelas contraindicações ao uso de determinados fármacos ou procedimentos.

A avaliação detalhada de todos os tratamentos a que o paciente já foi submetido, nutricional, medicamentoso, físico, invasivo e alternativos deve ser feita de maneira pormenorizada e atenta. O que mais comumente encontramos na clínica de dor é o paciente que realizou inúmeras sessões de fisioterapia e algumas tentativas frustradas de bloqueios ou infiltrações, todas sem nenhum tipo de resultado a longo prazo. Também com frequência, aquele paciente que já utilizou um número muito grande de medicamentos, sem os devidos cuidados ou orientações adequadas e consequentemente sem obter resultados satisfatórios. O relato do paciente em relação às terapias também pode nos dar dicas de suas crenças em relação aos métodos que considera útil em seu tratamento. Sua crença em relação ao prognóstico e sua atitude passiva ou ativa perante as terapias já recebidas também devem ser percebidas pelo avaliador. É comum observarmos que as abordagens de tratamento educativas foram pouco realizadas ainda no caso desses doentes, e normalmente utilizadas técnicas e ferramentas que prometem o alívio imediato dos sintomas, o que frequentemente não acontece a médio e longo prazo, gerando frustrações dos profissionais e dos pacientes. Avaliar a qualidade das informações que o paciente já recebeu em tratamentos anteriores é importante para não manter crenças e comportamentos errôneos no gerenciamento da própria dor. Esclarecer todos os procedimentos cirúrgicos já realizados pelo paciente, tanto para controle da dor quanto para resolução de alguma outra patologia. Sabemos que mesmo em artroplastias de joelho (cirurgia considerada de bom resultado para osteoartrite primária) 35% dos pacientes permanecem com dor após o procedimento.[19]

9.4.2 Exame físico

Quanto ao exame físico, seguimos a rotina clássica da propedêutica, com inspeção, palpação, percussão, ausculta e testes especiais. Todos os pacientes devem ser despidos para que a avaliação seja realizada da melhor maneira possível. Em um levantamento realizado recentemente, 1 a cada 7 médicos havia realizado qualquer exame físico em pacientes com queixas há mais de 3 meses. Isso mostra a necessidade de revermos a maneira como conduzimos as consultas médicas. A não realização do exame físico gera falsos diagnósticos, custos e expectativas frustradas.

Na clínica de dor, atentamos especialmente à postura estática, aos arcos de movimento de cada articulação, tanto passiva quanto ativa, à marcha e à avaliação funcional.

Em relação à palpação, avaliamos cuidadosamente cada estrutura, desde a pele, tecido celular subcutâneo, fáscia, ligamentos, bursas e por fim os músculos. Nessa avaliação podemos detectar a presença de pontos-gatilho miofasciais (85% dos pacientes em centro de dor apresentam síndrome dolorosa miofascial).[10] Esses pontos-gatilho, presentes na síndrome dolorosa miofascial, são diferentes dos pontos que eram utilizados para diagnóstico de fibromialgia; eles possuem etiopatogenia e fisiopatologia diferentes e podem mimetizar sintomas oriundos de doenças neurológicas, tendíneas e articulares. O subdiagnóstico dessa síndrome e o manejo inadequado dessa entidade são um dos fatores perpetuantes de dor crônica. Além da disfunção isolada de cada músculo nessa síndrome, o fato de um músculo não atuar de maneira harmoniosa gera desequilíbrio e desarranjo na ativação de músculos adjacentes, levando ao encadeamento de atividades musculares disfuncionais, gerando fisiologia articular inadequada e portanto comprometimento maior de estruturas nobres (raiz nervosa, cartilagem e tendões).

Em relação à pele, podemos avaliar a presença de elasticidade aumentada do tegumento, bem como regiões onde o deslizamento cutâneo fascial não acontece de maneira adequada, por exemplo, na manobra de pinça e rolê. Essas alterações nos dão indícios de hipermobilidade tecidual e sensibilização dermatométrica central, respectivamente.

Outro aspecto importante de ser avaliado é o medo do paciente em relação ao próprio exame físico, tanto por ser tocado quanto por ter de se movimentar. Por vezes os pacientes estão com inúmeras disfunções a ponto de o padrão de marcha ficar completamente alterado, e há ainda casos em que o paciente simula determinado padrão de marcha em busca de um eventual ganho secundário. Para que esses fatos fiquem elucidados de maneira conclusiva ao examinador, necessitamos de duas ferramentas preciosas: o exame neurológico e o exame funcional.

9.4.3 Exame neurológico

Ao realizarmos a devida propedêutica neurológica, devemos, ao término, elaborar um diagnóstico sindrômico, topográfico e possivelmente etiológico. Na prática, a realização dos exames de motricidade, reflexos e sensibilidade (tátil, térmica e dolorosa) já nos ajuda a entender e correlacionar possíveis achados de exames com sintomatologia. Essa pequena parte do exame neurológico pode ajudar a dirimir eventuais conflitos em pacientes com ganho secundário. Se o exame não for conclusivo, a avaliação funcional e os testes sob distração podem ajudar a esclarecer a questão.

Em relação à sensibilidade, podemos evidenciar hiperestesia, hipoestesia, hiperalgesia (redução do limiar à estimulação dolorosa), alodinia (dor provocada por estímulos não dolorosos) e hiperpatia (reação exacerbada a estímulos álgicos repetitivos). Para a sensibilidade superficial utilizamos agulhas ou alfinetes. Para a sensibilidade térmica, utilizamos algodão com álcool ou metal frio. A tátil com algodão, escova ou filetes de Von Frey. A sensibilidade profunda deve ser testada com diapasão de 128 Hz e a artrossensibilidade ("propriocepção") testada nos artelhos. Em relação à força muscular, devemos testar os grupos musculares de maneira individualizada e graduar segundo a escala de força muscular (0-5). Além disso, observar os padrões dinâmicos nos testes funcionais pode nos dar indícios de fraqueza funcional, ou inibição funcional de determinado grupo muscular. Quanto aos reflexos, devemos examinar os superficiais e os profundos, levando em conta o nível de acometimento no sistema nervoso central.

Outros testes neurológicos devem ser realizados de acordo com a história da doença e as possíveis hipóteses diagnósticas, por exemplo, mielopatias, pares cranianos, síndromes extrapiramidais, síndrome do neurônio motor superior etc.

Os testes especiais de cada articulação podem ser encontrados em qualquer livro-texto de semiologia ortopédica. Toda a nossa bagagem de propedêutica deve ser empreendida nos pacientes com dor crônica para que possamos discernir as entidades que os acometem de maneira clara, entender que o exame clínico é fundamental para a avaliação do doente e que na dor crônica a avaliação funcional faz toda a diferença na precisão diagnóstica e consequentemente na abordagem terapêutica mais adequada.

9.5 Avaliação funcional da dor

9.5.1 Avaliação postural

A avaliação postural tem sido objeto de estudo da fisioterapia há muitos anos. Diversos autores abordam a avaliação estática de diferentes maneiras a fim de ser mais um instrumento de avaliação para estabelecer o diagnóstico funcional e criar a relação causal e de perpetuação com a sintomatologia da dor do paciente (ver o capítulo sobre avaliação postural e dor). Ao analisar o paciente em posição estática, observamos diferentes padrões de postura para queixas semelhantes ou diferentes, o que mostra a necessidade da individualização. Compreender a relação entre a dor e a posição estática é o objetivo da avaliação. Nesse contexto, Ida Rolf descreve o papel do tecido fascial e muscular no desenvolvimento de posturas que considera inadequadas para o gesto humano fisiológico. O estudo da fáscia também demonstra que há inter-relação entre as estruturas do sistema musculoesquelético, e que, portanto, o posicionamento de determinada articulação influencia diretamente as regiões adjacentes, determinando movimentos e moldando a expressão do gesto do indivíduo.

Phillippe Souchard, Godelieve Denys Struyf, Leopold Busquet e Joseph Pilates (Capítulo Reeducação do Movimento na Dor Crônica) são alguns dos autores que desenvolveram métodos de trabalho com grande influência na clínica dos fisioterapeutas brasileiros e que também contribuíram para a análise das ações musculares e processos articulares geradoras de patologias e dores. A avaliação postural e a terapêutica proposta por esses autores se tornaram muito comum no tratamento de diversas patologias e condições dolorosas por reabilitadores, porém ainda com baixo índice de evidência e com métodos de estudo variados, sem homogeneidade de investigação científica.

A análise postural que leva em consideração os processos emocionais foi pouco estudada na área de dor. Observamos na prática clínica que os fatores psicológicos, além de alimentarem o quadro álgico, influenciam diretamente na qualidade do movimento humano. O tônus muscular basal também sofre influência dos processos emocionais e pode perpetuar as dores miofasciais e piorar as disfunções articulares. A avaliação do tônus muscular pode ser feita por meio de testes específicos na presença de patologias do sistema nervoso central e periférico (hipertonia, espasticidade, hipotonia etc.) e por meio da observação do comportamento, atitude, sintomas e na realização de tarefas cotidianas e manutenção de posturas estáticas.

A relação entre as ações musculares e o posicionamento das diferentes partes do corpo no espaço foi evidenciada por meio de diferentes estudos. A análise da atividade muscular do pé demostrou a participação dos músculos intrínsecos e músculos extrínsecos na manutenção do arco longitudinal e transverso.[20] Essas ações demonstram que músculos podem modificar a presença e atividade do apoio dos pés no chão, influenciando o sistema podal e o padrão de movimento executado. O aparecimento do hálux valgo relacionado a insuficiência da musculatura intrínseca, assim como o fortalecimento desses músculos, revertendo a posição e melhorando a sintomatologia da deformidade, sugere a importância de estudar e conhecer em detalhes a função muscular na estática, além de seu papel na dinâmica a fim de obter um diagnóstico mais preciso.[21] Interpretar as ações musculares dos achados posturais não apenas facilita a compreensão dos mecanismos perpetuantes de atividade diária e específica do paciente como também guia a terapêutica escolhida para cada caso. Portanto, o avanço da tecnologia em quantificar os achados posturais e biomecânicos ainda não substituiu a interpretação clínica dos conhecimentos de anatomia e biomecânica na estática e na dinâmica. A análise mais profunda dos achados posturais (vide o capítulo sobre avaliação postural na dor crônica) se faz necessária para compreender e criar estratégias para a intervenção precisa nos quadros de dor crônica, onde os protocolos básicos de tratamento para as patologias já foram aplicados sem resultado.

Estudos recentes do plano sagital também demostraram relação positiva entre os ângulos pélvicos e a localização da degeneração discal em pacientes com dor lombar crônica.[22]

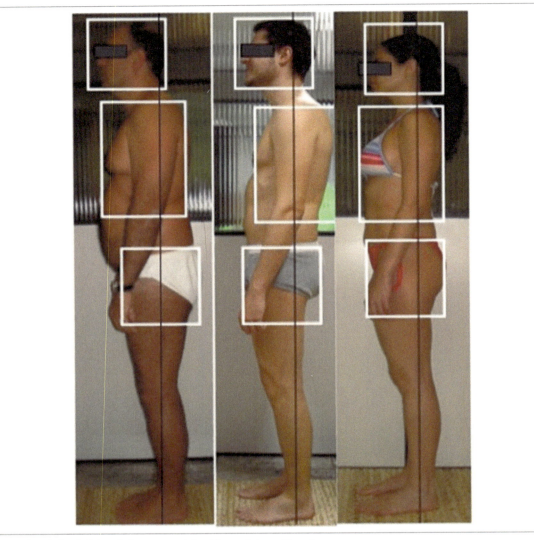

Figura 9.1 Exemplos de lombalgia crônica com padrões biomecânicos diferentes.

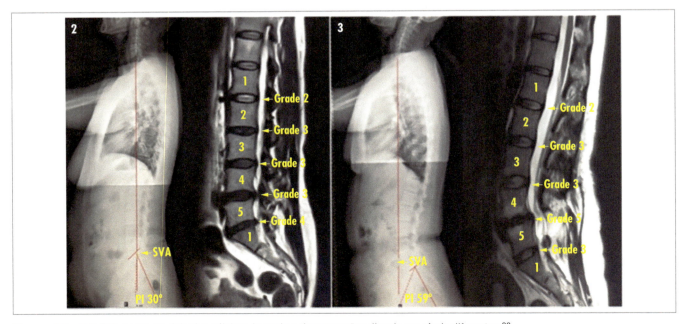

Figuras 9.2 e 9.3 Diferentes morfologias pélvicas levando a degenerações discais em níveis diferentes.[22]

Além do plano sagital, a avaliação estática segue nos planos frontal anterior, posterior e transverso a fim de elaborar o mapa corporal do indivíduo. Esses dados serão somados aos achados da avaliação dinâmica.

9.5.2 Ergonomia

A avaliação clínica funcional do doente com dor crônica só poderá ser concluída com uma minuciosa inspeção da ergonomia na vida diária e laboral do doente com dor crônica, que será discutido no capítulo específico.

9.5.3 Avaliação funcional na dor crônica

O movimento humano pode ser estudado e compreendido sobre diversos aspectos. A avaliação do histórico cinestésico do paciente é inicialmente o item considerado na avaliação funcional. A relação entre dor e movimento pode acontecer por meio de diferentes mecanismos (vide o Capítulo 3 – Dor e Movimento). A avaliação funcional deve ser abrangente a fim de detectar as influências mútuas dos dois fenômenos. O termo funcionalidade refere-se à realização de tarefas da vida cotidiana de maneira independente e satisfatória. Os testes de funcionalidade, principalmente no aspecto físico, devem abordar: a) a identificação de pacientes com risco de incapacidade funcional; b) a determinação das prioridades para ajuste das cargas de treinos e técnicas de reabilitação mais pertinentes; c) a motivação dos pacientes na adesão à reabilitação, assim como a inserção no processo de gestão do tratamento.[23] Matheson idealizou um dos primeiros conceitos em 1984. Isernhagen, em 1988, sugeriu uma equipe multidisciplinar para determinar a capacidade funcional do indivíduo. Também Hart, em 1994, entendia a importância de o médico e o fisioterapeuta atuarem na avaliação do paciente.[24] A Organização Mundial da Saúde (OMS) tem como um dos seus objetivos produzir classificações de Saúde para incorporá-las a modelos consensuais, com linguagem universal a ser compartilhada por gestores, clínicos e sistemas de saúde. Portanto em 2001 a OMS aprovou a Classificação Internacional de Funcionalidade, Incapacidade e Saúde (CIF), que aborda o entendimento da funcionalidade e incapacidade humana.[25] A CIF é subdividida em quatro domínios: funções do corpo, estruturas do corpo, atividades e participações e fatores ambientais (Figura 9.4), ou seja, leva em conta os aspectos biopsicossociais, fundamentais para compreender o nível de incapacidade dos indivíduos.[26] Entender como a disfunção atua no nível de atividade e consequentemente de participação, gera atalhos para que o terapeuta utilize estratégias terapêuticas centradas no que realmente importa para o paciente.

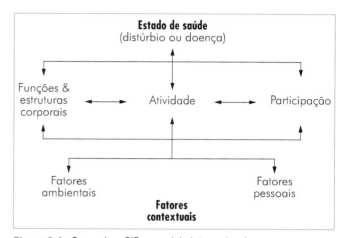

Figura 9.4 Segundo a CIF, o modelo integrador da funcionalidade humana[26]

Na prática clínica observamos dificuldades para inserir avaliações da capacidade funcional. A cinesiofobia é um dos fatores que têm um peso importante na escolha dos testes para avaliar o paciente ou até mesmo identificar se, no primeiro momento, a avaliação funcional é positiva, isto porque indivíduos com dor musculoesquelética têm respostas exacerbadas quando postos em situações de ameaças reais ou potenciais e utilizam mecanismos de proteção como a hipervigilância para evitar uma nova lesão.[27] Estudo de 28 pacientes com dor lombar utilizou a bateria de testes de Isernhagen work system,[28] em duas avaliações separadas por 2 a 3 semanas de diferença. Dois pacientes apresentaram dor lombar "não relacionada" com a primeira sessão do teste e voltaram apenas para segunda avaliação. Porém, um paciente apresentou dor lombar aguda após a primeira sessão do teste e na segunda avaliação não conseguiu completá-lo, evidenciando uma taxa de complicação menor que 10%.[28] Esse tipo de complicação não é desejável na avaliação inicial do paciente com dor lombar. O elevado número de testes, a incidência de custos e suas possíveis complicações dificultam a implementação desse teste na clínica de dor.[28] A dor lombar, de etiologia complexa, é potencialmente incapacitante, e dela podem advir fatores biomecânicos, psicossociais e ocupacionais.[29] Desse modo, fica evidente a necessidade de entender melhor a biomecânica para intervir de maneira adequada junto a pacientes com dor crônica.

Os instrumentos baseados no relato do paciente conhecidos como PROMs (Patient Related Outcomes Measurements), possuem ferramentas para mensurar a incapacidade. São comuns na prática clínica e permitem ao avaliador entender a percepção do indivíduo sobre sua incapacidade. Existem uma série de ferramentas que podem ser genéricas ou específicas. Dentre as genéricas o *WHODAS 2.0*[30] foi desenvolvido especificamente para refletir a CIF e a *Escala Específica do Paciente*[31] (Patient Specific Functional Scale- PSFS) permite ao avaliado determinar quais tarefas se sente incapaz de realizar, respeitando assim o conceito de uma avaliação centrada no paciente. Já as específicas, como para dor lombar, podemos citar o *Owestry Disability Index* e *Roland-Morris Disability Questionnaire*[32]. O *Anterior Knee Pain Scale* (AKPS)[33] é usado para avaliar a incapacidade devido a dor anterior no joelho, o *Victorian Institute of Sport Assessment-Patella* (VISA-P)[34] nas tendinites patelares e *Hip Disability and Outcome Osteoarthritis Score* (HOOS)[35] em pacientes com osteoartrite de quadril. O Questionário de Incapacidade do braço, ombro e mão - versão curta (DASH–SF), permite o entendimento de todas as partes do membro superior, já o *Shoulder Pain and Disability Index* (SPADI)[36] se restringe ao complexo do ombro. A região orofacial conta com o questionário *Craniofacial Pain and Disability Inventory* (CF-PDI)[37] e a coluna cervical com o *Neck Disability Index*[38]. Por fim, o *Revised Fibromyalgia Impact Questionnaire* (FIQR-Br)[39] é extremamente útil para entender a complexidade dos pacientes fibromiálgicos. O consenso COSMIM (*Consensus-based Standards for the selection of health Measurement Instruments*)[40] propõe um olhar padronizado de como devemos mensurar as propriedades de medidas dos instrumentos baseados no relato do paciente (PROM). Ao utilizar estas ferramentas é necessário saber qual a sua confiabilidade (grau em que a medida está livre de erro), validade (grau em que a medida mede o construto que pretende) e responsividade (capacidade da medida de detectar mudanças ao longo do tempo). Os *PROMs* podem ser úteis para nortear o avaliador na escolha dos testes funcionais, evitando os que o paciente tenha a percepção de estar em perigo.

São necessárias novas soluções para avaliar a capacidade funcional com vistas a compreender os distúrbios do movimento, ajustar as cargas de trabalho e verificar por meio da reavaliação se a intervenção está sendo eficiente, sem comprometer o tratamento. Entender a complexa reorganização motora do paciente com dor crônica facilita a escolha dos testes para avaliar a funcionalidade. Segundo Lederman,[41] o controle motor é composto de uma série de fatores (Figura 9.5).

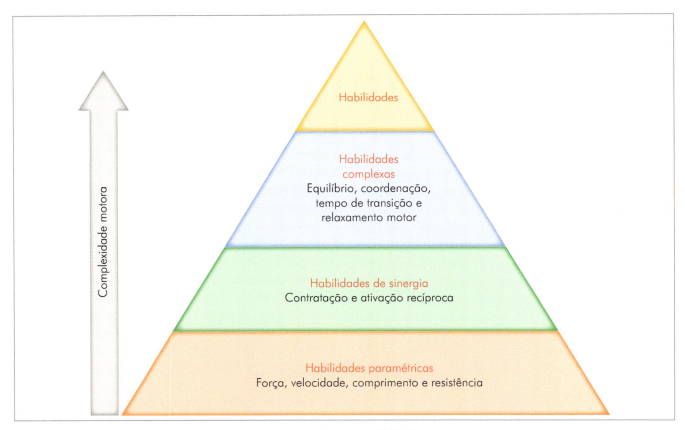

Figura 9.5 Esquema da complexidade motora traduzido segundo Lederman (2009).[41]

Em pacientes com dor lombar, observações clínicas mostram frequentemente diversos distúrbios posturais, entre eles: assimetria da pelve e da postura de membros inferiores, desigualdade no comprimento das pernas, alterações compensatórias nos pés (pronação e supinação), assimetria no repouso dos pés em relação ao centro de gravidade, músculos da região glútea fracos, restrição da mobilidade da articulação coxofemoral e encurtamento nos músculos posteriores da coxa, quadrado lombar e iliopsoas.[42] Todos esses distúrbios posturais implicam atenção para a força e flexibilidade de membros inferiores.

Força de membros inferiores

Alguns testes são realizados para avaliar a força dos membros inferiores de maneira funcional. O teste *30s chair stand* (Figura 9.6) tem uma confiabilidade intra-avaliadores de 0,89, com validade de critério de 0,78 para homens e 0,71 para mulheres em relação ao teste de carga máxima (1 repetição) no *leg press*.[43] O número de repetições realizadas em 30 segundos é diferente entre idosos ativos e sedentários; a média foi de 13,3 e 10,8, respectivamente.[36]

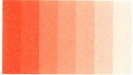

Outro teste utilizado na prática clínica denomina-se *cadeirinha* (*wall-sit*), e consiste em avaliar a força isométrica do quadríceps. Em um estudo piloto com idosas, identifica-se a confiabilidade intra-avaliadores do teste *wall-sit* de r = 0,89. A validade de critério por tempo (segundos) na parede versus uma repetição máxima no *leg press* produziu r = 0,78.[45] No estudo de Saal, em 1991, o *wall-sit* foi utilizado para avaliar a evolução do paciente. Nesse sentido, a manutenção do paciente no *wall-sit* por 60 segundos habilitava-o para a próxima etapa do programa de estabilização da coluna vertebral.[45] O teste do *wall-sit* (Figura 9.7) não apresenta na literatura uma descrição específica de como realizar.

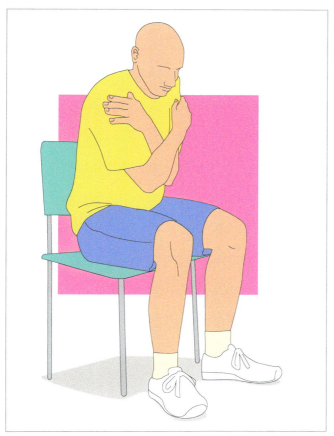

Figura 9.6 *30s chair stand.* Imagem adaptada do livro *Avaliação do idoso: física e funcional.*[44]

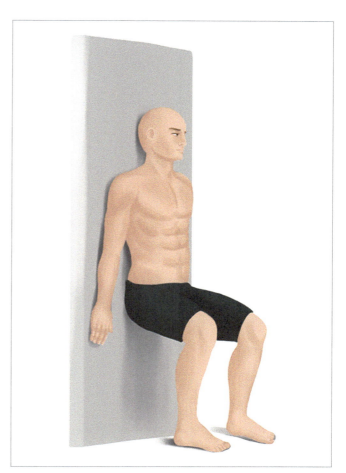

Figura 9.7 *Teste wall-sit.*

Além da compreensão dos aspectos físicos do teste da *cadeirinha* (*wall-sit*), um estudo elucidou os aspectos psicológicos da tarefa. Whitmarsh e Alderman avaliaram a relação do *wall-sit* na tolerância à dor em atletas.[46] Nesse estudo eles mostraram que ensinar o indivíduo a manejar o estresse permitiu que a tarefa de *wall-sit* fosse executada por um tempo maior em relação ao grupo controle. Ou seja, alinhar as expectativas e educar o indivíduo pode melhorar uma tarefa motora.

O *stress inoculation trainning* (SIT) foi desenvolvido com base na "teoria do portão" de Melzac e Wall (1965), que reconheceu o componente psicológico da dor. Com base na "teoria do portão", criaram o SIT, incluindo técnicas de gerenciamento de estresse em três fases.[46] Sendo assim, aplicar o *teste da cadeirinha* (*wall-sit*) aliado a um teste de percepção de desconforto pode propiciar informações valiosas sobre a eficácia da educação em dor na prática clínica.

O teste Trendelemburg (Figura 9.8) foi descrito para as insuficiências glúteas e pode fornecer informações sobre a capacidade da região lombar e do quadril de transferir cargas das pernas para o tronco na posição unipodal, sustentando o peso do corpo. Há um mecanismo de travamento automático da pelve que consiste em nutação do sacro e retroversão do ilíaco para uma estabilidade ótima da pelve.[47] Desorientação ou mau alinhamento da pelve que pode refletir em assimetria das pernas e repouso assimétrico dos pés em relação ao centro de gravidade e músculos dos glúteos fracos são achados clínicos frequentes em pacientes com dor lombar crônica.[42] Indivíduos com tendinite glútea apresentam aumento dos sintomas durante a caminhada e exibem padrões alterados de ativação muscular dos abdutores do quadril durante a marcha. Esse padrão alterado pode ser responsável pelo aumento da sobrecarga nos tendões, amplificando os sintomas.[48] No estudo de Russel foram avaliados 36 pacientes com dor lombar inespecífica, tendo sido identificada uma confiabilidade intra-avaliadores alta para a perna direita (0,83) e moderada para a perna esquerda (0,75). Porém, não conseguiram relacionar o teste com a dor lombar inespecífica.[47] A manutenção do apoio unipodal é extremamente importante para compreensão da capacidade funcional do paciente com dor, pois é um dos elementos fundamentais durante a marcha. Constatamos que a maioria dos pacientes não consegue concluir ou tem uma percepção alta do esforço durante os 30 segundos do teste.

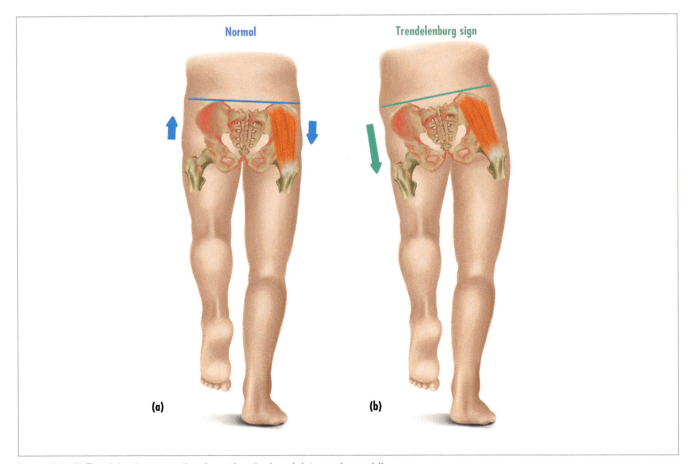

Figura 9.8 A) Trendelemburg negativo, boa ativação dos abdutores do quadril.
B) Trendelemburg positivo, ativação deficiente dos abdutores do quadril.

Flexibilidade de membros inferiores

Para avaliar a flexibilidade de membros inferiores foram escolhidos dois testes: o *teste de distância entre o dedo e o chão modificado* e o *teste de Thomas*. O *teste de distância entre o dedo e o chão modificado* (Figura 9.9)[49] propõe um esquema de classificação de 7 pontos e foi altamente correlacionado com o *teste de distância entre o dedo e o chão*, qualificando-o como uma boa alternativa para avaliar a flexibilidade de membros inferiores.

O *teste de Thomas* (Figura 9.10) foi descrito para avaliar a contratura dos músculos flexores do quadril (psoas maior, ilíaco, reto femoral e glúteo mínimo e tensor da fáscia lata). De maneira funcional, ele pode ser utilizado para avaliar a amplitude de movimento da articulação coxofemoral.[50] Um estudo mostrou que o *tilt pélvico anterior* e a redução do ângulo de extensão da articulação coxofemoral são preditores do aumento da intensidade de dor em trabalhadores que permanecem em pé com dor lombar não específica.[25] A mobilidade normal da articulação coxofemoral parece importante para a distribuição da carga mecânica em pé. Pacientes com dor lombar não específica apresentaram encurtamento nos músculos flexores do quadril com diferença média de 10 graus na extensão da articulação coxofemoral em relação ao grupo controle. Além disso, pacientes que permanecem em pé por longos períodos tendem a apresentar um *tilt pélvico anterior* maior durante a marcha para compensar a falta de extensão da articulação coxofemoral.[29]

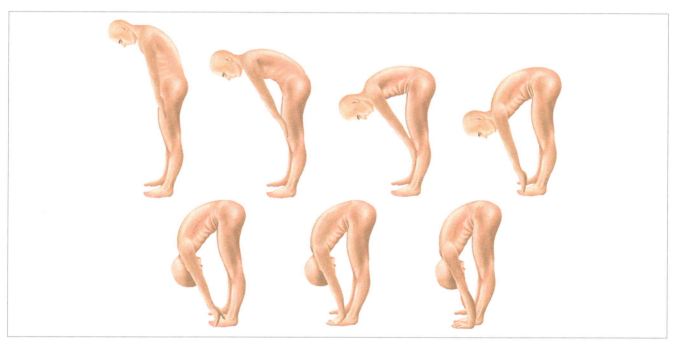

Figura 9.9 Teste de distância entre o dedo e o chão modificado.[49]

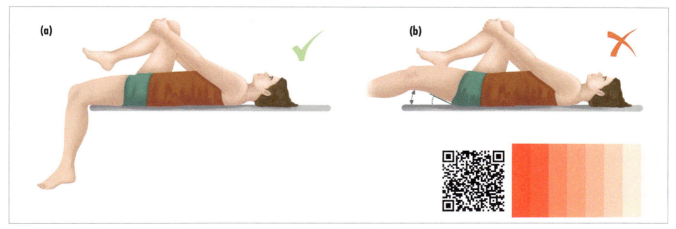

Figura 10.9 A) teste de Thomas negativo, sem a presença de encurtamento dos flexores do quadril.
B) teste de Thomas positivo, encurtamento dos flexores do quadril limitam a extensão da articulação coxofemoral.

Padrão respiratório

As desordens funcionais do padrão respiratório geram uma série de influências e interferências bioquímicas, psicológicas, neurológicas e biomecânicas.[51] A respiração normal, conhecida como respiração diafragmática, envolve movimentos sincronizados da caixa torácica superior, inferior e abdome, ou seja, para a respiração ocorrer de maneira adequada é necessário um funcionamento correto do músculo diafragma. Na respiração anormal, conhecida com respiração torácica, fica clara a participação maior da caixa torácica superior em relação à inferior.[52] O método de avaliação da respiração *hi-lo* (Figura 9.11) para monitorar o padrão respiratório na posição em pé, determina se o paciente tem um padrão respiratório normal (diafragmático) ou anormal (torácico ou paradoxal). O método de avaliação da respiração *hi-lo* tem uma confiabilidade moderada interavaliadores. segundo Bradley e Esformes.[52]

Em estudo com indivíduos saudáveis, foram avaliados os distúrbios respiratórios na capacidade funcional mediante o *functional movement screen* (FMS).[53] Esse teste foi desenvolvido para detectar déficits e assimetrias funcionais que podem ser preditivos de lesões musculoesqueléticas. O FMS é composto por 7 testes que avaliam componentes fundamentais do movimento. Os escores totais variam entre 0 e 21 pontos, considerando que escores iguais ou abaixo de 14 pontos são preditivos de lesões musculoesqueléticas (Figura 9.12).[53] Os pacientes com padrão respiratório diafragmático, de acordo com o teste *hi-lo*, obtiveram a média de 15,63 no score do FMS. Já os pacientes com padrão respiratório torácico (anormal) obtiveram média de 13,89, abaixo do score de 14 pontos sugerido como preditivos de lesão, indicando uma relação significativa entre a respiração torácica com piores resultados e a capacidade funcional, avaliada pelo protocolo do FMS.[52]

O padrão respiratório inadequado pode fazer parte do quadro do paciente com dor. Dessa forma, o protocolo do FMS pode ser uma boa ferramenta para avaliar indivíduos saudáveis, e mediante seus resultados criar programas com o objetivo de reduzir déficits e assimetrias que podem levar a distúrbios dos padrões de movimento e, consequentemente, a quadros de dor.

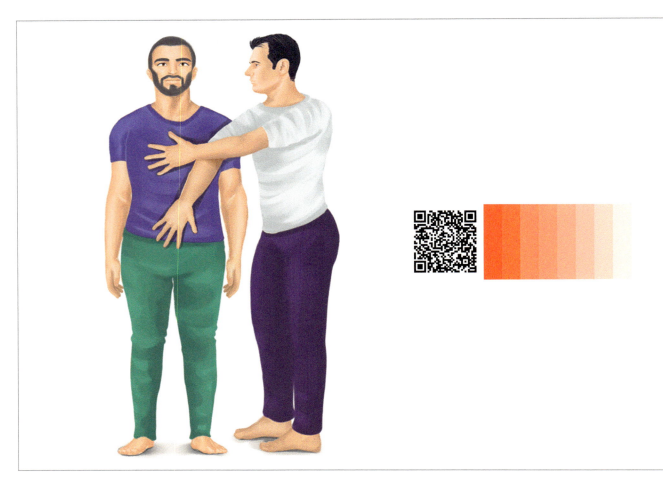

Figura 9.11 *Hi-lo*, teste de padrão respiratório. Bradley e Esformes (2014).[52]

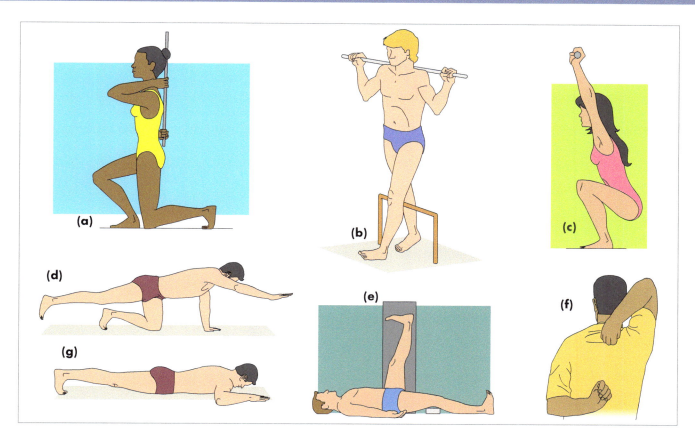

Figura 9.12 Testes do *Functional Movement Screen*. Fonte: imagem adaptada de Teyhen et al. (2012).[53]

Agilidade e equilíbrio dinâmico

O *timed up and go* (Figura 9.13) avalia o equilíbrio dinâmico e a agilidade dos doentes com base no levantar da cadeira e caminhar em um circuito de 6 metros (ida e volta). A falta dessas capacidades pode inviabilizar a permanência e a progressão do paciente com dor em um programa de caminhada. A atividade aeróbica é importante na dessensibilização do sistema nervoso central mediante a produção endógena de opioides.[54] O resultado do teste varia de acordo com a idade, sendo que tempos maiores que 9 segundos para executar a tarefa, para indivíduos de 60 anos, por exemplo, já requerem intervenções direcionadas para melhorar a força, o equilíbrio e a mobilidade.[55]

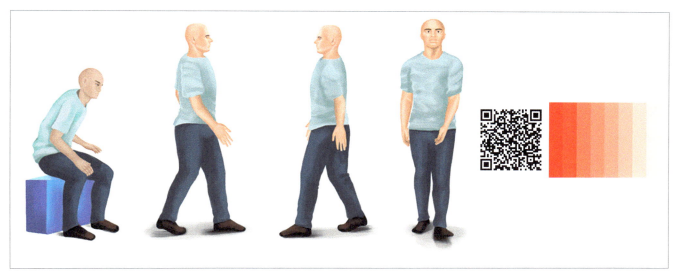

Figura 9.13 Teste *time up and go*.

9.5.4 Controle motor

O controle motor é de extrema importância na avaliação funcional, porém são poucos os testes que alcançam boa confiabilidade e validade. Um avaliador experiente, capaz de selecionar uma boa combinação de testes, consegue identificar as disfunções mediante conceitos biomecânicos e do controle motor. As síndromes de disfunção do movimento foram estudadas por Sahrmann et al., que descreveram essas disfunções e que podem ser diagnosticadas por fisioterapeutas.[56] Um modelo cinesiopatológico propicia a compreensão das síndromes de disfunção do movimento (Figura 9.14). A premissa básica é a de que movimentos repetitivos e alinhamentos sustentados podem induzir a patologias. O sistema musculoesquelético atua como o efetor do movimento. O sistema nervoso regula o movimento, e os sistemas cardiovascular, pulmonar e endócrino dão suporte aos outros dois sistemas.[56]Todos são interdependentes, por exemplo, na síndrome metabólica associada ao sedentarismo.

O conceito principal é o de que o corpo, em nível articular, segue as leis da física, procurando o caminho de menor resistência ao movimento em uma direção específica, como flexão, extensão ou rotação.[56] Os determinantes do percurso são a flexibilidade relativa intra e interarticular, a rigidez do músculo e do tecido conjuntivo e, por fim, o aprendizado e o desempenho motor. O conceito cinesiopatológico sugere que existem sinais antes de haver sintomas e que a correção dos alinhamentos e movimentos prejudicados pode ser uma ferramenta eficaz no manejo da dor musculoesquelética.[56]

A flexibilidade intra-articular diz respeito à articulação analisada e a seus movimentos acessórios. Nessa análise pode haver hipermobilidade do movimento principal ou desses movimentos acessórios A flexibilidade interarticular sugere que uma articulação, por falta de mobilidade, induz a participação de outra articulação, que também faz parte do movimento. Por exemplo, na tentativa de realizar uma anteversão em uma pelve rígida, o início do movimento ocorre por meio da flexão lombar. Essa é uma das possibilidades de disfunção do movimento.[56]

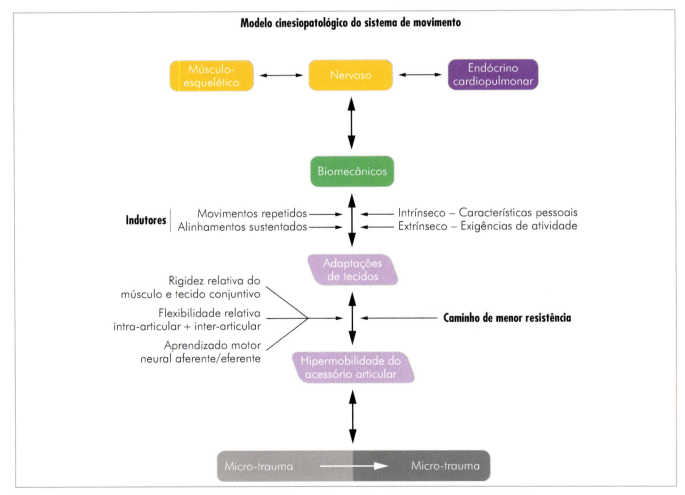

Figura 9.14 Modelo cinesiopatológico do sistema de movimento. Fonte: adaptado de Sahrmann et al. (2017).[56]

No esporte existem testes de controle motor que tentam atuar na prevenção de lesões, no prognóstico de retorno ao esporte, na reabilitação de cirurgias e na compreensão dos padrões motores deficientes. Um controle neuromuscular inadequado é preditor de risco de lesão do ligamento cruzado anterior em jogadores de futebol e de entorse do tornozelo em jogadores de vôlei e futebol.[57]

Existem controvérsias em relação ao controle motor do tronco. Em 1996, Hodges e Richardson encontraram evidências de que o tempo de ativação do transverso abdominal era atrasado em pacientes com dor lombar em comparação a indivíduos assintomáticos, porém essa evidência é bastante questionável quando se analisa a reorganização motora em lesões da coluna vertebral, tronco e indivíduos com dor. Todas as habilidades motoras são afetadas, e ocorre uma reorganização geral do controle e não apenas de determinado segmento. Em pacientes com dor lombar há diversas ocorrências, conforme a tabela de Lederman (Tabela 9.1).[41] Verificar apenas os aspectos de cocontração dos músculos estabilizadores do tronco é um erro comum na prática clínica. Faz-se necessário avaliar o controle motor dos músculos estabilizadores do tronco para aplicá-lo de maneira coerente e no momento oportuno, em pacientes com dor crônica. Em geral é uma boa estratégia em pacientes com hipermobilidade, portanto mais propensos a doenças osteoarticulares.[56] Avaliar de maneira correta o momento para utilizar a estabilização segmentar do tronco é fundamental no êxito do tratamento. Não é recomendável utilizar essa estratégia durante crises de dor. Esse aumento da cocontração dos músculos do tronco é comum em pacientes com dor lombar.[41] Avaliar o controle motor dos músculos do tronco, associado com as avaliações dos padrões respiratórios, pode indicar que o paciente possui excesso ou falta de tônus na região do tronco. É comum encontrar pacientes com controle motor organizado, porém apresentando excesso de tônus na região abdominal e padrão respiratório torácico (anormal). Existem instrumentos que podem auxiliar na avaliação da estabilização do tronco, e um deles é a unidade de *biofeedback* de pressão, com boa reprodutibilidade inter e intra-avaliadores (Figura 9.15).[58]

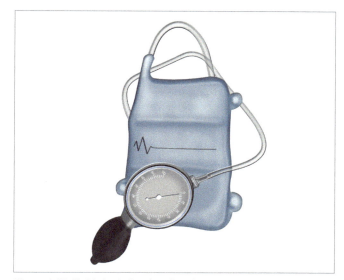

Figura 9.15 Unidade de *biofeedback* de pressão (Stabilizer).
Fonte: Imagem adaptada de Lima et al., 2012.[58]

Tabela 9.1 Reorganização motora durante lesões na coluna vertebral/tronco e dor. Todos os níveis de habilidades motoras são afetados. É a reorganização geral do controle motor, e não a falha de determinados componentes.

Condição	Habilidades motoras paramétricas				Sinérgicas		Composição		
	Força	Flexibilidade	Velocidade	Resistência	Co-contração - ativação recíproca	Coordenação	Postura	Transição	Relaxamento
Lombalgia crônica	Perda de força na musculatura do tronco	Perda do relaxamento em flexão da musculatura espinhal. Menor mobilidade da coluna lombar nos pacientes com medo e dor (antecipação); Menor passo	Redução da velocidade de movimentação do tronco. Marcha mais lenta. Evitação e medo associado a menor velocidade de movimentação da coluna lombar.	Aumento da fadiga muscular no tronco	Ativação tardia dos músculos transversos do abdome. Aumento da co-contração do tronco e ainda maior com tarefas que demandam uso da cognição	Incordenação quadril coluna e pelve tórax.	Mudanças no controle postural. Resposta de ativação muscular lombar postural lentificada.	Habilidade de adaptação tronco pélvica reduzida nas alterações de velocidade de marcha. Reação motora mais lenta.	Não estudado

Fonte: Adaptada de Lederman (2009)41.

A dor lombar evocada por tarefas da vida diária já foi associada à falta de estabilização segmentar do tronco, mas a realização inadequada da tarefa constitui um problema mais complexo e mais importante na dor evocada, prevalecendo o ato de avaliar o gesto e o indivíduo como um todo. Segundo Shumway-Cook e Woollacott (2007),[59] é importante entender a tríade indivíduo, tarefa e ambiente (Figura 9.16). O movimento emerge da interação desses três fatores.

Alguns estudos tentam correlacionar movimento, controle motor e dor. Quando, por exemplo, um indivíduo com síndrome patelofemoral apresenta dor ao descer escadas e durante a corrida, mas não ao subir escadas ou caminhar, qual teste poderíamos utilizar para complementar de maneira funcional essa avaliação? Um estudo sobre dor patelofemoral analisou 4 movimentos[60] (*anteromedial lunge*, *step-down*, *single leg-press* e *balance and reach* – (Figura 9.17), todos eles com boa confiabilidade e reprodutibilidade, mas que não trouxeram informações adicionais à compressão do quadro. Isso mostra que a avaliação de como esse indivíduo desce a escada e corre é um caminho mais sensato para essa análise funcional. Considerar a tríade *indivíduo-tarefa-ambiente*, associada à boa escolha de testes funcionais, facilita o direcionamento do tratamento.

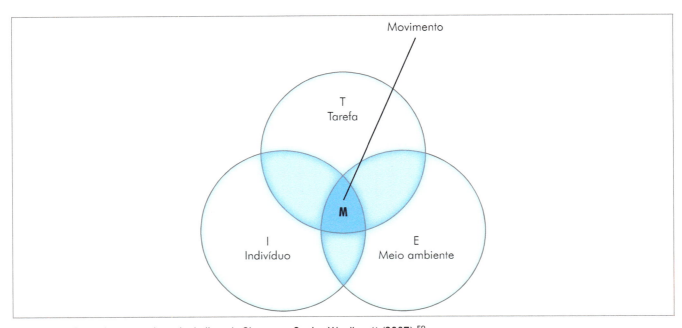

Figura 9.16 Fonte: imagem adaptada do livro de Shumway-Cook e Woollacott (2007).[59]

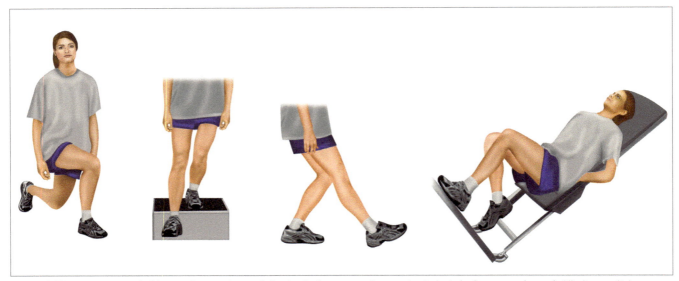

Figura 9.17 *Anteriormedial lunge* (esquerda no alto), *single leg press* (esquerda abaixo), *balance and reach* (direita no alto), *step down* (direita abaixo). Fonte: imagens adaptadas de Loudon et al. (2002).[60]

Um estudo avaliou a relação do aumento ou redução das curvaturas da coluna lombar com a estratégia de levantamento de um peso do chão (Figura 9.18).[61] Ele demostrou que os indivíduos com curvaturas maiores prefeririam inclinar o tronco (estratégia de quadril) para pegar o peso do chão, enquanto os pacientes com a coluna lombar mais retilínea preferiram utilizar o agachamento para realizar a tarefa (estratégia de joelho). O agachamento exige a tríplice flexão de tornozelo, joelho e quadril, distribuindo assim a carga de maneira eficiente. Outro ponto relevante foi a menor eficiência do grupo que escolheu o inclinar o tronco (curvaturas maiores) em utilizar a estratégia de joelho para realizar o agachamento, demosntrando menor capacidade de adaptação a uma nova tarefa, já o grupo com a lombar mais retilínea conseguiu utilizar com mais facilidade em usar a dominância de quadril. Entender se essa estratégia é evitada por crenças, dor, bloqueio articular, dentre outros achados no sistema de movimento é um dos principais objetivo de uma avaliação funcional bem conduzidaEsse estudo ressalta a importância da avaliação postural estática (vide o capítulo sobre avaliação postural na dor crônica) na compreensão da complexa reorganização do indivíduo em termos de movimento.

Adaptar e indicar as atividades mais saudáveis para cada indivíduo é um processo importante no tratamento do paciente com dor. Os fatores metabólicos e neuromodulatórios da atividade física colaboram para uma melhora mais efetiva do doente, diminuem o consumo de medicação e estão relacionados a melhor qualidade de vida desde que essa atividade e sua intensidade não sejam fontes geradoras de dor e lesão. Avaliar a atividade, os movimentos pré-atividade (aquecimento, alongamento) e pós-atividade (relaxamento, alongamento etc.) são fundamentais para detalhar as orientações funcionais. No final da avaliação funcional vamos definir o déficit motor entre os fatores internos: imagem corporal, percepção espacial, emoções e cognição (planejamento, atenção, memória motora, decisão e estratégias) e fatores externos (músculos, articulações, tônus nervoso e fáscia muscular) para adequar a intervenção específica.

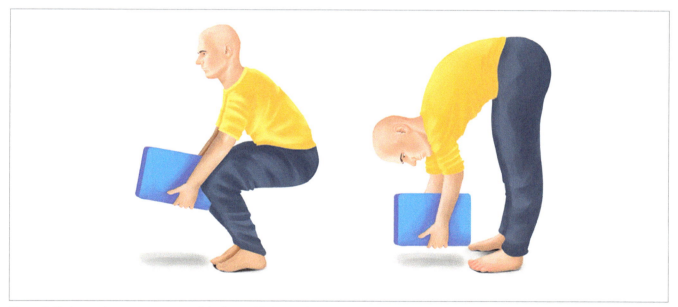

Figura 9.18 A: agachamento com estratégia de quadril. B: agachamento com estratégia de joelho.

9.6 Nutrição

A relação entre alimentação e dor tem sido estudada de maneira crescente nos últimos anos. Alguns alimentos considerados pró-inflamatórios podem contribuir para a gênese da dor, e alimentos considerados anti-inflamatórios ajudam a aliviar esse sintoma. O consumo mundial de açúcar em países como Brasil e Estados Unidos faz crescer o número de doenças inflamatórias e cardiovasculares, diminui a expectativa de vida e pode ter papel importante na perpetuação da dor e nas disfunções articulares.[62]

A avaliação do diário alimentar é de suma importância a fim de detectar a presença de um número maior ou menor de alimentos pró-inflamatórios.

Em nossa prática é muito comum a presença de uma dieta desequilibrada tanto em macro quanto em micronutrientes, podendo esses constituir fatores perpetuantes da dor. Além do diário alimentar, é importante avaliar a presença e a distribuição da massa muscular.

Hipomiotrofias assimétricas são muito frequentes na clínica de dor, bem como a relação com a quantidade de tecido adiposo devem estar presentes na avaliação.

A avaliação do hábito intestinal e da qualidade fecal também se faz necessária a fim de detectar possível componente disbiótico intestinal, o que leva a inflamação de baixo grau e mais uma vez à perpetuação das dores musculares e articulares.[63] Enfim, uma avaliação inicial deve sempre ser realizada, e havendo necessidade, o encaminhamento para o profissional especializado. Ter um nutricionista ou nutrólogo na equipe auxilia essa tarefa.

9.7 Sono

A relação entre sono e dor é bem estudada, sendo que ambos afetam a qualidade de vida. Vale ressaltar que durante um terço da vida vamos posicionar nosso corpo e suas articulações na cama para o repouso. Na avaliação funcional, avaliamos as seguintes características:

Horas dormidas	Tempo de latência/ despertar precoce	Interrupções e causas
Posição de dormir	Materiais para dormir	Higiene do sono

Em uma revisão realizada por Cary et al. em 2018, observou-se que há uma relação entres as posturas de dormir e o aparecimento de sintomatologia na coluna.[64] A relação é bem estabelecida para pacientes que possuem dor lombar ao caminhar e menor em relação a outras dores na coluna. Atentar para o alinhamento da coluna e o posicionamento dos membros evita sobrecargas articulares. A utilização de travesseiros para a cabeça e para o corpo, assim como a qualidade do material, influenciam a qualidade do sono. A avaliação dos materiais exige conhecimento técnico e deve ser estudada em detalhe para avaliação correta, ressaltando as diferenças individuais (peso, altura).

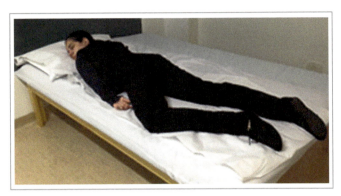

Figura 9.19 Postura inadequada durante o sono. Fonte: arquivo pessoal do autor.

9.8 Conclusão

A avaliação da dor é a etapa mais importante do processo de raciocínio clínico estruturado. Sem ela não há precisão diagnóstica, existindo grande chance de resultados insatisfatórios. A avaliação funcional visa esclarecer disfunções biomecânicas em potencial, que podem ser causa ou consequência das patologias e sintomas que o doente apresenta. Escutar com atenção tudo o que o doente traz de informações verbais e não verbais e integrar com a visão crítica dos achados físicos aqui apresentados, aumenta a assertividade dentro do modelo biopsicossocial em um contexto diagnóstico integrado.

Bibliografia

1. Kathleen A. Sluka. Mechanisms and management of pain for the physical therapist. Ed. IASP; 2009.

2. St Sauver JL, et al. Why patients visit their doctors: assessing the most prevalent conditions in a defined American population. Mayo Clin Proc. 2013 Jan;88(1):56-67.

3. Clark S. Low back pain: a major global challenge. The Lancet. 2017 Mar;391:2302.

4. Figueiró JAB. Dor e saúde mental. Atheneu; 2005.

5. Melzack R. From the gate to the neuromatrix. Pain. 1999 Aug;Suppl 6:S121-6.

6. Minagawa, et al. Prevalence of symptomatic and assymptomatic rotator cuff tear in the general population: from mass-screenig in one village. J Orthop. 2013 Feb 26;10(1):8-12.2013.

7. Brinkji, et al. Systematic literature review of imaging features of spinal degeneration in asymptomatic populations. AJNR Am J Neuroradiol. 2015 Apr;36(4):811-6. doi:10.3174/ajnr.A4173. Epub 2014 Nov 27.

8. Halilaj, et al. Modeling and predicting osteoarthritis progression: data from the osteoarthritis initiative. Osteoarthritis Cartilage. 2018 Dec;26(12):1643-50. doi:10.1016/j.joca.2018.08.003. Epub 2018 Aug 18 2018.

9. Daniel, et al. Failed back surgery syndrome: a review article. Asian Spine J. 2018 Apr;12(2):372-9.

10. Jacobsen MT. Dor: manual para o clínico. Atheneu; 2019.

11. Stones, et al. Creating a better picture of chronic pain: improving pain pictogram designs through systematic evaluation of user responses. Br J Pain. 2016 Nov;10(4):177-85. Epub 2016 Jul 4.

12. Beck AT, Ward CH, Mendelson M, Mock J, Erbaugh JB. An inventory for measuring depression. Archives of General Psychiatry. 1961;4:561-71.

13. Sardá Junior J, et al. Validação da escala de pensamentos catastróficos sobre dor. 2008;15(1).

14. Aguiar AS. Validação da escala de pensamentos catastróficos sobre dor. USP, 2016.

15. Bruna P, et al. Versão brasileira do STarT Back Screening Tool: tradução, adaptação transcultural e confiabilidade. Braz J Phys Ther [Internet]. 2014 Oct 18(5):453-61. rbf.2014.0028.

16. Santos JG, Brito JO, de Andrade DC, Kaziyama VM, Ferreira KA, Souza I, et al. Translation to Portuguese and validation of the Douleur neuropathique 4 questionnaire. J Pain. 2011;11(5):484-90.

17. Schestatsky P, Felix-Torres V, Chaves ML, Câmara-Ehlers B, Mucenic T, Caumo W, et al. Brazilian Portuguese validation of the Leeds Assessment of Neuropathic Symptoms and Signs for patients with chronic pain. Pain Med. 2011;12(10):1544-50.

18. Vignesh NR, et al. Neuropathic pain among patients with primary knee osteoarthritis: results of a cross-sectional study from a tertiary care center in Southern India. Indian Journal of Rheumatology. 2017.

19. Hasegawa, et al. Prevalence of persistent pain after total knee arthroplasty and the impact of neuropathic pain. J Knee Surg. 2018 Nov 9. doi:10.1055/s-0038-1675415.

20. McKeon PO, Hertel J, Bramble D, et al The foot core system: a new paradigm for understanding intrinsic foot muscle function. British Journal of Sports Medicine. 2015;49:290.

21. Incel NA, Genç H, Erdem HR, Yorgancioglu ZR. Muscle imbalance in hallux valgus: an electromyographic study. Am J Phys Med Rehabil. 2003;82:345-9.

22. Wei X, et al. Correlations between the sagittal plane parameters of the spine and pelvis and lumbar disc degeneration. J Orthop Surg Res. 2018;13:137.

23. de Santana FS, Nascimento Dda C, de Freitas JP, Miranda RF, Muniz LF, Santos Neto L, et al. Assessment of functional capacity in patients with rheumatoid arthritis: implications for recommending exercise. Rev Bras Reumatol. 54. Brazil: Elsevier; 2014. p.378-85.

24. Chen JJ. Functional capacity evaluation & disability. Iowa Orthop J. 2007;27:121-7.

25. Ruaro JA, Ruaro MBR, Souza DE, Fréz AR, Guerra RO. Panorama e perfil da utilização da CIF no Brasil: uma década de história. Rev Bras Fisioter 2012;166:454-62.

26. Riberto M, Saron TRP, Battistella LR. Results of the ICF core set for chronic widespread pain in women with fibromyalgia in Brasil. Acta Fisiatr 2008;15:6–12.

27. Luque-Suarez A, Martinez-Calderon J, Falla D. Role of kinesiophobia on pain, disability and quality of life in people suffering from chronic musculoskeletal pain: a systematic review. Br J Sports Med. 53. England: Article author(s) (or their employer(s) unless otherwise stated in the text of the article) 2019 No commercial use is permitted unless otherwise expressly granted; 2019. p.554-9.

28. Brouwer S, Reneman MF, Dijkstra PU, Groothoff JW, Schellekens JMH, Göeken LNH. Test-retest reliability of the isernhagen work systems functional capacity evaluation in patients with chronic low back pain. journal of occupational rehabilitation. 2003;13(4):207-18.

29. Silveira C, Parpinelli MA, Pacagnella RC, Camargo RS, de Costa ML, Zanardi DM, et al. Cross-cultural adaptation of the World Health Organization Disability Assessment Schedule (WHODAS 2.0) into Portuguese. Rev. Assoc. Med. Bras., 59 (2013), pp. 234-240.

30. Costa LO, Maher CG, Latimer J, Ferreira PH, Ferreira ML, Pozzi GC, Freitas LM. Clinimetric testing of three self-report outcome measures for low back pain patients in Brazil: which one is the best? Spine (Phila Pa 1976). 2008 Oct 15;33(22):2459-63.

31. Roland M, Fairbank J. The Roland-Morris Disability Questionnaire and the Oswestry Disability Questionnaire. Spine (Phila Pa 1976). 2000 Dec 15;25(24):3115-24.

32. da Cunha RA, Costa LO, Hespanhol Junior LC, Pires RS, Kujala UM, Lopes AD. Translation, cross-cultural adaptation, and clinimetric testing of instruments used to assess patients with patellofemoral pain syndrome in the Brazilian population. J Orthop Sports Phys Ther. 2013 May;43(5):332-9.

33. Wageck BB, de Noronha M, Lopes AD, da Cunha RA, Takahashi RH, Costa LO. Cross-cultural adaptation and measurement properties of the Brazilian Portuguese Version of the Victorian Institute of Sport Assessment-Patella (VISA-P) scale. J Orthop Sports Phys Ther. 2013 Mar;43(3):163-71.

34. Machado RK, Casagrande AA, Pereira GR, Vissoci JRN, Pietrobon R, Pereira ANB. Hip Disability and Osteoarthritis Outcome Score (HOOS): A Cross-Cultural Validation of the Brazilian Portuguese Version Study. Rev. bras. ortop. 2019 June; 54(3): 282-287.

35. Puga VO, Lopes AD, Shiwa SR, Alouche SR, Costa LO. Clinimetric testing supports the use of 5 questionnaires adapted into Brazilian Portuguese for patients with shoulder disorders. The Journal of Orthopaedic and Sports Physical Therapy. 2013 Jun;43(6):404-413.

36. Greghi SM, Dos Santos Aguiar A, Bataglion C, Ferracini GN, La Touche R, Chaves TC. Brazilian Portuguese Version of the Craniofacial Pain and Disability Inventory: Cross-Cultural Reliability, Internal Consistency, and Construct and Structural Validity. J Oral Facial Pain Headache. 2018 Fall;32(4):389-399.

37. Cook C, Richardson JK, Braga L, Menezes A, Soler X, Kume P, et al. Cross-cultural adaptation and validation of the Brazilian Portuguese version of the Neck Disability Index and Neck Pain and Disability Scale. Spine (Phila Pa 1976). 2006 Jun 15;31(14):1621-7.

38. Lupi JB, Carvalho de Abreu DC, Ferreira MC, Oliveira RDR, Chaves TC. Brazilian Portuguese version of the Revised Fibromyalgia Impact Questionnaire (FIQR-Br): cross-cultural validation, reliability, and construct and structural validation. Disabil Rehabil. 2017 Aug;39(16):1650-1663.

39. Mokkink LB, Terwee CB, Knol DL, Stratford PW, Alonso J, Patrick DL, Bouter LM, de Vet HC. Protocol of the COSMIN study: COnsensus-based Standards for the selection of health Measurement INstruments. BMC Med Res Methodol. 2006 Jan 24;6:2.

40. Lederman E. The myth of core stability. J Bodyw Mov Ther. 14. United States, 2010. p.84-98.

41. McGregor AH, Hukins DWL. Lower limb involvement in spinal function and low back pain. Journal of Back and Musculoskeletal Rehabilitation. 2009;22(4):219-22.

42. Rikli RE, Jones CJ. Development and validation of a functional fitness test for community-residing older adults. Journal of Aging and Physical Activity. 1999;7(2):129-61.

43. Mastudo SMM. Avaliação do idoso: física e funcional. 2ª ed. Londrina: Miograf; 2004.

44. Ballard JE, McFarland C, Wallace LS, Holiday DB, Roberson G. The effect of 15 weeks of exercise on balance, leg strength, and reduction in falls in 40 women aged 65 to 89 years. J Am Med Womens Assoc (1972). 2004;59(4):255-61.

45. Whitmarsh BG, Alderman RB. Role of psycological skills training in increasing athletic pain tolerance. Sport Psychologist. 1993;7(4):388-99.

46. Roussel NA, Nijs J, Truijen S, Smeuninx L, Stassijns G. Low back pain: clinimetric properties of the Trendelenburg test, active straight leg raise test, and breathing pattern during active straight leg raising. J Manipulative Physiol Ther. 30. United States. 2007; p.270-8.

47. Allison K, Salomoni SE, Bennell KL, Wrigley TV, Hug F, Vicenzino B, et al. Hip abductor muscle activity during walking in individuals with gluteal tendinopathy. Scand J Med Sci Sports. 2018;28(2):686-95.

48. Akaha H, Matsudaira K, Takeshita K, Oka H, Hara N, Nakamura K. Modified measurement of finger-floor distance: self-assessement bending scale. J Lumber Spine Disorder. 2008;14(1):164-9.

49. Peeler J, Anderson JE. Reliability of the Thomas test for assessing range of motion about the hip. Physical Therapy in Sport. 2007;8(1):14-21.

50. Chaitow L. Breathing pattern disorders, motor control, and low back pain. Journal of Osteopathic Medicine. 2004;7(1):34-41.

51. Bradley H, Esformes J. Breathing pattern disorders and functional movement. Int J Sports Phys Ther. 2014;9(1):28-39.

52. Teyhen DS, Shaffer SW, Lorenson CL, Halfpap JP, Donofry DF, Walker MJ, et al. The functional movement screen: a reliability study. J Orthop Sports Phys Ther. 42. United States, 2012. p.530-40.

53. Sluka KA, Danielson J, Rasmussen L, DaSilva LF. Exercise-induced pain requires NMDA receptor activation in the medullary raphe nuclei. Med Sci Sports Exerc. 2012;44(3):420-7.

54. Bohannon RW. Reference values for the timed up and go test: a descriptive meta-analysis. J Geriatr Phys Ther. 2006;29(2):64-8.

55. Sahrmann S, Azevedo DC, Dillen LV. Diagnosis and treatment of movement system impairment syndromes. Braz J Phys Ther. 2017;21(6):391-9.

56. Bahr R, Krosshaug T. Understanding injury mechanisms: a key component of preventing injuries in sport. Br J Sports Med. 2005;39(6):324-9.

57. Lima PO, de Oliveira RR, de Moura Filho AG, Raposo MC, Costa LO, Laurentino GE. Reproducibility of the pressure biofeedback unit in measuring transversus abdominis muscle activity in patients with chronic nonspecific low back pain. J Bodyw Mov Ther. 16. United States: Elsevier. 2011-2012; p.251-7.

58. Shumway-Cook A, Woollacott M; [tradução Martha Cecily Blauth Chaim]. Controle motor: teoria e aplicações práticas. 3ª ed. Barueri: Manole; 2010.

59. Loudon JK, Wiesner D, Goist-Foley HL, Asjes C, Loudon KL. Intrarater reliability of functional performance tests for subjects with patellofemoral pain syndrome. Journal of Athletic Training. 2002;37(3):256-61.

60. Pavlova AV, Meakin JR, Cooper K, Barr RJ, Aspden RM. Variation in lifting kinematics related to individual intrinsic lumbar curvature: an investigation in healthy adults. BMJ Open Sport Exerc Med. 2018;4(1):e000374.

61. Temple NJ. Fat, sugar, whole grains and heart disease: 50 years of confusion. nutrients. 2018;10(1):39. Published 2018 Jan 4. doi:10.3390/nu10010039.

62. Szychlinska MA, Di Rosa M, Castorina A, Mobasheri A, Musumeci G. A correlation between intestinal microbiota dysbiosis and osteoarthritis. Heliyon. 2019;5(1):e01134. Published 2019 Jan 12. doi:10.1016/j.heliyon.2019.e01134.

63. Cary D, Briffa K, McKenna L. Identifying relationships between sleep posture and non-specific spinal symptoms in adults: a scoping review. BMJ Open. 2019;9:e027633.

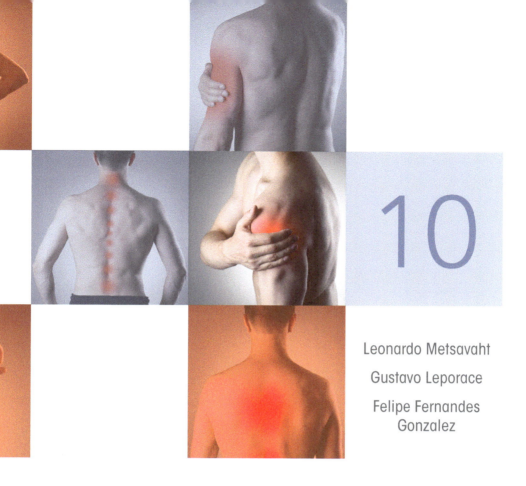

10

Leonardo Metsavaht

Gustavo Leporace

Felipe Fernandes Gonzalez

AVALIAÇÕES BIOCINÉTICAS TRIDIMENSIONAIS PARA DIAGNÓSTICO FUNCIONAL DA DOR

10.1 Introdução

Por muito tempo os processos dolorosos do aparelho musculoesquelético foram correlacionados exclusivamente às alterações anatômicas e estruturais identificadas nos exames de imagem (p. ex., hérnias discais, tendinopatias do manguito dos rotadores, meniscopatias etc.) ou a dor de origem central, mas deixando os profissionais responsáveis pelo diagnóstico desprovidos de certeza em muitos casos, frequentemente rotulando tal dor como de origem "funcional". Em parte isso estava correto, pois, com o avanço das tecnologias para análise tridimensional do funcionamento do aparelho musculoesquelético, outras entidades nosológicas têm sido identificadas. Muitas vezes o processo doloroso já se manifesta antes mesmo de haver qualquer alteração na estrutura de um tecido ou articulação, pois a **sobrecarga** de algum músculo, tendão, ligamento ou osso antecede o dano estrutural e pode ser tão dolorosa quanto a lesão em si. Por isso, não raramente, um achado em exame de imagem não corresponde à manifestação clínica do paciente, pois a causa de sua dor está relacionada às sobrecargas teciduais provocadas por um funcionamento inadequado do aparelho musculoesquelético (vide relação nexo causal da dor). A abordagem terapêutica deveria ser direcionada nesse sentido.

Com o acelerado avanço tecnológico que estamos vivendo, exames como ressonância magnética de alta resolução, tomografia computadorizada com reconstrução 3D e mais recentemente o sistema EOS,[1] auxiliam nos diagnósticos e abordagens terapêuticas das condições dolorosas do aparelho musculoesquelético. Apesar de os exames de imagem estáticos estarem cada vez mais precisos e elaborados, deve-se ter em mente que o sistema musculoesquelético funciona de forma dinâmica. Uma boa analogia é que, atualmente, é muito difícil indicar qualquer tipo de tratamento cardiológico baseados somente no exame físico (ausculta cardíaca) e uma radiografia de tórax. Hoje em dia, além do completo mapeamento anatômico, com imagens de tomografias e ressonâncias em 3D, o mais simples diagnóstico envolve avaliações funcionais muito mais complexas como eco-color-doppler cardíaco, a cintilografia cardíaca de esforço, a cineangiocoronariografia e o velho e insubstituível eletrocardiograma. Casos comuns no consultório que há duas décadas tratávamos simploriamente como uma lombalgia ou dor anterior do joelho (DAJ) hoje podem ter diversos diagnósticos e classificações funcionais e, por consequência, diferentes abordagens terapêuticas e reabilitativas.[2]

Avaliações funcionais são de grande auxílio diagnóstico e terapêutico e têm aumentado consideravelmente nos últimos anos. Baseiam-se, em grande parte, em questionários autorreferidos e avaliações qualitativas, portanto carecem de objetividade, reprodutibilidade e acurácia.[3,4] Assim, o tempo das prescrições de condutas terapêuticas ortopédicas baseadas em dados vagos ou subjetivos em breve será do passado. Já existem tecnologias para exames **biocinéticos** tridimensionais que fornecem diagnósticos funcionais objetivos, mensuráveis e reprodutíveis de membros inferiores, superiores e coluna para diagnosticar problemas ortopédicos.

Apesar dos avanços, a **dor** continua sendo uma grande barreira a ser vencida. As inibições motoras, mediadas por nociceptores de partes moles ou articulares, são fatores limitantes para a reabilitação de qualquer segmento. Por maior que seja o esforço de um indivíduo para se reabilitar adequadamente, com dor, muitas vezes, ele não consegue completar o arco de movimento necessário, tampouco solicitar ou ativar a musculatura envolvida naquele segmento.[5,6] Grande mérito para a compreensão dessas limitações a reabilitação devemos a dois médicos brilhantes que atuaram no século passado. O Dr. James Henri Cyriax (Reino Unido, 1904-1985), que, na década de 1920, foi o primeiro ortopedista a estudar os efeitos da dor das partes moles na recuperação de problemas ortopédicos.[7] Ele criou e desenvolveu abordagens manuais que minimizavam a dor ao movimento e permitiam melhor reabilitação ortopédica.[8] Influenciados por seus conceitos, muitos fisioterapeutas, principalmente das ex-colônias da Reino Unido, desenvolveram métodos que acabaram popularizados mudo afora por intermédio de seus nomes como os conceitos de Mulligan, Maitland e McKenzie. Outro divisor de águas foi o Dr. Herman Kabat (EUA, 1913- 1995), um neurologista norte-americano que, também na década de 1940, dedicava-se ao estudo dos efeitos da neostigmina em pacientes com miastenia grave e principalmente à reabilitação de pacientes com poliomielite. Foi quando percebeu que movimentos voluntários de agonistas causavam relaxamento e analgesia dos antagonistas e auxiliava muito a reabilitação dos pacientes.[9] Com a fisioterapeuta Margaret Knott, acabou desenvolvendo métodos reabilitativos muito eficientes,[10] atualmente mais conhecidos como método PNF (*proprioceptive neuromuscular facilitation*), e outros, concebidos mais recentemente como o método 3DGym, aplicado no condicionamento físico de pessoas hígidas. O valor reside no fato de não se buscar recuperar a mobilidade articular com manobras forçosas, mas liberando gradativamente o movimento, respeitando a artrocinemática e buscando a harmoniosa integração entre estabilidade e mobilidade articular. Paralelamente ao ganho progressivo de arco de movimento, devem ser instituídas condutas para estimular a musculatura até que haja real e completa "ativação" dos músculos e desenvolvimento de um controle neuromuscular, respeitando os vetores de força próprios para cada tarefa funcional a ser explorada. Do contrário, com neuroativação muscular incompleta, corre-se grande risco de sobrecarregar as articulações ao invés de reabilitá-las ou de elas permanecerem com baixa competência funcional.

Temos de ter em mente que a adequada reabilitação física é baseada na recuperação da funcionalidade e que a dor é um mecanismo limitante e que deve ser enfrentado. Os medicamentos por via oral ou sistêmicos são grandes aliados. Talvez o maior desafio ao jovem médico seja compreender que nem toda dor é inflamatória ou relacionada diretamente a uma "lesão estrutural". A origem da dor pode ser, por exemplo, de origem espasmódica (musculatura involuntária), por contratura (musculatura voluntária), isquêmica – quando se consideram apenas as nociceptivas.[11] Portanto, devemos escolher as "ferramentas" corretas para abordar o problema. Do contrário poderemos supermedicar um paciente e ainda termos um resultado frustrante (para o médico e para o paciente). Um fator limitante dos medicamentos sistêmicos é que o período de reabilitação pode ser prolongado e o risco de efeitos adversos ou indesejáveis aumenta significativamente. Por essa razão, alternativas terapêuticas que promovam adequada analgesia por períodos prolongados devem sempre ser consideradas, afim de facilitar a reabilitação do paciente. Técnicas como a mesoterapia, infiltrações de ponto-gatilho,[12] terapia por ondas de choque, toxina botulínica,[13] acupuntura, bloqueios facetários[14], hipnose entre muitas outras podem ser utilizadas.[15]

Durante muito tempo a decisão terapêutica, de abordagem reabilitativa ou de recondicionamento físico foi baseada em dados subjetivos sujeitos ao nível de aptidão técnica e/ou talento do observador ou terapeuta, ou coragem/empenho do paciente, mas isso vem gradativamente sendo substituído por novas tecnologias.

10.2 Exames biocinéticos tridimensionais para o diagnóstico funcional

Os exames de imagem vêm melhorando em qualidade, rapidez e resolução de forma impressionante. São uma grande conquista para poder preparar o paciente para uma cirurgia com um planejamento sofisticado baseado em diagnósticos morfoestruturais precisos. No entanto, quando tentamos diagnosticar alterações funcionais por meio de exames de imagem estática (p. ex., exames radiológicos em flexão e extensão da coluna ou pelo protocolo de Lyon para instabilidade patelar), estes apresentam alta especificidade, porém com apenas moderada sensibilidade. Ou seja, quando positivos, costumam ser de bom auxílio, mas quando negativos não excluem nem ajudam a estabelecer um prognóstico ou conduta terapêutica. Isso fica bem claro em centenas de artigos sobre dor lombar e, detalhadamente, em um estudo publicado por Schueda et al. no *Journal of Sports Medicine* em 2015,[16] quando estudaram 1.792 quadris, joelhos e tornozelos de 921 pacientes com joelhos sintomáticos através de tomografia computadorizada e realizando todas as mensurações mais populares na literatura. Por essas razões, a tendência mundial é a busca de exames que analisem o "funcionamento" de um órgão ou um sistema, não apenas a anatomia. Por isso os exames de imagem 3D do movimento vêm ganhando espaço para análise de pacientes com distúrbios ortopédicos, facilitando e diminuindo expressivamente os erros na avaliação diagnóstica e na condução do tratamento, por parte dos médicos e dos fisioterapeutas.[17]

Esses exames medem com margens de erro inferiores a 1 mm ou 1 grau de movimento alterações primárias ou adaptativas nos casos de dor em coluna vertebral (lombar, dorsal ou cervical), quadril, ombros, pés e até instabilidades do joelho e/ou lesão de meniscos no momento do funcionamento real da articulação e não somente durante o exame físico passivo na maca, com goniômetros manuais ou com radiografias sob estresse (Figura 10.1). Essas medidas podem auxiliar na decisão pelo tratamento conservador com reabilitação física ou pela reconstrução cirúrgica.[18]

Com tais exames também é possível identificar falhas da reabilitação. Em alguns casos, mesmo 1 ano após a meniscectomia ou reconstrução do LCA e muitas sessões de fisioterapia, os pacientes podem manter o padrão de marcha disfuncional adotado após a lesão ou cirurgia.[18] Comparativamente ao joelho contralateral, e em relação a sujeitos hígidos, os pacientes podem continuar fazendo maior flexão e maior torque extensor do joelho na fase de apoio, induzindo maior demanda do quadríceps, dor femoropatelar e desgaste articular precoce (Figura 10.2).

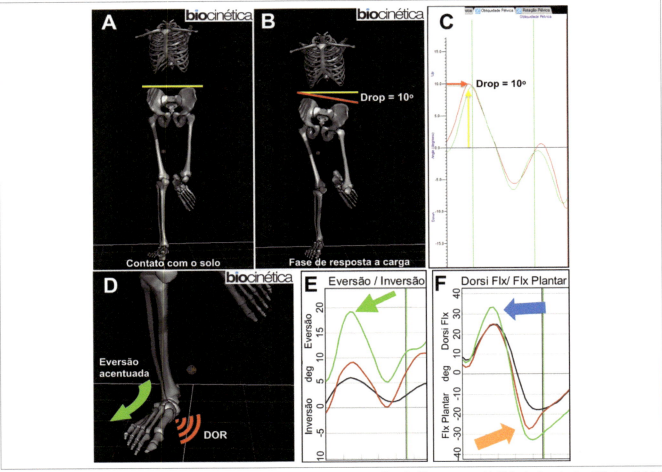

Figura 10.1 Imagem 3D de análise biocinética da marcha de um indivíduo masculino de 35 anos, com história de dor plantar (HD: fascite) há 6 meses, sem alterações relevantes em exame de ressonância magnética.
(A) Imagem no plano coronal no momento do contato com o solo a pelve encontra-se alinhada. (B) Imagem no momento da resposta à carga a pelve sofre uma inclinação acentuada de 10 graus (*drop*). (C) Representação gráfica do *drop*.
(D). A transferência da carga provoca eversão acentuada do tornozelo e estiramento das estruturas plantares do pé, resultando em dor. (E) Representação gráfica da eversão acentuada (seta verde). (F) Representação gráfica da dorsiflexão (seta azul) e flexão plantar (seta laranja) também acentuadas. (Reproduzida com permissão de Biocinética Laboratório do Movimento Ltda.)

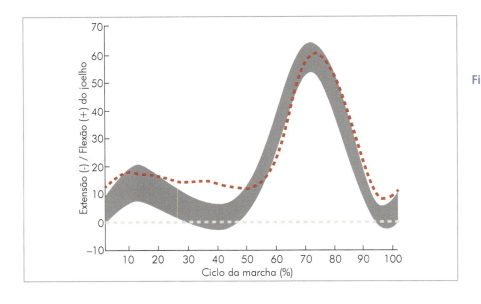

Figura 10.2 Gráfico da flexoextensão do joelho no plano sagital de indivíduo masculino de 46 anos com meniscectomia medial total há 2 anos, assintomático. O indivíduo permanece em semiflexão do joelho em toda a fase da marcha como estratégia estabilizadora, porém à custa de maior torque extensor do joelho na fase de apoio induzindo maior demanda do quadríceps. Fonte: reproduzida com permissão de Biocinética Laboratório do Movimento Ltda.

Os exames biocinéticos 3D da cintura escapular também têm sido de grande auxílio no diagnóstico, tratamento, reabilitação e prevenção das condições dolorosas que afetam tanto a articulação glenoumeral quanto a escapulotorácica. Sabe-se da dificuldade clínica e de imagem (estática) de avaliação da relação dessas duas articulações, portanto nos últimos anos têm-se estudado em detalhes seu complexo acoplamento e os processos fisiopatológicos das doenças que acometem o ombro. Síndrome do impacto subacromial, artropatia do manguito rotador e instabilidade glenoumeral são algumas das patologias que podem ter sua abordagem terapêutica otimizada por meio de uma avaliação criteriosa por exames biocinéticos 3D.[19,20] Alteração na *rotação superior* (Figura 10.3) e *elevação* (Figura 10.4) excessivas da escápula são, por exemplo, alterações biomecânicas encontradas na dor causada pela síndrome do impacto subacromial e têm boa chance de serem corrigidas de maneira não cirúrgica. Não identificar, não abordar e não reavaliar essas alterações específicas pode comprometer o sucesso do tratamento, clínico ou cirúrgico.[21]

10.2 Conclusões

Existem diversas modalidades de reabilitação e tratamento da dor. O médico e a equipe de reabilitação devem definir qual melhor opção para cada paciente.

Na reabilitação existem objetivos a curto, médio e longo prazo que devem ser mensuráveis, reais e alcançáveis.

Abordagens reabilitativas baseadas em critérios vagos tendem a ter menor aderência do paciente ao tratamento.

Não basta tratar a dor; temos de identificar e tratar sua causa.

Os exames funcionais 3D auxiliam a decisão terapêutica, incrementando a eficiência e otimizando a reabilitação.

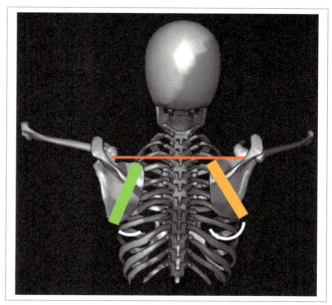

Figura 10.3 Imagem de avaliação biocinética dos ombros demonstrando rotação superior excessiva da escápula direita. Fonte: reproduzida com permissão de Biocinética Laboratório do Movimento Ltda.

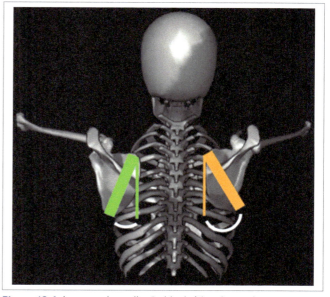

Figura 10.4 Imagem de avaliação biocinética dos ombros demonstrando elevação excessiva da escápula direita. Fonte: reproduzida com permissão de Biocinética Laboratório do Movimento Ltda.

Bibliografia

1. Illés T, Somoskeöy S. The EOS™ imaging system and its uses in daily orthopaedic practice. International Orthopaedics. 2012;36(7):1325-31. doi:10.1007/s00264-012-1512-y.

2. Petersen T, Laslett M, Juhl C. Clinical classification in low back pain: best-evidence diagnostic rules based on systematic reviews. BMC Musculoskeletal Disorders. 2017;18(1). doi:10.1186/s12891-017-1549-6.

3. Mizner RL, Petterson SC, Clements KE, Zeni JA, Irrgang JJ, SnyderMackler L. Measuring functional improvement after total knee arthroplasty requires both performance-based and patient-report assessments: a longitudinal analysis of outcomes. J. Arthroplasty. 2011;26:728-37.

4. Biggs PR, Whatling GM, Wilson C, Holt CA. Correlations between patient-perceived outcome and objectively-measured biomechanical change following total knee replacement. Gait Posture. 2019;70:65-70. doi:10.1016/j.gaitpost.2019.02.028.

5. Sonnery-Cottet B, Saithna A, Quelard B, Daggett M, Borade A, Ouanezar H, et al. Arthrogenic muscle inhibition after ACL reconstruction: a scoping review of the efficacy of interventions. British Journal of Sports Medicine. 2018; bjsports-2017-098401. doi:10.1136/bjsports-2017-098401.

6. Hart JM, Pietrosimone B, Hertel J, Ingersoll CD. Quadriceps activation following knee injuries: a systematic review. Journal of Athletic Training. 2010;45(1):87-97. doi:10.4085/1062-6050-45.1.87.

7. Cyriax J. How to examine a joint. Mag Camb Univ Med Soc [Internet]. [cited 2019 Jul 17];25(2):49. Available: http://www.ncbi.nlm.nih.gov/pubmed/18912747.

8. Cyriax J. Treatment by movement. BMJ [Internet]. 1944 Sep 2 [cited 2019 Jul 17];2(4365):303-5. Available: http://www.ncbi.nlm.nih.gov/pubmed/20785624.

9. Kabat H. Studies on neuromuscular dysfunction; new principles of neuromuscular reeducation. Perm Found Med Bull [Internet]. 1947 Nov [cited 2019 Jul 17];5(3):111-23. Available: http://www.ncbi.nlm.nih.gov/pubmed/18899354.

10. Kabat H, Knott M. Principles of neuromuscular reeducation. Phys Ther Rev [Internet]. [cited 2019 Jul 17];28(3):107-11. Available: http://www.ncbi.nlm.nih.gov/pubmed/18874849.

11. Anwar K. Pathophysiology of pain. Disease-a-Month. 2016;62(9):324-9. doi:10.1016/j.disamonth.2016.05.015.

12. Metsavaht L. Metsavaht O. Mesoterapia nas afecções do aparelho musculoesquelético. In: Lianza S, ed. Medicina de reabilitação. 4ª ed. Rio de Janeiro: Guanabara Koogan; 2007. p.274-93.

13. Sposito MM de M. Botulinic toxin type A: action mechanism. Acta Fisiatr [Internet]. 2009;16(1):25-37. Available: http://pesquisa.bvsalud.org/portal/resource/pt/lil-514874.

14. Pain management injection therapies for low back pain. PubMed – NCBI [Internet]. [cited 2019 Jul 17]. Available: https://www.ncbi.nlm.nih.gov/pubmed/25879124.

15. Thompson T, Terhune DB, Oram C, Sharangparni J, Rouf R, Solmi M, et al. The effectiveness of hypnosis for pain relief: a systematic review and meta-analysis of 85 controlled experimental trials. Neurosci Biobehav Rev [Internet]. 2019 Apr [cited 2019 Jul 17];99:298-310. Available: https://linkinghub.elsevier.com/retrieve/pii/S0149763418304913.

16. Costa Astur D, Schueda MA, Schueda Bier R, Schueda Bier D, Astur N, Cohen M. Use of computed tomography to determine the risk of patellar dislocation in 921 patients with patellar instability. Open Access J Sport Med [Internet]. 2015 Mar [cited 2019 Jul 17];6:55. Available: http://www.ncbi.nlm.nih.gov/pubmed/25784822.

17. Leporace G, Batista LA, Muniz AM, Zeitoune G, Luciano T, Metsavaht L, et al. Classification of gait kinematics of anterior cruciate ligament reconstructed subjects using principal component analysis and regressions modelling. Conf Proc . Annu Int Conf IEEE Eng Med Biol Soc IEEE Eng Med Biol Soc Annu Conf [Internet]. 2012 Aug [cited 2019 Jul 17];2012:6514-7. Available: http://ieeexplore.ieee.org/document/6347486/.

18. Leporace G, Metsavaht L, Pereira GR, Oliveira LP De, Crespo B, Batista LA. Knee synergism during gait remain altered one year after ACL reconstruction. Acta Ortop Bras [Internet]. 2016 Jun [cited 2019 Jul 17];24(3):137-41. Available: http://www.scielo.br/scielo.php?script=sci_arttext&pid=S1413-78522016000300137&lng=en&tlng=en.

19. Leporace G, Gonçalves D, Silva A, Metsavaht L, Savoldelli R, Chahla J, et al. Differences between dominant and non-dominant 3D scapulohumeral rhythm coupling during bilateral shoulder elevations in healthy subjects. Gait & Posture. ESMAC. 2019; abstracts, v.73, Suppl.1, p.1-622 (Sepr 2019).

20. Leporace G, Gonçalves D, Metsavaht L, Chahla J, Correa J, Lucareli P. Three dimensional scapulothoracic rhythm coupling in healthy subjects: comparison between dominant and non-dominant shoulders during unilateral flexion and abduction. Gait & Posture. ESMAC. 2019, abstracts, v.73, Suppl.1, p.1-622 (Sep. 2019).

21. Lefèvre-Colau M-M, Nguyen C, Palazzo C, Srour F, Paris G, Vuillemin V, et al. Kinematic patterns in normal and degenerative shoulders. Part II: Review of 3-D scapular kinematic patterns in patients with shoulder pain, and clinical implications. Annals of Physical and Rehabilitation Medicine. 2018;61(1):46-53. doi:10.1016/j.rehab.2017.09.002.

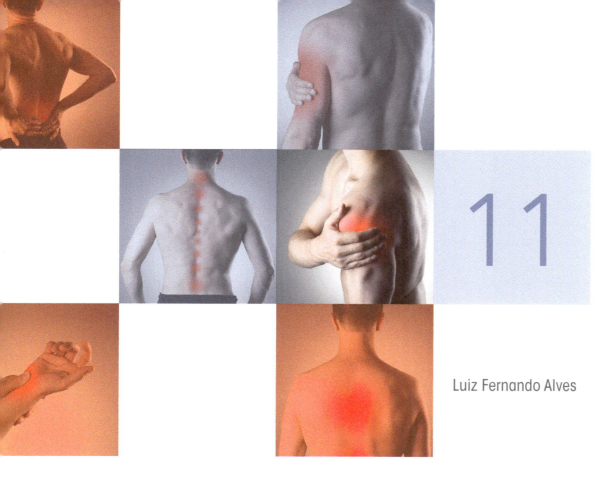

Luiz Fernando Alves

INTERSECÇÕES ENTRE DOR CRÔNICA E MARCHA: AVALIAÇÕES E INTERVENÇÕES

11.1 Introdução

Antes de discutir a importância da avaliação da marcha em pacientes com dor crônica e da sua prescrição para esse grupo, cabe estabelecer as definições correntes de marcha, termo médico usado para descrever o movimento de locomoção humana, considerado simples em termos de execução, mas complexo em termos biomecânicos e de controle motor.[1]

Responsável por mais de 10% do tempo gasto nas atividades da vida diária, a marcha é um dos principais fatores na determinação da qualidade de vida de um indivíduo. Gamble (1988) a descreve como uma sequência repetitiva de movimento dos membros inferiores, a qual move o corpo para A frente enquanto, simultaneamente, mantém a estabilidade no apoio. Para Perry (2005), conforme o corpo se move para a frente, um membro serve como fonte de apoio, enquanto o outro avança para a nova posição; em seguida, os membros invertem seus papéis. Essa sequência simples de apoio e avanço de um único membro é denominada ciclo da marcha, que pode ser dividido em duas fases principais: apoio e oscilação.[2,3]

Modificações no ciclo da marcha acabam por afetar diretamente a capacidade funcional da pessoa, sua independência e autonomia. As alterações nos gestos motores ocorrem ao longo da vida, provocadas por vários fatores.[3]

Entre os motivos principais da mudança no padrão do andar podemos citar alguns decorrentes do próprio processo de envelhecimento, como perda de massa muscular, redução do equilíbrio com consequente diminuição do comprimento das passadas, problemas neurológicos e outros não diretamente relacionados com a idade, tais como inatividade física, fixação de padrões posturais, aumento do peso corporal e dores crônicas.[4,5,3]

Como essas transformações na marcha, em geral, ocorrem de forma gradual, elas podem passar despercebidas tanto pelo próprio indivíduo quanto por profissionais da saúde.

Se há um consenso hoje que extrapola o âmbito da saúde sobre os múltiplos benefícios físicos e mentais obtidos com a prática regular da caminhada, na experiência clínica, porém, observa-se que essa mesma atividade, tão natural e aparentemente inofensiva, pode causar mais desequilíbrios musculares e articulares, lesões e dores crônicas.[6]

Para que a prática dessa modalidade como atividade física seja segura e promova de fato benefícios à saúde, sua prescrição deve ser precedida de uma observação clínica minuciosa da marcha do indivíduo. A avaliação deve compreender a condição musculoesquelética e clínica da pessoa, aspectos da coordenação, bem como a mobilidade das articulações e suas limitações.

A revolução tecnológica dos últimos anos trouxe grandes avanços também para a análise do movimento humano, com acréscimo de métodos, técnicas e equipamentos para medir o sistema locomotor.[7] Embora esse novo aparato seja insuficiente para detectar fatores de risco e ajudar a estabelecer um caminho de intervenções, ele é capaz de identificar alterações de maneira rápida e precisa.

Entretanto, é possível fazer uma avaliação eficiente da marcha sem o uso dessa nova instrumentação de alto custo, e obter informações relevantes a serem consideradas antes da indicação da caminhada como atividade física regular.

Apresentamos neste capítulo uma proposta de avaliação global para que médico, fisioterapeuta ou profissional da atividade física possa ter em mãos um guia prático de detecção de possíveis fatores causadores de lesões crônicas osteoarticulares, de minimização dos riscos dessa modalidade e, ao mesmo tempo, de intervenção (no caso de fisioterapeutas e profissionais de atividade física), com o objetivo de melhorar o padrão de movimento da pessoa e reduzir as chances de perpetuação de condições lesivas a curto, médio e longo prazos.

11.2 Impacto da dor crônica na marcha

Por muitos anos, a recomendação predominante dada a pacientes com dores crônicas foi o repouso e a inatividade física. Hoje, como os benefícios da marcha para a saúde são bem descritos na literatura – em especial os que envolvem aspectos cardiovasculares e musculoesqueléticos –, indivíduos nessa condição são encorajados a se manterem ativos.[8] Pesquisas sugerem que o exercício físico não apenas contribui para a melhoria geral do estado físico e mental da pessoa como pode promover o controle e a redução de dores crônicas.

Estudos que examinaram a relação entre atividade física e dor crônica, ainda que com evidências de baixa qualidade, apontaram efeitos favoráveis do exercício na redução da gravidade da dor e na melhoria da função física geral.[8] A atividade física regular provoca um efeito inibitório das vias centrais da dor, resultando em menor sensibilidade a ela e em proteção contra o estímulo de dor periférico.[9]

O tipo do exercício, seja ele local ou aeróbio, parece não ter tanta influência sobre os resultados na melhora da dor: apenas a intensidade (carga, volume e descanso) da atividade é considerada determinante para a obtenção dos benefícios. Atividades de menor duração e baixa intensidade são as mais indicadas.[9] As últimas recomendações incluem fortalecimento muscular localizado e exercícios aeróbios.[8]

Em uma revisão metanálise de Koch (2018), foram encontradas pequenas diferenças entre a marcha de indivíduos saudáveis e a marcha de pessoas com dores crônicas. Este último grupo, segundo as conclusões, apresenta menor velocidade na caminhada, passos mais curtos, movimentação reduzida da pelve em várias fases da marcha, forças de reação ao solo menores e maior variabilidade entre os passos. Essas alterações biomecânicas refletem um controle motor menos eficiente, com aumento da atividade dos músculos eretores da coluna e enrijecimento das regiões toracolombar e pélvica, o que prejudica ainda mais o desenvolvimento de um andar saudável.[10] Acompanhando todas essas alterações, encontramos na prática clínica pacientes com dor crônica que apresentam limitações de amplitude (passiva e ativa) nas articulações dos membros inferiores e quadril. Não há informações consolidadas para saber se as modificações cinéticas e cinemáticas observadas na marcha desses pacientes são resultado dessas alterações articulares ou se já existiam antes do aparecimento das dores, e se contribuem para seu agravamento e o desenvolvimento de novas dores.

Essa perda de mobilidade articular parece ter grande influência na qualidade dos gestos motores e, consequentemente, nas alterações na marcha. É importante estar atento, ainda, para outra interferência: o padrão antálgico dos indivíduos com dores, o que potencializa a geração de novos problemas crônicos devido a assimetrias de força, de mobilidade e de distribuição de cargas em músculos e articulações durante a caminhada.

Na literatura atual, essa relação entre dor e marcha não é bem investigada. Os estudos tentam descrever modificações nos padrões do andar de portadores de alguma patologia já preexistente – como dores e/ou lesões crônicas em joelho, tornozelo, quadril, coluna cervical e lombar – e intervir nas deficiências encontradas, normalmente atribuídas à diminuição de força e/ou alterações neurológicas.[11]

O que as pesquisas mostram é que a marcha pode interferir de maneira positiva na dor crônica, graças a seus efeitos analgésicos, ao aumento da autonomia do paciente e a outros benefícios supracitados, mas os efeitos negativos dessa modalidade de atividade física não são suficientemente estudados. A indicação da caminhada para obesos, por exemplo, não considera o impacto desse exercício no sistema musculoesquelético dessa população nem o risco de desenvolvimento de dores crônicas

miofasciais. Cimolin et al. (2011) relatam correlações entre obesidade e comprometimentos funcionais da coluna vertebral, incluindo fraqueza e rigidez dos músculos da região lombar.[12]

Algumas questões devem ser levantadas. A marcha é uma atividade segura para todas as pessoas? O que deve ser observado para que tal modalidade possa, de fato, auxiliar no tratamento da dor crônica? No caso de um paciente com essa condição, outras comorbidades precisam ser avaliadas. A consideração de suas condições clínicas e musculoesqueléticas e um exame visual de seu padrão de marcha podem aumentar significativamente a segurança na prescrição do exercício.

A prática clínica vem mostrando resultados positivos na utilização da caminhada como coadjuvante do tratamento, indicada quando o paciente já está em uma fase de menos dor, controlada por medicamentos sob orientação e após a crise aguda, e quando ele já passou pelo processo de reeducação da marcha.

11.3 Por que avaliar a marcha em um paciente com dor crônica?

Um paciente com dor crônica – entendida aqui como aquela que persiste ou se repete por mais de 3 meses, conforme a classificação da IASP (International Association for the Study of Pain) – pode ter sua sensibilidade a um estímulo doloroso ou a um esforço físico aumentada pelas alterações que essa condição causa no sistema nervoso central.[13]

Trata-se da sensibilização central, fenômeno de plasticidade sináptica que acarreta maior capacidade de resposta neuronal nas vias centrais da dor como consequência de estímulos dolorosos. Talvez o fundamento da sensibilização central seja "o avanço mais relevante das últimas três décadas na compreensão da fisiopatologia clínica da dor. Antes dessa noção, a discrepância entre a magnitude do dano tecidual e a severidade da dor dificilmente teria uma explicação além da histeria".[14]

Além de estar sujeito aos efeitos da já amplamente evidenciada sensibilização central, o portador de dor crônica apresenta instabilidades e desequilíbrios posturais, deficiências de controle motor e atrofia muscular. Estudos também encontraram anormalidades na posição e na inclinação do diafragma desses indivíduos, influenciando diretamente no posicionamento da pelve e, como consequência, impondo limitações na sua movimentação durante a marcha.[15,16,17]

Outra alteração importante associada a dores crônicas é a cinesiofobia, definida como um medo excessivo, irracional e debilitante de realizar um movimento específico ou atividade, devido a um sentimento de vulnerabilidade por parte de quem sofreu uma lesão dolorosa ou dores repetitivas.[18]

A cinesiofobia afeta diretamente a qualidade da marcha, provocando diminuição da velocidade e do comprimento das passadas, levando a restrições na amplitude das articulações, a alterações na postura e, como resultado, a mais desequilíbrios musculares e dores.[16]

Indivíduos com dor musculoesquelética exibem padrões anormais de movimento, incluindo marcha antálgica, disfunção postural, aumento da rigidez toracolombar, diminuição da propriocepção e ativação alterada dos músculos extensores e abdominais. Nesses pacientes, forças biomecânicas modificadas ou aumentadas ao longo do tempo produzem dano articular ou estrutural, além de dores miofasciais que provocarão mais dor.[19]

Attias et al. (2016) também encontraram alterações importantes nos parâmetros da marcha em indivíduos com contraturas musculares dos membros inferiores. Essas alterações incluíram diminuição no comprimento e na velocidade das passadas, aumento de carga no antepé, postura corporal em flexão e flexão dos joelhos acentuada na fase de apoio médio. A contratura acaba tornando as estruturas articulares e periarticulares (incluindo ligamentos, cápsula e tendões) mais rígidas, influenciando negativamente na mobilidade, causando danos aos tecidos ósseos e modificações na biomecânica do movimento no próprio local e em regiões adjacentes.[20]

A prática regular da caminhada por um indivíduo que já apresenta alguma lesão e/ou dor crônica pode reforçar os padrões motores adquiridos, levando mais carga justamente a partes do corpo com más condições de suportá-la.[21]

Essa falta de um controle motor eficiente no andar também leva a alterações no alinhamento das articulações, com maiores exigências das estruturas ligamentares e das cápsulas articulares. Pode, ainda, aumentar o trabalho de músculos que não deveriam ser utilizados em excesso durante as fases da passada.

A avaliação da marcha e o exame estático do paciente com dor crônica, portanto, devem preceder a prescrição da caminhada como forma de tentar garantir que essa modalidade seja de fato segura e proporcione benefícios reais à saúde. É só a partir da observação de desequilíbrios posturais, assimetrias e controle motor ineficiente que se pode trabalhar para evitar o agravamento e a perpetuação das condições musculoesqueléticas já comprometidas pela própria situação do paciente.

11.4 Aspectos essenciais na avaliação

A ciência da análise do movimento evoluiu muito na última década, impulsionada pela melhoria dos sistemas de captação e de análise de imagens e dados e, mais recentemente, pelos sensores inerciais.[22] Um grande número de laboratórios surgiu, acompanhando novos métodos de medição que passaram a fornecer cada vez mais dados quantitativos e qualitativos sobre a cinesia humana.[22]

A avaliação clínica da marcha é assunto controverso entre profissionais. De um lado, alguns sustentam que o trabalho, quando realizado em laboratório, oferece informações importantes para otimizar o atendimento a pacientes com problemas complexos de caminhada. Do outro lado, especialistas argumentam que esse formato é de alto custo e difícil acesso, além de não apresentar benefícios comprovados.[23]

Muitos clínicos questionam a real necessidade de todo esse aparato tecnológico. A questão principal se dá em torno do que fazer com todos os dados fornecidos: como interpretá-los de forma objetiva para que se traduzam em tomadas de decisão eficazes e intervenções práticas?[23]

Apesar de a confiabilidade da análise observacional ser baixa, ela continua sendo a mais utilizada entre os terapeutas.[24] Nossa proposta, aqui, é a de traçar o eixo de uma avaliação clínica observacional simples e objetiva, dentro do que julgamos ser fundamental para uma marcha eficiente do ponto de vista da biomecânica. A meta é coletar informações para posteriores intervenções mais assertivas, capazes de evitar a perpetuação de gestos motores potencialmente lesivos. Embora não exista consenso a respeito, a prática clínica tem demonstrado resultados relevantes no controle da dor e na eficiência da marcha quando as intervenções nesta são definidas a partir dessa avaliação.

Um aspecto essencial é o teste da mobilidade passiva e ativa das articulações. A restrição de mobilidade das articulações tem sido associada a artrose precoce.[25] Quaisquer limitações de amplitude repercutem em alterações na marcha, na geração de torque e desvios excessivos nos diversos planos de movimento, podendo causar mais alterações biomecânicas e consequentes lesões crônicas articulares, além de dores miofasciais.[25]

Por fim, é evidente que toda avaliação clínica depende da experiência do avaliador, é passível de erros e está sujeita a interpretações conflitantes quando comparada a outros avaliadores. Vamos nos ater aqui a alguns itens com evidência científica comprovada e a outros chancelados pela prática clínica, com efeitos benéficos no manejo da dor crônica.

11.5 Da avaliação

A avaliação será dividida em duas partes: estática (classificação da condição musculoesquelética do paciente, com foco na mobilidade articular dos membros inferior e quadris) e clínica observacional da marcha.

Segue o detalhamento da primeira parte.

11.5.1 Avaliação estática do paciente

Mobilidade articular dos MMII e quadris (espera-se a mobilidade fisiológica; uso do goniômetro, se necessário)

- Tornozelo (plano sagital).
- Joelhos (plano sagital; plano transversal).
- Quadris (plano transverso).

Avaliação postural resumida (em posição natural)

- Orientação dos pés (neutros, aduzidos, abduzidos – D E).
- Arco dos pés (plano, cavo, neutro – D E).
- Joelhos (rotação externa, interna, neutros – D E, plano frontal anterior, flexo, hiperextensão, normal).
- Quadris (elevação da pelve, plano frontal posterior, rotação da pelve, plano transverso).
- Ombros (elevação D E, plano frontal anterior/posterior, rotação posterior, plano transverso).
- Cabeça (rotação, inclinação, anteriorizada, plano frontal anterior).

11.5.2 Avaliação clínica observacional da marcha

Em 2002, Carollo et al. apresentaram em um artigo os princípios básicos para a avaliação clínica da caminhada. Pouco tempo antes da publicação, Perry et al. desenvolveram um método observacional de análise da marcha, identificando alguns eventos críticos específicos que devem ocorrer durante cada fase da marcha. Esses eventos estão subdivididos entre as tarefas de aceitação do peso, suporte em apoio unipodal e avanço do membro que está na fase de balanço, ou fase aérea. Com base nesse modelo, pode-se identificar qual sistema, muscular ou articular, é responsável pelo déficit encontrado e, dessa maneira, direcionar de maneira mais assertiva as intervenções para correção.[22]

Utilizaremos aqui um roteiro adaptado desses eventos críticos que podem ocorrer durante a marcha, com base nos estudos acima citados. Os eventos são subdivididos em momentos críticos passíveis de intervenção. Essa avaliação clínica observacional tem como base a função fisiológica muscular e articular esperada em cada momento avaliado.

O ideal é que a avaliação seja feita em piso normal sem irregularidades (um espaço de 6 metros já é o suficiente), ou em uma esteira, se o paciente estiver familiarizado com o equipamento, para não interferir em seu padrão natural da marcha. Com o auxílio de um dispositivo de filmagem, que pode ser uma câmera fotográfica ou até um celular, é possível captar imagens que ajudarão na confirmação dos aspectos identificados. O equipamento deve estar apoiado em superfície estável e posicionado na altura do centro de medida do indivíduo.

Segue um roteiro dos itens a serem observados durante a marcha.

Alinhamento geral do corpo (plano sagital)

Apoio do calcanhar

Nesse instante, o quadril necessita de uma rigidez articular dinâmica para evitar inclinação pélvica anterior e lateralização ipsilateral. Os extensores do quadril (glúteo máximo, médio e isquiotibiais) devem estar fortes e ativos. As compensações possíveis são: inclinação anterior pélvica e do tronco, ou inclinação posterior, para reduzir o torque nos extensores do quadril.

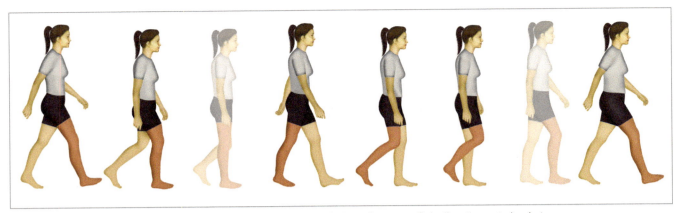

Figura 11.1 A: apoio do calcanhar esperado; B: inclinação anterior pélvica e do tronco; C: inclinação posterior do tronco.

Flexão do joelho

Deve ocorrer de forma controlada, para absorver o choque e evitar desperdício de energia na fase de resposta à carga, impedindo uma demanda maior no quadríceps. A flexão controlada também freia o deslocamento horizontal do corpo. A fraqueza do quadríceps pode ser compensada ou descompensada. No segundo caso, há uma flexão aumentada do joelho, exigindo mais dessa articulação. Nos padrões compensados, o tronco é inclinado para a frente, o que reduz a demanda do quadríceps.

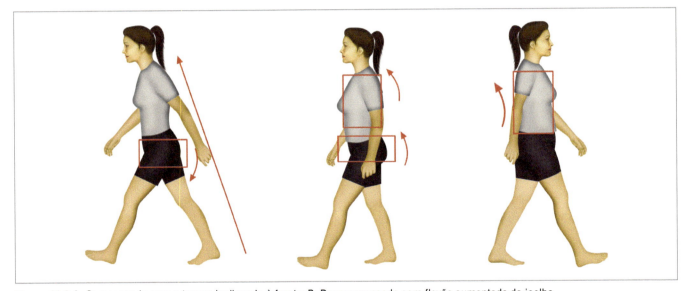

Figura 11.2 A: Compensada com o tronco inclinando à frente; B: Descompensada com flexão aumentada do joelho.

Flexão do tornozelo

Durante a fase de resposta à carga, deve ocorrer a flexão controlada do tornozelo. Ela depende da capacidade de contração excêntrica dos músculos dorsiflexores, que faz com que a alavanca do tornozelo fique estável. A falta desse controle reduz a eficiência da absorção do impacto, aumentando as exigências ósseas da articulação do joelho. É comum ouvir um som como se o pé desse um "tapa" no solo. Sinal de que os músculos tibiais que controlam a dorsiflexão estão fracos e/ou não ativos.

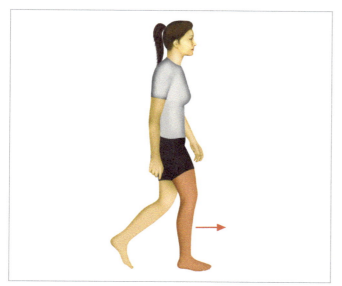

Figura 11.3 Avanço controlado da tíbia no momento de resposta à carga.

Avanço controlado da tíbia no apoio médio

A fraqueza do tríceps sural resulta em um avanço rápido da tíbia, levando a uma flexão do joelho durante esse momento, juntamente com uma excessiva e prematura dorsiflexão do tornozelo, o que dificulta sua extensão na fase de apoio terminal e interfere negativamente na propulsão.

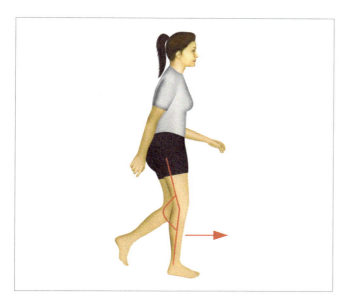

Figura 11.4 Avanço rápido da tíbia no apoio médio.

Dorsiflexão do tornozelo no apoio final

Flexores plantares curtos ou com aumento de tônus restringem o avanço da tíbia no momento de apoio final, provocando a extensão excessiva do joelho e a elevação precoce do calcanhar, o que reduz o tamanho do passo e exige mais do complexo ligamentar do joelho.

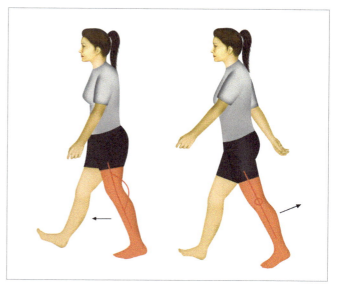

Figura 11.5 A: Apoio final; B: Apoio final sem o avanço da tíbia.

Fase de pré-balanço

A fase de pré-balanço é o momento em que os músculos flexores dos quadris acumulam energia elástica durante o movimento de extensão. Posteriormente eles restituem essa energia para a flexão do quadril (fase aérea inicial). Para que isso ocorra, o joelho deve estar em flexão de 40 graus antes do último contato com o solo. A fraqueza dos flexores plantares, dos flexores dos quadris ou dos adutores longos, e/ou a contratura dos flexores dos quadris, podem interferir nesse aspecto.

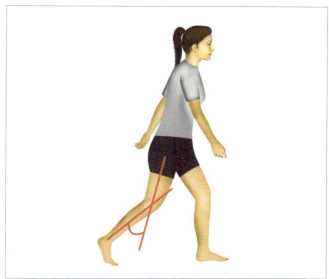

Figura 11.6 Flexão de 40 graus do joelho na fase de pré-balanço.

Início da fase aérea

Nessa fase, a flexão do joelho é totalmente dependente da contração excêntrica dos flexores dos quadris, incluindo os adutores longos e o movimento inercial da perna e do pé. Também envolve uma contração concêntrica do tríceps sural, que impulsiona a articulação do joelho à frente, auxiliando em sua flexão.

É necessária uma extensão de pelo menos 10 graus do quadril e os 40 graus de flexão do joelho.

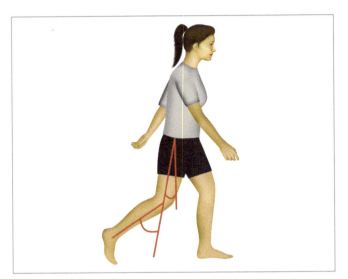

Figura 11.7 Início da fase aérea com 10 graus de extensão do quadril e 40 graus de flexão do joelho.

Dorsiflexão do tornozelo rápida assim que o pé sai do chão

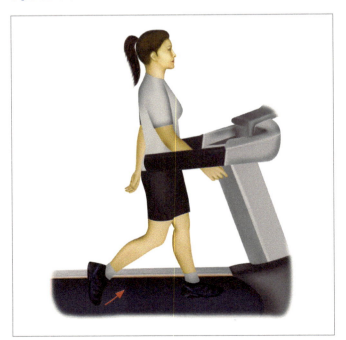

Figura 11.8 Dorsiflexão do tornozelo no início da fase de balanço.

É necessária uma dorsiflexão rápida do tornozelo após o pé deixar o solo. Os problemas que interferem são: diminuição da força dos flexores plantares na fase de pré-balanço, aumentando a dorsiflexão com pé ainda no chão, e falta de ativação ou força dos dorsiflexores do pé.

Extensão do joelho no toque inicial do calcanhar

Esperam-se no mínimo 5 graus de flexão do joelho no momento do toque inicial do calcanhar. A ativação excessiva do quadríceps em cadeia aberta nos momentos iniciais da fase aérea, por uma propulsão ineficiente, pode levar ao excesso da extensão do joelho. A falta de força ou a atividade reduzida dos dorsiflexores do tornozelo também podem influenciar na extensão excessiva do joelho.

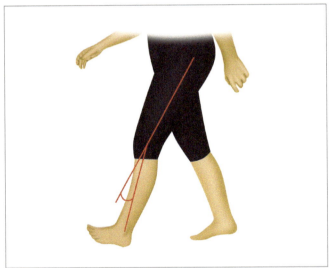

Figura 11.9 Flexão de 5 graus no momento do contato inicial do calcanhar.

Outros aspectos que devem ser observados

Inclinação organizada do corpo à frente entre o apoio médio e o final (plano sagital)

O alinhamento do tronco com o membro inferior propulsor no plano sagital favorece o deslocamento horizontal (pela correta aplicação de força), preserva a curvatura fisiológica da coluna lombar, evitando trabalho excessivo do quadril, e possibilita que a cabeça não receba tensionamentos da cadeia muscular posterior. A falta desse alinhamento demonstra um controle motor ineficiente e, também, que os músculos abdominais não estão trabalhando correta e sincronizadamente com o objetivo de preservar os espaços entre a caixa torácica e o quadril.

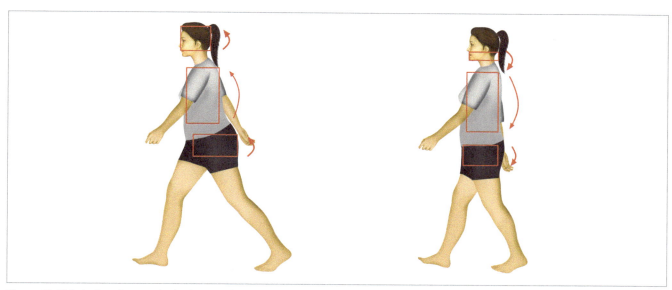

Figura 11.10 A: Inclinação organizada do corpo à frente;
B: Posterioridade do tronco e anteriorização da cabeça.

Movimentação dos braços (plano sagital)

O movimento dos braços à frente deve estar sincronizado com o momento propulsor (entre o apoio médio e o apoio final) ipsilateral. A amplitude desse movimento deve ser o mais simétrica possível. A falha desse aspecto pode ter relação com a falta de força do membro propulsor e/ou com a fixação de padrões posturais.

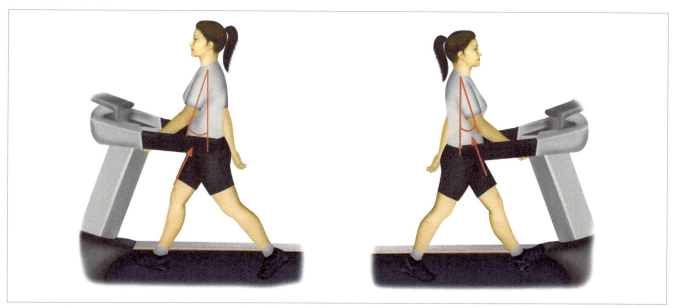

Figura 11.11 Sincronia e amplitude do movimento do braço ipsilateral entre o apoio médio e o terminal; B: Sincronia e amplitude alteradas no instante do apoio terminal.

Movimento do quadril contralateral (plano transverso)

O avanço do quadril deve ser simétrico no plano transversal no instante do apoio terminal.

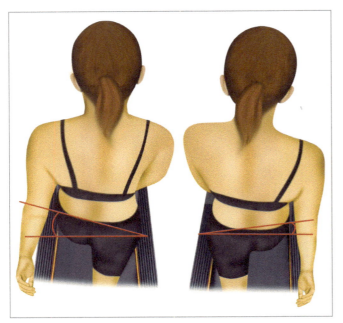

Figura 11.12 Vista horizontal no instante do apoio terminal (não simétrico).

Ombros (plano transverso)

O avanço do ombro ipsilateral deve ser simétrico no instante do apoio terminal.

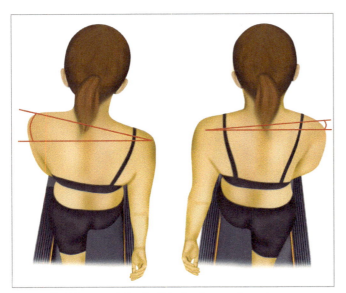

Figura 11.13 Imagem (não simétrico) – Avanço do ombro no instante do apoio terminal.

Rotação interna do fêmur na fase aérea (plano frontal anterior)

Durante a fase aérea o fêmur oscilante deve se manter em neutro ou realizar uma rotação externa.

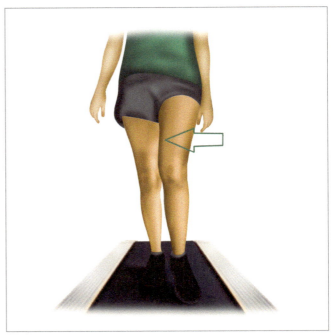

Figura 11.14 Imagem (excesso de rotação interna) – Rotação interna do membro oscilante.

Toque inicial do calcâneo (plano frontal posterior)

O toque inicial do calcanhar é feito pela borda externa do calcâneo.

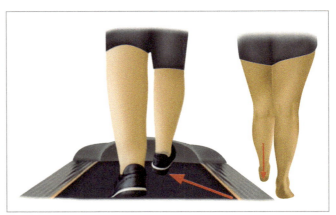

Figura 11.15 A: Contato inicial com a borda medial do calcâneo; B: Contato inicial com o calcâneo médio.

11.6 Intervenções

Historicamente, as intervenções na marcha têm sido multifatoriais, visando a resultados de fortalecimento, resistência, flexibilidade e, mais recentemente, mobilidade.[11] São muitos os estudos que avaliam a eficácia das intervenções biomecânicas – incluindo ganho de força, controle motor, coordenação e ritmo – em fases específicas da marcha. VanSwearingen et al. (2014) sugerem que atividades cujo foco seja a melhora da habilidade motora e o consequente controle motor têm demonstrado excelentes resultados nas modificações dos parâmetros biomecânicos da marcha.[26]

Em outra pesquisa, Brach JS e VanSwearingen (2013) questionam o porquê de as intervenções na marcha apresentarem resultados abaixo do ideal e propõem melhorar esses resultados por meio de exercícios com tarefas motoras relacionados à própria marcha.[11] Os autores fazem um paralelo com a neurorreabilitação utilizada no esporte – em que o foco está em exercícios de habilidades motoras orientados – e concluem que, se o problema é andar, a intervenção deve se concentrar na especificidade do gesto motor – e não em uma deficiência encontrada, como falta de força ou de flexibilidade. Nesse modelo são treinadas as fases da marcha, com ênfase na coordenação, no ritmo e na força em cada momento, com sua especificidade.

Brach et al. (2013), em estudo com idosos que apresentaram disfunção subclínica (sem manifestação de sintomas) da marcha, compararam os efeitos do treinamento em esteira, feito com ênfase no ritmo e na coordenação da marcha nas habilidades motoras deficientes, ao treinamento em esteira com foco na resistência. O grupo de coordenação apresentou melhoras significativas na mobilidade, na eficiência e na habilidade motora durante a marcha, além de aumento de velocidade e de resistência, quando comparado ao grupo de exercício padrão.[27]

As abordagens terapêuticas mais recorrentes trabalham os músculos isoladamente em suas funções. Apesar do aumento da força desses, seu impacto na qualidade da marcha é muito pequeno e, muitas vezes, nenhum. Os programas de fortalecimento focados em instruções e gestos motores específicos, ou seja, que consideram aspectos neuromotores funcionais, têm alcançado resultados melhores e mais duradouros.[28] A intervenções em tempo real com uso de espelhos, acelerômetros, metrômetros e instruções verbais precisas demonstraram, a curto e médio prazos, modificações na marcha mais duradouras e efetivas, se comparadas aos efeitos atingidos com métodos tradicionais, até pouco tempo encarados como a única forma de intervenção na biomecânica da marcha.[29,30]

Alterações biomecânicas e problemas de controle de movimento parecem estar intimamente ligados. Um exemplo é a extensão reduzida do quadril, que impede o acúmulo mecânico de energia elástica por seus flexores durante o apoio final. Isso impede que a fase aérea seja feita sem custo energético, levando a um passo mais curto.[11] Essa limitação pode ser analisada pelo menos de duas formas: na primeira, existe uma restrição para o movimento de extensão do quadril, causada por bloqueio articular (rotação externa do fêmur, retroversão do quadril, morfologia anatômica); a segunda análise aponta para controle motor ineficiente, causado por falta de força e de coordenação motora. Nos dois casos – e podem ser as duas questões ao mesmo tempo –, são indicadas a terapia manual e/ou de mobilidade ativa e passiva e a reeducação do gesto motor, para devolver a liberdade da articulação na extensão do quadril.

O retreinamento da marcha tem se mostrado eficiente tanto na redução do impacto nas articulações de quadris e joelhos quanto na redução dos sintomas de dor e na melhora dos padrões biomecânicos. No entanto, alterar um padrão motor que foi reforçado por anos demanda esforço dos terapeutas, dos treinadores e dos pacientes.

Daí a importância das estratégias de aprendizagem motora. O processo de modificação e de aquisição de um novo programa motor pode ser dividido, como descrito nos princípios do controle motor, em duas fases: aquisição e transferência.[28] Na fase inicial, as instruções verbais, visuais e cinestésicas devem ser manipuladas e associadas a movimentos lentos e repetidos. Já na fase de transferência os estímulos sensoriais são diminuídos proporcionalmente ao aumento de volume e intensidade do esforço repetitivo do gesto motor da marcha. Significa aumentar o volume e a intensidade da caminhada sem que se perca a qualidade do movimento.

A reeducação da marcha deve ser fracionada de maneira didática. A fase de propulsão precisa ser estimulada em primeiro lugar, porque coloca o indivíduo em contato com o próprio peso corporal, forçando-o, desde que receba a instrução correta, a reagir à gravidade. O autocrescimento a partir do solo ativa a musculatura, que tem função antigravitacional e aumenta os espaços articulares. Uma boa propulsão cria condições para que as fases subsequentes (balanço e resposta à carga) sejam executadas com qualidade. A propulsão realizada de forma correta e consciente possibilita que a fase de balanço seja menos custosa e mais natural. A depender das limitações que o paciente apresente (restrições de amplitude articular, controle motor pobre), a fase de apoio deve ser reeducada posteriormente. A extensão completa do joelho no momento do toque inicial do calcanhar no solo deve ser evitada. A liberdade articular do tornozelo permite que a carga no apoio inicial seja distribuída de maneira uniforme entre a musculatura dos pés, pernas, coxas e quadris. Por último, o sucesso da fase aérea é dependente da boa execução das anteriores.

A experiência clínica sugere que pequenos ajustes articulares ativos e/ou passivos são eficientes na melhora dos parâmetros da marcha bem como na redução da dor em pacientes com dores crônicas. As liberações miofasciais também podem auxiliar, quando relacionadas ao distúrbio mecânico identificado na avaliação.

11.7 Considerações finais

Como se vê, o tratamento de um paciente com dores crônicas é complexo por muitas razões, a começar pelo próprio diagnóstico. Muitas vezes, não há apenas uma causa identificada e totalmente esclarecida, o que favorece o surgimento de efeitos colaterais da doença, que acabam acompanhando o indivíduo ao longo da vida, como restrições de mobilidade, redução da independência e de convívio social e alterações de humor.

O exercício, em particular a caminhada, pode e deve desempenhar um papel estratégico no processo de reabilitação. A reeducação do movimento é tarefa desafiadora para o terapeuta, que, além de dominar o repertório técnico para detectar e corrigir os aspectos biomecânicos alterados, precisa criar condições físicas, pedagógicas e psicológicas favoráveis à adesão do paciente. O conhecimento do próprio corpo e dos benefícios que as mudanças no padrão de movimento podem oferecer são motivações que ampliam as possibilidades de sucesso do tratamento.

O andar, aqui compreendido dentro de um contexto técnico-científico, torna-se simplesmente marcha. Mas não se pode desvincular o aspecto expressivo que cada gestual carrega. Essa sequência de controles musculares sutis necessários ao bom funcionamento do sistema musculoesquelético deve ser vista como uma chave para a libertação de hábitos antigos, viciosos e danosos.

Atribuir um problema na marcha a um único músculo já não cabe mais hoje dentro da reabilitação. Pesquisas recentes têm demonstrando que o estímulo à cognição do gesto motor, dentro de sua função fisiológica no movimento específico, dá maiores e melhores resultados. É essencial, portanto, compreender e explorar a capacidade dos sistemas neurológicos.

A literatura atual e a prática clínica permitem concluir que a prescrição da caminhada para um indivíduo com dor crônica pode, sim, ser segura, desde que antecedida por minuciosa avaliação, diagnóstico e intervenções necessárias. O esforço empregado na correção da marcha será recompensado, uma vez que esta funcionará, para o profissional, como importante auxiliar no tratamento da própria dor e, para o indivíduo, como alavanca para a melhora de sua autonomia e a superação de sua própria condição limitante.

Bibliografia

1. Beauchet O, Allali G, Sekhon H, Verghese J, Guilain S, Steinmetz JP, et al. Guidelines for assessment of gait and reference values for spatiotemporal gait parameters in older adults: the biomathics and Canadian gait consortiums initiative. Front Hum Neurosci. 2017;11:353.

2. Cappellini G, Ivanenko YP, Poppele RE, Lacquaniti F. Motor patterns in human walking and running. Journal Neurophysiology. 2006;95:3426-37.

3. Caparelli TB. Reconstrução de parâmetros biomecânicos da marcha por meio de ciclogramas e redes neurais artificiais. Uberlândia. Universidade Federal de Uberlândia. Tese [doutorado] – Programa de Pós-Graduação em Engenharia Elétrica, 2017.

4. Cebolla EC, Rodacki AL, Bento PC. Balance, gait, functionality and strength: comparison between elderly fallers and non-fallers. Braz J Phys Ther. 2015;19(2):146-51.

5. Hortobágyi T, Lesinski M, Gäbler M, VanSwearingen JM, Malatesta D, Granacher U. Effects of three types of exercise interventions on healthy old adults' gait speed: a systematic review and meta-analysis. Sports Med. 2015;45(12):1627-43.

6. Smith BE, Hendrick P, Bateman M, Holden S, Littlewood C, Smith TO, et al. Musculoskeletal pain and exercise-challenging existing paradigms and introducing new. Br J Sports Med. 2019;53(14):907-12.

7. Ferber R, Osis ST, Hicks JL, Delp SL. Gait biomechanics in the era of data science. J Biomech. 2016;49(16):3759-61.

8. Geneen LJ, Moore RA, Clarke C, Martin D, Colvin LA, Smith BH. Physical activity and exercise for chronic pain in adults: an overview of Cochrane Reviews. Cochrane Database Syst Rev. 2017;4:CD011279.

9. Sluka KA, Frey-Law L, Hoeger Bement M. Exercise-induced pain and analgesia? Underlying mechanisms and clinical translation. Pain. 2018;159 Suppl 1:S91-S7.

10. de Carvalho AR, Andrade A, Peyré-Tartaruga LA. Possible changes in energy-minimizer mechanisms of locomotion due to chronic low back pain: a literature review. Rev Bras Reumatol. 2015;55(1):55-61.

11. Brach JS, Vanswearingen JM. Interventions to improve walking in older adults. Curr Transl Geriatr Exp Gerontol Rep. 2013;2(4).

12. Cimolin V, Vismara L, Galli M, Zaina F, Negrini S, Capodaglio P. Effects of obesity and chronic low back pain on gait. J Neuroeng Rehabil. 2011;8:55.

13. Carvalho AR, et al. Possíveis alterações no mecanismo minimizador de energia da caminhada em decorrência da dor lombar crônica: revisão de literatura. Revista Brasileira de Reumatologia. 2015;55(1):55-61.

14. Moseley GL, Butler DS. Fifteen years of explaining pain: the past, present, and future. J Pain. 2015;16(9):807-13.

15. Ruhe A, Fejer R, Walker B. Center of pressure excursion as a measure of balance performance in patients with non-specific low back pain compared to healthy controls: a systematic review of the literature. Eur Spine J. 2011;20(3):358-68.

16. Laird RA, Kent P, Keating JL. Modifying patterns of movement in people with low back pain-does it help? A systematic review. BMC Musculoskelet Disord. 2012;13:169.

17. Kolar P, Sulc J, Kyncl M, Sanda J, Cakrt O, Andel R, et al. Postural function of the diaphragm in persons with and without chronic low back pain. J Orthop Sports Phys Ther. 2012;42(4):352-62.

18. Luque-Suarez A, Falla D, Morales-Asencio JM, Martinez-Calderon J. Is kinesiophobia and pain catastrophising at baseline associated with chronic pain and disability in whiplash-associated disorders? A systematic review. Br J Sports Med. 2019.

19. Vincent HK, Adams MC, Vincent KR, Hurley RW. Musculoskeletal pain, fear avoidance behaviors, and functional decline in obesity: potential interventions to manage pain and maintain function. Reg Anesth Pain Med. 2013;38(6):481-91.

20. Attias M, Chevalley O, Bonnefoy-Mazure A, De Coulon G, Cheze L, Armand S. Effects of contracture on gait kinematics: a systematic review. Clin Biomech (Bristol, Avon). 2016;33:103-10.

21. Blass A, Semiatzh M. Força dinâmica: postura em movimento. São Paulo: Summus; 2014.

22. Carollo JJ, Matthews D. Strategies for clinical motion analysis based on functional decomposition of the gait cycle. Phys Med Rehabil Clin N Am. 2002;13(4):949-77.

23. Wren TA, Gorton GE, Ounpuu S, Tucker CA. Efficacy of clinical gait analysis: a systematic review. Gait Posture. 2011;34(2):149-53.

24. Coutts F. Gait analysis in the therapeutic environment. Man Ther. 1999;4(1):2-10.

25. Loudon JK, Reiman MP, Sylvain J. The efficacy of manual joint mobilisation/manipulation in treatment of lateral ankle sprains: a systematic review. Br J Sports Med. 2014;48(5):365-70.

26. VanSwearingen JM, Studenski SA. Aging, motor skill, and the energy cost of walking: implications for the prevention and treatment of mobility decline in older persons. J Gerontol A Biol Sci Med Sci. 2014;69(11):1429-36.

27. Brach JS, Van Swearingen JM, Perera S, Wert DM, Studenski S. Motor learning versus standard walking exercise in older adults with subclinical gait dysfunction: a randomized clinical trial. J Am Geriatr Soc. 2013;61(11):1879-86.

28. Davis IS, Futrell E. Gait retraining: altering the fingerprint of gait. Phys Med Rehabil Clin N Am. 2016;27(1):339-55.

29. DeJong AF, Hertel J. Gait-training devices in the treatment of lower extremity injuries in sports medicine: current status and future prospects. Expert Rev Med Devices. 2018;15(12):891-909.

30. Napier C, Cochrane CK, Taunton JE, Hunt MA. Gait modifications to change lower extremity gait biomechanics in runners: a systematic review. Br J Sports Med. 2015;49(21):1382-8.

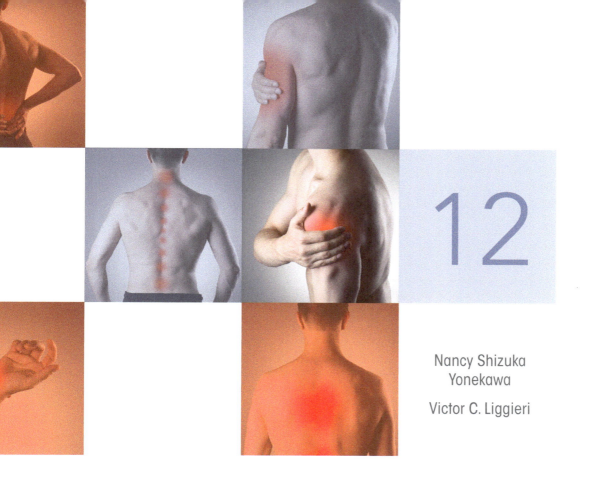

Nancy Shizuka Yonekawa

Victor C. Liggieri

ERGONOMIA E DOR CRÔNICA

12.1 Introdução

A saúde do trabalhador tem se tornado um assunto importante para as empresas, principalmente para aquelas que desejam melhorar a qualidade de vida dos trabalhadores, com quadro de profissional competente, qualificado, com menos erros e desempenho mais produtivo no seu dia a dia.[1]

A evolução tecnológica exige nova reestruturação: organizacional e de produto das empresas. As mudanças que acontecem no mundo do trabalho levam a um novo modelo de relações econômicas, políticas, sociais e culturais. A estrutura organizacional e o ambiente de trabalho exigem adaptações psicossociais e profissionais dos trabalhadores, além da análise das características do meio externo e da tecnologia utilizada.[2]

Muitos fatores específicos de ergonomia foram analisados e considerados de risco para a ocorrência de doenças ocupacionais, por exemplo, a LER/DOR, as lombalgias e outras afecções. As disfunções biomecânicas (força, postura, repetição de movimento, sobrecarga muscular, vibrações), exposição ao frio, ao estresse psicossocial relacionado à organização do trabalho, como exigência de alta produtividade e qualidade do produto, fragmentação das tarefas, variabilidade das tarefas, pressão de tempo e falta de controle pelo trabalhador da dinâmica de trabalho, são fatores importantes para tal ocorrência. Essas combinações variadas poderão gerar diferentes padrões de desgaste das estruturas envolvidas, provocando lesões decorrentes de trabalho físico pesado, ou leve, porém repetitivo e estático.[2,3,4]

A ergonomia aparece nesse cenário, onde muitas vezes o sistema de trabalho é organizado, mas sem considerar os princípios ergonômicos. Destacando o trabalhador, em seu ambiente de trabalho e em seu cotidiano.

As condições no trabalho, de insegurança, insalubridade, desconforto e ineficiência, são amenizadas e adaptadas às capacidades e limitações físicas e psicológicas do trabalhador, gerando melhorias em sua saúde e bem-estar.[5]

A ergonomia na clínica de dor tem como objetivo estabelecer relações mais saudáveis do indivíduo com seu ambiente de trabalho e nas atividades de vida diária.

12.2 História da ergonomia

Na pré-história há relatos sobre a criação das primeiras ferramentas para serem utilizadas no dia a dia, por exemplo, as facas, machados, lanças, arcos e anzóis. Apesar de serem muito rústicos e confeccionados com madeiras, pedras, ossos e chifres, eram utilizados para proteção, para a caça, para alimentação e para construção de abrigos que eram cobertos com folhas e galhos. Podemos observar ainda que as ferramentas ou utensílios, apesar de serem feitos usando uma técnica simples, talvez inconscientemente, já utilizavam princípios da ergonomia. O homem pré-histórico já escolhia ferramentas que melhor se adaptavam à forma e ao movimento de sua mão, mais individualizadas, a fim de trazer maior conforto e segurança para o manuseio. Já nessa época iniciaram os primeiros acidentes de trabalho. Em um papiro de 2.500 a.C., do antigo Egito, havia descrições sobre a dor lombar aguda de um trabalhador em um acidente de trabalho na construção de uma pirâmide. Hipócrates (460-377 a.C.): médico grego, "o pai da medicina", descreve sobre a doença por chumbo ligada à mina. Platão (427-347 a.C.): comenta sobre as deformidades ósseas e musculares dos artesãos.[6] Lucrécio (99-55 a.C.): poeta e filósofo romano, relata o horrível e doloroso trabalho por longas horas, em uma galeria muito apertada, nas minas de Siracusa.[6,7] Plaute menciona as deformações posturais na antiguidade. Houveram alguns trabalhos referindo-se aos riscos ergonômicos, por adotar posturas inadequadas (Villeneuve, Idade Média). Os

estudos mais precisos surgem no período moderno, como os estudos para manuseio inadequado de cargas (Vauban e Bélidor, século XVII). Além disso, para Bélidor, a carga muito alta poderia ocasionar doenças, e um planejamento melhor e uma organização do trabalho seriam benéficas.[6] Nesse período, com a Revolução Industrial, já se observava o trabalho humano ser substituído pela máquina. Por meio das experiências, observações e invenções, Leonardo da Vinci contribuiu com seus estudos anatômicos e fisiológicos para a ergonomia e foi considerado um dos precursores da biomecânica e antropometria. Ramazzini descreveu doenças e lesões relacionadas ao trabalho em 1700, com o livro *Doenças ocupacionais*. Neste último século também teve origem a higiene do trabalho, com D'Arret, nas regras de higiene das fábricas e com Patissier, o mentor do movimento para criação da inspeção do trabalho na França. E Jules Amars, fisiologista, um dos precursores atuantes da ergonomia com seu livro *Motor humano* (1914), também criou o primeiro laboratório de pesquisa regida com rigor científico. Estudando diferentes tipos de contração muscular, a energia gasta para o trabalho, a fadiga e o desempenho para as tarefas profissionais, forneceu assim bases para a ergonomia do trabalho físico. O casal Gilbreth desenvolveu técnicas para evitar desperdício de tempo e movimento, redesenhando o ambiente de trabalho para evitar fadiga, aumentar a produtividade, reduzir as horas de trabalho e ter dias de descanso remunerado. O termo "ergonomia" foi utilizada pela primeira vez pelo polonês Wojciech Jastrzebowski quando foi dar o título a sua obra *Esboço da ergonomia*, em 1857, considerado também um dos precursores da ergonomia para futura União Soviética.[6]

Murrell, em 1949, formou a primeira sociedade de ergonomia para estudar os seres humanos em seu ambiente de trabalho, a Ergonomics Research Society, em Oxford, na Inglaterra. É a corrente da ergonomia chamada de fatores humanos, composta por psicólogos, fisiologistas e engenheiros ingleses. Nos Estados Unidos, em 1957, foi criada a Human Factors Society. Em 1959, em Oxford, foi fundada a Associação Internacional de Ergonomia (IEA), representando 40 países, composta por 19 mil sócios.[5,6,8] Na América Latina, por volta de 1960, iniciaram as pesquisas na Escola Politécnica da Universidade de São Paulo sobre ergonomia. O Brasil foi o país que mostrou maior interesse no assunto, mas tivemos também a colaboração da Argentina e do Chile. Em 1963, a Societé d'Ergonomie de Langue Française (SELF) foi fundada na França. Em 31 de agosto de 1983 foi criada a Associação Brasileira de Ergonomia (Abergo), filiada à IEA.[6]

12.3 A ergonomia e o seu papel na atualidade

Ergonomia é uma palavra de origem grega, dos termos *ergon*, trabalho, e *nomos*, leis, normas e regras. A definição de ergonomia para a IEA é: "Ergonomia (ou fatores humanos) é uma disciplina científica que estuda as interações dos homens com outros elementos do sistema, fazendo aplicações da teoria, princípios e métodos de projeto, com o objetivo de melhorar o bem-estar humano e o desempenho global do sistema". É adotada pela Associação Brasileira de Ergonomia (Abergo).[5,8]

Para a Ergonomics Research Society, a "Ergonomia é o estudo do relacionamento entre o homem e o seu trabalho, equipamento e ambiente e, particularmente, a aplicação dos conhecimentos de anatomia, fisiologia e psicologia na solução de problemas que surgem desse relacionamento".[9]

O manual da Norma Regulamentadora NR-17 visa "estabelecer parâmetros que permitam a adaptação das condições de trabalho às características psicofisiológicas dos trabalhadores, de modo a proporcionar um máximo de conforto, segurança e desempenho eficiente".[9]

Os equipamentos, os sistemas e as tarefas são criados para atender aos aspectos coletivos, e não ao individual, baseando-se em dados antropométricos. Para algumas situações, podem ser necessários projetos específicos e individualizados.[10]

A ergonomia estuda a postura e os movimentos do corpo (sentados, em pé, empurrando, puxando e levantando cargas), a influência dos fatores ambientais: ruídos, vibrações, iluminação, clima, agentes químicos; informações sensitivas (visão, audição e outros sentidos); a relação entre cargos e tarefas: adequadas e interessantes. Conhecer todos os fatores que influenciam um ambiente mais seguro, saudável, confortável e eficiente, bem como compreender as atividades dos indivíduos nas diferentes situações de trabalho, faz parte do estudo da ergonomia.

Os princípios importantes da ergonomia se baseiam nos conhecimentos de outras áreas científicas, como antropometria, biomecânica, fisiologia, psicologia, toxicologia, engenharia mecânica, desenho industrial e outros. Por meio da interdisciplinaridade e dos conhecimentos integrados são realizadas adaptações do posto de trabalho e do ambiente.[5,7,10]

A **biomecânica** é o estudo do movimento humano e a análise das forças internas e externas que atuam nos efeitos produzidos por elas em uma situação estática ou dinâmica, nas estruturas biológicas. Quando se aplicam as leis físicas da mecânica no corpo humano, levando em conta as particularidades fisiológicas e anatômicas, pode-se avaliar as tensões que ocorrem nos músculos, ossos, articulações e tendões, durante uma postura ou movimento. Com carga adequada, os ossos, músculos e ligamentos funcionam sinergicamente. Carga ou volume elevados podem exceder o limite do aparelho locomotor, podendo provocar algum tipo de lesão. O estudo da biomecânica pode colaborar para a prevenção de lesões e melhorar o desempenho no ambiente de trabalho.[1,5,9,10]

É necessário observar alguns conceitos e conselhos básicos de estudos de biomecânica geral no corpo humano.

- A posição neutra das articulações (posição onde os músculos e ligamentos sofrem uma tensão mínima).

- Manter os pesos mais próximos do corpo (pois, quanto maior a distância, maior a sobrecarga articular e muscular, ou seja, menores braços de alavanca).

- Evitar a inclinação do corpo em um período de tempo prolongado.

- Torção do tronco: na postura em que ocorre a torção do tronco, os discos sofrem tensão e as articulações, forças compressivas.

- Forças repentinas e movimentos bruscos devem ser evitados: levantar cargas rapidamente pode causar dores, por isso deve ser feito de forma gradual, aquecer-se antes e com movimentos lentos, com ritmo suave e contínuo para evitar tensões e prováveis lesões.

- Evitar manter posturas e movimentos repetitivos por longos períodos, pois é fatigante: deve haver alternância nas posturas e nas tarefas, por exemplo, alternar as posições sentada, em pé ou andando e também fazer rodízios periódicos de setor, onde as tarefas solicitem movimentos diferentes que o habitual.

- Quanto maior for o esforço muscular, menor será o tempo suportado devido a contínua tensão de alguns músculos, decorrentes de uma postura prolongada ou de movimentos repetitivos, que provocará fadiga muscular, com desconforto e declínio do desempenho.

- Evitar a exaustão muscular, pois sua recuperação é demorada e requer tempo.

- Pausas curtas e frequentes auxiliam a diminuir a fadiga muscular: isso já pode estar acontecendo durante as paradas no ciclo de trabalho.[9,10,11]

A fisiologia[5,10] avalia o consumo de energia do coração e dos pulmões em um esforço muscular para manter a postura e realizar os movimentos. Assim, qualquer atividade que necessite de grande esforço físico, durante longo tempo ou não, tem elevado gasto energético e exige muito do coração e dos pulmões, podendo ocorrer a fadiga. Utilizam-se esses parâmetros para avaliar a severidade do trabalho pesado.

Alguns princípios fisiológicos utilizados são:

- Limite de gasto energético para realizar tarefas no dia a dia, por um longo período, sem fatigar e sem falta de energia. O esforço físico terá que ser menor que 20% da força máxima, onde a tensão do músculo é menor.

- Descansar após trabalho pesado para se restabelecer caso haja um gasto energético em uma tarefa pesada maior que 60% da força máxima. É necessário fazer uma pausa, interromper ou mesmo substituí-lo.

Onde o fluxo sanguíneo está quase interrompido, maior consumo de energia, frequência cardíaca mais alta, há maior tensão muscular e fadiga muscular.

O trabalho muscular é feito pela contração muscular de alguns músculos e pelo relaxamento de outros. Existem dois tipos de trabalho muscular: dinâmico (movimento), no qual há alternância entre tensão e relaxamento. O músculo recebe um grande fluxo sanguíneo, que proporciona energia e oxigênio, na qual os resíduos são removidos. E estático (postura), em que se mantém o estado de contração prolongada da musculatura, com sustentação da postura. O sangue não consegue mais fluir para o músculo, não recebe oxigênio nem nutrientes, usa as próprias reservas, os resíduos se acumulam, causando dor aguda e em consequência a fadiga muscular. Mas o trabalho dinâmico, feito em um bom ritmo, pode persistir por mais tempo, sem fadiga ou dor. Se o trabalho, tanto estático como dinâmico, for excessivo, em um período prolongado e repetitivo, ocasionará a dor, no início de intensidade leve e pouco a pouco tornando-se mais intensa, gerando desgastes e lesões nos músculos, nas articulações, tendões, ligamentos e em outros tecidos. São os chamados distúrbios musculoesqueléticos.

Antropometria[5,9,10] é a ciência que estuda a mensuração quantitativa das dimensões do corpo. Tem diversas aplicações, entre elas as descrições, comparações, avaliação de intervenções, e mostra, ainda, indivíduos ou grupos de risco.

O sistema esquelético dá ao corpo as dimensões e proporções antropométricas: estatura, comprimento dos membros, movimento limitado, alcances mínimos e máximos. É de suma importância para a ergonomia que o posto de trabalho e seus instrumentos estejam de acordo com as dimensões individuais de cada ocupante do posto de trabalho. Verificam-se muitas inadequações antropométricas e posturais nos postos de trabalho, devendo-se levar em conta algumas das considerações a seguir:

- As diferenças individuais devem ser consideradas em um posto de trabalho e também nos instrumentos, máquinas e mobiliário utilizados. O ideal seria se houvesse ajustes para facilitar as adaptações de acordo com as necessidades individuais.

- Tabelas antropométricas (dimensões do corpo, pesos e alcances de movimento) apropriadas devem ser utilizadas. Sabendo que as tabelas existentes referem-se às populações inglesa e americana.

12.4 Estudo da postura

Durante sua evolução, o homem conquistou a postura bípede, assumindo uma postura ereta.[11,12] Segundo a Academia Americana de Ortopedia, a postura pode ser definida como o estado de equilíbrio entre músculos e ossos, com capacidade para proteger as demais estruturas do corpo humano de traumatismos, seja na posição em pé, sentado ou deitado.[13] A postura "correta" pode ser compreendida quando há um estresse mínimo imposto de forma mais equilibrada aos músculos e ligamentos, diminuindo a sobrecarga articular de maneira mais eficiente. A postura ereta é considerada a postura em pé normal, quando o campo de visão é mais amplo, com liberdade de movimentação dos membros superiores, facilitando a função muscular.[11]

A postura corporal sofre influências de diversos fatores. Idade, fatores emocionais, patologias, trabalho, lazer, ambiente, social e cultural, inclusive as características estruturais e anatômicas. A postura não é estática, é dinâmica, descrita por oscilações, que mantêm o corpo em contínuo movimento. Essas oscilações são involuntárias e dependem de mecanismos neuromusculares para manter o equilíbrio postural, pois o corpo vai se adaptando de acordo com os estímulos adquiridos. Os impulsos originados em receptores das articulações, tendões, músculos, pele e órgãos terminais do sistema visual, auditivo e vestibular interagem e influenciam a atividade muscular.[12,14] (Detalhes avançados do mecanismo postural estão no Capítulo 8 – Avaliação Postural na Dor Crônica).

A modernidade e os avanços tecnológicos, somados ao sedentarismo, fazem o homem permanecer mais tempo sentado em postura inadequada e cada vez mais inativo na sociedade em que vive.[13]

O resultado da forma de se posicionar diante das inúmeras situações que permearam a vida influenciam no corpo, fazendo os indivíduos assumirem uma determinada postura. Para prevenir alterações e disfunções relacionadas à postura, deve-se levar em conta alguns fatores, como: ambiente, mobiliário, espaço e tipo de trabalho, pausas e equipamentos, respeitando as características biomecânicas do indivíduo para melhor qualidade de vida.[15]

As recomendações ergonômicas baseiam-se nas medidas antropométricas, mas devem levar em conta o comportamento do trabalhador e as exigências do trabalho. As normativas são feitas por comitês, que sofrem influências políticas e que na prática nem sempre são efetivas.[5,9,10]

Dependendo do tipo da tarefa ou posto de trabalho, será adotada uma postura mais apropriada no momento, podendo ser sentada, em pé ou combinações entre elas.

12.5 A postura sentada

Existem povos que não utilizam assentos, mas se agacham ou ajoelham. Antropologicamente, o assento significa *status* e poder. No fim do século XIX iniciou-se a ideia de que a postura sentada ocasiona bem-estar, atenua o esforço muscular, diminui a fadiga e aumenta o rendimento no trabalho. E assim, cada vez mais, a atividade sentada veio aumentando e muitos tipos de cadeiras têm sido desenvolvidas.[10,16] A relação entre a posição sentada e a dor na região lombar, ainda que controversa na literatura, estimula o desenvolvimento de tipos variados de cadeiras ergonômicas no mercado e gera dúvidas frequentes entre os doentes com dores crônicas.

Há diferentes estudos, de qualidade duvidosa, sobre tipos de cadeiras e materiais. Cadeiras mais flexíveis, bolas suíças de exercícios com o objetivo de reduzir a sobrecarga estática, articular e permitir maior mobilidade, encostos e suportes mais modernos e ergonômicos, que prometem melhor estabilidade e menor fadiga muscular. Nenhuma dessas tentativas produziu de fato resultados satisfatórios nas dores musculoesqueléticas.[5,10,17,18]

A posição sentada tem algumas vantagens mecânicas sobre a postura em pé. Sentado, o corpo tem um bom apoio do assento, do encosto, do braço da cadeira, da mesa e do piso no chão onde está a cadeira, gerando menor sobrecarga nas articulações dos joelhos, tornozelos e menor fadiga muscular dos membros inferiores. Há maior facilidade para um controle melhor dos movimentos, e uma postura apropriada para tarefas de precisão devido à maior estabilidade dos membros superiores. Há menos consumo de energia e melhor qualidade da circulação sanguínea.[5,10]

A posição sentada, porém, especialmente por tempo prolongado, parece estar relacionada a menor nutrição dos discos intervertebrais, devido à maior força de compressão, favorecendo o processo degenerativo. Maior compressão dos tecidos moles e nervosos, facilitando a instalação de dores lombares, lombociatalgias etc., fraqueza muscular geral devido ao sedentarismo, aumento da tensão da região dorsal e adoção de excesso de curvas da coluna que podem estar ligadas ao desenvolvimento de distúrbios digestivos e respiratórios.[5,10,19,20,21]

A postura sentada já foi considerada um fator de sobrecarga importante nos discos intervertebrais como no famoso estudo de Nachensom[22] de 1976, onde ele apontava a postura sentada sendo responsável pela maior sobrecarga no disco intervertebral. Moon et al. (2018)[23] estudou em indivíduos não treinados a modificação do ângulos no alinhamento espinopélvico no plano sagital em pé e em diferentes posturas sentadas (cadeira, sentado sobre os joelhos, posição de lótus) típicas de hábitos asiáticos e encontrou diferenças importantes especialmente nos ângulos de lordose lombar e sacral. A lordose lombar já havia sido demostrada menor em média 150% no ângulo da postura em pé para a postura sentada em outros estudos e confirmada nesse estudo. Em relação ao ângulo sacral em pé, houve uma média de 35,3 graus, sentado 20,3 graus, no sentado ajoelhado 38,3 graus e no lótus 13,4 graus sendo este o menor entre eles (sacro mais verticalizado). O ângulo de lordose lombar teve uma média de 37,1 graus em pé, 17,9 sentado na cadeira, 31,8 sentado sobre os joelhos e 9,.8 na postura de lótus. A diminuição do ângulo de lordose lombar pode favorecer lesões da unidade funcional da coluna vertebral.

Na posição ortostática, com a presença da curvatura lombar, há maior pressão na região posterior da unidade funcional da coluna (facetas articulares e a região posterior do disco). Na posição sentada (diminuição do ângulo da lordose lombar) o oposto é verdadeiro e a região anterior da unidade funcional, sendo este basicamente o disco intervertebral, recebem maiores forças compressivas. Nas posições sentadas em que o ângulo de lordose lombar é diminuída, assim como o ângulo sacral, as forças compressivas aumentam e há maior probabilidade de lesão. A alternância de força compressivas na unidade funcional parece ser uma solução importante como estratégia de descanso dos apoios e na nutrição mais adequada da unidade funcional. [22]

Um estudo em trabalhadores de escritório iranianos relacionou a manutenção da postura da cabeça, coluna cervical e torácica no trabalho ao aparecimento da dor cervical e não ao desvio de postura estática de anteriorização cervical.[24] Outro estudo de Fanavoll et al. (2016) demonstrou o fator de percepção de estresse no trabalho como o elemento preditivo de dor nos ombros e cervical, e o nível de atividade física e lazer não reduziu a cronificação da dor e os efeitos adversos do ambiente estressante.[25]

Alguns estudos também relatam maior incidência de dor lombar, degeneração discal precoce e aparecimento de hérnias de disco em indivíduos expostos a vibração de motores. Motoristas profissionais de carro, caminhão e ônibus que recebem vibrações na região lombar são mais favoráveis ao aparecimento de lesões crônicas, embora um estudo mais recente com 80 mil soldados israelenses tenha observado durante 3 anos um grupo de jovens de 18-21 anos em funções administrativas e de direção profissional e encontrado piora do sintoma de dor lombar naqueles indivíduos que já apresentavam dor lombar anteriormente ao acompanhamento da pesquisa e naqueles de função administrativa.[26] Outro dado importante é que pacientes com dor lombar crônica são menos resistentes a permanecer na posição sentada, utilizam estratégias motoras diferentes na postura estática quando comparados a indivíduos saudáveis. Esse comportamento motor pode estar relacionado à deficiência das fibras eláticas da musculatura paravertebral.[27]

Bontrup et al. (2019)[28] avaliou a relação entre a postura sentada em 64 funcionários de *call centers*. Um *pad* com sensores de pressão foi implantado nas cadeiras, para avaliar o comportamento da postura sentada dos indivíduos por 400 horas, e questionários avaliaram a presença e características de dor lombar aguda e crônica. Dentre os indivíduos, 75% relataram a presença de dor lombar aguda ou crônica. Como resultado, os indivíduos que se apresentaram com dor lombar crônica e

aguda demonstraram menor variabilidade de posições sentadas quando comparados com os indivíduos sem dor. Esse comportamento parece ser justificado com alguns achados da literatura. Claus et al. (2009)[29] propuseram que qualquer postura, sustentada por tempo prolongado, poderia resultar em fadiga, desconforto e dor. O autor sugere que mesmo uma "boa postura" ainda pode ser lesiva, caso persista por muito tempo (Coenen et al., 2017).[30] Zemp et al. (2016),[31] também com almofadas de pressão, identificaram comportamentos motores de características mais estáticas e menor variabilidade de movimentos em indivíduos que relataram dores nas últimas 24 horas. Park et al. (2018),[32] analisando a relação entre dor e tempo de permanência da postura sentada, identificou correlação positiva entre sentar por mais de 7 horas em indivíduos com mais de 50 anos. Essa relação acentuou-se progressivamente quando o indivíduo era sedentário. Novamente, a presença da permanência por tempo prolongado, provavelmente somada a poucas estratégias de comportamento motor, favoreceu a relação positiva entre dor e postura sentada.

Seguindo esses preceitos e achados na literatura, a variabilidade, assim como a realização de pequenos movimentos regulares, são provavelmente mais eficientes na prevenção das dores lombares[33,34,35] do que a manutenção de uma postura correta ideal. Na prática clínica, é comum encontrar doentes que já receberam orientação de postura correta e que, ao tentar se manter, pioram do quadro álgico.

Szczygieł et al. (2016)[36] revisaram os efeitos deletérios da postura sentada em diversos estudos, analisaram as consequências da maneira incorreta de sentar e tentaram determinar características da maneira correta do sentar. Os efeitos mais importantes foram encontrados na região cervical, lombar e na função respiratória.

Jung-Ho,[37] citado na revisão anterior, afirma que a manutenção da posição sentada com o pescoço flexionado anteriormente pode levar a um aumento excessivo da tensão muscular, causando *upper cross syndrome*, caracterizada por fraqueza dos músculos profundos do pescoço, romboides e serrátil anterior e hipertensão dos peitorais e trapézio superior. Carneiro et al. (2010)[38] demonstraram que o nível de tensão muscular pode estar diretamente relacionado à posição de sentar. Os pesquisadores descreveram e analisaram a influência de 3 maneiras típicas de sentar (sentar lombopélvico, endireitamento da torácica e postura relaxada) na atividade eletromiográfica de diversos músculos. Foi evidenciado que o sentar de forma relaxada aumentou significativamente a tensão dos músculos extensores do pescoço, assim como dos músculos peitorais, provavelmente como resultado da translação anterior da cabeça. Além disso, postulou-se que essa posição aumentaria a flexão do pescoço, reduzindo a lordose cervical e causando aumento da cifose torácica. A combinação do aumento da tensão nos extensores do pescoço e flexão da cervical gera uma região de estresse tecidual, resultando em síndromes dolorosas posturais. A adoção da postura sentada relaxada durante o trabalho gera tensão da caixa torácica e dos músculos envolvidos, limitando a mobilidade e portanto prejudicando o ritmo escapuloumeral. Há relatos da íntima relação entre a preservação da mobilidade lombar e a saúde da região escapular.

Além dos possíveis mecanismos acima, alguns estudos relatam que a postura sentada de forma incorreta pode favorecer o aumento da tensão muscular, o encurtamento dos tecidos moles, a fraqueza das estruturas ligamentares, tendinites, modificações degenerativas e o aumento da pressão nos nervos que se originam na coluna cervical.[39,40]

Na postura sentada erroneamente, normalmente em retroversão da pelve (*posterior pelvic tilt*), a curvatura lombar é eliminada, aumentando a pressão no disco intervertebral, especialmente na porção anterior. A região posterior é estirada, e esse mecanismo tende a expulsar posteriormente o núcleo pulposo, que pode levar ao desenvolvimento de uma hérnia discal. A consequência de uma retroversão excessiva da pelve é uma diminuição da ativação dos músculos multífidos e eretores espinhais (longuíssimos), assim como fraqueza da musculatura abdominal e glútea. Rasouli et al. (2011)[41] confirmam a relação entre a postura relaxada e a diminuição da atividade elétrica do músculo transverso abdominal. Essa posição também traz consequências para o diafragma, pois reduz a amplitude de seu momento de ação, aumentando assim a ativação dos músculos acessórios superiores na caixa torácica.

A influência da postura sentada na ação diafragmática foi objeto de estudo de algumas pesquisas que demonstraram menor expansão torácica e abdominal do indivíduo saudável sentado, quando comparado com a posição de pé. Lee et al. (2010)[42] analisou diferentes formas de sentar (neutro, relaxado, lateralmente e com meia rotação em diversas direções) e demonstrou que até mesmo mudanças sutis na postura sentada influenciam a mobilidade tridimensional da caixa torácica e a capacidade de volume vital. Segundo Szczygieł et al. (2016),[36] a manutenção da curvatura lombar é fundamental para a correta ação diafragmática. Aqui podemos traçar uma provável relação da posição sentada relaxada com a diminuição da amplitude diafragmática e com a dor lombar crônica. Alguns estudos que analisaram a função diafragmática em doentes com lombalgia crônica demonstram menor excursão diafragmática nesses doentes.

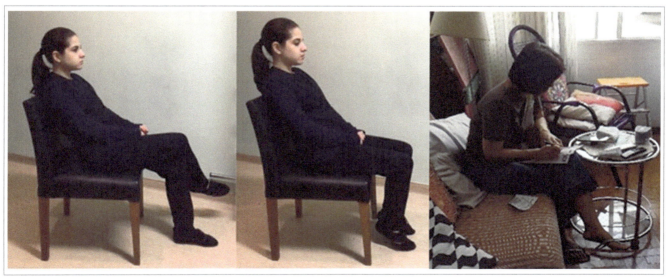

Figura 12.1 Observamos os diferentes padrões de postura na posição sentada que podem favorecer cargas exageradas e em locais inadequados.

12.5.1 A postura sentada na clínica de dor

Levando em consideração os achados descritos, algumas considerações devem ser realizadas na orientação ergonômica geral do sentar:

- A altura da superfície do trabalho/bancada/mesa é de grande importância no local de trabalho tanto para posição sentada como em pé. Deve estar de acordo com as medidas antropométricas do indivíduo que a está utilizando e com a demanda da tarefa a ser executada.
- O assento deve ter ajuste da altura e posição do encosto.
- Uso de cadeiras especiais para as tarefas específicas, podendo ser de rodinhas e giratórias, reduzindo a torção do tronco e permitindo variações posturais, evitando a fadiga.
- Apoio adequado para os pés.
- Evitar o manuseio de qualquer material fora do seu alcance dos braços, pois exigem muito dos movimentos do braço, ombros e do tronco. Tanto para trabalho sentado ou em pé.
- Tarefas que necessitam ser acompanhadas pela visão devem ser feitas em uma superfície inclinada, em 45 graus para leitura e em 15 graus para escrever.
- Espaço para acomodar as pernas debaixo da superfície de trabalho, para dar maior mobilidade aos membros inferiores e para permitir mudanças de postura.
- Manter os ângulos retos dos tornozelos, joelhos, coxofemoral e cotovelos.
- Realizar alternância entre sentado e em pé frequentemente.
- Atividades que necessitam de maior força ou grandes movimentos do corpo são melhores em pé.

Segundo as normas da NR-17, o assento deve ser adequado à tarefa e as dimensões antropométricas, e não existe uma cadeira "ergonômica" independente da função exercida. Tarefas que demandam comportamentos motores diferentes, devem ter adaptações diferentes para cada indivíduo.

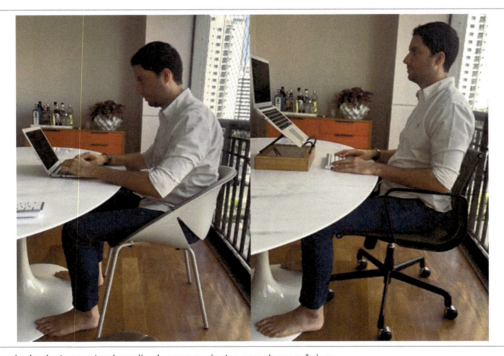

Figura 12.2 Exemplo de ajustes posturais realizados nos pacientes com dores crônicas.

12.6 Postura em pé

A evolução trouxe uma série de adaptações ao corpo humano que permanecem em constante desenvolvimento. Dentre elas, talvez a mais significativa tenha sido a conquista da bipedia. A bipedia possui uma importância fundamental para a realização da marcha, assim como de atividades laborais que exijam a função livre dos membros superiores. A aquisição da bipedia se concretiza no corpo especialmente pela mudança da articulação do quadril de flexão para a extensão. Essa modificação acarretou ações musculares antigravitárias importantes ligadas aos músculos paravertebrais e glúteos (glúteo máximo). A verticalização da bacia no plano sagital está intimamente relacionada à atividade muscular e adaptações articulares também foram realizadas em todas as articulações adjacentes.

A postura em pé produz pressões menores sobre o disco intervertebral do que a posição sentada. Teoricamente, quando a postura em pé acontece de forma equilibrada, com as ações musculares corretas, as curvaturas fisiológicas da coluna vertebral são preservadas e os músculos paravertebrais conseguem exercer sua função de ereção da coluna sem sobrecarga excessiva.[5,10,23] Provavelmente pela modificação de hábitos modernos, que privilegiam principalmente a posição sentada (nas escolas, no trabalho etc.), a posição em pé não é frequentemente sustentada por muito tempo e é comum observar o indivíduo ter necessidade de modificar o apoio das pernas em alternância para trazer conforto, melhorar a circulação e diminuir a compressão articular.

Existem algumas desvantagens em permanecer por tempo prolongado na postura em pé. Há frequentemente diminuição da circulação sanguínea, que pode levar a perpetuar quadros de varizes e desconforto no membro inferior. Quando não equilibrado, pode haver inclinação, torção do tronco ou de outras partes do corpo, gerando a sensação de dor nas articulações dos pés, joelhos e quadris, contração muscular, dificultando tarefas de precisão e causando fadiga.[5,10]

O fenômeno de encolhimento das estruturas do corpo, diminuição da altura corporal e aumento das curvaturas da coluna foi analisado em um estudo realizado por Pelay et al. (2019)[43] avaliando 40 trabalhadores que permaneciam em pé 100% do tempo durante as 8 horas de trabalho em uma empresa de manufatura e exerciam tarefas carregando utensílios pesados, subindo escadas etc. Foram analisados os efeitos da postura em pé na altura corporal com precisão em pé e sentado. O peso do corpo, os ângulos das curvaturas lombares e dorsais e o grau e característica do desconforto na região lombar e na região cervical também foram mensurados. As medidas eram realizadas às 6 horas da manhã e às 14 horas, na saída da jornada de trabalho. Foram encontradas reduções significativas (média 1,25 cm) na altura corporal, aumento nos ângulos das curvaturas lombares e torácicas em apenas 1 dia de jornada de trabalho e nesses trabalhadores houve maiores relatos de desconforto lombar ao final do dia. As alterações aqui relatadas, apesar de serem em uma pequena amostra populacional, demonstram a influência da postura em pé, juntamente com o trabalho manual, na desorganização da biomecânica dos tecidos do corpo ao longo do dia. Em um estudo realizado por Grabiec et al. (2015),[44] a modificação dos ângulos de curvatura lombar e torácica foi mensurada em diferentes posições (em pé relaxado, sentado relaxado e sentado "corretamente"). Encontrou-se diminuição dos ângulos de lordose lombar e retificação especialmente na transição da postura em pé para sentado relaxado. A manutenção da lordose lombar parece acontecer mais naturalmente em pé, porém a sobrecarga nos membros inferiores e a falta de hábito da população frequentemente sedentária dificultam a manutenção dessa postura por longos períodos. Amplo estudo[45] realizado em 2009 que levantou os dados de pesquisa do questionário de saúde e análise social de Quebec analisou a relação entre a ocorrência de dor lombar com a postura sentada (3.237 indivíduos) e em pé (4.493 indivíduos) e a relação social no trabalho. Entre os indivíduos que relatavam dor, a relação entre a postura em pé e sentada e a dor foi positiva nessas duas formas de trabalhar; o maior preditor para a ocorrência de dor foi a postura em pé sem ter o "direito" de sentar durante o trabalho. A obrigatoriedade da postura em pé foi diretamente relacionada com a frequência da dor lombar. Ficar na postura em pé e andar obrigatoriamente comparados ao ficar em pé com liberdade de sentar quando quiser emergiu como um fator de risco importante nesse estudo. A percepção de desconforto associada a essa situação era relatada como fadiga muscular, fadiga nos ligamentos ou outras estruturas passivas da coluna, estresse dos discos intervertebrais por excesso de lordose lombar, encolhimento da coluna devido a sobrecarga, coativação agonista e antagonista e transmissão do impacto do calcâneo. Essa relação da obrigatoriedade da manutenção da postura em pé sugeriu que ter a liberdade de sentar pode ser importante na prevenção da dor lombar nos trabalhadores. A mesma relação não se encontrou para a postura sentada, porém a amostra com essa condição era pequena (3,7%). Associações com máquinas vibratórias não foram significativas para indivíduos que exerciam a função em pé e maior para os que sentavam, como motoristas de caminhão. Trabalhadores com plantões noturnos e com média maior de 40 horas semanais que tinham 2 filhos ou mais também apresentaram maior ocorrência de dor. Houve incidência parecida entre homens e mulheres, porém mulheres em idades mais jovens relataram mais dor. Atividades físicas mais ativas durante os momentos de lazer pareceram ser um fator protetor para a ocorrência de dor. Em relação à saúde mental, a depressão nesse estudo se mostrou importante aspecto que contribuiu para a dor.

12.6.1 A postura em pé na clínica de dor

Para a realização de atividades em pé, algumas observações deverão ser seguidas, como:

- Ajustar a altura da superfície de trabalho/bancada/mesa em pé para a tarefa.
- Espaço para acomodar as pernas e pés para se aproximar da superfície de trabalho sem se curvar.
- Evitar alcançar com os braços para a frente ou para os lados, evitando inclinação ou rotação do tronco.
- Caso necessite visualmente acompanhar alguma leitura, deve-se colocar uma superfície inclinada como recomendada para postura sentada.
- Manter as articulações em estado de "relaxamento" destravando os joelhos e ajustando a posição do centro de gravidade.
- Distribuir o apoio nos dois pés e, se for se sustentar por longos períodos, adotar um pequeno apoio à frente para alternar as pernas.

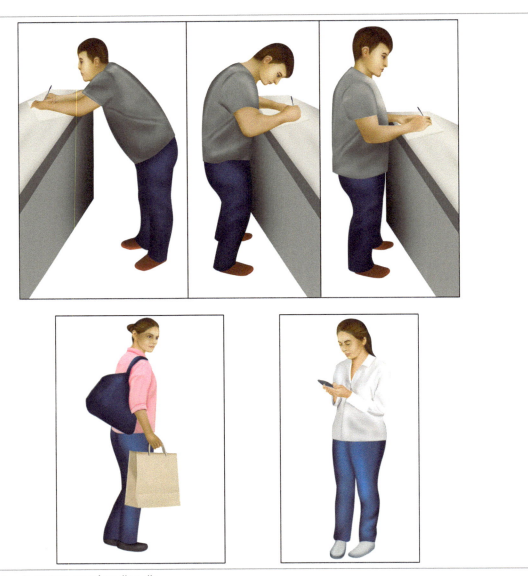

Figura 12.3 Exemplos da postura em pé no dia a dia.

12.7 Tecnologia x dor crônica

Este século, cada vez mais tecnológico e digital, tem trazido algumas ocorrências no aumento de distúrbios osteomusculares devido a alterações posturais ergonômicas importantes, como no computador e no notebook (fatores individuais, organizacionais e ergonômicos); uso frequente de celulares, *tablets* e similares. Segundo uma revisão feita por Woo et al. (2015),[46] uma postura sentada apropriada no trabalho é essencial para prevenir a dor lombar. Para o autor, padrões de ergonomia, diretrizes e recomendações para uma estação de trabalho de computador são bem estabelecidas hoje, porém não são um pré-requisito obrigatório para a maioria das instituições e há inconsistências nos parâmetros de ergonomia adotados em diferentes países. Na revisão destacou-se a importância de analisar o *design* da cadeira e o assento: altura, largura e profundidade; encosto: altura e largura; apoio do pé no chão. Em uma cadeira padrão, geralmente a postura fica ereta, mantendo os ângulos retos dos tornozelos, joelhos, coxofemoral e cotovelos. Destacou-se também a importância da alternância entre em pé e sentado. O posicionamento do monitor do computador mais adequado seria importante para obter um ângulo de visão melhor, essencial para prevenir a fadiga visual e a tensão cervical. Caso o monitor esteja a uma altura muito baixa ou muito alta, poderá levar a um aumento na flexão ou extensão da cabeça em relação à cervical e a um aumento da atividade da musculatura cervical.

Apesar de regras e diretrizes, é necessário ir além da biomecânica do sentar e considerar a natureza do comportamento e da postura sentada no ambiente de trabalho.

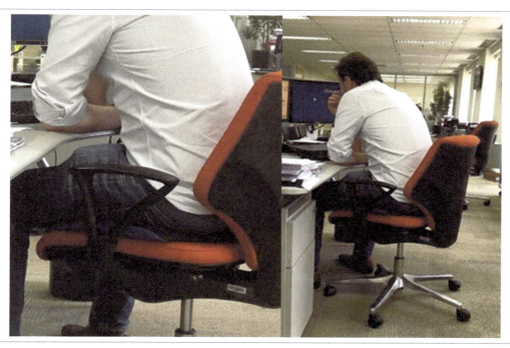

Figura 12.4 Exemplo de postura sentada inadequada no trabalho.

12.8 Estratégia de repouso e exercícios no trabalho

Barredo et al. (2007)[47] analisaram a qualidade de evidência da pesquisa sobre a intervenção do exercício e do repouso no desconforto musculoesquelético durante as tarefas no computador. De acordo com sua revisão, o uso frequente do computador pode causar desconfortos musculoesqueléticos diversos (tensão muscular, fadiga muscular, parestesia, dor e/ou tensão física nos tecidos moles e ossos) e em diferentes regiões do corpo. A incidência do desconforto com o uso de computador é alta, por volta de 50%. Muitas intervenções têm sido propostas, como organização individual, inclusão de uma rotina de exercícios, parar de fumar, maior diversidade de tarefas no trabalho, diminuição das horas utilizando o computador e aumento da oportunidade de descanso. Além das mudanças na rotina, modificações ergonômicas também aparecem na literatura, como mudanças na estação de trabalho, que são frequentes, mas não são suficientes para eliminar esses desconfortos. Os exercícios e os intervalos para descanso são baratos e vantajosos a fim de minimizar os riscos de desconforto musculoesqueléticos. As intervenções feitas separadamente (intervalo só com exercícios e outro intervalo só para descanso) auxiliam no aumento da produtividade nas tarefas executadas. Houve nesse estudo o achado de que as oportunidades de descanso são limitadas, pois quando há pausas cessam as tarefas executadas no computador. Na prática clínica, incentivamos a adoção dessas estratégias quando o doente parece manter períodos sem intervalos no trabalho aumentando a intensidade dos sintomas ao longo do dia.

12.9 Posição cervical x dor

Em diversas profissões, verificamos a manutenção de uma postura estática flexionada da coluna cervical, por exemplo, dentistas, trabalhadores agrícolas, da indústria e da construção, bem como as costureiras. Estudos mostram que a dor cervical pode estar correlacionada com a sustentação do pescoço em postura flexionada por um período de tempo prolongado, o que pode causar uma sobrecarga estática nas estruturas musculoesqueléticas. A interpretação para o tempo prolongado pode ser diferente para cada pessoa. É importante entender as alterações no comportamento neuromuscular da coluna cervical após a manutenção da flexão, para desenvolver estratégias de prevenção no local de trabalho, em casa ou em qualquer atividade rotineira. A influência causada pela flexão repetitiva ou prolongada pode produzir mais mobilidade na coluna lombar e prejudicar a estabilidade da coluna vertebral, e esta seria mais comum em mulheres que em homens.[48]

Lee et al. (2015)[49] identificaram que a postura da cabeça anteriorizada afeta a atividade muscular durante a protração e retração cervical e está associada com a capacidade reduzida de gerar força. Quando ocorre a manutenção do equilíbrio musculoesquelético, o estresse e a tensão no corpo são minimizados, e essa condição é considerada postura adequada. A postura anteriorizada da cabeça é um dos tipos mais comuns de anormalidade postural, descrita como posição anterior da cabeça em relação à linha vertical do centro de gravidade do corpo. Há uma série de pesquisas que tentam estabelecer a relação entre a anteriorização da cabeça e a ocorrência de dores crônicas, incluindo dor de cabeça, dor cervical e distúrbios musculoesqueléticos, como distúrbios temporomandibulares ou ombros arredondados. Segundo essas teorias, se os desequilíbrios nos músculos cervicais resultantes do desalinhamento postural forem prolongados, uma excessiva carga é imposta nas articulações e músculos, podendo se tornar crônico. Ainda não há evidência suficiente para sustentar tal teoria, mas na prática clínica observamos fatores diversos como posturas prolongadas, falta de pausas, tensão e estresse relacionados ao ambiente de trabalho e familiar, podendo colaborar com o desenvolvimento da sintomatologia do doente.

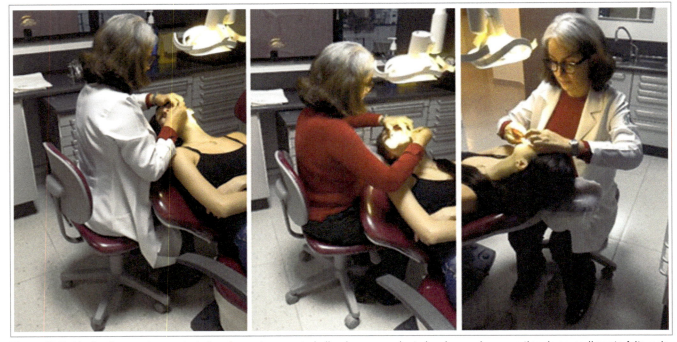

Figura 12.5 Ajustando a postura no trabalho. As posturas no trabalho devem ser ajustadas de acordo com o tipo de procedimento feito pela odontologista. O ideal é sempre alternar as posições e posturas, nunca se fixar apenas em uma.

12.10 Smartphones x dor crônica

A utilização de celulares em posturas "bizarras" também deve ser incluída na avaliação da dor musculoesquelética. As consequências das diversas posturas adotadas na realização dessa tarefa cada vez mais comum foram analisadas em uma revisão sistemática que encontrou alterações clínicas e subclínicas no sistema musculoesquelético. Aumento da ativação nos músculos trapézio superior, eretores espinais e extensores cervicais, além de alterações nos ângulos cervicais, o que pode ter relação com disfunção e dor.[49]

Lee et al. (2015)[50] estudaram a postura de flexão da cabeça prolongada ou repetitiva no uso do *smartphone*, que é um dos fatores de risco para sintomas de dor cervical. Foram analisadas três tarefas comuns em um *smartphone*: mensagens de texto, navegação na *web*, exibição de vídeos, sentados sem encostar na cadeira e em pé. Verificou-se que o ângulo foi maior na flexão da cabeça para mensagens de texto do que em outras tarefas e mais significante na postura sentada do que em pé. Assim, contribui para maior ocorrência de dor cervical o peso do uso do *smartphone*. E o resultado desse estudo mostra que a quantidade de flexão da cabeça dos usuários de *smartphones* variou entre tipos de tarefas e condições de postura e o ângulo de flexão da cabeça, devendo ser feitas pesquisas futuras com maior duração das tarefas e mais realistas.

Em outro estudo, do mesmo autor, Lee et al.,[51] avaliou-se o efeito do uso do *smartphone* na atividade muscular da extremidade superior e no limiar de dor manuseando o telefone com uma mão e com as duas mãos. Verificou-se que a utilização do aparelho aumentou significativamente a sensibilidade muscular da extremidade superior. O uso de uma mão aumenta significativamente a dor por pressão e os movimentos repetitivos da extremidade superior, induzindo contração muscular contínua do pescoço e ombros, deixando o indivíduo mais suscetível aos distúrbios musculoesqueléticos. O estudo sugere que a sobrecarga muscular e a fadiga ocorrem especialmente com o uso de uma mão. Recomenda-se o uso do *smartphone* com as duas mãos. Esse estudo foi limitado por incluir poucos indivíduos, com pouco tempo no uso do *smartphone*; são necessários mais estudos para examinar métodos de manuseio, mudanças na atividade muscular, dor e biomecânica associado ao uso prolongado do *smartphone* com uma mão.

Segundo Douglas et al. (2018),[52] um dos fatores de risco relacionados com o uso de dispositivos móveis a que devemos atentar é a exacerbação da flexão do pescoço, e estratégias de limitar essa flexão ao utilizar esses dispositivos podem ser medidas importantes para prevenção de dores. Quando utilizam *smartphones*, as pessoas podem se posicionar com o dispositivo mais próximo do corpo para interagir com ele, diminuindo o ângulo do ombro, mas podem aumentar o ângulo do pescoço, e esse é um desafio para a saúde ergonômica. A baixa quantidade e qualidade dos estudos atualmente não nos permitem traçar mecanismos claros de risco, prevenção e tratamento de dor nesses indivíduos.

O hábito de escrever, ler e se manter na postura de flexão de pescoço utilizando esses equipamentos leva inúmeras pessoas a desenvolver o que podemos reconhecer como "*text neck*" ou "pescoço de texto". O termo foi cunhado pelo quiropata americano Dean Fishman e está relacionado a uma lesão por esforço repetitivo ou uma síndrome de uso excessivo, na qual o indivíduo se posiciona com a cabeça para a frente, inclinada para baixo, olhando o celular ou outro dispositivo eletrônico por períodos longos. Os sintomas podem incluir rigidez do pescoço, dor aguda, dolorimento difuso no pescoço, dor irradiada, fraqueza e parestesia e dores de cabeça.[53]

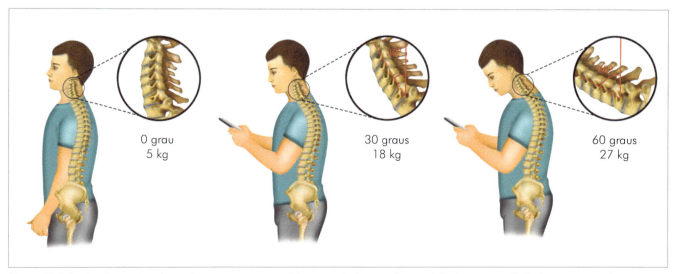

Figura 12.6 Ilustração mostrando o estresse e o peso exercido na cervical e na coluna vertebral como resultado de se curvar sobre o *smartphone* e dispositivos portáteis em diferentes graus. Fonte: Adaptada de Fares et al. (2017).[54]

12.11 Notebooks versus dor crônica

Werth et al. (2014)[55] quantificaram a atividade muscular (antebraço e pescoço), a posição (antebraço e postura) e o desempenho (velocidade de digitação e frequência de erros) em três tipos de computadores pequenos (*laptop*, *netbook*, e *slate computers*) em ambientes diferentes. Participaram 12 indivíduos que executaram um protocolo de 30 minutos de trabalho em um ambiente e 15 minutos de descanso e, em seguida, novamente 30 minutos de trabalho em outro ambiente. O computador de mesa (*slate computer*) resultou em maior desalinhamento postural do punho, cotovelo e pescoço, especialmente quando executado no sofá. O desempenho no computador foi 4 vezes menor do que em outros computadores, apesar de também apresentar menor atividade elétrica muscular. Concluiu-se que há maior risco e potencial de lesão quando o trabalho é executado em computadores pequenos e em ambientes não tradicionais como sofás e camas, por exemplo.

É cada vez mais comum a utilização de aparelhos de computador portáteis em diferentes posições e posturas nos mais variados ambientes. Há urgência em estudar com profundidade os reais riscos na saúde dos diversos sistemas causados por esse comportamento.

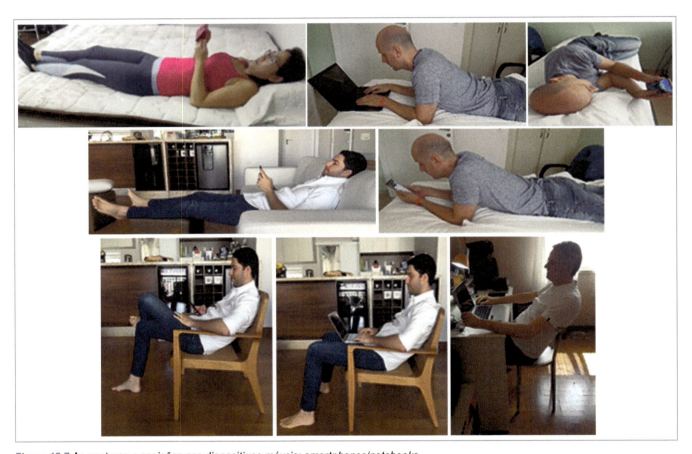

Figura 12.7 As posturas e posições nos dispositivos móveis: *smartphones/notebooks*.

12.12 Sono x dor

Segundo a revisão sistemática realizada por Radwan et al.,[56] a privação do sono tem um impacto nocivo para o indivíduo, comprometendo seu desempenho cognitivo e motor, trazendo efeitos negativos na produtividade do trabalho, nas interações sociais, no humor e na qualidade de vida. Ainda que muitos estudos mostrem a importância de um colchão que proporcione uma qualidade de sono ideal para alívio da dor e melhor suporte biomecânico, há controvérsias sobre os efeitos dos diferentes modelos de colchões pelas limitadas pesquisas e discrepâncias na literatura. Um colchão ideal deve ser individualizado, acomodando as diferenças individuais, e deve facilitar o sono profundo. Nessa revisão, identificou-se que o colchão de firmeza média era benéfico para indivíduos com lombalgia crônica inespecífica, diminuindo a dor, melhorando a qualidade do sono. Os colchões macios diminuíram as forças compressivas nas articulações, e os firmes ajudaram na manutenção da postura adequada para dormir, em decúbito lateral, evitando a inclinação pélvica, segundo a revisão. Na maioria dos estudos, a avaliação sobre a firmeza dos colchões foi subjetiva.

Kovacs et al. (2003)[57] realizou um estudo randomizado, duplo-cego, controlado, multicêntrico, com 313 adultos (84 homens e 229 mulheres), que apresentavam lombalgia inespecífica, mas nenhuma dor referida, com sintomatologia durante o período na cama e em movimento. Aleatoriamente, os participantes foram orientados para a utilização de colchões firmes ou de firmeza média. A escolha da firmeza do colchão foi de acordo com a escala de padronização do comitê europeu, mais firme e mais macio. Os colchões foram instalados gratuitamente na casa dos participantes, em condições idênticas para todos. Foram avaliados no início e após 90 dias de mudança de colchão. Durante os 90 dias, os participantes do uso do colchão de firmeza média obtiveram melhores resultados para dor deitados na cama em 80%, dor ao movimento em 57% e dor incapacitante em 50%, enquanto no colchão firme, para dor deitado na cama em 70%, dor ao movimento em 57% e dor incapacitante em 30%. O estudo duplo-cego permitiu concluir que o uso do colchão de firmeza média melhora a dor lombar em maior proporção que o uso de colchão firme. Segundo o autor, em pacientes com dor lombar crônica, as condições do colchão afetam o grau de incapacidade relacionada à dor e à intensidade da dor, enquanto deitado na cama e em movimento. A substituição do colchão velho por um novo, associada ao medicamento, melhora a dor e a incapacidade de pacientes com lombalgia. O resultado do estudo deve estar relacionado com a duração da exposição ao colchão, que representa aproximadamente um terço de vida de uma pessoa, e o efeito de sua firmeza na distribuição de pressão e função muscular quando deitado na cama.

Low et al. (2016)[58] fizeram uma revisão e compararam o efeito de dois tipos de colchões, o de látex e o de espuma de poliuretano de alta densidade, quanto à pressão corporal nas diferentes posturas do sono, fornecendo informações sobre a distribuição de pressão no contato corporal com os colchões, utilizando travesseiro padrão ao longo do estudo. Esse estudo teve 20 participantes (10 mulheres e 10 homens) que deitaram nos diferentes colchões em cada postura por 6 minutos cada. As posturas usadas foram decúbito dorsal, decúbito lateral e supino. A pressão de contato corporal foi registrada por um sensor de esteira de pressão. O resultado indica que o colchão de látex reduziu o pico da pressão corporal no tronco e nas nádegas, alcançando uma distribuição mais uniforme da pressão se comparado com o de espuma de poliuretano nas diferentes posturas, proporcionando mais conforto e qualidade do sono.

O objetivo desse estudo era avaliar o desempenho de diferentes materiais de colchão para os hospitais a fim de escolher o tipo de colchão mais adequado para os pacientes, a fim de diminuir o risco de úlceras de pressão. A limitação do estudo era o pouco tempo deitado no colchão em cada postura escolhida, a sensibilidade à baixa temperatura do material do látex em comparação à espuma de poliuretano (temperatura mais alta), importante na escolha do material do colchão. E coleta de dados adicionais para avaliar o ciclo do sono com eletroencefalograma, eletromiografia e questionários qualitativos.[36]

Revisões sistemáticas foram realizadas por Wong et al. (2019)[59] sobre a biomecânica. Para indicar um colchão adequado, os terapeutas do sono devem:

- Verificar o alinhamento da coluna vertebral e os pontos de pressão como fator importante.

- Manter a coluna alinhada fisiologicamente é fundamental para fornecer um suporte biomecânico apropriado.

- Deve ser considerada a pressão de contato corpo-colchão (o uso de superfícies rígidas resulta em uma pressão forte e concentrada, trazendo desconforto e um insuficiente aporte sanguíneo, com riscos de úlcera de pressão).

- A revisão mostrou que os diferentes tipos de colchões devem adaptar-se diante das variações dos alinhamentos posturais. As posições do sono utilizadas foram supino, decúbito dorsal e decúbito lateral. Diferentes posições exigem adaptações diferentes dos materiais, e tal fato deve ser considerado na escolha do colchão.

12.12.1 Travesseiro *versus* dor crônica

Ajuste essencial durante a ergonomia do sono é o travesseiro, que serve como apoio para descanso da cabeça e mantém o alinhamento da coluna durante o sono. A dor cervical pode ser incapacitante, com impacto semelhante ao da lombalgia, e o ajuste do tipo e tamanho do travesseiro é fundamental nesses doentes. Diferentes tipos de travesseiros estão disponíveis no mercado para manutenção da postura do pescoço e com promessa de relaxar a musculatura cervical e da cabeça, mas se torna uma escolha desafiadora perante a variabilidade de materiais no mercado e de diferentes tipologias biomecânicas dos doentes.

Segundo o estudo de Vanti et al. (2019),[60] foram analisados diversos materiais e tamanhos de travesseiros para melhorar a dor no pescoço, cabeça e ombro. Ervas medicinais, poliéster ou poliuretano, com base feita de água, látex, com suporte firme para lordose cervical e outros. O estudo utilizaria em comparação "travesseiro de molas" feito de poliuretano viscoelástico com 60 molas independentes, e que possui certificado como "ergonômico". Segundo o estudo, supõe-se que auxilie na postura mais adequada da cervical, pois esse travesseiro tem uma adaptação contínua à forma e aos movimentos da cabeça durante o sono. Os resultados com outros travesseiros novos, com alta qualidade, com conforto parecido, também podem ser semelhantes, assim investigações futuras devem ser feitas para eficácia ergonômica em comparação com outros do mesmo padrão.

Segundo Gordon et al. (2010),[61] os travesseiros têm a função de apoiar a cabeça e o pescoço em posição neutra, a fim de minimizar as tensões biomecânicas nas estruturas cervicais durante o sono. As tensões biomecânicas estão associadas a acordar com sintomas cervicais. Os pesquisadores realizaram um estudo com o objetivo de relacionar diferentes formas e materiais de travesseiros utilizados por 1 semana e o aparecimento de sintomatologia cervical

Foram utilizados 5 tipos de travesseiros no teste: poliéster, espuma regular, espuma com contorno, pena de ganso e látex (padrão dunlopillo). As alturas dos travesseiros variaram de 115 a 142 mm, a largura variou de 45 a 46 cm e o comprimento, de 70 a 73 cm. Os fabricantes só forneceram os travesseiros, sem envolvimento adicional. O travesseiro "próprio" do participante era o controle. Não havia limitação quanto ao travesseiro "próprio", podendo ser de qualquer tipo, idade ou estado de desgaste.

Foram 106 participantes (33 homens, com idade média de 49 anos, e 73 mulheres, com idade média de 49,9 anos), participaram em cada tipo de travesseiros: travesseiro próprio (106), travesseiro de poliéster (105), espuma com contorno (103), travesseiro de espuma regular (101), travesseiro de pena (101) e travesseiro de látex (100).

Cada participante deveria dormir em cada travesseiro por uma semana, em 7 dias consecutivos, assim por diante, e sempre retornando ao seu "próprio" travesseiro entre o uso de um travesseiro de teste e o outro. E havia uma semana para lavagem. Iniciaram dormindo no seu "próprio" travesseiro. Os dados e os resultados foram registrados em diário noturno de 7 dias para cada travesseiro.

Todos os participantes concluíram a semana inicial do teste com o travesseiro "próprio," e houve variação com uso de travesseiro-teste, mas os que utilizaram o travesseiro de pena tiveram a menor porcentagem de finalização de uso (67,3%) e o travesseiro de látex com maior número de participantes que concluíram (97%). Assim, os resultados sugerem que travesseiros de pena tiveram um desempenho inferior e, segundo o autor, não devem ser recomendados para indivíduos que desejam um travesseiro melhor que o "próprio" para reduzir a frequência e a duração da rigidez cervical, da insônia, dor de cabeça, escapular e no braço.

Os travesseiros de poliéster e espuma com contorno não devem ser recomendados para indivíduos que sofrem ao acordar com rigidez cervical. Os de espuma regular e espuma com contorno são similares, relacionando-se com presença de dor de cabeça matutina, dor escapular e no braço.

Os travesseiros de látex obtiveram o melhor desempenho e podem ser recomendados quando o indivíduo procura melhorar a insônia, dor de cabeça, escapular e no braço. Para o decúbito lateral, o travesseiro de látex é indicado; ele auxilia a minimizar a insônia, dor de cabeça, escapular e no braço.

12.12.2 Orientações com ajustes posturais do sono na clínica de dor

A modificação do hábito do sono pode ser desafiadora para o doente no primeiro momento, mas consideramos fundamental a educação ergonômica em nossa prática clínica. O terapeuta deve primeiramente valorizar essa situação na vida do doente, pois como dito anteriormente, um terço da vida será deitada em um colchão que pode prejudicar e favorecer o processo de melhora da dor. Como todo hábito, deve ser treinado com continuidade para se obter os resultados esperados.

Iniciamos a orientação com maneira de sentar no colchão e deitar, que deve ser realizado de lado, suavemente. Não se deve dormir com o ombro em cima do travesseiro. Em decúbito lateral, as regiões de contato no colchão são: ombro, coluna, quadril e os membros inferiores. É recomendado o uso do travesseiro de corpo inteiro, que não deverá ser muito "recheado" de fibras, pois isso poderá acarretar algum desconforto e com o tempo dores na região do quadril, trocânter e lateral do membro inferior.

O travesseiro de corpo inteiro deverá ser posicionado "abraçando-o" à frente do corpo, apoiando a cintura escapular, membro superior, pelve, membro inferior (tirando a pressão óssea dos joelhos, dos tornozelos e pés). O ombro não deve ser apoiado na região óssea, mas na região muscular. A posição da pelve deverá estar em leve anteversão para maior relaxamento (a maioria dos indivíduos fica em retroversão durante o dia) e sugerir alternância de posição de membro inferior.

Se o colchão é macio, requer um travesseiro mais baixo, e se o colchão é mais firme há necessidade de um travesseiro mais alto, para dar sustentação e conforto. A escolha é sempre individual.

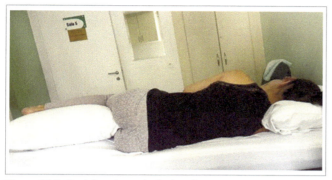

Figura 12.8 Posição adequada de dormir.

A posição de decúbito dorsal pode ser adotada caso haja restrição ou no início da mudança do hábito para o decúbito lateral, porém sugerimos o uso de travesseiro de apoio embaixo da articulação do joelho, e a altura do travesseiro deve ser menor que a altura quando em decúbito lateral.

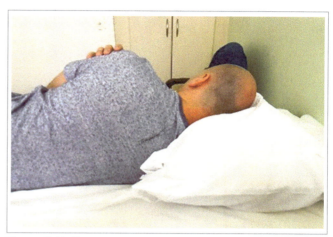

Figura 12.10 Travesseiro excessivamente alto.

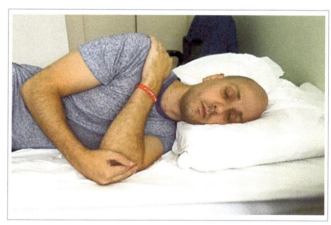

Figura 12.11 Travesseiro excessivamente baixo.

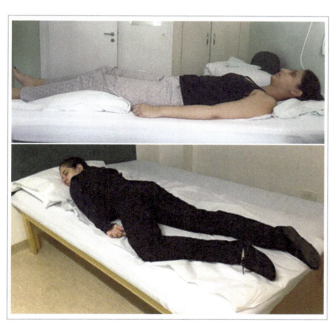

Figura 12.9 Posições que devem ser evitadas de maneira geral.

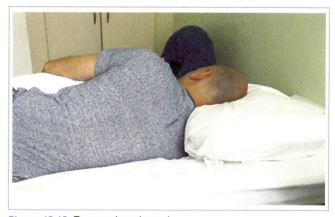

Figura 12.12 Travesseiro adequado.

Em nossa prática clínica, corroborando as pesquisas anteriores, o travesseiro de látex proporciona maior estabilidade, melhor sustentação na região cervical e cabeça, resultando em melhor harmonização na postura do restante do corpo. Devemos considerar a relação travesseiro-colchão nessa escolha também.

12.13 Conclusão

Apesar dos avanços das terapias analgésicas e de tratamentos intervencionistas na medicina da dor, os hábitos de vida diária, as funções profissionais e a utilização cada vez mais frequente de dispositivos de tecnologia continuam sendo fatores importantes de causa e perpetuação de dores crônicas e não devem ser negligenciadas pela equipe interdisciplinar. A educação da funcionalidade e da autogestão do corpo em doentes com dor crônica tem se tornado objeto de estudo por meio de ensaios clínicos ao redor do mundo. As diretrizes e novas perspectivas dos aspectos ergonômicos devem ser somadas ao arsenal terapêutico do profissional da equipe de reabilitação.

Bibliografia

1. Gomes V. Ergonomia: postura correta de trabalho. Revista Brasileira de Gestão e Engenharia. Centro de Ensino Superior de São Gotardo. Minas Gerais, v.II, p.17-29, jul./dez. 2010.

2. Azambuja MIR, Tschiedel P, Kollinger MDD, et al. Síndrome miofascial e síndrome de dor reginal complexa em uma amostra de casos de LER/DORT atendidos em um ambulatório de saúde do trabalhador do SUS(CIAST) em Porto Alegre: fatores de risco ocupacionais associados às síndromes de dor regional. Rev Bras Med Trab. Belo Horizonte, 2(4):302-309, out./dez. 2004.

3. Fernandes EH, Fernandes JHM. Síndrome dolorosa miofascial em trabalhadores com LER/DORT. Rev Bras Med Trab. 2011;9(1):39-44.

4. Yeng LT, Kaziyama, HH, Teixeira MJ. Síndrome dolorosa miofascial. JBA. Curitiba, 3(9):27-43, jan.-mar. 2003.

5. Dull J, Weerdmeester B. Ergonomia prática. 3ª ed. São Paulo: Edgard Blucher; 2004.

6. Silva JCP, Paschoarelli, LC, orgs. A evolução histórica da ergonomia no mundo e seus pioneiros [on line]. São Paulo: Editora Unesp; Cultura Acadêmica, 2010. Available from SciELO Books: http://books.scielo.org.

7. Vidal MC. Introdução à ergonomia. Ceserg – Curso de especialização em Ergonomia Contemporânea do Rio de Janeiro. UFRJ (Pós-Graduação Lato Sensu – 540 h), 2012.

8. Moraes A, Mont'alvão C. Ergonomia: conceitos e aplicações. 4ª ed. São Paulo: 2AB; 2010.

9. Vieira JL Manual de ergonomia: manual de aplicação da Norma Regulamentadora n. 17. Brasília, 2002. Sup. editorial. Ministério do Trabalho – Reprodução autorizada. 2ª ed. rev. Edipro; 2014.

10. Kroemer KHE, Grandjean E. Manual de ergonomia: adaptando o trabalho ao homem. 5ª ed. Porto Alegre: Bookman; 2005.

11. Magee DJ. Avaliação musculoesquelética. 5ª ed. Barueri: Manole; 2010.

12. Badhe PC, Kulkarni V. A review on posture assessment. IOSR-JSPE. 2018 Sep/Oct;5(5):8-15.

13. Braccialli LMP, Vilarta R. Postura corporal e a reeducação postural global: aspectos a serem considerados na elaboração de programas de prevenção e orientações de problemas posturais. Rev Paul Ed Fís. São Paulo, 14(2):159-71, jul./dez. 2000.

14. Bertolini SMMG, Melocra P, de Paula KP. Postura corporal: aspectos estruturais funcionais para promoção de saúde. Rev Saúde e Pesquisa. Maringá, 8(1):125-30, jan./abr. 2015.

15. Salve MGC, Bankoff ADP. Postura corporal: um problema que aflige os trabalhadores. Rev Bras Saúde Occup. São Paulo: São Paulo, 28(105/106):91-103, 2003.

16. 19 Marques NR, Hallal CZ, Gonçalves M. Características biomecânicas, ergonômicas e clínicas da postura sentada: uma revisão. Fisioterapia e Pesquisas. São Paulo, 17(3):270-6, jul./set. 2010.

17. 16 Amickiii BC, Robertson MM, DeRango K, et al. Effect of office ergonomics intervention on reducing musculoskeletal symptoms. Spine. 2003;28(24):2706-11.

18. 17 Korakakis V, O'Sullivan K, O'Sullivan P, et al. Physiotherapist perceptions of optimal sitting and standing posture. Musculoskeletal Science and Pratice. 2019;39:24-31.

19. 20 O'Sullivan K, O'Sullivan P, O'Sullivan L, et al. What do physiotherapists consider to be the best sitting spinal posture? Manual Therapy. 2012;17:432-7.

20. 21 Claus A, Hides J, Moseley GL, et al. Sitting versus standing: does the intradiscal pressure cause disc degeneration or low back pain? J Electromyography and Kinesiology. 2008;18:550-8.

21. 18 Robertson MM, O'Neill MJ. Reducing musculoskeletal discomfort: effects of an office ergonomics workplace and training intervention. Int J Occup Safety and Ergonomics. 2003;9(4):491-502.

22. Nachemson AL. Disc pressure measurements. Spine (Phila Pa 1976). 1981 Jan-Feb;6(1):93-7.

23. Moon M-S, Lee H, Kim S-T, Kim S-J, Kim M-S, Kim D-S. Spinopelvic orientation on radiographs in various body postures: upright standing, chair sitting, Japanese style kneel sitting, and Korean style cross-legged sitting. Clinics in Orthopedic Surgery. 2018;10(3):322. doi:10.4055/cios.2018.10.3.322.

24. Nejati, et al. The study of correlation between forward head posture and neck pain in Iranian office workers. Int J Occup Med Environ Health. 2015;28(2):295-303. doi:10.13075/ijomeh.1896.00352.

25. Fanavoll R, et al. Psychosocial work stress, leisure time physical exercise and the risk of chronic pain in the neck/shoulders: longitudinal data from the Norwegian HUNT Study. Int J Occup Med Environ Health. 2016;29(4):585-95. doi:10.13075/ijomeh.1896.00606.

26. Zach O, et al. The relationship between low back pain and professional driving in young military recruits. BMC Musculoskelet Disord. 2018 Apr 10;19(1):110. doi:10.1186/s12891-018-2037-3.

27. Ringheim I. et al. Postural strategy and trunk muscle activation during prolonged standing in chronic low back pain patients. Gait Posture. 2015 Oct;42(4):584-9. doi: 10.1016/j.gaitpost.2015.09.008. Epub 2015 Sep 15.

28. Bontrup C, Taylor WR, Fliesser M, Visscher R, Green T, Wippert P-M, Zemp R. Low back pain and its relationship with sitting behaviour among sedentary office workers. Applied Ergonomics. 2019;81:102894. doi:10.1016/j.apergo.2019.102894.

29. Claus AP, Hides JA, Moseley GL, Hodges PAW. 2009. Is "ideal" sitting posture real? Measurement of spinal curves in four sitting postures. Man Ther. 14:404-8. https://doi.org/10.1016/j.math.2008.06.001.

30. Coenen P, Gilson N, Healy GN, Dunstan DW, Straker LM. A qualitative review of existing national and international occupational safety and health policies relating to occupational sedentary behaviour. Appl Ergon. 2017;60:320-33. https://doi.org/10.1016/j.apergo.2016.12.010.

31. Zemp R, Fliesser M, Wippert P-M, Taylor WR, Lorenzetti S. Occupational sitting behaviour and its relationship with back pain: a pilot study. Applied Ergonomics. 2016;6:84-91. doi:10.1016/j.apergo.2016.03.007.

32. Park S-M, Kim H-J, Jeong H, Kim H, Chang B-S, Lee C-K, Yeom JS. Longer sitting time and low physical activity are closely associated with chronic low back pain in population over 50 years of age: a cross-sectional study using the sixth Korea National Health and Nutrition Examination Survey. The Spine Journal. 2018. doi:10.1016/j.spinee.2018.04.003.

33. Davis KG, Kotowski SE. Postural variability: an effective way to reduce musculoskeletal discomfort in office work. J Hum Factors Ergon Soc. 2014;56:1249-61. https://doi.org/10.1177/0018720814528003.

34. Vergara M, Page A. Relationship between comfort and back posture and mobility in sitting-posture. Appl Ergon. 2002;33:1-8.

35. Srinivasan D, Mathiassen SE. Motor variability in occupational health and performance. Clin Biomech. 2012;27:979-93. https://doi.org/10.1016/j.clinbiomech. 2012.08.007.

36. Szczygieł E, Zielonka K, Metel S, Golec J. Musculoskeletal and pulmonary effects of sitting position: a systematic review. Annals of Agricultural and Environmental Medicine. 2016. doi:10.5604/12321966.1227647.

37. Jung-Ho K, Rea-Young P, Su-Jin L, Ja-Young K, Seo-Ra Y, Kwang-Ik J. The effect of the forward head posture on postural balance in long time computer based worker. Ann Rehabil Med. 2012;36(1):98-104.

38. Caneiro JP, O'Sullivan P, Burnett A, Barach A, O'Neil D, Tveit O, et al. The influence of different sitting postures on head/neck posture and muscle activity. Man Ther. 2010;15:54-60.

39. Ming Z, Narhi M, Siivola J. Neck and shoulder pain related to computer use. Pathophysiol. 2004;11(1):51-6.

40. Ming Z, Zaproudina. Computer use related upper limb musculoskeletal disorders. Pathophysiol. 2003;9(3):155-60.

41. Rasouli O, Arab AM, Amiri M, Jaberzadeh S. Ultrasound measurement of deep abdominal muscle activity in sitting positions with different stability levels in subjects with and without chronic low back pain. Man Ther. 2011;16(4):388-93. 42. Lee LJ, Chang AT, Cooppieters MW. Changes in sitting posture induce multiplanar changes in chest wall shape and motion with breathing. Respir Physiol Neurobiol. 2010;170(3):236-45.

42. Rabal-Pelay J, Cimarras-Otal C, Alcázar-Crevillén A, Planas-Barraguer JL, Bataller-Cervero AV. Spinal shrinkage, sagittal alignment and back discomfort changes in manufacturing company workers during a working day. Ergonomics. 2019;1-20. doi:10.1080/00140139.2019.1672896.

43. Drzał-Grabiec J, Truszczyńska A, Fabjańska M, Trzaskoma Z. Changes of the body posture parameters in the standing versus relaxed sitting and corrected sitting position. Journal of Back and Musculoskeletal Rehabilitation. 2016;29(2):211-7. doi:10.3233/bmr-150616.

44. Tissot F, Messing K, Stock S. Studying the relationship between low back pain and working postures among those who stand and those who sit most of the working day. Ergonomics. 2009;52(11):1402-18. doi:10.1080/00140130903141204.

45. Woo EHC, White P, Lai CWK. Ergonomics standards and guidelines for computer workstation design and the impact on users' health: a review. Ergonomics. 2015;59(3):464-75.

46. Barredo RV, Mahon K. Effects of exercise and rest break on musculoskeletal disconforting during computer tasks: an evidence-based perspective. J Phys Ther Sci. 2007;19:151-63.

47. Mousavir-Khatir R, Talebian S, Maroufi N, et al. Effect of static neck flexion in cervical flexion-relaxation phenomenon in healthy males and females. J Bodywork & Movement Therapies. 2016;20:235-42.

48. Lee KJ, Han HY, Cheon SH, et al. The effect of forward head posture on muscle activity during neck protraction and retraction. J Phys Ther Sci. 2015;27:977-9.

49. Lee S, Kang H, Shin G. Head flexion angle while using a smartphone. Ergonomics. 2015;58(2):220-6.

50. Lee M, Hong Y, Lee S, et al. The effects of smartphone use on upper extremity muscle activity and pain threshold. J Phys Ther Sci. 2015;27:1743-5.

51. Douglas EC, Gallagher KM. Are the neck positions and muscle activity observed when reading a tablete similar to that of the cervical flexion-relaxation onset? Trans Occup Ergonomics Human Factors. 2018;6:43-50.

52. Neupane S, Ali Uti, Mathew A. The neck syndrome: systematic review. Imperial J Interdisciplinary Research (IJIR). 2017;3(7). ISSN:2454-1362. Available: http://www.onlinejournal.in.

53. Fares J, Fare MY, Fares Y. Musculoskeletal neck pain in children and adolescents: risk factors and complications. Surg Neur Int. 2017;8:72.

54. Werth A, Babski-Reeves K. Effects of portable computing devices on posture, muscle activation levels and efficiency. Applied Ergonomics. 2014;45(6):1603-9. doi:10.1016/j.apergo.2014.05.008.

55. Radwan A, Fess P, James D, et al. Effects of different mattress designs on promoting sleep quality, pain reduction, and spinal alignment in adults with or without back pain; systematic review of controlled trials. Sleep Health. 2015;1:257-67.

56. Kovacs FM, Abraira V, Peña A, et al. Effect of firmness of mattress on chronic non-specific low-back pain: randomised, double-blind, controlled, multicentre trial. Lancet. 2003;362:1599-604.

57. Low FZ, Beng M, Chua CH, et al. Effects of mattress material on body pressure profiles in diferent sleeping postures. J Chiropractic Medicine. 2016;16(1).

58. Wong DWC, Wang Y, Jin L, et al. Sleeping mattress determinants and evalution: a biomechanical review and critique. Peer J. 2019;7:e6364.

59. Vanti C, Banchelli F, Marino C, et al. Effectiveness of a "spring pillow" versus education in chronic nonspecific neck pain: a randomized controlled trial. Phys Ther. 2019;99(9):1177-88.

60. Gordon SJ, Grimer-Somers KA, Trott PH. Pillow use: the behavior of cervical stiffness, headache and scapular/arm pain. Journal of Pain Research. 2010;3:137-45.

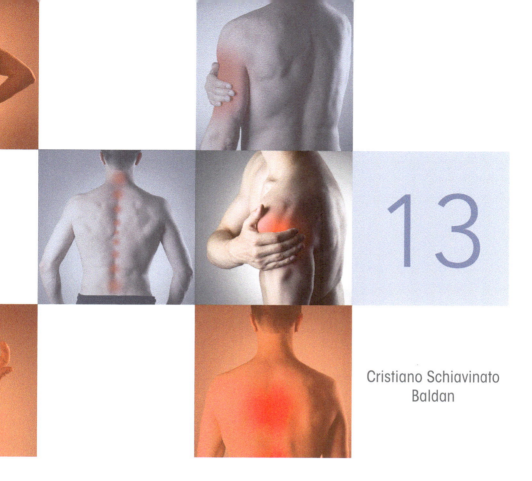

Cristiano Schiavinato Baldan

FOTOBIOMODULAÇÃO DA DOR CRÔNICA

13.1 Breve histórico

Muitos acreditam que *laser* é uma palavra única, ou mesmo o nome de um aparelho ou dispositivo, no entanto *laser* é um acrônimo para *"light amplification by stimulated emission of radiation"* ou amplificação da luz por emissão estimulada da radiação, relacionado ao seu princípio de criação, postulado por Albert Einstein em 1916.

Desde então, muitos pesquisadores têm se interessado pelos estudos do *laser*.

Em 1950, Townes, Gordon e Zieger criaram o primeiro gerador de micro-ondas, denominado MASER (*"microwave amplification by stimulated emission of radiation"*), amplificação de microondas por emissão estimulada de radiação.

Em 1958 os norte-americanos Townes e Schawlow demonstraram a possibilidade de se construir um *laser*.

Concomitantemente, Basov e Projorov chegaram às mesmas conclusões, o que lhes valeu o Prêmio Nobel, em 1964.

Porém, somente em 1960 Theodore H. Maiman produziu a primeira emissão de *laser*, utilizando-se de cristal de rubi. Esse equipamento de rubi produzia radiação *laser* pulsada visível (cor vermelha), com comprimento de onda (λ) de 964 nm.

A partir da década de 1960 houve um aumento dos conhecimentos acerca da tecnologia do *laser*. Em meados dos anos 1970, Javan, Bennett e Herriott construíram o *laser* de hélio-neônio (frequentemente descritos como *laser* He-Ne), que viria a se tornar a primeira fonte comercialmente disponível de luz coerente, sendo conhecida como *cold laser* ("*laser* frio") ou *soft laser* ("*laser* suave").

Yariv et al. desenvolveram o primeiro *laser* de arseneto de gálio (AsGa),[1] em 1971, após as novas descobertas sobre os diodos semicondutores.

A partir da emissão da radiação *laser*, vários setores sociais passaram a utilizar-se dessa nova tecnologia. É possível encontrarmos utilizações para o *laser* em danceterias, siderúrgicas, indústrias bélicas e, obviamente, na área da saúde, como na oftalmologia (descolamento da retina, retinopatia diabética, glaucoma e tumores), na dermatologia (angiomas e outras lesões vasculares, melanomas etc.), na ginecologia (*laser* de CO_2 para tratamentos não invasivos de câncer de vulva, vagina e cérvix), no diagnóstico (fluxometria por Doppler e ressonância magnética) ou nos tratamentos fisioterapêuticos (reparação tecidual, promoção de analgesia, redução de edemas, controle do processo inflamatório e *laser*-acupuntura).

13.2 Produção de um *laser*

Para se ter uma ideia de como são produzidos os *lasers*, é preciso relembrar a estrutura atômica proposta por Bohr. Segundo ele, os átomos são formados por duas camadas diferenciadas (Figura 13.1): 1. núcleo, composto por estruturas eletricamente carregadas (com carga positiva), chamadas de prótons e estruturas eletricamente neutras, denominadas nêutrons; 2. orbital, composta por um número específico de estruturas carregadas eletricamente (com carga negativa), apresentada como elétrons.

O posicionamento relativo dos elétrons em relação ao núcleo do átomo depende da quantidade de energia que eles apresentam. Os elétrons que possuem maior quantidade de energia apresentam-se mais distantes do núcleo atômico, enquanto aqueles que apresentam menor quantidade de energia estão mais próximos do núcleo. Em condições normais os elétrons encontram-se estáveis em suas camadas eletrônicas, porém, se receberem energia, automaticamente, deixam seus orbitais e passam a habitar orbitais mais distantes do núcleo. No entanto, quando ocupam orbitais que "demandam" maiores quantidades de energia, os elétrons passam a apresentar um estado de desequilíbrio, denominado **estado metaestável**. Nessa situação, eles têm a tendência a regredir para a orbital "original", mas, para isso, liberam a mesma quantidade de energia que haviam recebido para ocupar a orbital de maior "demanda" energética. Essa fração mínima de energia é chamada de **fóton** (Figura 13.2). Esse fóton, que é uma onda eletromagnética, apresentará frequência proporcional à quantidade de energia por ele transportada. Quanto maior a energia carregada, maior a frequência da onda, conforme pode ser observado pela constante de Planck 2:

E = hf

E = energia do fóton (J)

H = constante de Planck

F = frequência da luz (Hz)

E = hc/λ

E = energia do fóton (J)

H = constante de Planck

C = velocidade da luz (m/s)

λ = comprimento da onda luminosa (m)

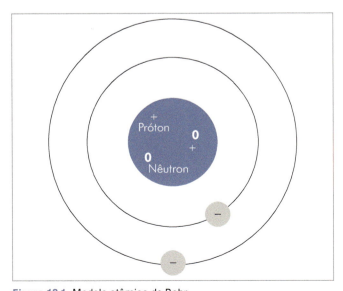

Figura 13.1 Modelo atômico de Bohr.
Fonte: domínio do próprio autor.

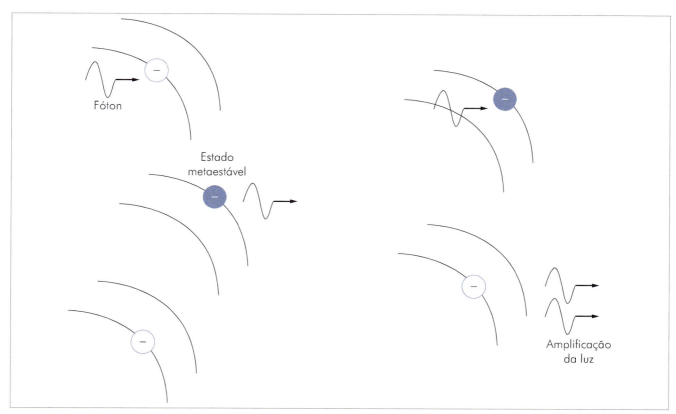

Figura 13.2 Amplificação da luz pela emissão estimulada da radiação.
Fonte: domínio do próprio autor.

Se houver a oferta de um fóton quando o elétron se encontrar em um estado metaestável, ele liberará 2 fótons iguais para que possa retornar ao seu orbital original. Pensando em uma reação repetitiva em cadeia dos processos descritos acima, facilmente se pode perceber que haverá uma produção de muitos fótons sendo liberados, com as mesmas características físicas (comprimento de onda e frequência) e em fase. O comprimento da onda emitida definirá a coloração da luz a ser observada, de acordo com o observado no espectro eletromagnético (Figura 13.3).

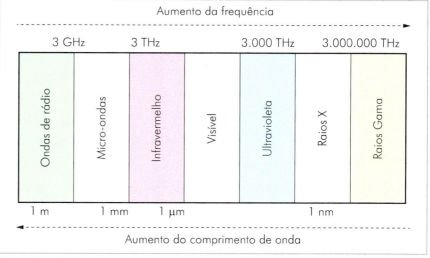

Figura 13.3 Espectro eletromagnético.
Fonte: domínio do próprio autor.

13.3 Características especiais do *laser*

O *laser* se diferencia de uma luz comum por uma série de características, das quais podemos citar como mais importantes a monocromaticidade, a colimação e a coerência.

13.3.1 Monocromaticidade

Conforme citado anteriormente, o que define a cor de uma luz é o comprimento das ondas que a compõem. Já que o *laser* é composto por fótons de mesmo comprimento de onda; ele apresenta uma cor pura. Por exemplo, o laser de 670 nm apresenta-se na cor vermelha. Terapeuticamente, a monocromaticidade talvez seja o atributo mais importante do *laser*, já que há sinais de que os cromóforos (estruturas moleculares capazes de absorver a energia luminosa visível) absorvem a energia da luz de comprimento de onda específico.

Uma luz comum apresenta ondas com comprimentos que variam, no espectro eletromagnético, de ultravioleta a infravermelho, o que lhes confere a cor branca.

13.3.2 Colimação

Refere-se à emissão de feixes luminosos paralelos, o que confere ao *laser* a capacidade de não se dispersar. Sendo assim, ele consegue manter-se em um pequeno *spot* de emissão, propagando-se por longas distâncias. Embora não se consiga produzir um laser 100% colimado, a dispersão ocorre de maneira bastante sutil, já que o ângulo de dispersão em bons equipamentos está entre 3° e 10°. A luz comum irradia-se uniformemente em todas as direções.

A potência dos equipamentos é avaliada pela energia liberada no ponto imediatamente subjacente à extremidade distal da *probe* (emissor da luz). Porém, considerando-se a "Lei do Quadrado Inverso", ao posicionar-se a *probe* distante do tecido alvo a energia oferecida a ele será relativamente menor, o que pode determinar, de maneira negativa, os resultados terapêuticos obtidos. Isso ocorrerá também pelo aumento da área de distribuição da energia no tecido alvo (Figura 13.4).

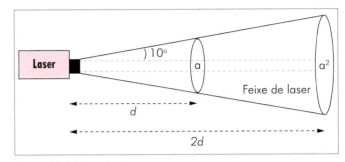

Figura 13.4 Divergência.
Fonte: domínio do próprio autor.

13.3.2 Coerência

A coerência está relacionada à sincronia das ondas eletromagnéticas que compõem o *laser*. Sendo assim, pode-se dizer que o *laser* apresenta coerência temporal, pois as ondas encontram-se em fase, ou seja, todas se encontram no pico ou todas se encontram no vale. Além disso, o *laser* também apresenta coerência espacial já que todos os fótons, após emitidos, propagam-se na mesma direção e sentido (Figura 13.5).

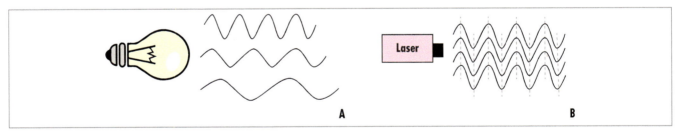

Figura 13.5 Coerência. A: não coerente. B: coerente.
Fonte: domínio do próprio autor.

13.4 Interação do *laser* com os tecidos

Existem duas formas expressivas de interação da luz com os tecidos biológicos: a absorção e a dispersão (*"scattering"*). A absorção refere-se a transformação da energia luminosa em outras formas de energia, enquanto a dispersão pode ser simplesmente definida como a alteração da direção da propagação da luz, após a penetração dela nos tecidos.

O tipo de tecido que recebe a radiação e o comprimento das ondas define o grau relativo de absorção e dispersão do *laser*.

O *laser* de baixa energia interage com os tecidos em nível molecular, por meio da excitação de elétrons em biomoléculas, da excitação de átomos (promovendo maior oscilação destes) e da rotação de uma biomolécula toda ou parte dela (devido ao campo eletromagnético externo criado pela luz incidente).[2-4]

13.4.1 Absorção

Considerando que um indivíduo adulto apresenta em sua constituição molecular cerca de 70% de água, ao observar a absorção da energia luminosa nos tecidos biológicos, é necessário dividir a atenção sobre a interação do *laser* com a água e com as moléculas orgânicas.

Há evidências de que o *laser* infravermelho (830 e 904 nm) apresenta maior absorção pelas moléculas de água, assim como pelas moléculas ricas em aminoácidos.

Hemoglobina e melanina são os principais cromóforos de *laser* visível vermelho – 632,8 nm (He-Ne), 670 nm (AsGa), entre outros.[5]

13.4.2 Dispersão

De forma geral, a dispersão ocorre devido a diferença dos índices relativos de refração apresentados pelos diferentes substratos celulares e moléculas, quando comparados à água. Parece lógico que, quanto maior a dispersão da luz, menor será sua capacidade de penetração tecidual. O comprimento de onda define o grau de dispersão sofrido pela radiação.[2]

13.4.3 Atenuação da luz nos tecidos

A atenuação refere-se a interação e distribuição da luz irradiada, mais propriamente à diminuição da energia luminosa conforme sua propagação no tecido. Ela depende da razão entre absorção e dispersão. Por sua vez, essa razão depende do tipo de tecido irradiado e do comprimento de onda do *laser* utilizado. Por exemplo: a razão entre absorção e dispersão é muito grande na pele.[2]

13.5 Capacidade de penetração do *laser*

A distribuição de Gauss é levada em consideração para calcular a profundidade de penetração. A atenuação do feixe de luz no tecido tratado é exponencial (Figura 13.6).

A profundidade cuja energia do *laser* é 36% da emitida na superfície é chamada de *profundidade de penetração* e é medida em centímetros, milímetros ou micrômetros.[2]

13.5.1 Relação entre o comprimento de onda e a capacidade de penetração

Como já mencionado, a penetração do *laser* depende da dispersão ocorrida e, mais relevantemente, da absorção. Essa absorção depende do comprimento da onda irradiada. Para a prática clínica, pode-se considerar as penetrações distribuídas na Tabela 13.1. É importante lembrar que os valores apresentados não são exatos, pois há grande variação devido a idade, cor e hidratação da pele, irrigação sanguínea, conteúdo de tecido adiposo e etc. Porém, a possível variação é inferior a 20-30%.[2]

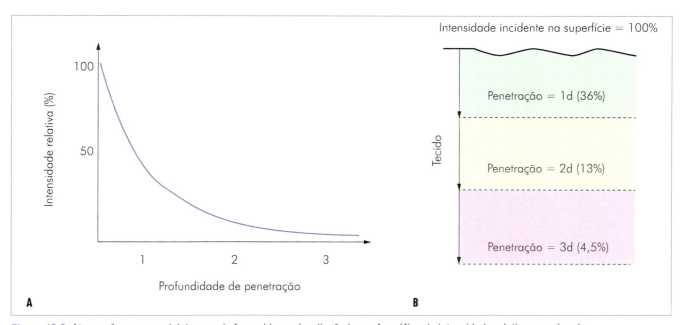

Figura 13.6 Atenuação exponencial da energia fornecida por irradiação laser. A: gráfico da intensidade relativa aproximada *versus* profundidade de penetração. B: intensidade percentual aproximada da intensidade incidente nas várias profundidades de penetração.

Fonte: Baxter, GD. Therapeutic lasers: theory and practice. Edinburgh: Churchill Livingstone; 1994. p.79.[2]

Tabela 13.1 Penetração aproximada da radiação de acordo com o comprimento de onda.

Espectro	Comp. onda (nm)	Penetração em mm
Ultravioleta	150-380	< 0,1 mm
Violeta-azul	390-470	Aprox. 0,3 mm
Azul-verde	475-545	Aprox. 0,3-0,5 mm
Amarelo-laranja	545-600	Aprox. 0,5-1 mm
Vermelho	600-650	Aprox. 1-2 mm
Vermelho-infravermelho próximo	650-1.000	2-3 mm
Infravermelho próximo-médio	1.000-1.350	3-5 mm
Infravermelho	1.350-12.000	< 0-1 mm

Fonte: Baxter, GD. Therapeutic lasers: theory and practice. Edinburgh: Churchill Livingstone; 1994. p.80.[2]

13.6 Efeitos biológicos da radiação *laser*

13.6.1 Biomodulação

Há alguns anos, era muito comum encontrar na literatura relatos de que o *laser* de baixa energia era um "biocatalisador". Porém, alguns estudos mostraram que o *laser* também poderia inibir a ação celular, dependendo da dosimetria utilizada. Sendo assim, considera-se que seja mais correto utilizar o termo "biomodulação". Segundo Karu (1987),[3] a inibição pode ocorrer devido ao efeito direto da fotodestruição de citocromos da cadeia respiratória. Essa fotodestruição pode ocorrer também como resultado de aplicações repetidas de *laser*, mesmo em pequenas doses.

A biomodulação *laser* pode ser explicada por alguns fatores. A Lei de Arndt-Schultz afirma que a atividade celular será modulada de acordo com a quantidade de energia que ela receber. Em condições normais, baixas quantidades de energia poderiam estimular a atividade celular, como altas quantidades energéticas poderiam inibir a ação das células (Figura 13.7).

A teoria fotoquímica oferece uma explicação para a sensibilidade das células à luz. Considerando que os cromóforos podem absorver a energia luminosa, acredita-se que essa energia poderia estimular macromoléculas, alterar a conformação de proteínas e transferir energia aos elétrons.[6]

Como citado anteriormente, os cromóforos mais conhecidos do corpo humano são a melanina e os citocromos da cadeia respiratória.

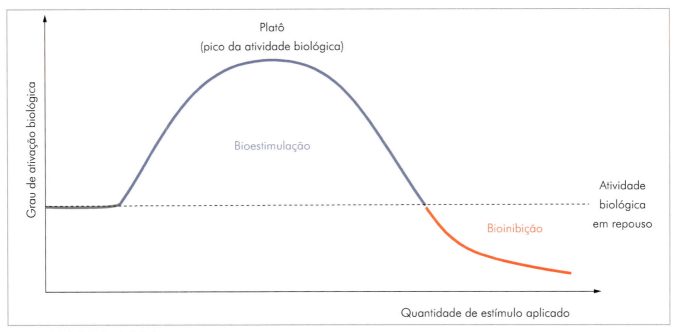

Figura 13.6 Lei de Arndt-Schultz.

Fonte: domínio do próprio autor.

13.7 Efeitos da irradiação *laser* a curto prazo

São aqueles que ocorrem em poucos segundos ou minutos após a irradiação.

O aumento da produção de ATP pela fotoestimulação da taxa respiratória é um dos efeitos que tendem a ocorrer imediatamente após a irradiação do *laser*, que pode ser demonstrada pelo aumento da síntese proteica e pela ativação da NADH desidrogenase e da citocromo C oxidase.[7] Além disso, o *laser* estimula a fusão das membranas mitocondriais, formando mitocôndrias enormes, com grande capacidade de produção energética.[8-10]

13.8 Efeitos da irradiação *laser* a longo prazo

São aqueles que ocorrem horas ou dias após a irradiação. Entre eles, podem ser citados o aumento da mitose, a divisão celular e o aumento da síntese de DNA (estudos *in vitro*).[3,10-13]

Além desses efeitos, podem ser citadas a modulação da resposta inflamatória[10,14] e a reversibilidade da hiperpolarização das membranas de fagócitos.[4,10]

13.9 Principais indicações clínicas do *laser* de baixa energia

O *laser* de baixa energia apresenta vários efeitos de grande interesse clínico:

13.9.1 Efeito analgésico

O efeito analgésico promovido pela irradiação *laser* não é completamente explicado, porém há evidências de que esse benefício clínico seja possível devido às seguintes respostas *laser*-mediadas:

- Aumento dos níveis de β-endorfina no fluido espinal.[10,15-16]

- Aumento da excreção urinária de glicocorticóides (inibidores da síntese de β-endorfina).[10]

- Aumento do limiar da dor devido à hiperpolarização das membranas axonais de nociceptores.[17,18]

- Diminuição da liberação de substâncias algiogênicas como a bradicinina, histamina e acetilcolina.

- Aumento da microcirculação local, diminuindo a isquemia e facilitando a drenagem de substâncias analgésicas presentes no local.[19-21]

- Aumento do fluxo linfático, diminuindo o edema[10,22-23] e, por consequência, a grande pressão exercida por este sobre as terminações nervosas livres.[24]

Considerando que este capítulo é voltado para a indicação da fotobiomodulação na dor crônica, apresentaremos as evidências científicas que norteiam a indicação desse recurso, em humanos, em uma seção específica.

13.9.2 Controle da inflamação

Há inúmeros estudos que tentam explicar a ação da fotobiomodulação (FBM) sobre o processo inflamatório. Há alguns mecanismos já identificados em estudos experimentais:

- Inibição à liberação de fatores quimiotáticos nos primeiros momentos da lesão, além de inibir a ação de radicais livres.[25]

- Aumento da atividade de leucócitos e fagócitos, aumento da concentração de cálcio no interior dessas células e aumento da microcirculação.[21]

- Aumento da síntese de prostaglandinas e conversão de seus subtipos PGG2 e PGH2 em PGI2, que, além de promoverem a vasodilatação, apresentam efeitos anti-inflamatórios, pois inibem a ação de COX-I e COX-II.[18,26]

- Aumento da atividade da SOD (superóxido dismutase – agente antioxidante).[27]

- Diminuição da ação pró-inflamatória das interleucinas.[27]

- Diminuição da expressão de COX-2.[28]

- Modulação da expressão de citocinas pró-inflamatórias, aumento da secreção de IL-10 de fibroblastos e pneumócitos, redução de TGF-β pulmonar total e, sistemicamente, redução das células inflamatórias do sangue.[29]

- Redução do progresso inflamatório por meio da cascata de citocinas.[30]

13.9.3 Efeito cicatricial

O aumento da atividade e da divisão celular, a ativação de síntese de proteínas e citocinas, o aumento da microcirculação e a organização das fibras de colágeno depositadas sobre o local da lesão favorecem a cicatrização de tecidos lesados.

Além dos fatores descritos, deve-se levar em consideração que o *laser* de baixa intensidade promove a angiogênese (formação de novos vasos sanguíneos), que aumenta a oferta de oxigênio ao local da lesão, aumentando a perfusão e favorecendo a atividade celular, favorece a infiltração de leucócitos, aumenta a atividade fagocítica dos macrófagos, aumenta a proliferação de fibroblastos (com consequente aumento da síntese de colágeno) e queratinócitos, favorece a liberação de fatores de crescimento, como o VEGF (fator de crescimento vascular endotelial) e o FGF-2 (fator de crescimento fibroblástico 2), e aumenta a força tênsil do tecido cicatricial, já que eleva a síntese e a liberação de colágeno.

13.9.4 Fadiga e treinamento muscular

A FBM tem sido indicada para reduzir a fadiga e melhorar a *performance* muscular nos treinamentos esportivos, uma vez que é sabido que esse recurso aumenta o metabolismo energético e a síntese de ATP celular, reduz o estresse oxidativo, previne e repara danos musculares,[31] modula a expressão gênica por ativação de fatores de transcrição e, possivelmente, aumenta a excitabilidade das fibras musculares.

13.9.5 Efeito antiedematoso

O aumento da microcirculação[21,32] e do fluxo linfático,[10,22,23] já citado, é o principal responsável pela diminuição *laser*-mediada do edema.

A FBM tem sido utilizada para reduzir a inflamação, promover a regeneração dos vasos linfáticos, melhorar a motilidade linfática e prevenir a fibrose tecidual.[33-36]

13.10 Indicações clínicas para utilização de *laser* e luz no controle da dor crônica em humanos

13.10.1 Disfunção temporomandibular

A terapia por fotobiomodulação com *laser* infravermelho (830 nm), potência de 100 mW, densidade de energia de 100 J/cm², área do feixe de 0,028 cm², 28 segundos em cada ponto de irradiação, energia de 2,8 J por ponto, sendo irradiados 5 pontos em cada lado da face (músculo temporal: anterior, médio e posterior; e masseter superficial: superior e inferior), totalizando 14 J de energia aplicada ao tecido, promove analgesia dos músculos temporal e masseter em pacientes com disfunções temporomandibulares (DTM).[37]

Brochado et al. (2018)[38] avaliaram a eficácia da fotobiomodulação e terapia manual (TM), isoladamente ou combinada (TC), sobre a intensidade da dor, movimentos mandibulares, aspectos psicossociais e sintomas de ansiedade de pacientes com desordem temporomandibular.

Cinquenta e um pacientes com DTM foram divididos aleatoriamente em três grupos: grupo FBM (n = 18), que recebeu FBM (808 nm, 100 mW, 13,3 J/cm² e 4 J por ponto); grupo TM (n = 16), que recebeu terapia manual por 21 minutos em cada sessão nos músculos mastigatórios e na articulação temporomandibular; e grupo TC (n = 17), no qual os participantes receberam FBM e terapia manual por 12 sessões.

A Figura 13.8 traz uma representação esquemática dos locais de aplicação da FBM e da terapia manual.

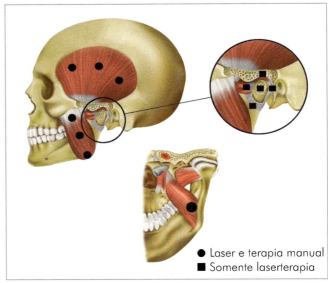

Figura 13.8 Representação esquemática dos pontos de aplicação da FBM e da terapia manual.

Fonte: Adaptado de Brochado et al. (2018).[38]

Sete avaliações foram realizadas em diferentes momentos, utilizando escala visual analógica (EVA), critérios de diagnóstico de pesquisa para distúrbios temporomandibulares (CDP/DTM), eixos I e II e inventário de ansiedade de Beck (IAB).

Todos os grupos demonstraram redução na dor e melhora nos movimentos da mandíbula durante o tratamento e no acompanhamento.

A avaliação dos aspectos psicossociais da DTM, comparando a linha de base e o acompanhamento em todos os grupos de tratamento, revelou que o tratamento não promoveu modificação na intensidade da dor crônica.

No entanto, os sintomas de depressão mostraram redução nos grupos FBM e TC.

Todos os tratamentos promoveram redução dos sintomas físicos com e sem dor e melhora das deficiências da mandíbula e redução nos sintomas de ansiedade.

Todos os protocolos testados foram capazes de promover o alívio da dor, melhorar a função mandibular e reduzir os aspectos psicossociais negativos e os níveis de ansiedade em pacientes com DTM. No entanto, a combinação de FBM e TM não promoveu um aumento na eficácia de ambas as terapias isoladamente.

Em 2019, Tuner et al.[39] realizaram uma revisão sistemática com o objetivo de revisar de forma abrangente todos os documentos disponíveis sobre a aplicação da terapia de fotobiomodulação (TFBM) em pacientes com disfunção temporomandibular (DTM) e sugerir um protocolo baseado em evidências para a administração terapêutica de FBM para esses pacientes.

Os autores concluíram que, embora a maioria dos artigos tenha mostrado que a TFBM é eficaz na redução da dor e tenha contribuído para o aprimoramento funcional em pacientes com DTM, os parâmetros heterogênicos que foram relatados em vários estudos dificultaram a padronização da dosimetria mais adequada.

No entanto, identificaram que, entre os estudos avaliados, a densidade de energia variou de 0,75 a 112,5 J/cm², com potência de 0,9-500 mW.

Os melhores resultados para alívio da dor e aumento do movimento mandibular foram relatados após a aplicação do *laser* de diodo GaAlAs, 800-900 nm, 100-500 mW e < 10 J/cm², 2 vezes por semana, durante 30 dias, nos pontos-gatilho, de 1 a 20 sessões de terapia.

Na Figura 13.9, pode-se observar o posicionamento do equipamento para a realização da irradiação da articulação temporomandibular.

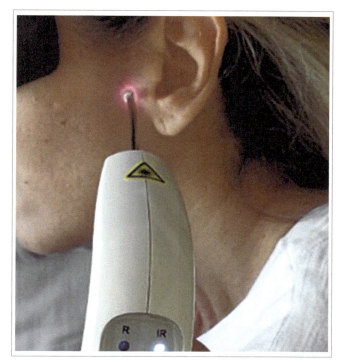

Figura 13.9 Posicionamento do equipamento para a realização da irradiação da articulação temporomandibular. Note que a luz vermelha aparente na imagem refere-se à uma luz guia, apenas. Nesta disfunção, indica-se a aplicação de *laser* infravermelho.

Fonte: Del Vecchio et al., 2019.[40]

13.10.2 Cervicalgia

Gross et al. (2013)[41] publicaram uma revisão sistemática com metarregressão sobre a eficiência da FBM para pacientes com cervicalgia.

Foram identificados 17 ensaios clínicos randomizados que incluíram 1.009 pacientes com cervicalgia promovida pelos seguintes diagnósticos: síndrome de dor miofascial crônica (com ou sem alterações degenerativas), dor cervical crônica, cervicalgia aguda com radiculopatia, disfunção cervical crônica com cefaléia cervicogênica, osteoartrose cervical, disfunção cervical mecânica crônica, dor cervical aguda (com ou sem artrose), artrose cervical.

Os autores afirmam haver evidências diversas para o uso de FBM no tratamento de vários subtipos de dor cervical.

Há evidências de qualidade moderada a favor da FBM para cervicalgia crônica, indicando que pesquisas adicionais provavelmente terão um impacto importante na confiança sobre a estimativa do efeito.

A Figura 13.10 demonstra a aplicação da FBM na região cervical.

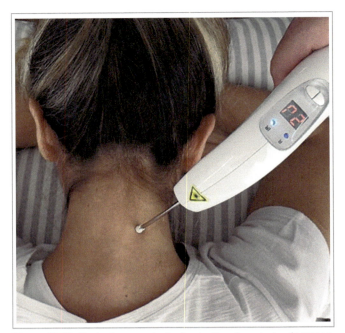

Figura 13.10 Paciente em sedestação, inclinação anterior de tronco e cabeça apoiada de forma confortável e segura, enquanto o terapeuta realiza o procedimento.
Fonte: domínio do próprio autor.

Contudo, há evidências de qualidade classificada de muito baixa a baixa, indicando muita incerteza.

Estudos futuros com amostras maiores são necessários para explorar os resultados funcionais da FBM no tratamento da cervicalgia, especialmente para comparar diferentes tipos de *laser* e melhorar nossa compreensão acerca da dosimetria da FBM no tratamento da dor no pescoço.

13.10.3 Dor orofacial neuropática

Uma revisão sistemática[42] investigou a eficácia da FBM no tratamento da dor orofacial neuropática e concluiu, após analisar 13 estudos (8 ensaios clínicos randomizados, 2 estudos prospectivos e 3 séries de casos), dentre os quais 3 estudaram os efeitos do recurso sobre a neuralgia de trigêmeo, 2 sobre a neuralgia occipital e 8 sobre a síndrome da ardência bucal, que a FBM parece ser eficaz como opção de tratamento para diferentes entidades de dor orofacial neuropática citadas, tanto como tratamento único como combinado a outras terapias.

Vale ressaltar que esses resultados precisam ser analisados com cuidado, pois os estudos incluídos não apresentaram consenso sobre um protocolo de irradiação. Os autores nem sempre usaram os mesmos protocolos de tratamento e, às vezes, combinaram a FBM com outros tratamentos, portanto extrapolar os resultados não é considerado adequado.

Além disso, alguns estudos demonstraram falta de uma estratégia de cegamento adequada, além de haver limitação no acompanhamento dos pacientes, uma vez que os resultados da FBM não foram avaliados a médio e longo prazo.

A Figura 13.11 demonstra a aplicação da FBM para paciente com neuralgia de trigêmeo.

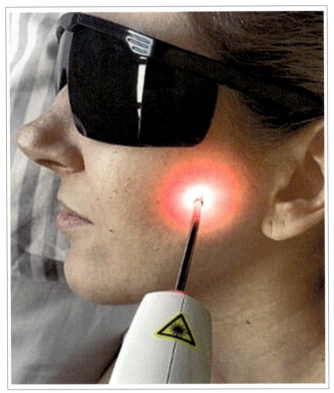

Figura 13.11 Paciente que apresenta neuralgia do n. trigêmeo, recebendo a FBM em decúbito lateral. A *probe* mantém contato com a região acometida, mantendo ângulo de 90° com a superfície.
Fonte: domínio do próprio autor.

13.10.4 Síndrome da boca ardente (SBA)

Al-Maweri et al. (2017)[43] publicaram uma revisão sobre a eficiência da FBM para pacientes com SBA.

Foram identificados 10 estudos (5 ensaios clínicos randomizados; 3 estudos não controlados; e 2 séries de casos).

Todos os estudos avaliaram o efeito da FBM sobre a dor, 3 avaliaram dor e qualidade de vida, 1 avaliou níveis de ansiedade e depressão e 1 avaliou os níveis de citocinas pró-inflamatórias na saliva.

Os autores encontraram diminuição dos sintomas de 47 a 80,4% quando comparado aos grupos controle, especialmente no tratamento com *laser* infravermelho.

Houve redução nos níveis de citocinas pró-inflamatórias da saliva nos grupos dos participantes que receberam a FBM, assim como, quando comparado aos efeitos do Clonazepam, os pacientes irradiados apresentaram melhores resultados.

Os estudos analisados usaram *laser* vermelho e infravermelho (de 630 a 980 nm), 20 a 300 mW, emissão contínua ou pulsada, de 0,4 a 6 J por ponto, 0,53 a 176 J/cm², o tempo de exposição foi de 10 s a 15 min, 1 a 5 vezes por semana, por 1 a 20 sessões.

Os autores afirmaram que a maioria dos estudos incluídos nesta revisão teve um pequeno tamanho amostral.

Além disso, uma grande limitação relaciona-se à heterogeneidade dos parâmetros do *laser* entre todos os estudos.

São necessários ensaios clínicos randomizados, duplo-cegos e controlados por placebo, bem projetados, com tamanho de amostra adequado para avaliar o papel da FBM no tratamento da SBA.

Recomenda-se que os parâmetros ideais do *laser*, com base na análise das melhores evidências disponíveis, sejam considerados.

Em 2019, Bardellini et al.[44] afirmaram que a TFBM tem efeito positivo no alívio dos sintomas e na melhoria da qualidade de vida geral dos pacientes com SBA, após realizarem um estudo prospectivo randomizado, duplo-cego.

Os 85 participantes foram randomizados em dois grupos, e cada um recebeu tratamento 1 vez por semana durante 10 semanas: o grupo A (43 pacientes) recebeu terapia a *laser* (irradiação nas áreas mais dolorosas da cavidade oral, 660-970 nm, potência média de 3,4W-6,4 W pulsado a 50% – duração de 3 min e 51 s, frequência variável de 1 a 200 KHz), enquanto o grupo B recebeu terapia simulada (placebo).

A dor foi avaliada com base na escala visual analógica (EVA), e a qualidade de vida foi avaliada com a forma abreviada do perfil de impacto na saúde oral (OHIP-14).

A avaliação foi feita no início e após cada sessão de terapia.

Os pesquisadores eram cegos para as alocações aleatórias.

Os pacientes tratados com TFBM apresentaram uma diminuição significativa dos sintomas e melhora da qualidade de vida relacionada à saúde bucal.

13.10.5 Tendinopatia de ombro

Haslerud et al. (2014)[45] avaliaram o efeito do *laser* como monoterapia, o benefício potencial de adicionar FBM ao exercício ou a um regime de tratamento de fisioterapia multimodal.

Foram incluídos 17 ECRs, ensaios clínicos controlados ou ensaios com delineamento cruzado, com participantes humanos diagnosticados com tendinopatia do ombro ou síndrome do impacto subacromial, experimentando dor e incapacidade funcional. Foram tratados com FBM com comprimentos de onda na faixa de 632 a 1.064 nm, visando atingir os tendões, irradiar pontos de acupuntura ou pontos-gatilho. Os desfechos foram intensidade da dor e/ou melhoria global da saúde.

Dentre esses estudos, 11 apresentaram efeitos benéficos da FBM.

Dos 6 estudos que apresentaram resultados negativos, 5 não seguiram as doses indicadas pela WALT (World Association for Laser Therapy) e 3 fizeram uso de um equipamento que sofreu críticas de alguns pesquisados, pelo fato de emitirem doses muito inferiores àquelas demonstradas no *display* do equipamento.

Os resultados demonstraram que a FBM foi melhor que o placebo, assim como que a associação da FBM com exercício foi melhor que o exercício, isoladamente, para a dor.

A Figura 13.12 demonstra a aplicação da FBM para pacientes com tendinite de supraespinal.

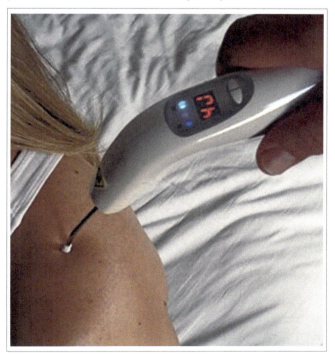

Figura 13.12 Demonstração da aplicação de *laser* infravermelho sobre o tendão do m. supraespinal.

Fonte: domínio do próprio autor.

Quando comparada aos efeitos da terapia por ultrassom, a FBM também se demonstrou melhor.

Assim, os autores concluíram que a FBM é uma opção segura e eficaz para o tratamento da dor na tendinopatia do ombro.

13.10.6 Dor lombar

Glazov et al. (2016)[46] avaliaram os efeitos da FBM na dor lombar crônica não específica por meio de uma revisão sistemática da literatura.

Os desfechos primários foram a dor, aferida pela escala visual analógica (EVA) ou escala numérica de classificação da dor (END), e avaliação geral ou satisfação com a intervenção recebida, ambos medidos imediatamente (< 1 semana após o tratamento) e em curto prazo (1 a 12 semanas) de acompanhamento.

Os desfechos secundários incluíram a amplitude de movimento de extensão da coluna, efeitos adversos e incapacidade pelo Oswestry Disability Index (ODI) ou pelo Roland-Morris Disability Questionnaire (RMDQ), avaliados em seguimento intermediário (6 meses) e longo prazo (1 ano).

Após a seleção dos registros, 15 estudos envolvendo 1.039 pacientes atenderam aos critérios de inclusão.

Os autores demonstraram uma qualidade moderada de evidência (GRADE) para apoiar a eficácia clínica de curto prazo da FBM para dor lombar crônica não específica, com poucos efeitos adversos.

Deve-se notar que procedimentos com doses mais altas de laser (≥ 3J), em pacientes com menor duração de dor lombar, produziram a melhora clínica mais significativa.

No entanto, Taradaj et al. (2019)[47] avaliaram a estabilidade postural de 68 pacientes com dor lombar crônica não específica após irradiações a *laser*. As intervenções foram divididas em quatro grupos, sendo terapia a laser de alta intensidade (1.064 nm, 60 J/cm², por 10 min), simulação com *laser* de *laser* de alta intensidade, terapia a *laser* de baixa intensidade (785 nm, 8 J/cm², por 8 min) e simulação com *laser* de *laser* de baixa intensidade. Além disso, todos os pacientes realizaram exercícios físicos (treinamento padrão de estabilização), que incluíam:

1) Técnicas para o relaxamento do sistema miofascial no músculo eretor da espinha.
2) Técnicas para ativar a posição neutra do complexo lombopélvico e músculos profundos.
3) Estimulação da respiração adequada e ativação correta do músculo abdominal transverso.
4) Coordenação da ativação dos músculos superficiais e profundos.
5) Treinamento postural e dinâmico.

Os autores concluíram que a terapia com *laser* de baixa ou alta intensidade não melhora a oscilação postural em pacientes com dor lombar crônica não específica em comparação com o treinamento de estabilização padrão com base em observações de curto e longo prazo.

A Figura 13.13 demonstra a aplicação da FBM em pacientes com dor lombar.

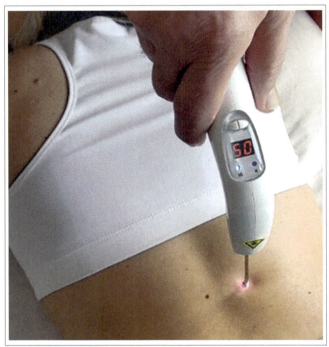

Figura 13.13 Demonstração da aplicação de laser infravermelho para paciente com dor lombar. Importante notar que a *probe* encontra-se em contato com a pele, perpendicularmente. A luz vermelha observada é a luz guia do *laser* infravermelho.
Fonte: domínio do próprio autor.

13.10.7 Fibromialgia

Em 2019, Yeh et al.[48] publicaram uma revisão sistemática com metanálise sobre a eficiência da FBM para pacientes com fibromialgia.

Foram identificados 9 ensaios clínicos randomizados que incluíram 325 pacientes com fibromialgia em tratamento com FBM ou placebo com ou sem um programa de exercícios.

A metanálise demonstrou que os pacientes que receberam a FBM apresentaram resultados superiores nos escores do *fibromyalgia impact questionnaire* (FIQ), na gravidade da dor, número de *tender points*, fadiga, rigidez, depressão e ansiedade do que os que participantes dos grupos placebo.

Quando comparado à cinesioterapia (um estudo valeu-se de programa de exercícios funcionais de 40 a 60 minutos e outros dois de alongamento), a FBM associada à cinesioterapia não proporcionou vantagem extra no alívio dos sintomas.

Vale ressaltar que os autores[49-51] usaram *laser* infravermelho (de 808 a 850 nm), 30 a 100 mW, emissão contínua ou pulsada, 3 a 142,85 J/cm² sobre *tender points* imediatamente após a realização da cinesioterapia, 3 vezes por semana, por 3 a 8 semanas.

O único ensaio clínico randomizado (ECR)[52] que utilizou fototerapia por *laser* e LED apresentou melhora significativa na maioria dos resultados, exceto na depressão, quando comparados ao placebo.

Quando comparada à cinesioterapia (exercícios aeróbicos e alongamento), a fototerapia com *laser* e LED (*cluster* com 9 diodos, sendo 1 infravermelho superpulsado de 905 nm, 4 LEDs de 640 nm, 4 LEDs de 875 nm, 39,3 J, 5 min/ponto, aplicado em 10 pontos, por 10 semanas) associada à cinesioterapia trouxe benefícios adicionais na redução da gravidade da dor, no número de *tender points* e fadiga.

Os autores afirmaram que a qualidade metodológica dos estudos incluídos variou de baixa a média, pois não havia um processo claro de alocação e apenas os pacientes eram cegos na maioria dos estudos.

Além disso, um estudo[47] usou a análise por protocolo com uma perda de 20% no acompanhamento.

As diferenças nos tipos de *laser* utilizados, fontes de energia, tempo de exposição e *status* de medicação associado nesses estudos podem ter resultado em alguma heterogeneidade.

Ainda assim, concluíram que os resultados encontrados permitem afirmar que a FBM é um tratamento eficaz e seguro para a fibromialgia.

13.10.8 Epicondilite lateral

Baktir et al. (2019)[53] realizaram um estudo randomizado, em grupo paralelo, para avaliar a eficácia da FBM, fonoforese com prednisolona e iontoforese de solução salina de prednisolona em termos de dor, função e força de preensão de pacientes que apresentam epicondilite lateral.

Trinta e sete pacientes com epicondilite lateral foram divididos em 3 grupos, de forma randomizada: grupo FBM (12 participantes), grupo fonoforese (12 participantes) e grupo de iontoforese (13 participantes).

Utilizaram a EVA, o algômetro de pressão, a *patient-rated tennis elbow evaluation* e o dinamômetro de força de preensão para medir os resultados. As medidas foram realizadas no início e no final de 15 sessões.

A investigação dos escores de dor revelou que todos os escores da EVA foram melhorados nos grupos FBM e iontoforese, em repouso, durante atividade e à noite.

A FBM foi realizada com *laser* AsGa, 904 nm, frequência de 50 Hz e potência média de 0,12 mW, 5 sessões por semana, por 3 semanas. A irradiação foi feita em 4 pontos dolorosos em torno do epicôndilo lateral.

Os pacientes tratados com iontoforese apresentaram melhora da função e da força de preensão.

Dessa forma, os autores concluíram que a FBM apresenta benefícios para a dor, enquanto a iontoforese é benéfica para dor e função. Mas a FBM é mais influente que a iontoforese para diminuir a dor.

Quando comparadas a fonoforese e a iontoforese em termos de eficácia, a iontoforese apresentou melhores efeitos para dor, função e força de preensão.

13.10.9 Osteoartrose de joelho (OAJ)

Stausholm et al. (2019),[54] por meio de uma revisão sistemática com metanálise, avaliaram a existência de relação dose-resposta da FBM e a OAJ.

Foram eleitos apenas ensaios clínicos randomizados, controlados por placebo, envolvendo participantes com OAJ, nos quais a FBM foi aplicada no(s) joelho(s) dos participantes.

Foram avaliados 22 ensaios clínicos (n = 1.063).

Os autores afirmam que a dor foi significativamente reduzida pela FBM em comparação com o placebo no final do tratamento e durante o acompanhamento de 1 a 12 semanas.

A análise do subgrupo revelou que a dor foi significativamente reduzida pelas doses recomendadas de FBM em comparação com o placebo no final do tratamento e durante o acompanhamento de 2 a 12 semanas após o final do tratamento.

A redução da dor das doses recomendadas de FBM atingiu o pico durante o acompanhamento de 2 a 4 semanas após o final da terapia, quando comparada aos resultados do grupo placebo.

A incapacidade também foi reduzida pela FBM, e nenhum evento adverso foi relatado.

Assim, afirmaram que a FBM reduz a dor e a incapacidade na OAJ quando aplicada com 4 a 8 J por ponto e comprimento de onda de 785 a 860 nm ou com 1 a 3 J por ponto e comprimento de onda de 904 nm.

A Figura 13.14 demonstra a aplicação da FBM em paciente com osteoartrose de joelho.

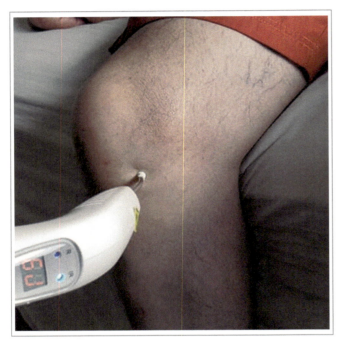

Figura 13.14 Demonstração da aplicação de *laser* infravermelho para paciente com osteoartrose de joelho. A irradiação é feita sobre a interlinha articular do joelho.
Fonte: domínio do próprio autor.

13.10.10 Fascite plantar

Wang et al. (2019)[55] avaliaram, por uma revisão sistemática, a utilidade e a segurança da FBM no tratamento da fascite plantar (FP).

Foram incluídos ensaios clínicos randomizados (ECR) cujos pacientes adultos tivessem sido diagnosticados com dor no calcanhar plantar ou FP.

O tratamento, necessariamente, contava com a FBM sozinho ou combinado com outras intervenções e que um dos desfechos tenha sido a dor.

Foram incluídos 6 ECR, sendo que 2 estudos compararam a FBM com placebo, 1 comparou a FBM associada ao ultrassom focalizado de baixa intensidade com o ultrassom focalizado de baixa intensidade, 1 estudo descreveu a FBM associada à terapia por ondas de choque extracorpóreas (TOC) versus TOC, e 2 estudos compararam uma combinação de FBM e um tratamento convencional.

Cinco estudos (274 pacientes) forneceram dados sobre a dor (escala visual analógica – EVA). Foi demonstrada a redução dos valores da EVA no grupo tratado. Além disso, em comparação com o grupo controle, a pontuação na EVA foi melhor no grupo FBM no seguimento de 3 meses.

Cabe ressaltar que não houve manifestação de efeitos adversos pelo uso da irradiação em nenhum dos estudos.

Assim, os autores concluíram que a FBM pode efetivamente aliviar a dor no calcanhar de pacientes com FP, pelo menos a curto prazo (ou seja, 3 meses). No entanto, mais estudos em larga escala e bem projetados são necessários com urgência para esclarecer ainda mais a eficácia a longo prazo e os parâmetros ótimos de tratamento da FBM.

No mesmo ano, dos Santos et al. (2019)[56] também publicaram uma revisão sistemática com metanálise, com o objetivo de analisar a eficácia da FBM na dor e função do pé em adultos com FP aguda ou crônica.

Foram incluídos 7 ECRs, somando 352 pacientes: 182 pacientes no grupo FBM e 170 pacientes no grupo controle (placebo).

Entre os 7 estudos selecionados, 5 incluíram exercícios como método de tratamento adicional, tanto no grupo estudo quanto no controle.

Enquanto 85,7% dos estudos usaram *laser* com comprimento de onda de espectro infravermelho próximo (820 ou 830 nm), 28,5% usaram *laser* com comprimento de onda de 904 nm ou vermelho (635 nm).

No que diz respeito à potência dos *lasers*, uma variação muito grande foi detectada entre os estudos: de 17 (1 estudo) a 240 mW (2 estudos), sendo que também houve potências de 100 mW (2 estudos), 70 mW (1 estudo) e 50 mW (1 estudo).

Além disso, no que se refere a outros parâmetros importantes, apenas 42,8% dos estudos relataram a energia realizada (5,6 ou 8,4 J), 28,5% dos estudos revisados avaliaram área do feixe (1,5 a 3,0 cm²), 85,7% informaram o tempo de exposição à FBM (50 s a 10 min) e 28,5% dos artigos descreveram a densidade de potência (0,08 ou 0,16 mW/cm²).

A análise dos dados da EVA revelou haver redução da dor após a FBM, assim como melhores resultados no *foot function index* (FFI) para o grupo tratado.

Os autores concluíram que os ECRs que avaliaram o efeito da FBM (infravermelho próximo) na FP, função do pé e espessura da fáscia plantar apresentaram grande heterogeneidade nos parâmetros de irradiação, mesmo em estudos que mostram resultados favoráveis à analgesia.

A heterogeneidade dos protocolos TFBM para o tratamento da dor na FP dificulta a comparação entre os estudos, motivo pelo qual, possivelmente, não se padronizou o melhor protocolo para uso rotineiro na prática clínica.

Independentemente disso, os autores afirmam que os resultados obtidos pela FBM permitem definir que esse recurso é benéfico para pacientes com FP em termos de dor e função dos pés.

Na Figura 13.15, há a apresentação de aplicação de laser para paciente com fascite plantar.

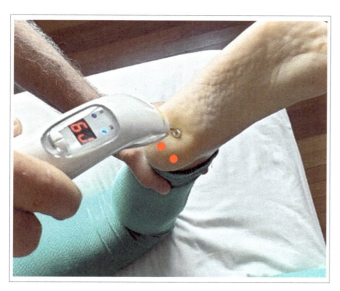

Figura 13.15 Demonstração da aplicação de *laser* infravermelho para paciente com fascite plantar.
Fonte: domínio do próprio autor.

13.11 Aplicação prática do *laser* de baixa energia

Após o conhecimento dos efeitos fisiológicos e terapêuticos do *laser* de baixa energia, pode-se observar que, em muitas das situações clínicas encontradas, esse recurso pode ser de grande utilidade por acelerar a resolução do problema clínico e melhorar a qualidade dos resultados obtidos.

Porém, pela grande quantidade de variáveis existentes em uma irradiação *laser*, a escolha da dose correta não é uma tarefa tão simples. Porém, é importante conhecer quais são essas variáveis e como elas se relacionam.

13.11.1 Variáveis importantes na determinação da dosimetria do *laser*

Para que se possa determinar a melhor dosimetria para o tratamento com *laser* de baixa energia é necessário conhecer quais são as variáveis possíveis. Entre elas, podem ser citadas:

- Comprimento de onda (cor da luz) (dada em nanômetros – nm).
- Potência média e de pico do equipamento (dada em Watts – W).
- Energia depositada por ponto de aplicação (dada em Joules – J).
- Fluência ou densidade de energia (dada em Joule por centímetro quadrado – J/cm^2).
- Irradiância ou densidade de potência (dada em Watts por centímetro quadrado – W/cm^2).
- Tempo de aplicação (dado em segundos – s).
- Área de distribuição da luz pela fonte emissora – *spot* (dada em centímetros quadrados – cm^2).

13.11.2 Como escolher os melhores parâmetros?

O primeiro parâmetro a ser escolhido é o **comprimento de onda** (λ).

Na fisioterapia, normalmente são encontrados equipamentos que forneçam *lasers* com comprimentos da ordem de 600 nm (luz vermelha visível) ou comprimentos da ordem de 800/900 nm (infravermelho – invisível).

Segundo Karu (1987),[3] os *lasers* infravermelhos apresentam maior capacidade de penetração nos tecidos, se comparados com os *lasers* vermelhos. Além disso, as hemoglobinas são os cromóforos importantes da luz vermelha.

Considerando que os tecidos avermelhados são ricos em hemoglobinas, via de regra se restringe a utilização do *laser* vermelho aos tecidos avermelhados e mais superficiais (já que esses comprimentos de onda não se propagam a grandes profundidades teciduais), ficando o *laser* infravermelho mais indicado para o tratamento de tecidos mais profundos, brancos ou translúcidos.

Por exemplo, se houver o atendimento a um paciente com tendinite, dar-se-á preferência à utilização do *laser* infravermelho.

Caso esteja sendo tratado um paciente com uma úlcera de decúbito, o *laser* vermelho teria mais indicação.

Até pouco tempo, a fluência ou densidade de energia (DE) seria o próximo, e último, parâmetro a escolher, já que a maioria dos profissionais utilizavam a tabela indicativa de dose divulgada por J. Colles em 1984[56] (veja a seguir).

Além disso, as empresas nacionais produtoras de emissores de *laser* de baixa energia não ofereciam a possibilidade de escolher outros parâmetros.

Os valores propostos por Colls[57] são os seguintes:

- Efeito analgésico – 2-4 J/cm^2.
- Efeito anti-inflamatório:
  - Agudo – 1-3 J/cm^2.
  - Subagudo – 3-4 J/cm^2.
  - Crônico – 5-7 J/cm^2.
- Efeito cicatrizante – 3-6 J/cm^2.
- Efeito circulatório – 1-3 J/cm^2.

Porém, atualmente, refuta-se essa padronização da dosimetria, pois se acredita que seja mais importante definir qual a energia aplicada por ponto (E) de tratamento do que a DE propriamente dita, já que variações do *spot* farão com que haja grande discrepância da energia oferecida aos tecidos, mesmo que a fluência determinada seja a mesma.

Para entender melhor a questão da dosimetria, seria interessante observar as seguintes fórmulas:

$$E = P.T$$

E (J) = Energia total por ponto de aplicação

P (W) = Potência média do equipamento emissor de laser

T (s) = Tempo de aplicação da irradiação

$$DE = E/a$$

DE (J/cm^2) = Fluência

E (J) = Energia total por ponto de aplicação

a (cm^2) = área do feixe luminoso

Considerando as fórmulas anteriores, pode-se dizer que:

$$DE = P.T/a$$

DE (J/cm^2) = Fluência

P (W) = Potência média do equipamento emissor de laser

T (s) = Tempo de aplicação da irradiação

a (cm^2) = área do feixe luminoso

Observe os exemplos para entender melhor o exposto acima:

	λ (nm)	P (W)	T (s)	Spot (cm^2)	E (J)	DE (J/cm^2)
Equipamento 1	670	0,1	10	0,02	1	50
Equipamento 2	670	0,1	10	0,5	1	2

Observando o disposto acima, nota-se que o único parâmetro que se alterou foi o *spot*. Porém, devido a essa alteração, houve grande divergência na DE apresentada em cada um dos equipamentos.

O que define quais serão as respostas fisiológicas e terapêuticas *laser*-mediadas é a quantidade de energia absorvida pelos tecidos.

Sendo assim, nos dois casos acima, a resposta terapêutica esperada (para o mesmo caso e paciente) seria a mesma, já que as E, nos dois casos, são as mesmas, mesmo com as DEs sendo muito diferentes (25 vezes maior no equipamento 1).

Portanto, não se pode considerar que a tabela orientativa proposta por Colls em 1984,[57] baseada na DE, seja definitiva.

Sendo assim, há a necessidade de determinar qual energia necessária, por ponto de aplicação, seria a mais indicada.

Não existem dados suficientes na literatura que determinem qual seria a possível "janela terapêutica". Sabe-se que, conforme a Lei de Arndt-Schultz, deve haver uma dose capaz de estimular a atividade celular, enquanto doses mais altas podem passar a inibi-la.[58,59]

Certamente, no futuro, haverá um ajuste mais fidedigno a essa "janela terapêutica". Porém, com os dados presentes na literatura atual, acredita-se que isso ainda não seja possível.

Algumas situações vividas na prática clínica fazem com que se pense na variação de dose para casos patológicos idênticos.

A cor da pele, a idade do paciente, as condições nutricionais e hídricas, o sedentarismo, as condições da pele, entre outras, "pedem" doses ajustadas. Para um indivíduo de pele negra, a dose a ser utilizada deverá ser um pouco maior que a de um indivíduo de pele clara, pois aquela absorve mais rapidamente a energia luminosa, impedindo sua propagação a tecidos mais profundos.

O mesmo pensamento deve existir para pacientes idosos, desnutridos, desidratados e sedentários, ou seja, para esses casos a dose deve ser ajustada, acrescentando-se energia.

Outro parâmetro que deve apresentar grande influência na resposta terapêutica é a potência média (P), pois, de acordo com a P do emissor de laser, o tempo necessário para a oferta da E predeterminada variará muito, e acredita-se que esse fato deve influenciar nas respostas. Veja o exemplo a seguir:

	λ nm)	Spot (cm²)	E (J)	DE (J/cm²)	T (s)	P (W)
Equipamento 1	670	0,5	1	2	10	0,1
Equipamento 2	670	0,5	1	2	50	0,02

Observando a suposição acima, pode-se notar que, com a diferença de P entre os equipamentos, o equipamento 1 emitiria a mesma quantidade de energia que o equipamento 2, porém em um tempo 5 vezes menor.

Acredita-se que isso promoverá respostas diferentes, mas ainda não há estudos comparando tais respostas.

Sendo assim, qualquer inferência sobre qual seria a melhor P para cada caso parece-nos, neste momento, meramente especulativa.

Alguns lasers são emitidos de forma pulsada, como é o caso do laser de AsGa (904 nm).

Na maioria das vezes, os produtores de equipamentos informam a potência de pico (Pp), mas não a potência média (P).

Para calcular a dose, utiliza-se a P.

Sendo assim, para esses casos, torna-se necessário o cálculo da P daquele aparelho.

Para encontrá-la, deve-se seguir a fórmula apresentada a seguir:

$P = Pp.t.F$

P (W) = Potência média

Pp (W) = Pico de potência

t (s) = Tempo de duração do pulso

F (Hz) = Frequência de emissão das ondas

Assim, com base na literatura disponível, sugerimos, na Tabela 13.2, as seguintes doses para o tratamento da dor crônica em condições clínicas específicas:

Tabela 13.2 Sugestão de dose (energia depositada por ponto) para diferentes condições clínicas e comprimentos de onda.

Comprometimento	Energia (J) depositada por ponto vermelho	IV** próximo	IV** > 900 nm
DTM[37,38]	3-18 J*	28-4 J	
Cervicalgia41	0,4-J	0,75-9 J	2-5,18 J
Dor orofacial neuropática[42]		3-18 J*	
Síndrome da boca ardente[43]		1-5 J	3 J
Tendinopatia de ombro[45]		3,6-6	0,72-3 J
Dor lombar[46]		> 3 J	
Fibromialgia[48,52]	5,25 J	1-4,5 J	0,3 J
Osteoartrose de joelho[54]		4-8 J	1-3 J
Fascite plantar[56]		5,6-8,4 J	

*Um dos estudos incluídos na revisão sistemática[42] que serviram de sustentação para as doses indicadas sugere a utilização de 0,2J por ponto para lasers vermelho e infravermelho para o tratamento de dor orofacial neuropática.
** IV = Infravermelho.

13.11.3 Técnica de aplicação

A técnica de aplicação da luz durante o tratamento com irradiação laser também deve ser considerada como um dos principais parâmetros dosimétricos.

Atualmente, somente as seguintes técnicas[2] são consideradas adequadas para a irradiação:

Técnica pontual

O terapeuta deverá manter a ponteira do emissor em contato direto com a pele do paciente (Figura 13.16). O feixe de luz deverá incidir no tecido, perfazendo um ângulo de 90° com ele, para diminuir a reflexão da luz (Lei dos Cossenos). Além disso, o contato direto fará com que a distância entre a fonte emissora da energia e o tecido alvo seja a menor possível, favorecendo a penetração da energia (Lei do Quadrado Inverso).

Vale ressaltar ainda que, com a pressão exercida pela ponteira sobre a pele, haverá um bloqueio mecânico momentâneo (por pressão) sobre os capilares sanguíneos, obstruindo a passagem de sangue pelos tecidos mais superficiais, o que facilitará a maior penetração do *laser* vermelho, já que diminuirá o número de hemácias (ricas em hemoglobina – grande fotoceptora desse tipo de luz) entre o emissor e o tecido alvo. Essa técnica é sempre a de preferência.

Os pontos deverão ser igualmente distribuídos por toda a área da lesão, mantendo-se entre si uma distância de 1 cm

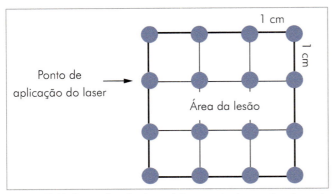

Figura 13.16 Determinação do posicionamento dos pontos de apoio da ponteira emissora de *laser*.

Nos casos de pacientes com dor crônica, sugerimos que, sempre que possível, essa técnica seja eleita, de forma que haja a irradiação dos pontos sobre toda a área sensível.

Mas sabemos que, em muitos casos de dores crônicas, a área a ser tratada é muito ampla ou não há região clara e específica de manifestação dos sintomas. Nesse caso, o clínico deverá irradiar regiões corporais que possam, regionalmente, promover os efeitos da FBM.

Técnica pontual – tipo borda

Apresenta os mesmos princípios da técnica descrita acima, porém é utilizada para o tratamento de úlceras de pele. Os pontos deverão manter 1 cm de distância do outro ponto e da borda da úlcera. Essa técnica é bastante utilizada nesses casos para evitar a contaminação da ponteira emissora de *laser* e da úlcera do paciente. Porém, hoje já se sabe que pode ser utilizado um filme plástico que recubra a ponteira emissora para que ela seja apoiada no interior de úlceras abertas, pois a absorção da luz pelo filme plástico é irrisória[60] (Figura 13.17).

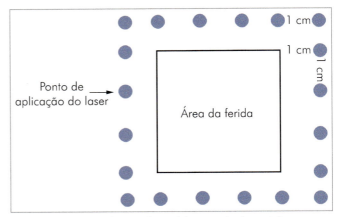

Figura 13.17 Determinação do posicionamento da ponteira emissora de *laser* para a técnica de aplicação pontual – tipo borda.

Cumpre informar que, por muitos anos, muitos profissionais foram incentivados a utilizar a técnica de varredura, principalmente para o tratamento de úlceras abertas.

Trata-se da distribuição homogênea da energia pelo movimento contínuo da ponteira emissora do *laser* sobre todas as áreas acometidas, mas sem contato, ou seja, há uma distância entre a ponteira e a pele.

Como é praticamente impossível manter sempre a distância entre as duas e distribuir uniformemente a energia, essa técnica deixou de ser indicada (Figura 13.18).

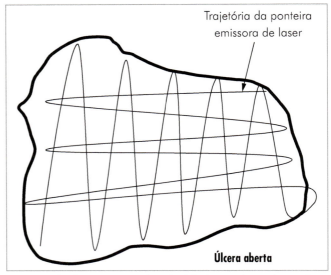

Figura 13.18 Demonstração da trajetória da ponteira emissora de *laser* durante a irradiação de uma úlcera aberta.

Por fim, vale ressaltar que é possível utilizar a chamada técnica zonal (utilização de um *cluster*).

Ela é indicada para o tratamento de grande áreas, já que o *laser* ou LED será emitido por uma placa de grande área que contém um grande número de fibras ópticas ou LEDs, com o objetivo de diminuir o tempo de aplicação em tratamentos cuja área acometida seja extensa (Figura 13.19).

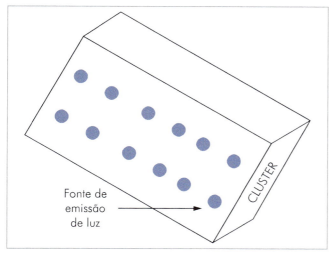

Figura 13.19 Desenho esquemático de um *cluster*.

13.12 Cuidados ao utilizar o *laser* de baixa energia

Com relação à irradiação com *laser* de baixa energia, deve-se:[2]

- Evitar a utilização sobre epífises de crescimento, pois pode haver alterações na formação do tecido ósseo.

- Evitar a utilização sobre as gônadas (testículos e ovários), pois pode haver alterações na gametogênese.

- Evitar a utilização em regiões fotossensíveis ou que estejam sendo tratadas com medicamentos fotossensíveis.

13.13 Contraindicações da utilização de *laser* de baixa energia

A utilização do *laser* está contraindicada nas seguintes situações:[2]

- Irradiação direta sobre os olhos, pois pode haver lesão de retina. É extremamente importante a utilização de óculos protetores, com filtro para a radiação utilizada.

- Irradiação direta sobre tecidos neoplásicos, pois pode-se favorecer a proliferação celular e o surgimento de metástases.

- Em áreas hemorrágicas, pois com o aumento do fluxo sanguíneo a perda de sangue seria ainda maior.

- Irradiação sobre o útero gravídico, pois pode haver malformação fetal.

13.14 Conclusão

A fotobiomodulação pode ser uma ferramenta importante dentro do arsenal terapêutico do reabilitador na melhora das diferentes afecções dolorosas crônicas. É fundamental o conhecimento dos seus efeitos nas diferentes dosagens e nas variadas condições dolorosas para obter êxito no tratamento do doente com dor crônica.

Bibliografia

1. Allen L, Jones DGCV. Mode locking in gas lasers. In: Progress in optics. Elsevier; 1971. p.179-234.

2. Baxter GD. Therapeutic lasers: theory and practice. Edinburgh: Churchill Livingstone; 1994.

3. Karu T. Photobiological fundamentals of low power laser therapy. In: IEEE Journal of Quantum Electronics. 1987;10:1703-17.

4. Ricevuti G, Mazzone A, Monaia C, Fratino P. In vivo and in vitro HeNe laser effects on phagocyte functions. In: Inflammation. 1989;13:507-27.

5. Karu T. Low power laser therapy. Apud: Tuan Vo-Dinh. Biomedical photonics handbook. Boca Raton: CRC Press; 2003.

6. Wilden L, Karthein R. Import of radiation phenomena of electrons and therapeutic low-level laser in regard to the mitochondrial energy transfer. In: Journal of Clinical Laser Medicine & Surgery. 1998;16:159-65.

7. Fedoseyeva GE, Karu TI, Lyapunova TS, Pomoshnikova NA, Meissel MN. The activation of yeast metabolism with He-Ne laser irradiation. I. Protein synthesis in various cultures. In: Lasers Life Sci. 1988;2:137-46.

8. Mantejfel VM, et al. Reaction of mitochondria of yeast cells Torulopsis sphaerica to He-Ne laser light. Doklady Akademii Nauk-Rossijskaya Akademiya Nauk. 1996;348(2):258-60.

9. Manteifel VM, Bakeeva L, Karu TI. Ultrastructural changes in chondriome of human lymphocytes after irradiation with He-Ne laser: appearance of giant mitochondria. Journal of Photochemistry and Photobiology B: Biology. 1997;38:25-30.

10. Ortiz MCS, et al. Laser de baixa intensidade: princípios e generalidades – Parte 1. Fisioterapia Brasil. 2001 Jul/Ago;2(4).

11. Loevschall H, Arenholt-Bindslev A. Effect of low level diode laser irradiation of human oral mucosa fibroblasts in vitro. Lasers in Surgery and Medicine. 1994;14:347-54.

12. Schaffer M, Sroka R, Schrader-Reichardt U, Schaffer PM. Biomodulative effects induced by 805 nm laser light irradiation of normal and tumor cells. Journal of Photochemistry and Photobiology B: Biology. 1997;40 353-7.

13. Van de Ven PH, Leys A, Verbuyst C, Van den Branden E, Kerckhofs E, Lievens P. The influence of IR-laser on the proliferation of fibroblasts: an in vitro study. Proceedings 2nd Congress WALT. Kansas-USA, 1998.

14. Enwemeka C, Rodrigues O, Gall N, Walsh, N. Morphometrics of collagen fibril populations in HeNe laser photostimulated tendons. Journal of Clinical Laser Medicine & Surgery. 1990;47-52.

15. Pokora LJ. Semiconductor lasers in selected medical applications. Láser Technology IV: Applications in Medicine. 1987;2203:31-3.

16. Navratil L, Dylevsky I. Mechanisms of the analgesic effect of therapeutic lasers in vivo. Láser Therapy. 1997;9:33-40.

17. Rochkind, et al. Laser therapy as a new modality in the treatment of incomplete peripheral nerve injuries: prospective clinical double-blind placebo-controlled randomized study. Abstract from the 7th International Congress of European Medical Laser Association, Dubrovnik, Croatia, June 2000.

18. Karu TI. Mechanisms of low-power laser light action on cellular level. Apud: Simunovic Z. Lasers in medicine and dentistry. Rijeka. Vitgraph. 2000;97-125.

19. Schwengel RH, Gregory KW, Hearne SE, Scott HJ, Beaumann GJ, Mergner WJ, et al. Characterization of pulsed-dye laser-mediated vasodilatation in a rabbit femoral artery model of vasoconstriction. Lasers Surg Med. 1993;13:284-95.

20. Maegawa Y, Itoh T, Hosokawa T, Yaegashi K, Nishi M. Effects of near-infrared low-level laser irradiation on microcirculation. Lasers Surg Med. 2000;27:427-37.

21. Vladimirov YA, Osipov AN, Klebanov GI. Photobiological principles of therapeutic applications of laser radiation. Biochemistry (Moscow). 2004;69(1):81-90.

22. Simunovic Z. Low level laser therapy with trigger points technique: a clinical study on 243 patients. J Clin Laser Med Surg. 1996;14:163-7.

23. Simunovic Z, Trobonjaca T, Trobonjaca Z. Treatment of medial and lateral epicondilytis: tennis and golfer's elbow with low level laser therapy: a multicenter double-blind, placebo-controlled clinical study on 324 patients. J Clin Laser Med. Surg. 1998;16:145-51.

24. Silva DP, Novaretti APOC, Baldan C. Efeito analgésico do laser de baixa intensidade (LILT) na artrite reumatoide aguda [Effect analgesic of low intensity laser (LILT) in rheumatoid arthritis acute]. Rev Inst Cienc Saude. 2009;27(1):35-8.

25. Honmura A, Yanase M, Obata J, Haruki E. Therapeutic effect of GaAlAs diode laser irradiation on experimentally induced inflammation in rats. Lasers Surg Med. 1992;12:441-9.

26. Tam G. Action of 904 nm diode laser in orthopedics and traumatology. Laser Center, Tolmezzo, Italy. Meridian Co, Ltd. Website: http://www. meridian. co. kr/product1_8. htm. Last visited, v.10, n.27, p.3, 2000.

27. Baldan C, et al. Biomodulação do laser de baixa intensidade na viabilidade de retalho cutâneo randômico em ratos. Brazilian Journal of Physical Therapy. 2007;11(Suppl):268.

28. Esteves Junior, I, et al. Low-level laser irradiation, cyclooxygenase-2 (COX-2) expression and necrosis of random skin flaps in rats. Lasers in Medical Science. 2012;27(3):655-60.

29. De Brito AA. et al. Low-level laser therapy attenuates lung inflammation and airway remodeling in a murine model of idiopathic pulmonary fibrosis: relevance to cytokines secretion from lung structural cells. Journal of Photochemistry and Photobiology B: Biology. 2020;203:111731.

30. Yamada EF, et al. Photobiomodulation therapy in knee osteoarthritis reduces oxidative stress and inflammatory cytokines in rats. Journal of Biophotonics. 2019;e201900204.

31. Dos Santos DR, et al. The low-level laser therapy on muscle injury recovery: literature review. J Health Sci Inst. 2010;28(3):286-8.

32. Baldan CS, et al. The effects of different doses of 670 nm diode laser on skin flap survival in rats. Acta Cirurgica Brasileira. 2012;27(2):155-61.

33. Lievens PC. The effect of a combined HeNe and IR laser treatment on the regeneration of the lymphatic system during the process of wound healing. Lasers in Medical Science. 1991;6(2):193-9.

34. Nouri K, et al. 585 nm pulsed dye laser in the treatment of surgical scars starting on the suture removal day. Dermatologic Surgery. 2003;29(1):65-73.

35. Assis L, et al. Low-level laser therapy (808 nm) contributes to muscle regeneration and prevents fibrosis in rat tibialis anterior muscle after cryolesion. Lasers in Medical Science. 2013;28(3):947-55.

36. Jang D-H, et al. Anti-inflammatory and lymphangiogenetic effects of low-level laser therapy on lymphedema in an experimental mouse tail model. Lasers in Medical Science. 2016;31(2):289-96.

37. Costa SAP, et al. The analgesic effect of photobiomodulation therapy (830 nm) on the masticatory muscles: a randomized, double-blind study. Brazilian Oral Research. 2017;31.

38. Brochado TF, et al. Comparative effectiveness of photobiomodulation and manual therapy alone or combined in TMD patients: a randomized clinical trial. Braz Oral Res. 2018;32(e50):1-12.

39. Tuner J, Hosseinpour S, Fekraza R. Photobiomodulation in temporomandibular disorders. Photobiomodulation, Photomedicine, and Laser Surgery. 2019;37(12):826-36.

40. Del Vecchio A, et al. Evaluation of the efficacy of a new low-level laser therapy home protocol in the treatment of temporomandibular joint disorder-related pain: a randomized, double-blind, placebo-controlled clinical trial. Cranio®. 2019;1-10.

41. Gross AR, et al. Suppl 4: Low level laser therapy (LLLT) for neck pain: a systematic review and meta-regression. The Open Orthopaedics Journal. 2013;7:396.

42. De Pedro M, et al. Efficacy of low-level laser therapy for the therapeutic management of neuropathic orofacial pain: a systematic review. Journal of Oral & Facial Pain & Headache. 2020;34(1).

43. Al-Maweri SA, et al. Efficacy of low level laser therapy in the treatment of burning mouth syndrome: a systematic review. Photodiagnosis and Photodynamic Therapy. 2017;17:188-93.

44. Bardellini E, et al. Efficacy of the photobiomodulation therapy in the treatment of the burning mouth syndrome. Medicina Oral, Patología Oral y Cirugía Bucal. 2019;24(6):e787.

45. Haslerud S, et al. The efficacy of low-level laser therapy for shoulder tendinopathy: a systematic review and meta-analysis of randomized controlled trials. Physiother Res Int. 2014 Dec;20:108-25.

46. Glazov G, Yelland M, Emery J. Low-level laser therapy for chronic non-specific low back pain: a meta-analysis of randomised controlled trials. Acupunct Med. 2016;34:328-41.

47. Taradaj J, et al. Effect of laser treatment on postural control parameters in patients with chronic nonspecific low back pain: a randomized placebo-controlled trial. Brazilian Journal of Medical and Biological Research. 2019;52(12).

48. Yeh S-W, et al. Low-level laser therapy for fibromyalgia: a systematic review and meta-analysis. Pain Physician. 2019;22:241-54.

49. Matsutani LA, et al. Effectiveness of muscle stretching exercises with and without laser therapy at tender points for patients with fibromyalgia. Clin Exp Rheumatol. 2007;25(3):410-5.

50. Vayvay ES, et al. The effect of laser and taping on pain, functional status and quality of life in patients with fibromyalgia syndrome: a placebo- randomized controlled clinical trial. Journal of Back and Musculoskeletal Rehabilitation. 2016;29:77-83.

51. Maciel DG, et al. Low-level laser therapy combined to functional exercise on treatment of fibromyalgia: a double-blind randomized clinical trial. Lasers in Medical Science. 2018;33:1949-59.

52. Da Silva MM, et al. Randomized, blinded, controlled trial on effectiveness of photobiomodulation therapy and exercise training in the fibromyalgia treatment. Lasers in Medical Science. 2017;33:343-51.

53. Baktir S, et al. The short-term effectiveness of low-level laser, phonophoresis, and iontophoresis in patients with lateral epicondylosis. Journal of Hand Therapy. 2018.

54. Stausholm MB, et al. Efficacy of low-level laser therapy on pain and disability in knee osteoarthritis: systematic review and meta-analysis of randomised placebo-controlled trials. BMJ Open. 2019;9(10).

55. Wang W, et al. Clinical efficacy of low-level laser therapy in plantar fasciitis: a systematic review and meta-analysis. Medicine. 2019;98(3).

56. Dos Santos SA, et al. Parameters and effects of photobiomodulation in plantar fasciitis: a meta-analysis and systematic review. Photobiomodulation, Photomedicine, and Laser Surgery. 2019;37(6):327-35.

57. Colls J. La terapía laser, hoy. Barcelona: Centro Documentación Láser de Meditec; 1984.

58. Baldan C, et al. Dose-dependência do laser de baixa intensidade (670 nm) na viabilidade de retalhos cutâneos randômicos em ratos. J Health Sci Inst. 2010;28(4):359-62.

59. Baldan CS, et al. Inhibitory effects of low-level laser therapy on skin-flap survival in a rat model. Plastic Surgery. 2015;23(1):35-9.

60. Casarotto RA, Park S, Ribeiro MS, Anaruma CA. The interference of PVC film in the low level laser therapy application used in physical therapy and dentistry. 5th Congress of World Association of Laser Therapy, 2004, Guarujá. Annals of 5th Congress of World Association of Laser Therapy, 2004. p.30.

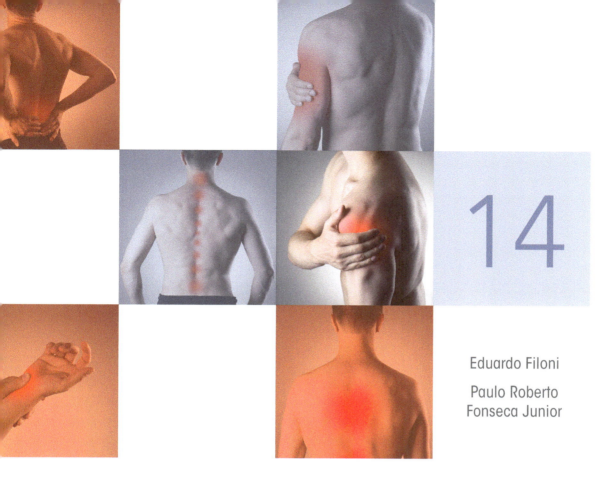

Eduardo Filoni
Paulo Roberto Fonseca Junior

TERMOTERAPIA NA DOR CRÔNICA

14.1 Introdução

Lesões traumato-ortopédicas são as causas mais comuns de dor aguda e crônica, bem como incapacidade temporária ou grande incapacidade em países industrializados. Estima-se que a prevalência global dessas doenças varie de 13,5 a 47%.

O tratamento da lesão traumato-ortopédica inclui abordagens farmacológicas (como anti-inflamatórios não esteroides, relaxantes musculares esqueléticos/antiespasticidade, antidepressivos e injeções de corticosteróides) e abordagens não farmacológicas.

Estratégias de tratamento não farmacológicas na lesão traumato-ortopédica devem reduzir idealmente a dor, o espasmo muscular e o edema associado, além de favorecer o reparo tecidual, a fim de facilitar o retorno à função e atividades normais.

Os agentes físicos (calor, frio, água, movimento, eletricidade, luz) são utilizados para modulação da dor com frequência no decorrer da história, porém os critérios de prescrição, determinação dos parâmetros e a exclusão dos recursos deixam dúvidas, que podem caracterizar um quadro não resolutivo, com uma terapêutica repetitiva e com evolução aquém do ideal.

A termoterapia é o processo que utiliza a variação da temperatura através de um agente físico com o objetivo de realizar um tratamento. O fisioterapeuta que atua em traumato-ortopedia não pode abdicar desse recurso em sua rotina clínica. As modalidades da termoterapia são classificadas de acordo com a profundidade, como superficial e profunda, e temperatura, frio ou quente.

Neste capítulo serão apresentadas as generalidades dos efeitos fisiológicos, suas correlações com os efeitos terapêuticos, modalidades e contraindicações.

14.1 Calor terapêutico

A termoterapia com o objetivo de provocar o aumento de temperatura foi por muito tempo ignorada, principalmente pela ciência. No entanto, após estudos científicos demonstrarem essa técnica como uma potencial intervenção para o tratamento das condições musculoesqueléticas,[1] ela passou a ser amplamente utilizada para reduzir a dor, edema e espasmo muscular, melhorar a cicatrização dos tecidos e facilitar a amplitude de movimento e função, embora ainda sejam necessários estudos rigorosos de alta qualidade antes que recomendações conclusivas possam ser feitas.[2]

A adesão à utilização dessa técnica se dá pela possibilidade de poder ser autoaplicada facilmente pelo paciente em casa (como o uso de compressas de calor ou gelo) e também ser combinada com outras intervenções de reabilitação.[3] Clinicamente, a termoterapia pode ser dividida em calor superficial e calor profundo, este último envolvendo a conversão de outra forma de energia em calor (p. ex., diatermia por ondas curtas, ultrassom). Os agentes de aquecimento superficial aumentam a temperatura na pele e a gordura subcutânea. Porém, devido à baixa penetração (menos de 1 cm), o calor superficial geralmente afeta apenas o fluxo sanguíneo cutâneo e os receptores nervosos cutâneos, sendo considerada um método seguro de autoaplicação para o paciente, já que um aquecimento mais profundo do tecido é limitado pela vasodilatação e pelas propriedades isolantes da gordura.[4]

Considerando as possibilidades fisiológicas do calor destaca-se o aumento do aporte de oxigênio, importante nas condições isquêmicas de espasmo muscular que favorecem a dor crônica. Pelo fato da termoterapia ter numerosas modalidades e consequentemente muitas opiniões sobre a prescrição, indicação e os efeitos fisiológicos no tecido biológico, isso pode trazer confusão e limitar seu uso efetivo.

14.2 Efeitos fisiológicos

O calor terapêutico promove os efeitos fisiológicos entre 40-42 °C de temperatura. Acima de 45 °C os efeitos podem ser nocivos, promovendo danos teciduais. A absorção da energia térmica promoverá alterações fisiológicas locais que, como consequência, levarão a efeitos terapêuticos, ou seja, benefícios clínicos propriamente ditos. O primeiro efeito do calor que vem à tona é a vasodilatação. Nada mais justo, já que o calor tem a capacidade física de expansão dos materiais, além de promover a liberação de histamina, uma proteína de baixo peso molecular vasodilatadora. Clinicamente, o que importa é a consequência da vasodilatação e do aumento do fluxo sanguíneo: o aumento do aporte de oxigênio e do aporte de nutrientes. Terapeuticamente, qual a importância do aumento do aporte de oxigênio? Melhorar o espasmo muscular.

O espasmo muscular é um sinal clínico comum nas afecções crônicas e vem acompanhado de isquemia e dor. Pelo fato de o ventre muscular ser uma estrutura extremamente vascularizada, a tensão exercida por ele caracteriza a isquemia, e esta promove a liberação de radicais livres (toxinas) que sensibilizam os receptores de dor. É fundamental determinar quais ventres musculares estão espasmados, sua localização e a relação desses músculos com a afecção em questão. O caráter propedêutico da dor decorrente de um espasmo muscular é a dor em "repuxe". Cabe ressaltar que uma consequência comum dos espasmos musculares são os pontos-gatilho e a dor referida.

Os efeitos fisiológicos da termoterapia em pontos-gatilho ou dores referidas incluem alívio da dor, aumento do fluxo sanguíneo e metabolismo e aumento da elasticidade do tecido conjuntivo. Em um ensaio clínico randomizado prospectivo foi examinada a eficácia das terapias superficiais de calor e frio na dor lombar. A terapia térmica ativa proporcionou alívio da dor significativamente maior (dia 1: P < 0,001), menos rigidez muscular (dia 1: P = 0,008) e maior flexibilidade (P < 0,01 em todos os momentos) em comparação com o placebo oral.[5]

O aumento da permeabilidade capilar é mais um efeito fisiológico do calor decorrente da vasodilatação; o capilar é um vaso microscópico, caracterizado pela permeabilidade seletiva. A permeabilidade seletiva pode favorecer a nutrição ou a drenagem tecidual, dependendo da situação clínica. No caso de edema residual, conhecido como edema crônico, que é um edema duro à palpação, a reabsorção é difícil, pois se trata de um edema fibrótico, em que ocorreu uma polimerização das proteínas liberadas na fase aguda (fase inflamatória). O calor, aumentando a permeabilidade capilar, favorecerá a reabsorção dos catabólitos, consequentemente favorecendo a reabsorção do edema.

É fundamental que, em uma situação de reabsorção de catabólitos, o fisioterapeuta elabore e prescreva estratégias de drenagem associadas.

O calor terapêutico promove o aumento da extensibilidade tecidual e a diminuição da viscosidade dos fluidos, efeitos fisiológicos que auxiliarão na prevenção de retrações cicatriciais antes das prescrições de mobilizações articulares, terapias miofasciais, técnicas de mobilização neural e alongamentos, ou seja, são efeitos que preparam os tecidos para técnicas manuais ou cinesioterápicas.

Para favorecer o controle da dor, o calor terapêutico normaliza a velocidade de condução nervosa das fibras sensitivas em uma situação de clínica com presença de dor. As fibras sensitivas estão hiperexcitadas, e essa hiperexcitação precisa ser inibida. O calor, fisiologicamente, tem a capacidade de trazer essa hiperexcitabilidade para um padrão próximo da normalidade.

Bredow et al. (2016) recentemente realizaram uma revisão sistemática de literatura com o objetivo de analisar a evidência da eficácia de tratamentos conservadores para a dor lombar crônica inespecífica. Em seu estudo, os autores demonstraram que o uso da termoterapia é um ótimo aliado na fase aguda, porém em dores crônicas possui somente efeitos a curto prazo, devendo ser considerada a necessidade de novos estudos com maiores acompanhamentos para proporcionar uma eficácia evidente a longo prazo.[6] A Tabela 14.1 apresenta um resumo dos efeitos fisiológicos do calor e a correlação com os benefícios terapêuticos.

Tabela 14.1 Efeitos fisiológicos do calor e as respectivas correlações com os efeitos terapêuticos.

Efeito fisiológico do calor	Efeito terapêutico do calor
Vasodilatação; aumento do fluxo sanguíneo; **aumento do aporte de oxigênio**	Melhora clínica do espasmo muscular; relaxamento muscular; desativação de pontos-gatilho
Aumento da permeabilidade capilar	Reabsorção dos catabólitos (reabsorção do edema)
Aumento da extensibilidade tecidual; diminuição da viscosidade dos fluidos	Prevenir retrações cicatriciais
Normalização da velocidade de condução nervosa das fibras sensitivas	Controle da dor (analgesia)

14.3 Calor profundo

As técnicas de terapia térmica para induzir calor profundo incluem a aplicação de banho de ultra-som e diatermia por ondas curtas.

14.4 Ultra-som

O mecanismo de transferência de calor do ultrassom é a conversão, que se refere à transformação de energia (por exemplo, som ou eletromagnética) em calor. O calor é produzido quando a energia acústica é absorvida, especialmente em ou perto das superfícies de estruturas com coeficientes de atenuação elevados, como o osso. O transdutor portátil é aplicado com gel de acoplamento e movido em um movimento circular sobre uma área lesada ou dolorida da anatomia para tratar condições como bursite do ombro ou tendinite, aquecendo tendões, músculos e outros tecidos para melhorar o fluxo sanguíneo e aceleração da cicatrização.[10] A aplicação de ultrassom também pode ajudar, promovendo o transporte de substâncias compostas de algumas drogas como lidocaína ou cortisol, para a penetração da pele, sendo chamado de sonoforese ou fonoforese, muito utilizado na área esportiva.[11]

O risco de danos, como queimaduras, parece ser baixo quando a modalidade é bem aplicada em osteoartrite, dor lombar e outras condições músculo-esqueléticas.[3,12,13] Em geral, o ultrassom para fisioterapia tem fornecido um nível modesto de eficácia e benefício para o paciente quando combinado com outras modalidades fisioterapêuticas. Atualmente nenhuma recomendação conclusiva pode ser feita para configurações ideais ou duração da sessão para o tratamento de dores crônicas.[12,13]

14.5 DIATERMIA POR ONDAS CURTAS (DOC)

A diatermia por ondas curtas é uma modalidade que produz calor ao converter energia eletromagnética em energia térmica. O modo contínuo é a técnica de escolha quando a elevação uniforme da temperatura é necessária em tecidos profundos e dentro das articulações. A diatermia por ondas curtas contínuo, quando aplicado corretamente, tem a capacidade de aliviar a dor e o espasmo muscular, resolver a inflamação, reduzir o inchaço, promover vasodilatação e aumentar a extensibilidade dos tecidos moles e a amplitude de movimento das articulações. Condições subagudas ou crônicas respondem bem à diatermia por ondas curtas contínuo, enquanto as lesões agudas são mais bem tratadas com diatermia por ondas curtas pulsado.[14]

As contra-indicações e precauções comuns da diatermia por ondas curtas são semelhantes às de outros métodos de aquecimento. Porém, devido à penetração óssea profunda, o aquecimento das placas de crescimento nos ossos longos das crianças induzido pelo aparelho pode afetar o crescimento normal da criança. A DOC é contra-indicado em áreas com implantes de metal e em pacientes com marca-passos ou estimuladores cerebrais profundos implantados. Áreas com acúmulo excessivo de líquido, como tecido edematoso, pele úmida, olhos, cavidades cheias de líquido e útero grávido ou menstruado, devem ser evitadas para o tratamento devido ao aquecimento seletivo da água pelas ondas eletromagnéticas.[14,15]

Estudos recentes demonstraram que efeitos os clínicos da DOC estão relacionados principalmente pela elevação da temperatura do tecido que é dependente da potência média total fornecida. Apesar da eficácia da DOC no tratamento de distúrbios musculoesqueléticos ainda não ser totalmente esclarecida ou escassos, estudos recentes relata que adicionar DOC contínua associado a algum protocolo de exercícios reduz a dor e melhora a função em pacientes que sofrem de epicondilite lateral crônica ou osteoartrite de joelho quando comparados com DOC placebo ou sham.[15,17]

14.6 Calor superficial

As técnicas de terapia térmica de superfície incluem a aplicação de banho de parafina, luz infravermelho, hidroterapia ou compressa quente.

14.7 Banho de parafina

O banho de parafina (mistura de parafina e óleo mineral) é um método simples e eficiente de aplicação de calor superficial, especialmente em pequenas articulações do corpo, como as interfalangianas, sendo mais comumente usados para artrite reumatóide e osteoartrite.[18,19] A combinação de parafina e óleo mineral tem um baixo calor específico, o que aumenta a capacidade do paciente de tolerar o calor da parafina.[18]

14.8 Luz infravermelha

A luz infravermelha é uma modalidade de calor seco superficial, que tende a elevar as temperaturas superficiais mais do que o calor úmido, mas pode ter uma profundidade de penetração menor.[20] Também conhecida como fototerapia, a luz infravermelha pode levar à vasodilatação com aumento do suprimento e transporte de sangue e oxigênio, levando à diminuição de todos os mediadores inflamatórios na área-alvo, como demonstrado em alguns estudos.[21]

14.9 Hidroterapia

A hidroterapia trata o paciente por meio da água. A água pode fornecer calor e frio, umedecer os tecidos moles e apoiar os tecidos. Além dos benefícios térmicos de redução da dor, edema e espasmo muscular, um jato rápido ou movimento de carícia durante a terapia de hidromassagem tem um efeito de massagem local, que pode causar mais relaxamento muscular e aumentar a circulação local[22]. Estudos recentes mostraram que o programas de exercícios com hidroterapia resultaram em uma diminuição significativa da dor e uma melhora significativa na auto-percepção do status funcional, bem como melhora da musculatura local.[23,24]

14.10 Compressa quente

A aplicação de frio ou calor por meio de compressas é um recurso prático e de baixo custo em seu tratamento[25]. Além disso, as compressas alternadas com outros recursos terapêuticos podem beneficiar pacientes com dores na redução dos níveis de dor e melhora da funcionalidade.[26]

14.11 Contraindicações

Este tópico trata de contraindicações gerais para o uso do calor terapêutico, independentemente do recurso utilizado. A exclusão das contraindicações é fundamental para uma terapia segura e sem intercorrências, e cada uma delas será comentada a seguir.

- **Fase aguda:** é caracterizada por: hemorragia, aumento do metabolismo local, liberação de proteínas de baixo peso molecular, principalmente a histamina que é responsável pela vasodilatação e prostaglandina, substância responsável por sensibilizar os receptores de dor. As alterações fisiológicas da fase aguda coincidem com os efeitos fisiológicos do calor, portanto qualquer modalidade terapêutica relacionada ao calor irá potencializar as alterações da fase aguda.

- **Processos infecciosos:** o calor favorecerá a proliferação de microrganismos; o aumento do metabolismo promovido pela temperatura do recurso escolhido favorece a proliferação de bactérias e fungos em qualquer tipo de infecção.

- **Febre:** é uma contraindicação relativa e é dependente do diagnóstico e da temperatura do recurso prescrito. O sistema termorregulador do corpo humano não é 100% eficaz, tendo a temperatura central média de 36,5 °C, podendo ocorrer uma variação de 0,6 °C acima ou abaixo da temperatura média, sem o corpo perder o equilíbrio térmico. Febre acima de 38°C é uma contraindicação absoluta.

- **Trombose venosa profunda (TVP):** é uma doença potencialmente grave, causada pela formação de coágulos (trombos) no interior das veias profundas. O calor pode promover o desprendimento do trombo e favorecer a formação de um êmbolo. É importante uma anamnese detalhada para excluir a presença ou histórico de trombose.

- **Neoplasia:** o calor pode favorecer o crescimento das células neoplásicas e, consequentemente, a metástase. Esse crescimento pode ter relação com o aumento da taxa metabólica promovido pelo calor.

- **Ausência da sensibilidade:** durante a avaliação, verificar a sensibilidade tátil, térmica e dolorosa é essencial para a exclusão da modalidade relacionada ao calor. A investigação ao redor de cicatrizes de pós-operatórios, em pacientes diabéticos e quando houver diagnóstico de síndromes compressivas, deve ser minuciosa, pois se trata de situações comuns de alterações de sensibilidade.

14.12 Crioterapia

Desde os antigos gregos, o frio tem sido usado como uma modalidade para reduzir a reação de um quadro inflamatório. O leigo usa gelo, neve ou água fria para aliviar a dor após um trauma agudo. O efeito analgésico do frio é bem conhecido. Do ponto de vista científico, a crioterapia é assunto de discussão tanto para compreender melhor os mecanismos de ação quanto por saber que as lesões de tecidos moles são um grupo heterogêneo que inclui diferentes tecidos com diferentes respostas celulares. Em muitos outros casos, a aplicação do frio é, portanto, baseada em evidências clínicas e empíricas. Ela é um recurso amplamente disponível, de baixo custo e com efeitos colaterais limitados.[27]

14.13 Efeitos fisiológicos

O conhecimento de possíveis efeitos benéficos da redução da temperatura no músculo lesionado permite o uso clínico dessa terapia. O tratamento com resfriamento de tecido possui a capacidade de diminuir os danos oxidativos causados pela resposta inflamatória, ocorrendo uma diminuição no fluxo sanguíneo para 50% do suprimento sanguíneo basal, secundário à vasoconstrição local e redução do metabolismo tecidual, reduzindo substâncias pró-inflamatórias que aparecem na circulação sanguínea da área afetada, o que restringe o desenvolvimento de lesões, edemas e espasmo muscular.[28,29] É possível ainda que a pressão arterial no local do resfriamento varie consideravelmente. Alterações na frequência cardíaca, pressão arterial e débito cardíaco também podem sofrer alterações.

A resposta vascular na crioterapia é um mecanismo complexo:

No início do período de resfriamento ocorre uma vasoconstrição periférica no local da aplicação, seguido de uma vasodilatação. Essa resposta parece ocorrer pois o resfriamento abaixo dos 18°C diminui o fluxo sanguíneo diminuindo assim a condução nervosa simpática, assim, a cessação da liberação de noradrenalina revertem essa condição aumentando o fluxo para restabelecer a resposta nervosa.

Os efeitos acima citados parecem variar com a técnica, duração e com o local da aplicação da crioterapia.[27]

14.14 Aplicação terapêutica

O modo de aplicação pode ser bolsa de gelo, sacos de gelo triturados, sprays vapo-coolant (líquido refrigerante), massagem com gelo, banheira de hidromassagem fria para imersão, dispositivo de compressão a frio.[30] Um agente crioterapêutico eficiente deve ter uma temperatura de pré-aplicação na faixa de 10 a 15 ° C. Quanto à duração e frequência do tratamento, varia de 10 a 20 minutos, 3 a 4 vezes por dia, até 20 a 30 minutos, ou 30 a 45 minutos a cada 2 horas.[29]

É preciso ter cautela para uso com tempo prolongado, acima dos 45 minutos, sob o risco de queimadura (quando utilizado diretamente sobre a pele) ou paralisia de nervo (especialmente onde o nervo é mais superficial, maior ocorrência em nervo ulnar, na região do cotovelo).[27]

Há alguns anos vem sendo utilizada também após a prática esportiva com o objetivo de reduzir fadiga e dor muscular de início tardio. Em seu artigo de revisão, Banfi et al.[31] indicou o resfriamento de corpo inteiro (WBC-sigla em inglês) como uma aplicação possível para tratar lesões musculares, síndromes musculares de uso excessivo e para reduzir o tempo de recuperação entre sessões de treinamento.[31]

Em uma meta-análise envolvendo adultos jovens e saudáveis que utilizou na maior parte a técnica de WBC, até o nível da perna, concluiu-se que o resfriamento é superior em comparação às estratégias de recuperação passiva após vários protocolos de exercícios exaustivos ou que causam danos aos músculos.[32]

14.15 Contra indicação

A Crioterapia deve ser usada com cautela em pacientes com hipertensão, comprometimento mental ou sensação diminuída, pacientes com hipersensibilidade ao frio, intolerância ao frio ou doença de Raynaud, ou sobre áreas de comprometimento vascular.[27,33] Não deve ser utilizada antes de atividade física vigorosa.[27] Alguns efeitos colaterais são relatados na literatura, incluindo efeitos cardiovasculares (bradicardia), danos nos nervos e nos tecidos, lentidão na cicatrização de feridas secundárias à diminuição da atividade metabólica, reações alérgicas, queimaduras e intolerância / dor.[28,29]

14.16 Conclusão

As modalidades terapêuticas que geram calor ou frio são ferramentas adjuvantes ao tratamento de diversas condições, uma vez que são acessíveis e com fácil utilização pelos pacientes, auxiliam no controle da dor, principalmente quando a causa é determinada, auxiliam no controle do edema e a restabelecer as condições funcionais, preparam as condutas cinesioterapêuticas e de terapia manuais. Apesar de parecerem recursos inócuos, e na maior parte dos casos são, é preciso cautela com algumas condições.

Bibliografia

1. American Physical Therapy Association. Guide to physical therapist practice: part one: a description of patient/client management. Alexandria, Va: American Physical Therapy Association, 2001.

2. Jo J, Lee SH. Heat therapy for primary dysmenorrhea: a systematic review and meta-analysis of its effects on pain relief and quality of life. Scientific Reports. (2018);8:16252. doi:10.1038/s41598-018-34303-z.

3. Brosseau L, Yonge KA, Welch V, Marchand S, Judd M, Wells GA, et al. Thermotherapy for treatment of osteoarthritis. Cochrane Database of Systematic Reviews. 2003; issue 4. Art. No.: CD004522. doi:10.1002/14651858.CD004522.

4. Wu C-H. Physical agent modalities. Braddom's Rehabilitation Care: A Clinical Handbook. 2018.

5. Malanga GA, Yan N, Stark J. Mechanisms and efficacy of heat and cold therapies for musculoskeletal injury. Postgraduate Medicine. 2015;127:1:57-65. doi:10.1080/00325481.2015.992719.

6. Bredow J, Bloess K, Oppermann J, Boese CK, Löhrer L, Eysel P. Conservative treatment of nonspecific, chronic low back pain: evidence of the efficacy – a systematic literature review. Orthopade. 2016 Jul;45(7):573-8. doi:10.1007/s00132-016-3248-7.

7. Ricci NA, Dias CNK, Driusso P. A utilização dos recursos eletrotermofototerapêuticos no tratamento da síndrome da fibromialgia: uma revisão sistemática. Rev Bras Fisioter. 2010;14(1):1-9.

8. Gam A, Warming S, Larsen LH, et al. Treatment myofascial trigger-points with ultrasound combined with massage and exercise: a randomized controlled trial. Pain. 1998;77(1):73-9.

9. Majlesi J, Unalan H. High-power pain threshold ultrasound technique in the treatment factive myofascial trigger points: a randomized, double-blind, case-control study. Arch Phys Med Rehabil. 2004;85(5):833-6.

10. Miller DL, Smith NB, Bailey MR, et al. Overview of therapeutic ultrasound applications and safety considerations. J Ultrasound Med. 2012;31(4):623-634. doi:10.7863/jum.2012.31.4.623.

11. Machet L, Boucaud A. Phonophoresis: efficiency, mechanisms and skin tolerance. Int J Pharm. 2002 Aug 28;243(1-2):1-15. doi: 10.1016/s0378-5173(02)00299-5. PMID: 12176291.

12. Noori SA, Rasheed A, Aiyer R, Jung B, Bansal N, Chang KV, et al. Therapeutic Ultrasound for Pain Management in Chronic Low Back Pain and Chronic Neck Pain: A Systematic Review. Pain Med. 2020 Nov 7;21(7):1482-1493. doi: 10.1093/pm/pny287.

13. Rutjes AW, Nüesch E, Sterchi R, Jüni P. Therapeutic ultrasound for osteoarthritis of the knee or hip. Cochrane Database Syst Rev. 2010 Jan 20;(1):CD003132. doi: 10.1002/14651858.CD003132.pub2. PMID: 20091539.

14. Marks R, Ghassemi M, Duarte R, Van Nguyen JP: Review of the literature on shortwave diathermy as applied to osteo-arthritis of the knee. Physiotherapy. 1999, 85: 304-316. 10.1016/S0031-9406(05)67134-9.

15. Masiero S, Pignataro A, Piran G, Duso M, Mimche P, Ermani M, et al. Short-wave diathermy in the clinical management of musculoskeletal disorders: a pilot observational study. Int J Biometeorol. 2020 Jun;64(6):981-988. doi: 10.1007/s00484-019-01806-x.

16. Murray CC, Kitchen S. Effect of pulse repetition rate on the perception of thermal sensation with pulsed shortwave diathermy. Physiother Res Int. 2000;5(2):73-84. doi: 10.1002/pri.187.

17. Babaei-Ghazani A, Shahrami B, Fallah E, Ahadi T, Forough B, Ebadi S. Continuous shortwave diathermy with exercise reduces pain and improves function in Lateral Epicondylitis more than sham diathermy: A randomized controlled trial. J Bodyw Mov Ther. 2020 Jan;24(1):69-76. doi: 10.1016/j.jbmt.2019.05.025.

18. Waked IS, Ibrahim ZM. Beneficial Effects of Paraffin Bath Therapy as Additional Treatment of Chronic Hand Eczema: A Randomized, Single-Blind, Active-Controlled, Parallel-Group Study. J Altern Complement Med. 2020 Dec;26(12):1144-1150. doi: 10.1089/acm.2020.0356.

19. Dilek B, Gözüm M, Sahin E, Baydar M, Ergör G, El O, Bircan Ç, Gülbahar S. Efficacy of paraffin bath therapy in hand osteoarthritis: a single-blinded randomized controlled trial. Arch Phys Med Rehabil. 2013 Apr;94(4):642-9. doi: 10.1016/j.apmr.2012.11.024.

20. Paolillo FR, Lins EC, Corazza AV, Kurachi C, and Bagnato VS, "Termography applied during exercises with or without infrared light-emitting diode irradiation: Individual and comparative analysis," Photomedicine and Laser Surgery. 2013;vol. 31, no. 7, pp. 349–355.

21. Al-Quisi AF, Al-Anee AM, Al-Jumaily HA, Bahr EF, Finjan DA. Efficacy of the LED Red Light Therapy in the Treatment of Temporomandibular Disorders: Double Blind Randomized Controlled Trial. Pain Res Treat. 2019 May 6;2019:8578703. doi: 10.1155/2019/8578703.

22. Bartels EM, Juhl CB, Christensen R, Hagen KB, Danneskiold-Samsøe B, Dagfinrud H, et al. Aquatic exercise for the treatment of knee and hip osteoarthritis. Cochrane Database Syst Rev. 2016 Mar 23;3:CD005523. doi: 10.1002/14651858.CD005523.

23. Dias JM, Cisneros L, Dias R, Fritsch C, Gomes W, Pereira L, et al. Hydrotherapy improves pain and function in older women with knee osteoarthritis: a randomized controlled trial. Braz J Phys Ther. 2017 Nov-Dec;21(6):449-456. doi: 10.1016/j.bjpt.2017.06.012. Epub 2017 Jul 5.

24. Sekome K, Maddocks S. The short-term effects of hydrotherapy on pain and self-perceived functional status in individuals living with osteoarthritis of the knee joint. S Afr J Physiother. 2019 Jul 24;75(1):476. doi: 10.4102/sajp.v75i1.476.

25. Boonruab J, Nimpitakpong N, Damjuti W. The Distinction of Hot Herbal Compress, Hot Compress, and Topical Diclofenac as Myofascial Pain Syndrome Treatment. J Evid Based Integr Med. 2018 Jan-Dec;23:2156587217753451. doi: 10.1177/2156587217753451.

26. Arankalle D, Wardle J, Nair PM. Alternate hot and cold application in the management of heel pain: A pilot study. Foot (Edinb). 2016 Dec;29:25-28. doi: 10.1016/j.foot.2016.09.007. Epub 2016 Sep 19.

27. Swenson C, Swärd L, Karlsson J. Cryotherapy in sports medicine. Scand J Med Sci Sports. 1996 Aug;6(4):193-200. doi: 10.1111/j.1600-0838.1996.tb00090.x. PMID: 8896090.

28. Nadler SF, Weingand K, Kruse RJ. The physiologic basis and clinical applications of cryotherapy and thermotherapy for the pain practitioner. Pain Physician. 2004;7(3):395-9.

29. Galiuto L. The use of cryotherapy in acute sports injuries. Ann Sports Med Res. 2016;3(2):1060.

30. Freire B, Geremia J, Baroni BM, Vaz MA. Effects of cryotherapy methods on circulatory, metabolic, inflammatory and neural properties: a systematic review,Fisioter. Mov., Curitiba,29(2),2016,389-398.

31. Banfi G, Lombardi G, Colombini A, Melegati G. Whole-body cryotherapy in athletes. Sports medicine. 2010; 40(6):509–17. doi: 10.2165/11531940-000000000-00000 PMID: 20524715.

32. Hohenauer E, Taeymans J, Baeyens J-P, Clarys P, Clijsen R (2015) The Effect of Post-Exercise Cryotherapy on Recovery Characteristics: A Systematic Review and Meta-Analysis. PLoS ONE 10(9): e0139028. doi:10.1371/journal.pone.0139028.

33. Malanga GA, Yan N, Stark J. Mechanisms and efficacy of heat and cold therapies for musculoskeletal injury. Postgrad Med. 2015;127(1):57–65.

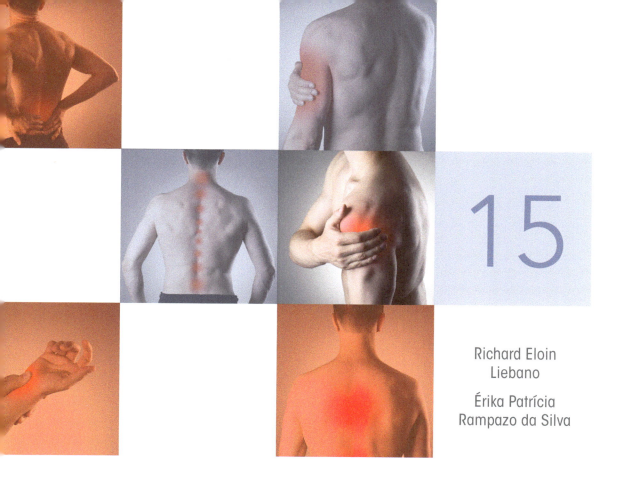

15

Richard Eloin Liebano

Érika Patrícia Rampazo da Silva

ESTIMULAÇÃO ELÉTRICA NERVOSA TRANSCUTÂNEA NO CONTROLE DA DOR

15.1 Introdução

De acordo com a Associação Internacional para Estudo da Dor (*The International Association for the Study of Pain* – IASP),[1] a dor é definida como uma experiência sensorial ou emocional desagradável associada a lesão tecidual real ou em potencial, ou descrita em termos de tal lesão.[1] A dor aguda é considerada de duração limitada e provavelmente tem uma relação temporal e causal identificável com a lesão ou doença.[2] Já a dor crônica refere-se a dor que persistiu além do tempo normal de cicatrização do tecido, que, na ausência de outros fatores, geralmente é de 3 meses.[3] Sendo assim, clinicamente, a dor é classificada como aguda quando seu tempo de duração é inferior a 3 meses e crônica quando persiste além desse tempo.[2,3] 2009. Transcutaneous Electrical Nerve Stimulation (TENS

A dor é um grande problema de saúde, uma vez que pode comprometer a funcionalidade e a qualidade de vida dos indivíduos. Torna-se relevante que haja recursos com a finalidade de controle da dor a fim não somente de proporcionar alívio da dor, mas de auxiliar o indivíduo a ter uma qualidade de vida melhor e capacidade funcional adequada para exercer suas atividades de vida diária, profissional, bem como de lazer. A estimulação elétrica nervosa transcutânea (TENS) é um recurso terapêutico não farmacológico, não invasivo, seguro, de baixo custo e de fácil utilização que é extensamente usado para o controle da dor.[2]

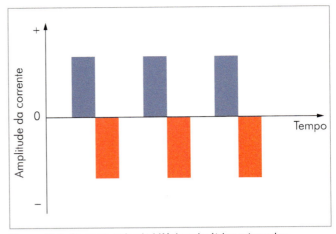

Figura 15.1 Corrente pulsada bifásica simétrica retangular.

15.2 História

Desde a era egípcia, há relatos referentes à utilização de peixes elétricos (*Torpedo mamorata*, *Malapterurus electricus* e *Gymnotus electricus*) para produção de estímulos elétricos para alívio da dor.[4] Em 1965, Melzack e Wall propuseram a teoria das comportas, na qual a transmissão de informação nociva poderia ser inibida pela ativação de fibras aferentes periféricas de maior calibre, a fim de sustentar a razão fisiológica para o efeito eletroanalgésico.[5] A partir daí foram desenvolvidas as primeiras unidades da TENS.

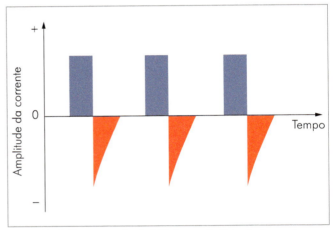

Figura 15.2 Corrente pulsada bifásica assimétrica balanceada.

15.3 Definição

A estimulação elétrica nervosa transcutânea é a aplicação de correntes elétricas na superfície intacta da pele por meio de eletrodos para estimular nervos periféricos.[6] É comumente referida pela sigla em inglês "TENS", que significa *transcutaneous electrical nerve stimulation*. Sendo assim, é importante esclarecer que a TENS não corresponde a um tipo específico de corrente elétrica ou equipamento, e trata-se apenas de uma forma de ativação de fibras nervosas por meio de impulsos elétricos. Portanto, a aplicação de qualquer tipo de corrente elétrica sem a disrupção da pele pode ser referida como TENS.[7]

Apesar de a TENS não corresponder a nenhum tipo de corrente elétrica em específico, geralmente os equipamentos de TENS emitem basicamente dois tipos de corrente elétrica não polarizadas: corrente pulsada bifásica simétrica retangular (Figura 15.1) ou corrente pulsada bifásica assimétrica balanceada (Figura 15.2).[8] Como essas correntes não apresentam polos fixos, elas podem ser utilizadas com amplitude alta e por tempo indeterminado, sem apresentar riscos de queimadura química no tecido cutâneo.

A TENS tem como principal finalidade promover o alívio da dor,[6] sendo assim é utilizada no controle da dor tanto aguda quanto crônica[6] e também pode ser utilizada nos cuidados paliativos para o controle da dor relacionada ao câncer.[9] Além disso, a TENS também possui efeito antiemético[10,11] e favorece a cicatrização tecidual.[12-14]

15.4 Mecanismo de ação

Conforme citado anteriormente, em 1965, Melzack e Wall[5] propuseram a teoria das comportas para explicar o efeito analgésico da TENS. De acordo com essa teoria, a TENS poderia estimular fibras aferentes cutâneas de baixo limiar (A-beta) para inibir a transmissão progressiva de informação nociceptiva para o sistema nervoso central e assim aliviar a dor (modulação segmentar).[15,16] Além disso, apesar de haver controvérsias na literatura a esse respeito, a TENS pode estimular fibras aferentes de pequeno calibre (A-delta) para ativar vias inibitórias descendentes da dor ou ainda bloquear a atividade aferente em neurônios periféricos.[17-19]

Geralmente, os equipamentos de TENS geram uma frequência de pulso inferior a 200 Hz.[20] Dentro dessas possibilidades, ajustes de frequência até 10 Hz são considerados TENS de baixa frequência e frequências superiores a 10 Hz até o máximo do equipamento 150 ou 200 Hz são consideradas TENS de alta frequência.[8] Diferentes frequências de estimulação ativam diferentes mecanismos de ação.[20]

O mecanismo de ação da TENS de baixa frequência está relacionado à ativação de receptores μ-opioides na substância cinzenta periaquedutal (PAG), na região rostroventromedial (RVM) do bulbo e na medula espinal, liberação de noradrenalina, liberação de serotonina e ativação dos receptores 5-HT$_2$ e 5-HT$_3$ no corno posterior da medula espinal.[18,20-23]

Já o mecanismo de ação da TENS de alta frequência está relacionado à ativação de receptores δ-opioides na PAG, RVM e na medula espinal, ativação de receptores ácido gama-aminobutírico (GABA$_A$) na medula espinal, redução de liberação de glutamato na medula espinal pela ativação dos receptores δ-opioides e aumento na liberação de noradrenalina.[18,20-23] the underlying mechanisms are unclear. This study aims to demonstrate an opiate-mediated activation of descending inhibitory pathways from the rostral ventral medulla (RVM

15.5 Modos de aplicação

Diversos parâmetros físicos do pulso elétrico podem ser ajustados nos equipamentos de TENS, sendo eles:

- Frequência de repetição dos pulsos (f), medida em Hertz (Hz).

- Tempo de duração do pulso (T), medido em microssegundos (μs).

- Amplitude do pulso (I), medida em miliamperes (mA).

- Padrão do pulso (às vezes especificado como "modo"): contínuo, em rajadas (denominado como "burst") ou modulado. A opção do pulso modulado pode ser importante para reduzir a tolerância analgésica causada pelo uso repetitivo e inclui frequência modulada, amplitude modulada ou duração modulada.[20]

Os ajustes desses parâmetros permitem a utilização de 4 modalidades da TENS, conforme descrito no Quadro 15.1.

Quadro 15.1. Modalidades e parâmetros da TENS

Modalidades da TENS	Frequência (F)	Duração do pulso (T)	Amplitude (I)
	Hz	μs	mA
Convencional	10-250	≤ 100	Nível sensorial
Acupuntura	< 10 (1-4)	150 200	Nível motor
Burst	100 modulado em 2	200	Nível motor
Breve-intensa	200	150-200	Nível motor/doloroso

A TENS convencional é uma das mais utilizadas, estimula fibras aferentes do tipo Aβ e permite uma sensação de parestesia confortável. Já a TENS acupuntura, além de ativar as fibras aferentes do tipo Aβ, ativa as fibras Aα que promovem contrações musculares fásicas. Essas contrações musculares estimulam as fibras Aδ dos ergorreceptores. Sendo assim, recomenda-se que nessa modalidade os eletrodos sejam posicionados sobre os miótomos na área de dor. A TENS burst também ativa fibras motoras; no entanto, como a frequência de 100 Hz está modulada em pacotes de 2 Hz, esta é considerada mais confortável quando comparada à TENS acupuntura. A TENS breve-intensa é a menos utilizada, uma vez que a amplitude da corrente deve ser ajustada até a sensação dolorosa e gera desconforto. Recomenda-se que seja utilizada até 15 minutos e durante procedimentos dolorosos como retirada de suturas ou debridamento de feridas. No entanto, atualmente as modalidades da TENS têm se resumido a TENS de baixa frequência (≤ 10 Hz) ou TENS de alta frequência (≥ 50 Hz).[8]

Dicas importantes para seleção dos parâmetros:

- A TENS de alta frequência é considerada mais confortável comparada à TENS de baixa frequência, então se recomenda iniciar o tratamento pela alta frequência.[20]

- A fim de evitar a tolerância analgésica da TENS, nos casos de aplicações repetidas e por longos períodos, recomenda-se o uso alternado de alta e baixa frequência.[20]

- Para pacientes que fazem uso crônico de analgésicos opioides, usar preferencialmente a TENS de alta frequência.[20] A maioria dos analgésicos opioides atuam nos receptores μ-opioides, e o uso crônico dessas drogas pode levar à tolerância analgésica. Sendo assim, recomenda-se que nesses pacientes seja utilizada a TENS de alta frequência, que ativa receptores δ-opioides.[20,24]

- O ajuste da amplitude é um fator importante para eficácia analgésica do recurso. Amplitudes mais elevadas promovem uma eficácia analgésica significante.[25] Sendo assim, o ajuste da amplitude da corrente deve ser até que o paciente relate uma sensação forte, porém confortável. Com o passar do tempo pode ocorrer habituação sensorial (o paciente relata que a sensação da corrente diminui), então é necessário que novo ajuste seja feito até que a sensação da corrente volte a ser forte, porém confortável.[26]

- Quanto ao tempo de aplicação da corrente, recomenda-se que seja de 40 a 60 minutos. No entanto, para a primeira aplicação sugere-se que seja em um tempo inferior a 30 minutos apenas para observar possíveis reações adversas e o quanto a aplicação da corrente foi eficaz na diminuição da dor.

- A eficácia máxima da TENS ocorre durante e/ou imediatamente após a estimulação.[20]

15.5 Aplicabilidade prática

A aplicação da TENS na prática clínica exige alguns cuidados que têm como finalidade proporcionar maior eficácia desse recurso terapêutico analgésico. Sendo assim, orienta-se que os seguintes pontos sejam considerados:

15.5.1 Eletrodos

A transmissão da corrente elétrica para a pele se faz por meio de eletrodos que serão posicionados conforme a região a ser tratada. Dois tipos de eletrodos podem ser utilizados: autoadesivo ou silicone-carbono. Para utilização dos eletrodos de silicone-carbono se faz necessária a aplicação de gel em toda a superfície do eletrodo, e esta deve ser acoplada de forma homogênea em toda a superfície da pele.

Os eletrodos podem ser posicionados das seguintes formas:

- Sobre a área de dor.
- Ao redor da área de dor.
- Sobre pontos de acupuntura.

- Sobre pontos motores.
- Sobre pontos-gatilho.
- Sobre o nervo periférico responsável pela inervação da área dolorosa
- Sobre forames intervertebrais para estimular raízes nervosas de nervos espinhais responsáveis pela inervação do dermátomo da região dolorosa.

A densidade da corrente (d) (d = I/a) é influenciada pela amplitude da corrente (I) e pela área do eletrodo (a).[27] Sendo assim, quanto maior o tamanho do eletrodo, maior a área estimulada, e será necessário um ajuste maior da amplitude da corrente para que se atinjam os efeitos fisiológicos e terapêuticos desejáveis com a estimulação elétrica.

15.5.2 Preparo do paciente

- Certifique-se de que seu paciente esteja bem posicionado e que possa manter-se na posição durante todo o tempo de aplicação da TENS.
- Realize a assepsia e tricotomia, se necessária, da área na qual os eletrodos serão posicionados.
- Posicione os eletrodos.

15.5.3 Preparo do equipamento

- Conecte os cabos no equipamento e nos eletrodos a serem utilizados.
- Conecte o cabo do equipamento em uma fonte de energia e ligue o equipamento.
- Faça os ajustes necessários em relação aos parâmetros: frequência (Hz), duração do pulso e tempo de aplicação.
- Ative a estimulação e inicie o aumento da intensidade da corrente de forma gradativa até que o paciente relate que a sensação da corrente está forte, porém confortável. Questione de tempos em tempos se a sensação da corrente continua forte, porém confortável. Caso o paciente relate que a sensação da corrente diminuiu, faça o ajuste da amplitude da corrente até que o paciente novamente relate que a sensação da corrente está forte, porém confortável.
- Após o término da aplicação, desligue o equipamento, remova os eletrodos e avalie o estado da pele do paciente.

15.6 Evidência científica

Diante da importância de a prática clínica ser baseada em evidência científica, a Tabela 15.1 apresenta os achados de revisões sistemáticas de ensaios clínicos controlados randomizados que investigaram a eficácia da TENS no controle da dor. Pode-se observar que há evidência científica em relação à eficácia da TENS na diminuição de dores agudas e crônicas, como: osteoartrite de joelho,[28] síndrome do túnel do carpo,[28] dor pélvica crônica,[29] dor neuropática,[30] dismenorreia primária,[31] histeroscopia,[32] dor lombar crônica[33] e dor pós-operatória.[34-37] No entanto, outras afecções, como fibromialgia,[8] dor na coluna,[38-40] doença falciforme,[41] tendinopatia do manguito rotador,[42] dor fantasma e dor no coto,[43] necessitam de mais ensaios clínicos controlados randomizados de alta qualidade metodológica e baixo risco de viés a fim de se verificar se a TENS é um recurso a ser utilizado ou não.

É importante ressaltar que também há evidência científica de estudos em animais, estudos de dor experimental em humanos e ensaios clínicos que mostram que a TENS é um recurso que promove, além da analgesia local, a analgesia remota, ou seja, em locais distantes da estimulação.[44] Portanto, a TENS é um recurso analgésico a ser considerado a pacientes com dor generalizada, e torna-se relevante que mais ensaios clínicos sejam realizados nesta população.

15.7 Contraindicações e precauções

Anteriormente à utilização da TENS é relevante que suas contraindicações e precauções sejam consideradas.

15.7.1 Contraindicações

- Marca-passo cardíaco ou cardioversores (desfibriladores) implantáveis: é contraindicada a utilização da TENS sobre ou área cardíaca de pacientes que possuem marca-passo cardíaco ou cardioversores (desfibriladores) implantáveis, pois podem geram mau funcionamento desses equipamentos.[6,45,46]

- Área cardíaca: área cardíaca ou região torácica de pacientes com doenças cardíacas (p. ex., arritmias ou insuficiência cardíaca).[45]

- Gravidez: não aplicar a TENS sobre a região lombar ou abdominal de mulheres grávidas.[45,46]

- Malignidade: áreas conhecidas ou com suspeita de malignidade, uma vez que pode estimular o crescimento de células cancerígenas.[45] No entanto, a TENS pode ser utilizada no tratamento da dor de pacientes em cuidados paliativos.

- Tromboflebite ou trombone venosa profunda.[45]

- Hemorragia: pacientes com disfunção hemorrágica não tratada ou área com sangramento tecidual ativo.[45]

- Tecidos infectados, tuberculose ou feridas com osteomielite subjacente.[45]

- Convulsão: não utilizar a TENS sobre a região de cabeça e pescoço de pacientes que sofrem de convulsão.[45]

- Olhos, região anterior do pescoço, seio carotídeo e órgãos reprodutivos.[45]

- Alterações sensitivas, de cognição ou comunicação: a TENS não deve ser utilizada em pacientes com alterações na sensibilidade da pele, déficit cognitivo ou de comunicação, uma vez que não haverá um *feedback* preciso em relação à sensação da corrente elétrica.[45]

15.7.2 Precauções

- Epífise ativa.[45,46]
- Doenças de pele como eczema ou psoríase.[45]
- Região anterior do tronco ou inferior do abdome.[6]
- Pele frágil ou danificada.[6]

Tabela 15.1. Revisões sistemáticas em relação à eficácia da TENS para o controle da dor

Estudos	População	ECRs	n	
Bjordal et al., 2003.[37]	Dor pós-operatória	21	1.350	
Sbruzzi et al., 2012.[34]	Dor pós-operatória de cirurgia torácica	11	545	
Johnson et al., 2015.[43]	Dor fantasma e dor no coto	0	–	
Johnson et al., 2015.[47]	Dor aguda	19	1.346	
Jauregui et al., 2016.[33]	Dor lombar crônica	13	267	
Desmeules et al., 2016.[42]	Tendinopatia do manguito rotador	6	247	
Johnson et al., 2017.[8]	Fibromialgia	7	315	
Zhu et al., 2017.[35]	Artroplastia total de joelho	6	529	
Yue et al., 2018.[36]	Artroplastia total de joelho	7	560	
Almeida et al., 2018.[28]	Dor aguda e crônica	8	825	

TENS: estimulação elétrica nervosa transcutânea; ECRs: ensaios clínicos controlados randomizados; IFC: corrente interferencial; n: número de participantes; f: frequência; Hz: Hertz; T: tem I: amplitude da corrente; mA: miliampère; min: minutos.

Parâmetros utilizados na maioria dos estudos				Conclusão
f (Hz)	T (µs)	Amplitude	Tempo (min)	
85	–	Forte, máxima tolerável, sem dor	–	A TENS com intensidade forte e subnóxica, frequência adequada e na área da ferida operatória pode significantemente reduzir o consumo de analgésicos no pós-operatório.
80-278	50-150	Sensorial	20 min – 72 horas	A TENS associada à analgesia farmacológica foi eficaz na diminuição dor após toracotomia e esternotomia
–	–	–	–	Não foram encontrados ECRs para julgar a efetividade da TENS na dor fantasma e na dor no coto de amputados.
80-100	50-400	Sensação forte, porém, confortável	20-60	A TENS reduziu a intensidade da dor comparada com o tratamento placebo em adultos com dor aguda.
2-20/80-100	100-250	Sensorial	15-60	A TENS demonstrou redução significativa da intensidade da dor lombar.
50-100	150-250	15-30 mA	15-20	Inconclusivo devido ao pequeno número de estudos incluídos que ainda apresentam alto risco de viés.
80-150	70-200	Sensação forte, porém confortável	20-40	Evidência científica de alta qualidade insuficiente para apoiar ou refutar o uso da TENS na fibromialgia.
40-150	150-300	Máxima tolerável	15-20	A TENS significantemente reduziu a dor, o consumo de morfina pós-operatória durante o período de 24 horas e melhorou a amplitude de movimento ativa do joelho.
70-150	100-250	Forte, porém confortável (15-40 mA)	20-24 horas	A TENS promoveu analgesia efetiva após artroplastia total de joelho.
80-120	80-330	Nível sensorial	20-60	TENS e IFC têm efeitos globais semelhantes em relação à melhora da dor e capacidade em indivíduos com dor aguda e crônica sem diferença entre elas.

ão do pulso; µs: microssegundos;

(Continua)

Tabela 15.1. Revisões sistemáticas em relação à eficácia da TENS para o controle da dor *(Continuação)*

Estudos	População	ECRs	N	
Resende et al., 2018.[39]	Dor lombar crônica e dor cervical	9	655	
Martimbianco et al., 2019.[38]	Dor cervical crônica	7	651	
Binny et al., 2019.[40]	Dor lombar aguda	3	192	
Cottrell et al., 2019.[29]	Dor pélvica crônica	4	190	
Elboim-Gabyzon e Kalichman 2020.[31]	Dismenorreia primária	8	317	
Ogle et al., 2020.[30]	Dor neuropática	5	155	
Ghamry et al., 2020.[32]	Histeroscopia ambulatorial	2	234	
Pal et al., 2020.[41]	Doença falciforme	1	22	

TENS: estimulação elétrica nervosa transcutânea; ECRs: ensaios clínicos controlados randomizados; IFC: corrente interferencial; n: número de participantes; f: frequência; Hz: Hertz; T: tempo; mA: miliampère; min: minutos.

Parâmetros utilizados na maioria dos estudos				Conclusão
f (Hz)	T (µs)	Amplitude	Tempo (min)	
80-100	40-250	Sensorial	15-60	Inconclusiva devido à baixa qualidade dos estudos.
60-100	40-250	Tolerável, sensação de formigamento sem contração	20-60	Foi encontrada baixa evidência para utilização da TENS comparada com TENS placebo na redução da intensidade da dor cervical crônica.
100-200	60-100	Sensorial	30	Evidência científica insuficiente para verificar a eficácia do uso da TENS na dor lombar aguda.
85-110	100	25 mA	10-30	A TENS isolada ou associada à termoterapia reduziu significantemente a intensidade da dor comparada ao placebo em indivíduos com dor pélvica crônica.
50-120	100	Máxima tolerável com ajuste contínuo	Enquanto sentir dor (20- 8h)	A TENS é eficaz na diminuição da dor, consumo de analgésicos e melhora da qualidade de vida em mulheres com dismenorreia primária.
2-180	200-250	Nível motor / máxima tolerável / 20-30 mA	30-60	A TENS pode reduzir a dor de origem neuropática
80-100	100/400	Nível sensorial forte, sem dor e sem contração	5-10 minutos antes do procedimento	A TENS mostrou significante redução da intensidade da dor comparado com placebo.
100	30	Nível sensorial confortável	?	Inconclusivo devido à baixa qualidade do estudo e alto risco de viés.

ão do pulso; µs: microssegundos;

15.8 Considerações finais

A TENS é um recurso de baixo custo, não invasivo e de fácil aplicação para o controle de dores agudas e crônicas. Sua eficácia depende de uma aplicabilidade adequada tanto em relação aos parâmetros quanto ao posicionamento dos eletrodos. Torna-se relevante que mais ensaios clínicos controlados randomizados de alta qualidade sejam realizados a fim de investigar os melhores parâmetros a serem utilizados conforme a disfunção, além de comparar a efetividade da TENS com outros recursos analgésicos.

Bibliografia

1. Merskey H, Bogduk N. Classification of chronic pain: description of chronic pain syndromes and definitions of pain terms. Seatlle; 1994. Report No.: 2nd edition.

2. Johnson MI, Paley CA, Howe TE, Sluka KA. Transcutaneous electrical nerve stimulation for acute pain. Cochrane Database Syst Rev. 2015;(6):CD006142.

3. Mills SEE, Nicolson KP, Smith BH. Chronic pain: a review of its epidemiology and associated factors in population-based studies. Br J Anaesth. 2019;123(2):273-83.

4. Kane K, Taub A. A history of local electrical analgesia. Pain. 1975 Jun;1(2):125-38.

5. Melzack R, Wall PD. Pain mechanisms: a new theory. Science. 1965 Nov 19;150(3699):971-9.

6. Johnson MI, Jones G, Paley CA, Wittkopf PG. The clinical efficacy of transcutaneous electrical nerve stimulation (TENS) for acute and chronic pain: a protocol for a meta-analysis of randomised controlled trials (RCTs). BMJ Open. 2019;9:29999.

7. Alon G. Os princípios das estimulação elétrica. In: Eletroterapia clínica. Primeira E. Manole; 2003. p.55-139.

8. Johnson MI, Claydon LS, Herbison GP, Jones G, Paley CA. Transcutaneous electrical nerve stimulation (TENS) for fibromyalgia in adults. Cochrane Database Syst Rev. 2017 Oct 9;10:CD012172.

9. Loh J, Gulati A. The use of transcutaneous electrical nerve stimulation (TENS) in a major cancer center for the treatment of severe cancer-related pain and associated disability. Pain Med (United States). 2015 Jun 1;16(6):1204-10.

10. Fassoulaki A, Papilas K, Sarantopoulos C, Zotou M. Transcutaneous electrical nerve stimulation reduces the incidence of vomiting after hysterectomy. Anesth Analg. 1993 May;76(5):1012-4.

11. Ozgür Tan M, Sandikçi Z, Uygur MC, Arik AI, Erol D. Combination of transcutaneous electrical nerve stimulation and ondansetron in preventing cisplatin-induced emesis. Urol Int. 2001;67(1):54-8.

12. Machado AFP, Silva FL, Neves MAI, Nonato FL, Tacani PM, Liebano RE. Effect of high- and low- frequency transcutaneous electrical nerve stimulation (TENS) on angiogenesis and wound contraction in acute excisional wounds in rat skin. Fisioter em Mov. 2017 Dec;30(4):671-80.

13. Cosmo P, Svensson H, Bornmyr S, Wikström SO. Effects of transcutaneous nerve stimulation on the microcirculation in chronic leg ulcers. Scand J Plast Reconstr Surg hand Surg. 2000 Mar;34(1):61-4.

14. Kamali F, Mirkhani H, Nematollahi A, Heidari S, Moosavi E, Mohamadi M. The effect of transcutaneous electrical nerve stimulation of sympathetic ganglions and acupuncture points on distal blood flow. J Acupunct Meridian Stud. 2017 Apr;10(2):120-4.

15. Garrison DW, Foreman RD. Effects of transcutaneous electrical nerve stimulation (TENS) on spontaneous and noxiously evoked dorsal horn cell activity in cats with transected spinal cords. Neurosci Lett. 1996 Sep 27;216(2):125-8.

16. Ma YT, Sluka KA. Reduction in inflammation-induced sensitization of dorsal horn neurons by transcutaneous electrical nerve stimulation in anesthetized rats. Exp Brain Res. 2001;136(4):94-102.

17. De Santana JM, Da Silva LFS, De Resende MA, Sluka KA. Transcutaneous electrical nerve stimulation at both high and low frequencies activates ventrolateral periaqueductal grey to decrease mechanical hyperalgesia in arthritic rats. Neuroscience. 2009 Nov 10;163(4):1233-41.

18. Kalra A, Urban MO, Sluka KA. Blockade of opioid receptors in rostral ventral medulla prevents antihyperalgesia produced by transcutaneous electrical nerve stimulation (TENS). J Pharmacol Exp Ther. 2001;298(1):257-63.

19. Nardone A, Schieppati M. Influences of transcutaneous electrical stimulation of cutaneous and mixed nerves on subcortical and cortical somatosensory evoked potentials. Electroencephalogr Clin Neurophysiol Evoked Potentials. 1989;74(1):24-35.

20. Sluka KA, Bjordal JM, Marchand S, Rakel BA. What makes transcutaneous electrical nerve stimulation work? Making sense of the mixed results in the clinical literature. Phys Ther. 2013;93(10):1397-402.

21. Leonard G, Goffaux P, Marchand S. Deciphering the role of endogenous opioids in high-frequency TENS using low and high doses of naloxone. Pain. 2010;151(1):215-9.

22. Sluka KA, Deacon M, Stibal A, Strissel S, Terpstra A. Spinal blockade of opioid receptors prevents the analgesia produced by TENS in arthritic rats. J Pharmacol Exp Ther. 1999 May;289(2):840-6.

23. Sluka KA, Lisi TL, BS, Westlund KN. Increased release of serotonin in the spinal cord during low, but not high, frequency transcutaneous electric nerve stimulation in rats with joint inflammation. 2006;87(8):1137-40.

24. Léonard G, Cloutier C, Marchand S. Reduced analgesic effect of acupuncture-like tens but not conventional tens in opioid-treated patients. J Pain. 2011;12(2):213-21.

25. Moran F, Leonard T, Hawthorne S, Hughes CM, McCrum-Gardner E, Johnson MI, et al. Hypoalgesia in response to transcutaneous electrical nerve stimulation (TENS) depends on stimulation intensity. J Pain. 2011;12(8):929-35.

26. Pantaleão MA, Laurino MF, Gallego NLG, Cabral CMN, Rakel B, Vance C, et al. Adjusting pulse amplitude during transcutaneous electrical nerve stimulation (TENS) application produces greater hypoalgesia. J Pain. 2011;12(5):581-90.

27. Starkey C. Agentes elétricos. In: Recursos terapêuticos em fisioterapia. Manole; 2001. p.176-276.

28. Almeida CC de, Silva VZM da, Júnior GC, Liebano RE, Durigan JLQ. Transcutaneous electrical nerve stimulation and interferential current demonstrate similar effects in relieving acute and chronic pain: a systematic review with meta-analysis. Brazilian J Phys Ther. 2018;22(5):347-54.

29. Cottrell AM, Schneider MP, Goonewardene S, Yuan Y, Baranowski AP, Engeler DS, et al. Benefits and harms of electrical neuromodulation for chronic pelvic pain: a systematic review. Eur Urol Focus. 2019 Oct 19.

30. Ogle T, Alexander K, Miaskowski C, Yates P. Systematic review of the effectiveness of self-initiated interventions to decrease pain and sensory disturbances associated with peripheral neuropathy. Journal of Cancer Survivorship. Springer; 2020.

31. Elboim-Gabyzon M, Kalichman L. Transcutaneous electrical nerve stimulation (TENS) for primary dysmenorrhea: an overview. International Journal of Women's Health. Dove Medical Press Ltd; 2020; 12;1-10.

32. Ghamry NK, Samy A, Abdelhakim AM, Elgebaly A, Ibrahim S, Ahmed AA, et al. Evaluation and ranking of different interventions for pain relief during outpatient hysteroscopy: a systematic review and network meta-analysis. J Obstet Gynaecol Res. 2020 Feb 23;jog.14221.

33. Jauregui JJ, Cherian JJ, Gwam CU, Chughtai M, Mistry JB, Elmallah RK, et al. A meta-analysis of transcutaneous electrical nerve stimulation for chronic low back pain. Surg Technol Int. 2016 Apr;28:296-302.

34. Sbruzzi G, Silveira SA, Silva DV, Coronel CC, Plentz RDM. Estimulação elétrica nervosa transcutânea no pós-operatório de cirurgia torácica: revisão sistemática e metanálise de estudos randomizados. Brazilian J Cardiovasc Surg. 2012 Mar;27(1):75-87.

35. Zhu Y, Feng Y, Peng L. Effect of transcutaneous electrical nerve stimulation for pain control after total knee arthroplasty: a systematic review and meta-analysis. Journal of Rehabilitation Medicine. Foundation for Rehabilitation Information. 2017; 49:700-4.

36. Yue C, Zhang X, Zhu Y, Jia Y, Wang H, Liu Y. Systematic review of three electrical stimulation techniques for rehabilitation after total knee arthroplasty. Journal of Arthroplasty. Churchill Livingstone Inc. 2018;33:2330-7.

37. Bjordal JM, Johnson MI, Ljunggreen AE. Transcutaneous electrical nerve stimulation (TENS) can reduce postoperative analgesic consumption: a meta-analysis with assessment of optimal treatment parameters for postoperative pain. Eur J Pain. 2003 Apr;7(2):181-8.

38. Martimbianco A, Porfírio G, Pacheco R, Torloni M, Riera R. Transcutaneous electrical nerve stimulation (TENS) for chronic neck pain. Cochrane Database Syst Rev. 2019(10).

39. Resende L, Merriwether E, Rampazo EP, Dailey D, Embree J, Deberg J, et al. Meta-analysis of transcutaneous electrical nerve stimulation for relief of spinal pain. Eur J Pain. 2018;22(4):663-78.

40. Binny J, Joshua Wong NL, Garga S, Lin CWC, Maher CG, McLachlan AJ, et al. Transcutaneous electric nerve stimulation (TENS) for acute low back pain: systematic review. Scandinavian Journal of Pain. De Gruyter; 2019;19:225-33.

41. Pal S, Dixit R, Moe S, Godinho MA, Abas AB, Ballas SK, et al. Transcutaneous electrical nerve stimulation (TENS) for pain management in sickle cell disease. The Cochrane database of systematic reviews. NLM (Medline). 2020;3:CD012762.

42. Desmeules F, Boudreault J, Roy JS, Dionne CE, Frémont P, MacDermid JC. Efficacy of transcutaneous electrical nerve stimulation for rotator cuff tendinopathy: a systematic review. Physiotherapy (United Kingdom). Elsevier Ltd. 2016; 102:41-9.

43. Johnson MI, Mulvey MR, Bagnall AM. Transcutaneous electrical nerve stimulation (TENS) for phantom pain and stump pain following amputation in adults. Cochrane Database of Systematic Reviews. John Wiley and Sons Ltd. 2015; 2015.

44. Gozani SN. Remote analgesic effects of conventional transcutaneous electrical nerve stimulation: a scientific and clinical review with a focus on chronic pain. Journal of Pain Research. Dove Medical Press Ltd. 2019;12:3185-201.

45. Houghton P, Nussbaum E, Hoens A. Electrophysical agents: contraindications and precautions: an evidence-based approach to clinical decision making in physical therapy. Physiother Canada. 2010 Oct;62(5):1-80.

46. Johnson M. Transcutaneous electrical nerve stimulation. In: Kitchen S, ed. Electrotherapy: evidence based practice. Churchill Livingstone; 2002. p.259-86.

47. Johnson MI, Paley CA, Howe TE, Sluka KA. Transcutaneous electrical nerve stimulation for acute pain. Cochrane Database Syst Rev. 2015;6.

48. Campos FV, Neves LM, Da Silva VZ, Cipriano GF, Chiappa GR, Cahalin L, et al. Hemodynamic effects induced by transcutaneous electrical nerve stimulation in apparently healthy individuals: a systematic review with meta-analysis. Archives of Physical Medicine and Rehabilitation. W.B. Saunders. 2016;97:826-35.

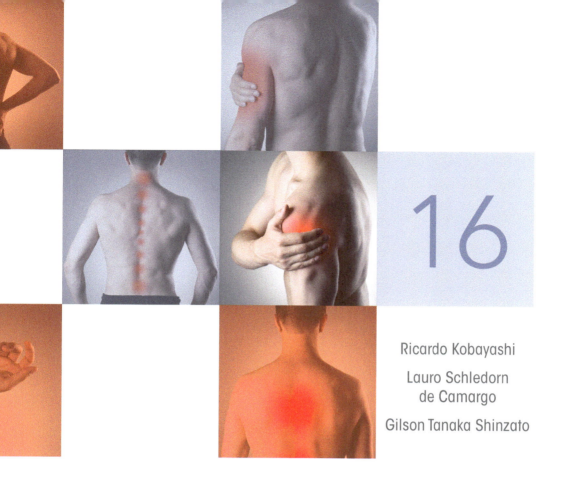

16

Ricardo Kobayashi

Lauro Schledorn de Camargo

Gilson Tanaka Shinzato

TRATAMENTO POR ONDAS DE CHOQUE

16.1 Introdução

O tratamento por ondas de choque é comumente usado para o tratamento de patologias musculoesqueléticas. Inicialmente empregado para patologias como fascite plantar, epicondilite lateral, tendinopatia calcárea do ombro e pseudoartroses, o método vem ganhando novas perspectivas de indicações uma vez que cresce o conhecimento sobre seus efeitos biológicos e evidências mais robustas são publicadas.[1]

Conhecido também pela sigla ESWT (*extracorporeal shockwave treatment*), o método é baseado em um estímulo mecanoacústico externo, que consegue desencadear fenômenos biológicos capazes de alterar o processo de cicatrização de músculos, tendões e ossos, além de alterar vias de sinalização e condução de estímulos dolorosos, comumente associados a patologias crônicas desses tecidos.[1]

Este capítulo é um resumo geral sobre os mecanismos de ação, indicações consagradas e perspectivas futuras para a aplicação do método no tratamento de afecções musculoesqueléticas.

16.2 Histórico

Desde a década de 1980, as ondas acústicas são empregadas no tratamento de cálculos renais. A evolução do uso do método e o seguimento desses pacientes com patologias renais tratados evidenciaram a diminuição do processo inflamatório no parênquima renal e o aumento da reação periosteal nos ossos da crista ilíaca.[1,2]

No início dos anos 1990, o tratamento por ondas de choque focais foi testado nos casos de falhas de consolidação de fraturas, nas tendinopatias crônicas e calcificações tendíneas. Naquela ocasião, o modelo biológico da ação das ondas de choque era desconhecido, e sua eficácia era atribuída apenas a seu efeito mecânico.[3,4]

Próximo à virada do século, ondas radiais de pressão foram introduzidas para o tratamento de doenças musculoesqueléticas e foram também chamadas de ondas de choque por alguns grupos. Atualmente se considera haver dois tipos de tratamento: as ondas de choque focais e as ondas radiais de pressão. A despeito de seus diferentes princípios físicos e resultados terapêuticos, ambos os métodos utilizam o estímulo mecânico como princípio de indução e resposta biológica, e compartilham de muitas de suas indicações, que serão abordadas mais à frente neste capítulo.[5,6]

16.3 Mecanismos de ação das ondas de choque

As ondas de choque são impulsos acústicos caracterizados por alto pico de energia em um curto intervalo de tempo, seguidos por rápido decréscimo dessa energia, chegando a pressões negativas. Essa variação abrupta na pressão gera, nos tecidos, a formação de microbolhas em um fenômeno conhecido como cavitação. A energia liberada pela onda direta, acrescentada da energia da eclosão dessas microbolhas, gera uma cascata de reações biológicas.[7]

O tratamento por ondas de choque pode ter dois tipos de difusão de energia acústica: ondas focais e ondas de pressão radiais (RPW), ilustradas na Figura 16.1.[6, 7]

As ondas de choque do tipo focal apresentam velocidades supersônicas, que focalizam e concentram a energia para um ponto na profundidade do

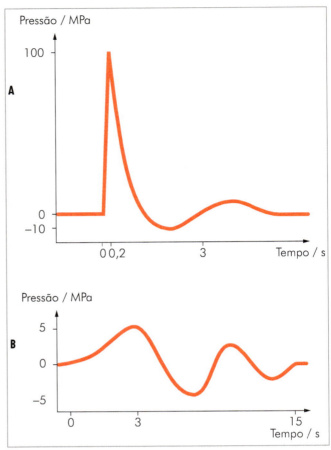

Figura 16.1 Diferenças entre a onda de choque focal (A) e a onda de pressão radial (B).

tecido a ser tratado. Os aparelhos que geram as ondas focais podem ser eletro-hidráulicos, eletromagnéticos ou piezoelétricos, e são capazes de entregar baixa ou alta energia conforme a regulagem escolhida. As ondas de pressão radiais são produzidas por geradores pneumáticos ou magnéticos. Elas apresentam velocidades subsônicas, que chegam a um pico de pressão positiva mais baixo que as focais. Essa energia é entregue ao tecido na transição entre o aparelho e a pele, perdendo energia no decorrer da profundidade. Assim sendo, as ondas de choque focais atingem pontos mais profundos dos tecidos e com maior energia do que as ondas radiais.[6,8]

A ação das ondas de choque sobre os tecidos ocorre no nível celular por meio da mecanotransdução, mecanismo no qual determinadas células são capazes de transmitir estímulos mecânicos externos para dentro da célula, ativando algumas vias de sinalização intracelular até o núcleo.[9,10]

A partir desse estímulo ocorre uma série de produções e liberações de substâncias bioativas que irão desencadear modulação da inflamação, neoangiogênese, proliferação e diferenciação celular, além de migração de células mesenquimais.[6]

Essas reações celulares e teciduais são responsáveis por aumentar a capacidade de reparação, regeneração e aumentar o aporte sanguíneo, explicando os efeitos dessa modalidade terapêutica nas tendinopatias e em algumas patologias ósseas como pseudoartrose e osteonecrose.[6,7,8]

As ondas de choque apresentam efeito analgésico por meio da hiperestimulação. Existem evidências do fechamento/bloqueio de vias de sinalização da dor (teoria de controle do portão após a aplicação do ESWT). Além disso, ocorre a desnervação seletiva de fibras tipo C não mielinizadas e redução do nível de substância P no tecido alvo e nos gânglios da raiz dorsal, reduzindo assim a inflamação neurogênica que acontece nas patologias crônicas. Esses efeitos são responsáveis pela analgesia que ocorre logo após a aplicação e pelo prolongamento da analgesia nas aplicações subsequentes.[11,12,13]

16.4 Indicações

O ESWT pode ser indicado em uma ampla variedade de doenças de diferentes origens e localizações. Baseando-se na evidência da literatura, a *International Society for Medical Shockwave Treatment* (ISMST) desenvolveu uma lista de indicações clínicas aprovadas (Quadro 16.1).[14,15]

Quadro 16.1. Indicações aprovadas para o tratamento por ondas de choque segundo a ISMST[14]

Indicações aprovadas de ESWT pela ISMST
Tendinopatias crônicas
Tendinopatia calcárea do ombro
Epicondilopatia lateral do cotovelo (cotovelo de tenista)
Síndrome dolorosa do grande trocânter
Tendinopatia patelar
Tendinopatia de Aquiles
Fascite plantar (com ou sem esporão)
Patologias ósseas
Retardo da consolidação óssea
Pseudoartrose
Fratura por estresse
Necrose óssea avascular
Osteocondrite dissecante
Patologias da pele
Retardo ou não cicatrização de feridas
Úlceras de pele
Feridas de queimadura não circunferenciais

Fonte: Elaborado pelos autores.

Neste capítulo abordaremos as indicações aprovadas pela ISMST com foco nas afecções que cursam com dor (tendinopatias crônicas e patologias ósseas). Além destas, o uso da ESWT na síndrome dolorosa miofascial (SDM) será aprofundado devido a sua alta prevalência. Atualmente não é considerada indicação aprovada, contudo a SDM é uma indicação comum baseada na experiência clínica.[14,15]

16.4.1 Tendinopatias crônicas

O grau A indica boas evidências (estudos de nível I com achados consistentes) a favor ou contra a recomendação da intervenção; grau B, evidência justa (estudos de nível II ou III com resultados consistentes) a favor ou contra a recomendação da intervenção; grau C, evidência de baixa qualidade (estudos de nível IV ou V com resultados) a favor ou contra a recomendação de intervenção; e grau D, evidências insuficientes ou conflitantes que não permitem uma recomendação a favor ou contra a intervenção.[16] Extensa revisão de Moya et al. (2018) demonstra os graus de evidência e lista os estudos para cada patologia.[6]

Tendinopatia calcárea de ombro (grau de evidência A)[16]

A etiologia mais provável envolve inflamação e sofrimento tecidual hipóxico crônico, que provoca metaplasia nos tenócitos. Em 90% dos casos, o tendão do supraespinhal é afetado próximo ao tubérculo maior. O tendão do infraespinal e o do subescapular surgem em segundo e terceiro lugares na ocorrência das calcificações.[17]

Desequilíbrio muscular e gestos esportivos/laborais incorretos provocam estresse biomecânico, com impacto subacromial e agressão inflamatória e hipóxica ao segmento distal do tendão, lembrando que o tendão supraespinhal tem uma zona hipovascular próxima à inserção óssea. O modelo mais aceito do desenvolvimento de tendinopatia calcárea afirma que a metaplasia *é seguida* por uma calcificação no tendão, em 4 fases ilustradas no Quadro 16.2.[17]

Apesar de ocorrer dissociação entre quadro clínico e tamanho da calcificação em muitos casos, a maioria dos estudos é favorável à fragmentação e reabsorção da calcificação, quando possível. A aplicação de ondas de choque sobre a calcificação guiada por ultrassonografia também se mostra bastante eficiente na prática clínica.

Há muitas evidências científicas positivas para aplicação de ondas de choque focais em ensaios clínicos randomizados e revisões sistemáticas. Além disso, também há evidência positiva do tratamento de ondas focais em comparação com o tratamento cirúrgico.[18-25]

Quadro 16.2. Quatro fases da tendinopatia calcárea

	Fase 1	Fase 2	Fase 3	Fase 4
Nome	Transformação	Calcificação	Reabsorção	Reparação
Ação tecidual	Hipóxia/metaplasia Tenócitos → Condrócitos	Hipóxia/deposição de hidroxiapatita	Hiperemia e fagocitose de cristais (ondas de choque)	Hiperemia e formação de novas fibras
Dor e quadro clínico	Ausente	Subaguda/crônica	Altamente agudo (dias a semanas)	Sintomas remanescentes (meses)
Alteração radiológica	Ausente	Contorno agudo, denso, tipo: Gärtner 1	Contorno suave, transparente, tipo: Gärtner 2	Normal ou permanência de depósito calcificado

Fonte: Elaborado pelos autores.

Para aplicação com ondas de pressão radiais há evidências negativas em estudos controlados randomizados e um estudo com resultado fortemente favorável, incluindo reabsorção em mais de 86% dos casos.[26,27]

Epicondilopatia lateral do cotovelo (grau de evidência B)[16]

A epicondilite lateral é caracterizada pela degeneração crônica da êntese no epicôndilo lateral. Normalmente é causada por uma lesão ou por sobrecarga dessa região. O tratamento conservador convencional inclui repouso, correção da biomecânica, crioterapia, uso de medicação analgésica e anti-inflamatória.[2].

A evidência atual não sustenta a eficácia de nenhum método de tratamento para a epicondilite lateral, inclusive o ESWT. Apesar disso, o ESWT é aprovado para essa condição pelo FDA desde 2002 e apresenta um respaldo da literatura com alto nível de evidência. Como os benefícios superam amplamente os malefícios, o uso do ESWT radial ou focal, sem anestesia local, é indicado pela ISMST quando a reabilitação convencional não tiver sucesso.[6,28]

Síndrome dolorosa do trocânter maior (grau de evidência B)[16]

Essa síndrome é extremamente prevalente e engloba uma série de condições dolorosas, como tendinopatia e entesopatia dos glúteos médio e mínimo, piriforme e demais rotadores femorais, bursopatia, dor miofascial glútea e da banda iliotibial, e áreas de edema ósseo sob as ênteses. Pode causar incapacidade para marcha, subir e descer escadas e dormir em decúbito lateral. É frequente a associação com dor sacroilíaca, bem como a ocorrência de dor referida para o joelho e região lateral da perna, simulando uma radiculopatia lombar, com parestesias frequentes.[29,30]

As alterações de apoio plantar e rotações dos membros inferiores contribuem para a gênese e perpetuação dessa síndrome. Além dos fatores mecânicos, podem estar associados outros processos inflamatórios autoimunes, efeitos colaterais de medicamentos (quinolonas, estatinas, inibidores de aromatase) e estados carenciais (hipovitaminose D).[29,30]

Apesar do excelente resultado do tratamento por ondas de choque focais, as evidências de literatura disponíveis são relacionadas ao uso das ondas de pressão radiais. Rompe et al. (2009) compararam ondas radiais de pressão com dois outros métodos: injeção de corticoides e exercícios de treinamento em casa. As ondas radiais de pressão demonstraram melhores resultados em 4 meses em comparação com injeção de corticoides e treinamento com exercícios em casa aos 15 meses. Furia et al. (2009) compararam ondas radiais de pressão com terapêutica não operatória e observaram melhora significativa em relação à dor, função e escalas de Roles e Maudsley em relação ao grupo de tratamento padrão aos 12 meses.[29,30]

Tendinopatia patelar (grau de evidência B)[16]

No tratamento da tendinopatia patelar o treinamento excêntrico parece ser o tratamento de primeira linha.[31]

Resultados promissores foram mostrados com ESWT. A revisão da literatura mostra que o ESWT é seguro e eficaz no tratamento da tendinopatia patelar. Atual evidência apoia o uso de ondas focais e RPW para tendinopatia patelar com protocolos de moderada ou baixa intensidade, principalmente em pacientes que tentam evitar uma intervenção invasiva.[32-34]

Tendinopatia de Aquiles (grau de evidência B)[16]

A tendinopatia do tendão calcâneo ou tendinopatia de Aquiles afeta atletas, bem como os sedentários. De acordo com sua localização anatômica, pode ser classificada em insercional e não insercional ou tendinopatia do corpo do tendão. O tratamento conservador inclui analgésicos, elevação *do* calcanhar, exercícios excêntricos, fisioterapia, esteroides, entre outros.[35-41]

Diferentes fontes e protocolos de ondas de choque foram usados nos estudos, alguns com grau I de evidência, demonstrando eficiência de sistemas focais e radiais em relação ao programa de exercícios excêntricos isoladamente ou em associação com esses exercícios.[35-39]

Revisões sistemáticas mostraram evidência satisfatória da eficácia das ondas de choque de baixa energia em tendinopatia calcânea crônica insercional e não insercional após falha do tratamento conservador e antes de considerar cirurgia, especialmente em combinação com carga excêntrica.[40,41]

Fascite plantar (grau de evidência A)[16]

A fascite plantar é um distúrbio osteomuscular degenerativo. V*ários estudos com alto nível de evidência* suportaram as tecnologias focalizadas e radiais para esse distúrbio, com redução da dor comparado com grupo controle, efic*ácia* e segurança, melhora clínica além de 1 ano, e taxa de recorrência muito menor. Um estudo multicêntrico[45] mostrou que a combinação de um programa de alongamento plantar específico da fáscia com ondas de pressão radiais de baixa energia alcança melhores resultados que o tratamento isolado com as ondas. Três metanálises recomendaram o uso de tratamento por ondas de choque na fascite plantar, com base em sua eficácia e segurança.[42-48]

Vários estudos apontam a superioridade do tratamento com ondas de choque focais em relação à cirurgia devido à eficácia e porque os doentes podem retomar mais precocemente às atividades, incluindo os atletas.[44,45]

Desde 2010 o Colégio Americano de Pé e Tornozelo recomenda ondas de choque como tratamento de escolha para fascite plantar com ou sem esporão plantar quando o tratamento convencional falhou.[49]

Pontos-gatilho miofasciais (utilizações clínicas testadas empiricamente)[14]

A SDM é uma condição que cursa com dor muscular regional caracterizada pela presença de bandas musculares tensas palpáveis e pontos intensamente dolorosos, os pontos-gatilho (PGs), que, quando estimulados, ocasionam dor que reproduz a dor referida pelo doente. Apesar de estar presente em cerca de 90% dos casos de dor crônica, muitos profissionais da área de saúde e doentes não a reconhecem, pois o diagnóstico depende exclusivamente da história clínica e dos achados do exame físico. Muitos desses doentes são tratados erroneamente para outros diagnósticos sem que haja melhora significativa.[15]

De acordo com a revisão de Ramon et al. (2015),[50] o ESWT é indicado para tratar a dor muscular, especialmente a SDM. O ESWT é considerado opção terapêutica para doentes com SDM por vários autores desde que se execute um programa de reabilitação supervisionado. No entanto, mais estudos são necessários para confirmar sua real eficácia e poder ser considerada uma indicação aprovada.[15]

Embora o mecanismo exato da eficácia do ESWT não possa ser explicado com base nos estudos até o momento publicados, os estudos sugerem que o ESWT melhora a isquemia ao bloquear o ciclo vicioso da contração muscular localizada, proporcionar brotamento de novos vasos sanguíneos e reduzir a dor ao diminuir o número das fibras não mielinizadas de doentes com SDM. Propuseram que o ESWT pode ser utilizado para diagnosticar a síndrome dolorosa miofascial, pois gera dor localizada e dor referida inicialmente para, a seguir, reduzi-la, graças a seu efeito terapêutico.[15]

Atualmente, considera-se importante para o resultado terapêutico a associação do ESWT nos PGs além da realização do tratamento na própria tendinopatia. Por exemplo, fazer ESWT nos PGs do tríceps sural associado à fascite plantar apresenta melhor resultado que fazer na fascite isolada.[15,51]

16.4.2 Patologias ósseas

Pseudoartroses (grau de evidência B)[16]

Apesar de a cirurgia ser considerada o tratamento de escolha para pseudoartroses, o uso das ondas de choque pode ser considerado uma alternativa menos invasiva. Alguns estudos demonstraram a efetividade do ESWT para pseudoartroses, com resultados melhores nos prazos de 3 a 6 meses de seguimento e resultados similares entre 12 e 24 meses de seguimento, porém com menor morbidade e menor custo de tratamento. O tratamento mostrou melhor efetividade em casos em que o tratamento foi instituído entre 6 e 11 meses de trauma e em casos de pseudoartrose hipertrófica.[52]

Atualmente a recomendação da ISMST do ESWT para pseudoartrose é o uso de aparelho focal de alta energia, respeitando critérios de indicação do *gap* menor ou igual a 5 mm e tendo estabilidade no foco da pseudoartrose.[53]

16.5 Contraindicações

As contraindicações do ESWT foram desenvolvidas para evitar possíveis complicações do tratamento. A ISMST divide as contraindicações de acordo com o tipo de onda (focal ou radial). Elas estão ilustradas no Quadro 16.3.

Quadro 16.3. Contraindicações para o tratamento por ondas de choque segundo a ISMST[6,14]

Contraindicações de ESWT	
Onda focal	Onda radial e focal
Tecido pulmonar na área de tratamento	Tumor maligno na área de tratamento
Tumor maligno na área de tratamento	Feto na área de tratamento
Placa epifisária na área de tratamento	
Tecido cerebral ou medular na área de tratamento	
Coagulopatia severa	
Feto na área de tratamento	

Fonte: Elaborado pelos autores.

16.6 Complicações

A grande maioria dos estudos aponta o ESWT como um tratamento seguro e com baixo índice de complicações quando realizado por um profissional treinado e certificado.[54]

Contudo, as complicações mais descritas segundo os estudos e a prática clínica são vermelhidão no local da aplicação, dor durante o procedimento e alguns dias após o tratamento, petéquias e hematomas. Outras complicações menos comuns já foram relatadas, como crise de enxaqueca, síncope, tontura, tosse e zumbido.[55]

16.7 Futuro das ondas de choque

As ações das ondas de choque nos tecidos e células têm sido estudadas também pelos laboratórios de ciências básicas, havendo um congresso mundial bianual com diversas publicações nas áreas de mecanotransdução e sinalização celular, regeneração tecidual, neoangiogênese e modulação inflamatória. Esses estudos, aliados a novos ensaios clínicos, abrem portas para aplicações em diversas áreas, com tratamentos já descritos a serem validados por estudos mais amplos e consistentes.[14]

Além da área musculoesquelética, inflamatória e de dor crônica, as áreas cardíaca, neurológica e urológica são as que têm maior potencial de inovação e implementação de tratamentos disruptivos para condições sem solução atual com os métodos convencionais de tratamento farmacológico e cirúrgico. Há outras indicações com evidência científica, como também diversas aplicações a serem validadas que são divididas pela ISMST como: utilizações clínicas testadas empiricamente, indicações excepcionais (indicações de especialistas) e indicações experimentais.[14]

16.8 Conclusão

O ESWT é considerado uma alternativa interessante para o tratamento de várias tendinopatias e pseudoartroses devido a sua evidência e segurança. Contudo, em virtude da variabilidade de protocolos de tratamento, a qualidade metodológica de vários estudos de ESWT é limitada. Apesar dos bons resultados na prática de vários especialistas, mais estudos com alta qualidade são necessários para respaldar a indicação do ESWT pelos profissionais de saúde.[6]

O exato mecanismo do ESWT ainda é incerto, mas o efeito biológico das ondas de choque, incluindo a mecanotransdução e o estímulo para neovascularização, faz com que o ESWT seja uma importante ferramenta regenerativa para o tratamento da dor crônica.[1,2,6,54]

Bibliografia

1. Romeo P, Lavanga V, Pagani D, Sansone V. Extracorporeal shock wave therapy in musculoskeletal disorders: a review. Medical Principles and Practice. 2014;23(1):7-13.

2. Gerdesmeyer L, Weil LS. Extracorporeal shockwave therapy: technologies, basics, clinical results. Towson: Data Trace Publishing Company. 2007. ISBN-13:978-1-57400-115-0.

3. Valchanou VD, Michailov P. High energy shock waves in the treatment of delayed and nonunion of fractures. Int Orthop. 1991;15(3):181-4.

4. Dahmen GP. ESWT im knochennahen Weichteilbereich an der Schulter. Extr Orthopaedica. 1992;11(1):25-7.

5. Cleveland RO, Chitnis PV, McClure SR. Acoustic field of a ballistic shock wave therapy device. Ultrasound Med Biol. 2007 Aug;33(8):1327-35. Epub 2007 Apr 27.

6. Moya D, Ramón S, Schaden W, Wang CJ, Guiloff L, Cheng JH. The role of extracorporeal shockwave treatment in musculoskeletal disorders. JBJS. 2018 Feb 7;100(3):251-63.

7. Cheng JH, Wang CJ. Biological mechanism of shockwave in bone. Int J Surg. 2015 Dec;24(Pt B):143-6. Epub 2015 Jun 25.

8. Gleitz M. Myofascial syndromes & trigger points. Heilbronn: Level 10; 2011.

9. Huang C, Holfeld J, Schaden W, Orgill D, Ogawa R. Mechanotherapy: revisiting physical therapy and recruiting mechanobiology for a new era in medicine. Trends Mol Med. 2013 Sep;19(9):555-64. doi: 10.1016/j.molmed.2013.05.005. Epub 2013 Jun 18.

10. Goodman M, Lumpkin E, Ricci A, Tracey WD, Kernan M, Nicolson T. Molecules and mechanisms of mechanotransduction. J Neurosci. 2004;24:9220-2.

11. Melzack R, Wall PD. Pain mechanisms: a new theory. Science. 1965 Nov 19;150(3699):971-9.

12. Hausdorf J, Lemmens MA, Heck KD, Grolms N, Korr H, Kertschanska S, et al. Selective loss of unmyelinated nerve fibers after extracorporeal shockwave application to the musculoskeletal system. Neuroscience. 2008;155:138-44.

13. Maier M, Averbeck B, Milz S, Refior HJ, Schmitz C. Substance P and prostaglandin E2 release after shock wave application to the rabbit femur. Clin Orthop Relat Res. 2003 Jan;(406):237-45.

14. https://www.shockwavetherapy.org/about-eswt/.

15. Kobayashi R. Estudo prospectivo, comparativo, randomizado, duplamente coberto, controlado com placebo sobre a eficácia das ondas de choque no tratamento da síndrome dolorosa miofascial das regiões lombar e glútea. Tese [doutorado] – Faculdade de Medicina da Universidade de São Paulo, 2018.

16. Wright JG. Revised grades of recommendation for summaries or reviews of orthopaedic surgical studies. J Bone Joint Surg Am. 2006 May;88(5):1161-2.

17. Piontkowski U. Calcific tendinitis of the shoulder. In: Dreisilker U. Enthesiopathies: shock wave therapy in practice, Level 10. Germany, 2010. p.70-5.

18. Gerdesmeyer L, Wagenpfeil S, Haake M, Maier M, Loew M, Wörtler K, et al. Extracorporeal shock wave therapy for the treatment of chronic calcifying tendonitis of the rotator cuff: a randomized controlled trial. JAMA. 2003 Nov 19;290(19):2573-80.

19. Hsu CJ, Wang DY, Tseng KF, Fong YC, Hsu HC, Jim YF. Extracorporeal shock wave therapy for calcifying tendinitis of the shoulder. J Shoulder Elbow Surg. 2008 Jan-Feb;17(1):55-9.

20. Rompe JD, Zoellner J, Nafe B. Shock wave therapy versus conventional surgery in the treatment of calcifying tendinitis of the shoulder. Clin Orthop Relat Res. 2001 Jun;387:72-82.

21. Moya D, Ramon S, Guiloff L, Gerdesmeyer L. Current knowledge on evidence based shockwave treatments for shoulder pathology. Int J Surg. 2015 Dec;24(PtB):171-8. Epub 2015 Sep 9.

22. Bannuru RR, Flavin NE, Vaysbrot E, Harvey W, McAlindon T. High-energy extracorporeal shock-wave therapy for treating chronic calcific tendinitis of the shoulder: a systematic review. Ann Intern Med. 2014 Apr 15;160(8):542-9.

23. Speed C. A systematic review of shockwave therapies in soft tissue conditions: focusing on the evidence. Br J Sports Med. 2014 Nov;48(21):1538-42. Epub 2013 Aug 5.

24. Rompe JD, Zoellner J, Nafe B. Shock wave therapy versus conventional surgery in the treatment of calcifying tendinitis of the shoulder. Clin Orthop Relat Res. 2001 Jun;387:72-82.

25. Rebuzzi E, Coletti N, Schiavetti S, Giusto F. Arthroscopy surgery versus shockwave therapy for chronic calcifying tendinitis of the shoulder. J Orthop Traumatol. 2008 Dec;9(4):179-85. Epub 2008 Aug 8.

26. Kim YS, Lee HJ, Kim YV, Kong CG. Which method is more effective in treatment of calcific tendinitis in the shoulder? Prospective randomized comparison between ultrasound-guided needling and extracorporeal shock wave therapy. J Shoulder Elbow Surg. 2014 Nov;23(11):1640-6. Epub 2014 Sep 12.

27. Cacchio A, Paoloni M, Barile A, Don R, de Paulis F, Calvisi V, et al. Effectiveness of radial shock-wave therapy for calcific tendinitis of the shoulder: single-blind, randomized clinical study. Phys Ther. 2006 May;86(5):672-82.

28. Thiele S, Thiele R, Gerdesmeyer L. Lateral epicondylitis: this is still a main indication for extracorporeal shockwave therapy. Int J Surg. 2015 Dec;24(Pt B):165- 70. Epub 2015 Oct 9.

29. Rompe JD, Segal NA, Cacchio A, Furia JP, Morral A, Maffulli N. Home training, local corticosteroid injection, or radial shock wave therapy for greater trochanter pain syndrome. Am J Sports Med. 2009 Oct;37(10):1981-90. Epub 2009 May 13.

30. Furia JP, Rompe JD, Maffulli N. Low-energy extracorporeal shock wave therapy as a treatment for greater trochanteric pain syndrome. Am J Sports Med. 2009 Sep;37(9):1806-13. Epub 2009 May 13.

31. Figueroa D, Figueroa F, Calvo R. Patellar tendinopathy: diagnosis and treatment. J Am Acad Orthop Surg. 2016 Dec;24(12):e184-92.

32. Leal C, Ramon S, Furia J, Fernandez A, Romero L, Hernandez-Sierra L. Current concepts of shockwave therapy in chronic patellar tendinopathy. Int J Surg. 2015 Dec;24(Pt B):160-4. Epub 2015 Oct 9.

33. Wang CJ, Ko JY, Chan YS, Weng LH, Hsu SL. Extracorporeal shockwave for chronic patellar tendinopathy. Am J Sports Med. 2007 Jun;35(6):972-8. Epub 2007 Feb 16.

34. Everhart JS, Cole D, Sojka JH, Higgins JD, Magnussen RA, Schmitt LC, et al. Treatment options for patellar tendinopathy: a systematic review. Arthroscopy. 2017 Apr;33(4):861-72. Epub 2017 Jan 16.

35. Alfredson H, Cook J. A treatment algorithm for managing Achilles tendinopathy: new treatment options. Br J Sports Med. 2007 Apr;41(4):211-6. Epub 2007 Feb 20.

36. Costa ML, Shepstone L, Donell ST, Thomas TL. Shock wave therapy for chronic Achilles tendon pain: a randomized placebo-controlled trial. Clin Orthop Relat Res. 2005 Nov;440:199-204.

37. Furia JP. High-energy extracorporeal shock wave therapy as a treatment for insertional Achilles tendinopathy. Am J Sports Med. 2006 May;34(5):733-40.

38. Furia JP. High-energy extracorporeal shock wave therapy as a treatment for chronic noninsertional Achilles tendinopathy. Am J Sports Med. 2008 Mar;36 (3):502-8. Epub 2007 Nov 15.

39. Rompe JD, Furia J, Maffulli N. Eccentric loading versus eccentric loading plus shock-wave treatment for midportion Achilles tendinopathy: a randomized controlled trial. Am J Sports Med. 2009 Mar;37(3):463-70. Epub 2008 Dec 15.

40. Gerdesmeyer L, Mittermayr R, Fuerst M, Al Muderis M, Thiele R, Saxena A, et al. Current evidence of extracorporeal shock wave therapy in chronic Achilles tendinopathy. Int J Surg. 2015 Dec;24(Pt B):154-9. Epub 2015 Aug 29.

41. Al-Abbad H, Simon JV. The effectiveness of extracorporeal shock wave therapy on chronic Achilles tendinopathy: a systematic review. Foot Ankle Int. 2013 Jan;34 (1):33-41

42. Wang CJ, Wang FS, Yang KD, Weng LH, Ko JY. Long-term results of extracorporeal shockwave treatment for plantar fasciitis. Am J Sports Med. 2006 Apr;34 (4):592-6.

43. Gollwitzer H, Saxena A, DiDomenico LA, Galli L, Bouché RT, Caminear DS, et al. Clinically relevant effectiveness of focused extracorporeal shock wave therapy in the treatment of chronic plantar fasciitis: a randomized, controlled multicenter study. J Bone Joint Surg Am. 2015 May 6;97(9):701-8.

44. Gerdesmeyer L, Frey C, Vester J, Maier M, Weil L Jr, Weil L Sr, et al. Radial extracorporeal shock wave therapy is safe and effective in the treatment of chronic recalcitrant plantar fasciitis: results of a confirmatory randomized placebo-controlled multicenter study. Am J Sports Med. 2008 Nov;36(11):2100-9. Epub 2008 Oct 1.

45. Rompe JD, Furia J, Cacchio A, Schmitz C, Maffulli N. Radial shock wave treatment alone is less efficient than radial shock wave treatment combined with tissue-specific plantar fascia-stretching in patients with chronic plantar heel pain. Int J Surg. 2015 Dec;24(Pt B):135-42. Epub 2015 May 1.

46. Aqil A, Siddiqui MRS, Solan M, Redfern DJ, Gulati V, Cobb JP. Extracorporeal shock wave therapy is effective in treating chronic plantar fasciitis: a meta-analysis of RCTs. Clin Orthop Relat Res. 2013 Nov;471(11):3645-52. Epub 2013 Jun 28.

47. Radwan YA, Mansour AM, Badawy WS. Resistant plantar fasciopathy: shock wave versus endoscopic plantar fascial release. Int Orthop. 2012 Oct;36(10):2147- 56. Epub 2012 Jul 11.

48. Weil LS Jr, Roukis TS, Weil LS, Borrelli AH. Extracorporeal shock wave therapy for the treatment of chronic plantar fasciitis: indications, protocol, intermediate results, and a comparison of results to fasciotomy. J Foot Ankle Surg. 2002 May-Jun;41(3):166-72.

49. Thomas JL, Christensen JC, Kravitz SR, Mendicino RW, Schuberth JM, Vanore JV, et al. American College of Foot and Ankle Surgeons Heel Pain Committee. The diagnosis and treatment of heel pain: a clinical practice guideline-revision 2010. J Foot Ankle Surg. 2010 May-Jun;49(3)(Suppl):S1-19.

50. Ramon S, Gleitz M, Hernandez L, Romero LD. Update on the efficacy of extracorporeal shockwave treatment for myofascial pain syndrome and fibromyalgia. Int J Surg. 2015;24(Pt B):201-6.

51. Moghtaderi A, Khosrawi S, Dehghan F. Extracorporeal shock wave therapy of gastroc-soleus trigger points in patients with plantar fasciitis: a randomized, placebo-controlled trial. Adv Biomed Res. 2014; 3:99.

52. Cacchio A, Giordano L, Colafarina O, et al. Extracorporeal shock-wave therapy compared with surgery for hypertrophic longbone nonunions. J Bone Joint Surg Am. 2009.

53. Kuo SJ, Su IC, Wang CJ, Ko JY. Extracorporeal shockwave therapy (ESWT) in the treatment of atrophic non-unions of femoral shaft fractures. Int J Surg. 2015 Dec;24(Pt B):131-4.

54. Wang CJ. Extracorporeal shockwave therapy in musculoskeletal disorders. J Orthop Surg Res. 2012;7:11.

55. Haake M, Böddeker IR, Decker T, Buch M, Vogel M, Labek G, et al. *Side-effects of extracorporeal shock wave therapy (ESWT) in the treatment of tennis elbow.* Arch Orthop Trauma Surg. 2002;122(4):222-8.

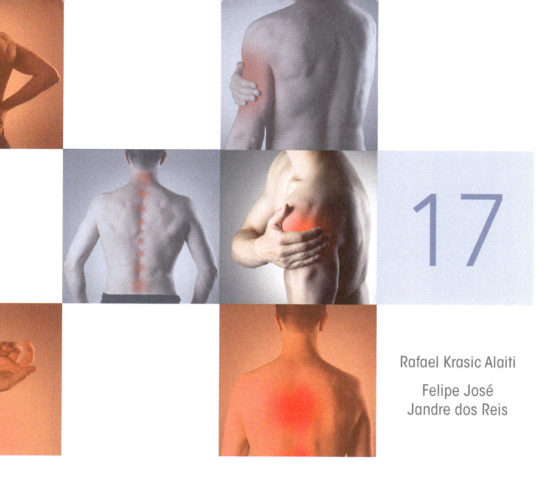

Rafael Krasic Alaiti

Felipe José Jandre dos Reis

EDUCAÇÃO EM NEUROCIÊNCIA DA DOR

"Considering pain not as a marker of injury but as a human experience should not be an alternative or niche therapy, but the very thing that unites us."
Patrick Wall, no Congresso Mundial de Dor, 1999

17.1 Definição e aspectos multidimensionais da dor

As pessoas com queixas de dor representam a materialização do conceito de multidisciplinaridade em saúde. A experiência subjetiva da dor é parte do quadro sintomático de uma grande parcela das afecções que afetam o ser humano, sejam elas musculoesqueléticas ou não, e o entendimento que pessoas com dor e profissionais de saúde tiveram sobre o que esse sintoma representa moldou tanto os comportamentos comumente apresentados perante o sintoma, por parte dos pacientes, quanto o desenvolvimento e a aplicação de intervenções voltadas para seu alívio ao longo da história.[1]

Apesar da longa trajetória de explicações cartesianas sobre a origem, cronificação e manutenção de quadros de dor, os avanços recentes em diversos campos do que hoje constitui a ciência da dor levaram a um novo entendimento sobre a função da percepção dolorosa e os possíveis mecanismos envolvidos. De um sintoma indicativo de lesões teciduais e disfunções somáticas, a dor vem sendo entendida como uma experiência multidimensional complexa e influenciada por uma miríade de fatores biológicos, cognitivos, emocionais, sociais, ambientais e comportamentais.[2-5] Em outras palavras, a dor deixou de ser entendida como um sintoma ou estímulo sinalizador de lesões teciduais para ser compreendida como uma experiência que faz parte de um sistema de proteção complexo, cuja percepção de dor é apenas uma parte, relacionado à sinalização do risco a integridade do corpo.[2,4,6]

É importante ressaltar que a dor sofre uma influência grande do contexto, conforme observado na atual definição da International Association for the Study of Pain (IASP), que define a dor como "uma experiência sensorial e emocional associada com dano tecidual real ou potencial, ou descrita em termos de tal dano". Tal refinamento contextual implícito é fruto da ativação seletiva de vias modulatórias ao longo de todo o neuroeixo,[7] cuja função evolutiva parece ser facilitar a seleção de comportamentos de proteção e cuidado com a região de origem dos sintomas quando isso aumenta as chances de sobrevivência do indivíduo.[2]

Ao longo dos anos, diversas pesquisas vêm demonstrando que fatores cognitivos e emocionais, como a expectativa e a detecção de pistas aversivas no ambiente que podem representar algo potencialmente perigoso, exercem uma potente atividade modulatória sobre a dor.[8-13] Nesse contexto, fica claro que as aferências periféricas relacionadas a uma possível lesão tecidual, denominadas nocicepção, e a percepção de dor são eventos independentes. Apesar de a nocicepção ser capaz de produzir uma experiência dolorosa, ela não é suficiente e, muitas vezes, nem necessária para que a pessoa tenha dor.

Apesar do claro avanço científico acerca de nosso entendimento sobre a dor e do desenvolvimento exponencial de novas tecnologias que permitem delineamentos de pesquisa cada vez mais inovadores, ainda não sabemos por que algumas pessoas desenvolvem dor crônica enquanto outras não. Em relação às intervenções terapêuticas, o desafio também é o mesmo. Os estudos clínicos ainda buscam identificar quais são as abordagens terapêuticas mais custo-efetivas para o manejo desses pacientes, visto que a maior parte das abordagens existentes apresenta tamanhos de efeito pequenos na redução da intensidade de dor em pessoas com dor crônica.[14-16] Uma classe de abordagens que vem ganhando força com o avanço das pesquisas clínicas, especialmente dentro da área da fisioterapia voltada para o manejo de pacientes com queixas de dor musculoesquelética crônica, envolve as linhas de educação com base nos conceitos modernos sobre a dor.

17.2 Abordagens baseadas em educação

O conceito de multidimensionalidade em questões relacionadas à saúde não é novo, tendo sido inicialmente proposto por Engel em 1977 sob o nome de modelo biopsicossocial.[17] Em seu artigo seminal, Engel fez uma crítica ao modelo biomédico vigente na época e propôs que o manejo clínico de pacientes com diversas condições de saúde deveria levar em consideração aspectos biológicos, psicológicos e sociais do indivíduo tanto para prevenir quanto para tratar tais condições de maneira mais eficaz.

Cerca de 40 anos depois, as discussões levantadas por Engel parecem mais atuais do que nunca. No que diz respeito ao manejo de pacientes com queixas de dor, especialmente de dor crônica primária,[18] a qualidade das evidências mostra que as abordagens passivas, como cirurgias,[19,20] recursos físicos ou terapia manual,[21-24] parecem não ser eficazes para reduzir a intensidade da dor e a incapacidade em pessoas com dor musculoesquelética crônica. Em contrapartida, abordagens ativas, o conhecimento sobre dor, a modificação do comportamento e o desenvolvimento de estratégias de automanejo parecem ser pontos de fundamental importância para a reabilitação desses indivíduos.[25,26]

Dentro desse contexto, as abordagens baseadas na educação sobre os mecanismos neurofisiológicos relacionados à dor e sua cronificação surgiram como uma alternativa às formas tradicionais de educação baseadas exclusivamente em modelos biológicos e que são comumente ofertadas por profissionais de saúde para pacientes com dor crônica. Tradicionalmente, as abordagens baseadas em educação desenvolvidas para pessoas com dor musculoesquelética utilizam modelos anatômicos, biomecânicos e patoanatômicos na tentativa de ajudar as pessoas com dor a compreender seus sintomas. Todavia, esse modelo de explicação biomédica, além de não fornecer explicações adequadas nem convincentes para os processos de cronificação ou manutenção do quadro de dor, sugere que a dor seria um marcador da presença de lesão tecidual. Essas explicações, na verdade, acabam por promover um *backfire effect*, produzindo mais limitação ao aumentar o medo, a ansiedade e as crenças negativas relacionadas à dor.[27] Alguns estudos qualitativos realizados com pacientes com dor crônica sugerem que esses pacientes podem apresentar crenças sobre a vulnerabilidade da região, como expresso no relato desses indivíduos:

"Eu acredito que deve ter alguma coisa fora do lugar na minha coluna, ou algo deve estar errado com as minhas vértebras, quebradas talvez, eu não sei".[28]

"Existem fissuras em todos os músculos do meu quadril: o obturador interno, o obturador externo, o glúteo máximo e o glúteo mínimo estão bem sobrecarregados. Então uma parte da medula óssea da cabeça do fêmur está vazando para a articulação do quadril, o que está causando muita inflamação no quadril, e o acetábulo possui fissuras também. Eu imagino que é isso que está me causando as dores".[29]

Esses mesmos estudos demonstram que os pacientes possuem algumas crenças sobre a necessidade de proteção da região e sobre o prognóstico de seus respectivos quadros também:

"Eu suspeito que (a dor) aconteceu provavelmente porque eu levantei algo da maneira errada... Eu não tenho realizado mais nada muito intenso nesta última semana".[28]

"Existe sempre um medo de que eu vou ficar assim para sempre".[28]

As abordagens baseadas em conceitos patoanatômicos e biomecânicos foram sendo progressivamente substituídas por modelos de educação direcionados para reduzir o risco de dano tecidual percebido e melhorar as atitudes e crenças de indivíduos com dor perante seus sintomas.[30] Os primeiros relatos do uso de conceitos da neurociência para educação em dor

são do zoologista que, mais tarde, se tornou fisioterapeuta Louis Gifford.[31] Com o passar do tempo, a ideia de ensinar as pessoas sobre a fisiologia e biologia da dor foi sendo chamada de diferentes nomes, incluindo "explicando a dor";[32-36] "educação neurocientífica sobre a dor"[34] e "educação neurocientífica terapêutica".[35] Apesar das diferenças de nome e de abordagem, todas as linhas de educação em dor possuem uma característica em comum: por meio de explicações sobre os processos relacionados à fisiologia da dor e dos mecanismos relacionados a sua cronificação, reconceitualizar a experiência de dor e influenciar alguns desfechos secundários de interesse em pacientes com dor crônica, tais como ansiedade, medo do movimento, pensamentos catastróficos e autoeficácia.[36]

O sucesso de uma abordagem baseada em educação em dor está associado à capacidade do clínico de identificar a complexidade da experiência de dor de cada pessoa, para que as informações necessárias sejam fornecidas. Sendo assim, o clínico deve, inicialmente, identificar os principais fatores (físicos, cognitivos, emocionais, comportamentais, ambientais e sociais) que podem estar influenciando na experiência de dor do paciente dentro de uma perspectiva biopsicossocial.

17.3 Avaliação dentro de uma perspectiva biopsicossocial

A avaliação clínica adequada não deve apenas buscar indícios patoanatômicos ou cinético-funcionais, mas deve ser ampla para compreender profundamente as experiências, o sofrimento, as crenças e as motivações do paciente.[35] Isso pode ser atingido por meio de perguntas abertas específicas que visem explorar os aspectos cognitivos, emocionais, motivacionais, sociais e comportamentais associados à experiência da dor.

Alguns exemplos de perguntas que acessam esses domínios da dor podem ser obtidos no Instrumento de Avaliação Baseado no Modelo Biopsicossocial, validado para aplicação em língua portuguesa.[37] A seguir estão alguns exemplos de perguntas para acessar os domínios cognitivo (expectativa e autoeficácia), emocional (medo, ansiedade) e comportamental (estratégias para lidar com o sintoma, evitação) (Quadro 17.1). Para coletar adequadamente a história clínica, recomendamos o estudo do material proposto nesse Instrumento de Avaliação Baseado no Modelo Biopsicossocial.

Quadro 17.1. Perguntas para acessar os domínios cognitivo, emocional e comportamental

Domínio abordado	Exemplo de pergunta
Expectativa	*"O que você acha que eu posso fazer por você?"*
Expectativa	*"Você tem alguma explicação para os seus sintomas?"*
Autoeficácia	*"Existe alguma coisa que você mesmo(a) possa fazer para reduzir os seus sintomas?"*
Emoções	*"Você se sente inseguro(a)?"*
Automanejo	*"O que você faz para reduzir os sintomas?"*
Evitação	*"O que você não faz ou deixa de fazer quando tem os sintomas?"*

Fonte: Elaborado pela autoria.

Dentro de uma avaliação mais ampla, utilizando métodos de comunicação terapêutica baseados na escuta ativa e em princípios da entrevista motivacional,[38] é importante que o terapeuta identifique quais são os principais componentes que deverão ser abordados ao longo do processo de educação. Além disso, também é preciso identificar e alinhar as expectativas do paciente com relação à terapia, visto que expectativas negativas podem ser um fator de prognóstico negativo para a reabilitação.[39,40]

Outro fator muito importante que deve ser desenvolvido pelo profissional de saúde no decorrer da entrevista e avaliação e que é fundamental para a educação em dor é *a aliança terapêutica*. A aliança terapêutica é um processo baseado na confiança terapeuta-paciente que é fortemente facilitado por abordagens baseadas em escuta ativa sem julgamento e tomada de decisão compartilhada.[31,41,42] Uma vez que a individualidade da experiência de dor de cada paciente foi obtida, é possível começar com o processo de educação em dor propriamente dito.

17.4 Educação em dor: conteúdo e métodos de abordagem

Durante a educação em dor, o clínico pode lançar mão de diversos recursos, como imagens, desenhos, metáforas, videos, entre outros, para descrever a neurobiologia da dor, de forma a facilitar o processo educacional e o entendimento desses conceitos por parte dos pacientes. *É importante destacar que o processo de educação em dor deve ser* construído de forma horizontal com o paciente, respeitando seus conhecimentos prévios e crenças, e a discussão deve ocorrer de maneira significativa de forma que os exemplos façam sentido para o paciente de acordo com sua realidade.

Os tópicos que foram estabelecidos para explicar sobre a neurofisiologia da dor envolvem:[43]

- Neurofisiologia da dor.
- Não fazer nenhuma referência aos modelos anatômicos ou patoanatômicos.
- Não discutir sobre os aspectos emocionais e comportamentais da dor de maneira que haja uma interpretação equivocada sobre a relação desses fatores com a dor.
- Nocicepção e vias nociceptivas.
- Neurônios.
- Sinapses.
- Potencial de ação.
- Mecanismos de facilitação e inibição medular.
- Sensibilização central.
- Plasticidade do sistema nervoso.

Além desses tópicos básicos, uma revisão *sistemática identificou que* o manejo do estresse, higiene do sono, pensamentos negativos e comportamentos, estratégias para lidar com os sintomas e com sua recorrência, melhora da comunicação, traçar objetivos, alimentação, prática de exercícios e retorno às atividades são conteúdos comumente abordados em ensaios clínicos randomizados sobre educação em dor.[44]

Esses tópicos podem ser incorporados ao tratamento do paciente, de forma individualizada, ou podem ser ofertados por meio de apresentações, abordagens em grupo, livros ou panfletos. Até o momento, parece não haver um consenso na literatura sobre a forma mais adequada de realizar a educação em dor. Dentre as recomendações de recursos para serem utilizados no processo de educação em dor, diversos livros podem ser considerados como material de base, por exemplo, o *Explain pain* e o *Therapeutic neuroscience education*.

No Brasil, uma iniciativa do grupo Pesquisa em Dor (www.pesquisaemdor.com.br) fornece uma série de ferramentas gratuitas para o clínico e para o paciente. Uma intervenção online chamada "Caminho da Recuperação" aborda diversos aspectos que podem influenciar a dor em 8 temas: epidemiologia da dor, neurofisiologia da dor, aspectos psicológicos, sono, retornando as atividades, prática de exercícios, relações sociais e evitando recidiva. Além do "Caminho da Recuperação", no *site* do Pesquisa em Dor ainda é possível encontrar cartilhas, planilhas para modificação de comportamento, jogos de tabuleiro e um livro para educação em dor em crianças chamado *Uma jornada para entender a dor*. Alguns desses materiais estão ilustrados a seguir.

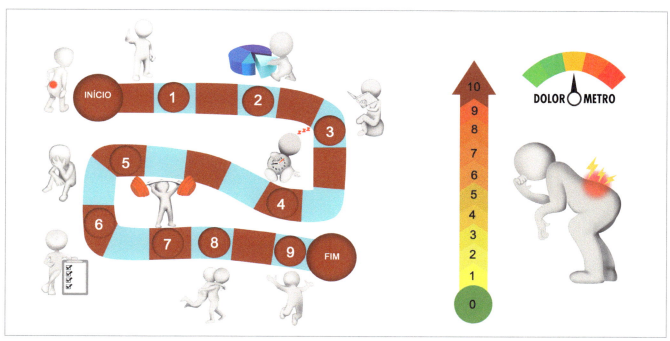

Figura 17.1 Ilustração do "Caminho da Recuperação", que permite que o paciente tenha acesso a informações sobre a dor, assim como estratégias comportamentais e de enfrentamento (A), e do "Dolorômetro", um jogo de tabuleiro que auxilia o clínico a identificar as principais crenças do paciente com relação a sua dor (B).

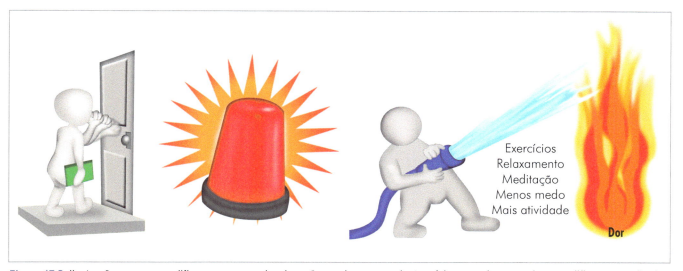

Figura 17.2 Ilustrações para exemplificar o processo de educação em dor para pacientes. A imagem da esquerda exemplifica o conceito de "Sistema de Alarme Desregulado", enquanto a da direita fala sobre atividades que podem auxiliar o cérebro na modulação dos sintomas da dor.

17.5 Quais são as evidências atuais sobre a educação em dor?

No que diz respeito às evidências obtidas pelos estudos clínicos para as abordagens baseadas em educação em dor, parte das pesquisas incluiu principalmente pacientes com dor lombar crônica. A seguir, serão apresentadas as evidências atuais de acordo com os estudos publicados até o momento.

17.5.1 Dor lombar aguda

Um ensaio clínico randomizado, publicado na JAMA Neurology no ano de 2019,[45] verificou a efetividade de um programa intensivo de educação em dor em comparação a educação placebo (escuta ativa sem informações ou conselhos) para pacientes com dor lombar aguda. O desfecho primário do estudo foi a intensidade da dor, mensurada em uma escala numérica de 11 pontos, após 3 meses do início dos sintomas, enquanto o desfecho secundário foi a incapacidade funcional em 1 semana, 3, 6 e 12 meses.

O programa intensivo de educação não foi mais efetivo que a educação placebo na redução da intensidade de dor. Os efeitos sobre a incapacidade foram pequenos após 1 semana e 3 meses, mas não houve diferença após 6 e 12 meses. Além dos desfechos citados, alguns desfechos secundários também foram coletados. O programa intensivo de educação parece ter sido superior à educação placebo nos desfechos de interferência da dor nas atividades após 3 meses, procura por profissionais de saúde após 3 meses, recorrência dos sintomas em 12 meses e comportamentos dolorosos após 1 semana e 12 meses.

17.5.2 Dor lombar crônica

Duas revisões sistemáticas recentes foram conduzidas para verificar o efeito da educação em neurociência da dor em pacientes com dor lombar crônica. A revisão sistemática conduzida por Wood e Hendrick[46] incluiu 8 ensaios clínicos randomizados, o que totalizou um número de 615 participantes, e identificou que a educação em neurociência da dor sobre a intensidade da dor não foi eficaz como intervenção isolada para reduzir a dor em curto prazo (0.73, IC95% -0.14;1.61), mas que foi eficaz quando associada a outras intervenções da fisioterapia, como exercícios, na redução da dor em curto prazo (1.32, IC95% 1.08;1.56).

Com relação aos níveis de incapacidade, a educação em neurociência da dor foi eficaz para reduzir a incapacidade em curto prazo tanto como intervenção isolada (0.42, IC95% 0.28;0.56) quanto como intervenção associada a outras intervenções da fisioterapia (3.94, IC95% 3.37;4.52). Essa revisão sistemática *não foi capaz de* demonstrar os efeitos de longo prazo da educação em neurociência da dor sobre os desfechos dor e incapacidade.

A outra revisão sistemática, conduzida por Tegner et al.,[47] incluiu 7 ensaios clínicos randomizados e identificou que a educação em neurociência da dor foi capaz de reduzir a intensidade de dor logo após o tratamento (-1.03, IC95% -0.55;-1.52) e após 3 meses (-1.09, IC95% -2.17; 0.00). Além disso, as intervenções de educação em dor também foram eficazes na redução da incapacidade logo após o tratamento (-0.47, IC95% -0.80;-0.13) e após 3 meses (-0.38, IC95% -0.74;-0.02). Os efeitos da intervenção sobre o medo do movimento também foram investigados, porém nenhuma diferença significativa foi encontrada logo após o tratamento ou em 3 meses.

17.5.3 Fibromialgia

O efeito das abordagens de educação em dor em pacientes diagnosticados com fibromialgia foi investigado por dois ensaios clínicos randomizados. O trabalho de van Ittersum et al.[48] investigou, por meio de um ensaio clínico randomizado multicêntrico duplo cego, se um processo de educação em neurociência da dor, oferecido de forma escrita, seria eficaz em modificar a percepção de doença, pensamentos catastróficos relacionados à dor e o *status* de saúde de pacientes com fibromialgia. Cento e quatorze indivíduos diagnosticados com fibromialgia foram aleatoriamente alocados para receber educação em neurociência da dor na forma escrita ou um treinamento de relaxamento na forma escrita. Em comparação com o treinamento de relaxamento, a educação em neurociência da dor na forma escrita produziu uma melhora pouco expressiva sobre a percepção de doença em indivíduos com fibromialgia, sem impactar de forma significante na intensidade de dor, pensamentos catastróficos ou o impacto da doença no dia a dia.

O trabalho de Van Oosterwijck et al.[49] investigou se um processo de educação intensivo sobre a fisiologia da dor produziria efeitos modulatórios sobre o processamento endógeno de informações nociceptivas, que foi avaliado por meio da somação espacial de estímulos térmicos nociceptivos. Além disso, o estudo teve como desfechos secundários verificar o efeito da educação sobre o limiar de dor, desfechos cognitivos relacionados à dor e sobre o *status* de saúde. Trinta pacientes foram aleatoriamente alocados no grupo experimental, que recebeu educação sobre a fisiologia da dor, ou no grupo controle, que recebeu educação sobre automanejo dos sintomas.

O programa de educação intensiva sobre a fisiologia da dor produziu efeitos significativos sobre a função inibitória endógena da dor e menores escores de dor quando comparado ao grupo controle (p = 0.041). Além disso, os pacientes do grupo intervenção apresentaram menores preocupações sobre a dor em curto prazo (p = 0.004) e uma melhora de longo prazo sobre a função física (p = 0.046), vitalidade (p = 0.047), saúde mental (p < 0.001) e percepção geral de saúde (p < 0.001).

17.5.4 Dor musculoesquelética crônica

Uma revisão sistemática conduzida por Watson et al.[36] investigou o efeito das abordagens baseadas em educação em dor em adultos com dores crônicas musculoesqueléticas. Esse estudo incluiu 12 ensaios clínicos randomizados, o que totalizou um número de 755 participantes. As abordagens baseadas em educação neurocientífica sobre a dor oferecidas de forma isolada apresentaram um efeito de baixa relevância clínica sobre a intensidade de dor (5.91, IC95% 13.75;1.93) e incapacidade (4.09, IC95% 7.72; 0.45) em curto prazo e sobre a intensidade de dor (6.27, IC95% 18.97; 6.44) e incapacidade (8.14, IC95% 15.60;0.68) em médio prazo. Além disso, o efeito das abordagens de educação em dor foi significativo sobre os desfechos psicossociais de medo de movimento em curto prazo (-13.55, IC95% -25.89;-1.21) e sobre os pensamentos catastróficos relacionados à dor em médio prazo (-5.26, IC95% -10.59; 0.08).

17.6 Conclusões

Apesar de ainda não haver um consenso na literatura científica sobre a forma mais adequada de realizar a educação em dor, as evidências clínicas disponíveis até o momento sugerem que as abordagens baseadas na explicação sobre os mecanismos relacionados à neurobiologia da dor parecem ser efetivas na melhora dos desfechos dor e incapacidade em indivíduos com queixas de dor musculoesquelética crônica quando comparadas a outras formas de educação. Além de seu efeito como terapia isolada, parece haver um efeito adicional em realizar educação em dor em associação com outros tratamentos fisioterapêuticos para os desfechos dor e incapacidade. O efeito da educação em dor sobre desfechos secundários, como medo de movimento e pensamentos catastróficos sobre a dor, ainda não é totalmente conhecido.

17.7 Pontos-chave

- Tradicionalmente, as abordagens baseadas em educação desenvolvidas para indivíduos com dor musculoesquelética utilizam modelos anatômicos, biomecânicos e patoanatômicos na tentativa de ajudar as pessoas com dor a compreender seus sintomas.

- Essas abordagens foram associadas ao desenvolvimento de medo, ansiedade e crenças limitantes acerca da região de dor.

- Modelos de educação baseados na neurociência da dor foram desenvolvidos como uma alternativa às formas usuais de educação para pacientes com dor musculoesquelética.

- As evidências clínicas disponíveis até o momento sugerem que as abordagens de educação em dor são efetivas para redução dos desfechos dor e incapacidade em indivíduos com dor musculoesquelética crônica quando comparadas a outras formas de educação.

Bibliografia

1. Rey R, Wallace LE. The history of pain: Springer; 1995.

2. Baliki MN, Apkarian AV. Nociception, Pain, negative moods, and behavior selection. Neuron. 2015;87(3):474-91.

3. Baliki MN, Geha PY, Apkarian AV, Chialvo DR. Beyond feeling: chronic pain hurts the brain, disrupting the default-mode network dynamics. J Neurosci. 2008;28(6):1398-403.

4. Moseley GL. Reconceptualising pain according to modern pain science. Physical Therapy Reviews. 2007;12(3):169-78.

5. Vlaeyen JW. Learning to predict and control harmful events: chronic pain and conditioning. Pain. 2015;156 Suppl 1:S86-93.

6. Moseley GL. A pain neuromatrix approach to patients with chronic pain. Man Ther. 2003;8(3):130-40.

7. Tracey I, Mantyh PW. The cerebral signature for pain perception and its modulation. Neuron. 2007;55(3):377-91.

8. Apkarian AV, Bushnell MC, Treede RD, Zubieta JK. Human brain mechanisms of pain perception and regulation in health and disease. Eur J Pain. 2005;9(4):463-84.

9. Bushnell MC, Ceko M, Low LA. Cognitive and emotional control of pain and its disruption in chronic pain. Nat Rev Neurosci. 2013;14(7):502-11.

10. Koechlin H, Coakley R, Schechter N, Werner C, Kossowsky J. The role of emotion regulation in chronic pain: a systematic literature review. J Psychosom Res. 2018;107:38-45.

11. Wiech K. Deconstructing the sensation of pain: the influence of cognitive processes on pain perception. Science. 2016;354(6312):584-7.

12. Wiech K, Ploner M, Tracey I. Neurocognitive aspects of pain perception. Trends Cogn Sci. 2008;12(8):306-13.

13. Wiech K, Tracey I. Pain, decisions, and actions: a motivational perspective. Frontiers in Neuroscience. 2013;7(46).

14. Foster NE, Anema JR, Cherkin D, Chou R, Cohen SP, Gross DP, et al. Prevention and treatment of low back pain: evidence, challenges, and promising directions. Lancet. 2018;391(10137):2368-83.

15. Chou R, Loeser JD, Owens DK, Rosenquist RW, Atlas SJ, Baisden J, et al. Interventional therapies, surgery, and interdisciplinary rehabilitation for low back pain: an evidence-based clinical practice guideline from the American Pain Society. Spine (Phila Pa 1976). 2009;34(10):1066-77.

16. Skelly ACC R, Dettori JR, et al. Noninvasive nonpharmacological treatment for chronic pain: a systematic review. Comparative Effectiveness Review. 2018.

17. Engel G. The need for a new medical model: a challenge for biomedicine. Science. 1977;196(4286):129-36.

18. Treede R-D, Rief W, Barke A, Aziz Q, Bennett MI, Benoliel R, et al. A classification of chronic pain for ICD-11. Pain. 2015;156(6):1003-7.

19. Louw A, Diener I, Fernández-de-las-Peñas C, Puentedura EJ. Sham surgery in orthopedics: a systematic review of the literature. Pain Medicine. 2017;18(4):736-50.

20. Moseley JB, O'Malley K, Petersen NJ, Menke TJ, Brody BA, Kuykendall DH, et al. A controlled trial of arthroscopic surgery for osteoarthritis of the knee. New England Journal of Medicine. 2002;347(2):81-8.

21. Ebadi S, Henschke N, Nakhostin Ansari N, Fallah E, van Tulder MW. Therapeutic ultrasound for chronic low-back pain. Cochrane Database of Systematic Reviews. 2014(3).

22. Franke H, Fryer G, Ostelo R, Kamper SJ. Muscle energy technique for non-specific low-back pain. Cochrane Database of Systematic Reviews. 2015(2).

23. Furlan AD, Giraldo M, Baskwill A, Irvin E, Imamura M. Massage for low-back pain. Cochrane Database of Systematic Reviews. 2015(9).

24. Rubinstein SM, van Middelkoop M, Assendelft WJJ, de Boer MR, van Tulder MW. Spinal manipulative therapy for chronic low-back pain. Cochrane Database of Systematic Reviews. 2011(2).

25. Lin I, Wiles L, Waller R, Goucke R, Nagree Y, Gibberd M, et al. What does best practice care for musculoskeletal pain look like? Eleven consistent recommendations from high-quality clinical practice guidelines: systematic review. British Journal of Sports Medicine. 2020;54(2):79-86.

26. Hutting N, Johnston V, Staal JB, Heerkens YF. Promoting the use of self-management strategies for people with persistent musculoskeletal disorders: the role of physical therapists. J Orthop Sports Phys Ther. 2019;49(4):212-5.

27. Louw A, Zimney K, Puentedura EJ, Diener I. The efficacy of pain neuroscience education on musculoskeletal pain: a systematic review of the literature. Physiother Theory Pract. 2016;32(5):332-55.

28. Darlow B, Dean S, Perry M, Mathieson F, Baxter GD, Dowell A. Easy to harm, hard to heal: patient views about the back. Spine (Phila Pa 1976). 2015;40(11):842-50.

29. I R de Oliveira B, Smith AJ, O'Sullivan PPB, Haebich S, Fick D, Khan R, et al. "My hip is damaged": a qualitative investigation of people seeking care for persistent hip pain. British Journal of Sports Medicine. 2020:bjsports-2019-101281.

30. Nijs J, Roussel N, Paul van Wilgen C, Koke A, Smeets R. Thinking beyond muscles and joints: therapists' and patients' attitudes and beliefs regarding chronic musculoskeletal pain are key to applying effective treatment. Man Ther. 2013;18(2):96-102.

31. Gifford LS, Butler DS. The integration of pain sciences into clinical practice. J Hand Ther. 1997;10(2):86-95.

32. Moseley GL, Butler DS. Fifteen years of explaining pain: the past, present, and future. J Pain. 2015;16(9):807-13.

33. Butler DSM GL. Explain pain. Adelaide, Australia: Noigroup Publications; 2003.

34. Nijs J, Torres-Cueco R, van Wilgen CP, Girbes EL, Struyf F, Roussel N, et al. Applying modern pain neuroscience in clinical practice: criteria for the classification of central sensitization pain. Pain Physician. 2014;17(5):447-57.

35. Louw A, Zimney K, O'Hotto C, Hilton S. The clinical application of teaching people about pain. Physiother Theory Pract. 2016;32(5):385-95.

36. Watson JA, Ryan CG, Cooper L, Ellington D, Whittle R, Lavender M, et al. Pain neuroscience education for adults with chronic musculoskeletal pain: a mixed-methods systematic review and meta-analysis. J Pain. 2019;20(10):1140.e1-.e22.

37. Santos MRPd, Nogueira LC, Armando Meziat-Filho N, Oostendorp R, Reis FJJd. Transcultural adaptation into Portuguese of an instrument for pain evaluation based on the biopsychosocial model. Fisioterapia em Movimento. 2017;30:183-95.

38. Nijs J, Wijma AJ, Willaert W, Huysmans E, Mintken P, Smeets R, et al. Integrating motivational interviewing in pain neuroscience education for people with chronic pain: a practical guide for clinicians. Physical Therapy. 2020.

39. Eklund A, De Carvalho D, Pagé I, Wong A, Johansson MS, Pohlman KA, et al. Expectations influence treatment outcomes in patients with low back pain: a secondary analysis of data from a randomized clinical trial. European Journal of Pain. 2019;23(7):1378-89.

40. Cormier S, Lavigne GL, Choiniere M, Rainville P. Expectations predict chronic pain treatment outcomes. Pain. 2016;157(2):329-38.

41. Hoffmann TC, Lewis J, Maher CG. Shared decision making should be an integral part of physiotherapy practice. Physiotherapy. 2020;107:43-9.

42. Bachelor A. Clients' perception of the therapeutic alliance: a qualitative analysis. Journal of Counseling Psychology. 1995;42(3):323-37.

43. Louw A, Diener I, Butler DS, Puentedura EJ. The effect of neuroscience education on pain, disability, anxiety, and stress in chronic musculoskeletal pain. Arch Phys Med Rehabil. 2011;92(12):2041-56.

44. Valentim JCdP, Meziat-Filho NA, Nogueira LC, Reis FJJ. ConheceDOR: the development of a board game for modern pain education for patients with musculoskeletal pain. BrJP. 2019;2:166-75.

45. Traeger AC, Lee H, Hubscher M, Skinner IW, Moseley GL, Nicholas MK, et al. Effect of intensive patient education vs placebo patient education on outcomes in patients with acute low back pain: a randomized clinical trial. JAMA Neurol. 2019;76(2):161-9.

46. Wood L, Hendrick PA. A systematic review and meta-analysis of pain neuroscience education for chronic low back pain: short-and long-term outcomes of pain and disability. Eur J Pain. 2019;23(2):234-49.

47. Tegner H, Frederiksen P, Esbensen BA, Juhl C. Neurophysiological Pain education for patients with chronic low back pain: a systematic review and meta-analysis. Clin J Pain. 2018;34(8):778-86.

48. Van Ittersum MW, van Wilgen CP, van der Schans CP, Lambrecht L, Groothoff JW, Nijs J. Written pain neuroscience education in fibromyalgia: a multicenter randomized controlled trial. Pain Pract. 2014;14(8):689-700.

49. Van Oosterwijck J, Meeus M, Paul L, De Schryver M, Pascal A, Lambrecht L, et al. Pain physiology education improves health status and endogenous pain inhibition in fibromyalgia: a double-blind randomized controlled trial. The Clinical Journal of Pain. 2013;29(10):873-82.

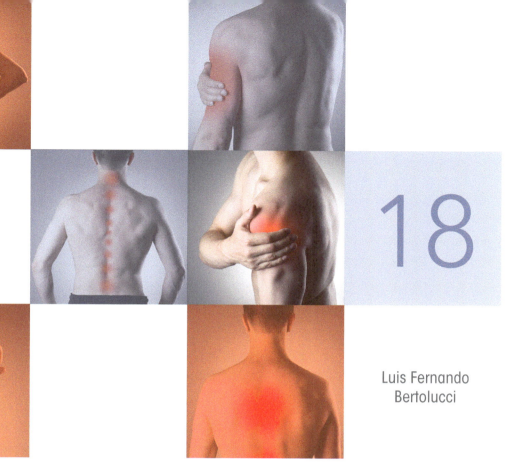

18

Luis Fernando
Bertolucci

FÁSCIA: FISIOLOGIA, PATOLOGIA E RECURSOS TERAPÊUTICOS

18.1 Destaques

- As fáscias integram a função dos músculos formando um sistema complexo, ainda de difícil avaliação.
- As patologias musculoesqueléticas estão associadas a distúrbios no sistema fascial.
- Hábitos motores inadequados, traumas e cirurgias diminuem o deslizamento (mobilidade interna) no sistema fascial, o que pode ser causa, consequência e/ou fator perpetuador de patologias motoras.

- As técnicas de liberação miofascial agem no tecido conjuntivo areolar ou frouxo, restabelecendo a mobilidade interna das fáscias.

- O princípio da tensegridade traz uma nova compreensão do movimento e pode facilitar a adoção de condutas terapêuticas às fáscias.

- É possível estimular mecanismos de autorregulação pelo toque terapêutico.

- O espreguiçar é um comportamento homeostático que naturalmente atualiza a função tônico-postural, restabelece a mobilidade interna das fáscias e a tensegridade.

18.2 Introdução

O tratamento das patologias musculoesqueléticas normalmente envolve a identificação do tecido que sofre. Lesões de cartilagens, ossos, tendões, ligamentos podem ser, via de regra, diagnosticadas pelos recursos hoje disponíveis. As alterações no tecido conjuntivo areolar ou frouxo, no entanto, são de difícil detecção tanto por métodos clínicos como por exames subsidiários. Responsável pela lubrificação entre duas estruturas móveis, esse tecido encontra-se alterado em virtualmente todas as patologias motoras e cujo tratamento pode mostrar-se incompleto caso não contemple esse aspecto.

A função da lubrificação nas interfaces de tecido frouxo é um dos determinantes da distribuição das forças no sistema fascial e assim se reflete na sua capacidade de funcionar de forma integrada. A falta de integração (tensegridade) compromete a qualidade do movimento, levando à sobrecarga mecânica e lesão tecidual. A diminuição da mobilidade dos tecidos deslizantes é um aspecto silencioso, pois frequentemente não provoca sintomas locais per se, mas a distância.

Este capítulo tem o objetivo de apresentar um panorama atual do assunto e tem como base a experiência do autor com o emprego de métodos de manipulação fascial na reabilitação de distúrbios musculoesqueléticos, iniciada em 1990 com o I. E. Rolfing® (método baseado na manipulação das fáscias).

18.3 Histórico

O sistema musculoesquelético foi inicialmente considerado como composto por músculos individuais agindo sobre alavancas ósseas, e o papel das fáscias foi historicamente negligenciado. As fáscias foram consideradas meros envoltórios das estruturas anatômicas mais claramente identificáveis e nomeáveis, estas sim objeto de interesse. Os desenhos dos livros de anatomia dão a falsa impressão de que os músculos são órgãos individuais e a biomecânica clássica baseou-se nessa visão compartimentalizada.[1] No entanto, hoje sabemos que os músculos estão *integrados* em um *sistema complexo*[2] de transmissão de força pelas fáscias.[3] A função integrativa das fáscias não pode ser compreendida pelo estudo individual dos músculos, mas exige uma abordagem sistêmica, não linear, só mais recentemente considerada pela ciência. Por outro lado, já há décadas várias modalidades de educação somática, como o *rolfing*, a osteopatia, entre outras,[4] já vêm valorizando a função das fáscias na motricidade. É possível também encontrar conceitos correlatos em práticas milenares, como a ioga e algumas artes marciais orientais.

Nessa visão sistêmica, todas as partes do corpo se relacionam mutuamente pela *continuidade* que caracteriza o sistema fascial,[5,6] cuja dinâmica está intrinsecamente ligada à fisiologia celular de todo o organismo. Isso trouxe uma visão mais abrangente da função motora e seus distúrbios que, independentemente de sua etiologia, são acompanhadas de alterações fasciais. Hoje a fáscia está "na moda" e vemos surgir novas modalidades de tratamento e atividade física nela baseadas.

18.4 Conceito, etiologia e fisiopatologia do sistema fascial

As fáscias são muito versáteis em suas funções mecânicas. Entre outras funções, podem *unir* estruturas (como nos tendões, retináculos e fáscias de revestimento) e podem também *separar* estruturas, permitindo o deslizamento entre elas (como nas serosas, bursas, bainhas tendinosas e interfaces de tecido areolar ou frouxo).[7,8] Frouxas ou densas, as fáscias estão em um processo contínuo de *remodelação*, em que suas características estruturais (forma) refletem sua função.[9] Uma fáscia densa, como uma aponeurose, manterá suas características de resistência tênsil desde que sujeita a tensão, enquanto a ausência desta vai enfraquecê-la progressivamente. De maneira análoga, interfaces de deslizamento manterão tal propriedade desde que sejam mobilizadas, e a falta de movimento leva à *diminuição no deslizamento* ou *da mobilidade interna* entre estruturas vizinhas.

O conjunto de tecidos deslizantes promove uma verdadeira lubrificação que, ao lado da mobilidade articular, é fundamental para que o ser humano possa se mover (Figura 18.1). Ela é dada pelos GAGs (glicosaminoglicanos), especialmente pelo ácido hialurônico, presentes na MEC (matriz extracelular, a porção não celular dos tecidos) e se mostra comprometida em patologias motoras de forma geral.[8,9]

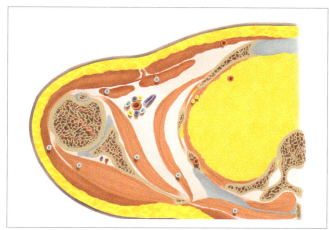

Figura 18.1 Corte transversal da cintura escapular na altura da cabeça do úmero. Uma malha contínua de tecido conjuntivo areolar (áreas em roxo) separa e confere mobilidade mútua aos corpos musculares (áreas em vermelho). A força pode ser transmitida de uma região às vizinhas dependendo da mobilidade relativa no tecido areolar entre elas. A articulação escapulotorácica é particularmente sujeita a restrições de tecido areolar, pois é muito móvel, podendo adotar diferentes posições dentro do leito tecidual em que "flutua" (vide também a seção "Fisiopatologia" no texto). Fonte: Esquema baseado em Testut JL, 1921.

Haverá diminuição da *mobilidade interna* entre estruturas vizinhas se: (a) houver imobilismo absoluto (para tratar uma fratura, p. ex.) ou (b) imobilismo relativo (secundário a padrões de movimento e postura inadequados), condições estas em que haverá a *densificação* do tecido frouxo. É frequente também a diminuição da mobilidade interna em casos de (c) cicatrizes e/ou aderências cicatriciais (secundárias a traumas e cirurgias), caracterizando a *fibrose tecidual*.[9]

18.5 Distribuição de forças: integração pelo sistema fascial

Diversas forças agem continuamente no sistema musculoesquelético: tensão, compressão, torção e cisalhamento se combinam em uma dinâmica complexa. São forças de grande magnitude, pois nossa biomecânica se caracteriza por alavancas de segundo gênero,[10] o que torna os tecidos vulneráveis a altos níveis de atrito e consequentemente lesão tecidual.

Na verdade, qualquer movimento produz atrito e consequentemente um determinado grau de lesão tecidual. Em um organismo em equilíbrio a lesão tecidual é igual ou menor do que a capacidade regeneradora do metabolismo anabólico,[11] que ocorre principalmente durante o sono. O desequilíbrio entre desgaste e regeneração levará ao acúmulo de lesão tecidual, e assim inflamação e dor crônicas. A distribuição das forças internas é fundamental para limitar o desgaste e evitar o acúmulo de lesão tecidual.

O sistema fascial age como um verdadeiro *distribuidor de forças*. A força gerada por uma fibra muscular, hoje se sabe, pode ser transmitida por toda a sua superfície e daí ao sistema fascial pela chamada *transmissão miofascial de força*,[3] o que torna possível a distribuição da força muscular por grandes áreas de fáscias, e não apenas nas inserções tendinosas nos ossos, como descrito a seguir:

O bíceps braquial, por exemplo, tem, além de uma inserção tendinosa no rádio, uma expansão fascial na borda da ulna (*lacertus fibrosus*), que permite distribuir a força de flexão do cotovelo entre o tendão no rádio e uma grande área da borda da ulna.[12] De forma similar, o músculo glúteo máximo, além do tendão que se insere no fêmur, tem uma importante inserção no trato iliotibial, estrutura que é contínua com a fáscia lata,[13] o que distribui a força entre inserção tendinosa no osso e uma grande área de fáscia, distribuindo assim as forças de tensão.

Além da transmissão da força de um músculo às fáscias da mesma região, a transmissão miofascial de força pode ocorrer também *entre* estruturas justapostas: entre um músculo e seus vizinhos (transmissão intermuscular), entre um músculo e estruturas não musculares, por exemplo os tabiques intermusculares (transmissão extramuscular)[14] etc. Esse tipo de transmissão miofascial ocorre através do tecido areolar aí interposto.

Podemos imaginar o espaço ocupado pelo músculo (loja muscular) como um "túnel" em cujas paredes ele está *relativamente* preso. Durante um movimento, o corpo muscular se desloca dentro da loja muscular e a rede de tecido frouxo vai sendo tracionada progressivamente em cada região do túnel, tensionando determinados feixes da rede. Quando o deslocamento é grande o suficiente, os feixes tensionados tornam-se rígidos e passam a transmitir força (Figura 18.2). Isto é, durante um movimento, a *posição relativa*[3] das estruturas vai mudando e assim tensionando a rede de tecido frouxo de forma diferencial em cada região da interface de contato com as estruturas vizinhas. Dependendo do grau de ligação/separação (da anatomia do tecido frouxo, suas ligações internas), a tensão vai se estabelecer mais precoce ou tardiamente em cada região da loja muscular. Em áreas onde a malha fibrilar não é tensionada até o limiar de tornar-se rígida, não haverá transmissão de forças. Ou seja, as estruturas miofasciais estão imersas em uma malha contínua de tecido de deslizamento e vão se juntar ou se separar dependendo de suas posições relativas e da arquitetura do tecido deslizante entre elas. Tal dinâmica de junção/separação vai determinar os trajetos instantâneos da transmissão miofascial de força dentro de todo o sistema, o que cria um potencial de *cooperação* entre o *conjunto* de todos os músculos, formando um sistema. A força de um músculo pode, dessa forma, atingir virtualmente qualquer outra parte do sistema fascial.

Dependendo de como essas forças contribuem (ou não) para o movimento sendo executado, haverá maior ou menor cooperação ou *integração* dentro do sistema.

De fato, nossa prática clínica mostra uma diferença significativa na função motora (alinhamento postural, ausência de esforço ao movimento etc.) após a manipulação fascial. Isso estaria possivelmente associado à melhor distribuição de forças e, assim, a um grau maior de integração no sistema fascial. Tal condição parece mesmo poder auxiliar o controle dos movimentos, através de um mecanismo não neural, que é característico de sistemas dotados de *integridade tensional* ou *tensegridade*, como veremos a seguir.

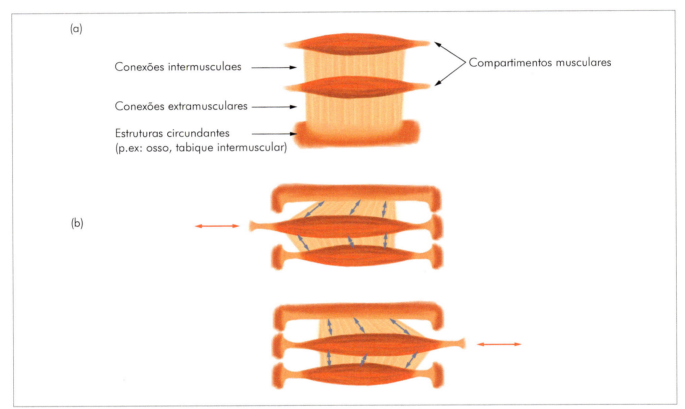

Figura 18.2 Esquema representando o tecido conjuntivo frouxo ou areolar. A força pode ser transmitida (a) entre compartimentos musculares vizinhos (transmissão intermuscular), ou entre estes e outras estruturas, como fáscias de revestimento, tabiques intermusculares, ossos etc (transmissão extramuscular). O tensionamento de um compartimento, seja passivo ou ativo (b, setas vermelhas), muda sua *posição relativa* às estruturas circunjacentes, criando vetores instantâneos de transmissão miofascial de força entre elas (setas azuis). O sistema fascial recebe e distribui (integra) todas as forças que resultam nos movimentos. Fonte: Esquema baseado em Huijing e Baan, 2013.

18.5 Tensegridade como modelo

Tensegridade, ou integridade tensional, é um princípio mecânico que diz respeito a estruturas pré-tensionadas cujas partes/regiões são integradas pela força tensional que as permeia. Isto é, a tensão é distribuída por toda a estrutura e qualquer modificação mecânica local se transmite e modifica toda a estrutura. Uma tenda (bem montada) e um balão de gás (cheio) são estruturas que exibem tensegridade (Figura 18.3). Esse princípio foi inicialmente descrito no campo da arquitetura[15] e, mais tarde, estendido às ciências biológicas: a tensegridade está presente em todos os organismos vivos, o que originou o termo biotensegridade.[16,17] Desde o nível molecular (o DNA é uma estrutura tensegral), celular (o citoesqueleto exibe tensegridade), tecidual e até o nível do organismo como um todo, animais e vegetais são estruturas que exibem tensegridade, propriedade provavelmente selecionada pela evolução por criar estruturas ao mesmo tempo leves, resistentes e adaptáveis.[18]

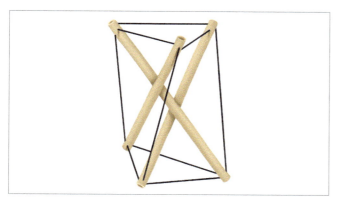

Figura 18.3 Modelo de uma estrutura simples de tensegridade composta por elementos de compressão (barras) descontínuos suspensos em uma rede contínua de elementos de tensão pré-tensionados (fios) criando uma estrutura estável e integrada, de forma que qualquer modificação mecânica local na rede de tensão se transmite por toda a estrutura.

No corpo humano, quando visto como um sistema de tensegridade, os ossos funcionam como *espaçadores* e estão imersos em uma rede pré-tensionada constituída pelo conjunto de todos os tecidos moles (ligamentos, tendões, músculos, órgãos, fáscias, pele etc.).[19] Eles formam um verdadeiro "esqueleto fibroso",[20,21] contínuo, que resiste a esforços de tensão. O esqueleto ósseo suporta a compressão e "flutua" na rede de tensão, constituindo uma "montagem".[22]

A presença da pré-tensão é condição para que uma estrutura exiba tensegridade. Uma região em que haja perda da pré-tensão (ou frouxidão) não se comunica, pela tensegridade, com o restante da estrutura. Podemos então falar em *distribuição da tensão* ou *graus de tensegridade* ao longo de uma estrutura.

Um paciente com fraqueza nos músculos abdutores do quadril, por exemplo, é incapaz de manter a tensão nessa região durante a fase de apoio e exibirá a marcha em Trendelenburg. Nessa condição há uma "quebra" da integração do sistema fascial nessa região, o que cria duas consequências importantes: (a) afeta a transmissão miofascial de força através do quadril, de forma que os músculos localizados a distância deixam de poder contribuir – pela transmissão miofascial de força – para a estabilidade da articulação, e (b) o fêmur, em vez de funcionar como um espaçador na coxa (condição dada pela tensegridade), passa a funcionar como um pilar, o que poderia levar à concentração da força reacional intra-articular em pequenas áreas, aumentando aí a fricção e eventualmente levando ao desgaste articular precoce.

A manutenção da pré-tensão é um desafio para um corpo que se move. A tensão (passiva) nas faces extensora e flexora de uma articulação varia quando ela se move, exigindo um contínuo reajuste do nível de pré-tensão em cada região do sistema durante o movimento. Dois mecanismos agem simultaneamente para manter o nível ótimo de pré-tensão, (a) a função tônico-postural e (b) as relações mecânicas, nas interfaces de deslizamento, entre estruturas vizinhas (para que possam se integrar/separar de forma a manter a pré-tensão). A mobilidade relativa adequada entre duas estruturas contíguas pode, dessa forma, contribuir para manter a pré-tensão em todo o sistema.

Uma vez integrado pela tensão (exibindo tensegridade), o organismo apresenta a chamada *comunicação morfológica*, aspecto que poderia ser visto como uma forma de "inteligência estrutural", capaz de participar da gestão das forças de forma passiva, isto é, independente e de forma complementar ao papel do SNC.[23,24] A tensegridade parece poder, assim, simplificar o papel do SNC ao contribuir para o controle do movimento. Além disso, pode torná-lo estável, econômico (ao funcionar como uma mola e reciclar a energia elástica) (Figura 18.4), absorver impactos, entre outras qualidades desejáveis do movimento.[22] Mais adiante veremos como é possível utilizar esse princípio na manipulação do sistema fascial.

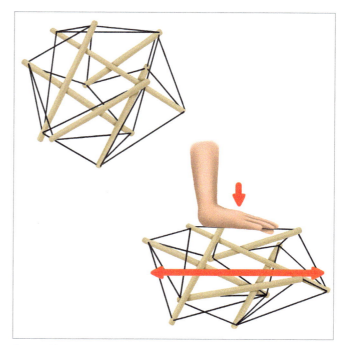

Figura 18.4 A tensegridade confere à estrutura grande elasticidade e resiliência; depois de deformada, volta à forma original, qualidade que permite o armazenamento de energia elástica, como em uma mola. No corpo humano o sistema fascial pode comportar-se de forma análoga, armazenando e devolvendo energia mecânica durante movimentos cíclicos, como na caminhada.

18.6 Fisiopatologia: padrões motores patogênicos e terapêuticos

Os estímulos mecânicos gerados pelo movimento são percebidos pelas células nas fáscias e direcionam sua expressão gênica (mecanotransdução) na remodelação da MEC;[25] isto é, a estrutura das fáscias reflete a história dos padrões de movimento. Dependendo de suas características, os movimentos podem ser patogênicos (ao levar à concentração de forças e sobrecarga mecânica) ou terapêuticos (ao distribuir forças e manter trofismo celular e tecidual) (Figura 18.5). Estabilidade e alinhamento articular, capacidade de absorção de impactos e de reciclagem de energia elástica, entre outras, estão entre as boas qualidades de movimento.

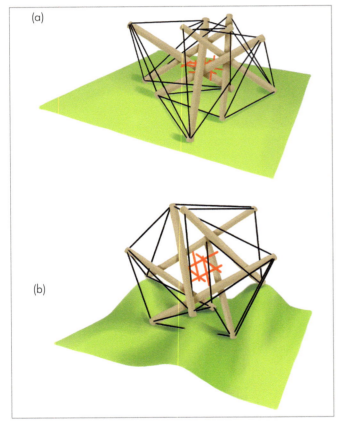

Figura 18.5 Esquema hipotético de uma célula, com microfilamentos e microtúbulos formando uma estrutura de tensegridade (em vermelho o núcleo e em verde a matriz extracelular). A forma das células é definida pelos pontos em que estão ancoradas na MEC. Encurtamentos e aderências teciduais deformam a MEC (a) e consequentemente as células aí imersas, comprometendo seu metabolismo e expressão gênica. Recursos terapêuticos voltados às fáscias, além de movimentos como o espreguiçar, podem restabelecer a normalidade biomecânica da MEC (b) e devolver às células nela imersas suas formas originais e assim sua capacidade metabólica Fonte: Fonte: Esquema baseado em Ingber DE, 1998.

Padrões motores limitados/repetitivos/de má qualidade vão solicitar as mesmas áreas de mobilidade relativa no tecido areolar, o que pode levar ao progressivo adensamento e diminuição do deslizamento nas demais áreas, já que não estão sendo mobilizadas.

As articulações escapulotorácicas são um bom exemplo desse processo: a mobilidade da escápula em relação aos músculos em que está imersa deve permitir a boa coaptação desta com o gradil costal para que o membro superior seja estabilizado.[26] Padrões motores com os ombros protraídos e as escápulas "desencaixadas", por exemplo, vão levando à diminuição progressiva da mobilidade escapular,[12] com prejuízo na coaptação e na estabilidade articular. Técnicas de liberação miofascial poderiam devolver a mobilidade da escápula, o que permitiria então (a) o restabelecimento da *condição mecânica* da coaptação da escapulotorácica, efeito que também (b) restabeleceria a propriocepção, devolvendo a capacidade dos músculos tônicos (involuntários) de manter a coaptação, (c) restabeleceria a tensegridade e assim a parcela de comando motor não neural que a caracteriza e (d) permitiria, nessa situação renovada, o fortalecimento muscular em padrões mais fisiológicos de movimento.

Na prática clínica vemos comumente essa situação associada a sintomas na musculatura periescapular e, curiosamente, também relacionada a dores nos ombros e no pescoço, isto é, os sintomas podem estar *a distância* das alterações de mobilidade fascial.

18.7 Sintomas a distância

A localização dos sintomas independe da localização dos distúrbios nos tecidos deslizantes. Esse é um aspecto clínico de grande importância que muitas vezes confunde e desafia a definição de condutas terapêuticas. Isso ocorre porque o sistema é integrado, e as forças atuantes em determinado local estão relacionados às ligações internas no tecido frouxo em todo o sistema. Padrões motores inadequados podem produzir sobrecarga mecânica em *qualquer* parte e tecido do sistema.[27] Os sintomas podem surgir em uma área muscular/fascial (síndrome miofascial), em um tendão (tendinose) ou na inserção deste (entesite) e até dentro da articulação. A compressão nervosa periférica também pode estar relacionada à mecânica das fáscias.[28] A definição de qual tecido vai produzir sintomas mais precocemente é uma questão individual (*locus minore resistentiae*) e do nível de integração no sistema fascial, como discutido acima. Convém lembrar que os mecanismos neurais e não neurais de controle motor agem simultaneamente e em mútua dependência: a falta de tensegridade compromete a retroalimentação informacional do sistema fascial e da sustentação tônica (involuntária) da postura.

De fato, os mecanorreceptores de tensão dependem de um grau ótimo de tensão basal para que produzam informação adequada.[29] Se uma área do corpo estiver hiper ou hipotensionada, a aferência proprioceptiva estará comprometida. É como se o SNC não conseguisse "enxergar" bem essas áreas, o que comprometerá a sustentação tônica, que é a base sobre a qual os movimentos voluntários ocorrem.[30]

18.8 Déficit de mobilidade interna: causa e/ou consequência

Vimos que padrões inadequados de movimento podem levar a restrições de mobilidade interna (deslizamento) e consequentemente à sobrecarga mecânica. Mas também pode ocorrer o oposto: alterações na mobilidade interna podem levar a alteração nos padrões motores, como é o caso de traumas físicos e cirurgias. O tecido cicatricial, via de regra, leva à aderências e fibrose nas áreas onde deveria haver deslizamento, distorcendo a distribuição miofascial de força. Cirurgias abdominais, por exemplo, levam à restrição de mobilidade entre os planos miofasciais da musculatura abdominal, o que pode resultar em sobrecarga mecânica em qualquer ponto/tecido do sistema.

É comum a ocorrência de um misto entre restrições miofasciais primárias (cicatrizes e fibroses) e secundárias (densificação), e o clínico/terapeuta deve continuamente atualizar a anamnese de acordo com o que se desenrola a cada sessão de terapia fascial, considerando os tecidos lesados – e suas respectivas taxas de renovação tecidual –, em uma visão processual.

18.9 Anatomia patológica

Estudos anatômicos em cadáveres mostram adensamentos e fibroses fasciais e a diminuição da mobilidade tecidual que os acompanham, possivelmente associados a restrições motoras.[31,32]

A ultrassonografia e a elastografia são capazes de mostrar a dinâmica dos movimentos nos planos de deslizamento.[22,33] Espessamento e diminuição da mobilidade das fáscias foram relatados em lombalgia crônica,[34] e em dor na panturrilha;[35] neste último, correlacionados à mudança na avaliação palpatória antes e depois de terapia fascial.

Mais recentemente uma nova técnica de RMN foi descrita, capaz de detectar a relação de água livre com a água ligada aos GAGs – uma forma de medir a lubrificação do sistema.[36]

Embora iniciais, tais estudos reforçam o papel dos tecidos deslizantes nas patologias motoras, e talvez essa noção possa levar a maior compreensão de dores crônicas de forma geral.[34] Além disso, a fáscia é ricamente inervada, podendo ser fonte de inflamação e dor;[37] é também capaz de contrair-se, em um padrão de músculo liso, ação que pode alterar a dinâmica motora.[38]

De qualquer forma, os exames complementares de rotina ainda pouco informam sobre as alterações fasciais[39] e atualmente dependemos do diagnóstico clínico no tratamento das fáscias.

18.10 Diagnóstico estrutural e funcional

A investigação diagnóstica costuma determinar o tipo e a localização do tecido que sofre. Não obstante a importância dessa informação, ela pouco informa sobre as *causas* subjacentes ao sofrimento tecidual, aspecto fundamental para que a melhora sintomatológica seja mantida.

Vimos como movimento/postura inapropriados causam alterações estruturais do sistema fascial. Estas, depois de estabelecidas, podem tornar-se fatores perpetuadores dos padrões viciosos. Daí a importância da consideração de ambos, estrutura e função, no diagnóstico e no tratamento do sistema fascial. De fato, a maioria das abordagens dirigidas às fáscias inclui inspeção estática, inspeção dinâmica, além de testes de movimento ativo e passivo.[4]

18.11 Diagnóstico externo/ "objetivo" e interno/subjetivo

A avaliação externa da postura e do movimento, apesar de útil, não informa sobre a distribuição das forças internas, o que, em última análise, pode levar à sobrecarga mecânica e, assim, a sintomas. Não há formas não invasivas que possam determinar tais forças.

Uma forma indireta de avaliar a distribuição de forças é a partir da experiência sensorial (subjetiva) do paciente, isto é, da *interocepção*. É possível a exploração de uma miríade de sensações corporais que refletem o estado metabólico dos tecidos de acordo com a *valência hedônica* que as acompanha.[40] Forças internas bem distribuídas estimulam o trofismo tecidual e a saúde; assim, a postura e o movimento fisiológicos são acompanhados de sensações prazerosas (e vice-versa). De fato, após uma sessão de terapia fascial, o paciente via de regra se sente mais "leve", o movimento se torna mais "fácil", "estável", "sem esforço", sensações muito úteis como *feedback* na reeducação motora.

A apreciação das modificações nas características da dor ao longo de um processo terapêutico pode seguir a mesma lógica: a dor vai mudando de local/característica e vai se tornando "menos ruim". É curioso notar a existência de "dor boa" (dor com valência hedônica positiva), durante e após tratamento das fáscias, aspecto muito útil na prática clínica e que julgamos merecer estudos científicos.

18.12 Diagnóstico palpatório

A maior parte das técnicas fasciais utiliza algum tipo de palpação diagnóstica. Apreciam-se consistência, elasticidade e, sobretudo, mobilidade entre estruturas. Esta é avaliada movendo-se o tecido até que a resistência por ele oferecida crie uma "barreira' palpável a partir da qual o tecido não cede mais. Dependendo da natureza das estruturas que estão resistindo, diferentes tipos de barreiras podem ser palpados.[4]

18.13 Diagnósticos local e global

Considerando o funcionamento *sistêmico* das fáscias, além de avaliações locais, faz-se necessário também algum tipo de avaliação global.

Há várias formas de avaliação global do sistema fascial, que se baseiam: (a) na avaliação visual e palpatória dos padrões posturais e motores a fim de identificar áreas encurtadas, tensas, contraturadas, fracas etc., considerando as *relações* entre elas; e/ou (b) no conceito de *cadeias* ou continuidades miofasciais, avaliando-as a partir de testes de amplitude de movimento em planos específicos e de provocação de dor; (c) na palpação da mobilidade da fáscia superficial,[4,41] entre outras.

Desenvolvemos uma forma de avaliação palpatória global baseada na tensegridade.[42,43] Associando forças manuais específicas é possível acessar a pré--tensão do sistema fascial e produzir a integração dos segmentos corporais, condição visível pela sincronia de resposta a pequenas oscilações diagnósticas (link). A condição de tensegridade facilita a identificação de áreas cujo déficit de mobilidade merece tratamento.

18.14 Tratamento dirigido às fáscias

Há muitas modalidades de terapias voltadas às fáscias e que variam quanto às forças, a área, a profundidade e a duração do toque. Via de regra, durante manobras fasciais é possível sentir (terapeuta e paciente) os tecidos cedendo ao toque, daí sua designação genérica de *"liberação miofascial"*. Vários são os mecanismos de ação propostos para explicar tais efeitos, que incluem desde a biomecânica tecidual, como discutido acima, o comportamento das células dentro da fáscia, além de mecanismos neurais.[44,45]

Os efeitos teciduais locais ocorrem na área tratada, possivelmente nas interfaces de tecido areolar. É comum que os pacientes percebam sensações de estiramento a distância, fato que sugere que a força manual esteja sendo transmitida através das fáscias e afetando esses locais e/ou que algum tipo de resposta neurológica esteja ocorrendo. Diversos efeitos neurológicos podem ocorrer, sejam locais e/ou gerais: proprioceptivos, autonômicos (vasomotores, respiratórios, de motilidade gastrointestinal etc.), de modulação da dor,[4] entre outros.

Desenvolvemos uma técnica que, ao manter a tensegridade em certas condições, evoca também uma *ação muscular involuntária*, que age em sinergia com a manipulação.[42,43] Eventualmente a ação motora é suficientemente intensa a ponto de produzir movimentos involuntários, comumente semelhantes ao espreguiçar.[46] Consideramos a pandiculação (espreguiçar/bocejar) como modelo para explicar tal ação involuntária.

18.15 Autocuidado: treinamento fascial e pandiculação

Movimentos de pandiculação ocorrem desde a vida intrauterina; participam da morfogênese e podem ser considerados uma forma de *higiene motora*.[46] Curiosamente observamos amiúde em nossos pacientes a retomada desse hábito, acompanhada da melhora de sintomas. De fato, a pandiculação é um comportamento homeostático que restabelece as dimensões máximas do corpo, a mobilidade interna das fáscias e o tônus postural, preparando-nos para a ação na gravidade[46] (Figura 18.6). É valorizada em várias modalidades de educação somática, assim como em novas formas de treinamento físico direcionadas às fáscias. Qualidades motoras ligadas à função fascial como rebote elástico, integração, multidirecionalidade, entre outras, podem ser treinadas, o que pode auxiliar na *performance*, na prevenção de lesões e na manutenção do bem-estar.[4,22]

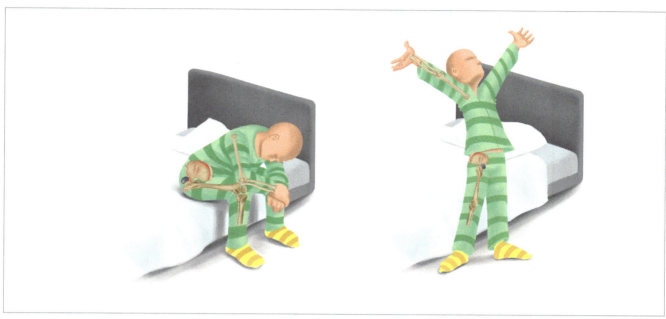

Figura 18.6 O sono se caracteriza por imobilidade, posturas fletidas e relaxamento, fazendo com que despertemos "desmontados" e mais rígidos (a). O espreguiçar (b) restabelece a lubrificação na MEC, além do tônus postural, preparando-nos para a atividade na gravidade. A pandiculação (espreguiçar e bocejar) é um comportamento socialmente condenável em nosso meio, o que contribui para sua inibição e consequentemente para o acúmulo de restrições teciduais.

18.16 Conclusão

A participação do sistema fascial no movimento, antes intuída e observada fenomenologicamente em práticas manuais, tem sido cada vez mais valorizada pela ciência atual. Qualquer distúrbio motor associa-se a disfunções no sistema fascial, seja como causa, consequência ou ainda como fator perpetuador. Assim, o clínico deve considerar a avaliação e o tratamento das fáscias na dor crônica musculoesquelética de forma geral.[47]

A tensegridade é um modelo útil na compreensão do funcionamento do sistema motor, integrando mecanismos estruturais e neurais, cujos desdobramentos estão ainda por vir.

Bibliografia

1. van der Wal J. The architecture of the connective tissue in the musculoskeletal system-an often overlooked functional parameter as to proprioception in the locomotor apparatus. Int J Ther Massage Bodywork. 2009;2(4):9-23. Published 2009 Dec 7. doi:10.3822/ijtmb.v2i4.62.

2. Huang S, et al. Tensegrity, dynamic networks, and complex systems biology: emergence in structural and information networks within living cells. (2006)10.1007/978-0-387-33532-2_11.

3. Maas H, Sandercock TG. Force transmission between synergistic skeletal muscles through connective tissue linkages. J Biomed Biotechnol. 2010;2010:575672. doi:10.1155/2010/575672.

4. Chaitow L (ed.). Fascial dysfunction. Manual therapy approaches. Pencaitland: Handspring Publishing Limited; 2014.

5. Guimberteau JC, Armstrong C. Architecture of human living fascia. Edinburgh: Handspring Publishing Limited; 2016.

6. Schleip R, Hedley G, Yucesoy CA. Fascial nomenclature: update on related consensus process. Clin Anat. 2019;32(7):929-33. doi:10.1002/ca.23423.

7. Kumka M, Bonar J. Fascia: a morphological description and classification system based on a literature review. J Can Chiropr Assoc. 2012;56(3):179-91.

8. Stecco C, Stern R, Porzionato A, et al. Hyaluronan within fascia in the etiology of myofascial pain. Surg Radiol Anat. 2011;33(10):891-6.

9. Pavan PG, Stecco A, Stern R, Stecco C. Painful connections: densification versus fibrosis of fascia. Curr Pain Headache Rep. 2014;18(8):441. doi: 10.1007/s11916-014-0441-4. Review. PubMed PMID: 25063495.

10. Nordin M, Frankel VH. Basic biomechanics of the musculoskeletal system. Philadelphia: Lippincott Willians and Wilkins; 2012.

11. Almeida CS, Greve JMD, Bertolucci LF, Sposito MMM, Imamura M, Lianza S. Reabilitação do aparelho osteoarticular. In: Lianza S. Medicina de reabilitação. São Paulo: Guanabara Koogan; 1995. p.189-210.

12. Bertolucci LF. Anatomia funcional do aparelho locomotor. In: Teixeira MJ, Yeng LT e Kaziyama HHS, orgs. Dor: síndrome dolorosa miofascial e dor musculoesquelética. São Paulo: Roca; 2008. p.71-8.

13. Huijing PA. Muscular force transmission: a unified, dual or multiple system? A review and some explorative experimental results. Arch Physiol Biochem. 1999;107(4);292-311.

14. Bernabei M, Maas H, van Dieën JH. A lumped stiffness model of intermuscular and extramuscular myofascial pathways of force transmission. Biomech Model Mechanobiol. 2016 Dec;15(6):1747-63. doi: 10.1007/s10237-016-0795-0. Epub 2016 May 18. PubMed PMID: 27193153; PubMed Central PMCID: PMC5106516.

15. Ingber DE, Wang N, Stamenovic D. Tensegrity, cellular biophysics, and the mechanics of living systems. Rep Prog Phys. 2014;77(4):046603. doi:10.1088/0034-4885/77/4/046603.

16. Scarr G. Biotensegrity. The structural basis of life. 2ª ed. Pencaitland: Handspring Publishing Limited; 2018.

17. Dischiavia SL, Wrighta AA, Hegedusa EJ, Bleakleya CM. Biotensegrity and myofascial chains: a global approach to an integrated kinetic chain. Medical Hypotheses. 2018;110:90-6.

18. Ingber DE, Wang N, Stamenovic D. Tensegrity, cellular biophysics, and the mechanics of living systems. Rep Prog Phys. 2014;77(4):046603. doi:10.1088/0034-4885/77/4/046603.

19. Schleip R, Hedley G, Yucesoy CA. Fascial nomenclature: update on related consensus process. Clin Anat. 2019;32(7):929-33. doi:10.1002/ca.23423.

20. Bienfait M. Physiologie de la thérapie manuelle. Saint-Mont: S.E.D. "Le Pousoe"; 1987.

21. Bertolucci LF. Cinesioterapia. In: Greve JMD, Amatuzzi MM. Medicina de reabilitação aplicada à ortopedia e traumatologia. São Pauo: Roca; 1999. p.47-80.

22. Schleip R, Findley TW, Chaitow L, Huijing PA. Fascia: the tensional network of the human body. Edinbugh: Churchill Livingstone; 2012.

23. Valero-Cuevas FJ, Yi J, Brown D, McNamara RV, Paul C, Lipson H. The tendon network of the fingers performs anatomical computation at a macroscopic scale. IEEE Transactions on Biomedical Engineering. 2007 Jun;54(6):1161-6.

24. Rieffel JA, Valero-Cuevas FJ, Lipson H. Morphological communication: exploiting coupled dynamics in a complex mechanical structure to achieve locomotion. J R Soc Interface. 2010 Apr 6;7(45):613-21. doi: 10.1098/rsif.2009.0240. Epub 2009 Sep 23. PubMed PMID: 19776146; PubMed Central PMCID: PMC2842775.

25. Martino F, Perestrelo AR, Vinarský V, Pagliari S, Forte G. Cellular mechanotransduction: from tension to function. Front Physiol. 2018;9:824. Published 2018 Jul 5. doi:10.3389/fphys.2018.00824.

26. Mottram SL. Dynamic stability of the scapula. Man Ther. 1997 Aug;2(3):123-31. doi: 10.1054/math.1997.0292. PubMed PMID: 11440525.

27. Bordoni B, Zanier E. Clinical and symptomatological reflections: the fascial system. J Multidiscip Healthc. 2014;7:401-11. Published 2014 Sep 18. doi:10.2147/JMDH.S68308.

28. Stecco A, Pirri C, Stecco C. Fascial entrapment neuropathy. Clin Anat. 2019 Oct;32(7):883-90. doi: 10.1002/ca.23388. Epub 2019 May 1. Review. PubMed PMID: 31004463.

29. Guyton and Hall textbook of medical physiology. Philadelphia: Saunders; 2011.

30. Ivanenko Y, Gurfinkel VS. Human postural control. Front Neurosci. 2018;12:171. Published 2018 Mar 20. doi:10.3389/fnins.2018.00171.

31. Stecco C. Funtional atlas of the human myofascial system. New York: Churchill-Livingstone; 2015.

32. https://www.youtube.com/watch?v=_FtSP-tkSug.

33. Avila Gonzalez CA, et al. Frontiers in fascia research. J Bodyw Mov Ther. 2018 Oct;22(4):873-80. doi: 10.1016/j.jbmt.2018.09.077. Epub 2018 Sep 13. PubMed PMID: 30368329.

34. Langevin HM, et al. Reduced thoracolumbar fascia shear strain in human chronic low back pain. BMC Muscoskel. Disord. 2001;12:203.

35. Luomala T, Pihlman M, Heiskanen J, Stecco C. Case study: could ultrasound and elastography visualize densified areas inside the deep fascia? J Bodyw Mov Ther. 2014 Jul;18(3):462-8. doi: 10.1016/j.jbmt.2013.11.020. Epub 2013 Dec 3. PubMed PMID: 25042323.

36. Menon RG, et al. T1ρ-mapping for musculoskeletal pain diagnosis: case series of variation of water bound glycosaminoglycans quantification before and after fascial manipulation® in subjects with elbow pain. Int J Environ Res Public Health. 2020;17(3):708; https://doi.org/10.3390/ijerph17030708.

37. Mense S. Innervation of the thoracolumbar fascia. Eur J Transl Myol. 2019;29(3):8297. Published 2019 Sep 6. doi:10.4081/ejtm.2019.8297.

38. Schleip R, et al. Fascia is able to actively contract and may thereby influence musculoskeletal dynamics: a histochemical and mechanographic investigation. Front Physiol. 2019;10:336. doi: 10.3389/fphys.2019.00336. eCollection 2019. PubMed PMID: 31001134; PubMed Central PMCID: PMC6455047.

39. Stecco A, Gesi M, Stecco C, Stern R. Fascial components of the myofascial pain syndrome. Curr Pain Headache Rep. 2013;17(8):352.

40. Craig AD. How do you feel? Interoception: the sense of the physiological condition of the body. Nat Rev Neurosci. 2002 Aug;3(8):655-66. doi: 10.1038/nrn894. Review. PubMed PMID: 12154366.

41. Kohlrausch W. Masaje Muscular de las Zonas Reflejas. Barcelona: Toray-Masson: 1968.

42. Bertolucci LF. Muscle Repositioning: a new verifiable approach to neuro-myofascial release?. J Bodyw Mov Ther. 2008 Jul;12(3):213-24. doi: 10.1016/j.jbmt.2008.05.002. Epub 2008 Jul 7. PubMed PMID: 19083677.

43. Bertolucci LF, Kozasa EH. Sustained manual loading of the fascial system can evoke tonic reactions: preliminary results. IJTMB [Internet]. 2010 Mar 5 [cited 2020 Feb 26];3(1):12-4.

44. Meltzer KR, Cao TV, Schad JF, King H, Stoll ST, Standley PR. In vitro modeling of repetitive motion injury and myofascial release. J Bodyw Mov Ther. 2010;14(2):162–171. doi:10.1016/j.jbmt.2010.01.002

45. Chaudhry H, Schleip R, Ji Z, Bukiet B, Maney M, Findley T. Three-dimensional mathematical model for deformation of human fasciae in manual therapy. J Am Osteopath Assoc. 2008;108(8):379-90.

46. Bertolucci LF. Pandiculation: nature's way of maintaining the functional integrity of the myofascial system? J Bodyw Mov Ther. 2011 Jul;15(3):268-80. doi: 10.1016/j.jbmt.2010.12.006. Epub 2011 Jan 14. PubMed PMID: 21665102.

47. Shockett S, Findley T. Findings from the frontiers of fascia research: insights into "inner space" and implications for health. J Bodyw Mov Ther. 2019 Jan;23(1):101-7. doi: 10.1016/j.jbmt.2018.12.001. Epub 2018 Dec 12. PubMed PMID: 30691735.

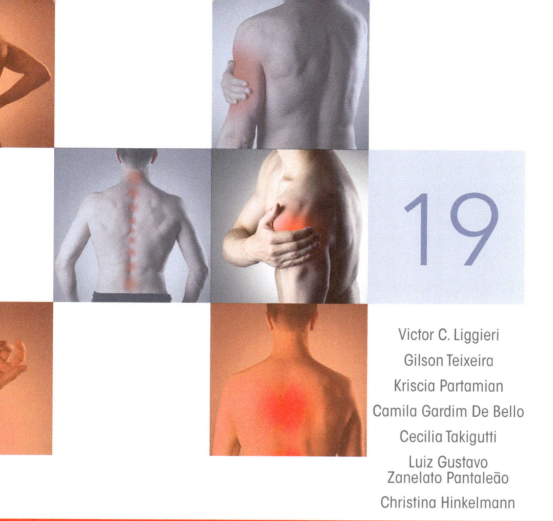

19

Victor C. Liggieri

Gilson Teixeira

Kriscia Partamian

Camila Gardim De Bello

Cecilia Takigutti

Luiz Gustavo Zanelato Pantaleão

Christina Hinkelmann

MASSOTERAPIA NA DOR CRÔNICA

19.1 História antiga

A massagem é uma das mais antigas e simples formas de terapia. Tem sido usada no Oriente há milhares de anos. Em pinturas de murais e em túmulos, nas cerâmicas há registros dos desenhos do uso das técnicas de massagem na China, Japão, Egito e Pérsia, hoje Irã, há mais de 5 mil anos.

Provavelmente a massagem seja tão antiga quanto a existência do homem na Terra, pois é mencionada como uma forma de tratamento nos registros médicos mais antigos e seu uso persistiu durante toda a história escrita.

O toque, o contato, é algo que fazemos instintivamente. Os macacos acariciam uns aos outros, os demais animais lambem suas feridas e os homens friccionam suas articulações doloridas.

No oriente, o Imperador Amarelo (Houng-Ti) escreveu no Nei King (Clássico da Medicina Chinesa – 2700 a.C.)[1] e relata meridianos, técnica de massagem, acupuntura, moxa, sangrias, além de fisiologia e patologia. Da China, a técnica antes denominada An Ma migrou para a Coreia aproximadamente no ano zero, e começou a ser chamada de Anma. O corpo então era submetido a estímulos por meio de manobras como o deslizamento, a rotação, o amassamento, a vibração e o rolamento que estimulam pontos energéticos, aliviando a tensão muscular e facilitando a circulação do sangue e da energia (Ki ou Chi).[2] Nos antigos livros, o método descrito consistia em diagnóstico e tratamento, e essa foi a primeira abordagem completa da medicina.

Por volta de 1000 a.C., os monges japoneses começaram a estudar o Budismo na China. Os japoneses aprenderam sobre massagem a partir das escrituras chinesas. Eles presenciaram os métodos de tratamento da medicina chinesa tradicional e levaram esses conhecimentos ao Japão, onde obtiveram grande desenvolvimento, sobretudo devido ao trabalho de terapeutas cegos que tornaram a técnica mais confortante e privativa. Os japoneses não somente adotaram o estilo chinês, mas também o melhoraram pela introdução de novas combinações.

No Ocidente, a massagem era utilizada nas medicinas grega e romana. Foi chamada de *Anatripsis* por Hipócrates, físico grego e o "Pai da Medicina". Ele falava sobre as fricções na pele e que deveriam ser no sentido ascendente em direção ao coração, para ajudar o corpo (460-380 a.C.). A hidroterapia e os exercícios mais tarde foram entendidos como importantes. A literatura antiga grega e a romana apresentam inúmeras referências à massagem, que era sempre aplicada antes e depois do esporte ou da atividade física.[3]

O uso da terminologia "massagem" é relativamente novo e provavelmente é proveniente do termo "masah", que em árabe significa acariciar com as mãos.

Os manuscritos antigos indianos, chineses e egípcios referem-se ao uso da massagem para curar e prevenir doenças e lesões. A massagem também era descrita com um ritual realizado após o banho ou tratamento médico para as mais variadas condições, tais como asma, infertilidade, insuficiência cardíaca e problemas digestivos.

Já na Índia, a massagem sempre foi muito valorizada e praticamente todos os habitantes conhecem alguma modalidade. As mães massageiam seus bebês, e mais tarde essas crianças são ensinadas a massagear, da mesma forma, seus pais. A principal modalidade de massagem aplicada é a *Ayurvédica*, que data de 1800 a.C., realizada com ervas, pimentas e óleos aromáticos que são aplicados diretamente sobre a pele.[4]

O imperador romano Galeno (129-199 d.C.) escreveu aproximadamente 16 livros relacionados à prática da massagem e exercícios, e muitas de suas ideias ainda são relevantes e aplicadas até hoje. Foi ele quem apresentou classificações mais detalhadas e descrições das técnicas em termos de qualidade (pressão e direção) e quantidade (frequência e tratamento). Ele recomendava que as massagens fossem realizadas nos gladiadores antes e depois das disputas com o nome de apoterapia e acreditava que o procedimento preparava a musculatura antes do evento e limpava os membros de matérias supérfluas e fluidos após uma atividade exaustiva.

19.2 Idade Média

O uso da massagem como prática clínica desapareceu na Idade Média. Nessa época, a Igreja pregava que a massagem tinha conotação sexual e o culto ao corpo passou a ser considerado um pecado. Logo, os cuidados de higiene deixaram de ser tomados e, por conseguinte, a massagem foi proibida nas civilizações cristãs.[5]

O cirurgião francês Ambroise Paré (1510-1590) começou a incentivá-la novamente no século XVI e foi considerado "o pai da Massagem", codificando os primeiros movimentos de massagem clássica.

19.3 Idade Moderna

Avanços no estudo da anatomia e fisiologia possibilitaram que os cientistas da época compreendessem mais acerca dos efeitos e usos de algumas dessas tradições mais antigas.

A descoberta da circulação sanguínea por William Harvey (1578-1657),[6] em 1628, contribuíram para aumentar a aceitação da massagem como medida terapêutica.

A mais famosa e duradoura influência para a massagem é a contribuição dada por Pehr Henrik Ling (1776-1839).[7] Ling desenvolveu seu próprio estilo de massagem e exercícios em um sistema chamado de ginástica médica. Pessoas que acreditavam no trabalho de Ling propagaram sua ideia pela Inglaterra, França, Áustria, Alemanha e Rússia. É mundialmente conhecida atualmente como massagem sueca e executada no mundo inteiro. Seus tratamentos eram classificados, e ainda são, como movimentos passivos de ginástica, pressão, fricção, vibração, percussão e rotação.

Na Holanda, Johann Georg Mezger (1839-1909)[8] também se utilizou amplamente da massagem e cunhou alguns termos para técnicas que continuam em uso até hoje: *effleurage* (deslizamento), *pétrissage* (amassamento) e *tapotement* (percussão).

Em 1894, na Inglaterra, um grupo de quatro mulheres fundou a Society of Trained Masseuses. Durante a Primeira Guerra Mundial a massagem foi empregada extensivamente nos tratamentos de lesões nervosas e traumas pós-guerras. Em 1920 já havia cerca de 5 mil membros praticantes.

No final do século XIX, a massagem já era classificada como tratamento médico popular e era utilizada por muitos cirurgiões, cardiologistas e outros médicos, que aplicavam os procedimentos ou eram assessorados por outras pessoas qualificadas e treinadas.

A partir de 1900, a massagem iniciou-se nos Estados Unidos com a influência de escritos de um médico de Boston, Douglas Graham.[9] Outras novas técnicas foram sendo descobertas no ocidente nos 50 anos que se seguiram.

Mennell e Cyriax,[10] ingleses, utilizaram uma forma específica de massagem com fricção profunda para estruturas articulares profundas que se encontravam machucadas em condições agudas e crônicas. Alfons Cornelius,[11] um médico alemão, pesquisou uma variante de massagem em zonas reflexas, aplicada com os polegares fazendo uma pressão profunda em pontos específicos, uma digitopressão, o que chamou de massagem em pontos nervosos. Assim surgiu o tratamento oriental de acupressão ou shiatsu, que foi descrito na literatura médica ocidental.

Eisenberg et al. (1990) publicaram no *New England of Medicine* que 33,8% dos adultos nos EUA buscaram algum tipo de assistência médica alternativa ou complementar nos últimos 12 meses, e em 1997 esse número atingiu 42%. Em plena ascensão, essas terapias complementares, incluindo a massoterapia, têm sido frequentemente utilizadas de diversas maneiras a fim de obter alívio de dores crônicas e outros sintomas de doenças diversas. Nesse levantamento as principais causas de busca para essas terapias foram as dores lombares, ansiedade, depressão e cefaleias.[12-14]

Apesar de a busca por tratamentos de massagem ser disseminada na população em geral e em doentes com dores crônicas, ainda são necessários estudos de melhor qualidade e rigor em relação aos efeitos biológicos e neurofisiológicos. Esses estudos estão em andamento, e teremos mais clareza nos próximos anos. A partir de 1990 houve maior interesse no aprofundamento dos efeitos e mecanismos, porém a grande variedade de tipos de massagem, as diferenças individuais de aplicação dos métodos e da habilidade manual frequentemente são os desafios dos pesquisadores. O desenvolvimento de estudos sobre os mecanismos de atuação da massagem nos diferentes sistemas do corpo devem ser considerados para construir o efetivo papel da massagem no contexto do doente com dor crônica.

19.4 Mecanismos de atuação da massagem

Ao sentir dor ou desconforto, a reação natural do ser humano é massagear a área afetada para reduzir a sensação dolorosa.[15] O toque e a massagem é provavelmente um dos modos mais antigos de estimulação sensitiva para alívio da dor já descritos na história e intuitivamente utilizado pelas civilizações.[16]

19.4.1 Aumento da circulação

Um dos primeiros efeitos percebidos na massagem é o aumento da temperatura da pele causado pelo atrito superficial, gerando aquecimento local e hiperemia na área massageada.[17] Os vasos sanguíneos superficiais se dilatam e o fluxo local aumenta. O aumento do fluxo, considerado fator primário da pressão mecânica aplicada, promove a liberação local de mediadores vasodilatadores (óxido nítrico, histamina, adenosina) e/ou a redução da atividade simpática, o que justifica a hiperemia de dilatação mediada pelo fluxo sanguíneo.[18]

Há evidências de que o aumento do fluxo sanguíneo local também contribui para remover mediadores químicos conhecidos por ativar ou sensibilizar nociceptores, podendo ativar vias inibitórias, diminuindo e interagindo com aferências que chegam ao corno dorsal espinhal e agindo como elemento mediador da dor.[19] Segundo Longworth,[20] em um estudo com a técnica de alisamento (*efflerauge*), houve aumento na temperatura da pele durante a massagem nas costas com duração de 6 minutos. Estudos também demonstram que a massagem promove aumento da circulação e perfusão no membro contralateral.[21] Drust[22] relatou o aumento da temperatura na pele e intramuscular em 1,5 e 2,5 cm do músculo vasto lateral após a massagem.

19.4.2 Mecanismos da modulação da dor

O mecanismo de alívio da dor na massagem foi inicialmente explicado pela teoria da dor de Melzack e Wall. Eles sugeriram um sistema de controle de portas que modula a entrada sensorial da pele antes que evoque a percepção e a resposta à dor.[23] A teoria mais tarde foi substituída pela compreensão da interação sensitiva, na qual vários mecanismos e estímulos sensitivos interagem entre si para formar a percepção total de determinada natureza. Essa percepção seria o resultado final da interação. A teoria serviu de base para o conceito atual da teoria da neuromatriz da dor,[24] que demonstra o mecanismo de funcionamento de um aparato neurológico programado para perceber a dor de acordo com a quantidade e qualidade dos estímulos ambientais e sua relação com os fatores genéticos e circunstâncias afetivo-emocionais e motivacionais.

19.4.3 Receptores x dor

A massagem terapêutica é facilitada e ativada por receptores sensitivos especializados localizados nas estruturas cutâneas e subcutâneas da pele, os mecanorreceptores.[25] A estimulação mecânica da massagem leve no tecido cutâneo estimula as fibras de grande diâmetro (mielinizadas), que interagem e podem também inibir a atividade nos neurônios mediadores da dor (mais lentas e de diâmetro menor) nas camadas superficiais da medula espinhal.[15] Quando a estimulação é aumentada em termos temporais e de intensidade, há analgesia produzida por mecanismos centrais, como a ativação do sistema inibidor da dor descendente, via substância cinzenta periaquedutal (PAG), no corno dorsal da medula espinhal, promovendo a diminuição da dor.[26] Há evidências do aumento nos níveis plasmáticos do neuropeptídeo ocitocina, na PAG e no mesencéfalo em resposta ao estímulo da massagem, quando comparado a um tratamento controle.[27]

A inibição endógena da dor após a estimulação periférica é mediada pelo envolvimento de receptores opióides,[28] incluindo a ativação de diferentes tipos de receptores que foram encontrados na área da PAG. Assim, foi demonstrado que os sistemas ocitocinérgicos são ativados, e produzem efeito de analgesia, especialmente em resposta à estimulação somatossensorial não nociva.[29] Em um modelo animal utilizado para investigar os mecanismos da massagem, foi demonstrado que 10 minutos de massagem no abdome aumentaram os limiares de dor e que os efeitos cumu-

lativos dos limiares de dor também aumentaram com a frequência dos tratamentos.[19]

Quando ocorre a estimulação sensorial dos receptores cutâneos, há redução da tensão muscular e da excitabilidade neuromuscular por meio da liberação de neuroquímicos (opioides endógenos e ocitocina) associados ao relaxamento e alívio da dor,[30-32] conforme medido no reflexo de Hoffman. O reflexo H é considerado análogo elétrico do reflexo de estiramento. Em um estudo de Morelli,[33] a massagem manual por 3 a 6 minutos diminuiu a amplitude do reflexo H, provavelmente mediada pela diminuição do reflexo espinhal.

19.4.4 Atividade parassimpática x hormônios

Alguns estudos mensuraram os níveis de cortisol circulantes na saliva e no plasma antes e depois de sessões de massoterapia. Há consenso em metanálise de que a massagem tende a diminuir a concentração de cortisol quando comparados à lista de espera ou ao não tratamento.[34]

As alterações nos níveis hormonais (serotonina e cortisol) foram relatadas especialmente em condições específicas, como em pacientes com lombalgia crônica, pacientes com HIV positivo e em adolescentes com depressão.[27]

Foi identificado nas áreas de modulação da dor no sistema nervoso central que existe uma possível interação entre os sistemas opióide e ocitocinérgico, em resposta à estimulação sensorial.[35]

Em um estudo com crianças portadoras de artrite reumatoide, a massagem diminuiu a intensidade da dor e houve diminuição dos níveis de cortisol circulantes no sangue. Elas foram massageadas pelos pais por 15 minutos, durante 30 dias (com um grupo controle que fazia uma atividade de relaxamento). Os resultados mostraram que os níveis de cortisol na urina diminuíram em 31%, e a dor também diminuiu nos autorrelatos dos pacientes e no relato dos pais.[36] Um grupo de 26 pacientes com enxaqueca recebeu massagem, na frequência de 2 vezes por semana, com duração de 30 minutos, durante 5 semanas consecutivas. Houve diminuição da dor, melhora da qualidade do sono, redução dos níveis de cortisol e aumento da concentração de serotonina e dopamina.[37]

Os dados sugerem que a massagem pode estar associada com a diminuição da ativação do eixo hipotálamo-pituitário-adrenal e possivelmente com o aumento do nível de ocitocina.[38]

19.4.5 Resposta imunológica

Diversos estudos investigaram os efeitos da massagem no sistema imunológico de diferentes populações (depressão, HIV positivo em mulheres jovens e HIV positivo em adolescentes).[38-41] Em geral, podemos observar um aumento da atividade linfocitária comparado aos grupos controle com apenas relaxamento muscular. Em uma sessão de massagem sueca *versus* controle com toque, houve leucocitose com um efeito moderado no aumento do tamanho da células NK CD56 e aumento na ativação das células T.[42] A massagem também está associada com a diminuição na produção de citocinas pró-inflamatórias. Donoyama et al (2011)[43] relataram que 2 participantes saudáveis do estudo obtiveram aumento da expressão genética associada com a resposta imunológica. Também se verificou que células solúveis de linfócitos aumentaram em pacientes com HIV após a aplicação da massagem.[44] Houve aumento da produção de fatores neurotróficos em um estudo que mostrou que sessões de massagem também aumentaram as horas de sono e diminuíram os níveis de substância P em pacientes fibromiálgicos, em comparação com grupo controle com atividade de relaxamento.[45]

Apesar de os achados acima ainda serem recentes, eles sugerem que a massagem interfere no sistema imunológico aumentando sua vigilância, ativando linfócitos e diminuindo a inflamação e as respostas tipo TH2.

19.4.6 Função cerebral x massagem

Os mecanismos de ação da massagem na circuitaria cerebral ou nas diferentes regiões cerebrais foram investigados primeiramente em estudos com eletroencefalograma (ECG) pelo Touch Institute.[46] Encontraram que indivíduos que receberam massagem tipo *quick massage* em uma cadeira por 15 minutos, 2 vezes por semana, durante 5 semanas, em comparação com indivíduos que apenas sentaram na cadeira pelo mesmo tempo e período, demonstraram associação positiva entre a massagem e atividade delta no lobo frontal e diminuição das ondas alfa e beta-frontal, consistente com maior relaxamento, melhor desempenho na velocidade e precisão em resolução matemática e menor nível de ansiedade. Os níveis circulantes de cortisol na saliva foram menores nesse grupo, também diferentemente do grupo controle.

Em 2006, Ouchi et al.,[48] em um estudo menor de avaliação de PET SCAN, observaram que deitar em pronação ao invés de supinação gerava aumento da atividade do *precuneus*, e essa ativação foi poten-

cializada após 4 e 20 minutos de massagem nas costas dos indivíduos. Após 20 minutos de massagem havia aumento do tônus parassimpático, assim como da região parieto-occipital. Houve também aumento da atividade cerebelar. Os autores relataram que o aumento da atividade na região do *precuneus* pode estar associado ao aumento do nível de consciência com os efeitos positivos da ativação do sistema pré frontal – amígdala –, e assim ser responsável pelo aumento da atividade parassimpática potencializada pelo aumento da atividade cerebelar.

Em 2012, Sliz et al.[49] compararam os efeitos de uma sessão inteira de massagem sueca no pé direito com o grupo controle (reflexologia e massagem com objeto) durante a realização de uma atividade cognitiva. Houve aumento da atividade no giro do cíngulo anterior e posterior. Em 2006, Golaszewski et al.[50] demonstraram que o estímulo tátil vibracional da região plantar do pé aumentou a atividade no giro do cíngulo posterior e inferior com o córtex somatossensorial, ínsula, tálamo, núcleo caudado e cerebelo. Essas regiões integram informações sensitivas da periferia dos mecanorreceptores dos aferentes A beta e A alfa e dos nervos não mielinizados conhecidos como aferentes táteis do tipo C, relacionados a afetos positivos. Estes são estimulados pelo toque gentil e projetam para o córtex límbico, córtex orbital frontal e ínsula posterior bilateral. Apesar de limitados, esses achados apoiam a ideia de a massagem ativar centros cerebrais específicos envolvidos nos mecanismos de prazer e recompensa.[51]

A diversidade de técnicas hoje encontradas na medicina complementar é amplamente utilizada em doentes com dores crônicas e as reais indicações e contraindicações, assim como a elegibilidade do doente para determinada técnica permanece indefinida. A experiência profissional de massoterapeutas normalmente os leva a associar diferentes técnicas em uma sessão, o que também dificulta a clareza dos reais benefícios de cada técnica individualmente. Na prática clínica aprendemos a confiar na percepção do doente em relação a suas expectativas em uma massagem analgésica e relaxante, e devemos atentar a suas experiências prévias, expectativas e crenças em relação ao tratamento que inclui a massoterapia.

19.5 Técnicas de massoterapia x dor

Diversas técnicas são hoje aplicadas em doentes com dores crônicas, e as mais comuns na nossa realidade são:

19.5.1 Acupressão (do-in)

Introdução e desenvolvimento

A acupressão é baseada na acupuntura e na medicina tradicional chinesa. Diferentemente da acupuntura, que utiliza agulhas finas, a acupressão faz uso dos dedos, articulações ou dispositivos para aplicar a pressão nos pontos segundo a medicina chinesa.[52] Aplicada ponto a ponto de maneira lenta e rítmica por um minuto ou mais para permitir que as camadas de tecido e órgãos internos respondam.[53]

A seleção dos pontos é influenciada por uma combinação de características e queixas de cada paciente, seguindo o diagnóstico de acordo com a medicina tradicional chinesa. O tratamento pode levar em média 20 minutos.[53]

Pesquisas clínicas

Há relatos em revisões de estudos de acupressão da eficácia no tratamento de diversos sintomas como fadiga, insônia e náuseas, agindo também em diferentes condições dolorosas, por exemplo, dismenorreia, dor no parto, dor lombar e osteoartrite. Contudo, seu estudo é pouco desenvolvido em relação à acupuntura e seus efeitos benéficos.[52]

A acupressão também pode ser auricular, e há evidências de melhora na variabilidade da frequência cardíaca, diminuindo a liberação de hormônios do estresse como a epinefrina e o cortisol.[54]

Em resposta a esses efeitos importantes, podemos atribuir a redução do estresse psicológico, melhora da fadiga, redução da dor e ansiedade.[53,54]

Em um estudo realizado em 2018, houve resultados relevantes e significativos na melhora da enxaqueca e sintomas da fadiga crônica, provavelmente relacionados a melhora da regulação de funções do sistema nervoso e sistema endócrino.[3] Outro estudo, com funcionários de um hospital militar, realizou um tratamento integrativo 1 vez por semana por 20 minutos durante 1 ano. Nele, 97% dos indivíduos se sentiram mais relaxados e 78% relataram diminuição da dor após o tratamento.[55]

Outro estudo, realizado em 2017 por Adams et al., tratou 519 participantes, sendo divididos entre funcionários e pacientes de um serviço de saúde, utilizando um protocolo em 16 pontos (*seva stress release protocol*) criado pela Soul Lightening International. Observou-se redução nos níveis de ansiedade e dor.[54]

Salseti et al. (2003), já haviam constatado que o uso da acupressão associado com medicamentos reduz o tempo de melhora da dor crônica.[56] Segundo os autores, muito dos pontos de disparo têm uma sobreposição com os pontos de acupuntura, e a teoria do controle das comportas poderia ser utilizada para explicar seu uso no tratamento da dor, com isso reduzindo a utilização de medicamentos para o tratamento em pacientes com dor crônica.[57] Apesar de a teoria das comportas já ter sido substituída por melhores embasamentos neurofisiológicos, como descrito nos mecanismos de ação da massoterapia, os achados apontam para uma ferramenta importante na modulação da dor. A acupressão é uma técnica não invasiva e sem reações adversas, de custo baixo[1] e que pode ser aplicada em qualquer situação, tempo e/ou local.[58] Fácil de aprender, adequada para o manejo de algumas condições dolorosas, podendo ser ensinada para o autocuidado, portanto o doente[6] e seus cuidadores[2] podem promover a autogestão da dor.

Localização dos pontos de acupressão

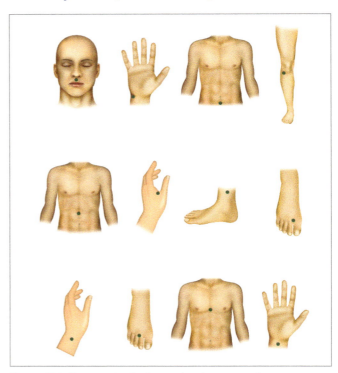

Figura 19.1 Representação dos pontos da acupressão.

19.5.2 Tuina (massagem chinesa terapêutica)

Introdução e desenvolvimento

A massagem chinesa chamada de Tuina significa "empurrar e agarrar".[60] Ela se origina de longa história, com períodos de florescimento e desenvolvimento. As primeiras técnicas de massagem nasceram da necessidade de tratar lesões frequentes na vida, na qual se era altamente solicitado fisicamente, e no tratamento de distúrbios como dor nas articulações, fraqueza muscular, paralisia facial e dor no estômago.[60] Seis clássicos descreveram o tratamento de doenças causadas pelo vento, frio, umidade e calor por deficiência ou excesso.

Em 1987 foi fundada a Associação Nacional Chinesa Tuina para compartilhar experiências entre os praticantes e desenvolvimento de pesquisas cientificas.[61]

A Tuina realiza as manipulações em tecidos moles usando a mão, dedos, punho, cotovelos, joelho e pés, ou com o uso de instrumentos, por meio de manipulações hábeis,[3] fortes e uniformes.[4] A força da massagem é o fator desencadeante que permitirá que o fluxo do Qi percorra em harmonia por canais, permitindo ao corpo sua cura naturalmente.[61]

Existem 6 estilos principais de terapia, incluindo balançar, esfregar, vibrar, apertar, bater e mover a articulação. O apertar engloba pressionar, beliscar, amassar, agarrar e esfregar, sendo muito comum no tratamento da dor. Maciez e penetração constantes sob intensidade, frequência e duração das manipulações são aplicadas em todos os estilos.[64]

A principal teoria da massagem chinesa é o sistema de meridianos, com a existência de vários canais fixos de energia Qi sendo fluída e entrelaçada por toda a rede corporal.[1] Segundo essa teoria, a dor seria um produto da obstrução do Qi, e consequentemente nessa região a circulação sanguínea seria afetada, levando a condições patológicas como a estase sanguínea, estagnação do Qi, fleuma e umidade.[65]

Na medicina chinesa o local na superfície que responde à dor é chamado de ponto A-Shi, que ele indica onde o Qi e o sangue estão estagnados. A massagem deve ter a intenção de remover o bloqueio energético, melhorando o Qi e o sangue na região.[65] O tratamento visa ao equilíbrio do Qi, auxiliando na recuperação das habilidades funcionais em pacientes com dor crônica e neuropática.[63]

Segundo a teoria da sinalização sensorial periférica, existe uma rede interativa sensorial na pele e sob os músculos, e já foi demonstrado que a acupuntura diminui a sinalização da dor ao estimular as fibras nervosas do tipo $\alpha\beta$, $\alpha\delta$ e C. A Tuina estimularia seletivamente nervos periféricos, desencadeando mecanismos semelhantes e explicando seu efeito analgésico na prática clínica.[64]

Pesquisas clínicas

Um estudo em ratos com aplicação de injeção intramuscular de solução salina hipertônica a 5,8%, a fim de reduzir o limiar da dor mecânica, realizando massagem por 15 minutos no músculo gastrocnêmio, constatou redução dos potenciais de campo evocados pela fibra C dos nervos ipsi e contralateral, inibindo a sinalização da dor pela ativação de neurônios inibitórios.[64]

O tratamento da Tuina também apresenta resultados de melhora da capacidade de força máxima do quadríceps e redução da dor em pacientes com osteoartrite de joelho.[60]

Apesar de pouca evidência científica e estudos de rigor, parece ser uma ferramenta complementar para o tratamento de doenças crônicas, distúrbios musculoesqueléticos, dor,[63] depressão, inflamação crônica, lesão mecânica[64] e melhora do sono.[67] Não é segura no tratamento para traumas agudos e/ou diagnósticos que necessitam de internação médica, sendo contraindicada nos casos de fraturas, flebite, infecção, feridas e lesões abertas.[63]

19.5.3 Terapia marma (marmaterapia)

Introdução e desenvolvimento

A palavra "marma" tem origem sânscrita, de "mri", que significa morte. Sua importância vem do termo "Maryanti iti marmani", que significa áreas vitais do corpo. Qualquer dano a esses pontos pode ser perigoso e gerar fortes dores, incapacidade, perda da função, perda dos sentidos e morte.[69] Segundo a teoria marma, parece haver relação dos pontos com traumas físicos e emocionais, e estes devem ser protegidos contra lesões. Por princípio, esses pontos também são considerados pontos de cura.[70]

A terapia marma possui origens na ciência Ayurveda (ciência tradicional da vida),[2] que data de 400 a.C., e sua primeira referência é encontrada no rio Veda, onde as palavras "varmam" ou "drapi", sinônimos de marma que definem um tipo de armadura para proteger o corpo da investida do inimigo,[1] são encontradas. Aacharya Sshruta definiu os marmas como os pontos vitais do corpo, que revelam vários sinais e sintomas fatais na lesão traumática, dependendo de seus efeitos e prognósticos.[70]

O conceito marma primeiramente era utilizado por governantes, guerreiros e monges, no uso das artes marciais, nos traumas de combate e cirurgias,[1] não tendo menção direta a seu uso terapêutico, evoluindo posteriormente para a terapia marma[2]. A medicina Ayurveda acredita que, para manter a saúde, devemos manter o equilíbrio da mente, corpo e alma, sendo esses os fatores contemplados.[69]

Existem 107 pontos marmas nos quais músculos, veias, artérias, tendões, ossos e articulações se interconectam,[3] e através deles a energia vital reside ou flui.[70] Distribuídos entre 11 pontos em cada membro, 26 no tronco e 37 na região da cabeça e pescoço, e onde o prana está presente.[69] São utilizados para equilibrar os tridoshas (componentes básicos) no plano físico e trigunas no plano mental,[2] e o tratamento é relacionado às sensibilidades de cada ponto.[4] Pode ser constituído por um ou mais pontos, assemelhando à medicina chinesa no conceito de meridianos e de seus encontros entre si.[69,70]

O objetivo da terapia marma é manipular ou estimular os marmas por meio de várias técnicas no tratamento das doenças. Os pontos marmas são direcionados para remover bloqueios e estimular o fluxo de energia, levando a um estado de saúde do corpo, mente e alma. É por intermédio dos pontos no corpo que os bloqueios de energia são percebidos, sendo essa uma energia sutil, que auxilia no bom funcionamento do corpo e da força da vida.[69]

A estimulação dessas vias sinaliza ao corpo produzir o que ele precisa, ativando hormônios e substâncias neuroquímicas que curam o corpo, mente e consciência. Com a manipulação do marma, o prana (energia vital) é direcionado para remover bloqueios e estimular o fluxo energético, levando a um estado de corpo, mente e espírito saudáveis.[69]

Uma aplicação da terapia marma deve ser apropriada e criteriosa para restaurar o funcionamento normal do prana na região tratada. Manipulações inadequadas podem causar dores intensas, incapacidade, deformidades e até risco de morte.[69]

Pesquisas clínicas

Considerado um método de ação rápida, econômica, fácil e não invasivo, pode ser usado em todos os tipos de dor devido a seus efeitos analgésicos,[69,70] melhora no tônus,[70] circulação sanguínea e melhora da função.[70,71]

Estudo realizado em 2017 dos benefícios da terapia marma em pacientes com capsulite adesiva relataram melhora significativa na redução da dor e rigidez articular.[72]

Embora essa modalidade terapêutica seja bastante utilizada e vinculada a uma das ciências mais antigas, a Ayurveda, não há ainda estudos publicados em revistas científicas que estejam indexados em base de dados internacional.

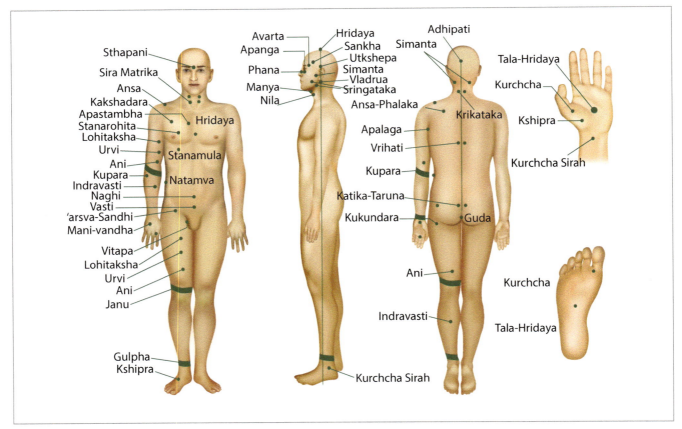

Figura 19.2 Representação dos pontos marma.

19.5.4 Shiatsu

Introdução e desenvolvimento

O shiatsu é uma forma de tratamento corporal japonês desenvolvida na década de 1920 por Tokujiro Namikoshi com o objetivo de ativar o poder natural da cura baseado nos princípios da medicina tradicional chinesa.[74] Foi divulgada na Europa, EUA, Austrália e outros países do mundo ocidental nos últimos 50 anos.[75] Shiatsu significa literalmente "pressão dos dedos", mas incorpora manipulações suaves, alongamentos e técnicas de pressão nos meridianos de energia fazendo uso dos dedos, polegares, cotovelos, joelhos e dedos em pontos específicos visando harmonizar o Qi (energia vital), promovendo a saúde, o bem-estar em todo corpo, mente e espírito.[75,76] O diagnóstico da técnica é realizado por meio do toque.[77]

A pressão deve ser profunda o quanto o paciente aceitar, mas não abundantemente dolorosa. O tratamento é realizado no corpo todo, e de acordo com a necessidade do paciente.[75] Aplica-se pressão nos pontos específicos onde ocorre maior atividade neurológica expressada nos músculos,[78] por meio de estresse permanente, tensão ou acúmulo de toxinas.

Após o tratamento ocorre um breve agravamento da doença ou há aparecimento de sintomas da gripe, passando geralmente em 48 horas; posteriormente a melhora é percebida.[75] Os efeitos produzidos pelo aumento da circulação e liberação da tensão muscular acarretam a facilitação da remoção dos resíduos metabólicos tóxicos, melhora na oxigenação, nutrição das células e colaboram para liberação de analgésicos como a serotonina.[79]

O shiatsu é uma terapia holística que afeta o estilo de vida, dieta, consciência corporal e mental, levando ao relaxamento e bem-estar,[77,79] que contribuem para melhora do controle da dor, diminuição da latência do sono,[5] qualidade de vida,[74] melhora do fluxo sanguíneo e linfático, integração de aspectos físicos, emocionais e psicológicos.[75,79]

O shiatsu também pode ser considerado uma técnica preventiva, mas é indicado para doenças respiratórias, problemas circulatórios, ansiedade, depressão, fadiga, queixas reumáticas, dores articulares, musculares e enxaqueca.[74,77] As contraindicações são da massagem em geral, como em áreas com osteoporose, fraturas e metástases ósseas, feridas e infecções de tecido epitelial, inchaços inexplicáveis, pós-cirúrgico recente, diretamente sobre varizes, baixa contagem

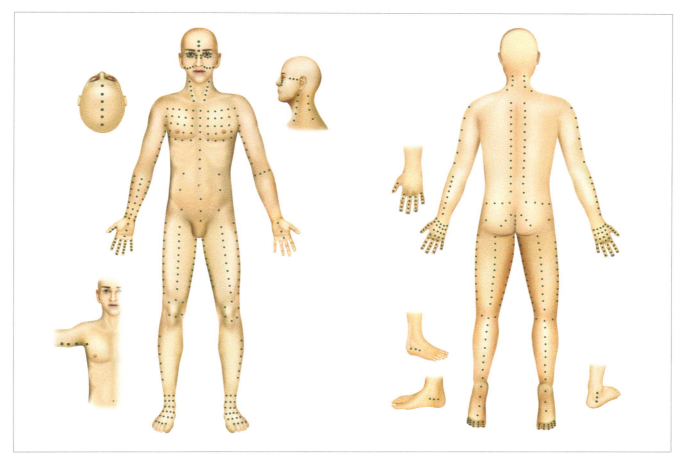

Figura 19.3 Pontos de aplicação de pressão do shiatsu.[80]

de plaquetas, febre alta, doença contagiosa, imuno-deficientes, em pontos específicos durante o primeiro trimestre da gravidez, pacientes respiratórios e cardíacos crônicos na posição prona, na cabeça com epiléticos e pressão arterial sistólica acima de 200 mmHg.[75]

Essa é provavelmente a terapia complementar mais utilizada ao redor do mundo,[1] sendo uma modalidade segura quando aplicada de forma correta por um profissional competente.[80] No Japão, a licença em shiatsu é uma certificação obtida mediante treinamento de pelo menos 3 anos[74] em localização anatômica, funções e uso de mais 150 pontos de pressão em todo o corpo. Existem vários estilos, abordagens filosóficas e bases teóricas: zen shiatsu, shiatsu macrobiótico, shiatsu curativo, tao shiatsu, seiki, namkoshi shiatsu, hara shiatsu[77] e incorporado ao autogerenciamento, o auto-shiatsu.[78]

Pesquisas clínicas

Um estudo realizado com pacientes fibromiálgicos por 8 semanas apresentou melhora significativa na diminuição da dor e melhora na qualidade de sono. Segundo os autores, houve redução da dor devido ao desbloqueio do fluxo de energia vital por estimulação de pressão nos meridianos e seus pontos, restaurando o equilíbrio energético.[79]

Apesar de muito disseminado ao redor do mundo e utilizado por doentes com diferentes patologias, há carência de estudos randomizados com grupos controle para melhor posicionamento da técnica em doentes com dores crônicas. Na prática clínica, podemos observar a importância da técnica quando utilizada em doentes com menores características de sensibilização, e como forma complementar a cinesioterapia específica para o quadro de dor do doente.

19.5.5 Reflexologia

Introdução e desenvolvimento

A reflexologia é um método de tratamento que utiliza a massagem em áreas reflexas encontradas nos pés, mãos e nas orelhas. No Brasil o uso da reflexologia podal é mais comum. Segundo a reflexologia, os pés representam um mapa do corpo, com todos os órgãos, glândulas e membros. Cada parte do corpo e cada função orgânica possuem seu ponto reflexo correspondente nos pés.

É uma terapia de meridianos que se baseia na premissa de que os canais de energia circulam em todo o corpo humano, ligando os órgãos e as partes do cor-po. Acredita-se que a eficácia da reflexologia reside na estimulação e revitalização desses fluxos de energia, assim como em outras técnicas citadas acima. Os pés têm importância fundamental na saúde e na promoção do bem-estar e necessitam de cuidados tanto quanto o restante do corpo, pois são considerados "o espelho da alma".[82]

Segundo Gillanders (1999), o mapa dos pés é ligado a pontos reflexos ou áreas e órgãos específicos. Sendo assim, a sola dos pés direito e esquerdo se encontram com a coluna e os tornozelos representando a cabeça; descendo até o calcanhar, chegaremos às áreas do peito (pulmões, coração e parte externa dos ombros), do estômago e dos demais órgãos associados à digestão e, mais abaixo, dos intestinos. O mapa do pé direito reproduz o lado direito do corpo, enquanto o do esquerdo, o lado esquerdo do corpo.[83]

Existem divergências quanto à origem da reflexologia. Alguns estudiosos acreditam que a técnica surgiu na China há 5 mil anos, porém, por meio de documentos (pictogramas) encontrados no Egito, sabe-se que os egípcios antigos utilizavam técnicas de massagem nos pés para recuperar a saúde das pessoas, assim como os índios americanos e outros povos as empregavam com fins terapêuticos.[84]

Segundo Vennels (2003), essa técnica (método) é aplicada nos pés não só porque neles passam os principais canais ou meridianos que conduzem a energia da força vital ou "chi" existente por todo o corpo humano, mas também porque nos pés os reflexos são estimulados naturalmente por permanecerem muito tempo sob a pressão do peso corpóreo estático ou dinâmico, o que gera um efeito positivo no que diz respeito ao sistema energético do corpo e nos sistemas fisiológicos relacionados; por isso os pés foram considerados, em 1017, pelo Dr. Wang Wei, um acupuntor respeitado, áreas especialmente importantes a tratar, em termos de cura.[85]

No Ocidente existem evidências da utilização de tratamentos ou terapias de pressão em zonas específicas que refletem seus efeitos nos órgãos do corpo humano. Desde meados do século XIV já havia tentativas mas somente no final do século XIX, *Sir* Henry Head fez amplas pesquisas sobre o que chamou de "zonas da cabeça".[85]

Nesse sentido, por volta de 1893, o Dr. Cornelius descobriu que condições físicas de determinadas áreas do corpo melhoravam quando pontos específicos dos pés eram massageados. Com isso iniciaram--se os estudos da terapia das zonas. No entanto, de acordo com o mesmo autor, foi somente no início do século passado, com o Dr. William Fitzgerald reunindo e estudando todas as informações até então conhecidas, que descobriu a possibilidade de o corpo ser dividido em 10 zonas verticais, as quais por sua vez, correspondem aos 10 dedos dos pés e das mãos – teoria da zonoterapia. Ademais, ele descobriu o efeito anestésico da pressão sob alguns pontos específicos dos pés, que não só suprime a dor, mas também atenua a própria condição deflagradora da dor ou, ainda, estimula a circulação de energia em regiões pertencentes àquela zona, possibilitando a autocura do corpo.

A terapia das zonas (zonoterapia) foi ensinada ao Dr. Riley e sua esposa pelo Dr. Fitzgerald, que por muitos anos a utilizaram em suas práticas médicas, possibilitando ao Dr. Riley tanto desenhar os primeiros diagramas detalhados dos pontos de reflexologia localizados nos pés quanto acrescentar mais 8 zonas horizontais que viabilizaram a localização dos pontos reflexos com mais precisão. Entretanto, após o empenho desses médicos, a Dra. Eunice Ingham é considerada a mãe da reflexologia moderna por ter dedicado muitos anos da sua vida à pesquisa e à transformação do método de aplicação de pressão nas zonas em uma técnica detalhada e completa. Por volta de 1930, o termo "reflexologia" começou a ser utilizado.[85]

Reflexologia é o estudo dos reflexos, ou seja, o estudo das reações involuntárias, sensoriais ou motoras a um estímulo exterior. Então se pode entender que a reflexologia é o estudo das reações de pontos, partes ou áreas a serem pressionados ou massageados. Define-se como "a ciência e a arte que lida com o princípio de que nos pés e nas mãos existem áreas de reflexos que correspondem a todos os órgãos, glândulas e partes do corpo",[86] como se sob os pés estivesse desenhado todo o corpo humano (Figura 19.4).

A reflexologia podal, como o próprio nome sugere, é aplicada nos pés porque neles passam os principais canais ou meridianos que conduzem a energia da força vital (ou Qi) existente em todo o corpo humano e também porque os reflexos são estimulados naturalmente pela pressão do peso corpóreo estático ou dinâmico.[87]

A técnica ensina que uma energia vital chamada força de vida circula de certa maneira rítmica e equilibrada entre todos os órgãos e tecidos. Se essa energia for bloqueada, o órgão relacionado com o bloqueio passará a sofrer algum mal-estar.[88]

Segundo Kunz e Kunz, 1982 a reflexologia "consiste no estudo e prática da produção de reflexos correspondentes a outras partes do corpo, no

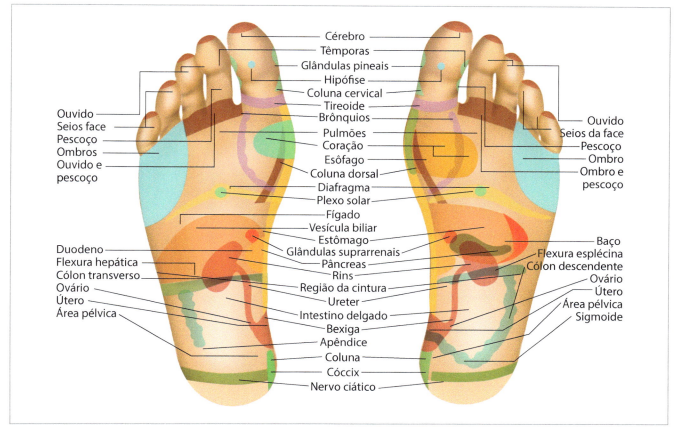

Figura 19.4 Representação esquemática da localização dos órgãos nos pés.

pé. [...] O relaxamento é o primeiro passo para a normalização, o retorno do organismo a um estado de equilíbrio ou homeostase, em cujo estado a circulação pode fluir desimpedida, as agregações celulares podem então voltar a um estado ou função normal".[89]

Esse relaxamento e equilíbrio ocorrem por causa da manipulação dos pés do paciente e das reações que ele apresenta ao toque em cada um dos pontos. Quando o reflexologista identifica pontos doloridos, relaciona-os aos órgãos ou partes do corpo.

Segundo Lourenço (2002), a técnica de Reflexologia consiste em pressionar a área contínua ou alternadamente, por cerca de 20 segundos a 30 minutos. A intensidade da pressão deverá ser sempre a suportável pelo paciente.[90]

Há, pelo menos, duas escolas de pensamento sobre a Reflexologia atualmente. Uma explica os efeitos com base nos conhecimentos da medicina oriental, afirmando a existência de canais invisíveis – os meridianos – que conduzem a força da energia vital (chi) pelo corpo humano, sendo que a maioria desses canais começa ou termina nos pés, o que justifica massageá-los para estimular o fluxo dessa energia.[91]

A outra explica os benefícios da reflexologia pela ligação com as terminações nervosas dos pés, nos quais existe um número grande delas. Essa corrente defende que as terminações correspondem às "zonas" do corpo.

No entanto, não se comprova ou anula qualquer uma das duas correntes. A escolha por uma outra vai depender mais das crenças, dos valores e até da formação do reflexologista do que dos resultados que uma ou outra corrente podem gerar, já que a técnica e os efeitos são os mesmos.

Segundo Tashiro (2001), a linha que explica a ação da reflexologia por aspectos anatômico-fisiológicos do organismo humano pode se dizer da seguinte forma: a constante produção e troca de energia das células do corpo humano, sendo bloqueada por quaisquer motivos, deixa de chegar a algum músculo, órgão ou glândula, diminuindo a capacidade deles, o que, por sua vez, gera uma insuficiência no organismo, podendo ocasionar uma doença. Por isso ao massagear os pontos reflexos, estimular e liberar a energia para circular por todo o organismo de maneira mais adequada, gera-se uma sensação de equilíbrio e bem-estar no indivíduo, dando condições ao próprio organismo de se defender, ou seja, o corpo humano, desfrutando de sua energia, consegue reagir às outras formas de desequilíbrio orgânico, sejam elas estresses ou doenças.[86]

Acredita-se que os estímulos da reflexologia estejam relacionados com o sistema nervoso periférico e central, que por sua vez controla as atividades rápidas do corpo, como as contrações musculares, eventos viscerais que se alteram rapidamente e mesmo de algumas secreções glandulares endócrinas.[92]

Em estudos realizados por Lourenço (2002), observou-se que pacientes paraplégicos com rompimento de medula não respondiam aos estímulos da reflexologia podal, o que o levou a acreditar que os estímulos da reflexologia passam pela medula espinhal. Nesse ponto é importante atentar para o tipo de energia que está sendo mencionado. Energia é a "propriedade de um sistema que lhe permite realizar trabalho. Ela pode ter várias formas (calorífica, cinética, elétrica, eletromagnética, mecânica, potencial, química, radiante), que são transformáveis umas nas outras [...]. Em todas as suas transformações há completa conservação dela, isto é, a energia não pode ser criada, mas apenas transformada (primeira lei da termodinâmica)".[4]

Segundo Booth et al. (2005), a reflexologia produz um estado de relaxamento e homeostasia, diminui o desgaste e acelera a renovação feita pelo corpo, bem como reforça o sistema imunológico. Além disso, promove o bem-estar geral, melhorando a circulação sanguínea, estimulando o sistema linfático e ajudando na limpeza de toxinas do corpo.[93]

Pesquisas clínicas

A reflexologia tem sido muito utilizada como terapia complementar e com os mais diversos fins. Jiraingmongkol et al. (2002) realizaram um estudo com 4 homens e 16 mulheres, e demonstraram que a massagem nos pés melhorou a circulação sanguínea e o relaxamento. Descobriu-se que o toque estimula a secreção de endorfinas, além de reduzir a dor e a ansiedade. Os resultados desse estudo demonstraram que o *biofeedback* e a temperatura antes da massagem nos pés eram mais baixos que depois da massagem ($p < 0,01$) e que a pulsação média, a respiração média e a pressão antes eram mais altas ($p < 0,01$). Concluiu se, portanto que a massagem nos pés proporciona boa circulação, relaxamento e conforto.[94]

Em outro estudo, realizado por Bishop e McKinnon, 50 crianças que sofriam de constipação crônica se submeteram a 6 sessões de reflexologia de 30 minutos cada, uma vez por semana. Ao final do tratamento houve uma diminuição da incidência de defecação na roupa e aumentou a frequência de idas ao banheiro,[95] demonstrando os efeitos da reflexologia em órgãos diversos.

Brygg et al. (2001) fez um estudo com 40 pacientes com asma brônquica entre 18 e 60 anos. O experimento foi aleatorizado, duplo cego e controlado. Os pacientes foram divididos aleatoriamente em dois grupos; um grupo recebeu reflexologia simulada (tranquilizantes) e o outro a reflexologia ativa. Todos os pacientes foram submetidos a 10 tratamentos de 45 minutos, 1 vez por semana. Ao final do tratamento foi constatado um decréscimo das variações de sintomas e da graduação do medicamento em ambos os grupos, entretanto nenhuma diferença estatisticamente significativa foi observada. Segundo um questionário sobre qualidade de vida respondido pelos pacientes, de modo geral, quase todos os parâmetros, em ambos os grupos, melhoraram durante o estudo. Quanto à função pulmonar e ao registro de picos de fluxo, não houve diferença estatisticamente significativa em nenhum dos dois grupos.[96]

Williamson et al. (2002) estudaram mulheres entre 45 e 60 anos que tivessem sintomas de menopausa por pelo menos 3 meses. Foram divididas em dois grupos, dos quais um recebeu a reflexologia verdadeira e o outro uma massagem não específica nos pés. Ao final do tratamento houve melhora em ambos os grupos; embora o grupo da reflexologia tenha apresentado melhores resultados, não foi estatisticamente significativo.[97]

São poucos os trabalhos científicos e de rigor existentes sobre a reflexologia na dor crônica, no entanto a grande maioria mostra que a técnica tem algum efeito benéfico sobre o organismo em diversos sistemas. Considerando o contexto do doente com dor crônica, poderia ser indicada como via complementar para melhorar o resultado do tratamento, entretanto o momento presente não propicia qualidade na indicação da técnica.

19.5.6 Massagem sueca

Introdução e desenvolvimento

A massagem nas últimas décadas, tem sido muito requisitada como terapia da medicina complementar e alternativa a um tratamento de uma condição médica específica ou simplesmente como forma de promover o relaxamento físico e mental.[98-101] É definida por muitos autores como uma habilidade de tratar com as mãos por meio de manipulações sistemáticas dos tecidos moles do corpo com pressão e deslizamentos rítmicos que possuem um propósito maior: manter a saúde.[98,99]

"O homem, por instinto, adquiriu a arte da manipulação muito antes de a natureza revelar seus segredos na medicina".[102] A ginástica também fez parte desse contexto, não sabendo ao certo por onde se iniciou. Registros demonstram que os chineses, 3 mil anos antes da era cristã, criaram um sistema de ginástica com o intuito de impedir a estagnação e produzir um movimento uniforme e harmonioso dos fluidos corporais, necessário à saúde. Com esse mesmo objetivo, diversas civilizações, como os sacerdotes do Egito, os hindus, os persas e os gregos, já faziam uso das manipulações passivas e ativas. Nos séculos XV e XVI, médicos conhecidos recomendavam a ginástica, na qual havia uma combinação dos movimentos com o estudo da medicina.[102]

Porém, após algum tempo, a prática da ginástica passou a ter um olhar mais individualizado, considerando a constituição e o peso corporal, além da atividade natural de cada um, que não são necessariamente proporcionais à força muscular, podendo gerar prejuízos à saúde, como lesões osteomusculares.[102]

A partir da necessidade de desenvolver uma prática de ginástica adaptada, que respeitasse os limites físicos de parte do corpo, o sueco Per Henrik Ling (1776-1839) e seus sucessores ergueram o primeiro sistema científico de movimentos passivos, fundando um Instituto em Estocolmo em 1813. Esse sistema adotava a nova ciência médica, o que tornava o tratamento um remédio perfeitamente científico, ficando conhecido como a "cura do movimento sueco".[102,103] Vale ressaltar que a massagem sueca foi pioneira em suas manobras, tendo sido modificada e adaptada por diversas linhas contemporâneas de massagem, incluindo as técnicas miofasciais, tão disseminadas na área de dor. "... o tratamento sueco é, através de uma cuidadosa manipulação dos músculos e articulações, para restaurar a boa saúde..."[5] O médico holandês Johann Mezger (1838-1909) categorizou quatro formas de manipular os tecidos moles do corpo: *effleurage* (deslizamento), *pétrissage* ("amassar", "rolar", "esticar"), *tapôtement* (percussão) e *friction* (atrito). Em 1856, os irmãos Taylor (Charles e George) levaram a massagem sueca para os EUA. A quinta técnica aplicada, a vibração, foi descrita em 1932 por Mary MacMillan, da Harvard Medical School, nos Estados Unidos da América. Ao longo dos anos, muitos autores variaram o sistema de classificação para incluir manipulações adicionais: agitação e compressão.[99-101]

Hoje, a massagem sueca é classificada como uma massagem superficial e reabilitadora, que utiliza técnicas para tratar os sintomas associados a diversas condições médicas.[1] Ela se divide em 5 categorias, e cada uma possui subcategorias,[99] que serão descritas no Quadro 19.1.

Quadro 19.1 Manobras da massagem sueca. Fonte: Todas as informações deste quadro, assim como as imagens, foram tiradas/adaptadas do capítulo "The techniques of Swedish massage" do livro *Foundations of massage,* de Casanelia e Stelfox, 2010.[99]

Categoria	Definição e aplicação	Subcategoria	Descrição da manobra	Ilustração
Effleurage	Manipulação deslizante dos tecidos superficiais. Geralmente utilizado como introdução ao toque ou como forma de transição para outras manobras. Deve ser aplicada com uma pressão suave, provocando um efeito mecânico nos tecidos mais superficiais. A direção aplicada normalmente é de distal para proximal, desempenhando um papel importante no retorno venoso e linfático.	"Curso de remo"	Envolve o deslizamento simultâneo de ambas as regiões palmares do terapeuta, geralmente de baixo para cima de forma suave a abrangente, retornando novamente à posição inicial. Geralmente essa manobra inicia a sequência de effleurage.	Curso de remo
		"Curso de meio remo" (deslizamento reforçado)	Envolve o mesmo movimento que a técnica anterior, porém com uma mão sobreposta à outra deslizando em apenas um lado do corpo. Dessa forma, permite que o terapeuta penetre nos tecidos mais profundos.	Curso de meio remo
		Deslizamento do antebraço	Pode ser aplicado deslizando rapidamente e aquecendo as camadas superficiais de tecido, ou de forma mais lenta para penetrar nas camadas mais profundas. O antebraço pode ser aplicado longitudinal ou perpendicularmente.	Deslizamento do antebraço
		Deslizamento com o punho (mão cerrada)	É uma técnica ampla e forte usada principalmente em grandes grupos musculares. Envolve os tecidos profundos e superficiais e é realizada com a superfície "plana" da mão cerrada (superfície dorsal das falanges proximais).	Deslizamento com o punho
		"Mão após mão"	Uma mão desliza para cima do tronco ou membro por uma curta distância, seguida pela outra, de forma contínua, provocando um aquecimento local.	"Mão após mão"
		"Trações laterais"	Com as duas mãos no lado oposto do tronco ou membro, uma mão desliza em direção à linha média, enquanto a outra inicia a mesma ação logo na sequência. O terapeuta pode usar o peso corporal para ajudar na profundidade da técnica.	"Trações laterais"

(Continua)

(Continuação)

Quadro 19.1 Manobras da massagem sueca. Fonte: Todas as informações deste quadro, assim como as imagens, foram tiradas/adaptadas do capítulo "The techniques of Swedish massage" do livro *Foundations of massage,* de Casanelia e Stelfox, 2010.[99]

Categoria	Definição e aplicação	Subcategoria	Descrição da manobra	Ilustração
Effleurage		"Traçados do nervo" (toque leve)	Envolve golpes leves com as pontas dos dedos de forma lenta, alternada e contínua. É geralmente adicionado como a técnica final de uma sequência de *effleurage*.	"Traçados do nervo"
Pétrissage	É um grupo de técnicas que envolvem o levantar, rolar, agarrar, esticar, amassar e comprimir repetidamente o tecido conjuntivo. Cada técnica tem sua própria ação e seu próprio efeito. Goldstein e Casanelia citam um estudo que recomenda que o ritmo da técnica de amassamento seja administrado em torno de 10-15 ciclos por minuto para relaxamento ou em torno de 35 ciclos por minuto para estimulação. Os autores ainda citam alguns benefícios	"C-scoop amassar"	As mãos são colocadas espalmadas na superfície da pele formando um "C" entre o polegar e o indicador da mesma mão. Elas deslizam alternadamente para a frente e para trás, agarrando, pegando e apertando o músculo entre os dedos e os polegares.	"*C-Scoop* amassar"
Pétrissage	da técnica, como sendo útil na resolução de edemas, contratura muscular anormal, aderência de tecidos moles, além de auxiliar em condições dolorosas e aliviar a fadiga muscular.	Amassar circular	É composto por movimentos circulares rítmicos e curtos dos dedos, polegares, palmas ou antebraços, sincronizados com a compressão. Pode ser realizado com uma ou ambas as mãos, de forma simultânea ou alternada.	Amassar circular com as mãos sobrepostas
		Apertar	É uma técnica em que não pode haver deslizamento entre o dedo do terapeuta e a superfície a ser aplicada. Pode ser realizada diretamente sobre a pele ou sobre a roupa, com uma ou ambas as mãos, com um movimento de agarrar, levantar e apertar o músculo ou grupo muscular. A técnica é repetida em toda a extensão do corpo ou membro.	"Apertar" sobre a roupa
		Torcer	Cada mão do terapeuta é colocada em ambos os lados do tronco ou membro do paciente e deslizam simultaneamente, "levantando e cortando" entre os músculos à medida que se passam, movendo-se de um lado do corpo para o outro em direções opostas.	Torcer

(Continua)

(Continuação)

Quadro 19.1 Manobras da massagem sueca. Fonte: Todas as informações deste quadro, assim como as imagens, foram tiradas/adaptadas do capítulo "The techniques of Swedish massage" do livro *Foundations of massage*, de Casanelia e Stelfox, 2010.[99]

Categoria	Definição e aplicação	Subcategoria	Descrição da manobra	Ilustração
Pétrissage	da técnica, como sendo útil na resolução de edemas, contratura muscular anormal, aderência de tecidos moles, além de auxiliar em condições dolorosas e aliviar a fadiga muscular.	Rolagem da pele	Envolver o movimento de pinçar a pele com os dedos indicadores e polegares (forma de "C") e realizar uma ação rotativa, na qual os dedos levantam e rolam a pele. É usada para avaliação e tratamento, podendo avaliar a mobilidade da fáscia superficial. Caso a restrição da mobilidade seja detectada, pode-se tratar da mesma forma.	Rolagem da pele
		Compressão	É uma técnica em que não ocorre o deslizamento, apenas pressionar, apertar, beliscar e torcer. Pode ser realizada de forma ampla ou específica, utilizando a região plana da mão cerrada, os polegares, articulações ou cotovelo, aplicados perpendicularmente ao ventre muscular ou a uma superfície específica, como tendão ou tecido conjuntivo. Essa subcategoria é muito utilizada em outras modalidades de massagem, como o shiatsu, ou	Compressão ampla com a mão cerrada
		Compressão	até mesmo para desativação do ponto-gatilho miofascial.	Compressão específica com o antebraço e cotovelo
Tapôtement	É uma manipulação repetida, rítmica e marcante de percussão dos tecidos superficiais e/ou profundos seguida por uma rápida recuperação.	*Hacking*	É realizada com dedos vagamente espalhados. Após golpear a pele, os dedos caem em cascata, mas apenas o lado do dedo mínimo e as pontas do terceiro e quarto dedos fazem contato real com o tecido. Geralmente é executada de forma alternada, rápida e rítmica.	*Hacking*
		Striking	É a aplicação de um contato intermitente ou interrompido, variando de leve a penetrante. É uma forma de hacking, mas pode ser feita com as pontas dos dedos ou com o punho. É geralmente aplicado como um "martelo" sobre proeminências ósseas ou em regiões tendíneas, sendo eficaz para provocar um reflexo tendíneo.	

(Continua)

(Continuação)

Quadro 19.1 Manobras da massagem sueca. Fonte: Todas as informações deste quadro, assim como as imagens, foram tiradas/adaptadas do capítulo "The techniques of Swedish massage" do livro *Foundations of massage*, de Casanelia e Stelfox, 2010.[99]

Categoria	Definição e aplicação	Subcategoria	Descrição da manobra	Ilustração
Tapôtement	Esses ritmos percussivos podem ser aplicados usando as palmas das mãos, a superfície ulnar das mãos e dedos, os punhos ou até mesmo as mãos em "concha". Geralmente atinge a superfície do paciente de modo alternado. O cotovelo do terapeuta realiza pequenos movimentos de flexão e extensão, enquanto os punhos são mantidos sempre relaxados. Essa técnica é utilizada para estimular o tecido conjuntivo superficial, mas também induz uma resposta reflexa em todo o corpo, pois, do ponto de vista da energia física, ao percutir a pele, um movimento em "onda" é gerado nos tecidos. É eficaz para promover estimulação nervosa, assim como distrair ou aumentar a atenção do paciente para determinada região. Algumas precauções devem ser observadas, como respeitar as contraindicações absolutas da massagem. As manobras não devem causar dor, desconforto e irritação da pele. Não deve ser aplicado em regiões de ferida e deve haver cuidado com regiões ósseas como cabeça, coluna vertebral, costelas, regiões com pouca massa muscular, como área renal, ou em casos de baixa densidade óssea, como osteopenia ou osteoporose.	Pancada	Possui um movimento semelhante ao hacking: novamente a superfície ulnar dos dedos e mãos são usadas. É realizada com as mãos levemente fechadas e alternando direita e esquerda.	 Pancada
		Escavação	Realizada com as mãos em concha formando uma cavidade; apenas as bordas entram em contato com o tecido a ser golpeado. Ao levantar novamente a mão, cria-se uma espécie de vácuo. Aplicada com movimentos alternados, rítmicos e rápidos, geralmente em superfícies amplas, como as costas ou a coxa. Eficaz no tratamento de doenças respiratórias com o objetivo de mobilizar secreções pulmonares.	 Escavação
		Arrancar	Também conhecida como pinça, é uma técnica leve e flexível na qual os tecidos superficiais são apanhados entre o polegar e os primeiros dois dedos, que deslizam sobre os tecidos até que se juntem. Essa técnica é realizada como um golpe rápido, suave e rítmico, alternando entre as mãos esquerda e direita.	 "Arrancar" ou "pinça"
		Batida	É aplicada com os dedos levemente dobrados, permitindo que as pontas dos dedos toquem o tecido. Novamente é utilizado um movimento alternado, rítmico, leve e superficial, podendo ser aplicado em áreas delicadas e sensíveis, como rosto, tórax e braços.	 Batida

(Continua)

(Continuação)

Quadro 19.1 Manobras da massagem sueca. Fonte: Todas as informações deste quadro, assim como as imagens, foram tiradas/adaptadas do capítulo "The techniques of Swedish massage" do livro *Foundations of massage,* de Casanelia e Stelfox, 2010.[99]

Categoria	Definição e aplicação	Subcategoria	Descrição da manobra	Ilustração
Atrito ou fricção	É uma técnica específica, repetitiva e não deslizante na qual tecidos superficiais são movidos sobre as estruturas subjacentes com o objetivo de melhorar a mobilidade do tecido, aumentar o fluxo sanguíneo local e diminuir a dor. Para uma penetração de tecidos mais profundos, é necessário aplicar a técnica de forma lenta e progressiva, para que não haja respostas musculares contráteis indesejáveis. As precauções devem seguir as contraindicações absolutas da massagem, porém, especificamente, deve-se evitar tecidos inflamados, com sinais e sintomas agudos, lesões musculares agudas, hematomas e regiões com baixa densidade óssea, como osteopenia ou osteoporose.	Fricção linear	Geralmente é feita em linha reta, juntamente com a direção das fibras musculares. Se feita na superfície, pode-se usar os dedos e polegares sobrepostos ou nas palmas das mãos, com o objetivo de promover calor local. Se feita com o intuito de penetrar mais profundamente, pode-se utilizar o cotovelo; o atrito se move à medida que a resistência do tecido é atingida, fornecendo melhor mobilidade tecidual.	Fricção linear com os polegares sobrepostos
		Fricção circular	Realizada com as pontas dos três dedos do meio ou com os polegares sobrepostos, aplicada com movimentos lentos no início e movendo-se em círculos, aumentando a profundidade a cada movimento sucessivo. Quando a profundidade desejada é alcançada, o terapeuta diminui gradualmente a pressão e usa um deslizamento para passar para a próxima área a ser tratada.	Fricção circular com os polegares sobrepostos
		Fricção transversal ou cruzada	James Cyriax (1904-1985), considerado o pai da medicina ortopédica, popularizou essa técnica no tratamento de problemas musculoesqueléticos, como entorses, distensões e tendinites. Pode ser administrada	Fricção transversal ou cruzada
			lenta ou vigorosamente em um movimento de serra unidirecional "para a frente e para trás" para eventualmente quebrar, separar e entorpecer o tecido ou a estrutura afetada. Pode ser dolorosa para quem recebe, por isso deve-se tomar cuidado ao administrá-la.	

(Continua)

(Continuação)

Quadro 19.1 Manobras da massagem sueca. Fonte: Todas as informações deste quadro, assim como as imagens, foram tiradas/adaptadas do capítulo "The techniques of Swedish massage" do livro *Foundations of massage,* de Casanelia e Stelfox, 2010.[99]

Categoria	Definição e aplicação	Subcategoria	Descrição da manobra	Ilustração
Vibrações	Grupo de técnicas que consiste em manipulações rítmicas dos tecidos moles, com um padrão único de oscilação. Pode ser rápida e leve ou lenta e pesada. A vibração inicia os efeitos de reverberação, ondulação e rebote dentro do corpo, para trazer equilíbrio e homeostase aos sistemas corporais. Todas as manipulações de vibração começam com algum grau de compressão. Depois que uma profundidade de compressão desejada é alcançada, as mãos tremem ou oscilam, transmitindo assim uma "vibração" para os tecidos subjacentes. Pode ser empregada como técnica de distração para suprimir a dor. As vibrações não devem provocar o aumento da dor do paciente, assim como não devem ser aplicadas sobre lesões agudas. Todo o cuidado deve ser tomado em casos de lesões neurológicas que contenham espasmos musculares, espasticidade ou hiper-reflexia, pois esses sinais podem ser exacerbados.	Vibração estática e dinâmica	Pode ser executada estaticamente ou associada ao deslizamento, usando uma única mão ou as mãos sobrepostas. A vibração é gerada a partir da alternância da contração e relaxamento dos músculos do antebraço do terapeuta, criando um tremor que será transmitido ao tecido a ser tratado.	Vibração estática com as mãos sobrepostas
		Tremendo e vibrando	É uma técnica eficaz para pacientes que têm propensão à proteção muscular. Um grupo muscular ou membro é agarrado, levantado, tracionado suavemente e sacudido. A trepidação pode ser para cima e para baixo ou de um lado para o outro, de forma rítmica.	Tremendo e vibrando
		Vibração de balanço	Deve ser aplicada com um movimento deliberado de corpo inteiro. Balançar envolve o movimento de sacudir para cima e para baixo e de um lado para o outro. A ação move o corpo o máximo que puder, permitindo que ele retorne à sua posição original. Pode-se iniciar de forma lenta e suave, para que o paciente não resista ao movimento e promova relaxamento à medida que o balanço flui. Deve ser aplicada com cautela, pois sua forma abrupta pode causar náusea e vertigem.	25: Vibração de balanço

Fonte: Todas as informações deste quadro, assim como as imagens, foram tiradas/adaptadas do capítulo "The techniques of Swedish massage" do livro Foundations of massage, de Casanelia e Stelfox, 2010.[99]

Per Henrik Ling, por meio da massagem sueca, forneceu a base para a massagem terapêutica ocidental. Ao longo do tempo, estudos discutiram os efeitos dessa massagem no corpo humano, como aumento da circulação sanguínea local, melhora do retorno linfático, diminuição da tensão muscular, melhora da mobilidade dos tecidos moles, diminuição da ansiedade, melhora da qualidade do sono, redução do estresse, entre outras que estão mais especificadas no início do capítulo.[102,104]

19.5.7 Pesquisas clínicas

Um estudo realizado em Estocolmo verificou a influência do sistema nervoso autônomo sobre a pressão arterial ao longo de 6 semanas de massagem sueca em indivíduos saudáveis. Após o tratamento houve uma diminuição direta da pressão arterial sistólica, não havendo a mesma diminuição na pressão diastólica. Os autores explicam que a massagem provoca efeitos fisiológicos e psicológicos, modulando diretamente o sistema nervoso autônomo. "A resposta emocional e afetiva durante o tratamento com massagem é regulada por estruturas límbicas que têm uma estreita conexão com os circuitos neuronais autonômicos e reduzem a atividade simpática." Os estímulos sensoriais repetidos têm maior probabilidade de afetar esse sistema, possivelmente por meio de nervos parassimpáticos seguidos do nervo vago (X par de nervos cranianos), que é conhecido por ter uma entrada aferente com maior probabilidade de produzir efeitos psicológicos positivos. Além disso, o aumento da temperatura da pele também induz uma atividade parassimpática elevada.[105]

Um estudo produzido na Califórnia demonstrou os efeitos de uma única sessão de massagem terapêutica sueca aplicada em indivíduos saudáveis. Os autores puderam observar uma diminuição relativamente grande na AVP (arginina vasopressina) e relativamente pequeno, mas consistente, nos níveis salivares e séricos de CORT (cortisol), além da redução dos níveis de citocinas pró-inflamatórias estimuladas por mitógenos, mediadas por TH-1 e mediadas por TH-2, e do aumento na circulação de linfócitos e 4 tipos de citocinas (IFN-g, IL-1ß, IL-2 e IL-6). Os dados não suportam a hipótese inicial de que a ocitocina medeia alterações no HPA (eixo hipotálamo-hipófise-adrenal) e na função imunológica, porém confirmam a noção de que uma única sessão de massagem terapêutica sueca pode ter efeitos agudos bastante profundos no sistema imunológico. Além disso, o estudo observou melhora significativa nas classificações de ansiedade, depressão e qualidade de vida pós-intervenção.[101]

Segundo Chatchawan et al. (2005), para a síndrome dolorosa miofascial, a massagem superficial combinada com a massagem profunda apresentou bons resultados quando realizada no início como forma de aquecer os tecidos e torná-los mais maleáveis para assim iniciar a massagem profunda.[106]

Em termos de eficácia a curto prazo, Netchanok (2012) demonstrou em sua revisão sistemática que o grupo de massagem sueca teve melhora ligeiramente maior, imediatamente após a massagem, na intensidade da dor em comparação com o grupo de massagem tailandesa tradicional (conhecida pelo torque firme e pressão de pontos específicos); porém, em termos de eficácia a longo prazo, não houve diferença significativa no grau de redução na intensidade da dor entre esses dois grupos de massagem. Embora não tenha sido clinicamente significativo, a massagem tailandesa demonstrou melhora estatisticamente significativa do limiar de dor por pressão.[98]

Ainda nessa revisão sistemática, 6 estudos mostraram que a massagem tailandesa tradicional reduziu ligeiramente a dor em comparação com a mobilização articular, enquanto o grupo de massagem sueca apresentou dor significativamente menor em comparação com a manipulação de tecidos moles, exercícios corretivos e educação postural para lombalgia subaguda. Quando a massagem tailandesa tradicional foi comparada à massagem sueca, não houve diferenças clinicamente significativas entre os grupos.[98]

Netchanok (2012) também demonstrou 3 estudos que apresentaram maior eficácia da técnica de massagem sueca comparado à terapia de relaxamento (exercício de relaxamento muscular) na redução imediata da dor lombar.[98]

A massagem sueca foi considerada uma técnica de liberação miofascial, uma vez que há a manipulação de tecidos musculares e fasciais, e comparada com a técnica *rolfing*, também de liberação miofascial, por Lee e Choi (2017). O objetivo do estudo era comparar a eficácia das duas técnicas em pacientes com síndrome dolorosa miofascial na região cervical. Os autores observaram diminuição da dor e da tensão muscular e rigidez, sem afetar a elasticidade muscular em ambas as técnicas, e sem diferença significativa entre os grupos.[104]

Com base nesses estudos, a massagem sueca tem se mostrado eficaz em uma fase inicial ao tratamento da dor, uma vez que é considerada uma técnica de massagem superficial, seguida de técnicas mais profundas e de pressão de pontos específicos, não havendo diferença na sua eficácia quando comparada com outras técnicas semelhantes.

19.6 Massagem esportiva

19.6.1 Introdução

A prática de massagem esportiva terapêutica se desenvolveu na China antiga, onde sacerdotes taoístas faziam uso da massagem para o tratamento de praticantes de kung fu.[107] Os gregos antigos reconheceram cedo as vantagens da massagem de atrito profundo com azeite de oliva, buscando um aumento gradual na taxa de processos metabólicos para que o corpo do atleta pudesse responder melhor à atividade competitiva.[108] A massagem teve sua aplicação difundida no esporte profissional em 1972, nas Olimpíadas de Munique. Lasse Viren, atleta finlandês que disputou aquela Olimpíada, atribuiu duas medalhas de ouro na modalidade de atletismo à massagem diária, tornando essa prática popular daquela data em diante. Desde então, a massagem esportiva (ME) avançou em três frentes complementares: ferramenta para melhorar o desempenho atlético, meio de tratamento para ajudar o atleta a se recuperar após a competição e intervenção para lesões musculoesqueléticas relacionadas ao esporte.[109]

A ME pode ter sua aplicação em momentos diferentes: pré e pós-competição, bem como antes e depois dos treinos. A aplicação da massagem tem como finalidade preparar o atleta no âmbito fisiológico e psicológico.[4] O atrito local, provocado pela massagem, aumenta a temperatura local, induz a vasodilatação, aumenta a permeabilidade dos vasos sanguíneos[108] e por consequência gera maior disponibilidade de proteínas e outros nutrientes. Além disso, reduz os níveis de creatina quinase, o número de neutrófilos circulantes e atrasa o surgimento de dores musculares após exercícios excêntricos por perturbação do sistema de resposta inflamatória.[108]

As implicações neurológicas melhoram a velocidade das respostas neuromusculares.[112] Estudos recentes sobre os efeitos da massagem no desempenho avaliam a força de preensão, flexibilidade, estado de humor e atraso no início de dores musculares, todas consideradas influenciadas pela tensão muscular e adesão tecidual.[109]

Algumas técnicas de terapia manual e da massagem sueca são citadas como aplicação em ME, como *effleurage*, manipulação unidirecional na qual a mão do terapeuta passa de distal para proximal com uma profundidade compatível com o estado dos tecidos e o efeito desejado; *stroking*, manipulação unidirecional na qual a mão do terapeuta passa geralmente de forma proximal a distal ao longo do comprimento dos tecidos a profundidade e velocidade compatíveis com o efeito requerido;[113] *tapotagem*, definida como leves batidas com a intenção de os músculos se reagruparem e entrarem em um estado de relaxamento;[113] *petrissage* ("amassar"), técnica em que o terapeuta comprime e libera tecido ao pegar e apertar o músculo e o tecido que o recobre com o objetivo de alongar as fibras musculares, aumentando mobilidade entre as interfaces do tecido, ajudando retorno venoso e linfático, relaxando os músculos e ajudando na

remoção de resíduos;[114] e *liberação miofascial*, um sistema de terapia que combina princípios e prática de técnicas de tecido mole, energia muscular e força inerente craniossacral.[115]

19.6.2 Pesquisas clínicas

Um estudo feito com 100 atletas corredores de trilha e de *mountain bike* que experimentaram ME pelo menos 1 vez revelou que 85% dos participantes perceberam melhora no desempenho esportivo, 90% afirmaram que houve melhora na qualidade de vida e 93% concordam que sua aplicação pode ser uma forma de prevenção de lesões, enquanto 56% elegeram a região das coxas para receber ME.[116]

19.7 Conclusão

A massoterapia é um recurso amplamente utilizado para diferentes objetivos e de relativo fácil acesso no mundo inteiro. Apesar da dor ser um motivo frequente para sua procura e de as técnicas existirem desde as mais antigas civilizações, a literatura científica atual ainda não possui bases sólidas para sua recomendação. O estudo científico da dor crônica tem crescido exponencialmente. Muitas produções se dedicam ao entendimento dos mecanismos, avaliação e tratamento, mas por enquanto as técnicas milenares de massagem, apesar de muito disseminadas e utilizadas em diversas situações, ainda não conseguiram ser validadas. Para isso, é necessário o encontro do entendimento dos mecanismos de funcionamento das próprias técnicas e de metodologia científica adequada para as testagens.

Nem por isso tais técnicas devem ser julgadas desnecessárias. Sendo a dor crônica multifatorial e de complexo entendimento, essas técnicas possuem valia para desfechos clínicos que muitas vezes são complementares aos objetivos do tratamento, levando bem-estar geral aos doentes. Na prática clínica utilizamos a massoterapia para outros desfechos além da dor dentro do contexto do paciente e contamos com o apoio de massoterapeutas para facilitar esse trabalho.

Bibliografia

1. Wang B. Princípios de medicina interna do Imperador Amarelo. Editora ícone; 2013.

2. Cezimbra M. Bem-estar na palma das mãos: a cultura da massagem do Oriente ao Ocidente. Rio de Janeiro: Senac Nacional; 2013.

3. Cassar MP. Manual de massagem terapêutica: um guia completo de massoterapia para o estudante e para o terapeuta. São Paulo: Manole; 2001.

4. Fritz S. Fundamentos da massagem terapêutica. 2ª ed. São Paulo: Manole; 2002.

5. Braun MB, Simonson S. Massoterapia. São Paulo: Manole; 2007.

6. Gordon A. História da reanimação. In: Lane JC. Reanimação. Rio de Janeiro: Guanabara Koogan; 1981. p.226-46.

7. Maanum A. The complete book of Swedish massage: based on techniques developed by Per Henrik Ling. Perennial Library; 1988.

8. Braun MB, Simonson SJ. Introdução à massoterapia. Manole; 2007.

9. Calvert RN. The history of massage. Healing arts press; 2002. Rochester, Vermont.

10. Pettman E. A history of manipulative therapy. The Journal of Manual & Manipulative Therapy. 2007.

11. Cornelius A. Druckpunkte, ihre Entstehung, Bedeutung bei Neuralgien, Nervosität, Neurasthenie, Hysterie, Epilepsie und Geisteskrankheiten. Paperback, German edition, 2015.

12. Eisenberg DM, Kessler RC, Foster C, et al. Unconventional medicine in the United States: prevalence, costs, and patterns of use. N Engl J Med. 1993;328:246-52.

13. Eisenberg DM, Davis RB, Ettner SL, et al: Trends in alternative medicine use in the United States, 1990-1997: results of a follow-up national survey. JAMA. 1998;280:1569-75.

14. Barnes PM, Bloom B, Nahin RL. Complementary and alternative medicine use among adults and children: United States, 2007. Natl Health Stat Rep. 2008;12:1-23.

15. Furlan AD, Imamura M, Dryden T, Irvin E. Massage for low-back pain. Cochrane Database of Systematic Revews 2008, Issue 4 Art. No.: CD001929 doi:10.1002/14651858.CD001929.pub2.

16. Kamenetz H. History of massage. In: Basmajian JV, ed. Manipulation, traction and massage. 3rd ed. Baltimore: Willians & Wilkins. p.221-35.

17. Black C, Vickerson B, McCully K. Noninvasive assessment of vascular function in the posterior tibial artery of heathy humans. Vyn Med. 2003;2(1).

18. Franklin NC, Ali MM, Robinson AT, Norkevicuite E, Phillips SA. Massage therapy restores peripheral vascular function after exertion. Arc Phys Med Rehabil. 2014;95:1127-34. doi:10.1016/j.apmr.2014.02.007.

19. Sluka KA, Milosavljevic S. Manual therapy. In: Sluka KA, ed. Mechanisms and management of pain for the therapist. Seatle, WA: IASP Press; 2009, p.205-13.

20. Longworht J. Psychophisiological effects of slow stroke back massage in normotensive females. Adv Nurs Sci. 1982;4:44-61.

21. Rodrigues LM, Rocha C, Ferreira H, Silva H. Lower limb massage in human increases local perfusion and impacts systemic hemodynamics. Journal Physiology. 2020 March 20 (129.215.017.190).

22. Drust B, Atkinson G, Gregson W. The effects of massage on intra musculature temperature in the vastus lateralis in humans. In J Sports Med. 2003;24(6):395-9.

23. Melzack R, Wall PD, Pain mechanisms : a new theory science. 1965 Nov; 150:971.

24. Melzack R, Wall PD. Phantom limbs and the concept of a Neuromatrix. Trends Neurosci. 1990;13:88-92.

25. Curi R, Procópio J. Fisiologia básica. Rio de Janeiro: Guanabara Koogan; 2009. p.182-225.

26. Basbaum AI, Field HL. Endogenous pain control pathways and endorphin circuity. Annu REv Neurosci. 7:309-38.

27. Lund I, Ge Y, Yu LC, Uvnas-Moberg K, Wang J, Yu C, et al. Repeated massage like stimulation induces long term effects on nociceptors contributiion of oxytocinergic mechanisms. Eur J Nerosci. 2002:16:330-8.

28. Harris JA. Descending antinoceptive mechanisms in the brain stein: their role in the animal's defensive system. J Physiol. (Paris) 90:15-25.

29. Uvnas-Moberg K, Bruzelius G, Alster P, Lundeberg T. The antinoceptive effect of non noxious sensory stimulation is mediated partly through oxytocinergic mechanisms 1993. Acta Physiot. Scand. 149:199-204.

30. Rapaport MH, Schettler P, Bresee MS. A preliminary study of the effects of repeated massage on hypothalamic-pituitary: adrenal and immune function in healthy individuals: a study of mechanisms of action and dosage. The Journal of Medicine. 2012(18)8:789797. doi:10.1089/acm.2011.0071.

31. Vigotsky AD, Bruhns RP. The role of descending modulation in manual therapy and its analgesic implications: a narrative review. Pain Research and Treatment. 2015, ID 292805. doi:10.1155/2015/292805.

32. Zehr E. Considerations for the use of the Hoffmann reflex in exercise studies Eur J Appl Physiol. 2002;86:455-68.

33. Morelli M, Seaborne D, Sullivan S. H-reflex modulation during manual muscle massage of human triceps surae. Arch Phys Med Rehabil. 1991;72:915-9.

34. Labyak SE, Metzger BL. The effects of effleurage backrub on the physiological components of relaxation: a meta-analysis. Nurs Res. 1997;46:59-62.

35. Sofroniew MV. Vasopressen and oxytocyn in the mammalian brain and spinal cord.1983 Trends Neurosci. 6:467-72.

36. Field J, Hernandez Reif, Seligman S, Krasnegor J, Sunshine W, Rivas- Chacon R, et al. Juvenite rheumatoid arthrtis benefits from massage therapy. J Pedriat Psychol. 1997;22:607-17.

37. Hernandez Reif M, Field T, Krasnegor J. Lower back pain is reduced and range of motion increased after massage therapy. Int J Neurosci. 2001;106:131-45.

38. Rapaport MH, Schettler PJ, Larson ER, Carroll D, Sharenko M, Nettles J, et al. Massage therapy for psychiatric disorders. Focus. 2018;16(1):24-31.

39. Ironson G, Field T, Scafidi F, et al. Massage therapy is associated with enhancement of the immune system's cytotoxic capacity. Int J Neurosci. 1996;84:205-17.

40. Diego MA, Field T, Hernandez-Reif M, et al. HIV adolescents show improved immune function following massage therapy. Int J Neurosci. 2001;106:35-45.

41. Shor-Posner G, Miguez MJ, Hernandez-Reif M, et al. Massage treatment in HIV-1 infected Dominican children: a preliminary report on the efficacy of massage therapy to preserve the immune system in children without antiretroviral medication. J Altern Complement Med. 2004;10:1093-5.

42. Rapaport MH, Schettler P, Breese C. A preliminary study of the effects of a single session of Swedish massage on hypothalamic-pituitary-adrenal and immune function in normal individuals. J Altern Complement Med. 2010;16:1079-88.

43. Donoyama N, Ohkoshi N. Effects of traditional Japanese massage therapy on gene expression: preliminary study. J Altern Complement Med. 2011;17:553-5.

44. Ironson G, Field T, Scafidi F. Massage therapy is associated with enhancement of the immune system's cytotoxic capacity. In J Neurosci. 1996;84:205-17. doi:10.3109/00207459608987266.

45. Kalichman L. Massage therapy for fibromyalgia symptoms. Rheumatol Int 30. 1151-7. doi:10.1007/s00296-010-1409-2.

46. Field T, Ironson G, Scafidi F, et al. Massage therapy reduces anxiety and enhances EEG pattern of alertness and math computations. Int J Neurosci. 1996;86:197-205.

47. Wu JJ, Cui Y, Yang YS, et al. Modulatory effects of aromatherapy massage intervention on electroencephalogram, psychological assessments, salivary cortisol and plasma brain-derived neurotrophic factor. Complement Ther Med. 2014;22:456-62.

48. Ouchi Y, Kanno T, Okada H, et al. Changes in cerebral blood flow under the prone condition with and without massage. Neurosci Lett. 2006;407:131-5.

49. Sliz D, Smith A, Wiebking C, et al. Neural correlates of a single-session massage treatment. Brain Imaging Behav. 2012;6:77-87.

50. Golaszewski SM, Siedentopf CM, Koppelstaetter F, et al. Human brain structures related to plantar vibrotactile stimulation: a functional magnetic resonance imaging study. Neuroimage. 2006;29:923-9.

51. Lloyd DM, McGlone FP, Yosipovitch G. Somatosensory pleasure circuit: from skin to brain and back. Exp Dermatol. 2015;24:321-4.

52. Li LW, Harris RE, Tsodikov A, Struble L, Murphy SL. Self-acupressure for older adults with symptomatic knee osteoarthritis: a randomized controlled trial. Arthritis Care Res. 2017;70(2): 221-9. doi:10.1002/acr.23262.

53. Waits A, Tang Y-R, Cheng H-M, Tai C-J, Chien, L-Y. Acupressure effect on sleep quality: a systematic review and meta-analysis. Sleep Med ver. 2018;37:24-34. doi:10.1016/j.smrv.2016.12.004.

54. Monson E, Arney D, Benham B, Bird R, Elias E, Linden K, et al. Beyond pills: acupressure impact on self-rated pain and anxiety scores. JACM. 2019;01-05. doi:10.1089/acm.2018.0422.

55. Vagharseyyedin S A, Salmabadi M, BahramiTaghanaki H, Riyasi H. The impact of self-administered acupressure on sleep quality and fatigue among patients with migraine: a randomized controlled trial. Complement Ther Clin Pract. 2018. doi:10.1016/j.ctcp.2018.10.011.

56. Salsali M, Pouresmaeil Z, Faghiehzadeh S, Sepahvand F. Effects of accupressure on lowback pain. Hayat. 2003;9 (4 and 3):52-62.

57. Adams A, Eschman J, Ge W. Acupressure for chronic low back pain: a single system study. J Phys Ther Sci. 2017;29:1416-20.

58. Song HJ, Seo H-J, Lee H, Son H, Choi SM, Lee S. Effect of self-acupressure for symptom management: a systematic review. Complement Ther Med. 2015;23(1):68-78. doi:10.1016/j.ctim.2014.11.002.

59. https://mad4yoga.com/?s=acupresión (Imagem).

60. Qingguang Z, Jianhua L, Min F, Li G, Wuquan S, Nan Z. Effect of Chinese massage (Tuina) on isokinetic muscle strength in patients with knee osteoarthritis. J Tradit Chin Med. 2016;36(3):314-20. doi:10.1016/s0254-6272(16)30043-7.

61. Pritchard S, Tui Na. A manual of Chinese massage therapy. Elsevier; 2018.

62. Wei X, Wang S, Li L, Zhu L. Clinical evidence of Chinese Massage therapy (Tui Na) for cervical radiculopathy: a systematic review and meta-analysis. evidence-based complementary and alternative medicine. 2017;1-10. doi:10.1155/2017/9519285.

63. Dune L. Integrating Tuina acupressure and traditional Chinese medicine concepts into a holistic nursing practice. Explore. 2006 Nov/Dez;2(6):543-46.

64. Jiang S, Zhang H, Fang M, Zhang Y, Lu N, Zhu Q, et al. Analgesic effects of Chinese Tuina massage in a rat model of pain. Exp Ther Med. 2016;11(4):1367-74. doi:10.3892/etm.2016.3055.

65. Yang M, Feng Y, Pei H, Deng S, Wang M, Xiao X, et al. Effectiveness of Chinese massage therapy (Tui Na) for chronic low back pain: study protocol for a randomized controlled trial. Trials. 2014;15(1). doi:10.1186/1745-6215-15-418.

66. Pach D, Pipe M, Lotz F, Reinhold T, Dombrowski, M, Chang Y, et al. Effectiveness and cost-effectiveness of Tuina for chronic neck pain: a randomized controlled trial comparing Tuina with a no-intervention waiting list. JACM. 2018;24(3):231-7. doi:10.1089/acm.2017.0209.

67. Xiong XJ, Li SJ, Zhang Y Q. Massage therapy for essential hypertension: a systematic review. J Hum Hypertens. 2014;29(3):143-51. doi:10.1038/jhh.2014.52.

68. http://www.kingacupuntura.com/terapias-tuina-tui-na/ (imagens).

69. Kumari NV, Susheela P, Anju V, Sharma Om, Sharma SK. Marma and marma therapy: a review. J Pharm Pract. 2018 Aug;7(15):258-71.

70. Rathod DG, Vaikos CD, Rokade SD, Deshpande PR. Comparative study of clinical significance of marma in hands, acupuncture, acupressure: Review. Available from Indian J Med Res. 2016 Aug;3(8):18-22. doi:10.5281/zenodo.59822.

71. Fox M, Dickens A, Greaves C, Dixon M, James M. Marma therapy for stroke rehabilitation: a pilot study. J Rehabil Med. 2006;38(4):268-71.

72. Prasad S, Ranjan R, Vishwakarma SK, Rao R, Rani R. Clinical evaluation of marma therapy in avabahuka WSR to frozen shoulder: a case series. Available from JMSR 2017 May. Acessed on Novr; 05:22411-22418. doi:10.18535/jmscr/v5i5.184.

73. http://www.naradeva.com.br/detalhe.aspx?id=16&p=c#.XqXbPGhKg2w (imagem).

74. Kobayashi D, Shimbo T, Hayashi H, Takahashi O. Shiatsu for chronic lower back pain: randomized controlled study. Complement Ther Med. 2019;45:33-7. doi:10.1016/j.ctim.2019.05.019.

75. Stevensen C. Shiatsu. Complement Ther Nurs Midwifery. 1997 Dec;3(6):168-70. Review.

76. Robinson N, Lorenc A, Liao X. The evidence for shiatsu: a systematic review of shiatsu and acupressure. BMC Complement Altern Med. 2011 Oct; 7;11:88. doi: 10.1186/1472-6882-11-88.

77. Stevensen C. The role of shiatsu in palliative care. Complement Ther Nurs Midwifery. 1995 Apr;1(2):51-8.

78. Brown CA, Bostick G, Bellmore L, Kumanayaka D. Hand self-shiatsu for sleep problems in persons with chronic pain: a pilot study. J Integr Med. 2014;12(2):94-101.

79. Yuan SLK, Berssaneti AA, Marques AP. Effects of shiatsu in the management of fibromyalgia symptoms: a controlled pilot study. J Manipulative Physiol Ther. 2013;36(7):436-43. doi:10.1016/j.jmpt.2013.05.019.

80. Long AF, Esmonde L, Connolly S. A typology of negative responses: a case study of shiatsu. Complement Ther in Med. 2009;17:168-75.

81. http://massagens-shiatsu-ayurvedica.blogspot.com/2010/07/shiatsu.html (imagem).

82. Lima TRVV, Vieira VS. Reflexologia podal: um toque especial. 61° Congresso Brasileiro de Enfermagem, 2009.

83. Gillanders A. O guia familiar para a reflexologia. São Paulo: Manole; 1999.

84. Leite FC, Zângaro RA. Reflexologia: uma técnica terapêutica alternativa. IX Encontro Latino-Americano de Iniciação Científica e V Encontro Latino-Americano de Pós-Graduação Universidade do Vale do Paraíba. São José dos Campos: Univap, 2005.

85. Vennells D. O que é reflexologia. Tradução Maria Clara de Biase W. Fernandes. Rio de Janeiro; Record/Nova Era; 2003.

86. Tashiro MTO, et al. Novas tendências terapêuticas de enfermagem – terapias naturais – programa de atendimento. Rev Bras Enferm. 2001 Dez;54:4:658-67.

87. Mazlum L, Medeiros GM. Reflexologia: história e atualidades. 2013. Revista Científica da FHO/Uniararas. 2015;3(1).

88. Wills P. Manual de reflexologia e cromoterapia. 4ª ed. São Paulo: Pensamento; 1992.

89. Kunz B, Kunz K. Reflexologia: como restabelecer o equilíbrio energético. 10ª ed. São Paulo: Pensamento; 1997.

90. Lourenço OT. Reflexologia podal: primeiros socorros e técnica de relaxamento. São Paulo: Editora Ground; 2002.

91. Harwood K, Pickett C. A cancer patient's guide to complementary and alternative medicine. 2ª ed.

92. Guyton AC, Hall JA. Fisiologia humana e mecanismos das doenças. Cap. IX, 6ª ed. Rio de Janeiro: Guanabara Koogan; 1998. p.325-93.

93. Booth L. Reflexologia vertical: uma técnica revolucionária para transformar sua saúde. São Paulo: Pensamento; 2005.

94. Jiraingmongkol P, et al. The effect of foot massage with biofeedback: a pilot study to enhance health promotion. Nursing and Health Sciences. 2002;4(Suppl.).

95. Bishop E, McKinnon E, Weir E, Brown DW. Reflexology in the management of encopresis and chronic constipation. Pediatric Nursing. 2003 Apr;15(13)20-1.

96. Brygg T, et al. Reflexology and bronchial asthma. Respiratory Medicine. 2001;59:173-9.

97. Williamson, et al. Randomised controlled trial of reflexology for menopausal symptoms. BJOG: an international Journal of Obstetrics and Gynecology. 2002 Sep;109:1050-5.

98. Netchanok S, Wendy M, Marie C, Siobhan OD. The effectiveness of Swedish massage and traditional Thai massage in treating chronic low back pain: a review of the literature. Complementary Therapies in Clinical Practice. 2012;18:227-34.

99. Casanelia L, Stelfox D. Foundations of massage. 3rd ed. Australia: Elsevier; 2010. 16: The techniques of Swedish massage; p. 63-84.

100. Davis CM. Complementary therapies in rehabilitation: evidence for efficacy in therapy, prevention and wellness. 3rd ed. USA: Slack Incorporated; 2009. 5:Therapeutic massage and rehabilitation; p.53-72.

101. Rapaport MH, Schettler P, Bresee C. A preliminary study of the effects of a single session of Swedish massage on hypothalamic-pituitary-adrenal and immune function in normal individuals. The Journal of Alternative and Complementary Medicine. 2010;16(10):1079-88.

102. Ostrom KW. Massage and the original Swedish movements. Philadelphia: P. Blakistons's Son & Co.; 1918.

103. Hollis M. Massage for therapists: a guide to soft tissue therapy. 3rd ed. Jones E, ed. United Kingdom: Wiley-Blackwell; 2009.

104. Lee K, Choi JH. Comparison of treatment effects between rolfing and Swedish massage for cervical myofascial pain syndrome. J Int Acad Phys Ther Res. 2017;8(3):1224-8.

105. Aourell M, Skoog M, Carleson J. Effects of Swedish massage on blood pressure. Complementary Therapies in Clinical Practice. 2005;11:242-6.

106. Chatchawan U, Thinkhamrop B, Kharmwan S, Knowles J, Eungpinichpong W. Effectiveness of traditional Thai massage versus Swedish massage among patients with back pain associated with myofascial trigger points. Journal of Bodywork and Movement Therapies. 2005;9:298-309.

107. Trofa DP, Obana KK, Herndon CL, Noticewala MS, Parisien RL, Popkin CA, Ahmad CS. The evidence for common nonsurgical modalities in sports medicine, Part 1: Kinesio tape, sports massage therapy, and acupuncture. J Am Acad Orthop Surg Glob Res Rev. 2020 Jan 3;4(1):e19.00104. doi:10.5435/JAAOSGlobal-D-19-00104. PMCID:PMC7028772.

108. Nomikos NN, Nomikos GN, Kores DS. The use of deep friction massage with olive oil as a means of prevention and treatment of sports injuries in ancient times. Arch Med Sci. 2010 Oct;6(5):642-5. doi:10.5114/aoms.2010.17074. Epub 2010 Oct 26. PMID: 22419918; PMCID: PMC3298328.

109. Moran RN, Hauth JM, Rabena R. The effect of massage on acceleration and sprint performance in track & field athletes. Complement Ther Clin Pract. 2018 Feb;30:1-5. doi:10.1016/j.ctcp.2017.10.010. Epub 2017 Oct 28. PMID: 29389467.

110. Brummitt J. The role of massage in sports performance and rehabilitation: current evidence and future direction. N Am J Sports Phys Ther. 2008 Feb;3(1):7-21. PMID: 21509135; PMCID: PMC2953308.

111. Tiidus PM, Shoemaker JK. Effleurage massage, muscle blood flow and long-term post-exercise strength recovery. Int J Sports Med. 1995 Oct;16(7):478-83. doi:10.1055/s-2007-973041. PMID: 8550258.

112. Vetter RE. Effects of six warm-up protocols on sprint and jump performance. J Strength Cond Res. 2007 Aug;21(3):819-23. doi:10.1519/R-20296.1. PMID: 17685698.

113. Sable A, Sivabalan T, Shetti AN. Effectiveness of back massage on sleep pattern among patients with congestive cardiac failure. Iran J Nurs Midwifery Res. 2017; 22(5):359-362. doi:10.4103/ijnmr.IJNMR_142_16.

114. McKechnie GJ, Young WB, Behm DG. Acute effects of two massage techniques on ankle joint flexibility and power of the plantar flexors. J Sports Sci Med. 2007 Dec 1;6(4):498-504. PMID: 24149484; PMCID: PMC3794491.

115. Greenman PE. Principles of manual medicine. 2nd ed. Baltimore: Williams & Wilkins; 1996. p.39-49, 99-103, 539.

116. Schilz M, Leach L. Knowledge and perception of athletes on sport massage therapy (SMT). Int J Ther Massage Bodywork. 2020 Feb 26;13(1):13-21. PMID: 32133041; PMCID: PMC7043719.

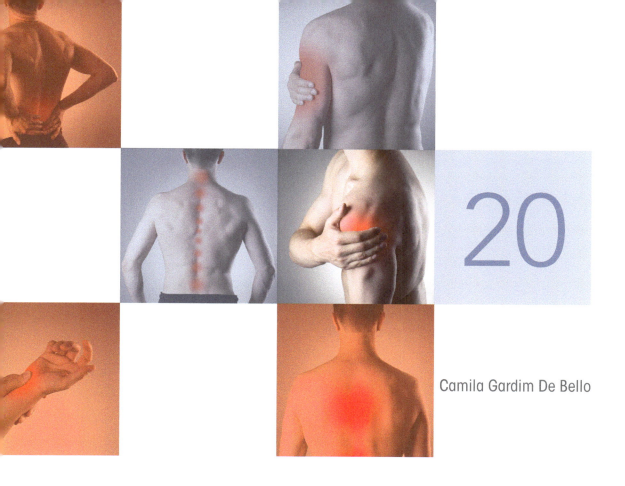

Camila Gardim De Bello

HIDROTERAPIA NA DOR CRÔNICA

20.1 Introdução

Este capítulo abordará a fisioterapia aquática no tratamento da dor pelo mundo e as maneiras como as principais técnicas aquáticas estão sendo inseridas nesse contexto. Muito se sabe que a fisioterapia aquática atua na redução da descarga de peso corporal e no relaxamento devido aos efeitos fisiológicos da imersão e da condutibilidade térmica da água. Porém, alguns questionamentos, como de qual forma a terapia em água pode atuar no tratamento da dor crônica, ainda não são respondidos de forma suficiente.

Este capítulo apresentará algumas perspectivas de tratamento e seus principais efeitos na dor.

20.2 Breve histórico da fisioterapia aquática

Há registros do uso da água como meio curativo desde 2400 a.C. por diversos povos e culturas, sendo considerada algo místico pelo seu vínculo com a religião.[1] Hipócrates (460-375 a.C.) usava a imersão em água quente e fria para tratar inúmeras doenças, incluindo espasmos musculares e comprometimentos articulares. Já no final do século XVII e início do século XVIII, o uso da água passou a ser chamado "hidroterapia", definida por Wyman e Glazer. Era uma disciplina médica que dispunha de banhos de imersão ou jatos de água de variadas temperaturas, aplicadas de forma totalmente passiva.[2]

Um dos mais importantes estudos, considerado o nascimento da hidroterapia científica, foi o tratado de Sir John Floyer, *An inquiry into the right use and abuse of hot, cold, and temperate baths* ("Uma investigação sobre o uso correto e o abuso de banhos quentes, frios e temperados"), escrito na Grã-Bretanha em 1697. A partir dele, os ensinamentos de Floyer foram levados para França, Inglaterra e demais países, inspirando novos estudos. Em 1830, Vincent Priessnitz desenvolveu programas de tratamento com banhos de água fria, chuveiros e compressas, realizados muitas vezes ao ar livre.[2]

Pouco tempo depois, Sebastian Kniepp (1821-1897) modificou as técnicas de tratamento de Priessnitz, que ficaram conhecidas como "remédio de Kniepp", alternando banhos frios com banhos mais mornos em segmentos corporais.[2]

Winterwitz (1834-1912) fundou o "Instituto para Hidroterapia" e estudou a reação dos tecidos à água em várias temperaturas. A partir desse estudo, houve a instalação dos banhos de turbilhão e exercícios subaquáticos. No século XX, Baruch, primeiro professor de hidroterapia na Columbia University, era reconhecido como um dos mais importantes especialistas em hidroterapia nos EUA, por defender os princípios e a prática de Priessnitz durante o declínio do uso da hidroterapia pela comunidade médica.[2]

Por volta de 1898, a forma passiva desse tratamento passou a ser reconsiderada quando a propriedade da flutuabilidade começou a ser usada para exercitar os pacientes na água, prática agora chamada de hidroginástica. Em 1928, o médico Walter Blount inventou o tanque de Hubbart, um tanque maior que o turbilhão usado para realizar exercícios que contribuía para o desenvolvimento dos programas de exercício em piscinas. As primeiras técnicas ativas de tratamento aquático foram o método dos anéis de Bad Ragaz e o método Halliwick, estudados ao redor de um *spa* de água morna natural na cidade de Bad Ragaz, na Suíça. Nas décadas de 1970 e 1980, houve grande aceitação do exercício na água para reabilitação de pessoas com artrite, devido ao baixo impacto nas articulações.[2]

A hidroterapia científica foi introduzida no Brasil por Artur Silva, em 1922, na Santa Casa do Rio de Janeiro. A entrada principal do hospital era banhada pelo mar, o que proporcionava banhos de água salgada retirada do mar, somados a banhos de água doce.[1]

20.3 Propriedades físicas da água e sua influência fisiológica no corpo e na dor

Os benefícios do uso da água são inúmeros graças às suas propriedades físicas, que podem ser divididas da seguinte forma: forças estáticas, forças dinâmicas e propriedades termodinâmicas.

20.3.1 Forças estáticas

Um dos principais objetivos do tratamento em água vem de uma característica única proporcionada pelas forças estáticas desse meio físico, que atuam como um contrapeso à gravidade: a flutuabilidade. Essa característica depende tanto da densidade corporal quanto do empuxo e da diferença de pressão que o meio líquido exerce no corpo (pressão hidrostática), o qual é diretamente proporcional ao aumento da profundidade.[3,4] A gravidade não é anulada, mas diminui seu efeito no corpo estático conforme a profundidade a que esse indivíduo se encontra submerso. Isso pode possibilitar um controle da descarga de peso corporal de acordo com a individualidade de cada caso clínico.[4]

Segundo Haupenthal et al., 2019, quando um indivíduo se move no plano horizontal na água, a velocidade do deslocamento e a profundidade de imersão podem interferir nas forças de reação do solo. Essas variáveis devem ser consideradas no momento de eleger um exercício para pacientes com osteoartrose de joelho (OA), por exemplo, uma vez que o principal objetivo é realizar exercícios com impacto articular reduzido.[5]

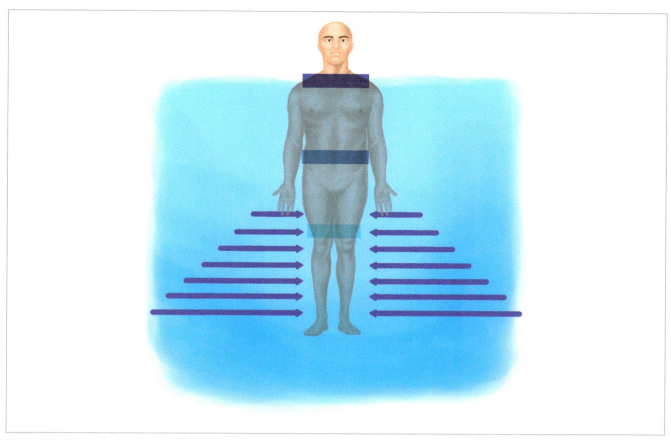

Figura 20.1 Ilustração das forças estáticas da água, assim como suas influências na descarga de peso corporal.

A sensação de redução do peso corporal é ocasionada pela associação das forças estáticas com o efeito térmico, que diminui a sensibilidade do fuso neuromuscular, diminuindo, portanto, a necessidade de ajustes corporais.[6]

A pressão hidrostática é responsável também pelas alterações na função cardiopulmonar, devido à ação mecânica de vasoconstrição periférica, que direciona os fluidos corporais para a cavidade central, causando um aumento no retorno venolinfático. Isso provoca uma sobrecarga no coração, levando ao aumento do volume sistólico e a uma subsequente redução na frequência cardíaca, resultando em um aumento no débito cardíaco, que se intensifica quando um exercício é associado. Esses efeitos auxiliam na melhora da nutrição sanguínea muscular, eliminando mais facilmente os resíduos metabólicos da contração. Portanto, há uma redução do custo metabólico, das respostas cardiovasculares e da atividade neuromuscular quando o exercício é realizado parado ou com movimentação vertical, diferentemente da função pulmonar, que aumenta em 60%, devido à redução na pressão parcial de oxigênio, que leva a maior necessidade de resposta ventilatória, e, também, pela inibição da ação dos músculos inspiratórios ocasionada pela compressão mecânica exercida na caixa torácica e no abdome.[2,4,7]

Esses efeitos têm mostrado resultados satisfatórios como tratamento principal ou coadjuvante de pacientes com osteoartrite (OA) de joelho.[8] Tagliete et al. (2018) observou melhora significativa na dor, função e qualidade de vida em indivíduos com OA de joelho, com um programa de exercícios aquáticos. A melhora da função se manteve após 3 meses do término da intervenção.[9]

20.3.2 Forças dinâmicas

As forças dinâmicas ocorrem devido à densidade e viscosidade dinâmica da água, ou seja, a resistência do fluido. O indivíduo, ao se mover, é submetido a três tipos de resistências. A primeira é a resistência à forma, em que há o surgimento de uma área de alta pressão logo à frente do indivíduo em sua direção e uma área de baixa pressão atrás, onde o fluxo laminar da água é substituído pelo fluxo turbulento, denominando-se arrasto. Essa força aumenta conforme o aumento da área de contato e a velocidade do movimento.[2,4,5] A segunda é a resistência às ondas, causada ao colidir com as ondas produzidas mais na superfície devido à oscilação vertical do corpo ao se movimentar. E a terceira é a fricção, que é a resistência oferecida pela água imediatamente após o contato com o corpo.[2,4]

Devido a essas resistências, um exercício dinâmico envolvendo deslocamento horizontal realizado em velocidades submáximas provoca aumento da captação de oxigênio (VO2), ativação muscular, gasto calórico e função respiratória.[4]

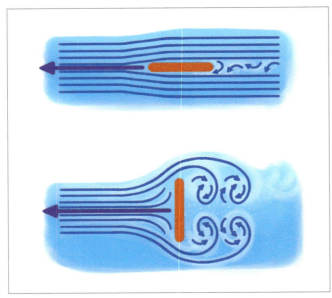

Figura 20.2 Ilustração das forças dinâmicas.

Outra propriedade física que podemos mencionar é a tensão superficial, que, apesar de ser uma característica estática, agirá no corpo humano quando aplicado um movimento. Essa barreira formada na superfície de um líquido acontece pela maior atração entre as moléculas de água. Pode variar tanto com a área de contato fornecida pelo objeto quanto pela velocidade com a qual se tenta quebrar essa barreira. Dessa forma, quanto maiores forem essas duas variáveis, maior será a força produzida pela tensão superficial.[2]

A partir do momento em que um indivíduo inicia uma oscilação na água, a onda formada em sua superfície traz junto o aumento da tensão superficial, podendo agir como um estímulo cutâneo. Esse efeito se assemelharia ao efeito da percussão muscular descrita primeiramente por Schiff, em 1858, efeito esse que pode gerar estímulos de contração muscular.[10]

O conjunto desses princípios auxilia no ganho de força muscular, flexibilidade e movimentação articular do paciente com quadro álgico.

20.3.3 Propriedades termodinâmicas

A imersão em água aquecida promove uma cadeia de estímulo-respostas no corpo, o qual busca se equilibrar por meio de reações fisiológicas homeostáticas. Essas reações são utilizadas como recurso terapêutico. A água para essa finalidade precisa ser mantida em torno de 35 °C, sendo maior que a temperatura superficial do corpo humano, que é em média de 32,5 °C. A diferença de temperatura promove a condução de calor da água para a pele, estimulando os receptores térmicos, provocando vasodilatação e, consequentemente, o aumento do aporte sanguíneo periférico.[6] Segundo Acosta (2010), o aumento da circulação auxilia na eliminação de detritos metabólicos resultantes da contração muscular, que geralmente provoca dor e fadiga.[11]

O calor também contribui para a diminuição da sensibilidade das terminações nervosas sensitivas, diminuindo a velocidade da condução nervosa, causando diminuição no tônus muscular.[6] A condução do calor da água ao corpo submerso provoca "diminuição do consumo de oxigênio, redução da resposta da norepirefrina (neurotransmissor) e adinamia (redução da força muscular) da musculatura esquelética com uma consequente redução da tensão muscular e da pressão sanguínea".[11] Esses benefícios contribuem no controle da dor que está associada com o comprometimento miofascial ou, até mesmo, que acompanha a sensibilização do sistema nervoso central.

20.4 Efeitos fisiológicos da imersão x neurociência

Há muitos estudos, artigos e livros que descrevem os efeitos fisiológicos da imersão do corpo humano na água, porém poucos descrevem esses efeitos no sistema nervoso central (SNC).

Sato et al. (2012) foram os primeiros a investigar a ativação cortical induzida pela imersão em água, a fim de fornecer uma base para estudos na reabilitação aquática de pacientes com hemiplegia. Os autores afirmam que a "imersão em água é uma forma multimodal de estimulação somatossensorial, envolvendo vias táteis, pressóricas e termossensíveis", nomeando assim entradas somatossensoriais. Puderam observar, então, que essas entradas provocaram um aumento da ativação cortical da área somatossensorial primária (S1), área de associação parietal (AAP), área motora suplementar (MAS) e área motora primária (M1). A ativação ocorreu primeiro nas áreas sensoriais (S1 e AAP) e depois nas áreas motoras (MAS e M1), onde se supôs que essa transmissão tenha ocorrido através das vias corticocorticais ou talamocorticais. Portanto, sugeriram ser um grande facilitador durante o aprendizado motor para a reabilitação e a aquisição de novas habilidades compensatórias.[12]

Um estudo completar realizado por Sato et al., ainda em 2012, verificou que a imersão, devido à sensação tátil da água e da pressão hidrostática, pode gerar um efeito restritivo das entradas somatossensoriais no primeiro estágio do processamento cortical (áreas sensoriais). Os autores correlacionaram esse efeito com o provocado pela estimulação tátil feita com uma escova de náilon. Eles ainda explicam que essa supressão é devida a uma diminuição uniforme da atividade neuronal na área somatossensorial causada pela inibição aferente. Esse efeito ocorre de forma generalizada, mesmo que o indivíduo não esteja completamente imerso, pois o estudo foi realizado com a estimulação do nervo mediano da mão que não estava fora da água.[13]

Em 2013, Sato et al. investigaram a integração sensório-motora e a modulação de circuitos neuronais intracorticais na área da mão do córtex motor durante a imersão em água. A integração sensório-motora pode ser definida como o "processo pelo qual o sistema motor processa continuamente informações sensoriais para se preparar para tarefas motoras e para melhorar a execução de atividades motoras finas". Os resultados demonstraram não haver alterações significativas na excitabilidade das vias motoras (excitabilidade corticoespinhal), podendo ter relação com a não imersão da mão testada, o que sugere que se precisaria da ação direta da pressão hidrostática na região para ativar as vias motoras. Os autores observaram uma redução significativa das inibições aferentes de latência curta (IALC) e longa (IALL), as quais fazem parte da transmissão inibitória corticocortical originada no córtex somatossensorial. Esses achados podem indicar que a entrada somatossensorial generalizada causada pela imersão em água interfere diretamente nos sinais inibitórios do córtex somatossensorial ao córtex motor.[14]

Para verificar a excitabilidade corticoespinhal, os autores, em 2014, utilizaram a estimulação do fluxo de água por meio de um dispositivo que provoca o turbilhonamento da água. Eles acreditam que, além do aumento dos insumos aferentes cutâneos, a instabilidade provocada pelo movimento da água força a ação de músculos e articulações, gerando entradas proprioceptivas, as quais também ativam células corticais motoras. Sendo assim, os estímulos gerados por todo o corpo podem influenciar na excitabilidade do alvo motor, mesmo que não imerso (no caso do estudo seria a mão). Os resultados obtidos demonstraram aumento na excitabilidade corticoespinhal e diminuição da inibição intracortical de intervalo curto, mantendo-se até 30 minutos após a intervenção. Não houve alteração na facilitação intracortical.[15]

Os estudos que investigam os efeitos neurofisiológicos da imersão e das terapias aquáticas são fundamentais para a compreensão dos fatores que contribuem para o sucesso terapêutico na dor crônica (vide o capítulo sobre dor e movimento). As alterações neuroplásticas resultantes da dor crônica modificam o movimento e as estratégias neurológicas de reabilitação que facilitam a modulação sensório-motora e devem ser utilizados e estudados nesses doentes a fim de facilitar novos caminhos neuronais e que otimizem o tratamento.

20.5 Principais terapias aquáticas e seus efeitos na dor

Todo exercício físico realizado em água pode ser conhecido como hidrocinesioterapia. Esse termo é a base para todos os métodos existentes na fisioterapia aquática. Dentre eles, podemos citar as mais importantes, que marcaram a história da hidroterapia e estão presentes até hoje.

20.5.1 Método dos anéis de Bad Ragaz

Exercícios em água baseados nos estudos de facilitação neuromuscular proprioceptiva (PNF) foram desenvolvidos pelo médico alemão Dr. Knupfer e introduzidos nos spas de Bad Ragaz, Suíça, em 1957 por Nele Ipsen. Consistiam em exercícios realizados na horizontal com o apoio de anéis de flutuação, solicitando ao paciente a execução de movimentos simples em um único plano, fornecendo ponto fixo. Mais tarde, o Dr. Zinn, diretor médico de Bad Ragaz, incluiu movimentos tridimensionais realizados na diagonal. Em 1967, os fisioterapeutas Bridget Davis e Verena Laggatt criaram a técnica "método dos anéis de Bad Ragaz" (MABR), que é conhecida até os dias de hoje.[2,6]

Gamper e Lambeck explicam no capítulo "The Bad Ragaz ring method" do livro Comprehensive aquatic *therapy* que, quando um movimento é iniciado, ocorre uma resposta do paciente a fim de procurar um equilíbrio estável. Essa reação ocorre em duas etapas: o paciente interrompendo o movimento com uma "contraforça ativa", utilizando algumas partes do corpo para fazer um contrapeso, e realizando uma "contraforça passiva ativada", ou seja, uma força não intencional, porém, sinérgica.[16]

O método dos anéis de Bad Ragaz possui ampla variedade de exercícios que fornecem benefícios como: regulação do tônus e relaxamento pelos mecanismos neurofisiológicos da inibição recíproca e inibição pós-facilitação; aumento da amplitude de movimento; reeducação muscular; fortalecimento; tração/alongamento espinhal; melhoria do alinhamento e estabilidade do tronco; preparação das extremidades inferiores para sustentação de peso; restauração de padrões normais de movimento das extremidades superiores e inferiores; melhoria da resistência geral e capacidade funcional; entre outras.[2,16]

Um estudo da Universidade Politécnica de Hong Kong, em 2019, comparou os benefícios relativos do método do anéis de Bad Ragaz (MABR) e Ai Chi (será descrito posteriormente neste capítulo), sobre dor e incapacidade em adultos com dor lombar crônica. Os autores pontuaram melhora significativa na capacidade funcional, não havendo diferenças entre os grupos. Já no parâmetro dor, a melhora foi maior no grupo MABR do que no Ai Chi. Embora essa melhora não tenha sido clinicamente significativa, segundo os autores, o resultado pode estar relacionado à posição que o paciente adota durante a sessão, diminuindo a carga axial.[17]

O método possibilita a execução de diversos exercícios e objetivos, com pouca influência da gravidade e das forças de reação do solo. Contribui para a progressão das condutas realizadas fora do ambiente aquático e evolução do quadro clínico.

20.5.2 Halliwick

Em 1950, James McMillan desenvolveu em Londres o Programa de Dez Pontos, "um programa progressivo de ajuste mental, desengajamento e desenvolvimento do controle motor e rotacional, para ensinar principalmente as pessoas com deficiência física, controle do equilíbrio, independência da água e natação". No Centro Médico Bad Ragaz, em 1995, o fisioterapeuta Urs Gamper adaptou exercícios de fisioterapia aquática a partir do Programa de Dez Pontos, descrito como "terapia específica na água" (*water specific therapy* – WST). O WST foca o aprimoramento de habilidades em terra, usando uma piscina para facilitar o processo.[2,18]

O termo *Halliwick concept* inclui o Programa de Dez Pontos e a terapia específica na água, representando o elemento central para se deslocar pelo amplo espectro de atividades aquáticas, que vão da natação à reabilitação, possibilitando ao profissional tomar a decisão com base nas características do paciente.[18]

Há uma escassez de artigos que correlacionem o *Halliwick Concept* para tratamento da dor crônica. Porém, uma forma recorrente de utilizá-lo é a adaptação do paciente ao meio aquático, uma vez que o medo/receio da água pode ser um fator prejudicial ao tratamento. Killgore (2012) diz que a familiaridade do paciente com a água é importante para que não haja o surgimento de tensões musculares que possam interferir na fluidez dos movimentos solicitados pelo terapeuta.[19] Dessa forma, o paciente se beneficia do método, tanto para estimular a confiança na água/tratamento quanto para adaptar-se a alguma posição, oriunda de outra técnica, a qual o terapeuta possa propor em sua conduta. Além desse benefício, o terapeuta também pode fazer uso dos movimentos de rotação nos diversos planos como objetivo de tratamento.

20.5.3 Watsu

O mestre em shiatsu zen Harold Dull aplicou seus conhecimentos em pacientes enquanto flutuavam em uma piscina morna. Foi durante essa exploração da técnica que, em 1980, nasceu o *watsu* (*water shiatsu, aquashiatsu, hidroshiatsu*) em Harbin Hot Springs, na Califórnia. Inicialmente era utilizada como uma técnica de massagem ou "bem-estar", aplicada em qualquer indivíduo, mesmo que não apresentasse uma condição clínica específica. Porém, terapeutas da reabilitação aquática começaram a utilizá-la em pacientes com distúrbios neuromusculares e musculoesqueléticos, relatando sucesso nos resultados.[2]

O watsu inclui movimentos rítmicos em espirais e rotacionais, de forma totalmente passiva, com o paciente em posição horizontal e apoiado nos braços do terapeuta, o qual não deve resistir a nenhum movimento. A flutuação e o arrasto da água são utilizados para promover alongamentos, mobilizações articulares e trações, de forma livre ou sequencial. Harold Dull, citado por Ruoti et al., relata a importância de sincronizar a respiração do terapeuta com a do paciente, um princípio do zen shiatsu, que permite a conexão de ambas as partes e melhor fluidez dos movimentos. O watsu também faz uso de alguns pontos de pressão referentes a pontos de fluxo energéticos (meridianos) provenientes do estudo oriental. A técnica, portanto, objetiva a redução da exigência de oxigênio do corpo, diminuição do tônus e melhora da flexibilidade muscular, assim como a melhora da mobilidade articular e dos tecidos subjacentes. Dessa forma, há um relaxamento físico e mental.[2,11]

A terapia por watsu envolve criar um ambiente propício para o relaxamento, explicar como acontecerá a técnica, envolver o paciente de forma a transmitir segurança, sincronizar a respiração e iniciar os movimentos, contribuindo para melhor entrega ao tratamento. Isso promove uma ampliação dos níveis de percepção e consciência, tanto corporal quanto psicológico, pela oportunidade de experienciar o olhar para dentro de si, provocado pelo estado de relaxamento profundo. Essa entrega pode oferecer ao paciente uma sensação de integração corpo e mente, frequentemente relatada por quem já experimentou a técnica.[11]

A água deve estar a uma temperatura entre 33-35 °C, próximo à temperatura dos tecidos superficiais do corpo humano (segundo Sacchelli et al., 2008, a temperatura superficial média é de 32,5 °C),[6] o que, associado à flutuação, permite que a noção de limite e forma do corpo fique alterada.[11] Uma vez que o paciente em decúbito dorsal mantém apenas a porção ventral do tronco e a face fora da água, há a remoção de três estímulos: auditivo (ouvido submerso ou com dispositivo auxiliar), tátil e cinestésico (propriedades físicas da água, diminuindo a sensibilidade das terminações nervosas, reduzindo a percepção de descarga de peso, pressão e movimento), promovendo privação sensorial. Podem ser potencializadas com a retirada dos estímulos visuais, utilizando um ambiente sem luz (quando possível), pedindo ao paciente fechar os olhos ou utilizando vendas. O relaxamento ocorre supostamente como uma resposta hipotalâmica integrada, diminuindo, portanto, a atividade do sistema nervoso simpático e aumentando a atividade parassimpática. Algumas terapias aquáticas fazem uso da privação sensorial com o objetivo de relaxamento como o *floation rest* (flutuação passiva) e o watsu.[20]

Acosta, em sua tese de mestrado, comparou as duas terapias citadas acima no tratamento da depressão, ansiedade e percepção da dor em pacientes com dor crônica. Os resultados apresentados foram satisfatórios para ambas as técnicas no aspecto do controle da dor, e não houve alteração nos aspectos depressão e ansiedade. Porém, houve um viés no estudo que envolve a randomização da amostragem, a qual pode

ser observada após a análise de dados, de que o grupo watsu possuía uma intensidade de dor consideravelmente maior que o grupo de relaxamento passivo. Portanto, o grupo watsu apresentou, apesar desse viés, uma demanda por eficácia clínica maior que o outro grupo.[11]

De acordo com a Associação Internacional para o Estudo da Dor (IASP), dor é uma experiência sensorial e emocional desagradável associada a dano tecidual real ou potencial, ou descrita em termos de tais danos.[21] Devido a esse fato, fica vago avaliar apenas três aspectos da experiência dolorosa e não avaliar também aspectos físicos como função, mobilidade articular, flexibilidade muscular, entre outros, tendo em vista os efeitos mecânicos da técnica de watsu.

20.5.4 Ai Chi

Criada por Jun Konno no Japão em 1996, é baseada nas técnicas shiatsu, watsu e tai chi. Assim como essas técnicas, o Ai Chi também leva como princípio sua atuação sobre os meridianos (centros de energia), onde "Ai" significa "amor" e "Chi" significa "energia". É composto por 19 padrões de movimentos executados pelo corpo todo de forma lenta, sequencial e progressiva combinados com a respiração profunda. Utilizam-se movimentos circulares, torções de tronco, transferência de peso e apoio unipedal. Possui como característica principal o relaxamento ativo, mas que induz a melhora da flexibilidade muscular, mobilidade articular e equilíbrio, devido ao fato de os movimentos serem amplos e provocarem constantes reações de equilíbrio produzidas pelo movimento da água.[6,8,22]

Um estudo investigou seu efeito na dor, rigidez, ADM, propriocepção, capacidade funcional e qualidade de vida em pacientes com diagnóstico de OA de joelho. Os autores puderam observar melhora significativa no escore de dor, rigidez, função física e amplitude de extensão passiva do joelho mais acometido.[8]

Outro estudo investigou o impacto do Ai Chi na qualidade vida de mulheres com diagnóstico de fibromialgia. Houve melhora significativa na intensidade da dor e nos seguintes domínios do questionário de qualidade de vida SF-36: percepção da dor, vitalidade e saúde mental.[22]

Um efeito importante, citado por So et al. (2019) foi o de melhorar a estabilidade postural unipedal em pacientes com dor lombar crônica. Esse efeito foi correlacionado às propriedades específicas do

Ai Chi que envolvem transferências de peso, movimentos lentos, posturas que adotam o apoio unipedal e a movimentação da água, que contribuem para a instabilidade do praticante, exigindo mais da musculatura sutentadora.[17]

A escolha de uma técnica pelo terapeuta sempre dependerá das individualidades de cada caso e das características do paciente. A escolha do Ai Chi pode vir como uma alternativa para estimular o paciente a se exercitar, buscando a conexão mente e corpo como forma de autoconhecimento e relaxamento, já que a técnica pode ser executada com os olhos fechados. Além disso, é uma prática que permite ser autogerenciada, por possuir uma sequência preestabelecida, possibilitando ao paciente continuar se exercitando por conta própria.

20.5.5 Deep water running

Deep water running (DWR) nada mais é que um movimento semelhante ao da corrida em terra, porém imerso a um nível em que os pés não tocam o solo. A técnica foi desenvolvida com o objetivo de diminuir as forças de impacto, sendo ascendentes ou descentes, e os efeitos negativos da quilometragem excessiva.[19]

A mecânica adequada do DWR é dada, também, por um dispositivo (cinto de flutuação) que permite o alinhamento do centro de flutuabilidade (ponto em que as forças de flutuação atua) e o centro de gravidade (ponto no qual o peso ou a massa de um corpo são distribuídos uniformemente), diminuindo a probabilidade de geração de torque, promovendo um equilíbrio ao corpo que se movimenta na água.[19]

Levando em consideração todos os benefícios da imersão para o paciente com dor e até mesmo com condições que o impossibilitem à execução do exercício aeróbico em solo, principalmente a intolerância da descarga de peso nas articulações, o *deep water running* (DWR) tem se mostrado eficaz.

Um estudo realizado em Málaga, Espanha, investigou a eficácia dessa modalidade no tratamento de dor lombar crônica não específica (DLCNE) ao avaliar o efeito de um programa de fisioterapia multimodal (PFM) com ou sem a adição do DWR, nos seguintes aspectos: dor, incapacidade funcional e saúde geral. Ambos os grupos obtiveram um resultado satisfatório em todos os parâmetros, porém o grupo PFM+DWR foi mais eficaz, embora não estatisticamente significativo, na redução da dor e incapacidade funcional.[23]

Outro estudo, realizado por Cuesta-Vargas e Adams, ainda em 2011, verificou a eficácia do DWR como parte de um programa de fisioterapia multimo-

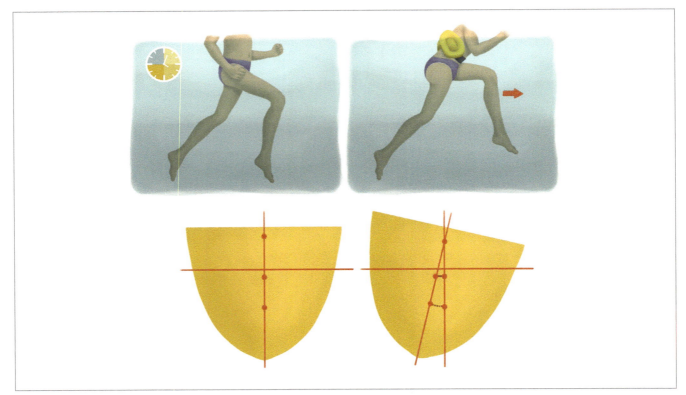

Figura 20.3 Ilustração da resposta biomecânica no corpo submerso quando há uma alteração do centro de flutuação durante o movimento de *deep water running*.

dal, comparado com educação e aconselhamento em indivíduos diagnosticados com fibromialgia. Assim como o estudo anterior, a intervenção com o grupo que recebeu o DWR+PFM obteve resultados significativamente satisfatórios com relação aos sintomas, função física, qualidade de vida e saúde geral.[24]

20.5.6 Liberação miofascial manual

A hidroterapia e a liberação miofascial manual são muito conhecidas no tratamento da síndrome dolorosa miofascial (SDM), porém de formas separadas. Raros estudos unem as duas formas de tratamento para se obter tanto os benefícios da condutibilidade térmica da água aquecida e os efeitos da imersão quanto a inativação dos PGMs por digitopressão. Rajkumar e Sharan (2018) compararam o efeito da liberação miofascial aquática (LMFA) com a liberação miofascial em terra (LMF) para dor e disfunção do músculo tensor da fáscia lata (TFL) e banda iliotibial (BIT). Os autores obtiveram resultados significativamente satisfatórios com a LMFA no parâmetro dor, flexibilidade de TFL e BIT, pontos de densificação fascial e escores qualitativos relatados pelo terapeuta, mantendo-se após 1 e 5 meses de acompanhamento.[25]

Outro estudo, realizado por Lêdo et al. (2017), investigou a percepção de dor e a flexibilidade muscular após a liberação miofascial aquática (LMFA), em indivíduos jovens com dor muscular de início tardio (DMIT), causada por exercícios de alta intensidade. Todos os indivíduos realizaram o mesmo protocolo, sendo analisados em dois momentos: fase controle e fase intervenção. A fase intervenção, na qual se dispunha da LMFA, obteve valores de percepção de dor menores e mais rápidos comparados com a fase controle. Já a flexibilidade aumentou nas duas fases.[26]

Um grupo de fisioterapeutas da Clínica de Fisioterapia da Universidade Presbiteriana Mackenzie, em São Paulo, tem estudado e pesquisado sobre uma técnica chamada distensionamento miofascial aquático (DMA), a qual também consiste em liberação miofascial aquática. Cândido e Rodrigues, 2016, investigaram a eficácia da DMA associada à hidrocinesioterapia em pacientes com fibromialgia. Apesar da pequena amostra, tanto o grupo que continha DMA associado à hidroterapia quanto o grupo controle, que era apenas de hidrocinesioterapia, apresentaram melhora na qualidade de vida, porém apenas o grupo intervenção apresentou melhora significativa na diminuição da percepção de dor, todavia de forma momentânea.[27]

Seja a longo ou a curto prazo, os benefícios da LMFA se apresentaram significativos nos três estudos descritos acima quando relacionados à percepção de dor.

20.6 Conclusão

A experiência clínica tem mostrado bons resultados com a associação da liberação miofascial aquática, relaxamento e hidrocinesioterapia nos pacientes com dor crônica. Indivíduos que apresentam distúrbios da sensibilidade no local da queixa ou generalizada, com pouca tolerância às manipulações em solo, em geral se beneficiam das condutas aquáticas pelos próprios efeitos da imersão e condutibilidade térmica já citados acima.

Com a diminuição da descarga de peso corporal nas articulações e da sensação dolorosa, é possível realizar exercícios que auxiliem no retorno da função que se encontra comprometida em solo, seja por cinesiofobia, dor ou limitação física, permitindo maior conforto. Além disso, auxilia na evolução clínica do paciente com exercícios aeróbicos e de ativação muscular que são restritos em solo por diversos motivos.

Dessa forma, têm-se observado grandes avanços no tratamento de pacientes com OA de joelho e/ou quadril, síndrome dolorosa miofascial, neuropatias, síndrome complexa de dor regional, tendinopatias, entre outros.

Bibliografia

1. Cunha MC, Labronici RH, Oliveira AS, Gabbai AA. Hidroterapia. Revista Neurociências. 1998;6(3):126-30.
2. Ruoti RG, Morris DM, Cole AJ. Reabilitação aquática. Barueri: Manole; 2000.
3. Martinez FG, Ghiorzi V, Loss JF, Gomes LE. Caracterização das cargas de flutuação de implementos de hidroginástica e hidroterapia. Revista Mackenzie de Educação Física e Esporte. 2011;10(1):64-75.
4. Torres-Ronda L, Alcázar XS. The properties of water and their applications for training. Journal of Human Kinetics. 2014;44:237-48.
5. Haupenthal A, Fontana HB, Haupenthal DP, Hubert M, Roesler H, Ruschel C. Prediction of ground reaction forces while walking in water. PLos One. 2019;14(7).
6. Sacchelli T, Accacio LM, Radl AL. Fisioterapia aquática: Série manuais de fisioterapia. Barueri: Manole; 2008.
7. Caromano FA, Filho MR, Candeloro JM. Efeitos fisiológicos da imersão e do exercício na água. Fisioterapia Brasil. 2003;4(1):61-6.
8. So BC, Kong IS, Lee RK, Man RW, Tse WH, Fong AK, et al. The effect of Ai Chi aquatic therapy on individuals with knee osteoarthritis: a pilot study. The Journal of Physical Therapy Science. 2017;29:884-90.
9. Taglietti M, Facci LM, Trelha CS, Melo FC, Silva DW, Sawczuk G, et al. Effectiveness of aquatic exercises compared to patient-education on health status in individuals with knee osteoarthritis: a randomized controlled trial. Clinical Rehabilitation. 2018.
10. Czarnetzki C, Truffert A, Mekideche A, Poncet A, Lysakowski C, Tramèr MR, et al. Contraction response to muscle percussion: a reappraisal of the mechanism of this bedside test. Clinical Neurophysiology. 2018;219:51-8.
11. Acosta AM. Comparação da utilização das técnicas de Watsu e relaxamento aquático em flutuação assistida nos sintomas de ansiedade, depressão e percepção da dor [Dissertação – Mestrado em Psicologia em Saúde]. São Bernardo do Campo: Universidade Metodista de São Paulo; 2010.
12. Sato D, Onishi H, Yamashiro K, Iwabe T, Shimoyama Y, Maruyama A. Water immersion to the femur level affects cerebral cortical activity in humans: functional near-infrared spectroscopy study. Brain Topogr. 2012;25:220-7.
13. Sato D, Yamashiro K, Onishi H, Shimoyama Y, Yoshida T, Maruyama A. The effect of water immersion on short-latency somatosensory evoked potentials in human. BMC Neuroscience. 2012;13(13).
14. Sato D, Yamashiro K, Yoshida T, Onish H, Shimoyama Y, Maruyama A. Effects of water immersion on short- and long-latency afferent inhibition, short-interval intracortical inhibition, and intracortical facilitation. Clinical Neurophysiology. 2013;124:1846-52.
15. Sato D, Yamashiro K, Onish H, Baba Y, Nakazawa S, Shimoyama Y, et al. Whole-body water flow stimulation to the lower limbs modulates excitability of primary motor cortical regions innervating the hands: a transcranial magnetic stimulation study. Plos One. 2014;9.
16. Becker BE, Cole AJ. The Bad Ragaz ring method. In: Comprehensive aquatic therapy. 3rd ed. 2010.
17. So BC, Ng JK, Au KC. A 4-week community aquatic physiotherapy program with Ai Chi or Bad Ragaz ring method improves disability and trunk muscle endurance in adults with chronic low back pain: a pilot stud. Journal of Back and Musculoskeletal Rehabilitation. 2019;32:755-67.
18. Kokaridas D, Lambeck J. The Halliwick concept: toward a collaborative aquatic approach. Inquiries in Sport & Physical Education. 2015;13(2):65-76.
19. Killgore GL. Deep-water running: a practical review of the literature with an emphasis on biomechanics. The Physician and Sports Medicine. 2012;40(1):116-26.
20. Cunha MG, Caromano FA. Efeitos fisiológicos da imersão e sua relação com a privação sensorial e o relaxamento em hidroterapia. Revista Terapia Ocupacional Universidade São Paulo. 2003;4(2):95-103.
21. IASP Terminology Working Group. Descriptions of chronic pain syndromes and definitions of pain terms. In: Merskey H, Bogduk N, eds. Classification of chronic pain, second edition (revised). Second. Seattle: IASP Press; 2017. p 209-14.
22. Cruz SP, Lambeck J. A new approach to the improvement of quality of life in fibromyalgia: a pilot study on the effects of an aquatic Ai Chi program. International Journal of Rheumatic Diseases. 2016.
23. Cuesta-Vargas AL, García-Romero JC, Arroyo-Morales M, Diego-Acosta AM, Daly DJ. Exercise, manual therapy, and education with or without high-intensity deep-water running for nonspecific chronic low back pain: a pragmatic randomized controlled trial. American Journal of Physical Medicine & Rehabilitation. 2011;90(7):526-38.
24. Cuesta-Vargas AL, Adams N. A pragmatic community-based intervention of multimodal physiotherapy plus deep water running (DWR) for fibromyalgia syndrome: a pilot study. Clinical Rheumatology. 2011;30:1455-62.
25. Kajkumar JS, Sharan D, eds. Added benefits of the aquatic environment to manual fascial release of tensor fascia lata and iliotibial band. Fascia Research Congress Abstracts / Journal of Bodywork & Moviment Therapies. 2018;22(845-72).
26. Lêdo VR, Xavier AP, Souza CA, Fernandes SM, Rodrigues E, Caperuto EC. Aquatic myofascial release applied after high intensity exercise increases flexibility and decreases pain. Journal of Bodywork & Movement Therapies. 2017.
27. Cândido AC, Rodrigues E, eds. Utilização do distensionamento miofascial aquático no atendimento em grupo de pacientes com fibromialgia. XII Jornada de Iniciação Científica e VI Mostra de Iniciação Tecnológica; Universidade Presbiteriana Mackenzie. 2016.

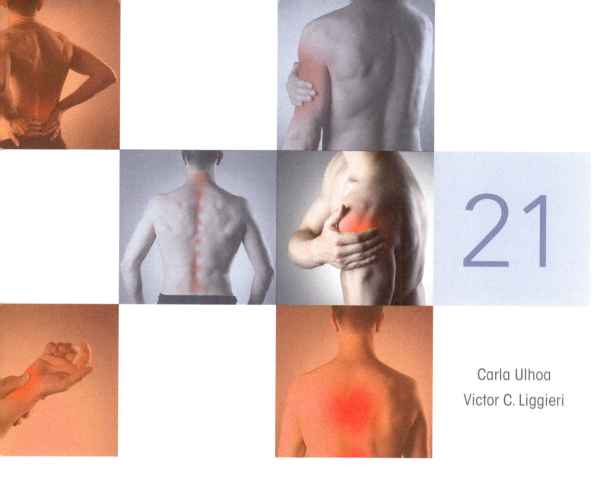

Carla Ulhoa
Victor C. Liggieri

NATAÇÃO NA DOR CRÔNICA

21.1 Introdução

A prática esportiva pode ser considerada um dos maiores fenômenos sociais do mundo contemporâneo. Existe um elevado número de pessoas que se envolvem na prática de modalidades esportivas por razões essencialmente sociais: para promover suas relações interpessoais e para melhorar sua aparência física, e assim sua autoestima. A prática de atividades esportivas tem o potencial de contribuir para o desenvolvimento global da condição física, a conservação da saúde e o fortalecimento do caráter do praticante. Segundo Nogueira (2011),[1] a prática da natação pode estar relacionada ao aspecto social, à saúde, ao lazer e à questão de superação, notando que esse tipo de atividade física pode trazer inúmeros benefícios aos praticantes, incrementando também aspectos na qualidade de vida.

21.2 História

O ato de nadar não é uma prática recente. Platão já dizia "que o homem que não sabe nadar não é educado". Segundo Mcardle et al. (1990),[2] a água por sua vez é um elemento que está presente na vida do ser humano desde seu nascimento, e ele representa de 40 a 60% de seu peso corporal de maneira geral. Porém, apesar desse fato, o meio aquático não corresponde ao seu meio natural, podendo inclusive percebê-lo como hostil. Segundo estudos realizados por Lewin (1979),[3] nas sociedades mais primitivas a natação é vista além de uma atividade física, como uma atividade de sobrevivência.

É importante que se compreenda a definição do que é a natação. Segundo estudos realizados pela Real Academia Espanhola, em 1997, "a natação se define como sendo o ato ou efeito de nadar, e nadar tem sua finalidade em transladar algo ou alguém na água, fazendo uso dos movimentos que são necessários para essa finalidade sem tocar o solo nem ter outro apoio, ou seja, podemos definir como sendo natação a habilidade que permite ao ser humano deslocar-se em um meio líquido, graças às forças propulsoras que têm a capacidade de gerar movimentos dos membros superiores e inferiores, que lhe permitem vencer as resistências físicas que se opõem ao seu avanço".[7]

Numa visão histórica, não existem relatos precisos sobre o surgimento da prática da natação. O que é mais aceito pelos estudiosos da área é que tal modalidade surgiu juntamente com a civilização,[4] visto que esta necessitava de alguma forma da arte de nadar para sua sobrevivência, seja nos momentos de obtenção de alimento (pesca) ou no hábito de deslocar-se para determinado espaço. As referências mais antigas relativas à arte de nadar datam de 9.000 anos antes de Cristo, relatando-se em pinturas, vasos, mosaicos, as proezas de grandes heróis e atestando a importância dessa técnica e de seu domínio.[4]

Os primeiros registros históricos que fazem menção à natação apareceram no Egito no ano 5.000 a.C., em pinturas feitas nas rochas de Gilf Kebir. Até antes de seu esplendor na Grécia (Figura 21.1), a natação nesse cenário limitava-se a ser mera função de sobrevivência, e esse contexto só mudou quando o esporte passou a ser parte da educação dos gregos e romanos (Figura 21.2). proporcionando uma visão mais recreativa da água de forma geral.[3,5]

Quanto à natação praticada como modalidade olímpica, não existiu uma constância de sua prática. As competições de natação são pouco frequentes; sua grande importância nesse contexto histórico está na prática do treinamento militar, sendo uma medida recuperadora para os atletas.[2] Na Idade Média ocorreu um considerável declínio do interesse pela natação, sobretudo ao pouco entendimento a tudo que está relacionado ao corpo humano. No norte da Europa a natação era vista em outro contexto, sendo valorizada por ser uma atividade benéfica.[5,6]

Somente na fase do Renascimento a natação ressurgiu do obscurantismo em que esteve por longos anos da Idade Média e passou a ser considerada uma matéria idônea entre as atividades físicas propostas na época.[3] Juntamente com essa concepção, surgiram também seus primeiros escritos, como o livro do alemão Nicholas Wymman (1538) intitulado *Colymbetes, sive de arti natandis dialogus et festivus et iucundus lectu*, cuja tradução é "O nadador ou a arte de nadar, um diálogo festivo e divertido de ler". Escrito em latim, esse livro foi o primeiro documento dedicado integralmente à natação. No ano de 1848 surgiu a primeira obra em espanhol.

A natação atingiu seu ápice no século XIX, na Inglaterra. Em 1828 foi construída a primeira piscina coberta, e em 1837 surgiu a primeira competição organizada.[6] Após esse fato, surgiu a necessidade de criar regras para esse esporte. Em 1874 foi criada na Inglaterra a *Association Metropolitan Swimming* Clube, a primeira federação de clubes, com o objetivo de elaborar o primeiro regulamento de natação.[5] Outro fato marcante nessa época ocorreu no ano de 1875, quando um ser humano cruzou a nado pela primeira vez o Canal da Mancha, feito realizado por Matthew Webb, que conseguiu realizar a travessia no tempo de 21 horas e 45 minutos. Foi um fato muito marcante para a época.

Para nós, ocidentais, segundo o *Almanaque dos esportes*, a natação só veio a ser levada mais a sério por volta do século XIX, após o feito do britânico, *Lord* Byron, inspirado na história mitológica de um rapaz que cruzava o canal Dardanelos com o objetivo de ver sua amada e que infelizmente acabou morrendo em um dia em que o mar estava muito agitado. Byron encorajou-se e atravessou o canal de águas profundas que liga a Europa à Ásia, em uma distância de 1,5 km. Ele conseguiu fazer essa travessia em aproximadamente 1 hora, provando assim que o trajeto era possível de ser percorrido a nado. Tal fato foi um marco na época.[6]

O processo pedagógico da natação sofreu a ação de muitas correntes, e ao longo do tempo se aperfeiçoou até chegar a um nível capaz de satisfazer as necessidades das pessoas em várias categorias: bebês, crianças, jovens, adultos e idosos. Por isso foi importante detectar o ponto de partida de toda a evolução para entender como os antigos resolviam seus problemas de aprendizagem e como grandes nadadores chegaram ao nível de hoje.[5]

A Travessia de São Paulo a Nado foi uma das mais tradicionais provas de natação da primeira metade dos anos 1900. Com uma distância de 5.500 m, começava na Ponte da Vila Maria e terminava em frente ao Clube Esperia, onde hoje fica a Ponte das Bandeiras. Na chegada havia um portão, colocado entre o Rio Tietê e o Clube Esperia.[7]

As competições foram realizadas de 1924 a 1928, patrocinadas pelo jornal São Paulo Esportivo, e retomadas em 1932, sob a tutela do jornal A Gazeta. A última edição foi realizada em 1944, quando a poluição já começava a afetar o rio onde o evento acontecia.[8]

"Os nadadores que participavam dessa prova histórica passavam por baixo da Ponte da Vila Guilherme (ainda de madeira) e pelos meandros do bairro da Coroa, onde hoje está o Shopping Center Norte. (Figura 21.3 e 21.4) . As margens do rio, em todo o percurso, sempre estavam repletas de espectadores que aplaudiam a passagem dos nadadores".[9]

Maria Lenk (nascida em 1915 e falecida em 2007), principal nadadora brasileira a ser introduzida no *Swimming Hall of Fame*, em Fort Lauderdale, nos EUA, e a estabelecer um recorde mundial, aprendeu a nadar no Rio Tietê.[10]

21.3 História Epidemiologia

A natação é um esporte muito popular, e atualmente há dados segundo os quais 60% dos praticantes sejam homens e 40% mulheres das classes A e B. No Brasil parece haver 10 milhões de praticantes, e é o segundo esporte mais praticado no mundo. É também o esporte mais praticado por adultos acima de 45 anos e por crianças.[11]

A natação também ficou popularizada como indicação médica para colaborar e tratar diversas condições de saúde (asma, bronquite, rinite, escoliose etc.) em pessoas de diversas idades. Na ortopedia e fisiatria, há relatos de melhora de diversas condições, como frouxidão ligamentar e instabilidade multidirecional do ombro, tendinite dos músculos adutores da coxa, instabilidade femoropatelar, lombalgias (oriundas de causas biomecânicas), escoliose e espondilolistese.[11]

Segundo os achados da literatura mundial, a natação apresenta uma incidência maior de lesões nos ombros, seguida da coluna vertebral, joelhos, pés e tornozelos.[12]

21.4 Benefícios da natação

A prática da natação proporciona diversos benefícios ao ser humano, entre eles os fatores fisiológicos, neurais e psicológicos. Um conjunto de sistemas trabalhados, simultaneamente, utilizando da prática de um único desporto. Uma vez que o ambiente no qual se desenvolve a prática da natação é o meio líquido, não se podem resumir os benefícios da natação nos meros movimentos de braçadas e pernadas, mas em todo o contexto e alterações psicofisiológicos do estado de imersão para a manutenção da saúde e do bem-estar. Portanto, quando o assunto envolve os benefícios da natação para o organismo do homem, todos os recursos envolvidos devem ser levados em consideração. A água é vista como fonte de relaxamento e prazer físico e mental para o ser humano. Contudo, estudos mostraram que a água, quando utilizada de maneira apropriada, é capaz de ajudar na recuperação de muitos quadros clínicos e patologias, por meio do tratamento conhecido como hidroterapia. Além de servir como meio de relaxamento, estudos comprovam que atividades desenvolvidas em meio líquido são capazes de propiciar ao indivíduo vários outros benefícios, como analgesia e diminuição do impacto nas articulações, entre outros fatores psicofisiológicos.[13]

A prática da natação pode favorecer uma série de mecanismos metabólicos e biomecânicos no corpo que favorecem as condições dos tecidos em indivíduos com lesões e dor. Estão entre eles estes benefícios: Melhora do condicionamento físico.[15]

- **Melhora do desenvolvimento motor:** a água oferece propriedades que facilitam a locomoção do doente sem grande esforço, reduzindo o estresse das articulações que sustentam o peso do corpo, ajudando no equilíbrio estático e dinâmico.[14]

- **Sistema de regulação térmica:** devido às mudanças constantes de temperatura da água, o mecanismo de regulação térmico do corpo é constantemente acionado, fazendo com que o organismo adquira maior resistência às mudanças bruscas da temperatura externa, resultando em maior resistência contra as doenças provocadas pelas intempéries do meio.[4]

- **Sistema cardiovascular:** a pressão e a resistência da água, em conjunto com o esforço da atividade, resultam em aumento do metabolismo, promovendo o fortalecimento da musculatura cardíaca, o aumento do volume do coração e consequente melhoria do sistema circulatório, pois há uma diminuição da pressão sanguínea sistólica em repouso e um pequeno aumento da pressão sanguínea diastólica, aumentando a capacidade de transporte de oxigênio e da elasticidade dos vasos sanguíneos, reduzindo o esforço cardíaco.[2]

- **Sistema respiratório:** a força da pressão da água sobre o abdome e a caixa torácica exige um esforço maior na inspiração e maior facilidade no movimento de expiração. Como consequência desse movimento constante, ocorre o fortalecimento dos músculos respiratórios, aumentando o volume máximo respiratório e a melhoria na elasticidade da caixa torácica.[2]

- **Sistema locomotor:** devido à eliminação quase total da força da gravidade e ao aumento do poder de sustentação, essas propriedades, juntamente com o alto poder de viscosidade da água, auxiliam na execução de movimentos que seriam realizados com dificuldade fora da água, contribuindo assim para a realização de exercícios de educação motora com maior segurança. A resistência da água contribui para o fortalecimento de grupos musculares envolvidos no exercício e a melhoria na função dos músculos.[16]

- **Psicossocial:** como consequência de sua maior liberdade de movimentos na água, a pessoa aprende a experimentar suas potencialidades e a conhecer a si próprio. A partir desse momento inicia-se o prazer em desfrutar da água, aumentando consequentemente a autoestima, autoconfiança, autoimagem e, por fim, a independência. Ocorre também melhoria nos relacionamentos interpessoais, no humor e na motivação.[23]

- **Cognitivo:** as propriedades da água e os aspectos motivacionais estimulam o desenvolvimento da aprendizagem cognitiva e do poder de concentração.[19]

- **Efeitos fisiológicos:**
  1. diminuição de espasmos e relaxamento muscular;
  2. alívio da dor muscular e articular;
  3. manutenção ou aumento da amplitude de movimento articular;
  4. fortalecimento e aumento da resistência muscular localizada;
  5. melhoria circulatória e elasticidade da pele;
  6. melhoria do equilíbrio estático e dinâmico;
  7. relaxamento dos órgãos de sustentação (coluna vertebral);
  8. melhoria da postura;
  9. melhoria da orientação espaçotemporal;
  10. melhoria do potencial residual (adaptação de movimento na água).[2]

21.5 Estilos na natação

Há na natação diversos estilos que são propostos: *crawl*, costas, peito e borboleta. Toda a evolução dos nados esportivos caminha no mesmo sentido, a saber: os nadadores procuram uma colocação ótima das articulações dos membros superiores e inferiores, de forma a pôr em jogo, em uma profundidade ótima, ações de grande amplitude que tendem a se afastar o mínimo possível do eixo de deslocamento. O rendimento dos nados resulta em diversos fatores, como utilização máxima das massas musculares que têm o melhor rendimento; de um relaxamento muscular completo fora das fases propulsivas, de uma respiração fisiologicamente adequada, de uma resistência frontal reduzida e da procura da melhor sincronização das ações do membro inferior e superior. Essas características de todas as modalidades exigem um aprendizado motor que passa pela atenção, memória, funções executivas e diversas habilidades motoras muito esquecidas nos doentes com dores crônicas.[15]

21.5.1 Estilo *crawl*

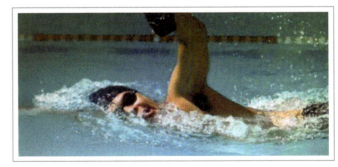

Figura 21.1 Estilo *crawl*, respiração lateral e braçada na fase de recuperação.

Fonte: Acervo autoria.

O *crawl* é atualmente a única modalidade de nado praticada nas provas de nado livre, pois é a forma de propulsão que apresenta o melhor rendimento. A musculatura envolvida está ligada ao músculo deltoide, tríceps braquial, serrátil anterior, bíceps braquial, peitorais, reto abdominal, quadríceps, sartório e gastrocnêmios, trapézio, grande dorsal, glúteo máximo e paravertebrais.[17] O aprendizado da natação normalmente inicia pela técnica desse estilo e é uma das formas de nado que oferecem maior comodidade na água, que oferece a possibilidade de avançar distâncias maiores com menos esforço físico, e várias maneiras de coordenação entre batimento de pernas, braçada e respiração, que pode ser unilateral e/ou bilateral[15] (Figura 21.2). Quando a mão entra na água, o punho e o cotovelo a seguem e o braço é estendido até a posição inicial da fase de propulsão. A rotação da escápula para cima permite que o nadador atinja a posição estendida na água. A partir dessa posição, a primeira parte da fase de propulsão começa com o agarre.[16] Os primeiros movimentos são gerados na região clavicular do peitoral maior. O latíssimo do dorso entra rapidamente no movimento para auxiliar o peitoral maior. Esses dois músculos geram a maior parte da força durante a puxada na água, principalmente durante a segunda metade desta. Os flexores do cotovelo (bíceps braquial e braquial) começam a se contrair no início do agarre, levando gradualmente o cotovelo da extensão completa até cerca de 30 graus de flexão.[17]

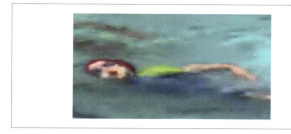

Figura 21.2 Estilo *crawl*, fase de aprendizado.
Fonte: Acervo autoria.

Durante a etapa final da fase de propulsão, o tríceps braquial age para estender o cotovelo, levando a mão para trás e para cima em direção à superfície da água, terminando assim essa fase. O deltoide e o manguito rotador (supraespinhal, infraespinhal, redondo menor e subescapular) são os músculos primários ativos durante a fase de recuperação, atuando de modo a levar o braço e a mão para fora da água, próximos aos quadris, e depois de volta à posição acima da cabeça, para que entrem novamente na água.[15]

Os movimentos dos braços durante o *crawl* são alternados, ou seja, enquanto um deles está na fase de propulsão, o outro está em processo de recuperação. Vários grupos musculares funcionam como estabilizadores durante as fases de propulsão e recuperação; um dos grupos fundamentais é o dos estabilizadores da escápula (peitoral menor, romboide, levantador da escápula, parte ascendente do trapézio e serrátil anterior), que servem para estabilizar a escápula. O funcionamento adequado desse grupo muscular é importante porque todas as forças de propulsão geradas pelo braço e pela mão dependem de uma base firme de sustentação proporcionada pela escápula. Além disso, os estabilizadores da escápula trabalham com o deltoide e o manguito rotador para reposicionar o braço durante a fase de recuperação.[12]

Os estabilizadores do *core* (transverso do abdômen, reto do abdômen, oblíquos interno e externo do abdômen e eretor da espinha) também são fundamentais para a mecânica eficiente da braçada, pois servem como conexão entre os movimentos dos membros superiores e inferiores. Essa conexão é essencial para a coordenação do rolamento do corpo que ocorre durante o nado *crawl*.[15]

As pernadas, assim como o movimento dos braços, podem ser classificadas em fases de propulsão e de recuperação. A fase de propulsão inicia nos quadris pela ativação dos músculos iliopsoas e reto femoral, o qual também dá início à extensão do joelho, que ocorre logo após a flexão do quadril.[11]

A fase de recuperação, como a de propulsão, também começa nos quadris, com a contração dos músculos glúteos (máximo e médio), e é imediatamente seguida pela contração dos músculos bíceps femoral, semitendíneo e semimembranáceo. Os dois grupos musculares atuam como extensores do quadril. Durante todo o movimento de pernadas, o pé é mantido em flexão plantar em decorrência da ativação dos músculos gastrocnêmio e sóleo e da pressão exercida pela água durante a fase descendente do movimento.[16]

21.5.2 Estilo *crawl* na clínica de dor

Muitos praticantes desse esporte, portadores de dores crônicas, nadam o estilo *crawl*. Essa modalidade, apesar de muito comum e popular, também exige uma série de condições biomecânicas (ADM, força muscular, estabilização e coordenação motora) que nem sempre o doente com dor está totalmente habilitado a praticar, fazendo com que o movimento realizado durante a prática favoreça a cronificação de dores e a perpetuação de lesões e não auxilie na reabilitação de forma geral. Se esse for o caso, na prática clínica vemos a importância de nadar o estilo costas também ou de utilizá-lo para melhorar a dinâmica motora do doente, visto que é o único estilo realizado em decúbito dorsal.[29]

O papel da musculatura estabilizadora durante o nado costas é similar àquele desempenhado no estilo *crawl*, principalmente por causa do movimento alternado dos braços e da integração do rolamento do corpo em ambos os nados. Esse nado, semelhante ao *crawl*, utiliza batidas de pernas alternadas; a principal diferença é que a posição do nadador faz com que a maior parte da força seja gerada durante a fase ascendente da batida, enquanto no nado *crawl* é na fase descendente.[17]

A correção do batimento de pernas do *crawl* acontece por meio da correção do batimento da pernada do costas, visto que, em decúbito dorsal, o nadador consegue perceber a posição dos joelhos em relação ao restante dos membros inferiores, pois quando está em decúbito ventral (nado do *crawl*) os joelhos estão apontados para o fundo da piscina e não conseguimos mensurar o quanto os joelhos estão fletidos.[16]

No batimento de pernas no nado de costas, em decúbito dorsal, ou seja, joelhos voltados para cima, conseguimos avaliar o quanto os joelhos saem da água, dificultando a mecânica da pernada. Não há uma propulsão adequada, visto que, com uma flexão menor dos joelhos (lembrando que os pés devem estar em flexão plantar e na superfície da água), o trabalho muscular do quadríceps é enfatizado e com isso há uma boa propulsão, ocorrendo o deslize. Portanto, conseguimos corrigir e melhorar a eficiência e a harmonia da pernada com alguns exercícios educativos. A batida de perna eficiente, além de promover melhor *performance*, pode facilitar a ativação muscular do quadríceps, normalmente inativo em doentes com artrose de joelhos.[11, 17]

A fraqueza muscular dos membros inferiores e a inatividade dos glúteos também podem estar relacionadas às dores lombares e sacroilíacas. Doentes com artrodese lombar, submetidos à laminectomia, também podem se beneficiar das correções biomecânicas na água, e o processo pedagógico adequado exige uma atenção individualizada a esses casos, para que o trabalho na piscina seja realmente efetivo, levando em consideração a vivência do doente nesse meio, a capacidade de flutuação e a percepção

que ele tem nos diversos decúbitos e nas mudanças de posição, sejam elas de ventral para dorsal, vice-versa e lateral.[11, 17]

Doentes com mobilidade diminuída na coluna e atraso da resposta motora da musculatura estabilizadora terão mais dificuldade em fazer o rolamento do tronco, sobrecarregando a articulação dos ombros, por isso os ajustes são de extrema importância para que nenhuma articulação fique comprometida e exposta a sobrecarga, e o paciente consiga nadar sem dor e obter melhora da força muscular global, coordenação motora e sinergia muscular adequada.[23]

21.5.3 Estilo costas

O estilo Costas, assim como o estilo *crawl*, é um nado alternado e simétrico que realiza a continuidade das ações propulsoras. Diversos músculos estão envolvidos durante a prática dessa modalidade: o grupo deltoide, o reto abdominal, quadríceps, sartório, bíceps braquial, peitorais, serrátil anterior, glúteo máximo, gastrocnêmios, grande dorsal e os paravertebrais se destacam como principais, e as articulações dos membros superiores, especialmente a região glenoumeral, são submetidas a níveis altos de amplitude articular.[25]

Na descrição do *crawl* anterior, falamos sobre a importância de praticar o estilo costas como uma estratégia para aprimorar a mecânica do gesto, no estilo *crawl*. Na braçada do costas, os braços saem da água em posição neutra, sendo o polegar o primeiro a sair; na entrada do braço na água, ocorre uma leve rotação interna dos ombros, e pronação, sendo o quinto dedo o primeiro a entrar na água. A partir daí começa a resistência na água, ocorrendo uma rotação interna maior, flexão do cotovelo, que chamamos de alavanca, e em seguida uma rotação externa dos ombros. Essa mecânica comparada à braçada do *crawl* exige muito mais dos ombros em relação à força e amplitude.[16]

21.5.4 Estilo costas na clínica de dor

Doentes com dores crônicas e lesões nos membros superiores (instabilidades cápsulo-ligamentares, tendinopatias, cervicobraquialgias e outros) frequentemente não se beneficiam desse estilo realizado de maneira completa no início, especialmente pela sobrecarga dessa região. Frequentemente pedimos que doentes com dores no ombro iniciem apenas a pernada do costas e não realizem *a priori* a braçada, Figura 21.8 e 21.9 lembrando dos benefícios que a posição em decúbito dorsal proporciona. É importante também salientar a importância de trabalhar o fortalecimento do *core* para ambos os estilos, a fim de que haja uma boa flutuação.[27]

Doentes com cervicalgias podem fazer uso de *snorkel* frontal Figura 21.3 (no estilo crawl) para que não ocorra repetitivamente a rotação da cervical. Mesmo no nado de costas deve-se tomar cuidado, pois a cervical permanece em isometria constantemente. Devemos estar atentos ao posicionamento da cabeça e cervical em relação ao tronco, corpo e água, para fazermos os ajustes necessários.[25]

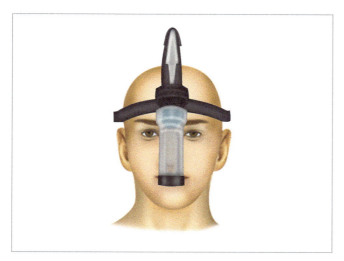

Figura 21.3 *Snorkel* frontal.

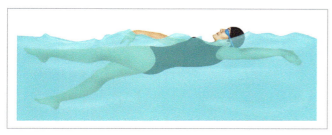

Figura 21.4 Nado de costas.

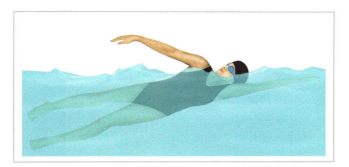

Figura 21.5 Nado de costas: braçada esquerda iniciando a fase de propulsão e braçada direita em recuperação.

21.5.5 Estilo peito

O estilo peito é um nado que passou por sensíveis transformações. Ao contrário dos nados alternados, a simultaneidade das ações motoras dos braços e das pernas não apresenta grandes desafios motores, nem de oscilações em torno do eixo de deslocamento, nem de oscilações laterais. Há um trabalho intenso dos músculos deltoide, glúteo máximo, bíceps, tríceps, quadríceps e sartório, trapézio, peitorais, tríceps, sartório, esternocleidomastóideo, bíceps, adutores de coxa e paravertebrais.[15]

21.5.6 Estilo peito na clínica de dor

Muitos doentes relatam que gostam desse estilo, mas na prática verificamos que a mecânica quase sempre não diz respeito ao estilo propriamente dito, ou seja, nadam se deslocando sem a coordenação correta do nado, sobrecarregando inadequadamente a coluna cervical e lombar por fazer a extensão excessiva de ambas. Nos doentes com dor crônica evitamos a realização deste estilo, pois a extensão da coluna repetitivamente, em todas as braçadas e respirações, pode exacerbar tensões desnecessárias na musculatura do tronco, perpetuando as lombalgias e cervicalgias. Há também as dores no joelho e algumas patologias, como instabilidade, síndrome da hipermobilidade, condromalácia patelar e tendinite da pata de ganso, por isso deve ser realizado com grande cautela. (Figura 21.6).[30]

Nesse estilo é necessário ter preservada a rotação interna de quadril para iniciar o movimento dos membros inferiores e força em adutores de coxa para a execução da finalização da pernada e ao mesmo tempo uma boa coordenação motora para realizar a braçada e respirações. (Figura 21.7) Caso contrário, pode haver sobrecarga desnecessária em outras articulações e nos músculos ao redor.[17]

Podemos adaptar uma variação do estilo dependendo do indivíduo. A pernada do *crawl* com a braçada do peito pode ser útil quando necessitamos fortalecer os membros inferiores sem a utilização da prancha, que pode sobrecarregar os ombros, a coluna lombar e a coluna cervical. Pedimos a execução da pernada com braçada de peito apenas no momento da respiração, com uma prévia correção da posição do corpo na água, pois, quando há extensão da cabeça para respirar, há afundamento dos quadris, diminuição da eficiência da braçada e consequentemente comprometimento da flutuação (Figura 21.8).[16]

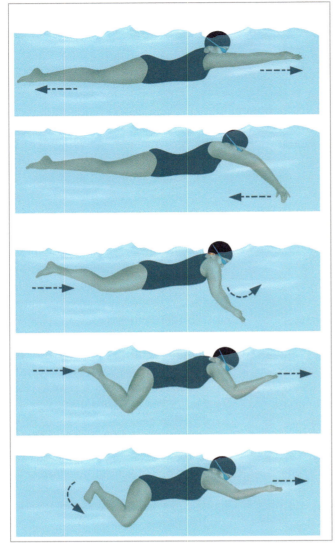

Figura 21.6 Nado de costas: braçada esquerda iniciando a fase de propulsão e braçada direita em recuperação.

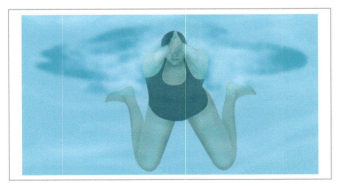

Figura 21.7 Nado de peito: vista frontal, enfatizando a rotação interna do quadril.

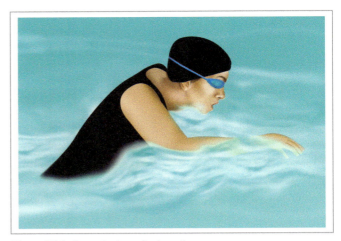

Figura 21.8 Braçada do nado de peito.

21.5.7 Estilo borboleta

O estilo borboleta é aquele no qual o corpo tende a ficar mais reto e horizontal. Há uma inclinação maior nos outros nados, nos quais os ombros estão um pouco mais elevados do que a bacia. Nesse caso, durante o ciclo, a bacia tende a ficar mais elevada do que os ombros. Inversamente ao estilo *crawl*, no qual a ação alternada das pernas é seguida de uma leve rotação da bacia ao redor do eixo de deslocamento, a descida simultânea das pernas no batimento manifesta-se por uma elevação mais sensível da bacia, e a subida das pernas por um abaixamento do mesmo grau, não havendo rotações.[17]

Os músculos envolvidos são o grande dorsal, o serrátil anterior, glúteo máximo, bíceps, tríceps, gastrocnêmios, peitorais, reto abdominal, quadríceps e paravertebrais.[30]

21.5.8 Estilo borboleta na clínica de dor

Assim como o estilo peito, não é um estilo de preferência para os doentes com dor crônica na prática clínica, pois exige grande força, os braços se movimentam simultaneamente, enquanto no nado *crawl* os movimentos são alternados. Nota-se que é preciso boa mobilidade da coluna lombar, força dos músculos paravertebrais e força de abdominais e ativação sinérgica muito elaborada para a execução da pernada. (Figura 21.9, 21.10, 21.11 e 21.12). Os músculos utilizados são idênticos àqueles utilizados na pernada do estilo *crawl*. A única diferença é que as pernas se movimentam ao mesmo tempo, o que é muito mais difícil de coordenar. Além disso, os movimentos gerados nos quadris e joelhos fazem com que a pernada desse nado esteja associada aos movimentos de ondulação do tronco pela ativação dos estabilizadores do *core* e da musculatura paraespinhal. Vale ressaltar que as patologias citadas acima, no estilo peito, também são contraindicações para a prática do estilo borboleta.[15]

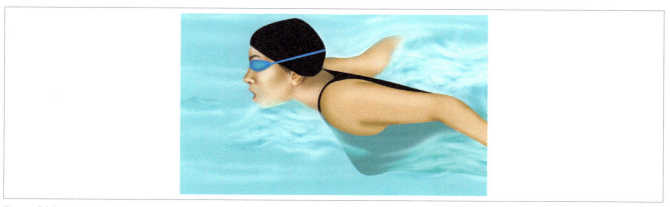

Figura 21.9 Nado borboleta.

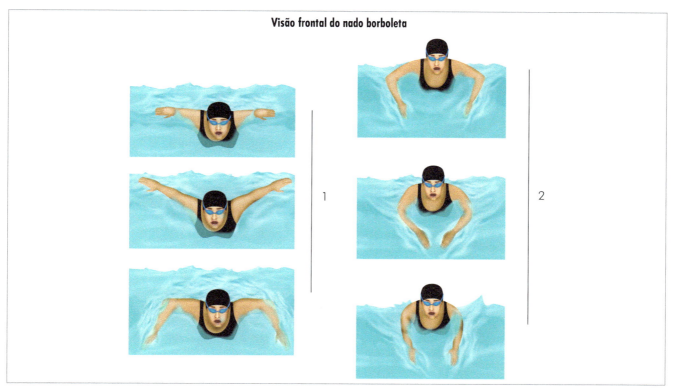

Figura 21.10 Visão frontal do nado borboleta.

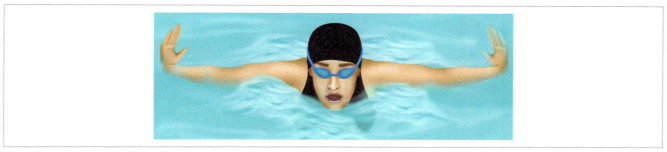

Figura 21.11 Visão frontal nado borboleta.

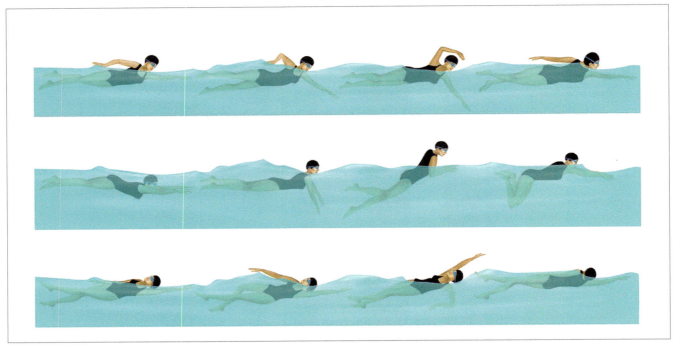

Figura 21.12 Os quatro estilos (*crawl*, peito, costas e borboleta), respectivamente, em visão lateral.

21.6 Avaliação clínica funcional da natação

Nadar e/ou realizar os estilos é como caligrafia: cada um tem sua maneira singular de executar o movimento, e, assim, cada indivíduo irá nadar dentro das suas possibilidades, seguindo uma mecânica adequada, e, realizando ajustes necessários, alcançar determinado objetivo na piscina com menor gasto energético.[27]

A partir de uma avaliação detalhada de como é feita a prática da natação pelos doentes com dores crônicas é que conseguiremos ajustar os movimentos da natação, individualizando os exercícios, melhorando a percepção corporal e as flutuações em decúbito dorsal e ventral, além do deslizamento.[17]

Analisamos os seguintes aspectos:

21.6.1 Antes de entrar na piscina

- Anamnese: é importante conhecer as condições clínicas do doente, diagnóstico, patologias associadas e o histórico da vivência corporal na água desde a infância. A relação do doente com a água, crenças e expectativas e relação ao tratamento e a prática da natação são fatores fundamentais para organizar os dados e educar o doente.[15]
- Avaliação física: [15]
    1. Mobilidade da cintura pélvica: está intimamente relacionada com a manutenção e a adaptabilidade das curvas lombares durante a execução dos estilos.
    2. Mobilidade do tronco: está diretamente relacionada com a mobilidade da cintura pélvica. As duas atuando em sinergismo, ocorre mais facilmente o rolamento do tronco e menor sobrecarga nas articulações, principalmente dos ombros.
    3. Mobilidade da cintura escapular: é fundamental para os ajustes da braçada do crawl. Quando há boa mobilidade, a amplitude da braçada é maior, buscando a água mais à frente do corpo. A relação dos movimentos de rotação de tronco durante a execução do gesto do braço também depende da mobilidade preservada da cintura escapular.
    4. Mobilidade da coluna cervical: assimetrias e possível preferência para o lado da respiração.
    5. Encurtamentos musculares: podemos citar o encurtamento do músculo latíssimo do dorso, que pode restringir a rotação do tronco e o alongamento da braçada no crawl.
    6. Presença de pontos-gatilho: a presença dos pontos-gatilho em músculos do manguito rotador e romboides, por exemplo, pode dificultar a força muscular dos ombros, gerando desequilíbrio na cintura escapular, tronco e cintura pélvica.

21.6.2 Dentro da água

Autopercepção do corpo no meio líquido: avaliamos diversas posições (decúbito dorsal, ventral e a habilidade de mudanças de posição) para a partir daí, reconhecer os movimentos da natação propriamente ditos, incorporar aprendizados novos, corrigir e ajustar vícios antigos.[16]

Adaptação do paciente no meio líquido: avaliamos a flutuação em decúbito ventral, solicitando que o doente faça a flutuação, sem explicações ou informações. A habilidade de flutuar pode ser aprendida e está relacionada ao nível de gasto energético e esforço durante o nado.[16]

Alinhamento horizontal na água: analisamos a posição natural da cabeça, costas completamente retas e uma pernada estreita. A face deve estar na água, com a linha da água em algum ponto entre a linha capilar e a metade da cabeça. Durante a respiração lateral, um dos lados da face (lado contrário da respiração) deve permanecer na água.[17]

21.6.3 Adaptações e treinamento do doente

Na prática clínica, os exercícios de flutuação ajudam o doente a perceber melhor seu corpo na água e a ajustar os movimentos com calma e treinar progressivamente. Frequentemente doentes com dor lombar, que têm dor ao nadar, quando melhoram a capacidade de flutuação, realizam menor tensão na musculatura paravertebral e menor sobrecarrega na região lombar. É comum alguns doentes chegarem à piscina, vindos dessa prática sozinhos, em piscina do prédio, ou de casa, sem orientações de um profissional da área, e muitas vezes com vícios e crenças errôneas. Uma crença comum é evitar o batimento de pernas do *crawl* e colocar um flutuador entre as coxas na expectativa de conter ou minimizar a dor lombar. É um pensamento errôneo, dado que o flutuador vai aumentar a curvatura lombar na posição ventral e possivelmente aumentar a dor, ao passo que melhorar a flutuação e realizar o batimento de pernas leve ajuda na propulsão do nado sem sobrecarregar a coluna.[11]

Outro exemplo comum é o doente com dor no ombro apresentar dificuldade de realizar o rolamento do tronco e assim ficar estático na posição ventral. A articulação do ombro será sobrecarregada durante a braçada, visto que, quando ocorre o rolamento do tronco, o braço que está à frente do corpo se apoia mais harmonicamente na água e o que está girando (fase de varredura, propulsão, braço submerso) também faz o movimento de forma mais leve com o giro do tronco para o mesmo lado.[11]

21.7 Evidências clínicas da natação na dor crônica

A dor crônica pode ou não estar associada a algum tipo de lesão tecidual e não possui uma função fisiológica no organismo conhecida. Nos doentes com dor crônica há alterações no sono, libido, peso, apetite, relações sociais e familiares e profissionais.[18] Também é comum nesses doentes haver alterações metabólicas, diminuição da capacidade de concentração, diminuição do tempo de resposta motora, diminuição da capacidade de atenção dividida, diminuição da capacidade de memória, perda da habilidade em execuções das funções executivas centrais, como estratégias de escolha e tomada de decisão, alteração visual, espacial e heminegligência.[19] Além disso, analisando a relação entre movimento e dor (citada no capítulo sobre dor e movimento), pode haver na maioria dos doentes alterações do controle motor, movimentos disfuncionais, movimentos protetores e compensatórios, que por sua vez serão por si sós novamente fonte de maior geração de dor, resultando em um ciclo vicioso.[20] Outro aspecto importante a considerar nos doentes com dor crônica é o desenvolvimento da cinesiofobia e a condição de medo e evitação relacionada ao gesto motor.[21]

Todas essas características do doente com dor crônica devem ser trabalhadas na abordagem terapêutica no solo e na água. A prática de exercícios físicos e movimentos é recomendada também no início da reabilitação e é um fator importante na tentativa de inibir a cronificação de diversas condições dolorosas (SDM, neruropatias, osteoartrites etc.).[22]

Os mecanismos de ação dos exercícios físicos para melhorar o sistema de analgesia do corpo são bem descritos e conhecidos na literatura. Esses eventos estão relacionados ao SNC em sua grande maioria e vão desde a liberação de opioides endógenos e outras substâncias até a modificação de memória na via de dor.[23] Em um estudo[24] com animais durante 10 semanas de natação na água 5 vezes por semana por 40 minutos diários evidenciou-se que a natação preveniu o início de hiperalgesia mecânica aguda pelo aumento nos níveis de CINC-1. Ainda em animais, alguns estudos[25] que investigam a ação da natação em camundongos na dor neuropática demonstram que o treinamento de natação moderado acelerou o processo de neurorregeneração do nervo ciático lesionado via liberação de fatores neurotróficos (BDNF, FGF-2, GDNF, entre outros).

Apesar de a literatura não mostrar diferença significativa sobre determinada ferramenta de movimento ou técnica de exercício na dor crônica, na prática clínica nos deparamos com desafios importantes em relação à indicação e contraindicação de determinada técnica e esporte. Um grande desafio dessa indicação está relacionado à biomecânica do gesto (tipos de movimento, impacto, coordenação motora exigida) e aos aspectos motivacionais e comportamentais do doente.[16]

É comum encontrarmos doentes que possuem habilidades motoras preservadas, porém ainda sem força suficiente para executar exercícios no solo. A progressão e a exposição gradual ao exercício na reabilitação dos doentes com dor crônica também são motivo de investigação das pesquisas de reabilitação, e o ambiente aquático e a natação parecem preencher alguns buracos nas progressões desses doentes. Em um estudo[26] de percepção e crenças em relação à atividade física em doentes com espondiloartropatias, foram revisadas 128 publicações, e constatado que em 50 a 68% dos indivíduos a natação, a caminhada e a bicicleta são as formas preferidas de esportes nessa população.

Como dito anteriormente, a natação começou a ser praticada na antiguidade, quando os homens primitivos começaram a nadar em busca de alimentos. Com o passar do tempo, a natação se tornou uma excelente atividade de desenvolvimento físico, mental e social, proporcionando bem-estar e melhor qualidade de vida ao seu praticante. O comportamento atual traz uma série de disfunções musculoesqueléticas associadas ao tipo de trabalho sedentário e à inatividade. Dentre eles, observamos a falta de mobilidade do quadril e da cintura escapular.[16]

Elis et al. (2009)[27] teve como objetivo verificar se há associação entre a discinesia escapular e a dor no ombro de praticantes de natação. A escápula possui funções essenciais no ombro do nadador. Qualquer desequilíbrio presente entre as estruturas responsáveis por sua estabilidade originará uma condição denominada discinesia escapular, comumente acompanhada de dor no ombro. Como métodos diagnósticos sugestivos de discinesia escapular foi utilizado o *slide lateral scapular test* para determinar a posição da escápula com o braço abduzido 0, 45 e 90 graus no plano coronal. A avaliação da posição da escápula baseia-se na medição da diferença derivada da distância escapular bilateral.

Constatou-se que a grande maioria dos indivíduos que apresentaram positividade no *slide lateral scapular test* relatou dor no ombro. Entre os nadadores que apresentaram discinesia escapular também foi constatada a presença dessa condição no teste estático.[27]

Os trapézios, juntamente com o serrátil anterior, formam um sistema de forças acopladas para prover a estabilidade dinâmica da escápula. A produção de força e o correto tempo de ativação muscular são fatores essenciais no funcionamento ótimo dos músculos estabilizadores da escápula.[1] Um estudo sugeriu que o serrátil anterior é o responsável pela mobilidade da escápula, enquanto os outros músculos trabalham para mantê-la estabilizada,[2] e essa estabilização escapular permanece durante a elevação do braço ao realizar a protração e a rotação para cima. Uma disfunção primária nesse músculo pode resultar em dor e discinesia escapulotorácica.[3,5] Os achados evidenciaram altos índices de discinesia escapular em praticantes de natação, demonstrados por meio da frequente presença de desequilíbrio entre as forças que mantêm o posicionamento da cintura escapular, mensurado em testes estáticos e dinâmicos, porém a hipótese inicial de que haveria uma associação significativa com a dor não foi correspondida.[16, 17]

Em um amplo estudo[28] retrospectivo, porém único, em 4 centros médicos nos EUA, 2.637 participantes com idade média de 64,3 anos foram investigados por meio de radiografia da articulação do joelho e acompanhados em relação ao desenvolvimento dos sintomas, dor no joelho e a evolução radiográfica da degeneração da cartilagem dos joelhos. Indivíduos que praticaram natação antes dos 35 anos parecem ter desenvolvido maior proteção articular quando comparados aos doentes que iniciaram a natação em idades mais avançadas, porém a prática da natação se mostrou eficiente no controle dos sintomas e evolução da doença.

Alkatan et al. (2016),[29] em um estudo randomizado, estudaram 48 doentes sedentários com diagnóstico de osteoartrite do joelho e realizaram um protocolo de natação por 3 meses em treinos 3 vezes na semana de 45 minutos a 60-70% da frequência cardíaca e mediram os efeitos da natação e do ciclismo na dor articular, rigidez e função física. Foram utilizados os questionários de Western Ontario e McMaster Universities *index*. Houve uma redução significativa na dor articular, na força muscular, na rigidez e melhora das limitações físicas relacionados a melhor qualidade de vida em ambos os grupos. A natação se mostrou eficiente e pode ser indicada, assim como o ciclismo, atualmente, na melhora dos sintomas de doentes com artralgias do joelho.

A indicação da caminhada e da natação para doentes fibromiálgicos, segundo Fernandes et al. (2016),[30] parece produzir os mesmos efeitos na dor, na capacidade funcional e na qualidade de vida após 3 meses, sugerindo que a indicação da natação como forma complementar de tratamento pode ser segura para esses doentes. A maioria dos estudos não relata os estilos propostos da natação, mas a princípio consideremos que seja o clássico *crawl,* e também não considera de forma relevante a habilidade prévia do indivíduo, o que na prática clínica nos parece fundamental na escolha da atividade física como descrita em outros capítulos deste livro.

Em uma revisão sistemática e metanálise de 2018 realizada por Shi Z[31] e colaboradores, os autores consideraram 8 estudos dos efeitos aquáticos em doentes com lombalgia crônica. Encontraram amplos e positivos efeitos na dor, na capacidade física e respostas efetivas menores nos aspectos da saúde mental. Apesar de essa investigação não considerar apenas a natação, os efeitos positivos dos exercícios aquáticos parecem corroborar os achados dos benefícios da natação em nossa prática clínica. Barker et al. (2014),[32] em outra revisão sistemática de 26 estudos, observaram benefícios moderados na melhora da dor, capacidade funcional e qualidade de vida em doentes com diversas condições musculoesqueléticas com a prática da natação em variadas frequências.

Em estudo retrospectivo[33] que analisou 524 doentes na fila de artroplastia total do joelho foram analisadas diversas modalidades esportivas relacionadas ao índice de ocorrência de osteoartrite severa até a indicação de artroplastia total da articulação. A natação realizada de maneira moderada foi considerada pouco lesiva e protetora a longo prazo da articulação.

21.8 Conclusão

A natação é uma modalidade esportiva muito praticada ao redor do mundo e pode ser uma importante ferramenta de tratamento em diversas condições musculoesqueléticas e dores crônicas. O processo de sensibilização periférica e central pode também ser modulado pela exposição do doente no ambiente aquático somado aos mecanismos positivos nas vias de dor da atividade física regular, moderada e segura. A adaptação biomecânica do movimento, assim como o processo pedagógico e de periodização do treinamento, são fundamentais para o sucesso terapêutico esperado pelo doente e pelo terapeuta.

Bibliografia

1. Nogueira, Maressa. EFDeportes.com, Revista Digital. Buenos Aires, año 16, n.160, Septiembre de 2011. Disponível em: http://www.efdeportes.com/1/1.

2. Mc Ardle W, Katch F, Katch V. Fisiologia do exercício. Madrid: Aliança Editorial; 1990.

3. Lewin G. Natação. Madrid: Augusto Pilha Telena; 1979.

4. Damasceno L. Natação, psicomotricidade, desenvolvimento. Secretaria dos Desportos; 1922.

5. Rodriguez L. História da natação e evolução dos estilos. Natação, Saltos e Waterpolo. 1997;19(1):38-49.

6. Reyes R. Evolução da natação espanhola através dos campeonatos de natação de inverno e verão desde 1977 a 1996. Tese [doutorado], 1998.

7. A travessia de São Paulo a Nado. Gazetaesportiva.com.

8. Travessia de São Paulo a nado. Fundação Casper Líbero.

9. São Paulo a nado. Sescsp.org.br.

10. Publicação Oficial Mensal do Esporte Clube Pinheiros, Revista n. 132, Abr 2009.

11. Cohen M, Abdalla RJ. Lesões nos esportes: diagnóstico-prevenção-tratamento. Editora Revinter; 2005.

12. Bak K. Nountraumatic glenohumeral instability and coracromial impingement in swimmers. Sca J Med Sci Sports. 996;6(3);132-44.

13. Biasoli MC, Machado CMC. Hidroterapia: aplicabilidades clínicas. Rev Bras Med. 2006;63(5):225-37.

14. Costa AM, Duarte E. Aspectos teóricos da atividade aquática para portadores de deficiência, 2000.

15. Catteau R, Garoff G. O ensino da natação. Manole; 1990.

16. McLeod I. Anatomia da natação. Manole; 2010.

17. Maglischo EW. Nadando ainda mais rápido. Manole; 1999.

18. Yeng LT, Kaziyama HHS, Rosi J, Teixeira MJ. Síndrome dolorosa miofascial. In: Teixeira MJ, Figueiró JB, Yeng LT, Andrade DCA. Dor: manual para o clínico. 2ª ed. Rio de Janeiro: Atheneu; 2019. p.259-71.

19. Flor H. Cortical reorganisation and chronic pain: implications for rehabilitation. Journal of Rehabilitation Medicine. 2003;35(0):66-72. doi:10.1080/16501960310010179.

20. Sluka KA. Mechanisms and management of pain for the physical therapist.

21. Meulders A. From fear of movement-related pain and avoidance to chronic pain disability: a state-of-the-art review. Current Opinion in Behavioral Sciences. 2019;26:130-6.

22. Casale R, Chimento PL, Bartolo M, Taveggia G. Exercise and movement in musculoskeletal pain. Current Opinion in Supportive and Palliative Care. 2018;12(3):388-92.

23. Nijs J, Lluch Girbés E, Lundberg M, Malfliet A, Sterling M. Exercise therapy for chronic musculoskeletal pain: innovation by altering pain memories. Manual Therapy. 2015;20(1):216-20.

24. De Azambuja G, Gomes BB, Messias LHD, Aquino BM, Ocanha Jorge C, de Barros Manchado Gobatto F, et al. (2019). Swimming physical training prevented the onset of acute muscle pain by a mechanism dependent of PPARγ receptors and CINC-1. Neuroscience. 2019. doi:10.1016/j.neuroscience.2019.12.017.

25. De Moraes AA, de Almeida CAS, Lucas G, Thomazini JA, DeMaman AS. Effect of swimming training on nerve morphological recovery after compressive injury. Neurological Research. 2018:1-8. doi:10.1080/01616412.2018.1504180.

26. Liu S-H, Morais SA, Lapane KL, Kay J. Physical activity and attitudes and perceptions towards physical activity in patients with spondyloarthritis: a systematic review. Seminars in Arthritis and Rheumatism. 2019. doi:10.1016/j.semarthrit.2019.10.002.

27. Santana EP, et al. Rev Bras Med Esporte. Niterói, 2009 Sep/Oct., v.15, n.5 Niterói.

28. Lo GH, Ikpeama UE, Driban JB, Kriska AM, McAlindon TE, Petersen NJ, et al. Evidence that swimming may be protective of knee osteoarthritis: data from the osteoarthritis initiative. PM&R. 2019. doi:10.1002/pmrj.12267.

29. Alkatan M, Baker JR, Machin DR, Park W, Akkari, AS, Pasha EP, et al. Improved function and reduced pain after swimming and cycling training in patients with osteoarthritis. The Journal of Rheumatology. 2016;43(3):666-72. doi:10.3899/jrheum.151110.

30. Fernandes G, Jennings F, Nery Cabral MV, Pirozzi Buosi AL, Natour J. Swimming improves pain and functional capacity of patients with fibromyalgia: a randomized controlled trial. Archives of Physical Medicine and Rehabilitation. 2016;97(8):1269-75. doi:10.1016/j.apmr.2016.01.026.

31. Shi Z, Zhou H, Lu L, Pan B, Wei Z, Yao X, Feng S, et al. Aquatic exercises in the treatment of low back pain. American Journal of Physical Medicine & Rehabilitation. 2018;97(2):116-22.

32. Barker AL, Talevski J, Morello RT, Brand CA, Rahmann AE, Urquhart DM. Effectiveness of aquatic exercise for musculoskeletal conditions: a meta-analysis. Archives of Physical Medicine and Rehabilitation. 2014;95(9):1776-86. doi:10.1016/j.apmr.2014.04.005.

33. Manninen P. Physical exercise and risk of severe knee osteoarthritis requiring arthroplasty. Rheumatology. 2001;40(4):432-37. doi:10.1093/rheumatology/40.4.432.

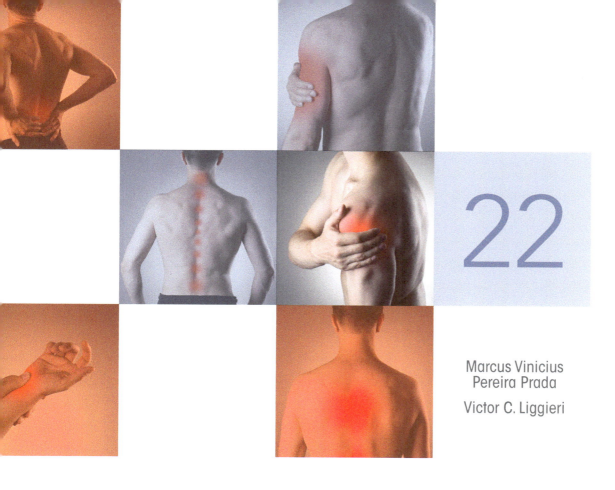

22

Marcus Vinicius
Pereira Prada

Victor C. Liggieri

ÓRTESES PLANTARES NA DOR CRÔNICA

22.1 Histórico

O uso de calçados surgiu no momento em que o homem sentiu necessidade de proteger os pés, entre 12 mil e 15 mil anos antes de Cristo, conforme visto em pinturas. A proteção dos pés provavelmente tem seu início na história dos homens caçadores coletores, que buscavam alimentos e viajavam para locais menos inóspitos que seu *habitat*, ou seja, evoluiu de acordo com a evolução das necessidades das sociedades e diferentes culturas e regiões que o usavam. Apesar de escassas na literatura, possivelmente as órteses surgiram com a finalidade maior de proteção dos pés no solo e alívio de dores. Na civilização contemporânea, o pai e criador dos aparelhos ortopédicos foi Ambroise Pare, cirurgião nascido em 1510 em Bourg-Hersent, na França, e falecido em 1590 em Paris.

Ambroise Pare enfatizou a alta taxa de crianças com pés tortos congênitos e projetou um dispositivo especial para tratar essa condição.[1]

O uso de órteses plantares é secular, habitualmente com a finalidade de corrigir posturas e deformidades dos pés.

A primeira escola de posturologia foi fundada em Berlim por Vierordt em 1890, hoje idealizada pelo professor Dr. Bernard Bricot, Philippe Villeneuve, entre outros posturólogos. Os idealizadores já entendiam a influência dos pés no equilíbrio e como base da postura corporal. Utilizavam palmilhas de materiais da época com a finalidade de interferir no alinhamento e postura por meio da estratégia do tornozelo e na teoria do pêndulo invertido. Segundo essa teoria, quando o corpo se movimenta no espaço através de uma base (pés) e através do eixo do tornozelo, este realiza pequenos movimentos de ajustes posturais (oscilação). Os autores defendiam a "postura perfeita" ou mais simétrica e propuseram uma teoria para o mecanismo de regulação da postura chamado de sistema tônico-postural, pelo qual a presença de captores em diferentes regiões do corpo (pés, olhos, aparelho manducatório) interferia nas ações musculares que regem o controle da postura.[2]

Em meados dos anos 1970, havia carência e pouco conhecimento em relação aos materiais mais adequados para a confecção de órteses plantares, que eram rígidas, desconfortáveis, feitas de diferentes materiais (cortiça, couro, madeira etc.) e eram utilizadas para tratar qualquer deformidade do pé sem variedades de materiais e tipo de palmilhas. A evolução tecnológica permitiu o surgimento e uso de novos materiais como a espuma, o EVA, o látex e o Plastazote® (espuma termoplástica), melhorando a qualidade e usabilidade das órteses. Valente Valenti, médico italiano que aprimorou as palmilhas de sua época, confeccionou palmilhas ortopédicas na década de 1970 propondo uma abordagem diferente, levando em consideração não só o paciente em pé (ortostatismo) mas também em movimento. Segundo Valenti (1979), são requisitos imprescindíveis às palmilhas serem cômodas, bem adaptadas aos calçados, com estabilidade abaixo dos pés, leves, com elasticidade, plasticidade, indiferença bioquímica e eletrostática.[3,4]

Seguindo esses princípios, a escola de posturologia desenvolveu mais tarde as palmilhas "posturais", que utilizam elementos mais finos, até 3 mm, chamados proprioceptivos, que gerariam aferência nos mecanoceptores plantares com respostas eferentes de ajustes motores afim de melhorar a distribuição plantar e o controle da postura.[5]

Ao longo da história, vários autores se ocuparam da criação e desenvolvimento das órteses plantares no alívio da dor. Atualmente, a qualidade, a variedade de materiais usados nas órteses plantares, os tipos de órteses, as teorias envolvidas, os métodos de avaliação, a confecção das órteses, os estudos biomecânicos, a análise do movimento, a análise postural, os exames complementares, a acurácia na avaliação clínica e a produção de conhecimento (pesquisa científica) evoluíram e tendem a melhorar e clarear as indicações na prática clínica nas diversas afecções.

As órteses plantares são um recurso terapêutico histórico e podem fazer parte do arsenal de tratamento, quando bem indicado, do doente com dor crônica.

22.1 Definição e utilização geral das órteses plantares

As órteses plantares (palmilhas) têm como finalidade modificar os aspectos funcionais ou estruturais do sistema neuromusculoesquelético, usadas primordialmente como tratamento conservador para diversas finalidades. Alguns deles:

22.1.1 Dor musculoesquelética

Os efeitos das palmilhas na redução das dores musculoesqueléticas relacionadas a alterações biomecânicas da marcha (p. ex., acentuada queda do arco medial longitudinal na fase de aplanamento do pé), deformidades ósseas, doenças reumatológicas e ortopédicas, assim como em disfunções osteomioarticulares mal adaptativas, já foram relatados em vários estudos científicos. Em um estudo realizado por Ferreira et al. (2012), com indivíduos obesos com dor musculoesquelética, que usaram palmilhas proprioceptivas de contato total, termomoldadas com material nacional, houve uma redução do quadro álgico pelo reposicionamento das articulações dos membros inferiores expostos à sobrecarga de peso corporal. Influenciado pelas palmilhas, esse reposicionamento aliviou as tensões musculares, ligamentares e articulares, aliviando com isso a dor. Esse resultado é de extrema importância, visto que vários estudos têm relatado a presença de dor em indivíduos obesos.[6-12] Outras evidências das utilização das palmilhas em dores crônicas serão mostradas no tópico específico.

22.1.2 Anisomelia dos membros inferiores

A anisomelia dos membros inferiores pode ser estrutural ou anatômica, congênita ou adquirida, sendo chamada de "perna curta verdadeira", quando a diferença é causada pelo comprimento ósseo. A diferença entre os membros inferiores pode variar de milímetros a centímetros. As causas são variadas, podendo ser idiopáticas, traumáticas, sequelas de pós-operatório ou biomecânicas, que podem levar a deformidades ósseas e artroses avançadas. Há também a "perna curta falsa", quando o comprimento dos ossos dos membros inferiores é igual, porém existe uma alteração funcional da pelve, gerando um desnível do quadril. Ao avaliar o paciente, a queixa principal pode ter relação clinica com a "perna curta", e aquele paciente que consideramos mau adaptado, cujo desalinhamento devido à "perna curta" está ocasionando dor ou lesão. A dúvida que frequentemente temos é: Quando corrigir? Quanto precisamos desalinhar o corpo para que essa seja a causa da dor ou de uma lesão? Na literatura não há consenso a respeito desse valor, e variam conforme a filosofia por trás da correção. Alguns autores defendem que a correção deva ser feita a partir de uma diferença acima de 0,5 cm; outros, a partir de 2 cm, quando há desalinhamento e dor; outros ainda utilizam a estratégia dose e resposta, ou seja, a cada semana realizam ajustes e analisam a resposta terapêutica. Um estudo clínico controlado randomizado com açougueiros (cortadores de carne) que ficavam em média 8 horas por dia em pé, com discrepância acima de 0,5 cm, que apresentavam dor lombar inespecífica com o uso da palmilha, obtiveram melhora significativa da dor.[13] Novos estudos de melhor qualidade devem ser realizados para responder a questões importantes em relação às condutas terapêuticas nas anisomelias funcionais.

22.1.3 Algias plantares

A algia plantar é uma queixa corriqueira nos doentes com dor crônica e pode estar associada a diversas etiologias. Podemos encontrar frequentemente dores nos pacientes com metatarsalgias, fascite plantar, esporão calcâneo, artrites relacionadas a doenças reumatológicas, levando a deformidades como hálux valgo, dedos em garras, queda do arco medial e anterior, entre outras afecções no pé e tornozelo. As palmilhas ortopédicas, palmilhas funcionais e palmilhas posturais podem desempenhar um papel importante no equilíbrio das forças de pressão nas articulações e na dinâmica de movimento do pé e tornozelo, favorecendo menores picos de pressão e facilitando movimentos mais harmônicos nesses indivíduos.

22.1.4 Pés diabéticos (úlceras de pressão)

A neuropatia periférica é um importante fator de risco para quedas em adultos com diabetes e úlceras de pressão. Novos dispositivos para calçados que manipulam artificialmente o ambiente sensorial dos pés, como palmilhas texturizadas, têm sido desenvolvidos como opção para atenuar os problemas de equilíbrio e marcha em pacientes com neuropatias.[14] As palmilhas de contato total (termomoldadas) ou não, para pés diabéticos, têm o objetivo de distribuir ou aliviar as pressões plantares e se necessário reequilibrar a distribuição de carga nas diferentes regiões do pé.

22.1.5 Equilíbrio

A planta dos pés influencia fortemente o equilíbrio, a coordenação e a regulação da postura estática e dinâmica, e é composta de vários receptores sensitivos que detectam as pressões na pele e a tensão que ocorre nas articulações do pé e tornozelo. O uso das palmilhas proprioceptivas, texturizadas e também as ortopédicas com elementos (arco medial longitudinal e botão) é indicado para pacientes com desequilíbrio, pois estimula receptores dos pés, melhorando a aferência sensorial e gerando melhor percepção do solo.

A sensação tátil plantar desempenha um papel crítico no controle do equilíbrio, pois fornece ao sistema nervoso central, de maneira instantânea e contínua, informações sobre as características da superfície de suporte do solo e o movimento do corpo em relação ao pé. No envelhecimento, nas neuropatias sensitivas periféricas, como a neuropatia diabética, e na artrite reumatoide pode haver comprometimento da sensação plantar tátil. Além disso, alguns calçados e meias grossas podem reduzir a aferência tátil da superfície plantar do pé e, consequentemente, influenciar a estabilidade postural. Órteses plantares podem ser mais um método econômico para manter o equilíbrio postural e a prevenção de quedas.[15,16]

22.1.6 Deformidades e amputações de dedos

A função das órteses plantares nas deformidades ósseas e nas amputações dos dedos é de otimizar a mecânica da marcha, atuando na compensação da estrutura necessária. Em casos de amputação, há necessidade de preencher o espaço. Utilizamos um tipo de solução protética chamada *toe filler*, que auxilia principalmente a fase final da marcha, otimizando a alavanca do tornozelo e dando apoio ao coto.

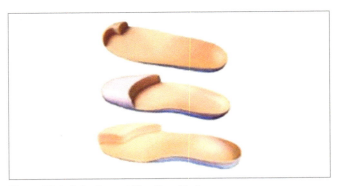

Figura 22.1 Solução protética (*toe filler*).
Fonte: http://www.find-tech.biz/MedicalResources/images/toefillers.jpg

22.1.7 Alteração da marcha e alterações biomecânicas

Distúrbios neurológicos, musculoesqueléticos, dores crônicas ou traumas e a senescência podem causar mudanças importantes nos padrões de marcha.[17] Dentre as alterações fisiológicas que acompanham o envelhecimento, destacam-se a degeneração do sistema musculoesquelético, a diminuição progressiva da massa muscular, força e flexibilidade, cujo principal resultado é o aumento na incidência de quedas. As alterações da marcha têm impacto na capacidade funcional do indivíduo, afetando a capacidade de manutenção de uma vida independente e autônoma.[18] O uso de palmilhas individualizadas para disfunção da marcha abrange crianças e adultos, entre elas a palmilha *gait plate*, indicada para pacientes com queixas de quedas frequentes. Elas são usualmente indicadas para crianças (palmilhas corretivas) e adolescentes sem desordens neurológicas, sem alterações estruturais do quadril e pé que apresentam marcha em rotação medial, rotação interna do fêmur e tíbia, as patelas se olham (convergem) e metatarsos/dedos com leve abdução. A palmilha é rígida com estabilizador de calcâneo e com progressão até o quinto metatarso.

As órteses plantares em geral têm como objetivo facilitar a mobilidade, melhorar a marcha, a redistribuição de carga, o equilíbrio e o alívio da dor. Em alguns casos o uso da órtese permite uma nova adaptação mecânica postural dinâmica. Adiante ilustraremos, a luz da evidência científica atual as melhores indicações de órteses plantares.

22.3 Avaliação

22.3.1 Da avaliação ao critério de alta

Ao tratar o paciente com dor crônica, deve-se focar na função e não somente na dor, pois existem outras variáveis que a influenciam. Uma delas é a sensibilização central. A função do pé e as estruturas relacionadas devem ser avaliadas com precisão por meio de diferentes métodos para que se obtenha maior quantidade de informações sobre as referências e parâmetros da condição funcional do paciente. A estratégia terapêutica será desenhada após a análise das informações colhidas nas seguintes referências:

- Queixa principal objetivo funcional (identificar os objetivos concretos perguntando ao paciente o que ele gostaria de voltar a fazer e de que atualmente está impossibilitado).

- Exame clínico e observação clínica com instrumentação adequada da função mecânica do pé para estabelecer padrões, parâmetros da marcha como cadência, comprimento do passo, passada e velocidade.

- Teste *time up and go* (teste funcional amplamente utilizado na população idosa com e sem a órtese plantar).

- Questionário de incapacidade funcional do pé (FFI – *foot function index*) para obter mais referências na avaliação e reavaliação. O FFI consiste em um questionário a ser respondido pelo paciente, dividido em três subescalas (dor, incapacidade e limitação funcional), e tem sido considerado um bom instrumento para tal finalidade. É um questionário autoaplicável, validado por Budiman-mak et al. em 1991.[19] A versão brasileira do FFI foi validada por Oliveira et al. em 2002.[20]

- Podoscópio: é um aparelho com a base espelhada, sobre o qual o indivíduo fica em pé e no qual se visualizam os apoios a partir da imagem da planta dos pés através do reflexo produzido pelo espelho.

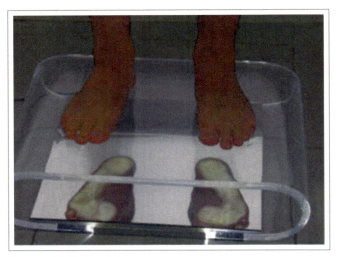

Figura 22.2 Podoscópio.
Fonte: Acervo da autoria.

Podoscópio eletrônico: aparelho com escâner eletrônico que transmite a imagem da planta dos pés ao computador.

Os *imprints* consistem em métodos de impressão a tinta da superfície plantar onde as regiões de maior sobrecarga apresentam maior depósito de tinta.

Nos dois exames anteriores, a avaliação é subjetiva, com precisão limitada, não sendo possível quantificar os valores da pressão.[21]

Plantigrama: impressão da planta dos pés com tinta em papel A4 por meio de um planatígrafo ou pedígrafo.

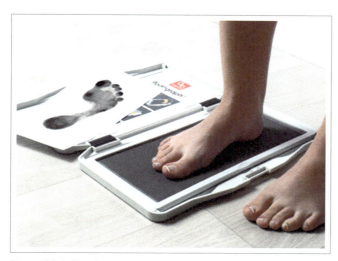

Figura 22.3 Plantígrafo.
Fonte https://www.capronpodologie.com/CapronWebSite/Home/ProductListStandard?familyID=2

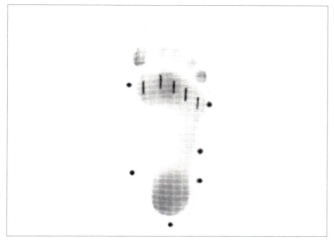

Figura 22.4 Plantigrafia.
Fonte: Acervo da autoria.

Alguns instrumentos podem ser utilizados para obtenção de dados mais específicos e precisos na avaliação da postura e do movimento (marcha) e seus componentes, capazes de quantificar os dados de sua avaliação:

- Uso da tecnologia com *smartphones* (*apps* Tecnique, PhysioCode Posture, entre outros).
- *Softwares* (Kinovea, entre outros.)
- Análise 2D ou 3D (padrão ouro).
- Plataforma de pressão (baropodometria computadorizada). É a plataforma com sensores de pressão que detecta a distribuição da pressão plantar, pontos de pressão, pico de pressão e do deslocamento do centro de gravidade, oscilações (estabilometria).

22.4 Prescrição de palmilhas

Os critérios para a prescrição de palmilhas devem ser rigorosos. As receitas "prontas" utilizadas por profissionais da área da saúde devem ser repensadas e a grande maioria, abolida. A prescrição e a confecção das órteses devem levar em consideração todos os itens de avaliação citados anteriormente para efetuar o raciocínio clínico adequado.

O raciocínio clínico deve se basear na queixa principal do paciente. Melhorar a distribuição das cargas, otimizar a função do pé e promover o equilíbrio são objetivos genéricos importantes. As deformidades estruturais ou acomodativas, as pressões plantares e os picos de pressão devem ser relacionados com o quadro álgico do paciente. Nos pacientes idosos ou neurológicos o equilíbrio se torna uma queixa frequente, e considerar o momento da queixa (posição estática ou dinâmica) e o desfecho de equilíbrio, dor e função se faz extremamente necessário.

Todos esses parâmetros podem ser comparados na primeira e última avaliação. Pacientes que necessitam de compensação por motivos estruturais (pé diabético, anisomelia óssea, amputação de dedos etc.) não se encaixam no critério de alta. A soberania da avaliação clínica sempre é primordial.

Na prescrição de palmilha terapêutica levamos em consideração:

- A espessura do elemento e da palmilha.
- O *design* dos elementos e da palmilha.
- Densidade dos materiais.
- Dureza do material.
- Palmilhas de contato total ou não. Na palmilha de contato total, qual tipo de moldagem? Com carga ou sem carga?
- Forma de confecção.
- Tipo de calçado que pode ou não contribuir com o efeito da palmilha.

Obs.: levamos em conta a característica da população (sexo e raça), região onde habita o (ambiente frio ou calor, montanha), o tipo de calçado habituado a usar. Há inúmeros tipos de palmilha e de materiais. A literatura carece de consensos a respeito desse tópico.

22.4.1 Possibilidades de material e tipos de palmilhas

O material utilizado deve ser familiar para o prescritor/terapeuta. Variações anatômicas do paciente devem ser consideradas, e deve-se fazer exames complementares se necessário.

Os tipos mais comuns de palmilhas serão comentadas abaixo:

- Palmilhas texturizadas ou sensoriais: são utilizadas em casos de pé diabético ou com o objetivo da promoção do equilíbrio, com o objetivo de aumentar estimulo sensitivos, principalmente nos idosos.

palmilhas desenhadas com elementos de no máximo 3 mm, de materiais variados.

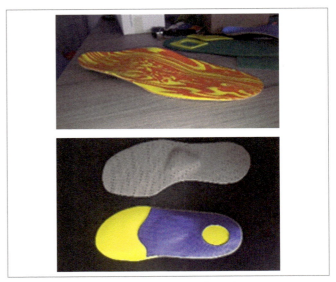

Figura 22.6 Palmilhas posturais ou proprioceptivas.
Fonte: Acervo da autoria.

- Palmilhas termomoldadas (palmilhas de contato total): moldadas com carga ou sem carga nos pés (deitado ou sentado).

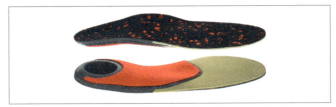

Figura 22.7 Palmilhas termomoldadas.
Fonte: https://www.capronpodologie.com/CapronWebSite/Home/ProductListSemelles?familyID=10

- Palmilhas funcionais (otimizam a função) ou corretivas (em criança): palmilhas do tipo *gait plate* que priorizam a função do pé, normalmente moldadas após provas de função.

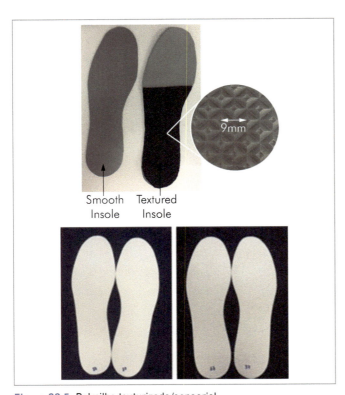

Figura 22.5 Palmilha texturizada/sensorial.
Fonte: https://www.ncbi.nlm.nih.gov/pmc/articles/PMC6661678/.

Palmilhas posturais ou proprioceptivas: as palmilhas posturais ou proprioceptivas são baseadas nas teorias do sistema tônico postural citado anteriormente, apresentam 5-6 variações e utilizamos como referência básica a análise estática da postura. São

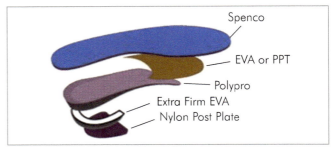

Figura 22.8 Palmilha funcional tipo *gait plate* e suas peças.
Fonte: http://nmotionlab.com/orthoticove.htm

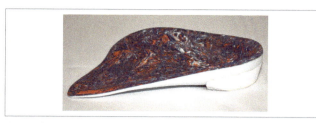

Figura 22.9 Palmilha funcional tipo *gait plate*.
Fonte: https://jsbinc.com/pediatric.html

- Palmilhas acomodativas (palmilhas de conforto): palmilhas termomoldadas que têm como objetivo promover somente o conforto dos pés.

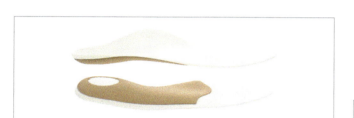

Figura 22.10 Palmilha acomodativa de conforto.
Fonte:https://www.capronpodologie.com/CapronWebSite/Home/ProductListSemelles?familyID=10

- Palmilhas ortopédicas: utilizadas para tratar afecções ortopédicas do pé e tornozelo, podendo ser corretivas ou compensatórias.

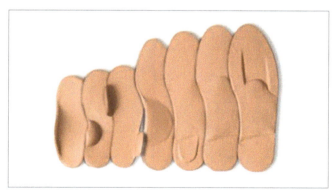

Figura 22.11 Palmilha ortopédica de Valenti.
Fonte:http://institucional.palmipe.com.br/palmilha/tipos-de-palmilhas/palmilhas-valenti/

- Palmilhas para pés diabéticos: têm como finalidade distribuir melhor as cargas e retirar picos de pressões em regiões de úlceras de pressão ou lesões de pele.

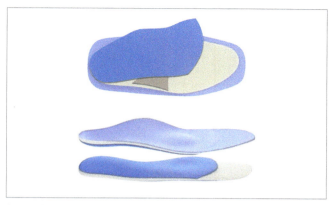

Figura 22.12 Palmilha para pé.
Fonte:www.capronpodologie.com/CapronWebSite/Home/ProductListSemelles?familyID=10

- Palmilhas customizadas em chinelos e sapatos (palmilhas finas): são adaptadas para diversos tipos de calçados (chinelos, sandálias etc.).

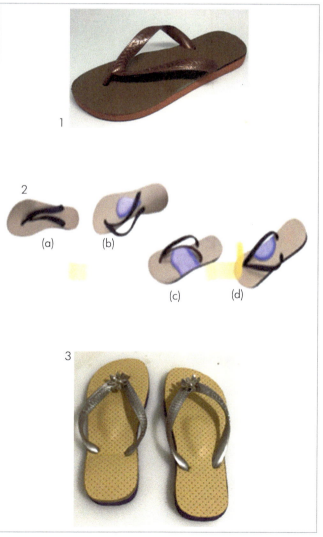

Figura 22.13 Palmilha customizada no chinelo.
Fonte:Adaptado de Costa et al. (2019).

As palmilhas podem ainda serem divididas de acordo com o tamanho, podendo ser inteira, antecapital (3/4), ou retrocapital (2/4).

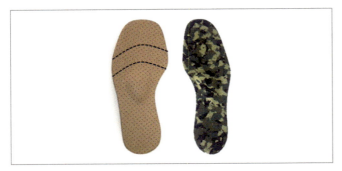

Figura 22.14 Palmilha inteira.
Fonte: Acervo da autoria.

- Anticapital ¾, somente os dedos ficam "livres".

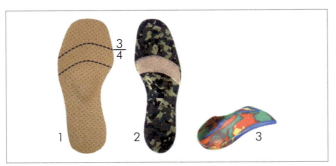

Figura 22.15 Palmilha ¾, anticapital. Somente os dedos permanecem fora da palmilha.
Fonte:(Imagem3)https://www.medicalexpo.com/pt/prod/allied-osi-labs/product-86289-555003.html

- Retrocapital 2/4 anterior: as cabeças metatarsais.

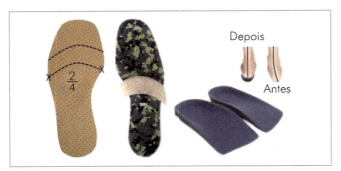

Figura 22.16 Palmilha 2/4, anterior às cabeças metatarsais. Os dedos ficam "livres".
Fonte: Acervo da autoria.

22.4.2 Elementos

São peças (elementos) que serão anexados ou fixados nas palmilhas para fazer as correções e estímulos desejados. Cada peça tem sua função; podem ser peças pré-fabricadas ou desenhadas de acordo com a anatomia do pé do paciente. Esses elementos podem ser barras, cunhas ou calços, botão, arco medial etc.; existe uma ampla variedade. Essas peças possuem uma espessura que varia de 1 mm até centímetros, no caso das talonetas. Os elementos são inseridos nas palmilhas de forma que as espessuras ajudem a definir as partes do pé que serão apoiadas primeiro.

A posição dos elementos na palmilha tem de estar adequada na posição anatômica correta. Usamos a plantigrafia, determinando pontos anatômicos como referência para a posição correta das peças. Avaliamos o "volume anatômico do pé" para os elementos não atritarem nos tecidos moles. Alguns dos elementos são listados a seguir:

- Elemento arco medial (usualmente para apoio do arco longitudinal medial, p. ex., hiperpronação, entre outras funções).

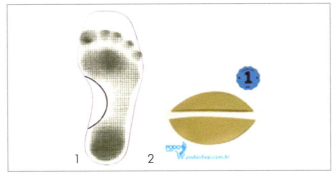

Figura 22.17 Elemento arco medial
Fonte: (Imagem2)https://www.podoshop.com.br/media/catalog/product/cache/1/thumbnail/98x/9df78eab33525d08d6e5fb8d27136e95/p/o/podoshop.com.br_10_.png

- Elemento botão, piloto ou gota (usualmente para apoio do arco anterior, p. ex., metatarsalgia, entre outras funções).

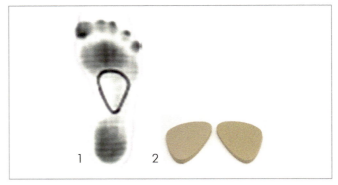

Figura 22.18 Elemento botão ou piloto.
Fonte: Acervo da autoria.

- Elemento barra infracapital (espessura de 1 ou 3 mm, apoia a "cabeça" dos metatarsos, p. ex., metatarsalgia, na posturologia utilizada quando o indivíduo apresenta uma tendência à antepulsão do corpo).

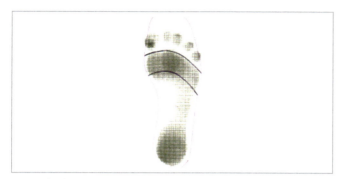

Figura 22.19 Elemento barra infracapital.
Fonte: Acervo da autoria.

- Elemento barra retrocapital prolongada (usualmente utilizado para pé cavo e mais rígido com diminuição de mobilidade, melhora o apoio na fase de aplanamento do pé)

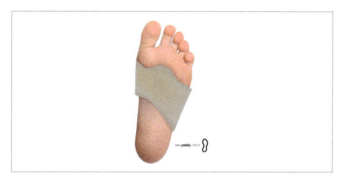

Figura 22.20 Elemento barra-retocapital prolongada látex
Fonte:https://www.podaly.com.br/produto.php?tipo=pecas-podais&categoria=&p=691

- Elemento cunhas para calcâneo valgo ou varo (usualmente para alinhamento das deformidades não rígidas do retropé ou ajuste de eixo de carga).

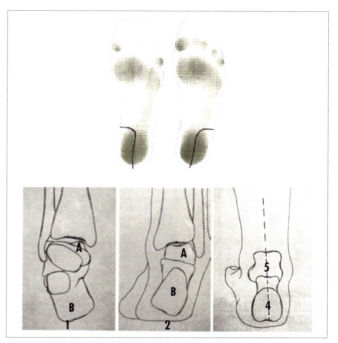

Figura 22.21 Elemento cunhas para calcâneo vago ou varo.
Fonte: Acervo da autoria.

- Elemento infracuboide (usualmente suporte para o arco externo/arco lateral, dor no dorso do pé lateralmente, pé supinados, fratura ou proeminência do quinto dedo. Na podoposturologia ou posturologia é utilizado quando o indivíduo apresentava uma tendência à lateropulsão do corpo).

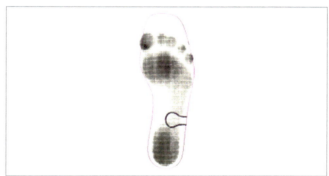

Figura 22.22 Elemento infracuboide.
Fonte: Acervo da autoria.

- Elemento talonetas (discrepância de membros inferiores, alinhamento das cristas ilíacas, estabilização do calcâneo, usados nas palmilhas ortopédicas, podoposturologia e posturologia).

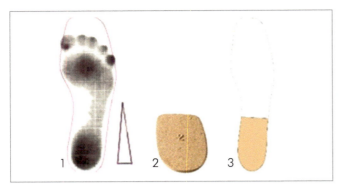

Figura 22.23 Elemento taloneta.
Fonte: https://www.capronpodologie.com/CapronWebSite/Home/ProductListSemelles?familyID=8

22.4.3 Palmilhas individualizadas x pré-fabricadas

As palmilhas individualizadas citadas anteriormente são facilmente adaptáveis a vários tipos de calçados masculinos e femininos. Conseguimos adequar ao molde do calçado e diminuir o volume, além de levarem em consideração as três divisões funcionais do pé (antepé, mediopé e retropé), além da repercussão postural de cada elemento da palmilha.

Há no mercado diversas opções de palmilhas prontas (pré-fabricadas) de silicone, conhecidas como "palmilhas de farmácia", que são manufaturadas em larga escala e frequentemente indicadas pelos profissionais ou compradas pelo paciente sem prévia indicação profissional. Em nossa prática clínica, essas palmilhas não possuem efeito terapêutico adequado e individualizado, porém podem ser utilizadas como recurso emergencial em situações de dores agudas.

As palmilhas pré-fabricadas são "moldadas" de maneira a atingir o maior número de pessoas e normalmente trabalham um componente específico na palmilha (somente arco, somente piloto, somente barra).

Palmilha pré-fabricada:

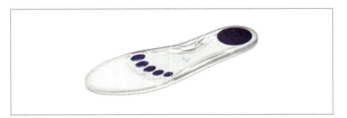

Figura 22.24 Palmilha pré-fabricada.
Fonte: https://www.ortoponto.com.br/produto/palmilha-de-silicone-ponto-azul-metatarsal-smartsil-901

22.5 Evidências científicas na utilização das órteses plantares

A função das órteses plantares e suas consequências na biomecânica, na lesão e na dor foram estudadas por diversos autores. Em um estudo feito por Chen et al. (2015)[22] com o objetivo de quantificar o alívio da pressão plantar abaixo da cabeça dos metatarsos por meio do desenho das palmilhas terapêuticas usando elementos tridimensionais do pé, a eficácia e o mecanismo dos efeitos do *design* das palmilhas nas estruturas dos pés foram quantificados utilizando sensores de pressão, analisando deformidade dos materiais, espessura da palmilha e 3 posições do elemento botão (P1 infracapital, P2 retrocapital e P3 região plantar), conforme ilustração a seguir.

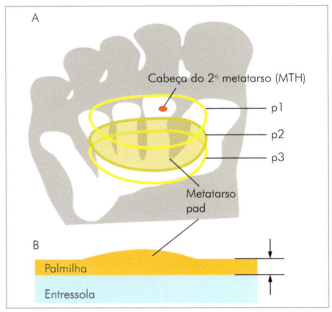

Figura 22.25 Simulação das condições de calçados. Diferentes posicionamentos do elemento botão/pad do metatarso (MP) em relação à segunda cabeça do metatarso (A) e espessura (t) da palmilha, (B) foram representados.
Fonte: Adaptada do artigo Chen W-M, Lee S-J, Lee P V S. Plantar pressure relief under the metatarsal heads: therapeutic insole design using three-dimensional finite element model of the foot. Journal of Biomechanics. 2015;48(4):659-65.

Analisando a posição do elemento, conhecido como botão, piloto metatarsal ou gota em diferentes posições (P1,P2), percebeu-se que, com a colocação da posição do elemento botão na região retrocapital (P2) associada a sola/entressola e aumentando sua espessura, houve diminuição do pico de pressão plantar no antepé. Essa diminuição pode ser uma estratégia de alívio de pressão local para alívio de dores na cabeça dos metatarsos (metatarsalgias), neuroma de Morton, artroses do primeiro raio, úlceras de pressão na região da cabeça dos metatarsos, entre outras queixas. Associado à espessura do solado, pode ser complementado pelo clínico avaliador, orientando o paciente se necessário no uso do calçado tipo *rocker* com a finalidade de otimizar a fase de impulsão da marcha e sua velocidade (Sobhani et al., 2014) (Figuras 22.26 e 22.27).

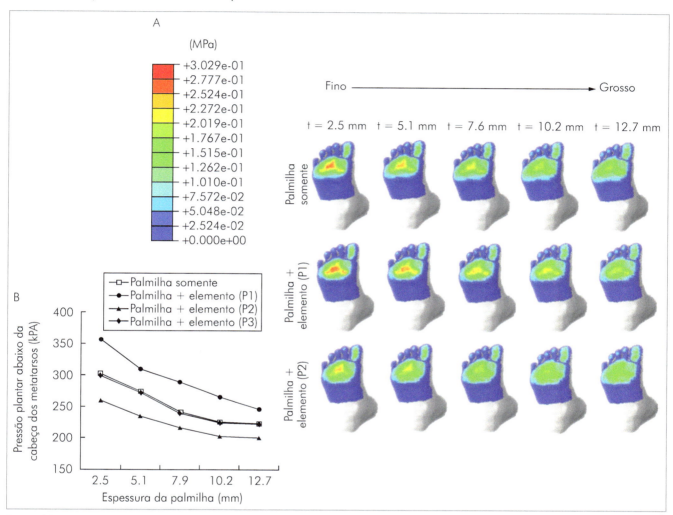

Figura 22.26 Modelo de distribuição da pressão plantar. O modelo demostrou mudanças nas distribuições de pressão plantar em resposta a diferentes condições de calçados (A). Mudanças no pico de pressão em relação à espessura da palmilha e posicionamento da MP foram captadas.

Fonte: Adaptado do artigo Chen W-M, Lee S-J, Lee PVS. Plantar pressure relief under the metatarsal heads therapeutic insole design using three-dimensional finite element model of the foot. Journal of Biomechanics 2015;48(4):659-65.

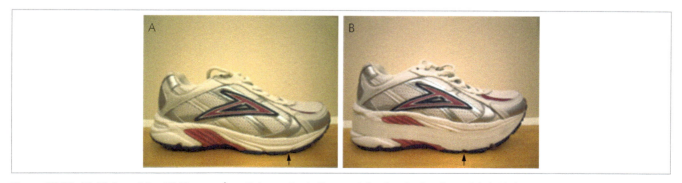

Figura 22.27 (A) Tênis padrão. (B) Tipo *rocker*. Setas pretas indicam o ápice (ponto de rolamento) do tênis.

Fonte: Adaptado do artigo Sobhani S, van den Heuvel E, Bredeweg S, Kluitenberg B, Postema K, Hijmans JM, et al. Effect of rocker shoes on plantar pressure pattern in healthy female runners. Gait & Posture 2014;39(3):920-5.

Esse estudo demonstra a diferença da alteração e distribuição da pressão plantar no antepé com a utilização de diferentes espessuras de sola e na posição do elemento botão na órtese plantar.

22.5.1 Acidente vascular encefálico (AVE)

Ferreira et al. (2017),[23] em um estudo clínico randomizado controlado, realizou análises cinemáticas por 3 meses em indivíduos que haviam sofrido AVE com hemiparesia. Foram selecionados 24 pacientes e divididos em 2 grupos. O primeiro utilizou palmilhas com elementos corretivos desenhadas individualmente para o pé equino no membro afetado e outra palmilha sem elementos corretivos no membro não afetado. O grupo controle utilizava palmilhas placebo sem elementos corretivos. As avaliações foram realizadas no início e após 3 meses de uso da palmilha e fisioterapia convencional para ambos os grupos. As avaliações eram realizadas descalço, com tênis habitual e com tênis habitual + palmilhas (placebo ou não). Observou-se diferença significativa nos parâmetros da marcha, especialmente na amplitude de movimento do tornozelo com aumento da dorsiflexão e aumento da flexão de joelho. O mesmo autor, mais cedo, em 2013,[24] em uma revisão sistemática na literatura, demonstrou não haver consenso entre os pesquisadores em relação aos efeitos clínicos do uso das órteses em aspectos da marcha como cadência, comprimento de passada e velocidade e que mais estudos deveriam ser realizados a fim de obter dados concretos e parâmetros bem estabelecidos na indicação das órteses com a finalidade de modificar a marcha em pacientes com sequela de AVE.

Equilíbrio

Iglesias et al. (2012)[25] comparou a utilização de palmilhas rígidas e macias no efeito do equilíbrio em pé em idosos saudáveis. O equilíbrio foi testado em uma plataforma de força com olhos abertos e fechados durante 3 semanas, com mensurações semanais durante a utilização das palmilhas. Houve melhora significativa no balanço postural com a utilização de ambos os tipos de palmilhas (rígidas e macias), com melhora mais efetiva na utilização das palmilhas rígidas. Segundo os autores, fornecer *inputs* sensitivos por meio da utilização das palmilhas rígidas pode ser uma maneira barata e eficiente de reduzir os riscos de quedas na população idosa.

Fascite plantar

Xu et al. (2018)[26] avaliaram a diferença da utilização das palmilhas elaboradas com customização individualizada realizada por meio da impressão 3D e de palmilhas pré-fabricadas em pacientes com fascite plantar bilateral. Foram analisados 60 pacientes com fascite plantar bilateral entre 31-60 anos randomizados em 2 grupos. O primeiro (experimental) utilizou a palmilha confeccionada sob medida, de acordo com a individualidade dos apoios plantares, enquanto o grupo 2 (não experimental) utilizou as palmilhas pré-fabricadas, ambos por 8 semanas. Foram avaliados a escala visual analógica de dor e o conforto geral da palmilha. Ambos os grupos apresentaram melhora na dor e na sensação de conforto com as palmilhas, porém o grupo 1 relatou maior conforto comparado ao grupo 2 nas 8 semanas de uso. Na prática clínica, também observamos que as palmilhas customizadas individualmente parecem fornecer maior conforto ao paciente.

Osteoartrite

A osteoartrite de joelho é uma condição muito prevalente e causa de incapacidade e dor crônica em uma parcela significativa da população mundial. Medidas que visam ao controle da dor e da funcionalidade podem ter grande valia nesses indivíduos. Hsieh et al. (2016)[27] avaliaram os efeitos clínicos da utilização de suporte lateral do arco plantar (rígidos x macios) em pacientes com osteoatrite de joelhos. Foram avaliados 90 pacientes (70 mulheres e 20 homens) com a idade média de 60-63 anos. Foram realizados inúmeros testes antes da utilização das palmilhas e no seguimento de 1, 2 e 3 meses. Dentre os testes avaliados podemos citar: teste de 10 minutos de caminhada rápida, levantar e sentar na cadeira, subir escadas, o *foot posture index*, escalas de saúde mental, escala de avaliação de saúde em doentes com osteoartrite, além de questionários de dor, dolorimetria e questionários de saúde geral. Os pacientes que utilizaram os apoios macios obtiveram melhoras significativamente maiores do que aqueles com apoios rígidos na atividade física, nas atividades diárias, nas funções esportivas e recreativas e na qualidade vida e melhores pontuações de funcionalidade segundo a Classificação Internacional de Funcionalidade (ICF – *International Classification of Functioning*).

Em uma revisão sistemática e metanálise importante realizada por Xing et al. 2017,[28] foram analisados 9 estudos utilizando o suporte lateral da palmilha com o objetivo de diminuir a sobrecarga no compartimento medial do joelho na marcha em pacientes com osteoartrite de joelho. No total 356 pacientes receberam o tratamento nesses estudos, e as medidas principais de avaliação biomecânica foram as mensurações de carga no primeiro e segundo pico do momento adutor do joelho, rotador externo da marcha e mensuração do ângulo adutor (resultante dos dois anteriores). Segundo essa análise, o tratamento com o suporte lateral resultou em diferença significativa na redução dos valores dessas mensurações em todos os estudos, porém a qualidade dos estudos, especialmente no aspecto de homogeneidade para grupos controles e, portanto, os critérios de comparação ainda são pobres. Informações importantes como altura do suporte e quantidade de suporte fornecida na palmilha ainda permanecem sem consenso entre os pesquisadores. Estudos que providenciem esses ajustes e informações são necessários especialmente para determinar com melhor precisão a confecção de palmilhas.

Em outra revisão sistemática[29] foram analisados 15 estudos com um total de 415 participantes na tentativa de buscar o ângulo ideal de suporte lateral para pacientes com osteoartrite de joelho, e, como no estudo anterior, as medidas mais relevantes nos estudos foram o primeiro e segundo pico no momento adutor da marcha e mensuração do ângulo adutor. Os ângulos do suporte foram divididos em 3 níveis. De 0 a 5 graus, de 6 a 9 graus e maiores que 9 graus e analisados em relação aos parâmetros biomecânicos. Essa revisão sugere que a utilização das órteses modifica levemente os parâmetros biomecânicos estudados, corroborando a revisão anterior, porém sem diferenças estatísticas entre os grupos, e que graus elevados (maior que 9 graus) de suporte não demonstraram maiores reduções dos parâmetros quando comparados aos graus menores de suporte. Entretanto, a revisão comparou palmilhas e métodos diferentes, o que dificulta a análise precisa desses dados.

Biomecânica da corrida

Braga et al. (2018)[30] investigaram os efeitos da palmilha com elevação medial no antepé, retropé e arco longitudinal medial na biomecânica dos membros inferiores de 19 corredores recreativos, avaliados como pronadores, hígidos, sem lesões ou dores nos membros inferiores. Os indivíduos apresentavam apoio do calcanhar e excessiva pronação durante a fase de apoio da corrida e alinhamento em valgo do retropé igual ou maior de 10 graus sem discrepância de membros inferiores. A análise foi realizada na esteira ergométrica em uma série de corridas curtas para identificar as alterações da biomecânica dos membros inferiores. Durante a análise com a palmilha com elevação da borda medial de 7 graus foi observada redução do ângulo de eversão do tornozelo, diminuição da amplitude de movimento do joelho e quadril no plano transverso. Houve aumento da amplitude de movimento do joelho no plano frontal e diminuição da adução do quadril durante a fase de apoio na corrida. Houve também diminuição da diferença na rotação interna do joelho no início e no meio da fase de apoio. Não houve diferença do movimento de translação do quadril no plano frontal. Os fatores biomecânicos etiológicos de lesão nos corredores ainda são objeto de discussão entre os clínicos e pesquisadores, porém esse estudo, ainda que com amostra limitada, demonstra a possibilidade de diminuir esses fatores e minimizar os efeitos da biomecânica inadequada na prática da corrida com o uso da palmilha de suporte medial.

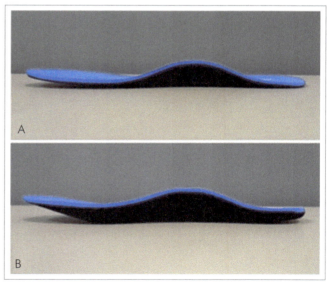

Figura 22.28 Controle (A). Palmilha com elevação da borda medial 7 graus (B).
Fonte: Acervo da autoria.

Dor cervical

Alguns estudos[31] demonstram alterações espaço-temporais da marcha em pacientes com cervicalgia crônica. Menor velocidade e comprimento de passo quando comparado a indivíduos saudáveis.[32] O contato inicial do calcâneo no chão gera uma força de reação do solo que, por sua vez, conduz uma onda de choque que reverbera através das articulações de todo o corpo e pode ser visível até a região frontal da cabeça. A absorção das ondas de choque geradas a partir do contato inicial no solo depende da saúde dos tecidos (cartilagem, ossos e tecidos moles), e as estratégias adotadas pelos doentes com cervicalgia crônica podem ser protetoras reativas da força reacional perante a dor e possíveis lesões teciduais. A marcha do paciente com cervicalgia pode ser um dor fatores perpetuantes da dor crônica cervical. Kirmizi et al. (2019)[33] avaliou o efeito da utilização de palmilhas de amortecimento planas em 21 pacientes com dor crônica cervical (maior que 3 meses) sem sintomas neurológicos nos parâmetros espaçotemporais da marcha e na gravidade de dor. Foram realizados testes de 10 m de caminhada na velocidade natural do paciente e na velocidade máxima da caminhada. Foram aplicados os testes de funcionalidade cervical (neck disability index), análise de vídeo dos parâmetros da marcha, análise da pressão plantar, escala visual analógica (EVA) e análise estatística. Foram observadas mudanças nos parâmetros da marcha (velocidade e comprimento) no grupo de pacientes com dor e não no grupo saudável. Houve redução significativa da pressão plantar e da força de reação do solo relacionada a melhora da dor cervical nessa população com as palmilhas amortecedoras. Provavelmente a utilização da palmilha diminuiu a força de reação do solo e a reverberação das ondas de choque reativas ao contato, segundo os autores.

Dor crônica nos membros inferiores

A dor crônica nos membros inferiores pode estar relacionada a uma série de eventos neuromusculoesqueléticos, incluindo fraqueza da musculatura do quadril, degenerações articulares, restrição de mobilidade articular e fatores biomecânicos como a hiperpronação. A pronação excessiva parece estar relacionada ao desenvolvimento e perpetuação de lesões e dores nos pés, pernas, joelhos e quadril. Fraqueza muscular dos músculos intrínsecos e extrínsecos dos pés, diminuição da atividade eletromiográfica do tibial anterior e fibular longo, diminuição da estabilidade, assim como sobrecarga por repetição podem ser causas da pronação excessiva dos pés. Um estudo clínico cego[34] randomizado investigou a eficácia de exercícios e da utilização de palmilhas no movimento de pronação excessiva e na dor crônica dos pés com follow-up de 4 e 12 meses. Oitenta indivíduos com idade média de 43 anos e média de sintomatologia de dor nos pés de 7,3 anos que preenchiam os critérios de avaliação foram randomizados em 4 grupos: grupo 1 (G1) (intervenção clássica por meio de panfleto explicativo), G2 (palmilhas de EVA customizadas com apoio da borda medial), G3 (exercícios), G4 (exercícios + palmilha). Os exercícios em todos os grupos eram realizados 2 vezes por semana por 30 minutos no período de 3 meses (12 semanas, 24 sessões) com acompanhamento de um fisioterapeuta. Eram indicadas tarefas para fazer em casa e os exercícios eram padronizados, porém com pequenos ajustes individuais, baseados na dor crônica dos pés e na pronação excessiva. Os exercícios eram específicos de fortalecimento, estabilidade, equilíbrio, amplitude de movimento. Os diagnósticos mais comuns nos pacientes foram periostite "canelite", insuficiência do tibial posterior, esporão do calcâneo e dor no mediopé. Na avaliação de 4 meses e de 12 meses houve redução significativa da dor em todos os grupos, não havendo diferença significativa entre eles. A correlação entre as alterações biomecânicas encontradas e a dor foi apenas fraca.

Dor lombar

As lombalgias crônicas são classificadas como inespecíficas em sua maioria, e a relação entre a dor lombar e a utilização de palmilhas ainda permanece discutível na literatura. Novos estudos de melhor qualidade e rigor científico têm surgido nos últimos anos, porém o nível de evidência ainda é baixo. A absorção do impacto, a correção dos apoios plantares, a diminuição da pronação excessiva, a rotação interna da tíbia e ajustes neuromusculares foram propostos como possíveis mecanismos de ação para melhora da lombalgia com a utilização das palmilhas, entretanto a relação ainda é controversa, e escolher a melhor palmilha para o paciente ainda é um desafio. Na prática clínica observamos dores lombares com maior ou menor componente biomecânico associado, e, quando avaliamos as alterações biomecânicas, devemos ponderar a relação biomecânica – dor e lesão.

Chutter el. 2014[35] avaliou 5 estudos de palmilhas na dor lombar e encontrou uma tendência a resultados positivos do uso da órtese em relação ao grupo controle. Dentre eles, o estudo com melhor resultado positivo dessa revisão analisou uma população específica, aparentemente mais homogênea, que tinha uma pronação excessiva na avaliação estática. Almeida et al. (2009)[36] encontraram que ambas as palmilhas (customizadas e pré-fabricadas) melhoraram a dor lombar em trabalhadoras mulheres que desempenham suas tarefas essencialmente em pé, porém nesse estudo não houve grupo controle. Shabat et al. (2005)[37] investigou uma população de pacientes que trabalhavam caminhando longas distâncias; houve diferença significativa (30%) entre os grupos de palmilhas reais e placebo, levando os autores a indicar o uso das palmilha para pacientes que exercem atividades que exijam postura em pé e caminhadas de longa distância. Os mesmos autores sofreram críticas em seu trabalho pela falta de randomização e outras variáveis. Cambron et al. (2011)[38] avaliou a utilização das palmilhas na biomecânica e na dor lombar comparadas aos pacientes na lista de espera sem tratamento em um período de 6 semanas, e houve redução significativa na melhora de padrões biomecânicos e na intensidade de dor, porém não diferença no período de 12 semanas de intervenção. Portanto, a associação de órteses plantares no tratamento de indivíduos com dor lombar deve ser mais bem estudada para obtermos dados claros de suas indicações.

22.6 Tipos de calçados

A utilização de calçados e órteses plantares podem influenciar diretamente na função biomecânica, na marcha e na corrida, como descrito anteriormente. É comum na história dos doentes com dor crônica o relato de já terem recebido indicações e informações de profissionais de outras áreas, vendedores de lojas de calçados ou crenças oriundas de propagandas de televisão a respeito de qual o melhor calçado para determinada modalidade esportiva ou para cada indivíduo. Há também o hábito de separar em indivíduos pronadores ou supinadores sem critério de avaliação específica para tal indicação,[39] inclusive em trabalhos científicos.

Há também uma forte influência de alguns artigos e estudos que defendem a corrida e a marcha descalça como uma forma mais saudável de se locomover. A ideia de correr descalço não encontrou suporte científico suficiente para se sustentar como ideal no dia a dia; o paciente tem de estar adaptado para essa exposição. Um estudo feito por Daniel E. Lieberman, da Universidade de Harvard (2010), mostrou que corredores quenianos que correm descalços pisam de maneira mais suave na frente do pé, gerando quase zero impacto. Correr descalço gera menor impacto no pé por desenvolver um estilo diferente, diminuindo o pico de pressão.

Os corredores que pisam com o antepé evitam o chamado impacto transiente, isto é, uma rápida, alta e transitória força de colisão alguns milésimos de segundos depois do impacto com o pé no chão.[40]

A força de impacto pode ir de 1,5 até 3 vezes o peso do corpo da pessoa, a depender da velocidade em que ela se encontra, e pode durar até 50 milissegundos.

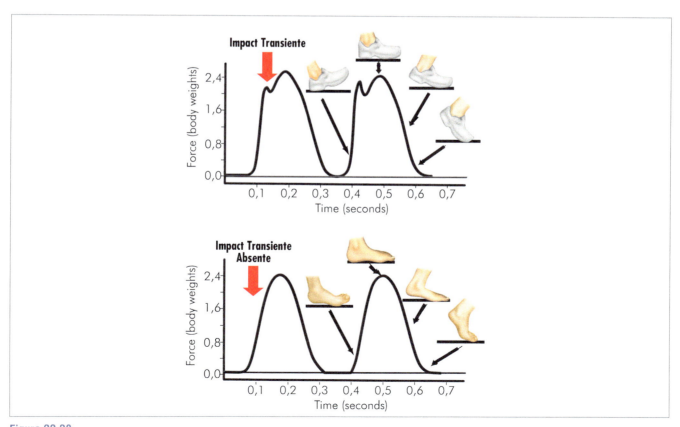

Figura 22.29
Fonte: Adaptada de Benton et al.[41]

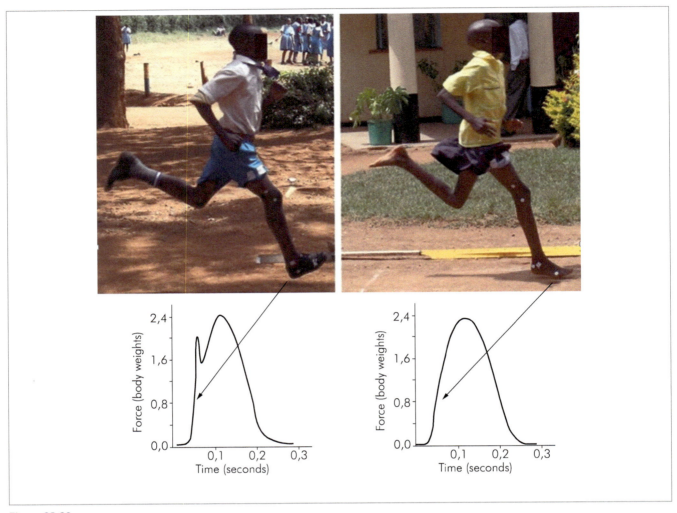

Figura 22.30
Fonte: Adaptada de Benton et al.[41]

Correr descalço ou usar tênis minimalista não diminui a prevalência de lesão. Quanto maior o *drop* do calçado, maior o pico de impacto no retropé.

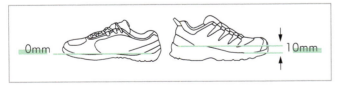

Figura 22.31
Fonte: Tread lightly.[42]

O tipo de calçado modifica nossas estratégias e dinâmica de movimento, e sempre será individualizado. Em corredores, o risco de lesão e seus mecanismos parecem ser específicos para cada caso. Independentemente do uso do calçado e tipo de pisada é possível se adaptar a diferentes condições de solo. Não há evidências suficientes para recomendar um tipo especifico de contato com o solo e nem quanto à utilização de algum tipo de calçado para prevenção de lesão. Qual o melhor calçado/tênis? Não existe essa resposta; é uma questão individual, e temos de considerar diversas variáveis, como conforto, patologia, biomecânica etc. A prescrição de calçado é, portanto, limitada, e o conforto é fundamental.[43]

A melhor maneira de prevenção de lesão é a utilização dos nossos amortecedores "naturais", os músculos, principalmente os músculos intrínsecos do pé, o que levou à denominação *footcore*, uma rede de músculos que fornecem sustentação e absorção de impacto para todo o organismo, além dos músculos extrínsecos do pé e demais segmentos dos membros inferiores, que atuam para permitir que tenhamos um bom rendimento mecânico durante a corrida e a marcha.

22.6 Conclusão

A utilização das palmilhas em pacientes com diversas condições dolorosas, apesar de muito disseminada na prática clínica de ortopedistas, fisiatras e fisioterapeutas, permanece em evolução de conhecimento na literatura científica. A indicação precisa da palmilha envolve uma série de variáveis (conhecimento técnico, teorias, material, patologia, biomecânica etc.) que permeiam o raciocínio clínico. É importante salientar que, do ponto de vista fisiopatológico, dor não significa lesão, nem alteração biomecânica apenas. Considerar o modelo biopsicossocial na avaliação e intervenção para a utilização das palmilhas se faz extremamente necessário para obtenção de melhores resultados terapêuticos. A falta de critérios bem estabelecidos na literatura atualmente faz com que escolas de palmilhas antigas e recentes espalhadas pelo mundo construam crenças e hábitos de indicação que devem ser analisados com cuidado. Evitar as receitas prontas generalizando a utilização é contra os critérios essenciais de avaliação da fisioterapia e tende ao fracasso terapêutico. Personalizar a indicação parece ser um caminho melhor para essa prática.

Bibliografia

1. Available: https://wwww.reh4mat.com/en/orc/history-of-the-orthotic-devices/.

2. Bricot B. Posturologia clínica. São Paulo: Cies Brasil/Ícone; 2010.

3. Valenti V. Las plantalgias. In: Ortesis del pie. Madrid: Panamericana; 1979.

4. Available: http://www.caionery.med.br/arquivos/livros/ortopedia_traumatologia.pdf.

5. Machado S. O efeito da palmilha proprioceptiva na marcha de crianças com hemiplegia espástica por paralisia cerebral [Dissertação]. Porto: Faculdade de Ciências do Desporto e Educação Física da Universidade do Porto, 2005.

6. Stone AA, Broderick JE. Obesity and pain are associated in the United States. Obesity 2012.

7. Broderick JE, DeWitt EM, Rothrock N, Crane PK, Forrest CB. Advances in Patient-Reported Outcomes: The Nih Promis(®) Measures Collection 2013.

8. Chan G, Chen CT. Musculoskeletal effects of obesity. Curr Opin Pediatr. 2009;21(1):65-70.

9. Pinto ALS, Holanda PMB, Radu AS, Villares MF, Lima FR. Musculoskeletal findings in obese children. J Pediatr Child Health. 2006;42:341-4.

10. Bihari V, Kasavachandran C, Pangtey BS, Srivastava AK, Manthur N. Muskuloskeletal pain and its associated risk factors in residents on National Capital Region. Indian J Occup Environ Med. 2011;15(2):59-63.

11. Hills AP, Henning EM, Byrne NM, Steele JR. The biomechanics of adiposity: structural and functional limitations of obesity and implications for movement. The International Association for the of Obesity. Obesity Reviews. 2002;35-43.

12. Ferreira EI. Efeitos da palmilha na redução da dor musculoesquelética, das Alterações posturais e dos picos de pressão plantar em obesos. Dissertação [mestrado]. Available: https://www.univille.edu.br/community/mestrado_saude_meio_ambiente/VirtualDisk.html/downloadDirect/435904.

13. Rannisto S, Okuloff A, Uitti J, Paananen M, Rannisto P-H, Malmivaara A, et al. Correction of leg-length discrepancy among meat cutters with low back pain: a randomized controlled trial. BMC Musculoskeletal Disorders. 2019; 20(1).

14. Hatton AL, Gane EM, Maharaj JN, Burns J, Paton J, Kerr G, et al. Textured shoe insoles to improve balance performance in adults with diabetic peripheral neuropathy: study protocol for a randomised controlled trial. BMJ Open. 2019;9(7):e026240.

15. De Morais Barbosa C, Barros Bértolo M. Zonzini Gaino J, Davitt M, Sachetto Z, de Paiva Magalhães E. The effect of flat and textured insoles on the balance of primary care elderly people: a randomized controlled clinical trial. Clinical Interventions in Aging. 2018;13:277-84.

16. Ma CZ-H, Wong DW-C, Wan AH-P, Lee WC-C. Effects of orthopedic insoles on static balance of older adults wearing thick socks. Prosthetics and Orthotics International. 2018;42(3):357-62.

17. Tefertiller C, et al. Efficacy of rehabilitation robotics for walking training in neurological disorders: a review. J Rehabil Res Dev. 2011;48(4):387-416. ISSN 0748-7711.

18. Janssen I, Heymsfield SB, Ross R. Low relative skeletal muscle mass (sarcopenia) in older persons is associated with functional impairment and physical disability. Journal of the American Geriatrics Society. 2002;50(5):889-96. ISSN 1532-5415.

19. Budiman-Mak E, Conrad K, Roach KE. The foot function index: a measure of foot pain and disability. J Clin Epidemiol. 1991;44:561-70.

20. Stéfani KC, Pereira Filho MV, Oliveira PR, Wun PYL. Translation, cultural adaptation and validation of the foot function index – revised (FFI-R). Acta Ortopédica Brasileira. 2017;25(5):188-93.

21. Orlin MN, McPoil TG. Plantar pressure assessment. Physical Therapy. 2000;80(4):399-409.

22. Chen W-M, Lee S-J, Lee PVS. Plantar pressure relief under the metatarsal heads: therapeutic insole design using three-dimensional finite element model of the foot. Journal of Biomechanics. 2015;48(4):659-65.

23. Ferreira LAB, Cimolin V, Neto HP, Grecco LAC, Lazzari RD, Dumont AJL, et al. Effect of postural insoles on gait pattern in individuals with hemiparesis: a randomized controlled clinical trial. Journal of Bodywork and Movement Therapies. 2018;22(3):792-7.

24. Ferreira LAB, Neto HP, Grecco LCA, et al. Effect of ankle-foot orthosis on gait velocity and cadence of stroke patients: a systematic review. J Phys Ther Sci. 2013;25:1503e1508.

25. Losa Iglesias ME, Becerro de Bengoa Vallejo R, Palacios Peña D. Impact of soft and hard insole density on postural stability in older adults. Geriatric Nursing. 2012;33(4):264-71.

26. Xu R, Wang Z, Ma T, Ren Z, Jin H. Effect of 3D printing individualized ankle-foot orthosis on plantar biomechanics and pain in patients with plantar fasciitis: a randomized controlled trial. Medical Science Monitor. 2019;25:1392-400.

27. Hsieh R-L, Lee W-C. Clinical effects of lateral wedge arch support insoles in knee osteoarthritis. Medicine. 2016;95(27):e3952.

28. Xing F, Lu B, Kuang M, Wang Y, Zhao Y, Zhao J, et al. A systematic review and meta-analysis into the effect of lateral wedge arch support insoles for reducing knee joint load in patients with medial knee osteoarthritis. Medicine. 2017;96(24):e7168.

29. Ferreira V, Simões R, Gonçalves RS, Machado L, Roriz P. The optimal degree of lateral wedge insoles for reducing knee joint load: a systematic review and meta-analysis. Archives of Physiotherapy. 2019;9(1).

30. Braga UM, Mendonça LD, Mascarenhas RO, Alves COA, Filho RGT, Resende RA. Effects of medially wedged insoles on the biomechanics of the lower limbs of runners with excessive foot pronation and foot varus alignment. Gait & Posture. 2019.

31. Uthaikhup S, Sunkarat S, Khamsaen K, Meeyan K, Treleaven J, The effects of head movement and walking speed on gait parameters in patients with chronic neck pain. Man Ther. 2014;19(2):137-41.

32. Falla D, Gizzi L, Parsa H, Dieterich A, Petzke F. People with chronic neck pain walk with a stiffer spine. J Orthop Sports Phys Ther. 2017;47(4):268-77.

33. Kirmizi M, Simsek IE, Elvan A, Akcali O, Angin S. Investigation of the effects of flat cushioning insole on gait parameters in individual with chronic neck pain. Acta of Bioengeneering and Biomechanichs. 2019;21(2):135-40.

34. Andreasen J, Mølgaard CM, Christensen M, Kaalund S, Lundbye-Christensen S, Simonsen O, et al. Exercise therapy and custom-made insoles are effective in patients with excessive pronation and chronic foot pain: a randomized controlled trial. The Foot. 2013;23(1):22-8.

35. Chuter V, Spink M, Searle A, Ho A, The effectiveness of shoe insoles for the prevention and treatment of low back pain: a systematic review and meta-analysis of randomised controlled trials. BMC Musculoskelet Disord. 2014;15:140.

36. Almeida J Carvalho Filho G, Pastre C, Padovani C, Martins R. Comparison of plantar pressure and musculoskeletal symptoms with the use of custom and prefabricated insoles in the work environment. Revista Brasileira de Fisioterapia. 2009;13:542-8.

37. Shabat S, Gefen T, Nyska M, Folman Y, Gepstein R. The effect of insoles on the incidence and severity of low back pain among workers whose job involves long-distance walking. Eur Spine J. 2005;14:546-50.

38. Cambron JA, Duarte M, Dexheimer J, Solecki T. Shoe orthotics for the treatment of chronic low back pain: a randomized controlled pilot study. J Manipulative Physiol Ther. 2011;34:254-60.

39. Sobhani S, van den Heuvel E, Bredeweg S, Kluitenberg B, Postema K, Hijmans JM, et al. Effect of rocker shoes on plantar pressure pattern in healthy female runners. Gait & Posture. 2014;39(3):920-5.

40. Wolthon A, Nielsen RO, Willy RW, Taylor-Haas JA, Paquette MR. Running shoes, pronation, and injuries: do beliefs of injury risk factors among running shoe salespersons and physiotherapy students align with current aetiology frameworks? Footwear Science. 2020;1-11.

41. Lieberman DE, Venkadesan M, Werbel WA, Daoud AI, D'Andrea S, Davis IS, et al. Foot strike patterns and collision forces in habitually barefoot versus shod runners. Nature. 2010;463(7280):531-5.

42. Tread lightly: form, footwear, and the quest for injury-free running (livro).

43. Nigg B, Baltich J, Hoerzer S, Enders H. Running shoes and running injuries: mythbusting and a proposal for two new paradigms: "preferred movement path" and "comfort filter." British Journal of Sports Medicine. 2015;49(20):1290-4.

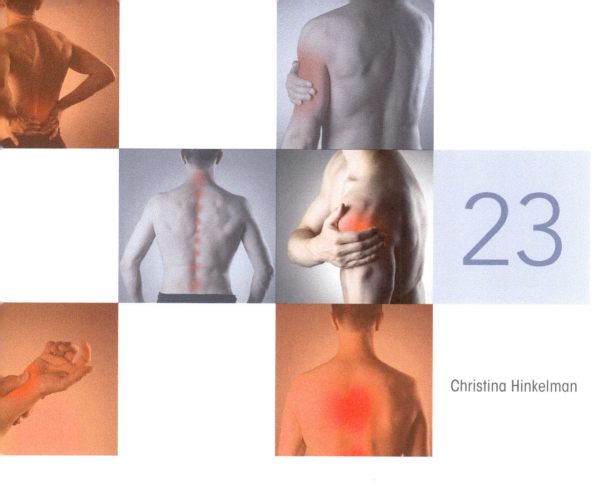

Christina Hinkelman

ESTIMULAÇÃO SENSITIVA DA PELE NA DOR CRÔNICA

23.1 Breve histórico

A massagem é uma das formas mais antigas de terapia, um recurso de estimulação sensorial dos mais primitivos e intuitivos. A quantidade e a qualidade de estímulos sensoriais que podemos perceber no toque das mãos em contato com o corpo é grande: a pressão do toque, a vibração, o calor de uma mão quente ou fria, a direção, o volume, a textura da mão, se esse toque traz alívio ou dor etc. Todos esses estímulos sensoriais são elementos que contribuem para a manutenção da imagem corporal, e estão no contato das mãos do terapeuta com seu paciente.

A palavra "massagem" vem do grego "*Masséin*", que significa amassar, friccionar. A história da massagem é muito antiga, tanto quanto a história da civilização. Muitos estudos arqueológicos indicam que já na pré-história o homem promovia o seu bem-estar e se protegia das lesões por meio das fricções no corpo. Há comprovações da prática da massagem no livro sagrado dos hindus *Os Vedas*, de 1500-1300 a.C., mas os primeiros a reconhecer as propriedades curativas da massagem foram os chineses, que possuem a literatura mais antiga de que se tem notícia, o texto de Nei Ching, de 2800 a.C.[1,2]

Na antiga Grécia e Roma, desde cerca de 300 a.C., há referências também do uso da massagem. Os gregos davam importância à forma física, aos esportes e à beleza do corpo, e utilizavam a massagem em seus atletas antes e depois dos esportes, associada aos banhos quentes.[1,2]

Hipócrates, o pai da medicina, utilizou as propriedades terapêuticas da massagem para tratamentos, e associava o uso de ervas medicinais diluídas em óleo para tratar algumas patologias. Asclepíades, médico grego, teve uma grande influência no desenvolvimento da massagem, pois recomendava a hidroterapia, os exercícios físicos e as técnicas de fricção. Galeno (129-199 d.C.) apresentou classificações com detalhes e descreveu as técnicas no que se refere à qualidade (pressão e direção) e à quantidade (frequência) com que massagens deveriam ser realizadas.[1,2]

Anos depois, na Idade Média, a massagem foi praticamente banida como prática clínica pela influência da igreja, que a via com olhar pecaminoso, de cunho sexual. Esse fato, porém, não aconteceu no Oriente: os chineses conseguiram preservar suas técnicas de terapias corporais, e inclusive muitas dessas técnicas são usadas no mundo ocidental até hoje.[1,2]

A retomada da prática da massagem como recurso terapêutico ganhou novamente força no século XVI, com Ambroise Paré, cirurgião militar francês, revolucionário personagem da história da medicina, apesar de não ter sido médico. Foi líder em técnicas cirúrgicas, projetou membros protéticos, documentou a dor experimentada por amputados e ainda fez sua contribuição no desenvolvimento de manobras de massagem, para auxiliar os membros lesionados dos soldados.[2,3]

Nos três séculos que se seguiram, a massoterapia se espalhou por outros países, tendo como contribuinte mais notável o sueco Pehr Henrik Ling (1776-1839), ginasta e esgrimista, fundador da massagem sueca e da educação física moderna. Ling e seus discípulos Branting, Georgii e De Ron pesquisaram estilos de massagens antigas, como as dos romanos e chineses, e estudaram a relação de intensidade e velocidade, e seu efeito no organismo. No Brasil, a massagem sueca ficou conhecida como massagem clássica.[2,4]

A partir de 1900, a prática iniciou-se nos EUA, com a influência do médico Douglas Grahm,[5] autor do artigo "Massage and movements in hemiplegia" (1901), que relata a experiência com a massagem nos casos de paralisia e hemiplegia, indicações e contraindicações e os benefícios da massagem para esses pacientes.

Nos 50 anos que se seguiram, os ingleses Mennel e Cyriax utilizaram uma forma específica de massagem com fricção profunda. Cyriax, ortopedista que defendia o tratamento conservador para tratar as lesões musculares, utilizava massagem e mobilizações.[6]

Na década de 1940, os métodos de reabilitação neurológica despontam no cenário terapêutico, valorizando a prática da estimulação sensorial. Dentre eles: o conceito neuroevolutivo Bobath,[7,8] uma das técnicas mais utilizadas para tratamento de pacientes neurológicos; o método de facilitação neuromuscular proprioceptiva, ou método Kabat,[9] também bastante conhecido e utilizado, inclusive na fisioterapia ortopédica; e o método Rood,[10] que aparece nos anos 1950. Esses métodos inovaram ao reconhecer que o SNC é um órgão extremamente plástico, capaz de aprender e responder a estímulos inibitórios e a padrões de movimento que interferem no movimento funcional, utilizando para isso diversas ferramentas e estratégias de estimulação da sensibilidade.

23.2 Estimulação sensorial na dor crônica

Estimular vem do latim *stimulare*, que significa aumentar ou ativar as funções de um órgão, ativar as sensações, o sensível, o que é percebido pelo sistema.

O sistema sensorial é responsável pela percepção e pelo processamento dos estímulos oriundos do ambiente e também do interior do corpo, e é formado por receptores e terminações nervosas dos neurônios sensoriais, que transmitem os impulsos do corpo para o cérebro. As células sensoriais são encontradas no corpo, e nos órgãos do sentido, como olfato, paladar, tato, visão e audição.[11]

Os receptores do sistema somático estão em todos os órgãos ou tecidos corporais, sobretudo na superfície cutânea. Eles são classificados de acordo com a localização, o que define a natureza do estímulo que os ativa. Com base nesse critério, distinguem-se três categorias de receptores: exteroceptores, proprioceptores e interoceptores. Estão distribuídos nos tecidos de origem ectodérmica (pele), mesodérmica (articulações, tendões e músculos) e endodérmicas (vísceras).[11]

A sensação do tato inclui a vibração e a pressão. Os receptores são células epiteliais modificadas, que se classificam como mecanorreceptores, respondem a estímulos de deformação mecânica e estão localizadas nos corpúsculos de Meissner (encontrados na transição da derme com a epiderme), que são receptores de tato e pressão; nos corpúsculos de Paccini (encontrados na derme, periósteo, peritônio e diversas vísceras), que são responsáveis pela sensibilidade vibratória; e nos discos de Merkel (encontrados na epiderme da pele glabra, ou provida de pelos), que são responsáveis pelo processamento do tato e da pressão contínua.[11]

As informações sensoriais cutâneas que incluem os nociceptores estão localizadas nas terminações nervosas livres na pele, sensíveis a estímulos que lesam os tecidos ou os colocam em risco.[11]

Existem diferentes formas de aplicação da estimulação sensorial, que pode ser realizada por meio de massagem, percussão, escovação, estimulação térmica (quente e frio) e da eletroestimulação nervosa transcutânea (TENS). Existem evidências do uso da estimulação sensorial como recurso para promover a reabilitação em processos cognitivos (demência),[12] AVC (acidente vascular cerebral),[13] SDRC[14] (síndrome de dor regional complexa).

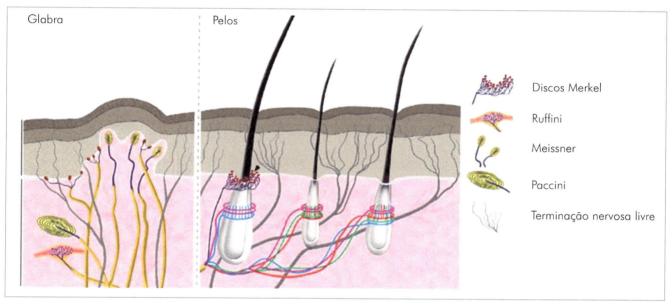

Figura 23.1 A organização dos mecanorreceptores na pele.
Fonte: Adaptado de Cuhadar U Autoantibodies produce pain in complex regional pain syndrome by sensitizing nociceptors. Thesis submitted for the degree Doctor of Philsophy King's College London 2015-2019 (Figure 1-4).

23.3 Abordagens da fisioterapia

23.3.1 TENS – eletroestimulação nervosa transcutânea

A teoria mais comumente usada para justificar o uso da TENS é a teoria da interação sensorial, entretanto existe uma segunda teoria de estimulação dos aferentes de grande diâmetro, em que a estimulação com TENS tem a função de inibir as respostas de fibras nociceptivas no corno dorsal. Estudos recentes propõem que as diferentes frequências produzem analgesia através de diferentes receptores e neurotransmissores.[15]

Registros do nervo mediano em seres humanos indicam que a estimulação de alta frequência na intensidade sensorial (100 Hz a 3 vezes o limiar sensorial) ativa fibras aferentes AB de grande diâmetro, e, igualmente, que a TENS de baixa frequência (4 Hz), em uma intensidade máxima tolerável, ativa fibras aferentes AB, enquanto a ativação das fibras A-delta ocorre apenas acima da intensidade máxima tolerável.[15] A eletroestimulação da TENS diminui a dor e a hiperalgesia por meio da ativação das fibras aferentes cutâneas, porém estudos com animais forneceram dados da utilização da TENS em tecidos profundos, em articulações, onde a intensidade deve ser suficiente para ativar as fibras aferentes de grande diâmetro.

23.3.2 TENS nos processos de DA (doença de Alzheimer)

A estimulação somatossensorial por meio da TENS tem sido aplicada em pacientes com DA em várias experiências controladas. A disfunção do sistema colinérgico de neurotransmissores é uma característica da DA. Os primeiros estudos consideram a morte celular no núcleo basal de Meynert a causa do nível de diminuição de acetilcolina. No entanto, apenas uma pequena porção de células no NBM é realmente perdida na DA, e o número reduzido observado de marcadores colinérgicos é devido à atrofia do NBM, e não à perda de células. Swaab defendeu que as estratégias terapêuticas na DA, poderiam ser direcionadas para a estimulação de neurônios a fim de ativar o metabolismo e possivelmente reativar neurônios prejudicados.[12]

Técnicas de estimulação sensorial com luz brilhante (sistema sensorial visual) e estimulação tátil (sistema somatossensorial) produziram efeitos positivos em várias funções cerebrais em pacientes com comprometimento cognitivo leve e demência. Em outro estudo foram encontradas melhorias na memória, fluência verbal, comportamento afetivo e nas AVDs.[12]

A melhora dos sintomas ocorreu em pacientes com DA leve. Quando a DA é mais grave, os benefícios da plasticidade tornam-se menos certos.[12]

- **Método Kabat:** iniciado na década de 1940 pelo médico e neurofisiologista Herman Kabat, que utilizou os princípios de Sherrington de inibição recíproca mediada pelo fuso muscular; um músculo relaxa quando seu antagonista contrai, permitindo que exista um movimento em torno de uma articulação. A FNP utiliza a realimentação sensorial como importante ferramenta para melhorar o desempenho motor de pacientes com disfunções neurológicas, pois através do contato manual estimula os receptores cutâneos e de pressão, melhorando a qualidade do gesto motor. Os modelos atuais de aprendizagem motora consideram a realimentação sensorial fundamental para o processo de construção do movimento funcional.[8,9,16]

- **Método Rood:** o método de reabilitação neurológica, que teve início no anos 1950 com Margaret Rood, fisioterapeuta, é baseado na utilização de estímulos sensoriais que promovem uma resposta motora que facilita as mudanças no tônus. Com estratégias de estimulação termogênica, *tapping* e também técnicas de escovação como instrumento de estimulação sensorial para ativação muscular, Rood propôs utilizar diversas texturas para alcançar a ativação de forma ágil. Deve-se realizar o estímulo no sentido da ativação muscular. O gelo deve ser aplicado nos antagonistas que estão hipertônicos, fazendo ocorrer um relaxamento por meio da inibição, facilitando assim o movimento.[10,17]

- **Método Bobath:** o casal Karel e Berta Bobath – ele neuropediatra, ela fisioterapeuta – desenvolveu um método de reabilitação neurológica para crianças com paralisia cerebral. O início de sua utilização foi baseado em pesquisas neurológicas e fundamentado em técnicas de inibição/facilitação/estimulação, que foram desenvolvidas e podem ser adaptadas a qualquer tipo de paciente. O objetivo da abordagem é inibir os padrões da atividade reflexa anormal e facilitar padrões motores mais normais como preparação para um aumento da variabilidade de habilidades funcionais.[8] A técnica Bobath envolve o controle de pontos-chave e as técnicas de estimulação tátil proprioceptiva. Dentre essas técnicas, o *tapping* é uma forma de estimulação com pequenas batidas dos dedos (indicador e médio) nos segmentos corporais. Essas pequenas batidas desencadeiam uma estimulação tátil e proprioceptiva, ou uma cocontração, que é a contração dos músculos antagonistas, agonistas e sinergistas, que possibilitam o movimento com estabilidade. Muito utilizado em pacientes hipotônicos, aplica-se o *tapping* com ritmo mais rápido quando se percebem as primeiras contrações e um esboço de manutenção do membro. Progressivamente, então, a velocidade dos estímulos diminui. Existem quatro tipos de *tapping*: inibição, pressão, deslizamento e alternado.[7,8]

23.4 Bases fisiológicas e neurofisiológicas da estimulação sensitiva

A partir dos anos 1980, várias pesquisas evidenciaram em seus estudos que o cérebro é um órgão que possui uma incrível plasticidade, diferentemente das características que se atribuíam a ele – um órgão fechado e estagnado. Vários pesquisadores vêm associando também as relações entre representação cortical e estimulação tátil.

A partir do pioneiro trabalho de Merzenich et al. (1984), os primeiros resultados sobre a plasticidade do córtex somatossensorial adulto foram revelados em muitos estudos, por meio do experimento de estimulação tátil em macacos adultos que tiveram seus dígitos amputados, gerando uma invasão de áreas adjacentes na zona de representação cortical dos dedos desaferentados. Em todos os macacos estudados, as representações de dígitos adjacentes expandiram-se topograficamente para ocupar a maioria ou todos os territórios corticais que anteriormente representavam o dígito amputado, e em contrapartida houve uma diminuição nas áreas do campo receptivo. Esse estudo de Merzanich trouxe comprovações robustas de que alterações de dados aferentes levam a uma reorganização de mapas sensoriais significativos.[18]

Em outro de estudo de Sterr et al. (1998) com leitores cegos estudantes de Braille, a entrada tátil apresentava diferenças de discriminação sensorial importantes que eram resultado dessa habilidade tátil, adquirida por uma estimulação repetitiva, gerando uma organização diferenciada das representações somatossensitivas cutânea nos dedos.[19] Concluiu-se que a leitura em Braille é uma tarefa bem potente, capaz de induzir a reorganização do córtex somatossensorial. Outro exemplo de estudo de aumento da representação cortical está em dígitos de violonistas profissionais, que dedilham mais as cordas do violão.[19]

Os achados clínicos acima são explicados pela teoria hebbiana, ou teoria de Hebb.[20]

Godde et al. (1996) introduziram um padrão de estimulação tátil de associação periférica em que a característica principal do modelo era por estimulação tátil periférica associativa, por várias horas e simultânea, vinda de campos receptivos separados na pele, resultando em uma coativação sincronizada do tipo hebbiana,[15] dos respectivos aferentes neurais e neurônios corticais. Essa coativação duradoura provavelmente induz a plasticidade cerebral em termos de características da resposta neural e topografia cortical.[20,21]

Os autores revelaram que alterações corticais que foram induzidas estavam associadas a alterações nas habilidades perceptíveis táteis, comparáveis àquelas que ocorrem após modelos ativos de aprendizado perceptivo. Desde então muitos estudos que usaram diferentes intervenções de estimulação tátil revelaram evidências de que o padrão espaçotemporal e a frequência dos protocolos de estimulação tátil determinaram a plasticidade cortical somatossensorial em termos de excitabilidade neural, topografia cortical e desempenho tátil.[21]

A vantagem da aplicação dos estímulos táteis é que não são invasivos, podendo ser realizados em casa, no consultório e também ser autoaplicáveis. Importante enfatizar que os resultados dos efeitos baseados em estímulos táteis variam entre estudos e que parte dessa variabilidade depende de parâmetros de estimulação, incluindo a duração e a quantidade administrada.[21]

A distorção da representação topográfica cortical (homúnculo de Penfiled) está envolvida com anormalidades corticais semelhantes às observadas na síndrome de dor complexa regional, na dor fantasma e no AVC. A SDCR é um distúrbio doloroso e debilitante que ocorre depois de trauma com lesão do nervo periférico ou, às vezes, espontaneamente. A condição causa mudanças periféricas e centrais, e a causa é desconhecida.[22]

Uma nova abordagem para o tratamento de pacientes com SDCR foi sequenciada por Moseley a partir de outros trabalhos, dentre eles o precursor da terapia de espelho, o neurocientista indiano Ramachandran. Essa utilização de imagem motoras pode favorecer a normalização dos mapas implícitos do corpo, ativando-os sem ativar a matriz da dor.[19] O programa consiste em três estágios progressivos com o objetivo de "treinar o cérebro para reconhecer, imaginar e mover melhor o membro afetado".[22]

É importante repensar a prática clínica do tratamento da dor crônica, pois precisamos construir estratégias para tratarmos dores complexas, com terapias que estimulem a reorganização cortical, que tem muita influência na dor, a partir de um olhar amplificado para as questões das representações corticais e seus efeitos na imagem corporal e na dor. Um lembrete crescente é o de que a representação no cérebro deve ser considerada em todos os pacientes.[22]

23.5 Da teoria das comportas da dor à neuromatriz

A teoria das comportas foi formulada para fornecer um mecanismo para codificar o componente nociceptivo da entrada sensorial cutânea. Melzack e Wall sugeriram um sistema de controle de portas que modula a entrada sensorial da pele, antes que evoque a percepção e a resposta à dor.[23] Entretanto, essa teoria foi substituída pela compreensão da interação sensorial, na qual vários mecanismos interagem entre si para formar a atual teoria da neuromatriz. A teoria da neuromatriz nos afasta do conceito cartesiano de dor como uma sensação produzida por lesão tecidual, inflamação ou outra patologia que lesione os tecidos. A teoria da neuromatriz nos direciona ao conceito de dor como uma experiência multidimensional provocada por inúmeras influências internas do corpo e de outros arcos do cérebro.[24]

Uma série de processos cognitivos, incluindo atenção, depressão, ansiedade, experiências anteriores da dor e influências culturais, pode induzir a percepção de dor e a resposta para uma experiência dolorosa. Acredita-se que esses aspectos individuais da expressão da dor sejam mediados pelos centros mais altos do córtex. Segundo Prentice,[25] esses processos podem influenciar a sensação discriminativa e as dimensões afetivas e motivacionais da dor.

23.6 Imagem corporal distorcida

"De uma perspectiva sensório-motora, a imagem corporal se refere aos mapas implícitos que codificam a posição, o movimento, características antropométricas do corpo que são a base dos comandos motores."[26]

A manutenção da imagem corporal é feita pelas constantes e contínuas informações visuais, proprioceptivas e táteis, podendo ser modulada por fatores psicossociais, memória e crenças.[26]

O corpo físico está representado em todo o SNC, mas os mais estudados na representação do corpo físico são os córtices primário (S1) e secundário (S2) e o motor primário (M1). A atividade em S1 e S2 é muito importante para a consciência corporal, e S1 e M1 estão funcionalmente ligados. Os neurônios de S1 e S2 são áreas de representação da dor, que estão divididas por duas redes neurais que discriminam a dor (córtex singular e ínsula, áreas predominantemente anteriores), e da dimensão afetiva da dor (lobo pré-frontal ventral, amígdala, hipocampo e hipocampo adjacente). Os córtices de S1 e M1 são as representações mais precisas do corpo, pois controlam e executam o movimento.[26]

A imagem corporal pode ser distorcida em pessoas com dor crônica, especialmente na dor fantasma, SDCR e dor na coluna.[26] Quanto à dor fantasma, aproximadamente 80% dos amputados apresentam dor fantasma nos membros, e a grande maioria descreve a dor como moderada ou grave. Há relatos de que 40% dos amputados têm dor nos membros fantasmas; a dor, em vez de comprometimento, torna-os completamente incapacitados.[26,27]

Supôs-se que a distorção da imagem corporal estaria relacionada com a privação de aferência sensorial e que a dor seria resultado da lesão neural. Entretanto, na SDCR 1 a entrada sensorial parece totalmente intacta, e os pacientes descrevem o membro como aumentado. Quando solicitados a escolher uma fotografia que represente os dois membros, o afetado e o oposto, os pacientes selecionam uma foto com uma imagem aproximadamente 106% maior que seu tamanho original, ou seja, relatam também distorção na forma, sem contar que muitos pacientes não conseguem descrever a posição do membro sem a pista visual.[26,27]

Pacientes com dor crônica na coluna vertebral relatam dificuldade em sentir a região dorsal. A dor lombar crônica pode ser vista como uma forma de comportamento aprendido da dor. Acidentes graves ou sobrecarga relacionada ao estresse podem ser o resultado de como inconscientemente restringimos nossos movimentos.[28]

Alguns autores sugerem que a abordagem da fisioterapia que trata de dores na coluna vertebral de causas desconhecidas deveria mudar de métodos sintomáticos para métodos que preconizem o resgate da função. A eficácia das estratégias terapêuticas seria a de levar o paciente a perceber, na primeira pessoa, seus sentidos proprioceptivos e sinestésicos.[29,30]

Para mudar, primeiro é preciso sentir. O sistema de aprendizagem sensório-motor, no método Feldenkrais,[31] por exemplo, diz que os indivíduos agem de acordo com sua autoimagem. Isso implica que a capacidade de sentir ou imaginar nosso corpo em movimento é crucial para a construção do gesto.[28]

23.7 Agentes térmicos na modulação da dor

Os agentes térmicos são conhecidos por aliviar a dor e a inflamação. O aumento da taxa de disparo dos termorreceptores no tecido cutâneo pode bloquear a entrada da aferição nociceptiva do corno dorsal.[32]

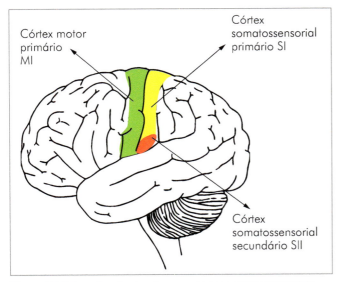

Figura 23.2 Localização das áreas corticais somatossensoriais primária (SI), secundária (SII) e córtex motor primário.
Fonte:

A aplicação do calor promove relaxamento, diminuindo a tensão extrafusal e a atividade aferente do fuso muscular. Igualmente, o frio aplicado em tempo suficiente pode promover a diminuição das taxas de disparo do fuso muscular, diminuindo a sensibilidade do fuso aos estímulos. A aplicação do frio também aumenta o limiar de estimulação dos nociceptores, o que pode reduzir a transmissão da entrada nociceptiva para o corno dorsal da medula. A ação hemodinâmica dos agentes térmicos tem o efeito de minimizar indiretamente a dor.[32]

23.8 Recursos de estimulação sensorial na dor crônica

Ao longo deste capítulo foram sendo descritas algumas estratégias de estimulação sensorial que são utilizadas no tratamento da dor crônica (grated motor imagery – GMI,[22] método Feldenkrais,[31] agentes térmicos,[32] TENS[15]). Dada a importância da estimulação sensorial, não somente como um recurso da analgesia, mas como estratégia que abrange as questões da distorção da imagem corporal, discriminação da lateralidade, do imobilismo que gera diminuição das amplitudes articulares, e a dor persistente, como resultante de todas as variáveis descritas acima, uma estratégia de estimulação sensorial que vem sendo utilizada na fisioterapia, e sobretudo no tratamento da dor crônica, é a estimulação da pele com o uso da escova.

A escassez de referências sobre o tema faz com que esse estudo seja construído por correlações de técnicas de estimulação sensorial, que se assemelham do ponto de vista fisiológico à estimulação sensorial da escovação.

Como ferramenta para essa estratégia, utilizamos a escova, utensílio confeccionado com cerdas, pêlos, fibras de plástico ou outros filamentos usados para diferentes fins: limpeza, lustrar superfícies, escovar roupas, etc. Existem vários tipos de textura (mais macias, mais duras, de fibras naturais), e a escolha da textura da escova dependerá do objetivo a ser trabalhado.

É um recurso simples, de baixo custo, não invasivo e que pode ser aplicado pelo terapeuta ou autoaplicado.

O método Rood,[10] como vimos no início do capítulo, foi o primeiro método neurológico descrito na literatura que fez uso da escovação para promover a estimulação sensorial com o objetivo de modificar os padrões motores, ativando o movimento e as respostas posturais do paciente. O método utiliza a escovação com efeito para estimular a ativação muscular, por meio da escovação rápida.

No AVC, a escovação é uma estratégia utilizada para estimular padrões motores normais, tanto na fase flácida quanto na fase espástica, para adequação do tônus e ganho de movimento funcional.[33]

Um exemplo de uso da técnica de escovação é na sequela frequente em pacientes que sofreram AVC do pé em pantiflexão (pé equino), causado principalmente pela relação desigual entre dorsiflexores e os flexores plantares. Esses desequilíbrios tornam a marcha inviável. Para ganhar/ativar movimento de dorsiflexão plantar, podemos estimular o tibial anterior, escovando no sentido da ação muscular, de distal para proximal.[33,34]

Importante ressaltar que, quando referimos ativação muscular com a escovação, é uma forma de estimular, incentivar a excitabilidade dos tecidos muscular e nervoso, por meio de um estímulo sensorial. "Em uma magnitude suficiente, qualquer estímulo, seja elétrico, mecânico, químico, térmico ou hormonal, pode causar a despolarização ao alterar a permeabilidade celular, resultando em um potencial de ação."[34]

23.9 Possíveis efeitos fisiológicos da escovação na dor crônica

A fricção da escova na superfície da pele ativa os receptores cutâneos, levando ao aumento do calor local e, como consequência, ao aumento do fluxo sanguíneo local. Esse aumento do fluxo pode remover mediadores químicos conhecidos por ativar ou sensibilizar nociceptores, podendo, portanto, ativar vias inibitórias, diminuindo a entrada no corno dorsal espinhal, e como consequência trazendo alívio da dor.[35]

A escovação é utilizada na dessensibilização, em muitos casos, de amputados que necessitam dessensibilizar o coto, com o objetivo de adequação sensorial para a colocação da prótese. Quando reintroduzimos a estimulação tátil, o paciente pode reabilitar a entrada somatossensorial no corno dorsal ou corticalmente, podendo impedir o desenvolvimento de vias permanentes de dor no SNC.[36]

A reintrodução da entrada tátil normal pode restaurar a inibição aferente da dor com as fibras de grande diâmetro, que foi eliminada pelo contato tátil restrito.[36]

A escovação é feita com diferentes texturas, inicialmente com escovas mais suaves, chegando depois às texturas mais ásperas. Esses estímulos sensoriais realizados na pele irão sensibilizar os receptores das vias aferentes sensitivas, visando à adequação da sensibilidade local.[36]

Na dor fantasma, a distorção da imagem gera muita dor, e a escovação se mostra como mais uma possibilidade de estimulação sensorial, que atuará no fornecimento de informações táteis, contribuindo com a atualização dos mapas sensoriais corticais.[26]

A imagem corporal é abastecida constantemente de aferências táteis, proprioceptivas e visuais. A escovação pode favorecer esse fornecimento sensorial e proprioceptivo como forma de estimular os *inputs* sensoriais nos córtices somatossensoriais.[26]

Uma importante contribuição no momento da estimulação tátil é a atenção ao toque da escova e olhar a pele sendo estimulada, o que aumenta a resposta do córtex. Além disso, o estímulo torna-se mais efetivo associado a um objetivo comportamental, por exemplo, pedir ao paciente para identificar os estímulos e o local a ser estimulado.[37]

Na SDCR, a técnica de dessensibilização[36] com a escova torna-se um coadjuvante necessário, em razão dos vários sintomas que a SDCR apresenta, entre eles a hiperalgesia e a alodinia, atuando assim para melhorar a aferência sensorial dessas sensações, que estão exacerbadas. A dessensibilização é essencial para restaurar o uso funcional do membro, combinada a tarefas motoras que levam a uma diminuição da dor.

Importante ressaltar que a ansiedade e o medo relacionados são fortes preditores de incapacidade para pessoas com várias condições crônicas. Essas condições podem levar a um ciclo vicioso de dor, podendo desenvolver evasão ou hipervigilância. Uma abordagem para combater a prevenção do medo é realizar uma exposição gradual ao estímulo temido.[38] Portanto, uma sugestão em pacientes com processos de alodinia, hiperalgesia, amputados e dor crônica é iniciar a escovação pelo lado contralateral à dor.

23.10 Ritmo, frequência, intensidade e direção

- **Ritmo:** movimento regular e periódico no curso de qualquer processo; cadência.

- **Frequência:** grandeza física que indica o número de ocorrências de um evento em determinado intervalo de tempo.

- **Intensidade:** mede a variação de fluxo de energia no tempo.

Na prática clínica, o que determina as três variáveis acima diz respeito a como levar a estimulação sensorial, para que o paciente possa se beneficiar da entrada sensorial.

Na ativação muscular, o ritmo deve ser contínuo, com breves intervalos, nos quais a escova perde e retoma o contato com a pele intermitentemente. Como no exemplo da ativação do tibial anterior do paciente pós-AVC, em que a direção do movimento é de distal a proximal, no sentido da contração do músculo, a frequência será determinada juntamente à intensidade, considerando até que a escova cause uma leve hiperemia cutânea.

Na dessensibilização,[36] o ritmo também será contínuo, com intervalos em que a escova perde contato com a pele, porém a frequência e a intensidade não levarão a hiperemia cutânea.

Na dessensibilização não há uma regra fixa da direção da escovação, apenas uma preconização de se escovar de proximal para distal, na direção da fibra muscular. Já na ativação muscular, a direção da escova é no sentido da ação muscular.

Há outra possibilidade de trabalhar a escovação, que é pela vibração (com uma escova de cerdas mais duras), principalmente nas regiões articulares, (punho, articulação tibiotalar, articulação temporomandibular) e nos ossos do crânio (base de occipital, osso temporal).

Estudos anteriores mostraram que a estimulação vibratória é um procedimento eficaz no alívio da dor em pacientes com dor orofacial aguda ou crônica, pois a vibração reduz a dor de origem musculoesquelética. Foi proposto que a atividade em fibras sensoriais de grande diâmetro interaja com a condução de impulsos nas vias da dor, trazendo alívio desta.[39]

Vários estudos demonstram que os mecanorreceptores cutâneos superficiais e profundos são sensíveis à estimulação vibratória. Entre os receptores estão os corpúsculos de Paccini e as terminações primárias do fuso muscular.[39]

23.11 A escovação da pele

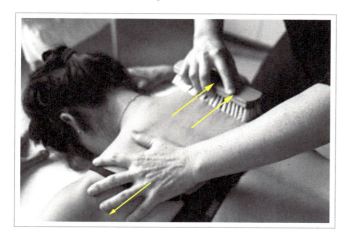

Figura 23.3 Romboides/trapézio.
Fonte: Acervo da autoria.

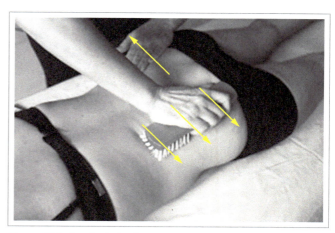

Figura 23.6 Quadrado lombar.
Fonte: Acervo da autoria.

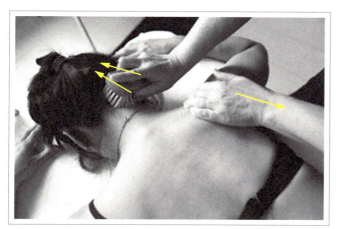

Figura 23.4 Levantador da escápula/trapézio superior/suboccipitais.
Fonte: Acervo da autoria.

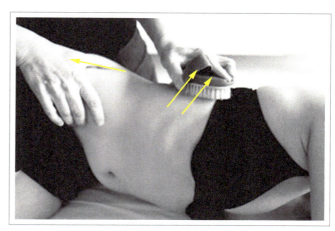

Figura 23.7 Costelas.
Fonte: Acervo da autoria.

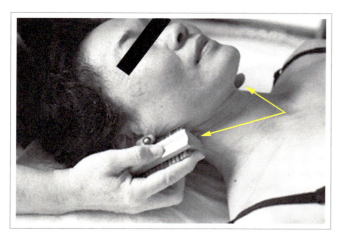

Figura 23.5 Esternocleidomastóideo.
Fonte: Acervo da autoria.

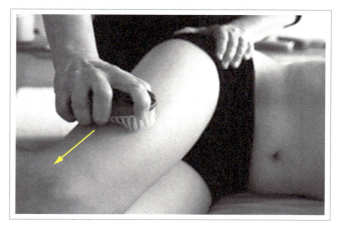

Figura 23.8 Tratoiliotibial.
Fonte: Acervo da autoria.

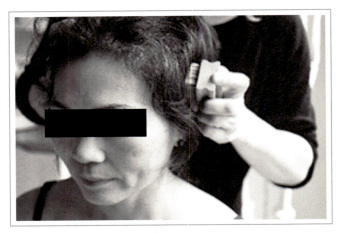

Figura 23.9 Vibração/temporal.
Fonte: Acervo da autoria.

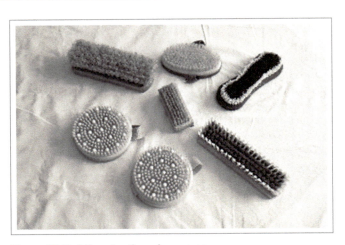

Figura 23.11 Diferentes tipos de escovas
Fonte: Acervo da autoria.

23.12 Contraindicações da escovação

A escovação não é indicada quando há qualquer lesão do tecido cutâneo e na doença vascular periférica.

23.13 Considerações finais

A escovação na pele pode ser um recurso terapêutico importante no tratamento da dor crônica. A sintomatologia que acompanha e que sobretudo traduz quadros crônicos de dor está diretamente relacionada com a ausência, ou pobre aferência sensorial, que são consequências de comportamentos aprendidos da dor, que geram mapas sensoriais mal adaptados e que perpetuam o quadro doloroso. É uma estratégia que deve ser considerada em adição a outras já testadas e validadas na literatura científica.

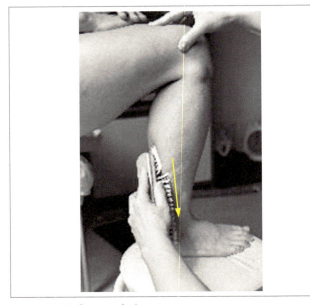

Figura 23.10 Gastrocnêmio.
Fonte: Acervo da autoria.

Bibliografia

1. Cesana J. Massagem e educação física: perspectivas curriculares. Revista, Mackenzie de Ed. Física e Esporte. 2004;3(3);97.
2. Ursolino CMC. A massagem e suas aplicações no desporto. Monografia apresentada para Obtenção de Título de Bacharel em Ed. Física pela Faculdade de Educação Física da Universidade Estadual de Campinas, 2003 nov. p.11-4.
3. Kaur A, Guan Y. Phantom limb pain: a literature review. Chinese Journal of Traumatology. 2018 Dec;21:366-8.
4. Quin G. The rise of massage and medical gymnastics in London and Paris before the First World War. Institute of Sport Science, 2017, p.206-9.
5. Graham D. Massage and movements in hemiplegia. Boston Medical and Surgical Journal. 1901 Dec.
6. Smith J, Russel A. Manual therapy: the history current, and future role in the treatment of pain. The Scientific World Journal. 2007(7):109-20.
7. Bobath B, Bobath K. Desenvolvimento motor nos diferentes tipos de paralisia cerebral. Manole; 1989.
8. Duarte MP, Rabello LM. Conceito neuroevolutivo Bobath e a facilitação neuromuscular proprioceptiva como forma de tratamento para crianças com encefalopatia crônica não progressiva na infância. Revista Científica da Faculdade de Educação e do Meio Ambiente. 2015 Jan;6(1):14-26.

9. Reichel HS. Método Kabat: facilitação neuromuscular proprioceptiva. Ed. Premier; 1998.

10. Rood M. Neurophysiological reactions as a basis for physical therapy, 1954 Sep, v.34, p.444-9

11. Curi R, Procópio J. Fisiologia básica. Rio de Janeiro: Guanabara Koogan; 2009. p.182-225.

12. Dijk KRA, Scheltens P, Luijpen MW, Sergeant JA, Scherder EJA. Peripheral electrical stimulation in Alzheimer's disease, dementia and geriatric cognitive disorders, 2005;19:361-8.

13. Pompeu JE, Pompeu SM, Iotti F, Castro GA, Lucareli RG, Fukuda TY. O efeito da eletroestimulação transcutânea na espasticidade pós-acidente cerebral vascular. Revista de Neurociência. 2014;22(3):418-24.

14. Kilinç M, Livanelioglu A, Yildirim AS, Tan ET. Effects of transcutaneous eletrical nerve stimulation in patients with peripheral and central neuropathic pain. Journal Rebabil Med. 2014;(46):454-66.

15. Sluka KA, Walsh D. Transcutaneous eletrical nerve stimulation and interferential therapy. In: Sluka KA, ed. Mechanisms and management of pain for the physical therapist. Seatle, WA: IASP Press. 2009. p.171-4.

16. Carvalho KR, Cabral RMC, Gomes DAS, Tavares AB. O método Kabat no tratamento fisioterapêutico da doença de Alzheimer. Revista Kairós. 2008 Dec;11(2):181-95.

17. Metcalfe AB, Lawes N. A modern interpretation of rood approach. Phys Ther. 1998;3:195-212.

18. Merzenich MM, Nelson RJ, Stryker MP, Cynader MS, Schoppmann A, Zook JM. Somatosensory cortical map changes following digit amputation in adult monkeys. J Comp Neurol.1984;224(4):591-605.

19. Sterr A, Muller MM, Elbert T, Rockstroh B, Pante C, Taub, E. Perceptual correlates of changes in cortical representatation of fingers in blind multifinger Braille readers. J Neurosci. 1998;18(11):4417-23.

20. Almeida-Filho DG, Lopes-dos Santos V, Vasconcelos NA, Miranda JGV, Tort AB, Ribeiro S. Investigation of Hebbian phase sequences as assembly graphs. Frontiers in Neural Circuits. 2014 Apr;8:34 (ISSN: 1662-5110).

21. Leseman FHP, Reuter EM, Godde B. Tactile stimulation interventions: influence of stimulation parameters on sensorimotor behavior and neurophysiological correlates in healthy and clinical samples. Neuroscience and Biobehavioral Reviews. 2015 Jan;126-37.

22. Moseley GL, Butler DS, Beames TB, Giles TJ. The graded motor imagery handbook. 2012 Aug.

23. Melzack R, Wall PD. Pain mechanisms: a new theory. Science. 1965 Nov;150:971-9.

24. Melzack R. Phanthom limbs and the concept of a neuromatrix. Trends Neurosci. 1990;(13):88-92.

25. Prentice WE. Therapeutic modalities in sports medicine. 4ª ed. New York: WCB Mcgraw-Hill. 1999;p.26-283.

26. Lotze M, Moseley GL. Role of distorced body image in pain current rheumatology reports. 2007;9:488-96.

27. Moseley GL. Distorced body image in complex regional pain syndrome type 1. Neurology. 2005;65:773.

28. Schon-Ohlsson CUM, Willén, JAG, Johnels EA. Sensory motor learning in patients with chronic low back pain. Lippincot Williams & Wilkins. 2005(30):509-16.

29. Waddell G. Low back pain: a twentieth century health care enigma. Spine. 1996;21:2820-5.

30. Jette AM. Outcomes research: shifting the dominant research paradigm in physical therapy. Phys Ther. 1995;75:965-70.

31. Buchana PA, Ulrich BD. The Feldenkrais method: a dynamic approach to changing motor behavior. Res O Exerc Sports. 2001;72:315-23.

32. Fedorczyk J. The role of physical agents in modulating pain. Journal of Hand Therapy. 1997;10:110-21.

33. Nunes LCBG. Efeitos da eletroestimulação neuromuscular no músculo tibial anterior de pacientes hemiparéticos espásticos. Dissertação [Mestrado] – Faculdade de Engenharia Elétrica e de Computação, Campinas, 2004.

34. Starkey C. Recursos terapêuticos em fisioterapia. 4ª ed. Manole; 2017. p. 254-9.

35. Sluka KA, Milosavljevic S. Manual therapy. In: Sluka KA, ed. Mechanisms and management of pain for the physical therapist. Seatle, WA: IASP Press. 2009; p.205-13.

36. Allen RJ, Hulten JM. Effects of tactile desensitization on allodynia and somatosensation in a patient with quadralateral complex regional pain syndrome. Neuro Rep. 2001;25:132-3.

37. Moseley LG, Wiech K. The effect of tactile discrimination training is enhanced when patients watch the reflected image of their unaffected limb during training. IASP. 2009;144:314-9.

38. Pollad C. Physiotherapy management of complex regional pain syndrome. New Zealand Journal of Physiotherapy, 41(2):65-72.

39. Lunderberg T, Nordemar R, Ottson D. Pain alleviation by vibratory stimulation. Elsevier Science Publishers. 1984(20):25-44.

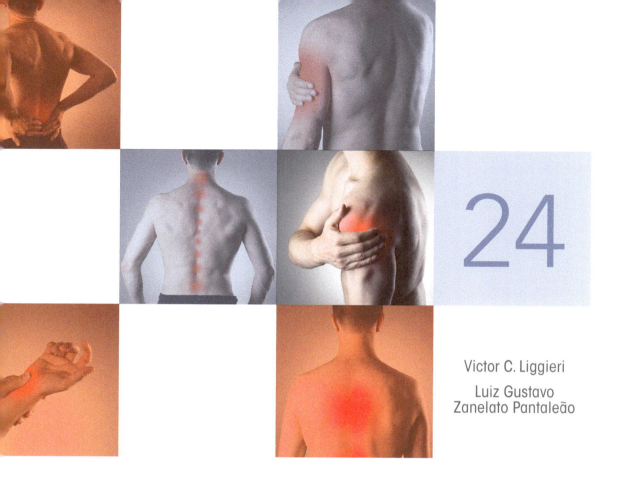

24

Victor C. Liggieri
Luiz Gustavo Zanelato Pantaleão

A RE-INTEGRAÇÃO FUNCIONAL NA DOR CRÔNICA

Ultimately, we are in the behaviour change game
Lorimer Moseley

24.1 Introdução

A fisioterapia e as técnicas corporais, das escolas de terapia pelo movimento e postura (incluindo as escolas de educação somática e terapias manuais) se tornaram referências no tratamento de dores musculoesqueléticas para os profissionais da área e pela população em geral. Historicamente, estas escolas, foram desenvolvidas ao longo dos anos por profissionais que influenciaram o pensamento da formação na área de reabilitação (graduação e pós graduação), classicamente divididas em 3 grandes áreas de especialização (ortopédica, neurológica e respiratória) e diversos métodos (RPG[1], Bobath[2], método Schroth[3], entre outros) foram desenvolvidos para auxiliar no tratamento das afecções musculoesqueléticas, nas disfunções posturais e nos distúrbios do movimento, ou seja, não foram desenvolvidas exclusivamente para tratar a dor crônica como entidade nosológica *per se*. Foram propostas diferentes teorias e mecanismos de ação para as diversas modalidades terapêuticas, em sua maioria, justificadas, pelo seus criadores e "seguidores" dos métodos, através do mecanismos cinesiopatológicos, onde a "correção" dos fatores mecânicos, seria suficiente para justificar a melhora ou a piora da sintomatologia dos doentes[4]. Além dos fatores mecânicos, algumas técnicas também elaboraram justificativas pautadas em mecanismos de ação periféricos do sistema nervoso e sua relação com o tecido muscular para explicar a melhora funcional dos doentes[5]. Apesar dos mecanismos de ação propostos não terem sido completamente testados e validados do ponto de vista científico, as diferentes técnicas e todo arsenal de conhecimento biomecânico e funcional explorados por estes métodos foram ao longo dos anos se tornando as principais ferramentas de atuação para os profissionais da área no Brasil e no mundo.

Os mecanismos biomecânicos que causam e perpetuam as dores crônicas (descritos em diferentes capítulos desta obra) devem ser considerados na clínica individualmente e as terapêuticas que visam intervir nas questões biomecânicas não devem ser utilizadas "cegamente" pelo profissional em todos os doentes. O conhecimento das bases, princípios e aplicabilidade de cada técnica terapêutica deve ser analisada individualmente para sua utilização apropriada após avaliação do doente, da dor e sua multidimensionalidade.

O desenvolvimento de estudos de neurociência da dor e do movimento (cap.03), o entendimento das ações integradas entre o sistema nervoso central (SNC), o indivíduo e o ambiente e a fraca relação nexo causal entre lesão e dor (cap. 02) nos permitiu amplificar a visão sobre as terapias propostas, além de permitir um novo olhar sobre a relação terapeuta-paciente na abordagem do paciente com dor crônica.[6,7] Na clínica de dor, observamos um espectro de doentes com dores crônicas que parecem apresentar maior ou menor componente cinesiopatológico ou psicossocial e que devem ser considerados na clínica de maneira personalizada, o que chamamos de N=1. A fragmentação da profissão em subáreas (fisioterapia neurológica, ortopédica, etc..) pode confundir a visão do clinico frente aos doentes com dores crônicas, onde a integração do conhecimento se torna necessária para melhor abordagem dentro do processo terapêutico.

Considerar o modelo biopsicossocial exposto ao longo deste livro é integrar o conhecimento das terapias, da dor, das habilidades de comunicação e das estratégias cognitivas que influenciam os fatores psicossociais do doente, com o objetivo de facilitar a reintegração do indivíduo em seu meio e promover mudanças comportamentais no estilo de vida.

Todas as terapias físicas, incluindo as técnicas de movimento, são potencialmente capazes de produzir efeitos antinociceptivos e analgésicos através de diferentes vias de atuação desde processos metabólicos à modificações plásticas do neuroeixo (cap. Dor e Atividade Física).[8,9] Em contraste, as mesmas terapias também podem estimular a nocicepção e potencialmente induzir dor e medo no indivíduo.[10] Estamos diante do paradoxo e do desafio da implementação terapêutica de exercícios que visam aliviar a dor (analgesia), reduzir a sensibilização central (modulação dos sistemas endógenos) e produzir mudanças comportamentais, relacionadas as alterações cognitivo-comportamentais (cinesiofobia, catastofização, etc..) presente nos doentes.[10]

Entender a indicação e a contraindicação das diferentes intervenções (terapias físicas e exercícios) e estratégias, assim como os melhores tipos de exercícios nas diferentes afecções dolorosas que permeiam o doente com dor crônica permanece um desafio na literatura e na prática clinica e parece depender de fatores como o tipo de dor do doente, o diagnóstico cinesiopatológico, o tipo de terapia (passiva e ativa) , tipo de movimento (desafio biomecânico), intensidade, frequência e duração do estímulo (periodização dos exercícios) e a relação estabelecida entre a dor, o movimento e os aspectos comportamentais assim como os exercícios e o perfil psicológico do doente.

A modulação medular, o controle nociceptivo inibitório descendente (serotonina, noradrenalina, dopamina), a liberação de opióides endógenos e mais recentemente o papel das células da glia na modulação da função motora e dor, têm sido estudados como possíveis mecanismos de ação analgésica do movimento em doentes com dor crônica.[8,9,11] Além destes mecanismos, mudanças comportamentais relacionadas a prática de exercícios (diminuição de medo, ansiedade, de catastrofização e aumento da auto eficácia) e mudanças funcionais e estruturais do cérebro parecem contribuir para o desfecho dor e funcionalidade [12,13,14].

Neste contexto, os exercícios se tornam ferramentas de modulação do sistema nervoso periférico e sistema nervoso central no tratamento da dor crônica.

As evidências apontam para as terapias ativas (exercícios) como a ferramenta mais importante no desfecho dor, incapacidade funcional e saúde mental a médio e longo prazo em diversas afecções dolorosas incluindo as lombalgias crônicas.[15] O exercício se torna o "remédio" do reabilitador por suas ações modulatórias e analgésicas do SNC e não apenas por gerar efeitos específicos de adaptações nos tecidos.[16]

Em uma revisão sistemática[17] (Cochrane) sobre a utilização de exercícios na dor crônica, bem como a segurança de sua indicação foram incluídos trabalhos com diversas condições álgicas crônicas, como, artrite reumatoide, osteoartrite, fibromialgia, dor lombar, dor cervical e dor patelofemoral e que exploraram inúmeras e variadas intervenções, desde atividades aeróbicas, fortalecimento, flexibilidade, programas de treinamento do core e de equilíbrio, ioga, Pilates e tai chi. Os resultados, de forma geral apresentam uma tendência positiva, porém, o nível de qualidade dos estudos foi ainda considerado baixo devido ao número de participantes, tempo de duração do tratamento e falta de *follow up*. Os efeitos adversos são raramente relatados pela grande maioria dos autores dos trabalhos, o que dificulta a interpretação dos resultados, e não condizem com a realidade da clínica de dor, onde os doentes, habitualmente, já foram submetidos à técnicas de movimento e de reabilitação e apresentaram piora da sintomatologia.[17] Outras revisões também encontraram resultados ainda controversos que distanciam a teoria da prática clínica em termos de resultados consistentes na melhora da dor e qualidade de vida do doente.[18,19] Assim como as medicações possuem seus efeitos adversos, as terapias passivas (terapias manuais e recursos de eletrotermofototerapia) e as terapias pelo movimento também podem exacerbar sintomas, promover lesão e amplificar a dor se não forem estudadas no aspecto amplo de dor e movimento e suas inter-relações.[20] As contraindicações absolutas e relativas de exercícios são bem fundamentadas na cardiologia e na medicina esportiva, assim como a interação dos exercícios com os efeitos das diferentes medicações. Na dor crônica ainda há poucos estudos nesse sentido.

Owen et al. 2021 em uma metanálise sobre intervenções de exercícios na dor lombar crônica não específica, analisou 89 estudos com um total de 5578 doentes e separou em intervenções baseadas em exercícios (tabela 1), grupos controles (nenhuma intervenção) e intervenções passivas ("hands on" e "hands off") e encontrou diferença significativa das terapias ativas quando comparado às terapias passivas nos desfechos dor, incapacidade funcional e saúde mental. Em relação as modalidades de exercícios na terapêutica ativa, ainda não há clareza na literatura mas neste estudo, o Pilates , o treinamento resistido, os exercícios de controle motor/estabilização e os exercícios aeróbicos foram os mais efetivos quando comparado as outras intervenções medidas nos mesmos desfechos.[21]

Tabela 24.1 Intervenções terapêuticas para dor lombar crônica não específica analisadas na metanálise de Owen et al. 2021[21]

Definições de intervenções por exercícios a intervenções passivas.	
Tipo	Definição
Intervenção	
Treinamento de resistência	Treinamento de resistência - Treinamento de exercícios para melhora da força, potência, resistência e tamanho dos músculos.
Estabilização e Controle motor	Estabilização e Controle motor – Exercícios para músculos específicos do tronco para melhorar a coordenação da coluna e da pelve.
Pilates	Exercícios de treinamento que seguem os princípios do método Pilates como centro , concentração , controle , precisão , fluxo e respiração.
Yoga	Treinamento de exercícios que seguem princípios tradicionais do Yoga com ênfase no componente físico da prática.
Mckenzie	Treinamento de exercícios que seguem os princípios tradicionais do método Mckenzie como movimentos passivos da coluna vertebral e posições sustentadas realizadas em direções específicas.
Flexão	Treinamento de exercícios que consiste em movimentos controlados de flexão de coluna apenas.
Aeróbico	Treinamento de exercícios como caminhar, pedalar e corrida em qualquer ritmo para melhora da eficiência e da capacidade do sistema cardiorrespiratório.
Exercícios aquáticos	Treinamento de exercícios realizados na água em qualquer profundidade.
Alongamento	Treinamento de exercícios que inclui o alongamento utilizando diferentes métodos (passivos, estáticos, isométricos, balísticos ou facilitação neuro-proprpioceptiva).

(Continua)

(Continuação)

Definições de intervenções por exercícios a intervenções passivas.	
Tipo	**Definição**
Outros	Treinamento de exercícios que não se encaixam no critérios acima.
Multimodal	Dois ou mais treinamento de exercícios mencionados acima , não considerado multimodal se apenas utilizado para aquecimento.
Controle	
Verdadeiro	Nenhuma intervenção realizada.
Hands on	Terapia manual, quiropraxia, fisioterapia passiva, ostepatia , massagem e acupuntura.
Hands off	Tratamento que inclui orientação geral dada pelo terapeuta, educação em dor e intervenções psicológicas.

Fonte: Elaborado pela autoria.

Os resultados de revisões sistemáticas e metanálises como esta e outras, que compararam a efetividade das intervenções terapêuticas através de exercícios para doentes com dores crônicas não mostram grande diferenças entre si nos tipos de exercícios propostos, mas, há um consenso em relação a melhor efetividade das terapias ativas versus passivas.

Algumas explicações para a falta de diferença entre as modalidades de exercícios podem estar relacionais à superioridade dos mecanismos de ação psicológicos e neurofisiológicos das intervenções de exercícios sobre os mecanismos físicos (ganho de massa muscular, resistência e etc.) e em diferentes aspectos dos estudos relacionados aos mediadores que influenciam o resultado das terapias na prescrição de exercícios (tipo de avaliação do resultado, deficiência na fidelidade dos tratamentos, mecanismos de ação comum e específicos de cada modalidade, fatores não específicos da terapia como a aliança terapêutica). [22,23]

Outras revisões sistemáticas de ensaios clínicos randomizados demostraram que exercícios aeróbicos e os treinamentos de resistência foram mais efetivos do que nenhuma intervenção em melhorar a funcionalidade e dor em doentes fibromiálgicos e osteoartrite de joelhos.[24-27] Apesar da literatura demonstrar superioridade da aplicação terapêutica dos exercícios e do treinamento físico quando comparado a terapias passivas, a forma de aplicação, os tipos de exercícios e a dosagem permanecem um grande desafio para o clínico.

Booth et al 2017 et al. organizou diretrizes gerais para a prescrição de exercícios aeróbicos e resistidos para a dor crônica musculo esquelética.[28]

Tabela 24.2 Recomendações gerais para exercícios aeróbicos e exercícios de resistência utilizando o princípio FITT (frequência, intensidade, tempo e tipo (modalidade)) para dor crônica músculo esquelética.

Exercícios aeróbicos	
Exercícios aeróbicos	Baixa intensidade 40 < 55% da FC max; moderada 55 a 70% da FC max; alta intensidade 70 < 90% da FCmax.
Frequência	> ou igual 2 x por semana: > ou igual a 6 semanas.
Intensidade	Baixa intensidade (8-10 RPE) moderada (11-13 RPE) e alta (14-16 RPE) para objetivos envolvendo maior demanda de trabalho, esportes e atividades recreativas quando tolerada.
Tempo	20-60 min e < 20 min com intolerância a exercícios. Considerar intervalos curtos combinados com outras modalidades de exercícios (ex. 3 x 7 min de caminhada intercalado com treino de resistência).
Modalidade	Modalidades que envolvam exercícios rítmicos e contínuos que envolvam grandes grupos musculares mas não exacerbem os sintomas (caminhada, corrida, natação, dança, etc.).
Progressão	Começar com 8-10 RPE progredindo para 11-13 conforme aumentar a tolerância. RPE > ou igual a 14 para treinamento de alta intensidade. Aumentar a duração antes de aumentar a intensidade (Ex. na esteira, aumentar a duração e a velocidade antes da inclinação).
Exercícios Resistidos	
Exercícios resistidos	baixa intensidade 40 < ou igual a 60 % de 1RM, moderada 60-70% de 1 RM; alta intensidade > ou igual a 70% de 1 RM.
Frequência	2-3 x na semana por > ou igual a 6 semanas.

(Continua)

(Continuação)

	Exercícios Resistidos
Intensidade	baixa (8-10 RPE) ; moderada (11-13 RPE); para demandas de trabalho maior considerar alta intensidade (14-16 RPE).
Tempo	intensidade baixa e moderada 1-2 séries de 15-20 rep reduzidas e adaptadas na presença de intolerância. Para alta intensidade 1 ou 2 series de 8-12 reps.
Modalidades	Exercícios que trabalhem os músculos de partes disfuncionais ou grupos musculares grandes (levantamento de peso, peso livre, exercícios pélvicos, maquinas, bandas elásticas, controle motor, etc.) que não exacerbem os sintomas.
Progressão	Começar com 8-10 RPE progredindo para 11-13 conforme aumentar a tolerância. RPE > ou igual a 14 para alta intensidade. Aumentar repetições antes da carga , começar os exercícios pélvicos com pequenas pausas e altas repetições e aumentar o tempo antes da dificuldade do exercício. Para exercícios funcionais iniciar em um nível especifico do paciente e aumentar a repetição antes da carga.

RPE : Escala de Percepção subjetiva de esforço de Borg (rating of perceived exertion). RM : 1 Repetição máxima.
Fonte: Elaborado pela autoria.

Estas diretrizes servem como guia e orientação para o clinico para a elaboração de um plano baseado nas modalidades propostas e podem ser adaptadas individualmente conforme a necessidade.

Segundo Cook et al. 2015., o entendimento das adaptações teciduais de cada estrutura musculoesquelética é primordial no processo de reabilitação, e, preencher a lacuna entre a capacidade tecidual atual e a capacidade exigida é fundamental.[29] Neste contexto, a reabilitação do doente pode ser entendida como um processo de treinamento físico na presença de lesão e de dor e a compreensão da capacidade dos tecidos (musculo, tendões, articulações) do doente para realizar as atividades do seu dia a dia é fundamental para descobrir o ponto de partida para os exercícios e preencher a lacuna entre a capacidade atual e a capacidade necessária para determinada demanda.[29] (Figura 24.1).

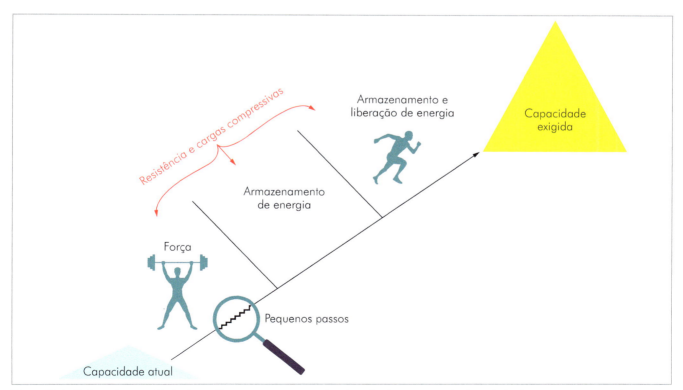

Figura 24.1 Melhora da capacidade do tendão com carga progressiva. Introdução e progressão de resistência e cargas compressivas são fundamentais em cada estágio da reabilitação. O início e o fim da reabilitação é diferente para cada indivíduo.

Fonte: Adaptada de Cook, J. & Docking, S. (2015)."Rehabilitation will increase the capacity of your… insert musculoskeletal tissue here…." "Defining "tissue capacity" a core concept for clinicians British Journal of Sports Medicine, 49(23), 1484–1485.29

Na dor crônica, muitas vezes os fenômenos nociceptivos da dor já não são os mais relevantes do ponto de vista clínico, e os fenômenos de proteção tecidual perante a dor e memorização (sensibilização central) acontecem de forma evidente.[30] A sensibilidade central ou a hiperexcitabilidade do SNC implica em aumento da eficiência sináptica e o desenvolvimento de mais sinapses excitatórias. Tais mecanismos cerebrais são idênticos àqueles vistos no processo de aprendizagem e memória, por exemplo, no hipocampo e, portanto, fazem parte de um mecanismo de adaptação natural do organismo.[30] Os mecanismos potenciais de longa duração no sistema nervoso estão na base para o formação da memória da dor (sensibilização central) e ao mesmo tempo para o aprendizado de novas associações (dor-medo-movimento), novas memórias ou a substituição das antigas.[30]

Os protocolos de exercícios de reabilitação em lesões ortopédicas clássicas raramente são bem-sucedidas para doentes com dor crônica e estudos que preconizam o tratamento com foco na diminuição da síndrome de sensibilização do sistema nervoso central vem sendo realizados. incluindo a prescrição de exercícios, mas ainda sem estruturação adequada e resultados fracos.[31-35]

A deficiência na ativação do sistema analgésico endógeno em muitos doentes com dores crônica aparece como uma barreira comum na prescrição, iniciação e adesão à terapia de exercícios onde, frequentemente, pode haver uma experiência negativa (exacerbação de sintomas).[36] Algumas dicas para minimizar esta situação são fundamentadas em pesquisas clínicas e resumidas na tabela abaixo:

Tabela 24.3 Orientações práticas para a aplicação de exercícios em doentes com disfunção analgésica endógena em pacientes com dor crônica músculo esquelética.

Importante ficar atento as diretrizes aqui descritas na aplicação de exercícios em pacientes com dores crônicas musculo esqueléticas e disfunção analgésica endógena.

- Os exercícios devem ser divertidos e não um fardo.
- Discutir o protocolo de exercícios com o doente ; o exercício deve ir de encontro a necessidade e exigências dele.
- Ter cuidado com exercícios excêntricos.
- Incluir exercícios de regiões corporais não sintomáticas.
- Permitir o aumento da dor durante e logo após a sessão, porém evitar a dor contínua e crescente ao longo do tempo (neste caso modificar o exercício).
- Utilizar o tempo no exercício estabelecendo uma meta adequada.
- Ser conservador ao utilizar metas. Preferir metas mais baixas para garantir estar mais perto das capacidades do corpo do doente.
- Utilizar múltiplos e longos intervalos de recuperação entre os exercícios.
- Monitorar a exacerbação de sintomas especialmente no inicio do tratamento e nas progressões e adoção de atividades físicas.
- Exacerbação pequena de sintomas é normal durante as fases iniciais da terapia de exercícios mas devem parar quando a rotina é estabelecida.
- Não progredir os exercícios em caso de exacerbação dos sintomas.

Fonte: AdaptadadeNijsJo.KosekE.,VanOosterwijckJV.,MeeusM.(2012)DysfunctionalEndogenousAnalgesiainPatientswithChroninPain:ToexerciseouNottoExercise?PainPhysician15,205-214[36]

Diferentes abordagens terapêuticas com influência das terapias da psicologia comportamental e da neurociência vem sendo estudadas para entender a forma mais adequada de intervenção nestes doentes.

Há uma grande corrente de estudos que considera o modelo biopsicossocial e sugere uma abordagem pautada neste modelo. Desde a abordagem comunicativa na entrevista inicial, na condução junto com o doente, no processo de educação em dor, na engajamento e motivação do processo terapêutico, até a inserção e adequação dos exercícios e movimentos propostos e nas mudanças de estilo de vida. [35,37,38]

A combinação da educação do doente e do treinamento do terapeuta (cap. Educação em Dor) nesta abordagem parece mais efetiva do que as terapias que visem apenas a melhora dos tecidos do corpo, sem levar em consideração os aspectos perceptivos, cognitivos e emocionais da dor do doente.[39,40] Seguindo tais preceitos, um dos objetivos importantes das intervenções na dor deve ser de dessensibilização, exposição gradativa e repetitiva a fim de gerar novas memórias substituindo ou dispersando a memória de associação do movimento com a dor. Essa abordagem está ligada à circuitaria neuronal relacionada a amígdala (memória do medo). [30]

Neste contexto as terapêuticas de movimento devem estar relacionadas ao conceito de comportamento motor onde utilizamos o movimento como forma de acesso ao sistema nervoso central a fim de modular respostas, reflexos, emoções e comportamento em geral e não somente ao controle motor de uma determinada região do corpo. O aprendizado motor deve ser compreendido dentro de uma teoria que contemple os aspectos sociais-cognitivos-afetivos e motores do comportamento humano e nas bases da interação indivíduo, ambiente e tarefa (cap. dor e movimento).[41]

24.2 Paciente ortopédico x paciente neurológico

Há na reabilitação um grande interesse em estudar a habilidade do SNC em equilibrar as demandas de determinadas tarefas e a capacidade individual de ir ao encontro dessas demandas. Nas tarefas que envolvem o processamento cognitivo, o equilíbrio de interesse acontece entre o controle automático e o controle executivo central, e as pesquisas tendem a focar em como esse equilíbrio é impactado em casos de lesão.[42] No acidente vascular encefálico (AVE), por exemplo, um indicador forte da marcha saudável pode ser o grau de automatismo identificado por meio de métodos específicos. Após a lesão, as áreas executivas parecem ter maior participação para execução dessa tarefa, e a recuperação pode ser definida como a "habilidade de recuperar a automaticidade durante o movimento".[42]

O mecanismo equilibrado de manter a dor como estado de alerta e não como um indicador permanente de nenhuma lesão específica (sensibilização central) pode ser comparado às mudanças neuroplásticas provenientes de doentes com AVE em termos de dominância de ação. Nesse contexto, a automatização do processo da marcha em doentes neurológicos, por exemplo, pode ser análoga à fisiologia automática do mecanismo de percepção de dor e do cessar dessa percepção após a retirada do estímulo nocivo. A sensibilização central é justamente a forma de desequilíbrio desse sistema e é responsabilidade dos centros superiores especialmente. Em estado normal, e em equilíbrio, o alívio irá na direção do automatismo, a inibição da dor acontece de forma rápida e não exige esforços conscientes. Quando a dor persiste, pode haver a perda desse automatismo ou o automatismo sozinho não será capaz de gerar alívio. O equilíbrio deverá ser reconquistado por meio das funções executivas centrais realizadas pelas mudanças de comportamento e/ou desenvolvimento de habilidades de *coping* (enfrentamento) e terapias do movimento que estimulem tal processo (Figura. 24.2).[43]

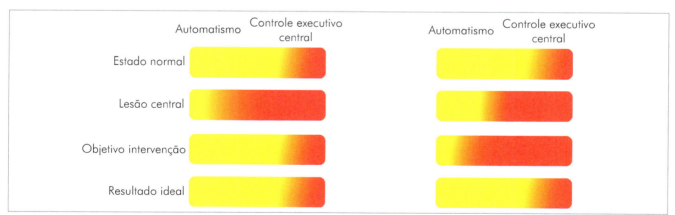

Figura 24.2 O estado normal do sistema nervoso se contempla com o equilíbrio entre a automaticidade (tronco cerebral e medula espinha, representado em amarelo na figura) e o controle das funções executivas (córtex, representado em vermelho). A eficiência e a eficácia da marcha e da modulação da dor em estado fisiológico é dominada por processos automáticos (indicada pela área maior da marca amarela). Esse processo é rápido, em paralelo e exige pouco esforço mesmo quando há aumento da demanda de carga. Após lesão ou mudanças no sistema nervoso central, a marcha da modulação endógena da dor se torna preferencialmente controlada pelas funções executivas superiores (indicadas pela área vermelha). Portanto, o contraste entre as estratégias de intervenção utilizadas é indicada pela diferença na sombra entre AVE e dor crônica. A maior parte do foco na reabilitação da marcha está em reconquistar a automaticidade. A reabilitação da dor crônica frequentemente enfatiza o controle executivo e inclui fatores inibitórios exógenos e não a construção da capacidade endógena. Apesar das diferenças no foco das intervenções e nas estratégias de gerenciamento, o resultado final permanece o mesmo: o retorno do automatismo no controle, demonstrado pela eficiente e eficaz marcha e modulação da dor (indicadas pelas similaridades na sombra entre AVC e dor crônica).

Fonte: Adaptado do artigo de George SZ, Bishop MD. Chronic musculoskeletal pain is a nervous system disorder... Now what? Physical Therapy. 2018;98(4):211.[43]

A analogia proposta entre o comportamento na aquisição da marcha pós-lesão do SNC e os doentes com dor crônica nos faz refletir sobre o papel não modificador da função executiva central das terapias físicas e analgésicas frequentemente utilizadas no tratamento da dor (com menor efetividade quando comparado as terapias ativas), e na importância do comportamento do terapeuta e das intervenções que almejam a modificação dos padrões de comportamento através da aliança terapêutica, do movimento e da mudança do estio de vida.

Os princípios de fisioterapia baseadas no modelo biopsicossocial devem ser levadas em consideração. As técnicas de exercícios devem ser adaptadas para essa realidade e podem ser igualmente utilizadas desde que visem à regularização do movimento associado a dor, à dessensibilização central e desafie o comportamento do doente nos seus aspectos psicossociais. Normalmente este processo está diretamente ligado a experiência e ao conhecimento do profissional que se torna fundamental em não repetir métodos prontos e estabelecer conexões a partir da visão centrada no doente e de suas necessidades individuais.

Ao observar o funcionamento do SNC e os padrões de comportamento motor, sensitivo e emocional (cinesiofobia, especialmente) dos doentes com dor crônica, parece-nos fundamental entender a terapia também como um processo pedagógico do corpo, no qual a educação se faz necessária para alcançar novos padrões de percepção, movimento e emoção. Técnicas de construção do movimento aliadas às técnicas de desconstrução motora (ver descrição das técnicas adiante) podem modificar o estado perceptivo, emocional e biomecânico do indivíduo. As técnicas que visam apenas à "correção biomecânica" são menos importantes e não suficientes como ferramenta de tratamento em doentes crônicos na presença de sensibilização central. Como descrito anteriormente as mudanças periféricas em termos de alinhamento, força, mobilidade e outras sozinhas, não necessariamente irão modificar a percepção e o comportamento do indivíduo em relação a sua dor e ao movimento. Desta maneira, os exercícios se tornam experimentos comportamentais que auxiliam os doentes a reformular crenças e emoções relacionadas a atividade.

24.3 A prática clínica na abordagem Biopsicossocial

Após o diagnóstico e a avaliação dos fatores causais e perpetuantes do ponto de vista biomecânico e comportamental da dor (vide cap de avaliação clínica funcional) , a terapia adequada deve ir ao encontro da necessidade individual do doente. A terapia não deve ser baseada no diagnóstico patológico (dor = lesão) do tecido apenas, mas deve também considerar os fenômenos de sensibilização periférica e central assim como o comportamento da dor presente nos doentes (descrito no capítulo sobre dor e movimento, avaliação clinica funcional e abordagem psicológica da dor). É fundamental para o clinico considerar as evidências acima relatadas em termos de aplicação terapêutica, mas não se apegar a receitas prontas do "paper" mais recente.

É importante salientar a atitude e o comportamento do terapeuta durante o processo de RE-INTEGRAÇÃO do movimento e prescrição dos exercícios. O doente com dor crônica, em função da memória cinesiofóbica, frustrações anteriores com diversos tratamentos conservadores e intervencionistas malsucedidos, muitas vezes se sente amedrontado, inseguro, reativo, desanimado e ansioso com a reabilitação. Os doentes expressam grande necessidade de validação da sua dor antes de seguirem orientações dos terapeutas e se sentirem encorajados a realizarem qualquer tipo de autocuidado. As habilidades comunicativas com o doente, devem ser treinadas com métodos específicos de treinamento de comunicação cognitivo comportamentais.

Garantir a segurança na realização dos exercícios, desmistificar crenças errôneas das terapias através das terapias de exposição aumentando a confiança e a auto eficácia do doente. Utilizar o stress e o desafio psicológico (desafiando expectativas) nos exercícios a fim de facilitar a consolidação de memória, porém não o suficiente para amplificar a sensibilização central (equilíbrio).[44] Gerar uma experiência positiva através do movimento se torna fundamental.[45]

As técnicas e procedimentos de analgesia e a tentativa de "remoção" imediata dos estímulos nociceptivos devem ser entendidas como auxiliares e como instrumentos de facilitação para a reintegração do movimento e reaprendizado da dor. A promessa ilusória de eliminar os sintomas mediante procedimentos isolados ou de alívio imediato devem ser evitadas a fim de prevenir frustrações indevidas e de não reforçar padrão de comportamento passivo perante as terapias. A postura de terapeuta 'mágico" deve ser abandonada pelo profissional e a participação e a motivação do doente são parte fundamentais da sua recuperação integral, sendo assim, o terapeuta deve conseguir criar aliança terapêutica e ampliar suas estratégias para melhorar a adesão do doente.

Compreender o momento de vida do indivíduo e o estágio de relação com a dor em que se apresenta facilita e adequa a postura terapêutica a ser desempenhada pelo profissional que deve integrar abordagem biopsicossocial com o diagnóstico cinesiológico funcional.

Os resultados de ensaios clínicos dão suporte às orientações básicas que serão discriminadas a seguir durante o processo terapêutico. A junção dos conceitos de exposição gradual adotados classicamente por psicólogos, da terapia cognitiva comportamental com os princípios da neurociência da educação em dor e exercícios com foco cognitivo parecem ser uma combinação importante para obter bons resultados terapêuticos. [44]

- Não determinar a aplicação de série e repetição do exercício pela dor e sim pelo tempo.

- Permitir que o doente defina os objetivos do tratamento e utilizar esses objetivos predefinidos para motivá-los.

- Conversar e discutir sobre os medos e desafiar as percepções e crenças sobre as consequências negativas de executar determinado movimento. Aplicar os princípios da exposição gradual se necessário.

- Progredir em direção de exercitar-se sob condições social e psicologicamente estressantes (confronto de crenças não verbal).

Segundo Nijs, o profissional, portanto, deve:

- Ter treinamento em habilidades de compreensão dos mecanismos de dor e da fisiopatologia da dor crônica (mecanismos de sensibilização periférica e central).

- Conseguir identificar e gerenciar o medo do movimento (cinesiofobia) e suas consequências na cronificação da dor.

- Entender os fatores de risco para a cronificação da dor.

- Ter habilidade de comunicação se fazendo entender através do método socrático em vez da relação de discurso.

- Ser atualizado em relação às pesquisas de intervenções biopsicossociais como a evolução gradual dos exercícios, assim como a exposição gradual do doente na terapia.

- Saber prescrever exercícios variados. [44]

Uma revisão sistemática realizada por Meade et al 2019[46] avaliou as evidências de ensaios clínicos randomizados que mensuraram a efetividade da intervenção terapêutica para melhorar a aderência em doentes com dor crônica músculo esquelética e descreveu o conteúdo, o contexto e as bases teóricas das intervenções da mudança comportamental desenhadas para aumentar a aderência no tratamento. Os aspectos com maior importância em aumentar a aderência do doente, foram relacionados ao suporte social, ao estabelecimento de objetivos do processo, na instrução comportamental, na demonstração do comportamento e na prática do mesmo comportamento. Segundo o princípio hedônico , as pessoas tendem a maximizar as situações que elas sentem bem tentando regressar rapidamente a um nível relativamente estável de felicidade e portanto, serem guiadas pelo prazer e efeitos positivos.[46,47] O prazer é um mediador importante no nível de aderência em doentes com dor musculo esquelética crônica e segundo Maede há alguma evidência que os doentes com dores crônicas devem ter maior taxa de aderência quando experimentam programas de exercícios personalizados e variados.[46-48]

A influência genética nas respostas comportamentais frente a realização de exercícios também vem sendo estudada e indivíduos respondem de forma negativa ou positiva perante o treinamento físico de acordo com sua estrutura genética. Assim como a farmacologia vem aprimorando suas ferramentas no campo da farmacogenética, futuramente vamos ter mais clareza em relação as individualidades comportamentais na resposta a terapia de exercícios facilitando as escolhas de modalidades e formas de aplicação.[49]

De acordo com Goubert L. et al. 2017, é fundamental uma abordagem que estimule a resiliência e que otimize a adesão e a mudança do comportamento. Segundo o autor, devemos evitar os mecanismos de uma mentalidade paliativa e reativa (típica da incapacidade, depressão e etc ..) e buscar uma mentalidade sustentável do bem estar ideal e de saúde com engajamento em fatores e atividades que tenham evidência de melhora na presença de dor crônica.[50] O profissional deve procurar estimular os mecanismos de resiliência no espiral da direita (Figura 24.3) que contribuem para a saúde, a sustentabilidade da melhora e aumentam a proteção contra os fatores que levam a incapacidade.

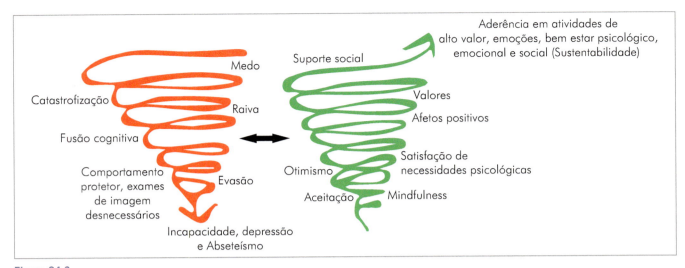

Figura 24.3
Fonte: Adaptado de Goubert, L., & Trompetter, H. (2017). Towards a science and practice of resilience in the face of pain. European Journal of Pain, 21(8), 1301–1315.[50]

A relação terapeuta paciente é um componente central da terapia centrada no doente e foi associada com melhores resultados clínicos. Descrições das condições necessárias para a adesão do doente ao tratamento foi examinada por Miciak et al. 2018[51] e relatou que apesar da comunicação (como descrito anteriormente) ser importante, fatores como a habilidade relacional, consciência e integração de intenções e atitudes são essenciais para moldar comportamentos que otimizem o processo e estes traços podem ser exclusivos da relação terapeuta-paciente na fisioterapia e não na medicina ou na psicoterapia. No estudo de Miciak et al. 2018, foram identificados 4 comportamentos fundamentais que se expressam em atitudes na construção desta relação. Foram eles;

- **Presença:** Relativo as intenções e habilidades de estar presente no momento ou "incorporado" no tempo e espaço.

- **Receptividade:** Relativo a uma atitude aberta para negociar planos terapêuticos apropriados e ter o foco em identificar questões e necessidades que aparecem durante o processo.

- **Genuíno:** Relativo a ser verdadeiro e sincero no presente (ser você mesmo, ser honesto e demonstrar interesse em aspectos pessoais do paciente, além da "queixa").

- **Comprometimento:** Estar comprometido em desempenhar o seu papel como terapeuta na relação, se colocar na posição de "servir", também relacionado a ética de cuidar do outro.[51]

Algumas etapas de aprofundamento deste processo estão descritas abaixo (Figura 24.4):

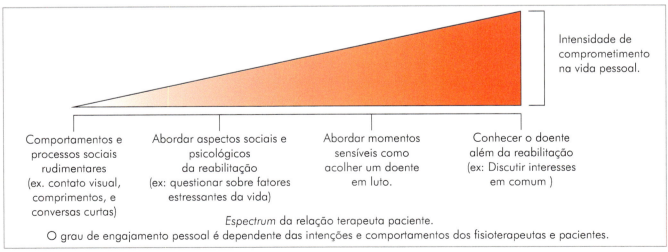

Figura 24.4 Espectro de envolvimento pessoal. Os graus de engajamento pessoal são dependentes das intenções e comportamentos dos fisioterapeutas e pacientes.
Fonte: Elaborado pela autoria.

24.4 Como RE-integrar o movimento?

Um resumo das etapas para a ressignificação da dor e do movimento em doentes com processo de medo e evitação de movimento, é discuto por Smith et al 2018 e descreve 6 passos para garantir resultados mais efetivos na clínica de dor:

1) **Entender o que o paciente entende** – Fornecer perguntas que tragam informações sobre as suas crenças e percepções, como por exemplo, o que eles acreditam que tenham inicialmente causado a dor. Neste aspecto, é interessante notar que mesmo pacientes que já passaram por médicos e ou terapeutas que tentaram desmistificar crenças errôneas em relação aos fatores causais e perpetuantes podem ainda manter seu sistema de crenças ativo em relação ao diagnóstico e a relação nexo causal (dor = lesão).

2) Desafiar crenças sobre exercícios e movimentos que não contribuam com o seu quadro clínico. Prescrever exercícios ou movimentos que eram previamente evitados e dolorosos como forma de gerar novas associações inibitórias de medo e evitação por conta da dor.

3) **Estimular a auto eficácia** – Através de perguntas sobre o nível de confiança em executar determinado exercício, discutir o que pode acontecer durante a execução. Iniciar com exercícios mais fáceis e progredir em direção aos mais difíceis, o que pode contribuir para construir a auto eficácia.

4) **Fornecer dicas seguras** - Pontuar os motivos dos tecidos estarem sensíveis pelo desuso. Fornecer informações sobre a construção da tolerância e força através dos exercícios para enfrentar os déficits funcionais que levaram a fragilidade dos tecidos.

5) **Informar sobre níveis aceitáveis de dor** - Encontrar um nível aceitável e tolerável de dor para cada doente e tentar manter os exercícios dentro desta faixa estabelecida com o doente. Educar sobre recuperação pós exercícios com dores que podem se manter por até 48 horas adaptando a terapia se a dor persistir por mais tempo.

6) Informar sobre possíveis modificações e adaptações de exercícios. Achar a dose e o exercício ideal, o que significa não deixar a atividade muito fácil que não tenha utilidade funcional, mas se o exercício for muito dolorido, orientar para a redução da carga, amplitude de movimento (ADM) ou mudar a posição para diminuir a provocação dos sintomas. [52]

Como mencionado no capítulo sobre dor e movimento, o gesto motor é o resultado das interações emocionais, perceptivas e cognitivas do indivíduo, e a terapia de exercícios precisa produzir efeitos nessas três funções do indivíduo para que o resultado esperado seja alcançado. A dor produz respostas motoras diversas e individualizadas nos doentes, e a avaliação para intervenção deve captar qual é o ponto de causa e/ou perpetuação da relação dor e movimento no contexto biomecânico, perceptivo e cognitivo para cada um. (figura 24.4)[53]

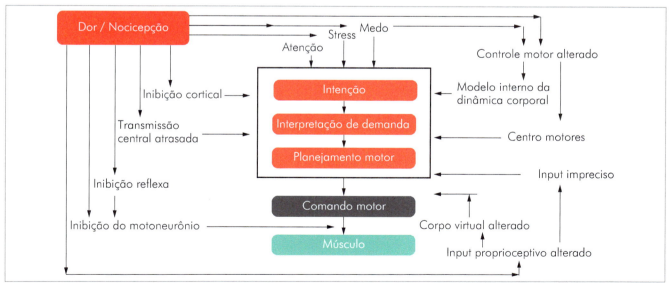

Figura 24.5 Esquema adaptado do artigo de *Hodges PW, Moseley GL. Pain and motor control of the lombopelvic region: effect and possible mechanisms. Journal of Electromyography and Kinesiology. 2003;13(4):364*, que demonstra os diversos componentes de que o movimento é dependente e inter-relacionado, ampliando a visão terapêutica do doente com dor crônica e abrindo diversas possibilidades de manejo da dor por meio do movimento. [53]

Fonte: Elaborado pela autoria.

Na aplicação de exercícios que visam reeducar o comportamento através de exercícios perceptivos e motores e produzir novas sinapses de comunicação sensório-motora, podemos observar que alguns princípios já estabelecidos em diversas técnicas corporais (descritas adiante) e que influenciaram o pensamento de especialistas em movimento de forma fragmentada, também podem ser integradas nas prescrições de exercícios nos doentes com dores crônicas.

Esses princípios são:

- Evitar referências de movimento externas e estereótipos de postura impondo qualquer tipo de padrão genérico.
- Adotar e receber as referências de postura e movimento do próprio doente para conduzir o trabalho.
- Desenvolver a inteligência corporal adequada adaptada à realidade do doente, explorando as capacidades sensoriais a fim de alimentar a motricidade. (Explorar a interocepção).
- Potencializar por meio dos exercícios o prazer no corpo e não a dor através de uma experiência positiva com o movimento.
- Utilizar o potencial individual como referência para o próprio doente, integrando sua genética (anatomia, biomecânica) ao que pode ser conquistado e aprendido por ele.
- Explorar o espaço e o corpo de forma lúdica priorizando pistas externas de movimento.
- Retirar o foco da dor e da área de lesão como referência para a terapia.
- Criar estratégias de repetição de gestos e de variação motora com o mesmo fim.
- Graduar a terapia a partir da confiança do doente e não da proporção da lesão apenas.
- Adotar postura não julgadora com o doente.
- Buscar o equilíbrio do tônus muscular.
- Buscar a respiração livre, adaptável ao momento, sem imposição de padrão respiratório estereotipado.

A teoria OPTIMAL, baseada nos princípios da teoria dos sistemas dinâmicos, revisou componentes importantes facilitadores do aprendizado motor integrado, e descreve uma série de itens importantes para a aquisição de memória motora no aprendizado de uma nova tarefa, na reabilitação e na melhora da performance motora.[54,55] Entre eles podemos citar:

- A motivação do doente em relação ao exercício e a tarefa proposta.
- As expectativas em relação a sua própria performance.
- Os "feedbacks" positivo do terapeuta durante a sessão.
- Os "feedbacks" sociais de comparação entre outros doentes.
- Auto ajuste (através de vídeos) para demonstração de movimentos.
- Percepção da dificuldade da tarefa.
- A crença de uma determinada habilidade (Ex. Não sou bom nisso).
- Recompensas externas.
- Efeito positivo.
- Autonomia (opção e controle sobre os exercícios propostos).
- Linguagem de instrução (opção de escolha x linguagem controladora).
- Exercícios com pista e foco externo de atenção.

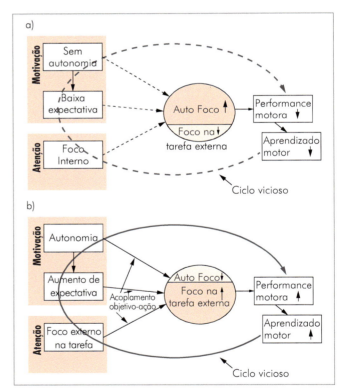

Figura 24.6 No esquema A, há condições que dificultam o aprendizado e aumentam a dificuldade para autonomia à partir da pista interna de atenção no próprio corpo durante os exercícios, resultando em um ciclo vicioso de não aprendizado. Na condição B há aumento das expectativas positivas, suporte de autonomia e ciclo virtuoso de aprendizado motor a partir das pistas externas.

Fonte: Elaborado pela autoria.

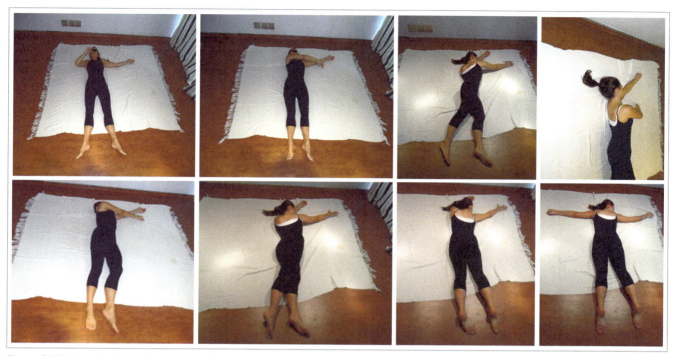

Figura 24.7 Exemplo de movimentos que visam a re-integração do movimento (exploração do espaço e auto percepção) á partir de pistas externas (alcançar a parede) em paciente com lombalgia crônica que apresentava medo de dissociação do tronco e torção da coluna lombar. A mudança do contexto (chão e rolar a partir dos braços) inibiu a associação com o medo inicial.

Fonte: Acervo da autoria.

Esses elementos e princípios facilitam a construção e o aprendizado de novos padrões e comportamentos pelo doente e devem ser respeitados em qualquer técnica utilizada pelo terapeuta. Se o terapeuta não conseguir adaptar a técnica à realidade de modulação e dessensibilização do SNC, dos princípios de autonomia do aprendizado motor e da mudança do comportamento, o trabalho está fadado ao insucesso e maior frustração do doente. **A responsabilidade do terapeuta passa a ser maior que a da técnica utilizada.**

A grande variedade e singularidade de doentes com dores crônicas não permite que apenas um método de fisioterapia facilite a "melhor" terapia na dor. Os princípios acima descritos devem ser utilizados com raciocínio clínico no modelo biopsicossocial e as técnicas descritas a seguir podem ser adaptadas a realidade de cada doente com dor crônica. No Brasil, as escolas de fisioterapia sofreram influência das técnicas europeias, especialmente e de algumas escolas americanas, algumas destas técnicas são citadas na próxima seção do capítulo.

24.5 Técnicas

24.5.1 Técnica de Alexander

Frederick Matthias Alexander, no final do século XIX, desenvolveu um trabalho importante sobre o desenvolvimento do ser humano, no qual o homem é visto como unidade psicofísica.

Formulou seus princípios entre 1890 e 1900 e os desenvolveu como uma ferramenta pessoal (usando a si mesmo como objeto de observação) para aliviar dor e rouquidão que afetavam sua carreira como ator shakespeariano. Percebeu, então, que o modo como usava seu corpo e pensamento afetava diretamente o funcionamento geral do organismo e que seus problemas de voz e respiração eram apenas consequências de um desequilíbrio total do corpo. A partir daí, desenvolveu uma prática com base na unidade psicofísica do homem, hoje chamada de técnica de Alexander.

Tem como objetivo principal a reeducação psicomotora, ensinando como o corpo e a mente podem trabalhar juntos no funcionamento das atividades cotidianas. Auxilia a identificar e a reduzir o excesso de tensão, proporcionando harmonia e bem-estar e um melhor funcionamento dos reflexos naturais do organismo, trazendo diversos benefícios para a saúde do indivíduo, como a prevenção de problemas posturais e dores musculares, maior liberdade de movimento por meio do aperfeiçoamento da coordenação e equilíbrio do corpo, respiração mais livre, além de bem-estar físico e mental.

Por meio de atividades cotidianas como falar, andar, sentar-se e levantar de uma cadeira, o professor, com suas mãos, guia e orienta gentilmente o aluno a desfazer tensões e a encorajar o funcionamento dos reflexos naturais do organismo. Dessa forma, um equilíbrio pode ser encontrado entre o tônus muscular para o suporte do corpo e o relaxamento necessário para movimentos, respiração e circulação mais livres, dando condições ao aluno de responder aos problemas do cotidiano com menos estresse e mais liberdade de escolha. Não há contraindicação ou limite de idade.

É considerada uma técnica corporal educacional a ser praticada pelos estudantes/alunos por e para eles mesmos e foi feita para ser usada enquanto se pratica qualquer outra atividade, não como um tratamento curativo.

A técnica, diferentemente de outros métodos de fisioterapia, propõe sua aplicação a todas as atividades cotidianas. Por essa razão, Alexander preferia não prescrever exercícios específicos, sugerindo aos seus alunos que adotassem a técnica nas práticas do dia a dia.

Uma pesquisa desenvolvida por Little et al. demonstra que as aulas de técnica de Alexander apresentam um significante e importante benefício de longo prazo para portadores de dor lombar crônica, reduzindo o período de dias com dores.[14]

Em 2008, um estudo com 579 pacientes com dor comparou a técnica de Alexander aplicada em 24 sessões com massagem, exercícios e educação em dor comparadas ao tratamento normal. Os desfechos foram avaliados por intermédio do questionário de incapacidade de Rolland Morris e pelo número de dias com dor após 3 meses e 12 meses. Foram encontrados benefícios em função e número de dias em 3 e 12 meses da 6 a 24 sessão da técnica, sendo que a última obteve melhor efeito. O trabalho foi aplicado com diferentes professores do método.[56]

24.5.2 Método Pilates

Joseph H. Pilates foi enfermeiro e criador do método Pilates de condicionamento físico e chamou de "centro de força" (*powerhouse*), onde se originam os movimentos do corpo: abdome, parte inferior das costas (assoalho pélvico) e glúteos.

Os exercícios de Pilates estimulam a consciência corporal e utilizam uma combinação de exercícios de estabilidade dos músculos do centro do corpo, também conhecidos como "*core*". A postura, flexibilidade, força, respiração e controle são trabalhados com repetição e progressão em mais de 50 exercícios diferentes com diferentes níveis de intensidade (Figura 24.4).

Os exercícios proporcionam uma estabilização da coluna vertebral, fazendo com que as curvas naturais da coluna sejam preservadas, promovendo melhora no equilíbrio e alinhamento esquelético e, consequentemente, a postura corporal. Na época em que foi criada, havia a necessidade de criar uma contenção abdominal na região lombopélvica que até hoje é levada em consideração em muitas escolas descendentes da técnica. Na prática clínica algumas vezes observar excessos desse trabalho que podem perpetuar e cronificar dores lombares, porém muitos exercícios associados aos princípios descritos acima podem aparentemente ajudar alguns doentes com falta de estabilidade segmentar.[57]

Revisões sistemáticas recente dos exercícios de Pilates apresentaram ganhos positivos, alcançando uma redução na dor e na incapacidade.[58] Uma das formas para o treinamento de Pilates é em grupo, que também pode auxiliar exercícios individualizados, dependendo das necessidades, preferências, condições, habilidades funcionais e objetivos de um indivíduo. Além do mais, o atendimento em grupo de Pilates pode levar a adesão a longo prazo e melhores resultados.[59]

O estudo realizado por De Araújo Cazotti et al. 2018[60], constatou a melhora da dor, da função e da qualidade de vida e reduziu a ingestão de analgésicos em pacientes com dor crônica na região cervical. Gaskell[61] relatou que cinco elementos de melhora emergiram dos grupos, incluindo: melhorias físicas; um estilo de vida ativo com melhor desempenho no trabalho e *hobbies*; benefícios psicossociais e maior confiança; maior autonomia na administração de sua própria condição e motivação para continuar com o próprio exercício. Além disso, os ensaios clínicos dos exercícios de Pilates são heterogêneos na descrição desses exercícios, nos parâmetros do programa, nos equipamentos, nos tipos de exercícios e nos níveis de supervisão, dificultando a aplicação dos resultados à prática clínica.[62]

24.5.3 Método GDS

O método GDS de cadeias musculares e articulares, criado e desenvolvido pela fisioterapeuta e osteopata belga Godelieve Denys-Struyf (Figura 24.10) nas décadas de 1960 e 70, visa a uma avaliação precisa do gesto, postura e formas do corpo.

Segundo Godelieve, há 6 famílias de cadeias musculares que possibilitam o corpo se expressar, e cada uma delas representa uma tipologia psicocorporal diferente em suas marcas e tendências motoras. O equilíbrio dessas cadeias colabora para correta ação neuromuscular, biomecânica e controle psicomotor com menos gasto energético (Figura 24.11).[63]

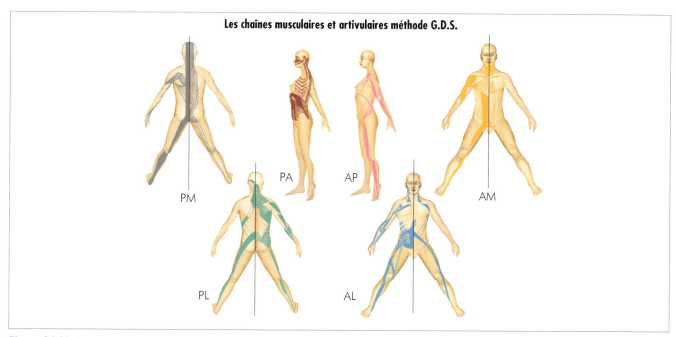

Figura 24.11 As cadeias musculares do método GDS. (Cadeias Musculares e articulares do método GDS) PM, PA, AP , AM , PL , AL
Fonte: Elaborado pela autoria.

As tensões musculares e articulares seriam produto de excessos de movimento ou fixações em determinada tipologia, ocasionando uma dificuldade de adaptabilidade comportamental e mecânica e levando a um "encadeamento" muscular que inibiria a liberdade de movimentos e de expressão no doente. A análise das cadeias, mostra a relação íntima entre as regiões do corpo, não dissociando uma articulação da outra e fazendo com que haja uma inter-relação entre a área de dor e outras regiões não dolorosas, contribuindo para sua cronificação.[63]

Na proposta do método GDS realiza-se uma avaliação precisa dessa postura. Utilizam-se procedimentos terapêuticos de equilíbrio das tensões entre as cadeias musculares, viabilizando o ajustamento osteoarticular, a reestruturação da função biomecânica e a reorganização do corpo e, dessa forma, desfazer essa "prisão" muscular, então citada por Godelieve.

Pengel et al.[64] empregaram o alongamento estático como um dos planos de tratamento da lombalgia e analisaram a cadeia muscular relacionada à dor utilizando massagens, estabilização lombar e conscientização corporal, além do alongamento para restabelecer o equilíbrio dos músculos e articulações da região lombopélvica.

Os exercícios de alongamento estático foram eficazes na redução da dor, incapacidade funcional e aumento da flexibilidade global, entretanto não se mostrou eficiente em melhorar a capacidade de contração do músculo transverso do abdome nos pacientes que apresentavam dor lombar crônica inespecífica.[65]

"Em relação ao alongamento, propõe-se o início pelas cadeias posteriores para melhorar a flexibilidade dos músculos rotadores externos do quadril; a seguir, alongam-se as cadeias anteriores, principalmente os rotadores internos, flexores e adutores do quadril; por último, são alongados os músculos extensores do quadril, flexores do joelho e da perna e das cadeias posteriores[66]

Estudos observacionais realizados por Diaz-Arribas et al.[67,68] sugeriram que o método GDS pode ser eficaz no tratamento das dores, mas até agora faltam evidências de ensaios clínicos randomizados e sugerem efeitos inespecíficos.

24.5.4 Técnicas miofasciais/método *rolfing*

A fáscia é a estrutura em rede que unifica todo o sistema do tecido conjuntivo (os ossos, músculos, nervos e órgãos), como se fosse uma grande teia dando unidade à estrutura corporal. Tem como função lubrificar os espaços internos, diminuindo assim o atrito entre as partes, facilitando os movimentos e direcionando as forças por todo o corpo (*vide* o capítulo sobre fasciaterapia).

Embora o sistema miofascial seja capaz de realizar múltiplas funções sistêmicas, ele possui três pontos importantes no que se refere à postura e movimento. São elas: as linhas miofasciais, que revestem todos os sistemas e estruturas e têm como objetivo interligar os músculos e os ossos, formando uma linha contínua de ligação por todo o corpo; a tensegridade, que diz respeito às tensões que agem na integridade estrutural do corpo, são adaptáveis e resistentes à deformações e atuam na manutenção da postura ereta e dos movimentos coordenados e suaves, e o sistema sensorial (no interior das fáscias existem elementos contráteis que são as miofibrilas, que permitem uma resposta da fáscia aos estímulos de tração muscular e de tensão).

A técnica que trabalha com a liberação miofascial mais conhecida é o *rolfing* – integração estrutural (IE), criado pela cientista norte-americana Ida P. Rolf (1886-1979), PhD em Bioquímica pela Universidade de Columbia. O método auxilia na diminuição da rigidez e tensões acumuladas entre os segmentos corporais por meio da manipulação da fáscia, com pressões e deslizamentos com as pontas dos dedos, antebraço, cotovelo ou dorso da mão, gerando maior flexibilidade, equilíbrio e bem-estar.

Mas é a postura o foco central da IE. "Estamos sempre nos movimentando, mudando, nos equilibrando, se adaptando", afirmou Myers,[69] e o que a IE faz é mobilizar a fáscia para reestruturar a saúde postural e a coordenação. Se a coordenação muda, existe a tendência do *self* do indivíduo a também se modificar. Godard,[28] precursor da teoria da função tônica, define que a postura é a forma em que a pessoa e o mundo se encontram e como nos encontramos com o mundo; é uma coordenação fina, que podemos modificar.

Segundo Maitland e Sultan, o "*Rolfing*, assim como a Homeopatia, a Terapia Craniossacral, a Osteopatia e a Acupuntura, inserem-se no terceiro paradigma, que agrupa as práticas integrativas ou holísticas, cujo objetivo essencial é a integração dos diversos aspectos do ser humano".[70,71] O primeiro e o segundo paradigma são: relaxamento e consertar ("*fix work*").

Baur et al.[72] descrevem a influência da integração estrutural e da aptidão fascial como uma nova forma de exercício físico, na imagem corporal e na percepção de dores na coluna vertebral. No total, 33 participantes com dor lombar inespecífica foram divididos em dois grupos e realizaram três sessões de integração estrutural dentro de um período de 3 semanas. Antes e após as intervenções, a percepção da dor nas costas e da imagem corporal foi avaliada por meio de questionários padronizados. A integração estrutural diminuiu significativamente a dor lombar não específica e melhorou a "imagem corporal negativa" e a "dinâmica corporal vital".

24.5.5 Método Busquet

O método Busquet foi criado na França em 1982 pelos fisioterapeutas franceses Léopold Busquet e Michèle Busquet-Vanderheyden. Baseia-se em um exame corporal completo e busca organizar as cadeias fisiológicas: cadeia de flexão, cadeia de extensão, cadeias cruzadas anteriores, cadeias cruzadas posteriores, cadeia musculoesquelética, cadeia neuromeníngea e cadeia visceral (circuitos anatômicos), que é por onde se propagam as forças que organizam o corpo e fazem a regulação das posturas estática e dinâmica, bem como suas compensações.

Segundo o método, a coreografia dos nossos movimentos é gerada por meio do funcionamento em cadeias, e a proposta do trabalho é eliminar o máximo de tensões estruturais parasitas, que são as geradoras das disfunções, das deformações e das dores.

Existem dois tipos de cadeias fisiológicas: as cadeias dinâmicas musculares e as cadeias estáticas conjuntivas, visceral e neurovascular, e também dois sistemas de autorregulação: o sistema proprioceptivo para o equilíbrio e o sistema nervoso autônomo para homeostasia. Essas cadeias estendem-se por todas as cavidades, contendo abdome e tórax e são denominadas "contentor-conteúdo", sendo o sistema musculoesquelético o "contentor" e o sistema visceral, o "conteúdo".[73]

Um funcionamento saudável depende do bom desempenho dessas cadeias e sistemas, pois a tensão nestes pontos leva ao aumento no tônus postural ao longo dessas vias anatômicas e gera um aumento na resistência muscular e alteração na mobilidade articular.

O método utiliza-se de terapia manual baseada em relaxamentos e posturas, para liberar as zonas de tensões e normalizar as tensões teciduais, reprogramando o bom funcionamento das cadeias fisiológicas.[74]

Cnudde et al. 2018,[75] descreve os efeitos imediatos e a curto prazo do método Busquet de posturas de relaxamento no desconforto lombar e mobilidade lombar no plano sagital, no qual a manutenção de uma boa mobilidade lomba pode ajudar a limitar o aparecimento de lombalgia. As medidas realizadas 15 dias após o tratamento mostraram uma melhora significativa de 70% no desconforto lombar e 40% na extensão lombar apenas para o grupo experimental.

24.5.6 Reeducação postural global (RPG)

Criada por Philippe Emmanuel Souchard a partir do trabalho de Françoise Mézières, a reeducação postural global (RPG) é uma abordagem baseada em uma ideia integrada do sistema muscular formado por cadeias musculares, os grupos funcionais de músculos responsáveis pela postura e suas alterações, que podem enfrentar encurtamentos resultantes de fatores constitucionais, comportamentais e psicológicos.[76]

O objetivo do RPG é a liberação das fáscias (tecido conjuntivo) pela aplicação do princípio "fluagem", que é o estado fisiológico da forma ou contração constante dos músculos da postura, e da correção das retrações nas diferentes cadeias musculares, restabelecendo o equilíbrio entre músculos, minimizando as cargas colocadas nas articulações e reduzindo os sintomas de dor.[77]

O tratamento é realizado por meio de posturas combinadas a respiração coordenada, para alinhamento das estruturas e aumento da flexibilidade do corpo e melhor mobilidade das articulações.

Uma revisão recente da literatura identificou 11 estudos[78] com evidências científicas da eficácia do RPG no tratamento de várias condições. Quatro desses estudos foram ensaios clínicos randomizados. Resultados importantes foram relatados por Moreno et al.[79] sobre o efeito da RPG na capacidade respiratória, Cabral et al.[80] sobre efeitos positivos na síndrome femoropatelar e Fernandez-De-Las-Peña em 2005, sobre espondilose anquilosante.[81] No entanto, apenas um estudo[82] investiga os efeitos da RPG na dor na região cervical e nenhum estudo foi considerado para lombalgia.

As adaptações segundo os princípios mencionados anteriormente são fundamentais no trabalho de RPG aplicados em doentes com dores crônicas. A RPG foi inicialmente trazida para os fisioterapeutas brasileiros na década de 1980. Na carência e falta de um trabalho mais amplo do ponto de vista de cadeias musculares na época, a técnica se popularizou e ganhou proporções grandes que levaram o próprio sistema de saúde a adotar o método como forma de terapia em paralelo à fisioterapia clássica. Consideramos o conceito e a técnica de RPG em algumas situações clínicas, porém a intervenção deve ser associada às técnicas dinâmicas na maioria dos casos.

24.5.7 Posturologia Bernard Bricot

O método denominado posturologia, desenvolvido pelo médico ortopedista e osteopata francês Dr. Bernard Bricot, atua na prevenção de doenças associadas ao desequilíbrio e distúrbios de várias patologias comuns e crônicas, por meio da reprogramação postural.

A posturologia busca tratar as causas dos desequilíbrios posturais e não só os sintomas, corrigindo os captores sensitivos (receptores), que são: olhos, pés e boca. A função desses receptores é levar as informações da periferia ao SNC. Estas por sua vez, seriam reenviadas aos músculos, que nos manterão na posição ereta. Quando os captores estão desregulados, enviariam informações "errôneas", "mal ajustadas", levando a má postura, dores e desconfortos constantes.[83]

Um indivíduo que não apresenta uma postura correta ou adequada estará sujeito a alterações dos padrões musculoesqueléticos, ocasionando síndromes dolorosas. Uma proposta da posturologia é a utilização de palmilhas que, diferente das palmilhas clássicas, não têm o intuito de inclinar estruturas ósseas, mas atuar por vias reflexas estimulando a planta dos pés, alterando a atividade das cadeias ascendentes e melhorando a informação somatossensorial. Este mecanismo reduziria o pico de pressão nos pés, distribuindo a força de reação do solo por toda a região plantar, e aumentaria a eficiência do controle postural ao ficar de pé, caminhando e até mesmo na corrida[83] (Figura 24.12).

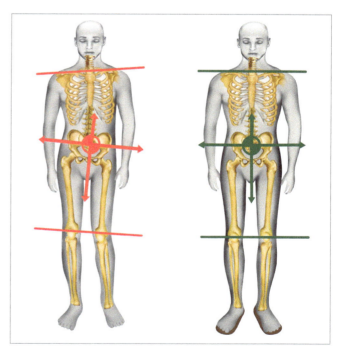

Figura 24.12 Utilização de palmilhas para correção postural.
Fonte: Elaborado pela autoria.

Estudos realizados por Gagey,[84] Hijman et al.[85] e Priplata et al.[86] utilizaram palmilhas vibratórias e notaram melhorias no equilíbrio e na velocidade de oscilação na direção ântero-posterior, reduzindo o balanço postural estático. Já Halton testou palmilhas texturizadas em dois estudos[87,88] e verificou o aumento da percepção sensorial, que ajudou a reduzir as oscilações posturais, principalmente na direção médio-lateral e a ativação do músculo tibial anterior. Outras palmilhas, com diferentes densidades e espessuras, foram estudas,[89,90] mas com pouco efeito no equilíbrio estático e controle postural. (Serão discutidas no capítulo sobre órteses plantares na dor crônica.) Além das órteses plantares, a técnica traz exercícios oculares e do sistema manducatório para a correção do desequilíbrio postural.

24.5.8 Método Kabat

O método Kabat é uma técnica que foi desenvolvida pelo médico neurofisiologista Herman Kabat com o auxílio da fisioterapeuta Margaret Knott, no período de 1946 a 1951. Inicialmente conhecido como "facilitação proprioceptiva", em 1954 teve a palavra "neuromuscular" adicionada por Dorothy Voss para formar a expressão que conhecemos hoje: facilitação neuromuscular proprioceptiva (FNP).[91]

O objetivo do método Kabat é possibilitar um movimento funcional por meio da inibição, do fortalecimento e do relaxamento de grupos musculares, promovendo a contração muscular voluntária, o controle do tônus muscular, proporcionar alongamento e fortalecimento muscular, melhorar a resistência, permitir equilíbrio entre os músculos agonistas, antagonistas e sinergistas, melhorar a coordenação motora e ganhos funcionais de movimento progressivos.

Areeudonwong e Buttagat[91] realizaram um estudo com 45 pacientes com dor lombar crônica, com idade variando de 18 a 50 anos. Os doentes foram divididos aleatoriamente e designados em 3 grupos: exercícios de estabilização do "core" (EEC), treinamento para facilitação neuromuscular proprioceptiva (FNP) ou um grupo controle. Os resultados relacionados à dor, incluindo intensidade da dor, incapacidade funcional e satisfação do paciente, além da atividade muscular superficial e profunda do tronco, foram avaliados antes e após a intervenção de 4 semanas e no seguimento de 3 meses.

Comparados ao grupo controle, aqueles nos grupos de treinamento EEC e FNP apresentaram melhoras significativas em todos[91] os resultados relacionados à dor, especialmente na atividade muscular profunda do tronco, incluindo o transverso do abdome e fibras superficiais do multifideo lombar. Os exercícios de FNP são fundamentais como auxiliares nas reprogramações das ações musculares específicas nas terapêuticas em doentes com dor crônica. A facilitação e a inibição dos músculos decorrentes da dor são achados comuns em diversas patologias ortopédicas e, quando somadas ao registro de memória do SNC, podem ser potencializadas.

24.5.9 Método Feldenkrais

O método Feldenkrais (cap. Educação somática na dor crônica) é uma técnica de educação somática, desenvolvida por Moshe Feldenkrais, um engenheiro, físico, desportista e mestre de judô, e é ensinada em duas formas paralelas: consciência conduzida pelo movimento como um exercício de grupo e integração funcional (abordagem individual).[92]

Seu trabalho se fundamentou no desenvolvimento infantil do sistema neuromuscular e sensório-motor, explorando o movimento de forma consciente, ou seja, de forma objetiva, para aumentar a autoconsciência, expandir o repertório de movimentos e promover melhor funcionamento em contextos em que todo o corpo colabora na execução dos movimentos.

Além disso, o método explora o potencial do movimento buscando uma nova configuração sensorial e uma nova organização neuromotora aprendida, a partir da experimentação do movimento. Promove uma tomada de consciência de si, podendo funcionar como catalisador para o desenvolvimento de funções motoras, buscando alcançar um corpo equilibrado e saudável.[83]

A consciência interoceptiva, que melhora com a reabilitação, tem uma função complexa na percepção de dor crônica e vem sendo investigada em pesquisas atualmente.

Paolucci et al.[94] realizaram um estudo para determinar a eficácia do método Feldenkrais no alívio da dor lombar crônica (DLC) e na melhoria da consciência interoceptiva. Submeteram 53 pacientes com diagnóstico de DLC por 3 meses de forma aleatória no grupo Feldenkrais e no grupo de Back School e, ao final do período, concluíram que ambos têm eficácias similares.

Detalhes da técnica serão apresentados no capítulo sobre educação somática e dor.

24.5.10 Técnica de facilitação de Brunkow

Método concebido pela fisioterapeuta alemã Roswitha Brunkow (1916-1975), que iniciou os estudos do método 10 anos antes de seu falecimento, após um acidente que a deixara em uma cadeira de rodas por um longo período. Foi criado a partir de suas experiências e observações. O método é baseado no princípio segundo o qual a atividade motora depende da posição das extremidades em relação ao tronco e à cabeça.[95] Brunkow busca a ativação das cadeias musculares e o alcance da verticalidade por meio das posições passivas e depois ativas do apoio dos membros. O apoio das extremidades é um pré-requisito necessário para a ativação dos pares das cadeias antagonistas. O ponto de suporte pode ser real ou virtual. O método induz um mecanismo reflexo com movimentos de extensão que é usado para facilitar as sequências motoras fisiológicas, portanto tem suas raízes fundamentadas no desenvolvimento infantil. Por meio dos movimentos normais e da co-contração das extremidades (mãos e dos pés) em diferentes posições, há um excesso de energia (irradiação muscular) na musculatura do tronco que causa o reflexo de endireitamento do tronco, às vezes com estimulação de mecanorreceptores. A instrução é de distal para proximal, o que ativa cadeias musculares inteiras.[96] A ativação das cadeias anteriores e posteriores se faz presente nesse método de forma indireta na maioria das vezes. Pode ser utilizado como estratégia coadjuvante de progresso gradual nas terapias de estabilização segmentar e nas ativações do tronco em doentes com afecções motoras utilizando técnicas facilitatórias e inibitórias. O objetivo do método é corrigir padrões não fisiológicos de movimento.[96]

24.5.11 Método Janda

Vladimír Janda foi um médico e fisioterapeuta tcheco que desenvolveu a teoria da "síndrome cruzada inferior", na qual se observam desequilíbrios musculares na região pélvica e que é caracterizada pela facilitação dos músculos extensores toracolombar, reto femoral e iliopsoas, bem como a inibição dos músculos abdominais (transverso abdominal em particular) e os músculos glúteos.

Ela simplifica a forma de analisar essas sinergias musculares que estabilizam a pelve no plano sagital, e, dessa forma, os padrões de tensão e fraqueza na tentativa do sistema sensório-motor para alcançar a homeostase.[96] Foi pioneiro na descrição da importância da atividade sensório motora dos pés no aprendizado motor .

24.5.12 Método de coordenação motora – Béziers

Descreveu e inaugurou o conceito de coordenação motora como uma luta de tensão entre músculos, ossos e articulações, uma ordenação para o movimento, permitindo ao corpo organizar-se de maneira autônoma para, assim, relacionar-se com o ambiente. Madame Béziers fundamentou seu trabalho em pesquisas de observação do gesto humano em bebês recém-nascidos e percebeu movimentos fundamentais para a organização psicomotora que deveriam ser estimulados e preservados no ser humano.

A noção de estruturação ocorre por meio da organização da propriocepção e articula três aspectos: a consciência de relação entre partes do corpo (noção de propriocepção), a percepção da tensão corporal (noção de passagem) e a sensação da pele como recipiente (noção de relação). Esses três aspectos não são percebidos separadamente, pois se sobrepõem e formam camadas de sensações e percepções que coabitam no gesto experimentado a cada instante.[97]

"A proposta de Béziers propõe uma experiência pessoal, apoiada na própria estrutura corporal, no espaço-tempo, em relação com o mundo, favorecendo a instauração de estados mais perceptíveis e mais atentos. Uma atenção que ocorre no indivíduo e, ao mesmo tempo, distribui-se pelo espaço, gerando vínculos e estabelecendo relações com o entorno."[98] Mais detalhes serão apresentados no capítulo sobre dança e dor crônica.

24.5.13 Ginástica holística

Médica alemã radicada na França a partir de 1933, a Dra. Lily Ehrenfried criou um trabalho de conscientização corporal por meio do movimento, propondo cuidar do sistema musculoesquelético e da respiração para melhorar as funções do indivíduo em seu aspecto psicossomático, permitindo que o corpo se torne mais maleável, alongado, com boa postura e tonicidade, movimentando-se e portando-se com mais facilidade e naturalidade.

É um método que atua em três níveis: educativo (ensina a cuidar do próprio corpo), preventivo (minimiza as possibilidades de patologias) e terapêutico (atua no sentido de recuperação em caso de patologia).

Empreendeu uma reeducação integral do comportamento físico conhecida como ginástica holística, tornando perceptível à sensação o que há de defeituoso nos movimentos e nas atitudes. (Será abordada em mais detalhes no capítulo sobre educação somática).

24.5.14 Método neurofuncional – bola suíça

A fisioterapeuta Susanne Klein-Vogelbach desenvolveu o conceito de "cinética funcional" baseando-se na observação, análise e ensino do movimento humano, cujo objetivo é melhorar a observação, análise e instrução do movimento humano.

Integrou o uso de exercício com bolas como terapia física para o tratamento de adultos com problemas ortopédicos ou motores, utilizando padrões complexos de movimentos, estimulando receptores articulares, musculares e tendíneos.[99]

A bola suíça possui duas características que garantem sua versatilidade como recurso terapêutico: a forma arredondada, a qual permite que seja rolada em qualquer direção, e o tamanho, o qual garante uma área de superfície ampla o suficiente para trabalhar com o paciente sentado ou mesmo deitado sobre a bola.

As atividades desenvolvidas sobre uma superfície instável estimulam a integração de informações visuais, vestibulares e somatossensoriais. As respostas motoras obtidas durante o manuseio podem ser direcionadas de modo a facilitar as reações de equilíbrio, de proteção e ajustes posturais; ou simplesmente direcionadas para o ganho de força muscular.

24.5.15 Princípio Vojta

Médico tcheco, Václav Vojta era especializado no tratamento de crianças com paralisia cerebral e distúrbios do desenvolvimento. Desenvolveu o princípio da locomoção reflexa, que é usado para tratar vários distúrbios físicos e neuromusculares por meio da estimulação dos pontos reflexos do sistema sensório-motor humano.[100]

A locomoção reflexa pode ser ativada com o paciente deitado, a partir de 3 posições básicas: na barriga, nas laterais e nas costas. Os padrões motores podem ser acionados em 10 áreas do corpo e localizadas no tronco, braços e pernas. Combinando várias zonas e alterando a intensidade e a direção da pressão, os padrões motores do reflexo e os movimentos do reflexo podem ser ativados.

A posição angular em que os membros são colocados e a resistência exercida também desempenham um papel relevante. O terapeuta coloca resistência a movimentos parciais que aparecem como parte do padrão motor desencadeado. Por exemplo, na repetição do reflexo, o terapeuta precisa desacelerar e manter a tendência que aparece quando a cabeça gira. Os músculos mais próximos ao segmento do corpo "freando" aumentam a intensidade de sua contração, sem encurtar, mas também aumentam a atividade muscular

das partes mais distantes do corpo (abdome, costas, braços, pernas).

Ele adotou uma linha terapêutica de diferenciação da função muscular nos dois padrões de locomoção reflexa (o rastejar reflexo e o rolar reflexo) que corresponde à diferenciação da função muscular da ontogênese motora humana ideal. Dá-se ao paciente um esquema fisiológico que procura despertar e integrar automaticamente (de forma reflexa) capacidades motoras "adormecidas" ou "bloqueadas".[100]

24.5.16 A antiginástica

Para a fisioterapeuta francesa Thérèse Bertherat, nosso corpo é inteligente, tem uma história, uma memória, e merece mais do que uma domesticação forçada e um adestramento sistemático.[101]

Conheceu Françoise Mézières, uma fisioterapeuta que elaborou uma visão diferenciada e integrativa de anatomia, uma visão do todo, que enxerga o corpo como uma totalidade na qual cada elemento depende do outro e que afirmava que todas as deformações posturais seriam fruto do encolhimento da musculatura posterior.

No caminho para criar seu próprio método, Thérèse estuda e analisa outras terapias corporais: a bioenergética, a eutonia, o *rolfing*, a *gestalt*-terapia, a acupuntura, as teorias da medicina chinesa, que vêm completar os conhecimentos de reconhecidos psicanalistas, de Freud a Jung, passando pelos trabalhos de Wilhelm Reich.

Surge seu método de trabalho corporal, a antiginástica ou *antigym*, que busca o autoconhecimento do corpo e o entendimento de que várias partes diferentes se conectam por meio de movimentos sutis, precisos e rigorosos, que respeitam a integridade da estrutura corporal, particularmente as leis mecânicas do corpo, por meio de um trabalho essencialmente coletivo.

Bertherat, em seu método, valoriza a consciência corporal com o intuito de (re)descobrir o próprio corpo. A antiginástica trabalha o corpo em sua totalidade a partir dos seguintes princípios: a tomada de consciência do movimento, a prática de relaxamento e sensação, a unidade do corpo, o enfoque dos exercícios direcionados para a coluna vertebral, a prática corporal sem excesso e de acordo com o ritmo do próprio indivíduo e, por último, o relaxamento dos músculos posteriores.[102]

Privilegia a realização de alongamentos globais, relaxamento muscular e alinhamento postural constante, buscando reconhecer e despertar áreas que estão adormecidas, que perderam mobilidade ou sensibilidade, com o objetivo final de aumentar o bem-estar.

"Sempre nos dizem que é preciso fortalecer o corpo, sentamo-nos numa bicicleta, nos penduramos num espaldar, corremos até perdemos o fôlego no *jogging*, empunhamos halteres. Que tristeza! Nossos músculos merecem muito mais do que essa domesticação forçada. O que é preciso fazer é, primeiro abrir os olhos e nos esforçarmos para olhar nosso corpo, a fim de compreendermos como ele funciona."[103]

24.6 Conclusão

As diversas técnicas corporais que permeiam o mercado de trabalho do fisioterapeuta, educador físico e terapeuta corporal não foram necessariamente desenvolvidas com o objetivo de tratar os doentes com dores crônicas. Ainda é necessária literatura científica para entender suas aplicação nas doenças, mas elas podem ter papel coadjuvante importante somado aos atuais conhecimentos de biomecânica, neurociência e fisiopatologia da dor em seus aspectos físicos, emocionais e cognitivos. Reconhecer na postura e no movimento não somente o olhar biomecânico dos métodos mas como forma de expressão comportamental, é olhar o ser humano em sua essência e não somente como sistema locomotor. A escolha da técnica depende de vários fatores envolvidos na condição do doente e da experiência do terapeuta na aplicação de cada uma delas.

A reintegração funcional do indivíduo é um processo determinante na reabilitação total do doente com dor crônica e a "farmácia" do reabilitador é o sistema perceptivo motor através de intervenções (planejadas, estruturadas e repetitivas) que tenham como objetivo gerar novas adaptações nos tecido assim como facilitar novas estratégias frente a adaptações do ambiente e na resolução de tarefas desafiando o sistema nervoso central a reorganizar suas redes neuronais modificando a expressão do comportamento.

Bibliografia

1. Guastala, F. A. M., Guerini, M. H., Klein, P. F., Leite, V. C., Cappellazzo, R., & Facci, L. M. (2016). Effect of global postural re-education and isostretching in patients with nonspecific chronic low back pain: a randomized clinical trial. Fisioterapia Em Movimento, 29(3), 515–525.

2. Graham, J. V., Eustace, C., Brock, K., Swain, E., & Irwin-Carruthers, S. (2009). The Bobath Concept in Contemporary Clinical Practice. Topics in Stroke Rehabilitation, 16(1), 57–68.

3. Vutan, A.-M., Lovasz, E.-C., Amarandei, M., & Ciupe, V. (2016). The methods used for the diagnosis and evaluation of scoliosis. Timisoara Physical Education and Rehabilitation Journal, 9(17), 36–41.

4. SOUCHARD, P. E. RPG: reeducação postural global: o método. Rio de Janeiro: Elsevier, 2011.

5. Santos JCC, Giorgetti MJS, Torell EM, Meneghett CHZ, Ordenes IEU. A influência da Kinesio Taping no tratamento da subluxação de ombro no Acidente Vascular Cerebral. Rev Neurocienc 2010;18:335-40.

6. Borsook, D. (2011). Neurological diseases and pain. Brain, 135(2), 320–344.

7. Hall AM, Ferreira PH, Maher CG, Latimer J, Ferreira ML. The influence of the therapist-patient relationship on treatment outcome in physical rehabilitation: a systematic review. Phys Ther. 2010;90:1099–110.

8. Lima LV, Abner TSS, Sluka KA. Does exercise increase or decrease pain? Central mechanisms underlying these two phenomena. J Physiol. 2017;595:4141-50.

9. Hossain MZ, Unno S, Ando H, et al. Neuron-Glia crosstalk and neuropathic pain: involvement in the modulation of motor activity in the orofacial region. Int J Mol Sci. 2017;18:pii:E2051.

10. Geneen, L. J., Moore, R. A., Clarke, C., Martin, D., Colvin, L. A., & Smith, B. H. (2017). Physical activity and exercise for chronic pain in adults: an overview of Cochrane Reviews. Cochrane Database of Systematic Reviews.

11. Loggia ML, Chonde DB, Akeju O, et al. Evidence for brain glial activation in chronic pain patients. Brain. 2015;138(Pt 3):604-15.

12. Moseley, G. L., Gallace, A., & Spence, C. (2012a). Bodily illusions in health and disease: Physiological and clinical perspectives and the concept of a cortical 'body matrix'. Neuroscience and Biobehavioral Reviews, 36(1), 34–46.

13. Wallwork, S. B., Butler, D. S., Wilson, D. J., & Moseley, G. L. (2015). Are people who do yoga any better at a motor imagery task than those who do not? British Journal of Sports Medicine, 49(2), 123–127.

14. Wand, B. M., Parkitny, L., O'Connell, N. E., Luomajoki, H., McAuley, J. H., Thacker, M., ... Moseley, G. L. (2011). Cortical changes in chronic low back pain: Current state of the art and implications for clinical practice. Manual Therapy, 16(1), 15–20.

15. Smith, B. E., Hendrick, P., Bateman, M., Holden, S., Littlewood, C., Smith, T. O., & Logan, P. (2018). Musculoskeletal pain and exercise—challenging existing paradigms and introducing new. British Journal of Sports Medicine, bjsports–2017–098983.

16. Magnusson, S. P., & Kjaer, M. (2018). The impact of loading, unloading, ageing and injury on the human tendon. The Journal of Physiology.

17. Geneen LJ, Moore RA, Clarke C, et al. Physical activity and exercise for chronic pain in adults: an overview of Cochrane Reviews. Cochrane Database Syst Rev. 2017;4:CD011279.

18. Gross A, Langevin P, Burnie SJ, et al. Manipulation and mobilization for neck pain contrasted against an inactive control or another active treatment. Cochrane Database Syst Rev. 2015;(9):CD004249.

19. Coulter ID, Crawford C, Hurwitz EL, et al. Manipulation and mobilization for treating chronic low back pain: a systematic review and meta-analysis. Spine J. 2018;18:866-79.

20. Casale R, Chimento PL, Bartolo M, Taveggia G. Exercise and movement in musculoskeletal pain. Current Opinion in Supportive and Palliative Care. 2018;12(3):388-92.

21. Owen, P. J., Miller, C. T., Mundell, N. L., Verswijveren, S. J., Tagliaferri, S. D., Brisby, H., … Belavy, D. L. (2019). Which specific modes of exercise training are most effective for treating low back pain? Network meta-analysis. British Journal of Sports Medicine, bjsports–2019–100886.

22. Garber, C. E., Blissmer, B., Deschenes, M. R., Franklin, B. A., Lamonte, M. J., Lee, I. M., … Swain, D. P. (2011). American College of Sports Medicine position stand. Quantity and quality of exercise for developing and maintaining cardiorespiratory, musculoskeletal, and neuromotor fitness in apparently healthy adults: Guidance for prescribing exercise. Medi- cine and Science in Sports and Exercise, 43(7), 1334–1359.

23. Cook, C. E., George, S. Z., & Keefe, F. (2018). Different interventions, same outcomes? Here are four good reasons. British Journal of Sports Medicine, 52(15), 951–952.

24. Bidonde, J., Busch, A. J., Webber, S. C., Schachter, C. L., Danyliw, A., Overend, T. J., … Rader, T. (2014). Aquatic exercise training for fibromy- algia. Cochrane Database of Systematic Reviews, CD011336.

25. Busch, A. J., Webber, S. C., Richards, R. S., Bidonde, J., Schachter, C. L., … Overend, T. J. (2013). Resistance exercise training for fibromyalgia. Cochrane Database of Systematic Reviews, 12, .CD010884

26. Bennell, K. L., & Hinman, R. S. (2011). A review of the clinical evidence for exercise in osteoarthritis of the hip and knee. Journal of Science and Medi- cine in Sport, 14(1), 4–9.

27. Fransen, M., McConnell, S., Harmer, A. R., Van der Esch, M., Simic, M., & Bennell, K. L. (2015). Exercise for osteoarthritis of the knee. Cochrane Database of Systematic Reviews, 1, .Cd004376

28. Booth, J., Moseley, G. L., Schiltenwolf, M., Cashin, A., Davies, M., & Hübscher, M. (2017). Exercise for chronic musculoskeletal pain: A biopsychosocial approach. Musculoskeletal Care, 15(4), 413–421.

29. Cook, J., & Docking, S. (2015). "Rehabilitation will increase the 'capacity' of your …insert musculoskeletal tissue here…." Defining "tissue capacity": a core concept for clinicians. British Journal of Sports Medicine, 49(23), 1484–1485.

30. Nijs J, Lluch Girbés E, Lundberg M, Malfliet A, Sterling M. Exercise therapy for chronic musculoskeletal pain: innovation by altering pain memories. Manual Therapy. 2015;20(1):216-20.

31. Mease PJ, Spaeth M, Clauw DJ, Arnold LM, Bradley LA, Russell IJ, et al. Estimation of minimum clinically important difference for pain in fibromyalgia. Arthritis Care & Research. 2011;63(6):821-6.

32. Woolf CJ. Central sensitization: implications for the diagnosis and treatment of pain. Pain. 2011;152(Suppl.):S2-S15.

33. Nijs J, Paul van Wilgen C, Van Oosterwijck J, van Ittersum M, Meeus M. How to explain central sensitization to patients with "unexplained" chronic musculoskeletal pain: practice guidelines. Manual Therapy. 2011;16(5):413-8.

34. Gentzel JB. On "Pain treatments for patients with osteoarthritis..." Lluch Girbes E, Nijs J, Torres-Cueco R, Lopez Cubas C. Phys Ther. 2013;93:842-51. Physical Therapy. 2013;93(9):1276-7.

35. Vibe Fersum, K., O'Sullivan, P., Skouen, J. S., Smith, A., & Kvåle, A. (2012). Efficacy of classification-based cognitive functional therapy in patients with non-specific chronic low back pain: A randomized controlled trial. European Journal of Pain, 17(6), 916–928.

36. Nijs Jo. Kosek E. , Van Oosterwijck JV., Meeus M. (2012) Dysfunctional Endogenous Analgesia in Patients with Chronin Pain: To exercise ou Not to Exercise ? Pain Physician 15, 205-214

37. O'Sullivan, P. B., Caneiro, J. P., O'Keeffe, M., Smith, A., Dankaerts, W., Fersum, K., & O'Sullivan, K. (2018). Cognitive Functional Therapy: An Integrated Behavioral Approach for the Targeted Management of Disabling Low Back Pain. Physical Therapy, 98(5), 408–423.

38. Belache, F. T. C., Souza, C. P. de, Fernandez, J., Castro, J., Ferreira, P. dos S., Rosa, E. R. de S., … Meziat-Filho, N. (2018). Trial Protocol: Cognitive functional therapy compared with combined manual therapy and motor control exercise for people with non-specific chronic low back pain: protocol for a randomised, controlled trial. Journal of Physiotherapy, 64(3), 192.

39. Moseley, L. (2002). Combined physiotherapy and education is efficacious for chronic low back pain. Australian Journal of Physiotherapy, 48(4), 297–302.

40. Pires, D., Cruz, E. B., & Caeiro, C. (2015). Aquatic exercise and pain neurophysiology education versus aquatic exercise alone for patients with chronic low back pain: A randomized controlled trial. Clinical Rehabilitation, 29(6), 538–547.

41. Wulf, G., Chiviacowsky, S., & Lewthwaite, R. (2012). Altering mindset can enhance motor learning in older adults. Psychology and Aging, 27(1), 14–21.

42. Clark DJ. Automaticity of walking: func- tional significance, mechanisms, meas- urement and rehabilitation strategies. Front Hum Neurosci. 2015;9:246.

43. George, S. Z., & Bishop, M. D. (2018). Chronic Musculoskeletal Pain is a Nervous System Disorder… Now What? Physical Therapy, 98(4), 209–213

44. Nijs, J., Lluch Girbés, E., Lundberg, M., Malfliet, A., & Sterling, M. (2015). Exercise therapy for chronic musculoskeletal pain: Innovation by altering pain memories. Manual Therapy, 20(1), 216–220.

45. Liebenson, C. (2004). Spinal stabilization—an update. Part 3—training. Journal of Bodywork and Movement Therapies, 8(4), 278–285.

46. Meade, L. B., Bearne, L. M., Sweeney, L. H., Alageel, S. H., & Godfrey, E. L. (2018). Behaviour change techniques associated with adherence to prescribed exercise in patients with persistent musculoskeletal pain: Systematic review. British Journal of Health

47. Higgins, E. T. (2012). Beyond pleasure and pain : How motivation works. New York, NY: Oxford University Press.

48. Hagberg, L. A., Lindahl, B., Nyberg, L., & Hellenius, M. L. (2009). Importance of enjoyment when promoting physical exercise. Scandinavian Journal of Medicine and Science in Sports, 19, 740–747.

49. Eco J.C. de Geus (2020) A genetic perspective on the association between exercise and mental health in the era of genome-wide associations studies. Mental Health and Physical Activity , 20 (6) 122-131

50. Goubert, L., & Trompetter, H. (2017). Towards a science and practice of resilience in the face of pain. European Journal of Pain, 21(8), 1301–1315.

51. Miciak, M., Mayan, M., Brown, C., Joyce, A. S., & Gross, D. P. (2018). The necessary conditions of engagement for the therapeutic relationship in physiotherapy: an interpretive description study. Archives of Physiotherapy, 8(1).

52. Smith, B. E., Hendrick, P., Bateman, M., Holden, S., Littlewood, C., Smith, T. O., & Logan, P. (2018). Musculoskeletal pain and exercise—challenging existing paradigms and introducing new. British Journal of Sports Medicine, bjsports–2017–098983.

53. Hodges, P. W., & Moseley, G. L. (2003). Pain and motor control of the lumbopelvic region: effect and possible mechanisms. Journal of Electromyography and Kinesiology, 13(4), 361–370.

54. Wulf, G., & Lewthwaite, R. (2016). Optimizing performance through intrinsic motivation and attention for learning: The OPTIMAL theory of motor learning. Psychonomic Bulletin & Review, 23(5), 1382–1414.

55. Stergiou, N., & Decker, L. M. (2011). Human movement variability, nonlinear dynamics, and pathology: Is there a connection? Human Movement Science, 30(5), 869–888.

56. Little P, Lewith G, Webley F, Evans M, Beattie A, Middleton K, et al. Randomized controlled trial of Alexander technique lessons, exercise, and massage (ATEAM) for chronic and recurrent back pain. BMJ. 2008;337(Aug19 2):a884-a884.

57. Kroll HR. Exercise therapy for chronic pain. Physical Medicine and Rehabilitation Clinics of North America. 2015;26(2):263-81.

58. Aladro-Gonzalvo AR, Araya-Vargas GA, Machado-Diaz M, Salazar-Rojas W. Pilates-based exercise for persistent, non-specific low back pain and associated functional disability: a meta-analysis with meta-regression. Journal of Bodywork and Movement Therapies. 2012;7:125-36.

59. Karlsson L, Gerdle B, Takala EP, Andersson G, Larsson B. Experiences and attitudes about physical activity and exercise in patients with chronic pain: a qualitative interview study. Journal of Pain Research. 2018;11:133-44.

60. De Araújo Cazotti L, Jones A, Roger-Silva D, Ribeiro LHC, Natour J. Effectiveness of the Pilates method in the treatment of chronic mechanical neck pain: a randomized controlled trial. Archives of Physical Medicine and Rehabilitation. 2018.

61. Gaskell L, Williams AE. A qualitative study of the experiences and perceptions of adults with chronic musculoskeletal conditions following a 12-week Pilates exercise programme. Musculoskeletal. 2018.

62. Wells C, Kolt GS, Marshall P, Bialocerkowski A. The definition and application of Pilates exercise to treat people with chronic low back pain: a Delphi survey of Australian physical therapists. Physical Therapy. 94, 792-805.

63. Fernandes MM, Patrício CD. Cinesioterapia na síndrome dolorosa miofascial. In: Teixeira MJ, Kaziyama HHS, orgs. Dor síndrome dolorosa miofascial e dor musculoesquelética. Roca; 2008.

64. Pengel LHM, Refshauge, KM, Maher CG. Responsiveness of pain, disability, and physical impairment outcomes in patients with low back pain. Spine. 2004;29(8):879-83.

65. Puppin MAFL, Marques AP, Silva AG da, Futuro Neto H de A. Alongamento muscular na dor lombar crônica inespecífica: uma estratégia do método GDS. Fisioterapia e Pesquisa. 2011;18(2):116-21.

66. Campignion P. Aspectos biomecânicos: cadeias musculares e articulares, método GDS – noções básicas. São Paulo: Summus; 2003.

67. Diaz-Arribas MJ, et al. Effectiveness of the physical therapy Godelive Denys-Struyf method for nonspecific low back pain. Spine. 2009;34(15):1529-38.

68. Diaz-Arribas MJ, et al. Effectiveness of the Godelieve Denys-Struyf (GDS) method in people with low back pain: cluster randomized controlled trial. Physical Therapy. 2014;95(3):319-36.

69. Myers T. "Acture! Posture in action". Massage and bodywork. Evergreen, CO: Associated Bodywork & Massage Professionals; 2006. p.43.

70. Godard H, interviewed by McHose C. The phenomenology of space, the space is in you and you are in the space. Contact Quaterly, Spring 2006. Northampton, MA: Contact Collaborations, Inc.; 2006. p.32-8.

71. Maitland J. Rolfing: a third paradigma approach to body-estructure. Rolf Lines, p.46. Rolf Institute, 1992.

72. Baur H, Gatterer H, Hotter B, Kopp M. Influence of structural integration and fascial fitness on body image and the perception of back pain. Journal of Physical Therapy Science. 2017;29(6):1010-3.

73. Busquet L, Busquet-Vanderheuyden M. Les chaînes physiologiques. Tome 1: fondamentaux de la méthode: troc, colonne cervicale, membre supérieur. Édition Busquet; 2015.

74. Busquet L, et al. Effets des postures de relâchement selon la méthode Busquet dans une population saine: essai contrôlé randomisé. Kinésithérapie, la revue 19: p.10-7. 2019.

75. Cnudde M, Borrel M, Girold S, Vanderheyden-Busquet M, Busquet L. Effets des postures de relâchement selon la méthode Busquet dans une population saine: essai contrôlé randomisé. Kinésithérapie, La Revue. 2018.

76. Andersson HI. The epidemiology of chronic pain in a Swedish rural area. Quality of Life Research. 1994;3(Suppl.1):S19-S26.

77. Costa LO, Maher CG, Latimer J, et al. Motor control exercise for chronic low back pain: a randomized placebo-controlled trial. Physical Therapy. 2009;89(12):1275-86.

78. Teodori RM, Negri JR, Cruz MC, Marques AP. Global postural reeducation: a literature review. Revista Brasileira de Fisioterapia. 2011;15(3):185-9.

79. Moreno MA, Catai AM, Teodori RM, Borges BLA, Cesar MC, Silva E. Effect of a muscle stretching program using the global postural re-education method on respiratory muscle strength and thoracoabdominal mobility of sedentary young males. Jornal Brasileiro de Pneumologia. 2007;33(6):679-86.

80. Cabral CMN, Yumi C, Sacco ICN. Eficácia de duas técnicas de alongamento muscular no tratamento da síndrome femoropatelar: um estudo comparativo. Fisioterapia e Pesquisa. 2007;14(2):48-56.

81. Fernández-De-Las-Peñas C, Alonso-Blanco C, Morales-Cabezas M, Miangolarra-Page JC. Two exercise interventions for the management of patients with ankylosing spondylitis: a randomized controlled trial. American Journal of Physical Medicine and Rehabilitation. 2005;84(6):407-19.

82. Cunha ACV, Burke TN, França FJR, Marques AP. Effect of global posture reeducation and of static stretching on pain, range of motion, and quality of life in women with chronic neck pain: a randomized clinical trial. Clinics. 2008;63(6):763-70.

83. Christóvão TCL, Neto HP, Grecco LAC, et al. Effect of different insoles on postural balance: a systematic review. J Phys Ther Sci. 2013;25:1353-6.

84. Gagey PM, Webwe B: Posturology: regulation and disorders of orthostatic position. São Paulo: Manole; 2000.

85. Hijmans JM, Geertzen JH, Zijlstra W, et al. Effects of vibrating insoles on standing balance in diabetic neuropathy. J Rehabil Res Dev. 2008;45:1441-9.

86. Priplata AA, Patritti BL, Niemi JB, et al. Noise-enhanced balance control in patients with diabetes and patients with stroke. Ann Neurol. 2006;59:4-12.

87. Hatton AL, Dixon J, Rome K, et al. Standing on textured surfaces: effects on standing balance in healthy older adults. Age Ageing. 2011;40:363-8.

88. Hatton AL, Dixon J, Rome K, et al. The effect of textured surfaces on postural stability and lower limb muscle activity. J Electromyogr Kinesiol. 2009;19:957-64.

89. Van Geffen JA, Dijkstra JA, Hof AL, et al. Effect of flat insoles with different Shore: a value on posture stability in diabetic neuropathy. Prosthet Orthot Int. 2007;31:228-35.

90. Losa Iglesias ME, Vallejo RB, Pena DP. Impact of soft and hard insole density on postural stability in older adults. Geriatr Nurs. 2012;33:264-71.

91. Areeudomwong P, Buttagat V. Comparison of core stabilization exercise and proprioceptive neuromuscular facilitation training on pain-related and neuromuscular response outcomes for chronic low back pain: a randomised controlled trial. Malays J Med Sci. 2019;26(6):77-89.

92. Feldenkrais M. Awareness through movement; health exercises for personal growth. New York, NY, USA: Harper & Row; 1972.

93. Feldenkrais M. Caso Nora: consciência corporal como fator terapêutico. São Paulo: Summus; 1997.

94. Paolucci T, Zangrando F, Losa M, De Angelis S, Marzoli C, Piccinini G, Saraceni VM. Improved interoceptive awareness in chronic low back pain: a comparison of Back School versus Feldenkrais method. Disability and Rehabilitation. 2016;39(10):994-1001.

95. Fernandes MM, Patrício CD. Cinesioterapia na síndrome dolorosa miofascial. In: Teixeira MJ, Kaziyama HHS, orgs. Dor síndrome dolorosa miofascial e dor musculoesquelética. Roca; 2008. p.521-43.

96. Pavel K, et al. Clinical rehabilitation. Rehabilitation Prague School. 2013.

97. Béziers MM, Piret S. A coordenação motora: aspecto mecânico da organização psicomotora do homem. São Paulo: Summus; 1992.

98. Bianchi P, Nunes SM. A coordenação motora como dispositivo para a criação: uma abordagem somática na dança contemporânea. Revista Brasileira de Estudos da Presença. 2015;5(1).

99. Carriere B. Bola suíça. São Paulo: Manole; 1999.

100. Vojta V, Peters A. O princípio Vojta. São Paulo: Manole; 2000.

101. Bertherat T. O correio do corpo: novas vias da antiginástica. São Paulo: Martins Fontes; 1981.

102. Bertherat T. O corpo tem suas razões: antiginástica e consciência de si. São Paulo: Martins Fontes; 1986.

103. Bertherat M, Bertherat T. Ma leçon d'antigym: réveillez votre corps et retrouvez bien-être et énergie! France: Eyrolles; 2013.

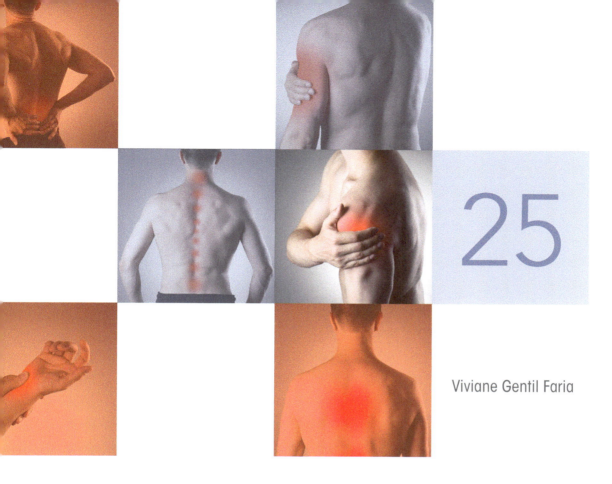

25

Viviane Gentil Faria

FISIOTERAPIA NA SÍNDROME COMPLEXA DE DOR REGIONAL

25.1 Introdução

Síndrome complexa de dor regional (SCDR) é caracterizada por dor intensa e desproporcional, ao evento desencadeante e associada a anormalidades sensitivas, neurovegetativas, motoras e tróficas em um segmento específico do corpo, incluindo a face e as genitálias.[1-3]

Geralmente os sintomas aparecem em uma das extremidades após trauma, fratura, contusão, cirurgia e, ocasionalmente, sem incidentes conhecidos,[4,5] causando um intenso sofrimento físico e psíquico relacionado ao grau de comprometimento anatômico e funcional das estruturas envolvidas e das condições socioambientais, onde o doente está inserido. Esse conjunto de anormalidades e sintomas insere-se em um círculo reverberante e autossustentável de dor, proteção, imobilidade, cinesiofobia, posturas viciosas, deformidades, alteração no sono, ansiedade ou depressão, prejuízo funcional, disfunção miofascial secundária, podendo ter um impacto elevado nas atividades funcionais diárias e, consequentemente, na qualidade de vida.[6]

Em 1813, Alexander Denmark foi o primeiro a relatar e publicar um caso da SCDR em um soldado ferido por uma bala no braço durante a guerra em 1812. Hamilton, em 1838, e Paget, em 1864, descreveram também doentes com características dessa síndrome.[7-9]

O médico norte-americano Weir Mitchell, em 1864, fez pela primeira vez uma descrição completa das principais características dessa síndrome em vítimas da Guerra Civil Americana que sofreram ferimentos traumáticos por arma de fogo.[10] Cerca de 10% desses doentes apresentavam dor em queimação, edema, alterações neurovegetativas e tróficas que ultrapassavam o território de inervação do nervo lesado e relatavam piora com vibrações, toque, movimento, barulho e, em alguns casos, apresentavam tremor, insônia, nervosismo e imobilização do membro. Mitchell utilizou o termo "causalgia" para denominar essa síndrome.[7-9]

Vários outros termos foram utilizados para descrever essa síndrome, porém com ênfase em outros sinais e sintomas. Fontaine, em 1933, utilizou a expressão "osteoporose dolorosa pós-traumática"; Homans, em 1940, "causalgia menor"; Livingston, em 1943, "síndrome de dor pós-traumática"; Steinbroker, em 1947, "síndrome ombro-mão"; Drucker, em 1959, "distrofia simpática pós-traumática", e Chard, em 1991, "algodistrofia".[11,12]

A terminologia atual da síndrome complexa de dor regional (SCDR), como termo único para designar as condições álgicas regionais associadas às alterações sensoriais e anormalidades neurovegetativas, foi adotada pela Associação Internacional para o Estudo da Dor (International Association to Study of Pain – IASP) em 1993, no consenso que definia os critérios para o diagnóstico dessa doença.[13]

Foram definidos dois tipos da SDCR:

Tipo I (anteriormente conhecido como distrofia simpática reflexa), conhecido como uma síndrome dolorosa que usualmente se desenvolve após um evento nocivo, não limitada à distribuição de um nervo periférico isolado e desproporcional à intensidade do traumatismo. A dor está associada com edema, alterações do fluxo sanguíneo cutâneo, anormalidades vasomotoras, alodinia ou hiperpatia na região comprometida.

Tipo II (anteriormente conhecida como causalgia), como dor em queimor associada a alodinia e hiperpatia

na mão ou no pé após lesão de um nervo ou de seus ramos principais que não se limita ao território de inervação do nervo lesado.

25.2 Epidemiologia

Estudos epidemiológicos apresentam prevalência da SCDR variando entre 24 e 46%, o que se deve, principalmente, às diferenças de metodologia e na amostra populacional. A incidência de pessoas com SCDR tipo I é cerca de 5,5 casos novos por 100 mil habitantes/ano, e do SCDR tipo II é de 0,8/100 mil pessoas/ano.[14]

Apesar dessas diferenças na prevalência, os estudos citados apontaram dados semelhantes tais como de ocorrência dos 20 aos 49 anos; uma proporção de 3:1 a 4:1 para o sexo feminino em relação ao masculino. Os membros superiores são duas vezes mais acometidos que os membros inferiores e de modo similar quanto aos lados do corpo, sendo em 2% dos casos de forma bilateral. Na população pediátrica, os meninos são mais acometidos do que as meninas. Os desencadeantes mais frequentes da SCDR foram fratura (46%), entorse (12%) e outras causas (42%) como contusões, acidente vascular encefálico (AVE) etc.[14-16]

O estudo de Yeng (1995) envolvendo aspectos clínicos, comportamentais e funcionais de uma sequência terapêutica protocolar demonstrou que, em relação ao prognóstico, as limitações funcionais são mais frequentes quando a duração da SCDR é mais prolongada. O programa de reabilitação é essencial para a recuperação dos doentes e deve ser instituído de forma precoce.[11]

25.3 Fisiopatologia

A fisiopatologia ainda não é bem esclarecida, porémacredita-se que a SCDR seja uma combinação de vários eventos desencadeantes que ocorrem, de forma simultânea ou sequencialmente, em locais distintos no momento da lesão inicial, tais como sensibilização do sistema nervoso periférico (SNP), sensibilização do sistema nervoso central (SNC), anormalidades no sistema nervoso neurovegetativo simpático (SNNVS), inflamação neurogênica, hipóxia, disfunção oxidativa, fatores genéticos e fisiológicos, entre outros.[17]

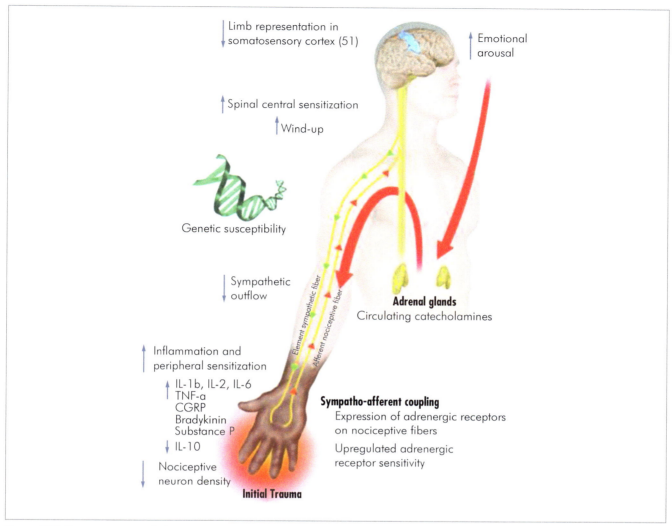

Figura 25.1 Representação artística dos possíveis mecanismos de instalação e manutenção da SCDR.

Fonte: Adaptado de Bruehl 2015.

O desenvolvimento da SCDR começa após um incidente ou evento traumático, levando com o decorrer do tempo a mudança na morfologia das estruturas nervosas periféricas. Uma redução de 29% das fibras nociceptivas foi observada em exame de biópsia de pele de doente com SCDRI no membro afetado em comparação ao membro não afetado. Em doentes com sintoma unilateral, não decorrente da SCDR, não foi observada essa assimetria.[18] O estudo de Albrecht em 2006 demonstrou uma diminuição da densidade de fibra C e A delta dos membros afetados em doentes com SCDR tipo I.[19]

Após a lesão tecidual ocorre um desequilíbrio da sinalização nervosa periférica. As fibras aferentes liberam na área danificada diversos neuropeptídeos pró-nociceptivos (substância P e bradicinina) e aumentam a atividade nociceptiva.[20]

A sensibilização central é mediada pela liberação de bradicinina pelo tecido que sofreu a lesão e neuropeptídeos, como substância P e glutamato, aminoácidos excitatórios pelos nociceptores. O aumento da atividade dos receptores espinhais e dos receptores de aminoácidos excitatórios desencadeia a sensibilização central e gera o fenômeno "*wind up*" e o aumento da excitabilidade dos neurônios no corno dorsal da medula espinhal em face de estímulos mecânicos e térmicos.[20]

Há evidências da presença do sistema imunológico no desenvolvimento da SCDR pela presença de autoanticorpos contra estruturas do sistema nervoso autônomo, que potencializam a inflamação e exacerbam os sintomas.[21,22]

A hipótese de que exista uma suscetibilidade genética envolvida no desenvolvimento da SCDR tipo I ainda permanece em investigação.[23] Um estudo em uma população holandesa de pacientes com o distúrbio examinou a herança familiar. Foram identificadas

31 famílias com múltiplos membros afetados, e concluiu-se que existia um vínculo familiar associado ao início precoce e uma incidência maior em múltiplos membros, mas sem um padrão específico de herança genética.

A hipóxia tecidual parece estar envolvida no mecanismo da SCDR-1. Doentes são mais hiperalgésicos a fluidos de pH baixo. Isso se aplica não apenas à pele, mas também às estruturas somáticas mais profundas. Além disso, apresentam níveis mais altos de lactato cutâneo, sugerindo um aumento na glicólise anaeróbica como consequência da hipóxia crônica do tecido.[28,29,30] A oxigenação capilar da hemoglobina da pele é menor na SCDR tipo I, sugerindo hipóxia da pele, ou seja, sangue reduzido na circulação que leva à subnutrição de um membro afetado, podendo ser um fator que contribui para atrofia e ulceração.[31]

As disfunções autonômicas também são observadas em 98% dos doentes com SCDR tipo I, mas frequentemente mudam conforme a condição progride. Entre elas, alterações vasomotoras e sudomotoras. A resposta da vasoconstrição da circulação termorregulatória da pele é mais lenta em todas as fases da SCDR tipo I, sugerindo denervação simpática, que pode levar à hipersensibilidade às catecolaminas nas estruturas vasculares. Essas alterações podem explicar a progressão dos membros quentes para o frio[32]. Durante a fase aguda, estudos têm demonstrado uma diminuição na circulação da noradrenalina, levando a vasodilatação, edema e aumento da temperatura dos membros. Com o decorrer do tempo, ocorre um aumento da sensibilidade à catecolamina periférica e o desenvolvimento de uma vasoconstrição expressiva, hiperidrose, resultando em extremidades frias e úmidas na fase crônica da doença (Schinkel, 2006).[33]

25.4 Diagnóstico

O critério de Budapeste, criado em 2003, é o padrão atual para o diagnóstico, com alta sensibilidade para a SCDR (0,99).[34] É importante considerar dois elementos desses critérios que geralmente são negligenciados: o ponto 1 e o ponto 4:

---

1. Dor contínua e desproporcional ao fator desencadeante.

2. Relato de pelo menos um sintoma de três das quatro categorias (a-d):

a) sensitiva
- hiperestesia
- alodinia

b) vasomotora
- assimetria da temperatura e/ou
- alterações da cor da pele e/ou
- assimetria da cor da pele

c) sudorese/edema:
- edema e/ou
- alterações da sudorese
- assimetria da sudorese

d) motora/trofismo
- relato de diminuição da amplitude do movimento
- disfunção motora (distonia, tremor, fraqueza)
- alterações tróficas (pêlos, unhas, pele)

3. Presente no momento da avaliação de pelo menos um sinal em pelo menos duas das quatro categorias (a-d):

a) sensitiva
- hiperestesia (picada)
- alodinia (ao toque leve e ou pressão somática profunda e/ou movimento articular)

b) vasomotora
- assimetria da temperatura
- alterações da cor da pele
- assimetria da cor da pele

c) sudorese/edema:
- edema
- alterações da sudorese
- assimetria da sudorese

d) motora/trofismo
- relato de diminuição da amplitude do movimento
- disfunção motora (distonia, tremor, fraqueza)
- alterações tróficas (pêlos, unhas, pele)

4. Ausência de outro diagnóstico que justifique os sinais e sintomas.

Dados importantes na hora da avaliação: modo de instalação do quadro, duração da SCDR, localização, padrão ou tipo da dor, fatores de alívio e piora da dor, dominância do membro, postura de proteção, tratamentos prévios, ergonomia e rotina de atividade de vida diária e profissional.

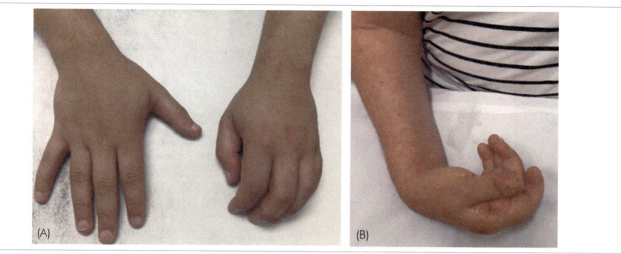

Figura 25.2 (A) SCDR mão esquerda. (B) SCDR com evolução para distonia
Fonte: Acervo da autoria.

25.5 Avaliação clínica

Deve-se avaliar os seguintes aspectos na SCDR:

- Tremor: ausente ou presente (de repouso ou em movimento).
- Perfusão cutânea: normal, hiperemia, palidez, cianose.
- Sudorese: normal, hiperidrose, anidrose.
- Presença de edema.
- Temperatura comparando os membros.
- Pele: normal, lisa, brilhante, diminuição de pregas cutâneas.
- Pelos e unhas: normal, crescimento acelerado, alentecido, aspecto distrófico.[11]
- Avaliação da força muscular dos membros: classificada de 0 a 5.
- Dor e sensibilidade: o teste de sensibilidade dolorosa é realizada com uma agulha estéril visando avaliar o limiar de desencadeamento da dor e a qualidade da sensação evocada, como: sensação dolorosa normal (picada); hipoalgesia (diminuição ou ausência de dor, sensação de anestesia); hiperalgesia (aumento da sensação dolorosa provocada) e hiperpatia, (sensibilidade aumentada à dor e sensação exageradamente desagradável); alodinia mecânica.

O dolorímetro é um instrumento utilizado para mensurar a sensibilidade do membro afetado. A técnica é um medidor de mola helicoidal para medir a carga necessária para evocar dor sob pressão.[35]

Intensidade da dor: escala verbal: o doente quantifica a experiência dolorosa usando frases que representam diferentes intensidades subjetivas de dor: nenhuma dor, dor leve, dor moderada, dor forte, dor insuportável ou a pior dor possível. É uma ferramenta válida e fidedigna na mensuração da experiência dolorosa em idosos. Entretanto, doentes que apresentam falta de habilidade cognitiva ou introspecção para entender as palavras podem ter dificuldades em utilizá-las.[37] Escala numérica: quantifica a intensidade da dor por meio dos números. Geralmente possui 11 pontos, de 0 a 10, podendo ser de 6 pontos (0 a 5), de 21 pontos (0 a 20) e de 101 pontos (0 a 100). O ponto 0 (zero) representa nenhuma dor e o ponto 10 (dez) representa a pior dor possível. Os demais números representam quantidades intermediárias de dor.[38-40] Algumas pessoas apresentam dificuldades, devido à necessidade de domínio das propriedades aritméticas.[38] Escala analógica visual: consiste frequentemente em uma linha reta, de 10 cm, com escritos: sem dor e pior dor. Solicita-se que o indivíduo marque na linha o lugar que representa a intensidade da dor sentida. O observador deve medir, em centímetros, a distância entre a palavra "sem dor" e a marca feita pelo doente, o que corresponderá à intensidade de sua dor.[41] Essa escala pode ser inapropriada para pessoas com baixos níveis de educação e com alterações cognitivas e visuais.[38] Escala de faces: consiste em uma série de faces expressando níveis progressivos de angústia em que o doente escolhe a que melhor representa a intensidade de sua dor.[38] Mostra-se como alternativa fidedigna para avaliar a intensidade de dor em indivíduos com baixo nível educacional, sem alterações cognitivas ou com alterações cognitivas leves. Porém, é uma escala que apresenta limitações quando utilizada em doentes com alterações cognitivas graves.[38,42]

A amplitude de movimento (ADM) é avaliada por meio da movimentação ativa e passiva do membro acometido e classificada como normal, diminuída ou abolida e dolorosa ou não.

A síndrome dolorosa miofascial (SDM): a avaliação da sua presença, é realizada através da palpação digital dos pontos dolorosos ou pontos-gatilho na musculatura.

Algumas ferramentas de avaliação foram desenvolvidas para melhor compreender as consequências da dor crônica:

Avaliação funcional dos membros superiores: Inventário "Disabilities of arm, shoulder and hand" (DASH). Esses itens informam o grau de dificuldade para realizar determinadas atividades com a mão, braço e ombro, intensidades dos sintomas e comprometimento psicológico.[43]

- Cinesiofobia: a escala de Tampa Kinesiophobia (TSK) é um instrumento autoadministrado desenvolvido especificamente para a medição da cinesiofobia.. A versão original dessa escala é constituída por um conjunto de 17 itens que representam de forma subjetiva a percepção individual de cada sujeito para a segurança e a confiança de realizar movimento. Quanto mais elevada for a pontuação, maiores serão o medo e insegurança para o movimento.[44]

- Avaliação da interferência da dor: o inventário breve de dor é um instrumento multidimensional que faz uso de uma escala 0-10 para graduar os seguintes itens: intensidade, interferência da dor na habilidade para caminhar, atividades diárias do paciente no trabalho, atividades sociais, humor e sono. A dor avaliada pelo paciente é aquela presenciada no momento do questionário e também a mais e a menos intensa e a média da dor das últimas 24 horas.[45]

- Avaliação da dimensão da dor: o questionário de dor de McGill (MPQ) é utilizado para avaliação dos aspectos sensoriais, afetivos e avaliativos da dor, incluindo um diagrama corporal para localização da dor.[46]

- Percepção do membro acometido: a escala de BPD (Body perception disturbance) foi desenvolvida para identificar pacientes com distúrbios na percepção corporal a fim de atingir a reabilitação adequada.[3] São classificadas a extensão da anormalidade e a percepção subjetiva de mudanças de tamanho, peso e temperatura. O item final ilustra a representação mental com os olhos fechados para descrever o membro, comparando-o com o membro contralateral não afetado.[47]

Mesmo com o uso da identificação e mensuração, a dor pode ser confundida pela perspectiva do doente, ainda que seja claramente uma manifestação central da condição na qual se encontra, e por meio de seu relato pessoal e entre tantas outras variáveis como: cultura, a memória de experiências de dor, o significado, o contexto, tipo de personalidade, estado afetivo, influenciam na síndrome da dor. Portanto, uma avaliação completa dessas condições biológicas psicológicas e social pode contribuir com o tratamento através de uma abordagem interdisciplinar/multidisciplinar.[48,49]

25.6 Tratamento

A fisioterapia, apesar da diversidade nas técnicas e modalidades, é considerada a terapêutica de primeira linha, e deve ser iniciada tão cedo quanto possível.[50,11]

Schumacker, em 1949, já considerava a fisioterapia para a SCDR essencial, ao observar os resultados do protocolo de exercícios ativos e de controle de edema, comparando com as outras modalidades que foram utilizadas.[51]

Para Stanton-Hicks (1998), a fisioterapia deve ser iniciada, de forma precoce, dentro do período de 2-3 semanas, estabelecendo um passo a passo em que o primeiro seria criar um relacionamento terapêutico positivo com motivação, melhora da flexibilidade e o uso da dessensibilização. Sabendo que a alodinia pode ser um fator limitante, o doente precisa superar o medo de mover e permitir que o membro afetado seja tocado. Em seguida, ser capaz de realizar exercícios com uma intensidade crescente, respeitando os limites de tolerância, em particular na fase inicial, para a não exacerbação do quadro álgico e dos fenômenos inflamatórios. No tratamento aplicado geralmente estão inclusos os exercícios para aumentar a amplitude de movimento, força e coordenação, reeducação sensorial e motora para melhorar a dor e a função.[52]

25.7 Terapia com espelho e imagem motora graduada

Na imagem funcional do encéfalo de doentes com SCDR foram observadas mudanças na topografia do córtex somatossensorial, sugerindo que as experiências dolorosas, aparentemente fora de proporção, relacionam-se a sistemas difusos e plásticos da medula espinhal, tronco encefálico, tálamo e córtex cerebral.[53,54] Vários desses estudos encontraram encolhimento na representação cortical da mão afetada no córtex somatossensorial primário (SI) e secundário (SII).[55-57] Essas mudanças embasam a hipótese de que o esquema do corpo está interrompido na SCDR. Dentro disso, a área (SI) também fornece informações sobre localização espacial e percepção. A representação e a percepção espacial do corpo estando alteradas, pode haver dificuldades em sua localização e a sensação como se fosse algo estranho. Estudos psicofísicos mostraram que muitos doentes com SCDR tipo I sofrem de sintomas cognitivos e motores semelhantes à negligência. Segundo Mccabe, sem o *feedback* visual, partes do corpo podem desaparecer no nível cortical, por não estarem contidas no campo espacial ou representados dentro do mapa corporal interno.[58] Evidências recentes sugerem que o distúrbio da percepção corporal vem se tornando uma característica cada vez mais reconhecida na SCDR, com uma prevalência variando de 54,4 a 84%.[46] Além disso, os estados psicológicos, tais como a antecipação, a atenção e a preparação para a ação, podem modular a experiência dolorosa ou até mesmo manter essa condição em alguns doentes.[59-61]

A terapia de espelho foi descrita inicialmente por Ramachandran e Roger-Ramachandran,[62] com o objetivo de aliviar a paralisia e o espasmo em amputados. Essa abordagem foi baseada na teoria de que movimentos involuntários e a paralisia em um membro fantasma surgem de uma combinação de memórias pré-amputação e uma incompatibilidade da interação normal entre a intenção motora de mover o membro e a ausência de *feedback* sensorial e proprioceptivo apropriado. Considerando a hipótese de que, "devolvendo" o membro amputado por meio de uma ilusão de espelho, seria fornecida, embora artificialmente, uma antecipação sensorial.

Para McCabe (2003), a dor na SCDR seria uma consequência da interrupção do processamento sensorial central, e o *feedback* visual congruente do membro não afetado em movimento, fornecido por um espelho, poderia restaurar a integridade do processamento cortical, com alívio da dor e também auxiliar na ativação da função do membro afetado. Com o uso regular do espelho (10 minutos por dia por 10 semanas), os doentes relataram alívio e, em alguns casos, uma cessação total de sua dor fantasma. No primeiro estudo piloto de terapia do espelho na SCDR tipo I, 5 dos 8 participantes tiveram redução da dor tanto em repouso como em relação ao movimento. Entretanto, após 6 semanas de uso regular do espelho, os 3 participantes restantes não relataram nenhum benefício. A duração da doença poderia ser um fator significativo nesse estudo, pois todos os que relataram um benefício analgésico tinham menos de 1 ano de dor em comparação com os que não obtiveram respostas, com períodos entre 2 e 3 anos.[63]

Em indivíduos com doença de longa data, há duas razões possíveis para a ineficácia do *feedback* visual espelhado. A primeira seria atribuída às mudanças tróficas, como contraturas, que limitam os movimentos do membro, de forma bilateral e simultânea, e os distúrbios sensoriais aumentam, rapidamente, no membro afetado. A segunda razão possível seria que os caminhos neurais podem estar bem mais estabelecidos com o decorrer do tempo. Em dois casos considerados intermediários, a flexibilização da rigidez foi mais aparente do que a resposta analgésica, o que fornece mais evidências do efeito do tempo nesse processo. Destacamos que os doentes que não conseguem acreditar na ilusão encontram pouco benefício com a terapia do espelho. O estudo realizado em amputados com dor no membro fantasma demonstra de forma clara que a crença na ilusão visual é necessária para que os benefícios analgésicos sejam alcançados.[62]

A imagem motora graduada (IMG) é um programa de tratamento desenvolvido para a ativação do córtex sensitivo e motor de forma gradual e sem desencadear resposta de dor. É constituído de 3 etapas com duração mínima de 6 semanas.

A primeira etapa serve para o treinamento da lateralidade direita e esquerda por meio de fotografias que retratam a área afetada. A ênfase dessa etapa está na velocidade e na precisão do reconhecimento.

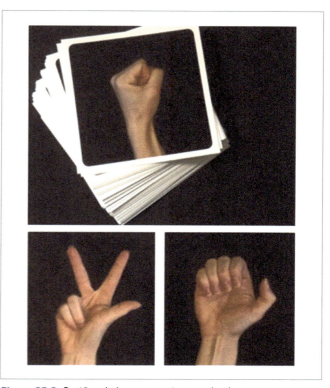

Figura 25.3 Cartões da imagem motora graduada.
Fonte: Acervo da autoria.

Na segunda etapa, o doente imagina o movimento da própria mão, para adotar a postura mostrada na fotografia, e para isso precisa repetir esse movimento durante 15 minutos, 3 vezes a cada hora do dia, de forma lenta e suave. Essa etapa a ênfase é dada na precisão do movimento e não na velocidade.

Na etapa final é executado o exercício com o espelho, no qual fotos de movimentos menos complexos da mão não afetada são selecionados. O paciente é aconselhado a adotar de forma lenta e suave a postura mostrada em cada foto, usando as duas mãos e repetindo pelo menos 10 vezes. A mão afetada é ocultada atrás do espelho para dar ênfase à visualização do reflexo da mão não afetada no espelho.[64]

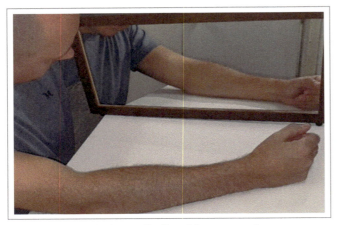

Figura 25.4 Terapia do espelho Exercício com espelho.
Fonte: Acervo da autoria.

O objetivo desse programa é evitar a ativação do córtex motor primário. Foi baseado nas teorias da dor em populações semelhantes à SCDR (p. ex., dor no membro fantasma) que demonstram uma relação íntima entre a dor e a saída motora, de modo que os comandos de execução de movimento possam ser suficientes para causar a dor.

Estudos de imagens funcionais cerebrais em indivíduos saudáveis mostraram que a tarefa de lateralidade ativa seletivamente o córtex pré-motor sem ativar o córtex motor primário.[65] Porém, não há relatos de estudos da ativação cortical dos estágios do IMG em pacientes com dor. Apenas os dados do programa IMG podem ser usados para avaliar o efeito da lateralidade na dor crônica, e não existem dados disponíveis sobre o efeito desse tratamento a longo prazo.[66]

Os movimentos imaginados demonstraram ativar o córtex motor primário além do córtex pré-motor, semelhante às áreas ativadas na execução real do movimento.[67,65]

Um estudo de Bowering realizado em 2013 sugere que as imagens motoras podem aumentar a intensidade da dor e o inchaço na dor crônica.[66]

Embora uma revisão sistemática em 2013 tenha mostrado fraca evidência, a terapia do espelho e a imagem motora graduada foram mais efetivas na redução da dor em relação ao tratamento convencional.[50]

Moseley, em 2004, observou pouca resposta em relação aos movimentos isolados em pacientes com SCDR crônica, o que eleva a possibilidade de que o sucesso dependa da ativação sequencial de redes pré-motoras e, em seguida, motoras.[64]

Alguns pacientes com a SCDR apresentam um distúrbio neurológico involuntário, uma condição que pode desenvolver sintomas semelhantes a uma negligência, em que o membro pode parecer estranho ou necessitar da atenção mental e do direcionamento visual para mover o membro, de maneira voluntária.[67]

Galer e Jensen, em sua análise, embora com uma taxa de resposta baixa, apoiaram que 84% dos pacientes relataram pelo menos um sintoma de negligência e 47% indicavam sintomas de negligência cognitiva e motora. Esse estudo alertava para o fato de que os sintomas e sinais de negligência podem levar a incapacidade física e ser extremamente angustiantes por sua natureza incomum e, portanto devem ser avaliados.[68]

Em nossa prática clínica com doentes com SCDR 1, observamos que a terapia com o foco no membro afetado pode implicar exacerbação dos sintomas em alguns doentes, atrasando o processo de reabilitação, gerando cinesiofobia e frustração, que podem determinar um prognóstico negativo. O desenvolvimento de estratégias terapêuticas progressivas e com mudança do foco de atenção parece-nos importante nos centros de reabilitação.

25.8 Dessensibilização

A reeducação sensorial, também referida como terapia para dessensibilização, consiste em estímulos graduados para tocar o membro com alodinia, hiperalgesia ou hipoestesia, com o intuito de normalizar a sensação na área afetada.[50] Esses estímulos são aplicados com diferentes texturas, como algodão, tecidos, esponja e escova. A aplicação deve ser sempre em ambos os membros: primeiro na área não afetada e gradualmente incluindo o membro acometido de acordo com a tolerância.[69]

A estimulação deve ser feita em ritmo lento, repetida várias vezes em cada região em todo o membro. Um recipiente contendo grãos para mergulhar o membro, por exemplo, o arroz, também pode ser utilizado para reeducação sensorial.[70]

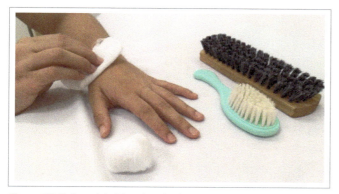

Figura 25.5 Exercício Manobra de dessensibilização com diferente texturas.
Fonte: Acervo da autoria.

A reeducação sensorial é baseada no princípio da remodelação dos mapas corticais pela experiência.[71] Portanto, é necessário que o doente pratique várias vezes ao dia durante semanas ou meses. Isso exige motivação do doente, portanto as sessões de reeducação sensorial devem conter práticas desafiadoras.

Atividades diárias normais como lavar o membro com água em diferentes temperaturas, massagear com hidratante e fazer o membro acometido participar das tarefas, como vestir roupa, entre outras, ajudam na dessensibilização.

A dessensibilização fornece entrada tátil corretiva no esquema corporal afetado, fornecendo informações precisas sobre as dimensões da forma e do tamanho da área, contribuindo para melhor representação somatossensorial. Além disso, incentiva o paciente a olhar para o membro no momento do contato com a pele, o que favorece sua informação visual.[71]

Foi demonstrado que o toque associado com o foco na atenção espacial modula a ativação da área somatossensorial S1 e melhora o desempenho tátil.[72] Segundo Moseley, em 2009, a estimulação tátil por 30 minutos com foco de atenção na área afetada proporcionou diminuição da dor, após 2 dias da aplicação.[73]

Estudos demonstram que há uma relação de três vias entre representação S1, acuidade tátil e dor em pacientes com SCDR.[76-78] Essa relação é mantida quando a dor melhora.[74,75]

A dor persistente pode levar a uma dificuldade na identificação da localização e das características do estímulo tátil no membro afetado.[79-81] Essa perda de acuidade tátil pode estar correlacionada com a intensidade da dor.[80,82]

Vários estudos investigaram a inter-relação entre atenção e dor.[83] Segundo Vlaeyen, um pensamento catastrófico sobre a dor pode ser um fator de risco para o surgimento do medo relacionado à dor.[84] O medo excessivo da dor se desenvolve naqueles que são facilmente angustiados e/ou têm uma hipervigilância para todas as formas de ameaça.[85,86] Vários estudos afirmam que o uso da distração é uma forma de abordagem importante na prática clínica.[87]

Pesquisas sugerem que a estimulação elétrica também oferece resultados positivos para no uso dessa terapia.[88]

25.9 Estimulação elétrica nervosa transcutânea

É uma técnica analgésica simples e não invasiva, na qual correntes elétricas são criadas por um gerador de pulso portátil e enviadas através da superfície intacta da pele por meio de placas condutoras chamadas eletrodos.

O modo convencional de administraré usando as características elétricas que ativam seletivamente fibras grossas "táteis" sem ativar fibras finas nociceptivas.

Os estudos randomizados mostram boas evidências com o uso dessa modalidade. Segundo o estudo de Luk em 2002, a estimulação elétrica nervosa transcutânea mostrou ser eficaz na redução da dor e na melhora da tolerância tátil em pacientes com dor neuropática.[88] É tipicamente aplicado na área do nervo afetado, exceto quando a dor é forte demais para tolerar a estimulação direta. Nesse caso os eletrodos podem ser posicionados ao redor da área dolorida. Estudos com estimmulação elétrica de alta frequência mostraram sua eficácia na redução da dor em doentes com dor neuropática decorrente da neuropatia diabética.[88,90]

25.10 Programa de carga de estresse

Segundo Carlson e Watson, em 1988, o programa de carga de estresse consiste em exercícios manuais com a função de transportar e esfregar que exigem uma sobrecarga em toda a extremidade superior e um movimento articular mínimo, sendo a força e a duração classificadas de acordo com a capacidade do paciente.

A utilização da extremidade afetada, em tarefas diárias, é incentivada durante a reabilitação, para inibir atrofia por desuso.[91]

Os efeitos fisiológicos do exercício em pacientes com SCDR não foram estudados, razão pela qual não se pode afirmar que os ajustes neurovasculares temporários, que ocorrem durante os exercícios, possam se tornar permanentes. Contudo, o princípio de criar um efeito terapêutico por alterar o padrão de estímulos aferentes através do exercício não é novo. A abordagem da carga de estresse utiliza um princípio semelhante ao da facilitação neuromuscular proprioceptiva. O programa sugere que esse exercício tenha intensidade, duração e frequência suficientes para fornecer uma entrada aferente adequada.

O paciente, posicionado no chão, adota uma postura quadrúpede, segura uma escova com a mão afetada e esfrega uma placa de madeira com movimento de vaivém, aplicando o máximo de pressão possível. Se possível, o ombro do doente deve estar diretamente sobre a mão que esfrega para se obter uma descarga de peso máximo sobre o membro afetado.

O programa se inicia com sessões de 3 minutos de esfregar, realizadas 3 vezes ao dia, geralmente com uma pressão de 1,361 kg. A duração e a resistência são aumentadas de acordo com capacidade física do paciente. A duração entre 5 e 7 minutos é necessária antes que a resistência seja aumentada.[91]

O paciente carrega uma maleta ou sacola na mão afetada com peso inicial a ser determinado na primeira consulta, geralmente variando de 0,453 a 2.26 kg e de acordo com a capacidade do paciente. O peso deve ser transportado durante o dia, sempre que o paciente estiver em pé ou andando, e deve ser progressivamente aumentado. A extremidade inferior pode ser trabalhada com descarga de peso no membro afetado de forma gradual.[91]

O resultado do programa mostrou diminuição da dor e das alterações tróficas, melhora da força de preensão e da amplitude de movimento, porém se observa nesse programa que todos os doentes foram submetidos a fisioterapia prévia, não há um grupo de controle e cerca de 50% dos doentes não concluíram o estudo, por mudança do plano do terapeuta, ou, por causa da piora do seu quadro.

25.11 Terapia física por exposição progressiva PEPT

O PEPT consiste em um programa de exercícios de carregamento progressivo e dessensibilização, além dos limites da dor, visando à diminuição da cinesiofobia e do comportamento doloroso, sem o uso de medicamentos ou analgésicos específicos para SCDR tipo I, partindo do pressuposto de que fatores comportamentais e psicológicos podem exacerbar a dor e a disfunção, ajudando na manutenção da condição.[92]

Para diminuir a sensibilidade da pele ao toque e pressão, a dessensibilização é realizada com automassagem e uso forçado do membro afetado nas atividades diárias. Os exercícios de carregamento progressivo são adaptados e focados em funções específicas, incluindo também exercícios ativos para mobilizar articulações e alongamento muscular. No PEPT, os pacientes são expostos diretamente a estímulos dolorosos (atividades), diferentemente da terapia de exposição gradual.[93]

Segundo o estudo de Oerlemans em 2011, com base nas teorias fisiopatológicas e cognitivas para melhora da dor, força, incapacidade, cinesiofobia e qualidade de vida, o PEPT demonstrou ser seguro, com melhor custo e efetividade, considerando a duração máxima de 5 sessões de tratamento.[94]

Porém, no estudo de Barnhoorn em 2015, não foi possível afirmar que o PEPT foi superior ao tratamento convencional. As diferenças observadas não foram significativas entre os grupos, e todos apresentaram melhora no decorrer do tempo. Porém, com relação ao tempo de tratamento, no grupo tratado com PEPT, a melhora foi alcançada no máximo em 5 sessões de tratamento e sem o uso de medicamentos.[92]

25.12 Conclusão

A SCDR geralmente se desenvolve após um evento nocivo como traumatismo, cirurgia em um membro, porém existe uma porcentagem de doentes que desenvolvem os sintomas sem uma causa específica.

Embora a fisiopatologia ainda não seja claramente esclarecida, acredita-se que haja uma combinação de eventos desencadeantes que ocorrem de forma simultânea ou seqüencialmente e que podem se modificar durante o curso da doença assim como os sinais e sintomas.

A dor geralmente é descrita como incapacitante, e os sintomas inserem-se em um círculo reverberante de dor, proteção e imobilidade.

Com a cronicidade a maioria dos doentes evolui com cinesiofobia, deformidades, prejuízo funcional e disfunção miofascial secundária.

A dificuldade para dormir devido a dor é muito freqüente, mesmo com a medicação. O quadro de ansiedade e/ou depressão, pode estar presente, levando ao comprometimento das atividades funcionais diárias e, consequentemente, na qualidade de vida.

O diagnóstico da SCDR é baseado em critérios clínicos, e as técnicas de imagem podem ser úteis para diagnóstico diferencial.

O diagnóstico e tratamento precoce são essenciais para prevenir as conseqüências da dor crônica.

Ao longo dos anos diferentes técnicas foram estudadas para tratar esse tipo de dor, porém não existe um "padrão ouro". O sucesso no tratamento está na abordagem individualizada e do envolvimento do indivíduo com o tratamento.

A estratégia de enfrentamento varia de pessoa para pessoa o que determina um tipo de comportamento. Na avaliação é importante entender aquele doente que sente dor, acolher, transmitir confiança, deixar claro o objetivo, etapas e também fazer com que o indivíduo entenda a importância do papel dele durante todo o tratamento.

Bibliografia

1. Chalkley ET AL, Lander C, Rowlingston J.C. Probable reflex sympathetic dystrophy of the penis. Pain. 1986;25:223-5.

2. 2 Bruehl S, Harden NR, Galer BS, Saltz S, Backonja M, Stanton-Hicks M. Complex regional pain syndrome: are there distinct subtypes and sequential stages of the syndrome? Pain. 2002 Jan;95(1):119-24.

3. Wong GY, Wilson PR. Classification of complex regional pain syndromes: new concepts. Hand Clinics. 1997 Aug;13(3):319-25.

4. van de Vusse AC, Stomp-van den Berg SG, de Vet HC, Weber WE. Interobserver reliability of diagnosis in patients with complex regional pain syndrome. Eur J Pain. 2003;7(3):259-65.

5. Merritt WH. The challenge to manage reflex sympathetic dystrophy/complex regional pain syndrome. Clin Plast Surg. 2005 Oct;32(4):575-604, vii-viii.

6. Galer BS, Henderson J, Perander J, Jensen MP. Course of symptoms and quality of life measurement in complex regional pain syndrome. Journal of Pain and Symptom Management. 2000 Oct;20(4):286-92.

7. Denmark. An example of symptoms resembling Tic Douleureux, produced by a wound in the radial nerve. Med Chir Trans. 1813;4:48-52.

8. Hamilton J. On some effects resulting from wounds of nerves. Dublin J Med Sci. 1838;13:38.

9. Paget J. Clinical lecture on some cases of local paralysis. Med Times. 1864;1:331-2.

10. Mitchell SW, Morehouse GR, Keen WW. The classic. Gunshot wounds and other injuries of nerves. Clin Orthop. 1982;2-7

11. Yeng LT. Distrofia simpático-reflexa e causalgia dos membros superiores: estudo clínico e terapêutico [tese]. São Paulo: Faculdade de Medicina, Universidade de São Paulo, 1995.

12. Todorova J, Dantchev N, Petrova G. Complex regional pain syndrome acceptance and the alternative denominations. Med Princ Pract. 2013;22(3):295-300. doi: 10.1159/000343905. Epub 2012 Nov 16.

13. H. Merskey, N. Bogduk (eds.). Classifications of chronic pain: description of chronic pain syndromes and definition of pain terms. Report by the International Association for the Study of Pain Task Force on Taxonomy. Seattle, IASP Press, 1994.

14. Sandroni P, Benrud-Larson LM, McClelland RL, et al. Complex regional pain syndrome type I: incidence and prevalence in Olmsted county, a population-based study. Pain. 2003:103(1),199-207.

15. Veldman PH, Reynen HM, Arntz IE, Goris RJ. Signs and symptoms of reflex sympathetic dystrophy: prospective study of 829 patients. Lancet. 1993;342(8878):1012-6.

16. Van Rijn MA, Marinus J, Putter H, et al. Spreading of complex regional pain syndrome: not a random process. Journal of Neural Transmission. 2011:118(9):1301-9.

17. Tajerian M, Clark JD. New concepts in complex regional pain syndrome. Hand Clin. 2016 Feb;32(1):41-9. doi:10.1016/j.hcl.2015.08.003.

18. Oaklander AL, Rissmiller JG, Gelman LB, et al. Evidence of focal small-fiber axonal degeneration in complex regional pain syndrome-I (reflex sympathetic dystrophy). Pain. 2006;120:235-43.

19. Albrecht PJ, Hines S, Eisenberg E, et al. Pathologic alterations of cutaneous innervation and vasculature in affected limbs from patients with complex regional pain syndrome. Pain. 2006;120(3):244-66.

20. Bruehl S. An update on the pathophysiology of complex regional pain syndrome. Anesthesiology. 2010 Sep;113(3):713-25.

21. Nickel FT, Maihöfner C. Current concepts in pathophysiology of CRPS I. Handchir Mikrochir Plast Chir. 2010;42:8-14.

22. Calder JS, Holten I, McAllister RM. Evidence for immune system involvement in reflex sympathetic dystrophy. J Hand Surg Br. 1998:23(2):147-50.

23. Van Rooijen DE, Roelen DL, Verduijn W, et al. Genetic HLA associations in complex regional pain syndrome with and without dystonia. J Pain. 2012;13:784-9.

24. Heerschap A, den Hollander JA, Reynen H. Metabolic changes in reflex sympathetic dystrophy: a 31P NMR spectroscopy study. Muscle Nerve. 1993;16(4):367-73.

25. Oyen WJ, Arntz IE, Claessens RM, et al. Reflex sympathetic dystrophy of the hand: an excessive inflammatory response? Pain. 1993;55(2):151-7.

26. Huygen FJ, de Bruijn AG, de Bruin MT, et al. Evidence for local inflammation in complex regional pain syndrome type 1. Mediators Inflamm. 2002;11(1):47-51.

27. Huygen FJ, Ramdhani N, van Toorenenbergen A, et al. Mast cells are involved in inflammatory reactions during complex regional pain syndrome type 1. Immunol Lett. 2004;91(2-3):147-54.

28. Schinkel C, Gaertner A, Zaspel J, et al. Inflammatory mediators are altered in the acute phase of posttraumatic complex regional pain syndrome. Clin J Pain. 2006;22:235-9.

29. Birklein F, Weber M, Ernst M, et al. Experimental tissue acidosis leads to increased pain in complex regional pain syndrome (CRPS). Pain. 2000;87(2):227-34.

30. Birklein F, Weber M, Neundörfer B. Increased skin lactate in complex regional pain syndrome: evidence for tissue hypoxia? Neurology. 2000;55(8):1213-5.

31. Koban M, Leis S, Schultze-Mosgau S, et al. Tissue hypoxia in complex regional pain syndrome. Pain. 2003;104(1-2):149-57.

32. Birklein F, Riedl B, Sieweke N, et al. Neurological findings in complex regional pain syndromes: analysis of 145 cases. Acta Neurol Scand. 2000;101(4):262-9.

33. Kurvers HA, Jacobs MJ, Beuk RJ, et al. Reflex sympathetic dystrophy: result of autonomic denervation? Clin Sci. 1994;87(6):663-9.

34. Schinkel C, Gaertner A, Zaspel J, et al. Inflammatory mediators are altered in the acute phase of posttraumatic complex regional pain syndrome. Clin J Pain. 2006;22:235-9.

35. Harden RN, Bruehl S, Perez RS, et al. Validation of proposed diagnostic criteria (the "Budapest criteria") for complex regional pain syndrome. Pain. 2010;150:268-74. doi:10.1016/j.pain.2010.04.030.

36. Atkins RM, Kanis JA. The use of dolorimetry in the assessment of post traumatic algodystrophy of the hand. Br J Rheumatol. 1989.8:404-9.

37. Ferrell BA. Pain management. Clin Geriatr Med. 2000;16(4):853-74.

38. Herr KA, Mobily T, Kohout FJ, Wagenaar D. Evaluation of the faces pain scale for use with elderly. Clin J Pain. 1998;4:29-38.

39. LaChapelle DL, Hadjistavropoulos T, Craig KD. Pain measurement in persons with intellectual disabilities. Clin J Pain. 1999;15(1):13-23.

40. Feldt KS. The checklist of nonverbal pain indicators (CNPI). Pain Manage Nurs. 2000;1(1):13-21.

41. Ferrell BA, Stein WM, Beck JC. The geriatric pain measure: validity, reliability and factor analysis. J Am Geriatr Soc. 2000 Dec;48(12):1669-73.

42. Orfale AG, Araújo PM, Ferraz MB, et al. Translation into Brazilian Portuguese, cultural adaptation and evaluation of the reliability of the disabilities of the arm, shoulder and hand questionnaire. Braz J Med Biol Res. 2005 Feb;38(2):293-302. Epub 2005 Feb 15.

43. Weiner D, Peterson B, Ladd K, McConnell E, Keefe F. Pain in nursing home residents: an exploration of prevalence, staff perspectives, and practical aspects of measurement. Clin J Pain. 1999 Jun;15(2):92-101.

44. Siqueira FB, Teixeira-Salmela LF, Magalhães LC. Análise das propriedades psicométricas da versão brasileira da escala tampa de cinesiofobia. Acta Ortop Bras. 2007;15(1):19-24.

45. Ferreira KA, Teixeira MJ, Mendonza TR. Validation of brief pain inventory to Brazilian patients with pain. Support Care Cancer. 2011 Apr;19(4):505-11. doi: 10.1007/s00520-010-0844-7. Epub 2010 Mar 10.

46. Pimenta CAM, Teixeira MJ. Escalas de avaliação de dor. Questionário de dor McGill: proposta de adaptação para a língua portuguesa: Rev Esc Enferm USP. 1996;30:3.

47. Lewis JS, Kersten P, McCabe CS, McPherson KM, Blake DR. Body perception disturbance: A contribution to pain in complex regional pain syndrome. Pain. 2007;133(1-3):111-9.

48. Bruehl S, Steger H, Harden R. Assessment of complex regional pain syndrome. In: Turk D, Melzack R, eds. Handbook of Pain Assessment. 2001;549-66.

49. Fordyce WE, Fowler RS, Lehmann JF, et al. Operant conditioning in the treatment of chronic pain. Arch Phys Med Rehabil. 1973;54:399-408.

50. Harden RN, Oaklander AL, Burton AW, et al. Complex regional pain syndrome: practical diagnostic and treatment guidelines. Pain Medicine. 2013;14(2):180-229.

51. Schumacker HBJR, Abramson DI. Post-traumatic vasomotor disorder with particular reference to late manifestations and treatment. Surg Gynecol Obstet. 1949;88:417-34.

52. Santon-Hicks M, Baron R, Boas R, et al. Complex regional pain syndromes: guidelines for therapy. Clin J Pain. 1998;14(2):155-66.

53. Wall PD. Pain in context: The intellectual roots of pain research and therapy. Proceedings of the 9th World Congress on Pain. In: Devor M, Rowbotham MC, Wiessenfeld-Hallin Z, eds. Progress in pain research and management. Seattle: IASP Press; 2000. v.16. PI9-33.

54. Flor H, Braun C, Elbert T, Birbaumer N. Extensive reorganization of primary somatosensory cortex in chronic back pain patients. Neurosci Lett. 1997;224:5-8.

55. Juottonen K, Gockel M, Silen T, Hurri H, Hari R, Forss N. Altered central sensorimotor processing in patients with complex regional pain syndrome. Pain. 2002;98:315-23.

56. Maihöfner C, Handwerker H, Neundörfer B, and Birklein F. Cortical reorganization during recovery from complex regional pain syndrome. Neurology. 2004;63: 693-701.

57. Pleger B, Rager P, Schwenkreis P, et al. Patterns of cortical reorganization parallel impaired tactile discrimination and pain intensity in complex regional pain syndrome. Neuroimage. 2006;32 (2): 503-510.

58. Graziano MSA, Botvinick MM. How the brain represents the body: insights from neurophysiology and psychology. In: Prinz W, Hommel B, eds. Common mechanisms in perception and action. Oxford University Press. Oxford. 2002;19:136-57.

59. McCabe CS, Cohen H, Hall J, Lewis J, et al. Somatosensory conflicts in CRPS type 1 and fibromyalgia. Current Rheumatology Reports. 2009;11(6):461-5.

60. Lewis JS, Kersten P, McCabe CS, et al. Body perception disturbance: a contribution to pain in complex regional pain syndrome. Pain. 2007;133(1-3):111-9.

61. Flor H, Braun C, Elbert T, et al. Extensive reorganization of primary somatosensory cortex in chronic back pain patients. Neurosci Lett 1997;224:5-8.

62. Ramachandran VS, Rogers Ramachandran D, Cobb S. Touching the phantom limb. Nature. 1995;377:489-90.

63. McCabe CS, Haigh RC, Ring EF, Halligan PW, Wall PD, Blake DR. A controlled pilot study of the utility of mirror visual feedback in the treatment of complex regional pain syndrome (type 1). Rheumatology. 2003;42:97-101.

64. Moseley GL. Graded motor imagery is effective for long-standing complex regional pain syndrome: a randomised controlled trial. Pain. 2004;108:192-8.

65. Parsons LM, Fox PT, Downs JH, et al. Use of implicit motor imagery for visual shape discrimination as revealed by PET. Nature. 1995;375:54-8.

66. Bowering KJ, O'Connell NE, Tabor A, et al. The effects of graded motor imagery and its components on chronic pain: a systematic review and meta-analysis. J Pain. 2013 Jan;14(1):3-13.

67. Decety J. The neurophysiological basis of motor imagery. Behavl Brain Res. 1996;77(1-2):45-52.

68. Galer BS, Jensen M. Neglect-like symptoms in complex regional pain syndrome: results of a self-administered survey. J Pain Symptom Manage. 1999;18:213-7.

69. Goebel A, Barker CH, Turner-Stokes L. Complex regional pain syndrome in adults: UK guidelines for diagnosis, referral and management in primary and secondary care [homepage on the internet]. London: RCP; 2012. Available: https://www.rcplondon.ac.uk/guidelines-policy/pain-complex-regional-pain-syndrome.

70. Oud T, Beelen A, Eijffinger E, et al. Sensory re-education after nerve injury of the upper limb: a systematic review. Clinical Rehabilitation. 2007;21(6):483-94.

71. Lundborg G, Richard P. Bunge memorial lecture: nerve injury and repair. A challenge to the plastic brain. J Peripher Nerv Syst. 2003;8:209-26.

72. Macaluso E, Driver J. Multisensory spatial interactions: a window onto functional integration in the human brain. Trends Neurosci. 2005;28:264-71.

73. Spence C, Pavani F, Maravita A, et al. Multisensory contributions to the 3-D representation of visuotactile peripersonal space in humans: evidence from the crossmodal congruency task. J Physiol. 2004;98:171-89.

74. Maihofner C, Handwerker HO, Neundorfer B, et al. Cortical reorganization during recovery from complex regional pain syndrome. Neurology. 2004;63:693-701.

75. Pleger B, Tegenthoff M, Ragert P, et al. Sensorimotor returning in complex regional pain syndrome parallels pain reduction. Ann Neurol. 2005;57:425-9.

76. Maihofner C, Handwerker HO, Neundorfer B, et al. Patterns of cortical reorganization in complex regional pain syndrome. Neurology. 2003;61:1707-15.

77. Pleger B, Ragert P, Schwenkreis P, et al. Patterns of cortical reorganization parallel impaired tactile discrimination and pain intensity in complex regional pain syndrome. Neuroimage. 2006;32:503-10.

78. Pleger B, Tegenthoff M, Schwenkreis P, Janssen F, et al. Mean sustained pain levels are linked to hemispherical side-to-side differences of primary somatosensory cortex in the complex regional pain syndrome I. Exp Brain Res. 2004;155:115-9.

79. Hollins M, Sigurdsson A. Vibrotactile amplitude and frequency discrimination in temporomandibular disorders. Pain. 1998;75:59-67.

80. Maihofner C, Neundorfer B, Birklein F, et al. Mislocalization of tactile stimulation in patients with complex regional pain syndrome. J Neurol. 2006;253:772-9.

81. Moriwaki K, Yuge O. Topographical features of cutaneous tactilehypoesthetic and hyperesthetic abnormalities in chronic pain. Pain. 1999;81:1-6.

82. Pleger B, Ragert P, Schwenkreis P, et al. Patterns of cortical reorganization parallel impaired tactile discrimination and pain intensity in complex regional pain syndrome. Neuroimage. 2006;32:503-10.

83. Crombez G, Eccleston C, Baeyens F, van Houdenhove B, van den Broeck A. Attention to chronic pain is dependent upon pain related fear. J Psychosom Res. 1999;47:403-10.

84. Vlaeyen JWS, Kole-Snijders AMJ, Boeren RGB, et al. Fear of movement/(re)injury in chronic low back pain and its relation to behavioral performance. Pain. 1995;62:363-72.

85. Watson D, Pennebaker JW. Health complaints, stress, and distress: exploring the central role of negative affectivity. Psychol Rev. 1989;96:234-54.

86. Eysenck MW. Anxiety: the cognitive perspective. Hillsdale, New Jersey: Erlbaum; 1992.

87. Hoffman HG, Doctor JN, Patterson DR, et al. 3rd TA. Virtual reality as an adjunctive pain control during burn wound care in adolescent patients. Pain. 2000;85:305-9.

88. 72 Luk MLM. The effectiveness of transcutaneous electrical nerve stimulation on neuropathic pain. Hong Kong Physiother J. 2002;20:32-3.

89. 73 Kilinc M, Livanelioglu A, et al. Effects of electrical of transcutaneous electrical nerve stimulation in patients with peripheral and central neurophatic pain. J Rehabil Med. 2014;46:454-60.

90. 74 Kumar D, Alvaro MS, Julka IS, Marshall HJ. Diabetic peripheral neuropathy: effectiveness of electrotherapy and amitriptyline for syntomatic relief. Diabetes Care. 1998;21:1322-5.

91. 75 Watson HK, Carlson L. Treatment of reflex sympathetic dystrophy of the hand with an active "stress loading" program. J Hand Surg Am. 1987;12:779-85.

92. 76 Barnhoorn KJ, van de Meent H, van Dongen RTM, et al. Pain exposure physical therapy (PEPT) compared to conventional treatment in complex regional pain syndrome type 1: a randomised controlled trial. BMJ Open. 2015;5(12):e008283.

93. 77 Ek JW, van Gijn JC, Samwel H, et al. Pain exposure physical therapy may be a safe and effective treatment for longstanding complex regional pain syndrome type 1: a case series. Clin Rehabil. 2009;23:1059-66.

94. 78 Van de Meent H, Oerlemans M, Bruggeman A, et al. Safety of "pain exposure" physical therapy in patients with complex regional pain syndrome type 1. Pain. 2011;152(6):1431-8.

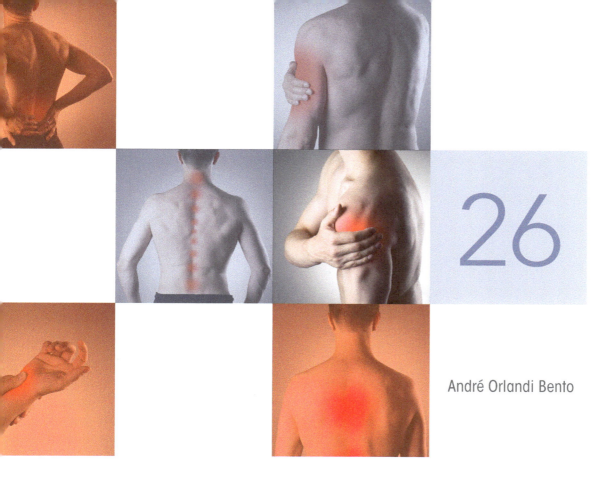

26

André Orlandi Bento

FISIOTERAPIA NA DOR CRÔNICA RELACIONADA A OSTEOARTRITE DE QUADRIL

26.1 Introdução

A osteoartrite (OA) é a forma mais comum de artrite e uma das principais causas de dor crônica e incapacidade, afetando por volta de 250 milhões de pessoas em todo o mundo.[1] A Organização Mundial da Saúde (OMS) a considera uma das doenças mais predominantes do século XXI.[2] O quadril é a segunda articulação mais afetada (após o joelho). A prevalência na população americana de OA de quadril sintomática varia de 1-10% e varia de acordo com a etnia, sendo mais prevalente em afrodescendentes, seguido de caucasianos e com baixa prevalência em pessoas de origem asiática, e, em relação ao gênero, sendo quase duas vezes mais comum em mulheres.[3,4]

Apesar da alta prevalência entre idosos acima de 80 anos, a dor crônica relacionada a OA de quadril pode afetar também adultos com idade laboral e pode representar uma barreira à atividade física e o afastamento.[5] A inatividade física é um fator causal para desenvolvimento de várias doenças, incluindo o diabetes tipo 2, doenças cardiovasculares, alguns tipos de câncer e demência.[6]

Em um estudo para caracterizar a expectativa de 287 pacientes com dor devido a OA no quadril e joelho, a média de idade encontrada foi de 70 anos e 58% eram do sexo feminino. A maior expectativa desses pacientes seria o alívio da dor, melhora da habilidade de andar e colocar meias e sapatos. A maior expectativa estaria nos pacientes mais jovens e do sexo masculino.[7]

O termo OA é usado para representar um grupo heterogêneo de distúrbios articulares em pacientes que apresentam dor e rigidez nas articulações. A OA é caracterizada como uma doença primária (idiopática) ou secundária (sistêmica ou localizada). Fatores de risco para a OA primária do quadril incluem idade avançada, predisposição genética, índice de massa corporal (IMC) alto, participação em esportes com alta carga (corredores de elite) e ocupações que requerem tempo prolongado em pé ou levantando altas cargas; causas secundárias (sistêmicas) incluem hemocromatose, hiperparatireoidismo, hipotireoidismo, acromegalia, síndromes de hiperlassidão articular, doença de Paget, gota e condrocalcinose. Fatores de risco localizados incluem lesão articular, morfologia de impacto femoroacetabular, deformidades de desenvolvimento (p. ex., epifisiólise) doença de Legg-Calvé-Perthes, displasia acetabular, osteonecrose e artrite séptica ou reumatoide.[8]

A patogênese não está completamente esclarecida. Provavelmente inicia com degradação da cartilagem articular devido a interrupção do equilíbrio homeostático entre a síntese de tecido articular e degradação. Esse processo é seguido por um espessamento subsequente do osso subcondral, novas formações ósseas nas margens articulares (conhecidas como osteófitos) e inflamação sinovial de leve a moderada.[8]

O estresse biomecânico patológico também pode levar a esse desequilíbrio e é causado pela presença de fatores de risco tanto focal quanto global. Padrões biomecânicos específicos têm relação com esse processo. Estresse de cisalhamento repetitivo na superfície articular tem sido associado a alterações celulares e moleculares envolvidas na patogênese da osteoartrite, incluindo diminuição de colágeno proteoglicanos tipo II na cartilagem articular,

aumento da liberação de mediadores pró-inflamatórios e aumento de alterações celulares apoptóticas.[9]

A dor é o principal sintoma que motiva as pessoas com OA a procurar atendimento médico e está associada a limitações funcionais, estresse emocional, cinesiofobia, distúrbios do sono, fadiga e uma redução acentuada geral na qualidade de vida. A dor nas articulações também pode ter consequências neuromusculares diretas, incluindo fraqueza muscular, déficit de força muscular e adaptações da marcha, que podem aumentar o risco de dor adicional e deterioração estrutural.[1,8]

Pacientes com OA no quadril geralmente desenvolvem dor ao longo de meses a anos, em atividades do dia a dia que gerem carga na articulação, como durante a marcha, levantar-se de uma cadeira ou virar-se na cama. Em alguns casos, dor ao repouso ou dor noturna também são relatadas. Uma dor forte na virilha, que é inicialmente intermitente e piora no final do dia, e atividade relacionada principalmente ao caminhar ou subir escadas, são relatos comuns desses pacientes. Casos de OA no quadril podem ser considerados "graves" se os sintomas forem uma barreira substancial à mobilidade e independência.[10]

A dor da OA varia de intensidade durante e entre os dias. A longo prazo, o curso natural da dor também varia entre os indivíduos. Quando reavaliadas por vários meses ou anos, muitas pessoas com OA (35-60%) relatam uma dor nas articulações mais ou menos consistente que não muda acentuadamente ao longo do tempo. Para outros, a dor é descrita como um agravamento consistente, progredindo de um padrão predominantemente de dor intermitente e dependente da carga para uma dor constante e severa. Por outro lado, cerca de 12 a 30% das pessoas relataram diminuição da intensidade da dor ao longo de vários anos. Assim, embora a OA seja tradicionalmente considerada uma condição progressiva, as evidências sugerem que o agravamento da dor a longo prazo está longe de ser inevitável.[8]

A cartilagem articular é geralmente branca, de consistência variável, apresenta superfície regular, é avascular e desempenha importantes funções ligadas à biomecânica articular. É composta principalmente por água (cerca de 65%), colágeno (15%) e proteoglicanos (15%) condroblastos e condrócitos (cerca de 5%). Uma das principais funções é a produção e a distribuição do líquido sinovial, relacionado à lubrificação da articulação. Ela é aneural e, portanto, não pode gerar nocicepção. Por outro lado, outras estruturas articulares, como osso subcondral, periósteo, ligamentos, cápsula, sinóvia e partes do *labrum* acetabular, são ricamente inervadas pelos nociceptores.[9]

Apesar disso, demonstrar uma forte ligação entre a deterioração estrutural da articulação e a dor da OA provou ser ilusório. Parece não haver uma relação significativa entre as mudanças estruturais observadas na radiografia e a intensidade da experiência da dor. No nível populacional, a relação é um pouco mais forte, com aqueles com OA radiográfica grave com maior probabilidade de sentir dor frequente. No entanto, 75 a 80% dos adultos com evidência de OA constatada na radiografia não experimentam dor articular frequente, enquanto, inversamente, apenas 10 a 15% das pessoas que experimentam dor articular frequente apresentam evidência radiográfica de OA. Além disso, a progressão radiográfica da OA pode ser discordante com alterações no nível de dor nas articulações.[1]

Essa relação entre os achados radiográficos e a dor da OA pode ser parcialmente explicada pela falta de sensibilidade das radiografias às alterações estruturais das articulações, particularmente nos tecidos moles e nos ossos subcondrais. Alterações no osso subcondral são reconhecidas como uma característica da OA, mas normalmente estão associadas a doença em estágio avançado quando a degeneração é bem estabelecida. Assim, vários estudos examinaram a relação entre características articulares da ressonância magnética e a dor da OA. Em recentes estudos envolvendo pessoas com OA estabelecida radiograficamente, dois resultados de ressonância magnética foram consistentemente associados à dor nas articulações incidente e à piora da dor da OA: lesões na medula óssea e sinovite. Mudanças precoces, como lesões na medula óssea (LMOs) na OA, são uma descoberta relativamente recente. LMOs são padrões de imagens de ressonância nuclear magnética (MNR) associadas à dor e degeneração da cartilagem. Sua utilidade potencial na previsão da progressão, ou como alvo da terapia, ainda não está totalmente esclarecida. Entretanto, acredita-se que as LMOs possam desencadear a nocicepção por meio da microfratura do osso subcondral, aumento da pressão intraóssea e/ou neoinervação que acompanha o crescimento vascular.[1]

Com relação à sinovite, várias moléculas inflamatórias ativam diretamente nociceptores quimiossensíveis na articulação, enquanto outras também produzem diminuições potentes e duradouras no limiar de ativação dos nociceptores e aumentam sua descarga espontânea, um processo conhecido como sensibilização periférica. Assim, a sinovite e a sensibilização periférica que a acompanha podem aumentar substancialmente a descarga do nociceptor articular, tanto em repouso quanto durante o movimento. Embora uma vez considerada uma condição não inflamatória, existem evidências de que a sinovite é uma característica comum da OA.[1]

A sinovite e a LMOs observada na RNM podem estar presentes em 30 a 35% de indivíduos assintomáticos, e, mesmo naqueles com OA estabelecida, a progressão ou resolução da sinovite nem sempre está relacionada com a mudança do nível de dor. Esses achados sugerem que outros fatores têm grande importância para determinar o nível de dor do indivíduo com OA. Há evidências pré-clínicas de que, na presença de nocicepção articular contínua, um aumento do sinal neural no trajeto nociceptivo neural – medula espinhal e cérebro – ocorre (visto em modelos animais de artrite), um processo conhecido como sensibilização central. Ela resulta de um *input* sensorial fortemente amplificado quando alcança o trajeto nociceptivo no nível da medula espinhal e cérebro, aumentando a frequência e a severidade da dor. Em alguns indivíduos com OA a sensibilização central pode explicar a discordância entre o nível de dor e a severidade das alterações estruturais da articulação. Os fatores psicossociais e o estilo de vida são fatores que amplificam ou atenuam a experiência de dor relacionada à sensibilização central.[1]

Alguns estudos têm demonstrado forte associação entre problemas psiquiátricos com pacientes com dor crônica no quadril, sendo maior a prevalência de depressão e ansiedade nesses pacientes quando comparados a pacientes com dor crônica em ombro e joelho.[11]

26.2 Diagnóstico

Dor moderada anterior ou lateral durante descarga de peso, em adultos acima de 50 anos, com rigidez matinal por menos de 1 hora, com limitação de rotação interna e flexão de quadril de mais de 24 graus quando comparado ao lado doloroso e não doloroso.[12] Segundo os critérios baseados nas recomendações do *American College of Rheumatology*, o diagnóstico deve ser feito com base em sinais clínicos e radiológicos, ou seja, o paciente deve ter dor no quadril e ao menos dois dos seguintes sinais:

- Razão de sedimentação de eritrócitos de < 20 mm/hr.
- Evidência radiográfica de osteófito femoral ou acetabular.
- Evidência radiográfica de diminuição do espaço articular (superior, axial ou medial).[8]

26.3 Tratamento

Há fortes evidências que apoiam o uso da fisioterapia como tratamento para melhorar a função e reduzir a dor em pacientes com osteoartrite do quadril e sintomas leves a moderados. Uma metanálise para determinar o efeito potencial da fisioterapia na dor e na função em diferentes períodos de acompanhamento revelou que houve um benefício positivo da fisioterapia nos resultados funcionais aos 6 a 12 meses de acompanhamento. A análise também revelou um efeito positivo da fisioterapia na redução da dor em até 9 meses de acompanhamento.[13]

A fisioterapia para osteoartrite do quadril tem dois principais objetivos: aliviar a dor e preservar a função. No mercado há diversos tratamentos para a osteoartrite de quadril que prometem curas milagrosas. São intervenções via oral e locais sem embasamento científico algum. Neste capítulo abordaremos apenas as intervenções não farmacológicas e não cirúrgicas para o tratamento da osteoartrite de quadril. No quadro a seguir apresentamos um resumo dessas intervenções, que serão abordadas individualmente a seguir.

Quadro 26.1 Tratamentos não cirúrgicos e não farmacológicos para osteoartrite de quadril

Educação e orientações	Evidência moderada: educação em dor crônica, orientações sobre importância do exercício físico e controle de peso.
Exercícios físicos	Forte evidência: exercícios realizados em solo e na água para fortalecimento muscular e flexibilidade.
Terapia manual	Forte evidência: mobilização articular e de tecidos moles em regiões com restrição – melhora da mobilidade e dor.
Terapia da marcha	Fraca evidência: treinamento de equilíbrio, funcional e de marcha para tratar das limitações identificadas.
Diminuição da carga imposta ao quadril	Fraca evidência: uso de bengalas, palmilhas e perda de peso – melhora da dor devido à menor carga na articulação.
Modalidades terapêuticas: Acupuntura, ultrassom	Ultrassom: moderada evidência. Acupuntura: fraca evidência.

Fonte: Elaborado pela autoria.

26.4 Orientação e educação

Em uma revisão sistemática de escopo para identificar as informações, da perspectiva do paciente, necessárias, relacionadas à OA para promover um manejo mais eficaz e aumentar a aderência das recomendações prescritas em *guidelines*. Foram incluídos 30 estudos de 2876: 16 qualitativos, 11 quantitativos e três métodos mistos. Surgiram três áreas de necessidade percebida:

1. Comunicação clara: termos utilizados eram mal compreendidos ou tinham conotações não intencionais. Os pacientes queriam explicações claras.

2. Informações de várias fontes: os pacientes queriam saúde acessível e profissionais com conhecimento especializado em OA. A internet, embora fonte de informação, foi reconhecida por ter confiabilidade duvidosa. Mídia impressa, televisão, grupos de apoio, familiares e amigos foram utilizados para atender a diversas necessidades de informações.

3. Mais conteúdo: os pacientes desejavam mais informações sobre diagnóstico, prognóstico, manejo e prevenção.[14]

Na revisão sistemática realizada pela Cochrane (21 ensaios clínicos quantitativos e 12 estudos qualitativos) com o objetivo de melhorar a compreensão da complexa inter-relação entre dor, efeitos psicossociais, função física e exercício em pacientes com OA de joelho e quadril, concluiu-se que a dor crônica tem uma influência enorme na vida das pessoas. As crenças das pessoas sobre dor crônica moldam suas atitudes e comportamentos sobre como gerenciar sua dor, assim ficam confusas sobre sua causa, variabilidade e aleatoriedade. Sem informações e conselhos adequados dos profissionais de saúde, as pessoas não sabem o que devem ou não fazer, e, como consequência, evitam atividades por medo de causar maiores danos. A participação em programas de exercícios pode melhorar ligeiramente a função, depressão e dor. Pode melhorar um pouco a autoeficácia e a função social, embora haja provavelmente pouca ou nenhuma diferença em relação à ansiedade. Fornecer segurança e aconselhamento claro sobre o valor do exercício no controle de sintomas e oportunidades de participação em programas de exercícios que as pessoas consideram agradáveis e relevantes pode incentivar uma maior participação nos exercícios, o que gera benefícios de saúde para uma grande população de pessoas.[15]

Estudos têm demonstrado que a educação do paciente associada a mobilização articular ou exercícios tem tido um efeito melhor no tratamento do paciente com OA, quando comparada à simples educação do paciente, ou outras modalidades isoladas. A educação, além de focar o ensino do paciente sobre o que é osteoartrite e por que ela causa dor, deve incluir ensino na modificação da atividade, a importância de realizar exercícios, apoio à redução de peso quando há excesso de peso e métodos para diminuir a descarga de peso da articulação do quadril.[16,17,18]

26.5 **Exercícios físicos**

O exercício regular é considerado um tratamento central para a OA e é universalmente recomendado entre as diretrizes de tratamento para todos os indivíduos com OA, independentemente de sua apresentação individual. O exercício tem vários benefícios em potencial, incluindo melhora da dor, função física e humor, além de diminuir o risco de problemas de saúde secundários, incluindo distúrbios cardiovasculares, metabólicos, neurodegenerativos e ósseos. O exercício provavelmente reduz a dor da OA por vários mecanismos diferentes, incluindo aumento da inibição do sistema nervoso central, reduções locais e sistêmicas na inflamação, efeitos psicossociais e efeitos biomecânicos na articulação afetada. O exercício para OA pode incluir exercícios aeróbicos de baixo impacto, como caminhar ou andar de bicicleta, treinamento resistido para fortalecimento muscular, alongamento e outras formas de exercício, como tai chi ou ioga. É importante ressaltar que o exercício tem muito poucos efeitos adversos, não parece acelerar a degeneração articular e tem tamanhos de efeito semelhantes ou melhores para a dor da OA em comparação com os analgésicos comumente usados, como acetaminofeno e anti-inflamatórios não esteroidais.[1]

No mesmo estudo da Cochrane citado anteriormente, os autores encontraram evidências de qualidade moderada que sugerem que o exercício reduz a dor (9 estudos – duração média de 45 semanas), melhora a função física (13 estudos – duração média de 41 semanas), apresenta pequenos benefícios para a depressão (7 estudos – duração média de 35 semanas), pouco ou nenhum efeito sobre a ansiedade (4 estudos – duração média de 24 semanas). Os estudos não relataram efeitos colaterais de intervenções com exercícios. A duração dos estudos foi diferente (de 8 semanas a 30 meses), portanto não está claro se as alterações ocorreram rapidamente ou se as melhorias foram alcançadas gradualmente ao longo dos estudos.[15]

Cibulka et al., em seu *guideline* clínico publicado em 2017, apresentou forte evidência para que exercícios físicos sejam utilizados em pacientes com OA. Eles recomendam exercícios de flexibilidade, fortalecimento e resistência. A dosagem seria de 1 a 5 vezes por semana durante 6 a 12 semanas para OA de quadril leve a moderada. Alongamento muscular, da fáscia e cápsula do quadril, incluindo extensão, flexão, rotação interna, rotação externa, abdução e adução horizontal, com atenção especial a flexores e rotadores externos. E fortalecimento de abdutores, rotadores externos e extensores de quadril.[12]

Um estudo transversal laboratorial controlado com o objetivo de avaliar as diferenças de força dos grupos musculares rotador e abdutor do quadril em adultos jovens com dor crônica nas articulações do quadril e controles assintomáticos encontrou que os participantes com dor no quadril demonstraram fraqueza de 16 a 28% (P < 0,01) em todos os grupos musculares testados no quadril envolvido, quando comparados aos assintomáticos. Os resultados do presente estudo demonstram que pessoas com dor no quadril apresentam fraqueza nos músculos rotador e abdutor do quadril.[19]

Em um estudo randomizado e controlado envolvendo pacientes com osteoartrite do joelho ou quadril, melhorias na dor e na função foram observadas em mais de 70% dos pacientes designados para terapia aquática por 6 semanas, em comparação com 17% de indivíduos controle que receberam tratamento padrão.[20]

Outro estudo da Cochrane para avaliar os efeitos do exercício aquático em pessoas com osteoartrite do joelho ou do quadril, ou ambos, em comparação com nenhuma intervenção, encontrou evidência de qualidade moderada de que o exercício aquático pode ter efeitos pequenos, de curto prazo e clinicamente relevantes na dor, incapacidade e qualidade de vida relatadas pelo paciente em pessoas com OA de joelho e quadril.[21]

A terapia por exercício na OA é um tipo específico de atividade física projetado e prescrito para objetivos terapêuticos específicos. Vários programas de exercícios diferentes têm sido utilizados em ensaios clínicos randomizados para indivíduos com OA de quadril. Quando agrupados em 3 categorias amplas que incluem exercícios aeróbicos (com o objetivo de melhorar a aptidão cardiorrespiratória), resistência (com o foco de melhorar a força muscular) e exercícios funcionais (com o objetivo de melhorar a capacidade de realizar atividades específicas), não encontramos diferenças significativas nos efeitos entre os tipos de terapia por exercício. Assim, algumas pessoas podem concluir que a escolha do tipo de terapia por exercício não é importante no tratamento de sintomas e deficiências em pessoas com OA, contudo é preciso individualizar cada caso e após avaliação inicial identificar qual exercício será mais importante para cada paciente. Exercício neuromuscular é um tipo específico de terapia por exercício frequentemente usado para resolver esses déficits proprioceptivos presentes em pacientes com OA de quadril, e é relatado ser eficaz sem graves efeitos adversos em pessoas com OA leve a grave de quadril. A dor durante o exercício é permitida, desde que seja em um nível aceitável e que qualquer aumento da dor e sintomas normais após a sessão de exercício diminua para o mesmo nível pré-exercício ou menor após 24 horas.[5]

26.6 Terapia manual

Há forte a moderada evidência de que a terapia manual tem benefícios na dor e na função do quadril em pacientes com OA. Isso ocorre devido à diminuição da tensão de tecidos periarticulares e por inibição reflexa que a terapia manual promove. A mobilização de tecidos moles de áreas de restrição, como iliopsoas, rotadores externos do quadril, fibras posteriores do glúteo médio, quadrado femoral e glúteo máximo e mobilizações articulares para melhorar as restrições identificadas na mobilidade articular, como mobilizações de distração do quadril, deslizamentos posteriores (técnicas de Maitland), deslizamentos e mobilizações de distração com movimento (técnicas de Mulligan – Figura 26.1), apresentam forte evidência para o tratamento de OA de quadril.[12]

Quadro 26.2 Sete recomendações para terapia por exercício em OA de quadril

RECOMENDAÇÃO	DESCRIÇÃO
1	Forneça exercícios aeróbicos, de resistência, de desempenho ou neuromusculares personalizados e direcionados para necessidades e preferências individuais do paciente.
2	Considere o exercício aquático em pacientes que não conseguem concluir adequadamente o exercício em terra devido à dor.
3	Forneça no mínimo 12 sessões de exercícios supervisionados de 30 a 60 minutos por sessão durante um período de 6 semanas (ou seja, 2 sessões por semana).
4	Incentive 1 a 2 sessões adicionais por semana para otimizar os resultados, particularmente relacionados à força.
5	Considere estender os programas iniciais de terapia por exercício para 12 semanas ou mais para otimizar os resultados, particularmente relacionados à força.
6	Inclua a educação do paciente e considere sessões de reforço a longo prazo para melhorar a adesão e a progressão.
7	Forneça educação e segurança sobre o gerenciamento de possíveis crises de dor e inflamação, e como modificar exercícios e atividade física para garantir a participação contínua.

Fonte: Elaborado pela autoria.

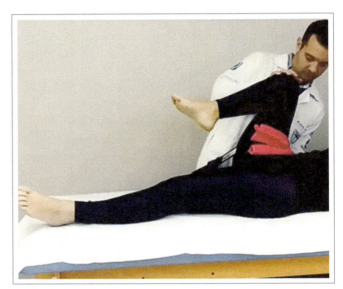

Figura 26.1 Técnica de Mulligan - Mobilização articular com movimento (MWM); glide lateral com flexão de quadril.
Fonte: Acervo da autoria.

26.7 Terapia da marcha e equilíbrio

Quando se fala em terapia da marcha para o tratamento de osteoartrite, acaba-se caindo naquele ditado do ovo e da galinha. Será que a marcha está alterada em função da OA de quadril ou será que OA ocorre devido a alteração prévia da marcha que levou ao surgimento da OA? Para essa pergunta ainda não há resposta definitiva. Por outro lado, a conexão entre a OA do quadril e a marcha anormal é bem estabelecida – os pacientes andam lentamente com uma inclinação para a frente e apresentam um *drop* pélvico aumentado no lado afetado. A amplitude de movimento (ADM) reduzida no quadril e no joelho altera o movimento e a mecânica ao longo da extremidade inferior. A dor pode reduzir ainda mais a ADM,[4] ou seja, na marcha antálgica a dor restringe a maneira como o paciente ativa seus músculos, causando um ciclo de mudança na marcha que leva à dor e outras alterações na marcha. Não há evidências de que estratégias compensatórias levem à progressão da doença, mas padrões anormais de marcha podem aumentar a carga anormal nas articulações de pacientes com OA do quadril.[22]

Solomonow-Avnon et al. deram um passo no sentido de estudar a interação de todo membro inferior em relação as cargas do quadril durante a marcha. Eles usaram um dispositivo para promover mudanças biomecânicas. O dispositivo consiste em dois elementos presos à sola do sapato no calcanhar e sob os metatarsos. O posicionamento das duas peças é ajustável, permitindo a calibração individual. O dispositivo força o paciente a andar de maneira específica. Como o pé é o ponto de contato entre o solo e o corpo, manipulando essa interseção pode afetar a carga nas articulações da extremidade inferior. Caminhar com o dispositivo levou ao aumento da abdução do quadril e à diminuição da força na articulação do quadril, ou seja, pode-se influenciar o quadril alterando o posicionamento do pé.[23] No geral, a literatura em relação à terapia da marcha para OA de quadril está em estágios iniciais, particularmente comparada com outras áreas da medicina ortopédica. Apesar dos resultados iniciais aparentemente positivos para a OA do quadril e a intervenção da marcha, a investigação contínua e as linhas ampliadas de pesquisa são o próximo passo mais importante.[23]

26.8 Diminuição da carga imposta ao quadril

26.8.1 Obesidade

O aumento do peso corporal é considerado um importante fator de risco modificável para o aparecimento e a progressão da dor e dos resultados radiográficos da OA. A carga imposta à articulação do quadril é diretamente proporcional ao peso corporal. Além disso, a obesidade está associada a um estado pró-inflamatório sistêmico que pode acelerar a degeneração articular e aumentar a sensibilização do sistema nociceptivo, aumentando assim a dor da OA. Como resultado, as intervenções para perda de peso são recomendadas por várias orientações internacionais de tratamento para OA como parte do tratamento prévio para pessoas com joelho e/ou OA com sobrepeso ou obesidade. Deve-se tomar cuidado ao aconselhar a perda de peso para idosos (idade > 65 anos) para garantir a manutenção da massa corporal magra e da densidade óssea. A importância dos programas de perda de peso é apoiada por evidências de qualidade moderada a alta, que relatam melhorias na dor e na incapacidade após a perda de peso em pessoas com OA.[8]

26.8.2 Uso de bengala ou muleta

Quando estamos com ambos os pés no chão, cada membro experimenta uma carga de aproximadamente um terço a metade do peso corporal. Essa força aumenta para aproximadamente 2,5 vezes para 4 vezes o peso corporal quando ficamos em pé sobre uma perna. Com a carga apenas em uma perna as forças de contrapeso mantêm o nivelamento da pelve. A força de contração dos abdutores de quadril (*gluteus medius* e *gluteus minimus*) equilibra as forças que atuam sobre a contração de outros músculos e da gravidade. A força dos músculos que equilibram a pelve deve ser a mesma do peso corporal porque a distância do centro do quadril ao centro de massa do corpo é cerca de 2,5 vezes maior do que a do braço de alavanca dos abdutores. Uma forma de reduzir a carga é colocar a bengala na mão oposta, uma vez que parte de sua força é transferida para a bengala através da mão, equilibrando a força peso. Pode ser que 9 kg aplicados na bengala no lado oposto reduzam a carga no quadril oposto em 40%. Portanto, a bengala deve ser usada sempre no lado contralateral para diminuir a carga no quadril afetado.[8]

26.9 Ultrassom

Em estudo clínico randomizado para verificar os efeitos do ultrassom em 45 pacientes (idade média, 65,3 anos) com OA primária do quadril, os pacientes foram randomizados em 3 grupos: (1) exercícios e compressas quentes; (2) exercício, compressas quentes e ultrassom falso; (3) exercícios, compressas quentes e ultrassom (1 MHz contínuo; 1 W/cm^2 com tamanho de cabeça de 5 cm). O ultrassom foi administrado por 5 minutos no quadril anterior, posterior e lateral por 10 tratamentos no total. Depois dos 10 tratamentos, todos os três grupos apresentaram melhora significativa na intensidade da dor, escores totais do WOMAC e tempo de 15 minutos ao andar. Apenas as melhorias no grupo exercício mais ultrassom e compressa quente (grupo 3) permaneceram significativas em 1 e 3 meses após a conclusão do tratamento. Ultrassom pode ser benéfico para a redução da dor a curto prazo em pacientes com OA de quadril. Clinicamente o ultrassom pode ser usado (1 MHz; 1 W/cm², 5 minutos cada no quadril anterior, lateral e posterior, para um total de 10 tratamentos ao longo de 2 semanas), além de exercícios e compressas quentes no manejo a curto prazo da limitação da dor e da atividade em indivíduos com osteoartrite do quadril.[12]

26.10 Acupuntura

A acupuntura também pode trazer benefícios para essa doença. Em um estudo randomizado e controlado envolvendo pacientes com osteoartrite do quadril ou joelho, acupuntura reduziu significativamente a dor e melhorou os escores de qualidade de vida em 30 a 50%. Período de tratamento de 3 meses, em comparação com o resultado em um grupo controle não tratado; o benefício foi mantido após 3 meses de acompanhamento. Pacientes com osteoartrite do quadril relatam melhora no equilíbrio ao caminhar com uma bengala, embora ainda sejam necessários mais estudos científicos para determinar o real benefício da acupuntura na OA de quadril.[8]

26.11 Conclusão

A dor da OA envolve uma complexa interação de mecanismos, alguns dos quais relacionados à patologia articular subjacente e outros distintos – relacionados ao processamento e à interpretação alterados da nocicepção no sistema nervoso central. Até o momento não existem intervenções modificadoras de doenças estabelecidas que possam interromper ou reverter a perda de cartilagem relacionada à OA ou à progressão da doença. Portanto, o tratamento é focado em aliviar a dor e manter ou melhorar a função física e psicológica. A reabilitação é amplamente recomendada como tratamento de primeira linha para OA em diretrizes clínicas baseadas em evidências, pois é mais seguro e, em muitos casos, mais eficaz na redução da dor do que as melhores intervenções farmacológicas estabelecidas.

26.12 Pontos-chave

A osteoartrite (OA) é a forma mais comum de artrite e uma das principais causas de dor crônica e incapacidade.

Dor é o principal sintoma e está associada a limitações funcionais, estresse emocional, cinesiofobia, distúrbios do sono, fadiga e uma redução acentuada geral na qualidade de vida.

O agravamento da dor a longo prazo está longe de ser inevitável.

Há fortes evidências de que o tratamento fisioterapêutico tem bons resultados para melhorar a função e reduzir a dor em pacientes com osteoartrite do quadril.

O tratamento fisioterapêutico deve ser baseado em educação e orientações, exercícios físicos, terapia manual, terapia da marcha, diminuição da carga imposta ao quadril e modalidades terapêuticas (acupuntura, ultrassom).

Bibliografia

1. Rice D, McNair P, Huysmans E, Letzen J, Finan P. Best evidence rehabilitation for chronic pain part 5: Osteoarthritis. J Clin Med. 2019 Oct 24;8(11). pii: E1769. doi: 10.3390/jcm8111769.

2. Woolf AD, Pfleger B. Burden of major musculoskeletal conditions. Bulletin of the World Health Organization. 2003;81:646-56.

3. Kim C, Linsenmeyer KD, Vlad SC, et al. Prevalence of radiographic and symptoms hip osteoarthritis in na urban United States Community: the Framingham Osteoarthritis Study. Arthritis Rheumatol. 2014;66(11):3013-7.

4. Hippisley-Cox J, Vinogradova Y. Trends in general practice 1995/6 to 2008/9: Analysis of the QResearch database NHS, 2009.

5. Skou ST, Pedersen BK, Abbott JH, Patterson B, Barton C. Physical activity and exercise therapy benefit more than just symptoms and impairments in people with hip and knee osteoarthritis. J Orthop Sports Phys Ther. 2018 Jun;48(6):439-47. doi: 10.2519/jospt.2018.7877.

6. Booth FW, Roberts CK, Laye MJ. Lack of exercise is a major cause of chronic diseases. Compr Physiol. 2012 Apr;2(2):1143-211. doi:10.1002/cphy.c110025.

7. Hafkamp FJ, Lodder P, de Vries J, Gosens T, den Oudsten BL. Characterizing patients' expectations in hip and knee osteoarthritis. Qual Life Res. 2020 Jan 7. doi:10.1007/s11136-019-02403-6.

8. Lane NE. Osteoarthritis of the Hip. N Engl J Med. 2007 Oct 4;357(14):1413-21.

9. Murphy NJ, Eyles JP, Hunter DJ. Hip osteoarthritis: etiopathogenesis and implications for management. Adv Ther. 2016 Nov;33(11):1921-46.

10. Aresti N, Kassam J, Nicholas N, Achan P. Hip osteoarthritis. BMJ. 2016;354:i3405. doi:10.1136/bmj.i3405.

11. Rosenblum A, Landy DC, Perrone MA, Whyte N, Kang R. The presence of a psychiatric condition is associated with undergoing hip arthroscopy for femoroacetabular impingement: a matched case-controlled study. J Arthroplasty. 2019 Mar;34(3):446-49. doi:10.1016/j.arth.2018.10.038.

12. Cibulka MT, Bloom NJ, Enseki KR, Macdonald CW, Woehrle J, McDonough CM. Hip pain and mobility deficits-hip osteoarthritis: revision 2017. J Orthop Sports Phys Ther. 2017 Jun;47(6):A1-A37. doi:10.2519/jospt.2017.0301.

13. Available: http://www.orthoguidelines.org/guideline-detail?id=1374.

14. Chou L, Ellis L, Papandony M, Seneviwickrama KLMD, Cicuttini FM, Sullivan K, et al. Patients' perceived needs of osteoarthritis health information: A systematic scoping review. PLoS One. 2018 Apr 16;13(4):e0195489. doi: 10.1371/journal.pone.0195489.

15. Hurley M, Dickson K, Hallett R, Grant R, Hauari H, Walsh N, et al. Exercise interventions and patient beliefs for people with hip, knee or hip and knee osteoarthritis: a mixed methods review. Cochrane Database Syst Rev. 2018 Apr 17;4:CD010842. doi:10.1002/1465185.

16. Poulsen E, Hartvigsen J, Christensen HW, Roos EM, Vach W, Overgaard S. Patient education with or without manual therapy compared to a control group in patients with osteoarthritis of the hip: a proof-of-principle three-arm parallel group randomized clinical trial. Osteoarthritis Cartilage. 2013 Oct;21(10):1494-503. doi:10.1016/j.joca.2013.06.009.

17. Svege I, Nordsletten L, Fernandes L, Risberg MA. Exercise therapy may postpone total hip replacement surgery in patients with hip osteoarthritis: a long-term follow-up of a randomised trial. Ann Rheum Dis. 2015;74:164-9. Available: https://doi.org/10.1136/annrheumdis-2013-203628.

18. Voorn VM, Vermeulen HM, Nelissen RG, et al. An innovative care model coordinated by a physical therapist and nurse practitioner for osteoarthritis of the hip and knee in specialist care: a prospective study. Rheumatol Int. 2013;33:1821-8. Available: https://doi.org/10.1007/s00296-012-2662-3.

19. Harris-Hayes M, Mueller MJ, Sahrmann SA, Bloom NJ, Steger-May K, Clohisy JC, et al. Persons with chronic hip joint pain exhibit reduced hip muscle strength. J Orthop Sports Phys Ther. 2014 Nov;44(11):890-8. doi:10.2519/jospt.2014.5268.

20. Hinman RS, Heywood SE, Day AR. Aquatic physical therapy for hip and knee osteoarthritis: results of a single-blinded randomized controlled trial. Phys Ther. 2007;87:32-43.

21. Bartels EM, Juhl CB, Christensen R, Hagen KB, Danneskiold-Samsøe B, Dagfinrud H, et al. Aquatic exercise for the treatment of knee and hip osteoarthritis. Cochrane Database Syst Rev. 2016 Mar 23;3. doi:10.1002/14651858.

22. Eitzen I, Fernandes L, Kallerud H, Nordsletten L, Knarr B, Risberg MA. Gait characteristics, symptoms, and function in persons with hip osteoarthritis: a longitudinal study with 6 to 7 years of follow-up. J Orthop Sports Phys Ther. 2015 Jul;45(7):539-49. doi:10.2519/jospt.2015.5441.

23. Solomonow-Avnon D, Herman A, Levin D, Rozen N, Peled E, Wolf AJ. Positive outcomes following gait therapy intervention for hip osteoarthritis: a longitudinal study. Orthop Res. 2017 Oct;35(10):2222-32. doi:10.1002/jor.23511.

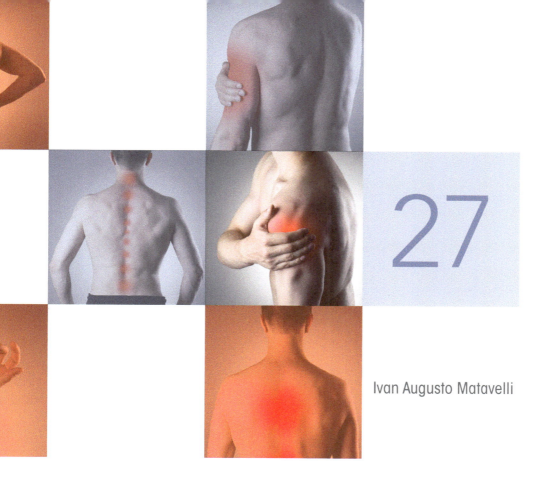

Ivan Augusto Matavelli

CEFALEIA

27.1 Introdução

Referências antigas a dor de cabeça, enxaqueca e neuralgia podem ser encontradas no *Ebers Papyrus* (1200 a.C.), e a existência de trepanação de crânios neolíticos com 9.000 anos, sugere os primeiros tratamentos de dor de cabeça. Sintomas visuais associados a dor de cabeça foram descritas por Hipócrates em 400 a.C., e Areteus forneceu uma das primeiras classificações de dor por volta de 200 d.C.[1,2]

O interesse pela dor de cabeça se estende por toda a história, e é umas das queixas mais comuns de pacientes que se apresentam para tratamento médico. Os custos socioeconômicos diretos e indiretos da dor de cabeça para a sociedade giram em torno de $14 bilhões de dólares por ano.[3]

27.2 Epidemiologia

A cefaleia tipo tensão é de aproximadamente 40% e a migrânea de 10%. Ocorre mais entre as idades de 25 e 55 anos e é 3 vezes mais comum em mulheres.[4,5]

As cefaleias trigeminoautonômicas são raras em comparação com enxaquecas e cefaleias tipo tensional, porém a mais comum é a cefaleia em salvas, com prevalência de 0,1% e predominante em mulheres.[6,7]

A prevalência de cefaleia no Brasil é de 70,6%.[8] Foram analisadas cefaleias em 5 continentes e em média a cefaleia foi de 46%.[5] A prevalência mundial de cefaleia crônica diária tem sido em torno de 3-5%.[4] As dores de cabeça são motivo de 5% das internações em pronto-socorros.[9] Segundo Steiner, 90% da população mundial terá dor de cabeça ao longo da vida.[10]

27.3 Critérios de classificação

A classificação internacional de distúrbios da dor de cabeça (ICHD)[11] foi publicada pela primeira vez em 1988, a mais recente em 2013. A classificação está disponível gratuitamente *on-line* e contém critérios explícitos baseados na fenomenologia para o diagnóstico de muitos tipos de dor de cabeça.[12]

As cefaleias são divididas entre primárias e secundárias. Cefaleias primárias são as que ocorrem sem etiologia demonstrável pelos exames clínicos ou laboratoriais usuais, por exemplo, migrânea, cefaleia tipo tensão, cefaleias trigeminoautonômicas e outras.[10]

As cefaleias secundárias são as provocadas por doenças demonstráveis pelos exames clínicos ou laboratoriais, por exemplo, tumores, hidrocefaleia, infecção.

Por convenção, os critérios são baseados na fenomenologia para o diagnóstico de muitas dores de cabeça.

27.4 Migrânea

Também conhecida como enxaqueca, é a cefaleia primária mais frequente, definida como uma perturbação cefalálgica primária, comum e incapacitante.[10] De acordo com a Global Burden de 2016, a enxaqueca é a sexta maior causa de incapacidade em todo o mundo.[5] As enxaquecas são episódicas, com ataques recorrentes, duração de 4 a 72 horas, são tipicamente unilaterais em adultos e geralmente localizadas na região frontotemporal da cabeça.[13] Há uma grande predisposição genética para as enxaquecas.

As enxaquecas apresentam sinais e sintomas como hipoatividade ou hiperatividade, humor deprimido, apetite específico, bocejos repetitivos, entre outros sinais inespecíficos.[9]

Quadro 27.1 Classificação Internacional de Dor de Cabeça (3ª edição, versão beta)[10]

Parte 1: As principais dores de cabeça:
1. Enxaqueca
2. Cefaleia tipo tensão
3. Cefaleia trigeminoautonômica
4. Outros distúrbios primários da dor de cabeça
Parte 2: A dor de cabeça secundária (ou dor facial). Atribuída a:
5. Trauma ou lesão na cabeça e/ou pescoço
6. Doença vascular craniana ou cervical
7. Transtorno intracraniano não vascular
8. Uma substância ou sua retirada
9. Infecção
10. Desordem da homeostase
11. Desordem do crânio, pescoço, olhos, ouvidos, nariz, seios da face, dentes, boca ou outra estrutura facial ou cervical
12. Desordem psiquiátrica
Parte 3: Neuropatias cranianas dolorosas, outras dores faciais e outras dores de cabeça
13. Neuropatias cranianas dolorosas e outras dores faciais
14. Outros distúrbios da dor de cabeça

Alguns pacientes com enxaquecas apresentam crises caracterizadas com sintomas como manchas, linhas, pontos luminosos ou perda de visão. Na parte sensitiva, podem apresentar sintomas como formigamento ou dormência; na linguagem, podem apresentar disfagia, associada como enxaqueca com aura. No entanto, a enxaqueca sem aura é mais comum que na proporção de 2:1 e acomete mais mulheres do que homens (2:3).[14]

27.4.1 Critérios de diagnósticos de migrânea

- A. Pelo Menos cinco crises, preenchendo os critérios de B a D.
- B. Cefaleia durante 4 a 72 horas (sem tratamento ou com tratamento ineficaz).
- C. Cefaleia com ao menos duas das seguintes características:
  1. Localização unilateral.
  2. Caráter pulsátil (variando com batimento cardíaco).
  3. Intensidade moderada ou grave.
  4. Exacerbação pelas atividades físicas rotineiras.
- D. Durante a cefaleia existe pelo menos um dos seguintes sintomas:
  1. Náusea e/ou vômitos.
  2. Fotofobia e fonofobia.
- E. Cefaleia não atribuída a outra causa.

27.4.2 Fisiopatologia da migrânea

A enxaqueca é provavelmente uma dor multifatorial, envolvendo os nervos periféricos e central. Há uma ativação dos nociceptores sediados na grandes artérias cerebrais, vasos glias, grande seios venosos, dura-máter e estruturas inervadas pelos plexos nervosos oriundos do gânglio de Gasser (sistema trigeminovascular). Ocorre uma inflamação dos vasos cerebrais e processo de inflamação neurogênica onde há liberação de vários neuropeptídeos na parede vascular, incluindo o SP e o PGRC (conforme Fig1). Embora essas anormalidades sejam periféricas, são devidas a ativação do sistema nervoso central.[9]

A enxaqueca com aura foi associada à depressão cortical e a uma lenta onda de propagação e despolarização neuronal e glial, seguida de uma inibição prolongada da atividade cortical.[15] A despolarização está associada à liberação de neuroquímicos na superfície cortical, ativando os nociceptores que inervam a PIA e desencadeando a inflamação neurogênica.[15]

Alterações no sistema da serotonina também parecem desencadear a enxaqueca. Existe uma depressão da serotonina central que contribui para a sensibilização, e um aumento no transportador de serotonina 5-HT em doentes com enxaqueca.[16,17]

Além disso, estudos de neuroimagem funcional sugerem que a ativação de regiões do mesencéfalo e do tronco cerebral desempenham um papel crítico durante os ataques de enxaqueca.[18,13]

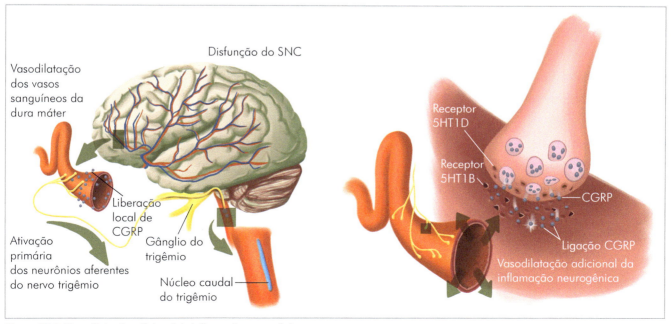

Figura 27.1 Vasodilatação adicional da inflamação neurogênica.
Fonte: Elaborado pela autoria.

27.4.3 Avaliação e tratamento

A avaliação dos pacientes com enxaquecas deve incluir não apenas a gravidade, mas também a frequência da dor.[19] O desenvolvimento da enxaqueca deve ser abordado e incluir na avaliação o histórico da dor, frequência, obesidade, consumo de cafeína e uso excessivo de medicamentos.[20]

No tratamento da enxaqueca são utilizados principalmente os agentes farmacológicos. Recomenda-se usar analgésicos comuns para dores leves, anti-inflamatórios não hormonais (AAINH) para dores moderadas e triptanos ou ergotamínicos para as crises graves.[9]

A estimulação magnética transcraniana (TMS) e a estimulação transcraniana por corrente contínua (TDCS) modulam a excitabilidade cortical e a conectividade. O TMS pode prevenir dores de cabeça quando aplicável sobre o córtex occipital.[21]

O uso da fisioterapia com o objetivo de melhorar a postura, força e ADM parece ser essencialmente ineficaz no tratamento da enxaqueca, mas Lemmens et al. observaram que o efeito do exercício aeróbico é eficaz para a diminuição dos números de enxaqueca ,duração e intensidade.[22] Em comparação ao tratamento com topiramato, exercício aeróbico e terapia de relaxamento mostraram-se igualmente eficazes em relação à frequência e números de enxaqueca.[23]

27.5 Cefaleias trigeminoautonômicas (CTA)

As cefaleias trigeminoautonômicas (CTA) têm como característica dores paroxísticas, unilaterais, associadas com fenômenos autonômicos que acometem o mesmo lado da dor. São fenômenos autonômicos típicos: hiperemia conjuntival, lacrimejamento, miose, sudorese frontal, congestão nasal ou rinorreia, ptose e edema palpebral. Essa classificação compreende a cefaleia em salvas, a hemicrania paroxística e as cefaleias de curta duração (siglas em inglês: SUNCT/SUNA).[9]

A cefaleia em salvas, protótipo das CTA, tem sintomas com dor unilateral, de intensidade muito forte, excruciante, durando de 15 a 180 minutos, que ocorrem poucas vezes por dia. Pode haver agitação, e nas crises há sintomas autonômicos associados ipsilateralmente à dor.[24]

SUNCT é uma cefaleia de curta duração, unilateral, neuragiforme e com hiperemia conjuntival e lágrimas; SUNA é uma cefaleia de curta de duração, unilateral, neuragiforme e com sintomas autonômicos cranianos.

Quadro 27.2 Principais diferenças clínicas entre as cefaleias.

	Cefaleia em salvas	Hemicrania paroxística	SUNCT/SUNA
Prevalência	0,4% da população	Rara	Muito rara
Homem/ mulher	H > M	M > H	H > M
Duração das crises	15 a 180 minutos	20 a 30 minutos	5 a 240 segundos
Frequência	0,5 a 8/dia	> 5/dia	3 a 200/dia

27.5.1 Fisiopatologia

Pensa-se que as cefaleias trigeminoautonômicas envolvem pelo menos três sistemas cerebrais: o sistema trigeminovascular, o sistema autonômico e o hipotálamo.

O nervo trigêmeo conecta-se ao complexo trigeminocervical, na porção mais inferior do núcleo trigeminal e ao corno dorsal da coluna cervical superior.[25] A evidência mais direta que envolve o sistema trigeminovascular foi que o corte completo do nervo trigêmeo em pacientes com cefaleia em salvas resultou na melhora da dor de 10 dos 13 pacientes.[25]

As características autonômicas cranianas das cefaleias trigeminoautonômicas incluem principalmente a ativação parassimpática.[26] A evidência mais direta para o envolvimento do sistema autônomo é que a ablação por radiofrequência e a estimulação do gânglio esfenopalatino foram usadas para o tratamento da dor em cefaleia em salvas.[27,28,29]

Na cefaleia em salvas, pesquisas levaram à hipótese de que anormalidades iniciam no hipotálamo e são seguidas pelo envolvimento autonômico e trigêmeo.[30] A evidência do envolvimento do hipotalâmico vem de estudos funcionais de imagem que mostram a ativação do hipotálamo posterior.[32-35] O hipotálamo se conecta ao sistema autonômico através do núcleo paraventricular[31] e se conecta ao sistema trigeminovascular pelo neurotransmissor orexina, produzido pelo hipotálamo lateral, que modula os neurônios do núcleo trigêmeo.[36]

27.5.2 Avaliação e tratamento

Dado todo o amplo diagnóstico diferencial e as dores de cabeça sintomáticas, a imagem é recomendada para todos os pacientes com cefaleia trigeminoautonômicas. De acordo com o consenso da Federação Europeia de Dor de Cabeça, a primeira recomendação é a ressonância magnética com a visão dedicada ao seio cavernoso e a hipófise.[37]

O diagnóstico para as cefaleias trigeminoautonômicas começa quando se pode ver uma dor de cabeça estritamente unilateral (pode estar mudando de lado, mas sempre unilateral). Todos os TACs compartilham algumas características clínicas comuns.[38]

Dor de cabeça estritamente unilateral é sempre um sinal de bandeira vermelha. Portanto, um histórico detalhado e investigações apropriadas são essenciais para esses pacientes, sendo sempre importante o diagnóstico médico.

Nos pacientes com cefaleia em salvas a inalação de oxigênio 100% tem eficácia comprovada em vários estudos, incluindo um estudo randomizado. O oxigênio deve ser administrado através de uma máscara de alto fluxo de 12 a 15 litros por minuto com o paciente sentado. Esse procedimento é barato e seguro e o efeito pode ser sentido nos primeiros 15 minutos.[39]

Os triptanos, octreotides e anestésicos locais têm beneficiado os que são acometidos pela cefaleia em salvas.[40]

27.6 Cefaleia tipo tensão

A cefaleia tipo tensão é a mais frequente, ocorre entre 38% da população mundial e 22,6% da população brasileira. É a terceira maior causa de incapacidade do mundo.[5] Ocorre com mais frequência em mulheres do que em homens (5:4) e, segundo a Classificação da Sociedade Internacional de Cefaleia, é subdivida em três tipos de CTT:

1. Episódios infrequentes: a dor ocorre em menos de 12 dias por ano.
2. Episódios frequentes: a dor ocorre de 12 a 180 dias por ano.
3. Crônicos: a dor ocorre em mais de 180 dias por ano.

27.6.1 Fisiopatologia

A fisiopatologia ainda não é bem compreendida e conhecida. No entanto, a atividade do eletromiógrafo nos músculos pericranianos é maior em pessoas com dores de cabeça do tipo tensão, e tem correlação com a intensidade da dor.[41] Além da atividade, há um aumento da contração dos músculos cervicais durante a flexão e a extensão.[42]

Estudos cegos e controlados investigaram a presença de pontos-gatilho ativo ou latente em pacientes com cefaleia do tipo tensão, e dois estudos descrevem a dor referida provocada por dois músculos, o extraoculares e

o oblíquo superior.[43] O músculo suboccipital provocou a dor referida que reproduziu uma dor familiar ou semelhante à dor de cabeça.[44]

Os níveis de serotonina nas plaquetas são elevados. Já os da catecolamina (epinefrina, norepinefrina, dopamina) estão mais baixos. Uma correlação positiva ocorre entre a dopamina e a duração da dor, e uma correlação negativa ocorre entre a epinefrina e a gravidade da dor.[45]

Schoenen e Saval propõem que há uma alteração dos nociceptores periféricos e central e que os estressores físicos promovem aumento na tensão muscular e podem alterar a atividade, resultando dor de cabeça.[46] Posições ergonômicas não adequadas em casa ou no trabalho, bruxismo ou atividades mastigatórias também geram tensão nessa região muscular.[9] Porém, Damasceno fez um estudo com jovens entre 18 e 21 anos usando o telefone celular para mandar mensagem, e o estudo não mostrou associação entre dor de pescoço ou frequência da dor nesses jovens.[47]

27.6.2 Critérios de cefaleia tensional

- A. Pelo menos 10 episódios de dor atendendo aos critérios de B a E.
- B. Cefaleia durando 30 minutos a 7 dias.
- C. Cefaleia com pelo menos duas das seguintes características:
  1. Localização bilateral.
  2. Qualidade pressão/aperto (não pulsátil).
  3. Intensidade fraca ou moderada.
  4. Dor não agravada com as atividades físicas rotineiras.
- D. Ambas as seguintes:
  1. Ausência de náuseas ou vômitos.
  2. Podem ocorrer fonofobia ou fotofobia, mas não as duas.
- E. Não atribuída a outras anormalidades.

27.6.3 Avaliação e tratamento

Tratamentos farmacológicos para crises de cefaleia tensional são feitos com analgésicos comuns e AINH. Os antidepressivos tricíclicos possuem maior nível de evidência.[9]

A cefaleia tensional de origem muscular é efetivamente tratada. O tratamento envolve geralmente o ajuste postural e biomecânico, e um programa que visa melhorar a região cervical.[19]

Torelli et al.[48] examinaram o efeito da fisioterapia por 8 semanas em pacientes com cefaleia tipo tensional e compararam com um grupo controle. O grupo de fisioterapia foi submetido a um tratamento 2 vezes na semana durante 4 semanas envolvendo massagem, relaxamento e um programa de exercícios para casa. E nas últimas 4 semanas foi submetido a apenas um programa de exercícios. Houve uma diminuição na cefaleia episódica e na crônica. A frequência da cefaleia e o consumo de analgésicos diminuíram. Da mesma forma, Hammill et al.[49] mostraram uma redução na frequência da dor e uma melhora no perfil de impacto da doença, como qualidade de vida em um tratamento fisioterapêutico que consiste em educação postural em casa e no local de trabalho, série de exercícios isotônicos em casa, massagem e alongamentos para os músculos do pescoço. Portanto, uma abordagem multimodal da fisioterapia voltada para educação, exercícios e terapia manual é a mais eficaz para pessoas com cefaleia tipo tensional.[19]

27.7 Cefaleia cervicogênica

A noção de que a cefaleia cervicogênica pode ser originária da desordem da coluna cervical e pode ser aliviada com tratamento e procedimento no pescoço estimulou pesquisadores por séculos. Relatórios que procuram esclarecer esse problema se multiplicaram nos anos 1980 e 1990.[50] Bärtschi-Rochaix (1968) reportou o primeiro diagnóstico clínico descrito de cefaleia cervicogênica, mas foi em 1983 que Ottar Sjaastad definiu critérios de diagnósticos para a cefaleia cervicogênica.[51]

A Internacional Association for the Study of Pain (IASP) define a cefaleia cervicogênica como ataque unilateral na cabeça, com intensidade moderada ou acentuada, envolvendo todo um hemicrânio, iniciando-se na região cervical ou occipital e irradiando para as regiões temporal e frontal.[9]

A prevalência da cefaleia cervicogênica é estimada entre 0,4 e 2,5%, mas nas clínicas de dor a prevalência é maior, em torno de 20%.[52] A média de idade é entre 43 anos e 4 vezes mais prevalente em mulheres,[53] corroborando os casos de Lin et al., em que 90% dos casos eram do sexo feminino.[9]

Em 2018, a International Headache Society (IHS) publicou diagnósticos que caracterizam a cefaleia cervicogênica.

- A. Qualquer cefaleia que preencha o critério C.

- B. Evidência clínica e/ou de imagem de uma doença ou lesão na coluna cervical ou nos tecidos moles do pescoço, que podem provocar cefaleia.

- C. Evidência de causalidade demonstrada por ao menos dois dos seguintes:
  1. A cefaleia desenvolve-se com relação temporal ao início da doença cervical ou ao aparecimento da lesão.
  2. A cefaleia melhorou significativamente ou se resolveu, paralelamente à melhora ou resolução da doença ou lesão cervical.
  3. A amplitude de movimento cervical está reduzida, e a cefaleia piora significativamente mediante manobras provocativas.
  4. A cefaleia melhora completamente após bloqueio anestésico diagnóstico de uma estrutura cervical ou das estruturas nervosas que a inervam.

- D. Não melhor caracterizada por outro diagnóstico descrito pela 3ª edição da Classificação Internacional de Cefaleia.

27.7.1 Fisiopatologia

A base neuroanatômica da cefaleia cervicogênica está no núcleo trigeminocervical na substância cinzenta da medula espinhal no nível C1-C3, onde há convergência sobre os neurônios nociceptivos que recebem entrada trigeminal e cervical no nível C3 ou C4 no trato dorsolateral. As fibras sensoriais das raízes C2-C3 ramificam-se no corno dorsal, não apenas em seus respectivos segmentos, mas também em segmentos adjacentes.[9]

As dores provenientes do pescoço podem também referir na cabeça e rosto. Os pontos-gatilho são áreas que, quando manualmente comprimidas, refere a dor para regiões distantes.[54]

A síndrome dolorosa miofascial (SDM), que afeta a região cervical, músculos mastigatórios podem estar associada a dor de cabeça. A SDM mais evidente em casos de cefaleia cervicogênica são os mm. esplênio da cabeça, esplênio do pescoço, multífidos e semiespinhoso da cabeça e do pescoço. Os fatores desencadeantes ou agravantes da cefaleia cervicogênica e das SDM são representados por posturas inadequadas, durante a execução de atividades do lar, no trabalho ou durante a recreação, ou ocorrência de micro ou macrotraumatismos cervicais, lesão em chicote, imobilização prolongada, estresse emocional, ansiedade, depressão, fadiga sobrecarga física.[9]

27.7.2 Avaliação e tratamentos

Os tratamentos para a dor de cabeça cervicogênica são muitos, variando de agentes farmacêuticos, fisioterapia, programas comportamentais cognitivos, procedimentos cirúrgicos, dos quais o mais comum são as radiofrequências cervicais.[55]

Quando a dor persistir ou quando o fator causal não puder ser removido ou identificado, o tratamento com analgésicos anti-inflamatórios não hormonais (AAINH), opioides fracos ou potentes de ação prolongada e psicotrópicos são recomendados nesses casos.[9]

27.8 Fisioterapia, diagnóstico e gerenciamento da cefaleia

A avaliação e o diagnóstico do paciente com cefaleia envolvem duas perguntas:

1. Para esse paciente é necessário um encaminhamento para um diagnóstico médico.
2. Se apropriados para o tratamento fisioterapêutico, quais foram os comprometimentos neuromusculoesqueléticos relevantes e as limitações resultantes na atividade e restrições na participação passíveis de intervenções no âmbito da prática da fisioterapia.

Para determinar se o paciente está apto para o tratamento fisioterapêutico, o médico deve verificar se o diagnóstico se encaixa nos sinais e sintomas observados durante o histórico e o exame clínico. Embora não seja o papel do fisioterapeuta fazer um diagnóstico médico, é sua responsabilidade verificar se o diagnóstico médico fornecido se encaixa na história e nos achados do exame físico. Alterações entre o diagnóstico fornecido e os sinais e sintomas observados devem levar ao encaminhamento médico. Portanto, essa decisão deve ser tomada principalmente na experiência do terapeuta e na interpretação dos testes com base em uma lógica fisiopatológica e não na pesquisa. A International Headache Society (IHS) tem como objetivo melhorar o entendimento e o diagnóstico descritos em cada patologia deste capítulo.

Bem integrada, a fisioterapia inclui técnicas de manipulação com supostos efeitos sobre os tecidos moles ou articulações. A manipulação de tecidos moles utiliza técnicas manuais destinadas a relaxar os músculos, aumentar a circulação, romper aderências ou cicatrizes e aliviar a dor nos tecidos moles. As técnicas de manipulação de tecido mole incluem terapia de ponto-gatilho, tensão contra tensão, técnicas de energia muscular, técnicas neuromusculares, liberação miofascial e outras técnicas de massagem terapêuticas. Paris definiu a manipulação articular como "movimento passivo qualificado para uma articulação". Técnicas de manipulação articular são destinadas a restaurar o movimento articular e modular a dor.[56]

A manipulação de tecidos moles é usada para descrever a massagem terapêutica e técnicas manuais para mobilização de tecidos moles (músculos, tecidos conjuntivos, fáscia, tendões, ligamentos) para melhorar a função do muscular, circulatória, sistema linfático e o sistema nervoso.[57] Algumas técnicas são em geral para tratar grandes áreas usando a palma da mão e antebraço, enquanto outras técnicas são específicas, como liberação de compressão do ponto-gatilho usando o polegar ou as pontas dos dedos.

O relaxamento pós-isométrico (RIP) é uma manipulação de tecidos moles, técnica usada como objetivo do relaxamento muscular e do alongamento.[58,59] Com o paciente relaxado e o corpo apoiado, o terapeuta passivamente traciona o músculo até a primeira barreira; o paciente realiza uma contração isométrica mínima por 5 segundos durante a inspiração, enquanto o terapeuta estabiliza o músculo. Em seguida, o paciente expira completamente, enquanto o terapeuta faz a tração até uma nova barreira, como descrito na Figura 27.2. A técnica é repetida por 3 a 5 vezes. Essa técnica é muito similar a técnica contrair-relaxar.

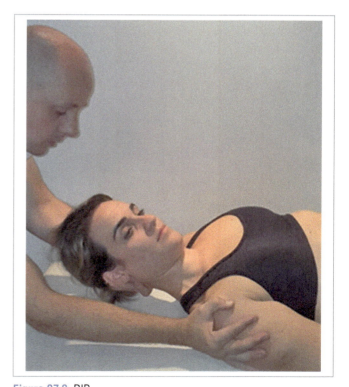

Figura 27.2 RIP.
Fonte: Acervo da autoria.

A distração inibitória subcranial (SID) é uma técnica miofascial descrita por Paris[56] que visa avaliar a tensão do tecido mole suboccipital. Com o paciente deitado em decúbito dorsal com a cabeça apoiada, o terapeuta coloca três dedos na região suboccipital, em seguida aplica uma suave tração causando a extensão ao longo da tração, conforme a Figura 27.3. O procedimento é realizado com o paciente por 2 a 5 minutos. Em um estudo piloto, o efeito do SID na flexão cervical mostrou maior alteração pós-intervenção. No questionário AROM, os sujeitos com dor de cabeça indicaram níveis mais baixos de dor e também aqueles que que sofriam com dor de cabeça por 6 meses.[56]

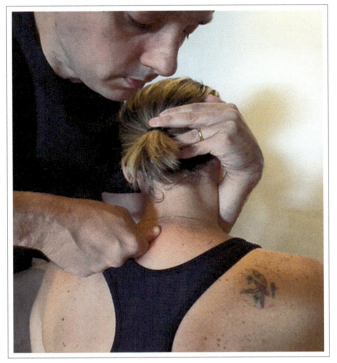

Figura 27.4 Mulligan.
Fonte: Acervo da autoria.

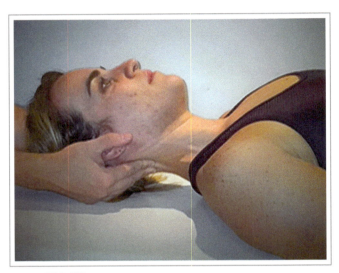

Figura 27.3 SID.
Fonte: Acervo da autoria.

Mulligan[60,61] descreveu a mobilização da vértebra C7, que foi destinada a ajudar no tratamento da perda de mobilidade do pescoço, disfunção postural e degeneração da coluna cervical inferior e coluna torácica superior. Com o paciente sentado, o terapeuta fica ao lado do paciente segurando o pescoço em leve flexão. O polegar e o dedo indicador formam um V que faz contato com a vértebra, mobilizando o anterocraniano (Figura 27.4).

O deslizamento apofisário sustentado envolve o deslizamento articular juntamente com o movimento fisiológico sob pressão no final do movimento.[60,61] Nesse caso a articulação C1-C2 faz melhor a rotação a direita, a do lado. A manobra C1-C2 pode ser realizado com o paciente sentado ou em pé. (Figura 27.5).

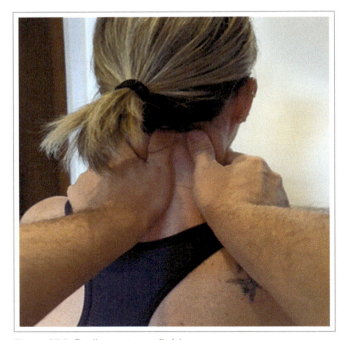

Figura 27.5 Deslizamento apofisário.
Fonte:

O exercício é uma estratégia de tratamento eficaz em vários distúrbios musculoesqueléticos crônicos, incluindo dor crônica no pescoço.

Na prevenção da enxaqueca, o exercício aeróbico submáximo tem benefícios na redução da frequência de ataques e no aumento da qualidade de vida.[23] Foi sugerida uma variedade de vias fisiológicas e psicológicas para mediar esse efeitos, e muito provavelmente existe uma combinação de vários fatores: aumento de opioides endógenos e níveis de serotonina (5-HT), além de efeitos sobre a saúde e melhorias psicológicas dos sintomas como depressão e ansiedade.[62] Apesar de todos os efeitos positivos, o exercício pode ser frustrante para alguns pacientes, pois a cefaleia tipo tensional e a enxaqueca podem ser desencadeadas por atividade física excessiva.[63,64] Em até 44% dos pacientes com enxaqueca o exercício é relatado como um fator desencadeante. Embora o motivo seja desconhecido, especula se que a redução da oxigenação cerebral durante o exercício desencadeie uma onda de depressão cortical.[65]

Ums programa de exercícios baseados em exercícios aeróbicos submáximos por 40 minutos, 3 vezes na semana, incluindo uma fase de aquecimento e relaxamento, diminui a frequência dos ataques da enxaqueca.[66]

Andersen et al.[67] compararam o treinamento de força local específico com exercícios aeróbicos em pacientes com dor no pescoço. Após 10 semanas, a intensidade da dor foi diminuída significativamente no grupo de força em comparação com o grupo controle. O grupo que realizou exercício aeróbico mostrou redução da dor imediatamente após o treinamento, enquanto o grupo controle que realizou somente treinamento de força demonstrou um aumento da dor imediatamente após o exercício durante as primeiras semanas e uma diminuição da dor nas últimas semanas. Esses achados sugerem que o exercício de força é uma boa estratégia para pacientes com cefaleia tipo tensão.

Os principais objetivos dos exercícios nesses grupos de pacientes são reduzir a dor, melhorar a aptidão física e otimizar a participação em atividades sociais e domésticas. O exercício aeróbico em um nível submáximo pode ser a melhor opção na profilaxia da enxaqueca, enquanto exercícios específicos de pescoço e ombro podem ser melhor opção no tratamento de cefaleia do tipo tensão.[68]

Em nossa prática clínica, observamos que as atividades aeróbicas devem ser implementadas progressivamente e em situações que o indivíduo já consiga ter boa mobilidade dos tecidos moles especialmente em MMSS e região escapular. Essa tensão da região superior do corpo está diretamente relacionada à melhor organização do corpo no espaço, à harmonia das cadeias miofasciais e à força de coordenação dos membros inferiores. As técnicas manipulativas da região cervical e cranial devem ser executadas em conjunto com o trabalho de reequilíbrio da postura e do movimento para que os resultados se mantenham a longo prazo.

Bibliografia

1. Campillo D. Neurosurgical pathology in prehistory. Acta Neurochir (Wien). 1984;70:275-90.

2. Magiorkinis E, Diamantis A, Mitsikostas DD, Androutsos G. Headaches in antiquity and during early scientific era. J Neurol. 2009;256:1215-20.

3. Hux H, Markson LE, Lipton RB, et al. Burden of migraine in United States: disability and economic costs. Arch Intern Med. 1999;159:813-8.

4. Robbins MS, Lipton RB. The epidemiology of primary headache disorders. Semin Neurol. 2010;30(2):107-19.

5. GBD 2016 Disease and Injury Incidence and Prevalence Collaborators. Global, regional, and national incidence, prevalence, and years lived with disability for 328 diseases and injuries for 195 countries, 1990-2016: a systematic analysis for the Global Burden of Disease Study 2016. The Lancet. 2017 Sept 14;390;1211-59.

6. Matharu MS, Goadsby PJ. Trigeminal autonomic cephalgias. J Neurol Neurosurg Psychiatry. 2002;72(suppl II):ii19-ii26.

7. Nesbitt AD, Goadsby PJ. Cluster headache. BMJ. 2012;344 e 2407.

8. Queiroz LP, Silva Junior AA. The prevalence and impact of headache in Brazil. American Headache Society. 2015;55;S1:32-8.

9. Teixeira MJ, Figueiró JB, Yeng LT, Andrade DCA. Dor: manual para o clínico. 2ª ed. 2019;28;389-98.

10. Steiner TJ, Stovner LJ, Katsarava Z, et al. The impact of headache in Europe: principal results of the Eurolight project. J Headache Pain. 2014;15:31.

11. Headache Classification Committee of the International Headache Society (HS). The International Classification of Headache Disorders, 3rd ed. Cephalalgia. 2018;38(1):1-211.

12. Rizzoli P, Mullally WJ, MD. Headache. The American Journal of Medicine. 2018 Jan;131(1).

13. Goadsby PJ. Migraine and the trigeminal autonomic cephalalgias. In: McMahon SB, Kolztenburg M, Tracey C, Turk DC, eds. Wall and Melzack textbook of pain. Philadelphia, PA: Elsevier. 2013;p.815-31.

14. Rasmussem BK. Epidemiology of headache. Cephalgia. 2001;21:774-7.

15. Noseda R, Burstein R. Migraine pathophysiology: anatomy of the trigeminovascular pathway and associated neurological symptoms, cortical spreading depression, sensitization and modulation of pain. Pain. 2013;154:S44-S53.

16. Hamel E. Serotonin and migraine: biology and clinical implications. Cephalalgia. 2007;27:1293-300.

17. Schuh-Hofer S, Richter M, Geworski L, Villringer A, Israel H, Wenzel R, et al. Increased serotonin transporter availability in the brainstem of migraineurs. J Neurol. 2007;254:789-96.

18. Diener HC, Dodick DW, Goadsby PJ, Lipton RB, Olesen J, Silberstein SD. Cronic migraine: classification, characteristics and treatment. Nat Rev Neurol. 2011;8:162-71.

19. Sluka KA. Mechanisms and management of pain for the physical therapist.

20. Starling AJ, Dodick DW. Best practices for patients with chronic migraine: burden, diagnosis and management in primary care. Mayo Clin Proc. 2015;90:408-14.

21. Magis DA, Jensen RB, Schoenen JC. Neurostimulation therapies for primary headache disorders: present and future. Cur Opi in Neur. 2012;25(3):269-76.

22. Lemmens J, DePauw J, Van Soom T, Michiels S, Versijpt J, van Breda E, et al. The effect of aerobic exercise on the number of migraine days, duration and pain intensity in migraine: a systematic literature review and meta-analysis. The Journal of Headache and Pain. 2019;20:16

23. Varkey E, Cider A, Carlsson J, Linde M. Exercise as migraine prophylaxis: a randomized study using relaxation and topiramate as control. Cephalgia. 2011;31(14):1428-38.

24. Goadsby PJ. Primary neurovascular headache. In. McMahon SB, Koltzenburg M, eds. Textbook of pain. Philadelphia, PA: Elsevier. 2006;p.851-74.

25. Jarrar RG, Black DF, Dodick, et al. Outcome of trigeminal nerve section in the treatment of chronic cluster headache. Headache. 2003;17(1):39-40.

26. Alstadhaug KB, Ofte HK. Cluster headache. Tidsskr Nor Laegeforen. 2015;135(15):1361-4.

27. Robbins MS, Robertson CE, Kaplan E, et al. The sphenopalatine ganglion: anatomy, pathophysiology and therapeutic targeting in headache. Headache. 2016;56(2):240-58.

28. Sanders M, Zuurmond WWA. Efficacy of sphenopalatine ganglion blockade in 66 patients suffering from cluster headache: a12-to-70-month follow-up evaluation. J Neurosurg. 1997;87(6):876-80.

29. Schoenen J, Jensen RH, Lantéri-Minet M, et al. Stimulation of the sphenopalatine ganglion (SPG) for cluster headache treatment. Pathway CH-1: a randomized, sham-controlled study. Cephalalgia. 2013;33(10):816-30.

30. Matharu M, Goadsby P. Cluster headache. Pract Neurol. 2001;42-9.

31. Holland PR, Goadsby PJ. Cluster headache, hypothamus and orexin. Curr Pain Headache Rep. 2009;13(2):147-54.

32. May A, Bahra A, Büchel C, et al. Hypothalamic activation in cluster headache attacks. Lancet. 1998;352(9124):275-8.

33. Matharu MS, Cohen AS, Frackowiak RSJ, et al. Posterior hypothalamic activation in paroxysmal hemicrania. Ann Neurol. 2006;59(3):535-45.

34. May A, Bahra A, Büchel C, et. Functional magnetic resonance imaging in spontaneous attacks of SUNCT: short-lating neuralgiform headache with conjunctival injection and tearing. Ann Neurol. 1999;46(5):791-4.

35. Matharu MS, Cohen AS, McGonigle DJ, et al. Posterior hypothalamic and brainstem activation in hemicrania continua. Headache. 2004;44(8):747-61.

36. Bartsh T, Levy MJ, Knight YE, et al. Differential modulation of nociceptive dural input to (hypocretin) orexin A and B receptor activation in the posterior hypothalamic area. Pain. 2004;109(3):367-78.

37. Mitsikostas DD, Ashina M, Craven A, et al. European Headache Federation consensus on technical investigation for primary headache disorders. J Headache Pain. 2015;17(1):5.

38. Prakash S, Patel P. Hemicrania continua: clinical review, diagnosis, and management. J Pain Res. 2017;10:1493-509.

39. Cohen AS, Burns B, Goadsby PJ. High-flow oxygen for treatment of cluster headache: a randomized trial. JAMA. 2009;302:2451-7.

40. Hoffmann J, May A. Diagnosis, pathophysiology, and management of cluster headache. The Lancet Neurology. 2018;17(1):75-83.

41. Schoenen J, Wang W, Gerard P. Modulation of temporalis muscle exteroceptive suppression by limb stimulation normal man. Brain Res. 1994;657:T51-T62.

42. Fernandez-de-Las-Peñas C, Falla D, Arendt-Nielsen L, Farina D. Cervical muscle co-activation in isometric contractions is enhanced in chronic tension-type headache patients. Cephalalgia. 2008;28:744-51.

43. Fernandez-de-las-Peñas C, Cuadrado ML, Gerwin RD, Pareja JA. Reffered pain from the trochlear region in tension-type headache: a myofascial trigger point from the superior oblique muscle. Headache. 2005;45:731-7.

44. Fernandez-de-las-Peñas C, Alonso-Blanco C, Cuadrado ML, Gerwin RD, Pareja JA. Trigger points in the suboccipital muscles and forward head posture in tension type headache. Headache. 2006a;46:454-60.

45. Castillo J, Martinez F, Leira R, Lema M, Noya M. Plasma monoamines in tension-type headache. Headache. 1994;34:531-5.

46. Schoenen J, Sava SL. Tension-type headache. In: McMahon SB, Koltzenburg M, Tracey I, Turk DC, eds. Wall and Melzack's textbook of pain. Philadelphia, PA: Elsevier. 2013;p.832-42.

47. Damasceno MG, Ferreira SA, Nogueira CAL, Reis JJF, Andrade SCI, Meziat-Filho N. Text neck and neck pain in 18-21-year-old young adults. European Spine Journal. 2018;27:1249-54.

48. Torelli P, Jensen R, Olesen J. Physiotherapy for tension-type headache: a controlled study. Cephalalgia. 2004;24:29-36.

49. Hammill JM, Cook TM, Rosecrance JC. Effectiveness of a physical therapy regimen in the treatment of tension-type headache. Headache. 1996;36:149-53.

50. Bärtschi-Rochaix W. Headaches of cervical origin. In: Vinken PJ, Bruyn GW, eds. Handbook of clinical neurology. V.5: Headache and cranial neuralgia. Amsterdam: North Holland. 1968;p.192-203.

51. Sjaastad O, Fredriksen TA, Pfaffenranth V. Cervicogenic headache: diagnost;ic criteria. Headache. 1998;38:442-5.

52. Haldeman S, Dagenais S. Cervicogenic headaches: a critical review. Spine J. 2001;1(1):31-46.

53. Van Suijlekon HA, Lame I, Stomp-Van den Berg SG, Kessels AG, Weber WE. Quality of life of patients with cervicogenic headache: a comparison with control subjects and patients with migraine or tension-type headache. Headache. 2003;43:1034-41.

54. Simons DG, Travell JG, Simons LS. Travell and Simons myofascial pain and dysfunction: the trigger point manual. V.1: Upper half of body. 2nd ed. Philadelphia: Lippincott Williams & Wilkins; 1999.

55. Govind J, King W, Bailey B, Bogduk N. Radiofrequency neurotomy for the treatment of third occipital headache. J Neurol Neurosurg Psychiatry. 2003;74:88-93.

56. Paris SV. Introduction to spinal evaluation and manipulation:seminar manual. 3rd ed. St. Augustine, FL: Institute of Physical Therapy, University of St. Augustine for Health Sciences; 1999.

57. Johnson GS, Johnson VS. Funcional orthopedics I: Soft tissue mobilization, PNF and joint mobilization. Course manual. Baltimore, MD: Institute of Physical Art; 2001.

58. Lewit K, Simons DG. Myofascial pain:relief by post-isometric relaxation. Arch Phys Med Rehabil. 1984;65:452-6.

59. Briem K, Huijbregts P, Thorsteinsdottir M. Immediate effects of inhibitive distraction on active range of cervical flexion in patients with neck pain: a pilot study. J Manual Manipulative Ther. 2007;15:82-92.

60. Mulligan B. Manual therapy: "NAGS", SNAGS, "MWMS" etc. 4th ed. Welligton, New Zealand: Plane View Services; 1999.

61. Mulligan B. The Mulligan concept: spinal and peripheral manual therapy treatment techniques. Baltimore, MD: Northeast Seminars; 2000.

62. Darling M. Exercise and migraine: a critical review. J Sports Med Phys Fitness. 1991;31:294-302.

63. Kelman L. The triggers or precipitants of the acute migraine attack. Cephalalgia. 2007;27:394-402.

64. McCrory P. Headaches and exercise. Sports Med. 2000;30:221-9.

65. Hougaard A, Amin F, Hauge AW, et al. Provocation of migraine with aura using natural trigger factors. Neurology. 2013;80:428-31.

66. Varkey E, Cider A, Carlsson J, et al. A study to evaluate the feasibility of an aerobic exercise program in patients with migraine. Headache. 2009;49:563-70.

67. Andersen LL, Kjaer M, Andersen CH, et al. Muscle activation during selected strength exercises in women with chronic neckmuscle pain. Phys Ther. 2008;88:703-11.

68. Daenen L, Varkey E, Kellmann M, Nijs J. Exercise, not to exercise, or how to exercise in patients with chronic pain: applying science to practice. Clin J Pain. 2015;31:108-14.

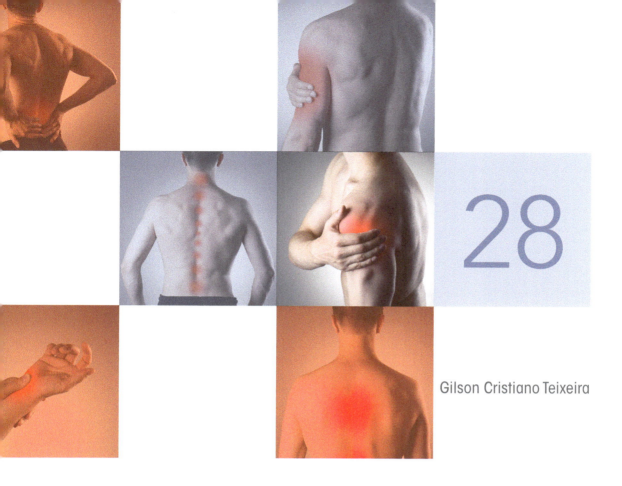

Gilson Cristiano Teixeira

FISIOTERAPIA NAS DISFUNÇÕES TEMPOROMANDIBULARES (DTMS)

28.1 Introdução

A articulação temporomandibular (ATM) (Figura 28.1) é considerada uma articulação sinovial, sendo composta pelo côndilo mandibular, fossa mandibular do osso temporal, disco articular, cápsula articular, ligamentos, membrana sinovial e inervação temporomandibular. É responsável pelos movimentos de abertura, fechamento, protusão, retrusão e lateralidade mandibular. Os movimentos básicos da ATM são a rotação e a translação, onde a estabilidade dinâmica é gerada pelos músculos mastigatórios, como o músculo temporal, masseter, pterigóideo medial e lateral e pelos músculos hióideos.[1,2,3]

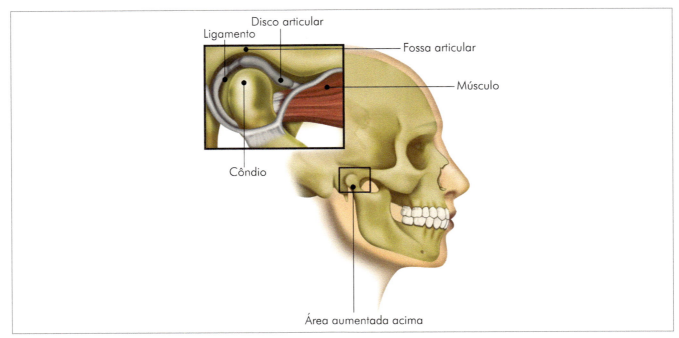

Figura 28.1 Articulação temporomandibular.[4]
Fonte: Elaborado pela autoria.

A disfunção temporomandibular (DTM) representa alteração dolorosa ou não ao redor da ATM e nos músculos que controlam o movimento da mandíbula. Segundo Sluka, as condições da DTM estão relacionadas em três causas principais: miofascial, disfunção interna da articulação e inflamação da articulação (artrite). Muitas pessoas com DTM também apresentam dores de cabeça tipo tensional que pode estar associada com duas ou três causas em um mesmo indivíduo.[5] Também é comum a associação da DTM com dores cervicais e vice-versa, devido à proximidade das estruturas envolvidas.[6]

A DTM pode ter várias denominações, como síndrome de Costen, disfunção craniomandibular e disfunção cervicocraniomandibular.[7] Estudos sobre distúrbios da ATM ficaram mais populares a partir de 1959, quando Shore adicionou o termo síndrome da articulação temporomandibular. Outros termos segundo fatores etiológicos, como distúrbio oclusomandibular, mioartropatia da articulação temporomandibular, síndrome da disfunção com dor e síndrome da dor-disfunção temporomandibular foram também descritos.[8]

As DTMs apresentam sintomas como: dor à mastigação, dor à abertura máxima, dor na movimentação mandibular, fadiga dos músculos mastigatórios, dor à palpação da musculatura mastigatória, dor à palpação da ATM e cefaleia. Os doentes com DTM podem apresentar sinais como: travamento da abertura ou fechamento, sons articulares, limitação da movimentação mandibular e desvio durante a movimentação mandibular.[9]

Segundo a Academia Americana de Dor Orofacial, a DTM é definida como um conjunto de distúrbios que envolvem os músculos mastigatórios, a ATM e estruturas associadas.[2,10] A DTM é um problema de saúde pública, sendo a segunda condição de disfunção musculoesquelética que leva a diminuição da qualidade de vida, dor e incapacidade, perdendo apenas para a lombalgia.[11,12]

Sabemos que a ATM é uma estrutura do sistema estomatognático, e que a DTM gera repercussões na respiração, deglutição, paladar, fala e mastigação. Já que sua sintomatologia e sua etiologia são multifatoriais, o tratamento é multidisciplinar, com fisioterapia, odontologia, médico, psicologia e fonoaudiologia trabalhando de forma conjunta para uma reabilitação adequada do paciente. Vários estudos demostram que o paciente percorre vários profissionais até encontrar o tratamento adequado, o que o leva a um quadro de cronicidade na DTM.[2,13]

28.2 Etiologia

A DTM é uma patologia multifatorial, tendo como suas causas principais os hábitos parafuncionas, alterações oclusais, patologias sistêmicas, traumas e alterações psicocomportamentais.[14]

Podemos entender por hábitos parafuncionais a unicofagia, morder objetos, mascar chicletes ou tabaco, bruxismo de sono e vigília e má postura. Esses fatores contribuem para o surgimento da DTM porque estimulam a contração isométrica sustentada da musculatura mastigatória e região, levando a sobrecarga mecânica e redução do espaço articular, favorecendo um quadro degenerativo. Alterações oclusais estão relacionadas diretamente a perda dentária e redução da dimensão vertical de oclusão.[15]

Hipermobilidade articular benigna, artrites, fibromialgia, distúrbios hormonais, distúrbios do sono, alterações psicocomportamentais (depressão, ansiedade e estresse) são patologias sistêmicas listadas como fatores de causa e predisposição no surgimento da DTM.[16]

Os traumas como impactos diretos na face ou região mentoniana e os microtraumas, muitas vezes causadas por hábitos parafuncionais, podem gerar fraturas e processos inflamatórios agudos na ATM.[7]

28.3 Epidemiologia

Os sintomas de DTM são mais prevalentes em mulheres do que em homens.[4,14] As mulheres desenvolvem aumento do risco na pré-menopausa, porém os motivos por trás do desequilíbrio sexual na prevalência de DTM não são claros, mas alguns estudos sugerem uma influência hormonal. De fato, estudos em animais e em humanos sugeriram que os hormônios sexuais podem predispor à disfunção da ATM e cartilaginosa. Níveis elevados de estrogênio foram encontrados em pacientes com DTM, porém não foi estabelecido nenhum vínculo entre esses hormônios e a causa da DTM.[9,13]

Lipton e colaboradores (1993), em um estudo envolvendo 45.711 famílias, observaram que 22% da amostra apresentava pelo menos um tipo de dor orofacial nos últimos 6 meses, sendo: 12,2% origem dental, 5,3% relacionado a DTM e 1,4% associado a outro segmento da face.[17] Podemos considerar que a DTM é a principal fonte de dor não dental na região orofacial.[9,17] Já em estudos mais recentes, 39% da população em geral apresenta pelo menos um sinal ou sintoma de DTM,[18] e no Brasil essa porcentagem chega a 37,5%.[19]

Essa disfunção gera repercussões na população, gerando impacto negativo na qualidade de vida, afetando o trabalho (59,09%), os estudos (59,09%), sono (68,18%) e alimentação (63,64%) nos pacientes pesquisados.[13] Considerando o aumento das repercussões psicocomportamentais, podemos supor que ocorra aumento dos pacientes com DTM.[20]

28.4 Fisiopatologia

A sintomatologia da DTM engloba cefaleia, ruídos articulares, diminuição e/ou desvios no movimento mandibular, dor articular e na musculatura mastigatória e regiões próximas. Pode apresentar também sintomas como dores de ouvido, vertigens, zumbido, fadiga da musculatura mastigatória, dores de dente e cervical.[14,15]

Podemos descrever as DTMs como de origem articular e origem muscular, contudo as manifestações em sua maioria comprometem ambas as estruturas.[11]

28.4.1 Disfunção de origem articular

A disfunção articular mais comum é o deslocamento do disco articular, levando a perda da relação condilodiscal, sendo mais frequente o deslocamento anteromedial pela ação do músculo pterigóideo lateral superior.[13] O deslocamento do disco leva ao alongamento exagerado dos ligamentos discais e das lâminas retrodiscais, levando a perda do tracionamento do disco em direção posterior pela diminuição da elasticidade da lâmina retrodiscal superior, favorecendo ainda mais a anteriorização do disco, enquanto o côndilo assume uma posição mais posterior em relação ao disco. Com a persistência da disfunção, ocorre atrito contínuo entre o côndilo e a borda posterior durante o movimento de fechamento da boca. No movimento de abertura da boca, o côndilo que está mais posterior ao disco translada da borda superior até a zona intermediária. Com o movimento, o disco é recapturado de seu posicionamento anterior, que podemos denominar deslocamento de disco com redução (Figura 28.2). Esse deslocamento gera um sinal clínico denominado estalido, que ocorre pelo choque do côndilo na borda superior antes de se posicionar na zona intermediária. O estalido ocorre em qualquer momento do ciclo de translação durante o movimento de abertura da boca, podendo também ocorrer no final do movimento de fechamento da boca, na intercuspidação, o que se denominar clique recíproco.[7,21]

O deslocamento do disco também apresenta outros sinais clínicos, como desvio da mandíbula do mesmo lado de deslocamento até o estalido, diminuição do movimento de lateralidade para o lado oposto, apresentando eventualmente dor e espasmos musculares.[7]

A cronicidade da lesão acarreta inibição do movimento total de translação do côndilo, levando a diminuição do limite da abertura máxima da boca pela fixação do deslocamento anteromedial do disco, perdendo-se a capacidade de reposicionamento correto e levando a ausência do estalido. Nesse momento ocorre um estado de hipomobilidade e aumento do desvio do mesmo lado do deslocamento, gerando dor e espasmos musculares, no que denominamos deslocamento do disco sem redução (Figura 28.2). Nesse momento o côndilo se posiciona fixamente a posterior, gerando lesões aos tecidos retrodiscais, levando a lesões ósseas e necroses nessa região.[7,21]

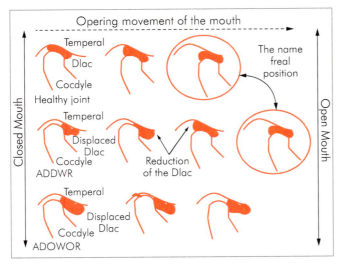

Figura 28.2 Esquema representativo do disco em três posições distintas.[22]

Fonte: Elaborado pela autoria.

As repercussões articulares podem ser formadas também pelo excesso do movimento de abertura, devido a hipermobilidade, quando o paciente perde a coordenação do movimento, ocasionando aumento do movimento de translação em relação ao de rotação, gerada pelos movimentos demasiados dos ligamentos colaterais, capsulares e retrodiscais, levando a uma instabilidade condilodiscal.

Outras manifestações articulares são as doenças degenerativas, como as osteoartroses e osteoartrites. As osteoartroses são geralmente indolores, mas com sinais clínicos típicos de crepitação, levando a desvio articular para o lado da lesão. Já a osteoartrite apresenta sinais inflamatórios e um quadro doloroso constante, e piora com a movimentação, principalmente após as refeições, ocorrendo melhora ao repouso.[7]

Muitas alterações inflamatórias que são ocasionadas por hábitos parafuncionais, traumas, má oclusão por perda dentária, têm como sinal clínico quadro álgico contínuo que não melhora com o repouso, mas piora com o movimento. Essas alterações inflamatórias na ATM são sinovite, capsulite e retrodiscite. A sinovite e a capsulite estão relacionadas a trauma, abertura prolongada da boca, luxação da ATM e associadas ao deslocamento do disco e a hipermobilidade. A retrodiscite é mais comum em caso de traumas agudos, ou perda dentária do suporte molar, também devido ao deslocamento anterior do disco cronicamente, levando a sinais clínicos com sensibilidade a palpação posterior do disco, e dor na lateralidade e mastigação do mesmo lado da lesão.[9,23]

Traumas e procedimentos cirúrgicos podem levar a anquilose da ATM, podendo ser fibrótica ou óssea, provocando limitação da amplitude de abertura, desvio do mesmo lado da lesão e movimento reduzido do lado oposto, ocasionando dores na articulação. Para diferenciar as anquiloses quando há perda completa da mobilidade articular, são necessários exames complementares.[7]

Alterações na morfologia na superfície articular, causadas por traumas, sobrecarga mecânica ou anomalias morfológicas, não provocam dor, porém proporcionam um desvio com um clique durante o movimento de abertura e fechamento mandibular no mesmo ponto, já que no deslocamento o clique se dá em momentos diferentes.[7]

O deslocamento condilodiscal, quando o côndilo ultrapassa a eminência articular após excessiva abertura da boca, é chamado de luxação da ATM, levando à impossibilidade de fechar a boca, denominando-se travamento aberto. Essa lesão é mais comum em pacientes que apresentam hipermobilidade, mas ocorre também em um bocejo exagerado, ou durante um procedimento que necessite de abertura prolongada da boca. Na luxação, o paciente refere forte dor, espasmos musculares, e a dor piora ao tentar fechar a boca.[7]

28.4.2 Disfunção de origem muscular

A maioria dos pacientes com DTM tem origem muscular.[24] As manifestações musculares apresentam sinais clínicos de dor a palpação, limitação do movimento e ocasionam perda da oclusão adequada. As alterações musculares são ocasionadas por manifestações emocionais, hábitos parafuncionais, hiperalgesia por lesão do sistema nervo central.[7]

A contração protetora é gerada quando a musculatura antagonista entra em sobrecarga como mecanismo de proteção da região lesionada, sendo uma contração involuntária, surgindo na presença de estímulos sensoriais e dolorosos, resultando em sensação de fraqueza muscular e restrição ao movimento.[9]

A miosite é provocada por traumas, estiramentos ou infecções, onde pode preceder a ocorrência de contração protetora e espasmos musculares, levando a edema e palpação dolorosa. Se não tratada, pode evoluir para contratura muscular, o que leva a um desarranjo muscular e fibrose.[9]

A dor miofascial tem origem no estresse emocional, hábitos parafuncionais, distúrbios do sono, fadiga e dor crônica continuada. Já a contratura muscular leva a uma hipomobilidade crônica da ATM, causando a diminuição do movimento de abertura, e a sintomatologia dolorosa surge somente quando há um movimento forçado de abertura além da capacidade muscular.[7] Muitas das dores podem ser referidas na orelha, região da ATM, região temporal, dentes e face. Há prevalência de cefaleia do tipo tensional em pacientes com DTM.[5]

Na palpação podemos descrever os pontos dolorosos. Em alguns dos músculos observamos a localização dolorosa referida próxima à ATM, segundo as figuras a seguir.[25]

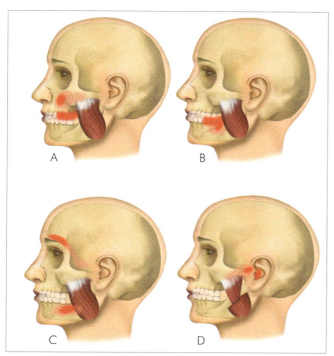

Figura 28.3 Ponto-gatilho masseter.
Fonte: Elaborado pela autoria.

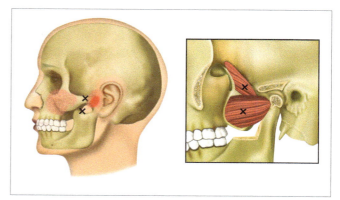

Figura 28.5 Ponto-gatilho pterigóideo lateral.
Fonte: Elaborado pela autoria.

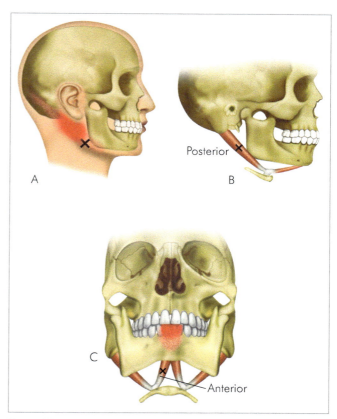

Figura 28.6 Ponto-gatilho digástrico anterior.
Fonte: Elaborado pela autoria.

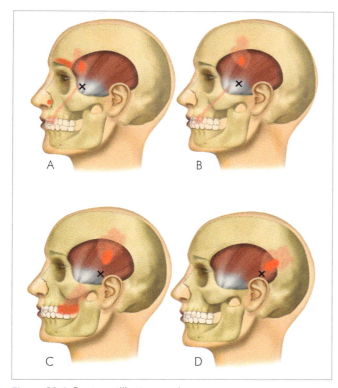

Figura 28.4 Ponto-gatilho temporal.
Fonte: Elaborado pela autoria.

A fibromialgia é patologia sistêmica, representada por dor generalizada, mesmo em repouso e piorando com a função, relacionada com parestesias, cefaleia tensional, fadiga e distúrbios do sono.[5,6]

28.4.3 Correlação ATM e postura

Alguns músculos cervicais são responsáveis pelo equilíbrio do crânio sobre a cervical, com reflexos na mobilidade mandibular. Citamos o esternocleidomastóideo, trapézio superior, esplênio da cabeça, elevador da escápula, escaleno, longo do pescoço e cabeça, os supra e infra-hióideos e os suboccipitais. Todos os músculos citados podem apresentar dor miofascial nas cervicalgias e dores orofaciais, e consequentemente nas DTMs.[7]

O peso da cabeça é deslocado anteriormente por causa do centro de gravidade, exigindo da cadeia muscular posterior e seus antagonistas constante ativação para manter o equilíbrio da postura, consequentemente manter as articulações alinhadas para uma mobilidade articular adequada. Os movimentos cervicais geram alteração no espaço intra-articular da ATM, por vias indiretas de ações musculares, modificando com isso a posição do côndilo.[21]

Autores relacionam que os músculos da mastigação são sinérgicos aos da musculatura cervical. Havendo um desequilíbrio entre eles, acarreta forças retrusivas na mandíbula, alterando o posicionamento de repouso da ATM e ocasionando hiperatividade muscular.[26] Outro estudo, realizado por Valentino (2002), relatou que o pé plano gera aumento da atividade da musculatura mastigatória, e no pé côncavo ocorre menor atividade.[27]

Ohlendorf (2015), em um estudo sobre atletas competitivos sem sinais de DTM, ao corrigir assimetria de membro inferior, ressaltou que as correntes ascendentes do pé à cintura escapular resultam em alteração no tônus da musculatura mastigatória, gerando melhora no posicionamento do côndilo mandibular através do sistema sensório-motor. Relata em seu estudo que foi observada melhora no desempenho de atletas ao usar placas oclusais, e consequentemente melhora no controle postural.[28] Outro estudo realizado pelo mesmo autor relaciona em doentes de pós-operatório prótese total de quadril influência no posicionamento no côndilo mandibular e nos movimentos da mandíbula influenciados pelos padrões de compensação, ressaltando que ocorre alteração da força oclusal na direção lateral com a perna mais longa.[29]

É comum a relação na mobilidade mandibular em anteriorização da cabeça, onde a extensão cervical com aumente da lordose cervical é corrigida pela necessidade de manter o olhar no horizonte, sendo demostrada na Figura 28.7. O côndilo assume uma posição mais posterior, proporcionando compressão dos tecidos retrodiscais, gerando um processo irritativo ou até degenerativo na região.[30]

Contudo, Matheus, em 2005, realizou um estudo da relação entre o deslocamento de disco de articulação e o posicionamento do crânio em relação à coluna cervical, em indivíduos sintomáticos e assintomáticos para DTM, concluindo não haver relação direta entre DTM e alteração craniocervical. Foi relatada relação significativa entre o espaço suboccipital e o ângulo cervical, comparado com a posição da ATM, contudo não foi identificado diferença significativa entre ATM e ângulo cervical.[31] Segundo Baldini, em 2016, a posição da mandíbula não influencia a mobilidade cervical em pacientes saudáveis.[32]

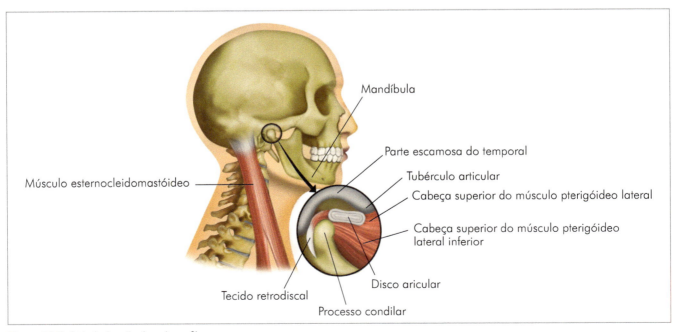

Figura 28.7 Anteriorização da cabeça.[21]
Fonte: Elaborado pela autoria.

28.5 Avaliação

28.5.1 Anamnese

Na avaliação das DTMs é importante sabermos sobre os tratamentos realizados anteriores, e como foi o resultado sobre cada um deles. Outro dado importante é a profissão, porque pode ser causa de estresse contínuo, alterações posturais e sobrecarga articular, distúrbios do sono e presença de hábitos parafuncionais. Patologias preexistentes também são dados importantes no diagnóstico das DTMs, por exemplo, doenças reumáticas, doenças psiquiátricas, distúrbios do sono, traumas, alterações metabólicas e hormonais, podendo ser causa ou fatores perpetuantes da DTM.[3,7]

Outro dado importante são os tratamentos odontológicos que foram e estão sendo realizados, questionando se houve necessidade da permanecer de a boca aberta por tempo prolongado, se foi realizada exodontia de elementos dentários, uso de prótese, de aparelho ortodôntico, uso de dispositivo interoclusal (placa miorrelaxante), cirurgia prévia e procedimentos estéticos.[7] Além disso, a polissonografia e as imagens da ATM são meios complementares na avaliação da ATM e estruturas associadas, com isso auxiliando no diagnóstico da DTM.[16]

28.5.2 Exame físico

Durante a inspeção verificamos a presença de sinais inflamatórios, assimetrias faciais, deformidades ósseas, cicatrizes, podendo-se associar a causa ou como fatores perpetuantes da DTM.

Na avaliação funcional observam-se os movimentos mandibulares, verificando-se a amplitude dentro da normalidade de cada um e se dor ou desvios se fazem presentes. Ao avaliarmos as amplitudes dos movimentos mandibulares, consideraremos normal a abertura máxima da boca, em relação à distância interincisal, e no mínimo de 50-60 mm, sem dor e desconforto. Qualquer medida inferior a essa apresenta limitação do movimento. Já nos movimentos de lateralidade e protusão serão considerados no mínimo 12-15 mm e 5 mm, respectivamente.[3]

Os movimentos mandibulares devem seguir uma linha uniforme e retilínea, mantendo a linha média na abertura da boca. Quando não ocorre esse padrão retilíneo consideramos que há desvio ou deflexão no movimento mandibular. Está presente desvio quando o movimento de abertura desloca-se desviando da linha média e voltando no final do arco, causado por exemplo por deslocamento do disco com redução. Já na deflexão se mantém o desvio no final do movimento, que pode ocorrer por anquilose ou um deslocamento do disco sem redução.[7]

Podemos usar um desenho esquemático, segundo a Figura 28.8, para facilitar a visualização dos desvios da linha média. A linha vertical representa os movimentos de abertura e fechamento e a linha horizontal representa os movimentos de lateralidade.[33]

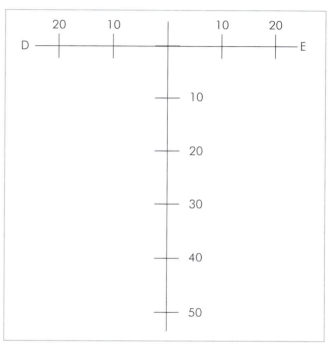

Figura 28.8 Esquema para avaliação de desvios da linha média.
Fonte: Elaborado pela autoria.

Importante avaliarmos a cervical. Devido às repercussões diretas indireta à ATM, observamos em uma avaliação funcional as amplitudes de movimentos de rotação, inclinação, flexão e extensão da cervical e também se ocorre algum desvio da linha média. Alterações na mobilidade vertebral e posturas inadequadas, principalmente a cervical alta, podem gerar causa ou fatores perpetuantes nas DTMs.[33]

Por meio da palpação articular e do uso de um estetoscópio podemos avaliar os ruídos articulares, que são os estalidos (deslocamento do disco) e crepitações (processo degenerativo). Devem ser avaliados executando todos os movimentos mandibulares, para qualificar em qual momento no ciclo mastigatório ocorre, se há dor antes ou depois do ruído. Perguntar ao paciente o momento que ocorre o ruído, se contínuo ou em qual período do dia é pior, se reduz após o repouso, e se apresenta outros ruídos articulares sistemicamente.[7,33]

Na avaliação de áreas específicas de dor usamos um mapa de dor de Rocabado (Figura 28.9), onde detectamos áreas com anormalidades e com sensibilização dos tecidos moles. Ao avaliar, solicitamos ao paciente que levante a mão como sinal visual de dor quando realizados os procedimentos. São eles:[34]

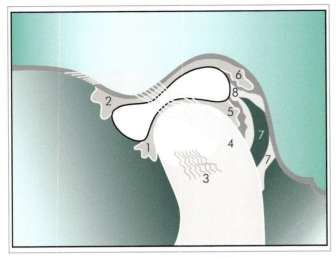

Figura 28.9 Mapa de dor articular Rocabado.[34]
Fonte: Elaborado pela autoria.

1. Palpação da membrana sinovial anteroinferior: com o dedo indicador, palpar abaixo do polo anterior do côndilo. Anormalidade e sensibilização na região podem representar ocorrência de hipermobilidade condilar, hiperatividade muscular protrusiva (maus hábitos orais), abertura exagerada da boca por tempo prolongado.

2. Palpação da membrana sinovial anterossuperior: com o dedo indicador, palpar acima do polo anterior do côndilo. Anormalidade ocorre pelo alongamento excessivo e hipermobilidade da cápsula articular.

3. Palpação do ligamento colateral lateral: com o dedo indicador no côndilo, solicitar abertura da boca. Anormalidade na região se deve a subluxação medial do disco, gerada por instabilidade lateral da fixação do disco.

4. Avaliação do ligamento temporomandibular: apoiar o polegar intraoralmente no nível pré-molar e o restante dos dedos inferiormente à mandíbula. O terapeuta move suavemente a mandíbula em direção anteroposterior até sentir relaxar a cápsula articular, e logo depois desliza a mandíbula em direção posteroinferior. Dor provocada se deve ao deslocamento inicial do côndilo, causada por interferência oclusal, podendo evoluir para deslocamento anterior do disco. Nesse caso é importante encaminhamento para avaliação odontológica.

5. Palpação da membrana sinovial posteroinferior: solicitar que o paciente mantenha a boca em pequena desoclusão, ou pequena lateralidade para o lado oposto a palpação. Com o indicador, palpar abaixo do polo posterior do côndilo. Anormalidade implica posteriorização excessiva do côndilo durante a intercuspidação máxima, gerando um deslocamento anormal posteroinferior e levando a microtraumas e irritação dos tecidos moles posteroinferiores.

6. Palpação da membrana sinovial posterossuperior: solicitar que o paciente mantenha a boca em pequena desoclusão, ou pequena lateralidade para o lado oposto a palpação. Com o indicador, palpar acima do polo posterior do côndilo. Anormalidade se deve à diminuição da dimensão vertical, gerada pela hiperatividade dos elevadores mandibulares, levando a um deslocamento posterossuperior do côndilo.

7. Avaliação do ligamento posterior: apoiar o polegar intraoralmente no nível pré-molar e o restante dos dedos inferiormente à mandíbula. O terapeuta move suavemente a mandíbula em direção anteroposterior. Se não houver dor, gerar pressão em direção cranial. Se provocar dor, representa lesão com deslocamento anterior do disco e deslocamento do côndilo posterossuperior.

8. Avaliação do tecido retrodiscal: avaliação do ligamento temporomandibular: apoiar o polegar intraoralmente no nível pré-molar e o restante dos dedos inferiormente à mandíbula. O terapeuta move a mandibular conforme a manobra do ligamento posterior, e depois aplica tração da mandíbula anteriormente sustentada. Se houver aumento da dor, representa uma retrodiscite ou sangramento retrodiscal.[34]

28.5.3 Palpação muscular

O paciente deve se manter com a cabeça apoiada e em posição relaxada, fazendo a avaliação unilateral, comparando com a contralateral. Deve se posicionar em uma posição que favoreça a avaliação, podendo ser de lado, à frente ou posterior ao paciente, onde demostraremos nas imagens a seguir:[7]

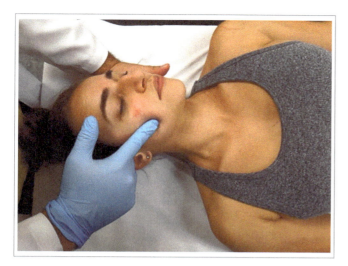

Figura 28.10 Palpação masseter extraoral.
Fonte: Acervo da autoria.

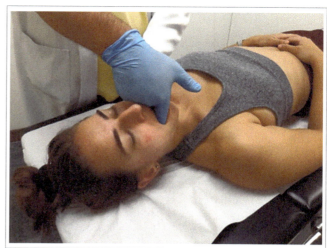

Figura 28.13 Palpação da zona pterigóidea.
Fonte: Acervo da autoria.

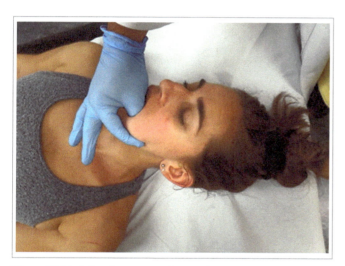

Figura 28.11 Palpação masseter intraoral.
Fonte: Acervo da autoria.

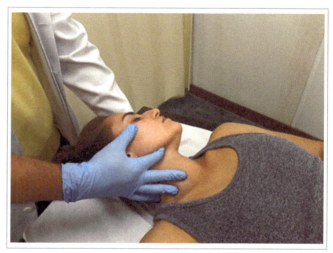

Figura 28.14 Palpação digástrico anterior.
Fonte: Acervo da autoria.

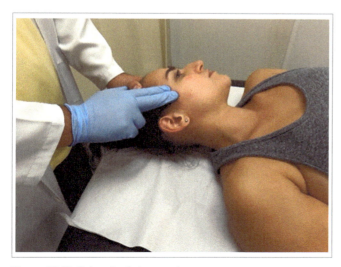

Figura 28.12 Palpação do temporal.
Fonte: Acervo da autoria.

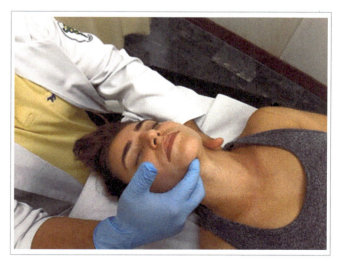

Figura 28.15 Palpação digástrico posterior.
Fonte: Acervo da autoria.

28.6 Abordagem fisioterápica

O objetivo e o tratamento devem ser traçados após analisarmos o grau de funcionalidade articular e a condição clínica do paciente. É preciso saber avaliar sinais agravantes do processo da doença, e trabalhar interdisciplinarmente. Estão entre os objetivos: abolir sinais inflamatórios, prevenir maior desgaste ósseo, reequilibrar os músculos envolvidos e retornar à independência funcional e vida diária.[5,8] Devemos ter em mente que o início e a manutenção da DTM se devem à relação da carga e da capacidade das estruturas envolvidas. O tratamento se refere a esse princípio: identificar a causa e diminuir os fatores de predisposição da sobrecarga nessas estruturas, entre eles os hábitos parafuncionas.[6] É fundamental destacar a conscientização do paciente quanto ao apertamento (sugerindo o uso de instrumentos que retirem o contato entre os dentes, como a placa oclusal miorrelaxante), não mascar chicletes, não morder objetos duros, não apoiar o queixo sobre as mãos, não roer unhas e objetos.[35]

Em relação aos hábitos parafuncionais, é fundamental destacar a conscientização do paciente quanto ao apertamento (sugerindo o uso de instrumentos que retirem o contato entre os dentes, como a placa oclusal miorrelaxante), não mascar chicletes, não morder objetos duros, não apoiar o queixo sobre as mãos, não roer unhas e objetos.[35] Existe também um aplicativo chamado Desencoste seus dentes que ajuda na conscientização.

A fisioterapia se utiliza de várias terapias, como ultrassom, *laser* de baixa frequência, estimulação elétrica, relaxamento, exercícios ativos e terapia manual.[18] A quantidade de sessões e repetições, o intervalo entre os exercícios e o tempo de tratamento dependem das condições do paciente e objetivos traçados.[8]

28.6.1 Recursos físicos

Ultrassom

O ultrassom é um dos recursos de escolha para tratar a DTM. Ele induz mudanças fisiológicas no reparo tecidual e reduz a dor do paciente. Esse recurso acarreta efeitos térmicos e não térmicos; o efeito térmico proporciona redução da rigidez articular e aumento do fluxo sanguíneo, levando a redução da dor. Entretanto, em quadros de inflamação como miosites, tendinites e capsulites em fase aguda, o emprego do uso do ultrassom poderá causar dano ao tecido. Devido ao calor local propagado, poderá gerar aumento do desgaste ósseo, porque essa região é desprovida de tecido adiposo e muscular. Outro cuidado importante é a possibilidade de necrose tissular devido ao aquecimento de prótese ou implantes metálicos. Os efeitos não térmicos do ultrassom são produzidos pela vibração das moléculas e membranas, aumento da permeabilidade e desporalização dessas estruturas, gerando a resposta regenerativa do tecido lesado.[8]

Outro cuidado em relação ao uso do ultrassom se deve à proximidade do ouvido externo e, consequentemente, à membrana timpânica e, no ouvido médio, a presença dos três ossículos (martelo, estribo e bigorna). Em particular devido ao efeito ultrassônico prolongado, poderá causar efeitos deletérios, como rompimento da membrana timpânica e/ou rigidez dos ossículos, afetando a precisão auditiva.[8]

Contudo, o ultrassom é empregado no tratamento da DTM, respeitando os cuidados e o tempo de exposição. É recomendado para aplicação sobre a ATM, aparelhos com frequência de 3 MHz em dosagem de 0,3 a 0,6 W/cm^2 em tempo máximo de 5 minutos. Para efeitos térmicos o uso de onda contínua, e para efeitos não térmicos o uso de onda pulsada.[8]

Laser de baixa frequência

Os equipamentos de *laser* de baixa potência mais usados na prática clínica são o hélio-neônio (He-Ne) e o arseneto de gália (As-Ga). Sua aplicabilidade é muito benéfica na cicatrização dos tecidos devido ao aumento da regeneração das fibras traumatizadas, redução do limiar de excitabilidade dos receptores, com redução na síntese de prostaglandinas,[9] ocasionado pelo aumento do fluxo sanguíneo e consequente aumento da liberação de opioides endógenos, redução do edema, aumento da produção de ATP, com isso reduzindo a dor e consequentemente melhorando a mobilidade articular mandibular.[36]

Usamos a dosimetria do *laser* para efeitos analgésicos e regenerativos, sendo de 2 a 4 J/cm^2 e de 3 a 6 J/cm^2 respectivamente, e para efeitos do aumento da circulação e anti-inflamatórios[37] de 1 a 3 J/cm^2.

As contraindicações absolutas do *laser* são aplicação sobre a retina, presença de neoplasias e processos bacterianos, tendo como contraindicação relativa a epilepsia, a gravidez, disfunções na tiroide, arritmias cardíacas e tratamento com drogas.[8]

TENS (eletroestimulação transcutânea)

A aplicação do TENS é feita por meio de eletrodos colocados sobre a pele, sendo um método não invasivo usado em qualquer situação, na dor aguda ou crônica. Pela contração rítmica dos músculos, acarreta aumento do fluxo sanguíneo, redução do edema e hipóxia,[36] levando a melhora da função das mobilidades mandibulares por meio da melhora da dor[2] e reduzindo os espasmos musculares.[5]

Contudo, sua utilização deve ser evitada nas áreas carótidas e cardíacas, pois pode acarretar arritmias, sendo contraindicado absolutamente em pacientes com marca-passo ou qualquer implante eletrônico, pois pode ocasionar interferência graves em seu funcionamento. Quando o eletrodo for colocado perto da boca, pescoço e olhos, a intensidade deve ser reduzida, para prevenir espasmos na musculatura laríngea (evitar o fechamento das vias aéreas).[8]

Tabela 28.1 Parâmetros utilizados no TENS[38]

	Convencional Dor aguda	ConvencionalDor crônica	Acupuntura
frequência	Alta (50 a 100 ms)	Baixa (100 a 150 ms)	Baixa (100 a 157 ms)
Duração	Curto (40 a 75 ms)	Largo (100 a 300 ms)	Largo (150 a 250 ms)
Intensidade	Confortável Baixa	Desconfortável Alta	Forte, 5 vezes superior ao limiar
Início do alívio	20 min	20 min	20-30 min até 1 hora
Duração do alívio	20 min a 2 horas	20 min a 2 horas	2 a 6 horas

Fonte: Elaborado pela autoria.

Termoterapia

Trata-se do emprego de calor e frio para efeitos terapêuticos. O uso de calor proporciona relaxamento muscular, aumento da circulação local e redução da dor. É contraindicado em infecções agudas, edema pós-cirúrgico e distúrbios vasculares ou parestésicos, recomendado o uso de 15 minutos por aplicação. Já a crioterapia é utilizada nos processos inflamatórios agudos para diminuir o edema pós-trauma ou cirúrgico, contraindicado na síndrome de Raynaud, hipersensibilidade ao frio e doença vascular periférica; sugere-se a aplicação de gelo por 5 a 8 minutos.[39]

28.6.2 Terapias manuais nas DTMs

De acordo com a Academia Americana de Ortopedia, terapia manual é todo tratamento feito pelo fisioterapeuta no qual se realiza mobilização e manipulação articular, alongamento muscular, mobilização passiva do lado afetado, exercícios ativo-assistidos e ativo-resistidos, técnicas específicas de tecidos moles.[18]

As técnicas de mobilização articular têm como finalidade a liberação articular. Quando se identifica na avaliação hipomobilidade dos tecidos capsulares, ligamentares e articulares, é necessário domínio sobre as técnicas utilizadas para não acarretar lesão na região e tecidos repercutidos na manipulação.[8,9]

As técnicas consistem em gerar melhora da mobilidade mandibular pela melhor distribuição do líquido sinovial, correção das alterações posicionais do côndilo, melhora da dinâmica muscular da articulação, relaxamento articular e amplitude de movimento e controle da dor.[7,18]

As técnicas terapêuticas musculares estão indicadas para reduzir pontos dolorosos de origem muscular, com manobras de dessensibilização e liberação miofascial, pressão isquêmica (digitopressão) e *pompage*.[2,8]

Tais técnicas têm como objetivo o relaxamento muscular, auxiliando na circulação sanguínea e diminuindo o quadro de dor, auxiliando na melhora da mobilidade e função de tecidos moles e músculos e consequentemente auxiliando na mecânica do movimento mandibular.[2,14]

As técnicas cinesiológicas são importantes para estabelecer a coordenação do movimento mandibular dentro da normalidade e restabelecendo uma posição de repouso mandibular adequado.[2] As técnicas consistem em melhorar a propriocepção do movimento mandibular, sendo importantes em casos de pacientes com quadro de hipermobilidade e deficiência biomecânica da musculatura mastigatória.[33]

Manobras de cooptação lingual, técnicas de contrarresistência dos movimentos mandibulares, alongamentos e técnica de facilitação neuromuscular proprioceptiva (FNP) podem ser utilizados para a melhora do controle motor.[33,40]

Uma revisão feita por Olivo et al. (2015), apesar de as evidências serem baixas, observou que exercícios posturais associados ao tratamento da DTM apresentam resultados positivos no prognóstico do tratamento, auxiliando na redução da dor musculoesquelética e melhora da mobilidade articular.[39]

28.7 Conclusão

O sucesso do tratamento das dores crônicas relacionas as DTMs depende diretamente do correto diagnóstico, da correlação funcional estruturas envolvidas e seus fatores perpetuantes. A DTM trata-se de um assunto complexo e de caráter interdisciplinar sendo ainda necessário a realização de trabalhos e pesquisas abordando diferentes aspectos da ATM em relação as outras disfunções no individuo, como as alterações posturais e suas repercussões funcionais. E sua importância no cenário do doentes com dore crônicas orofaciais.

Bibliografia

1. Neuman DA. Cinesiologia do aparelho musculoesquelético: fundamentos para reabilitação. 3ª ed. Rio de Janeiro: Elsevier; 2018.

2. Vasconcelos RSN, et al. Fisioterapia na disfunção temporomandibular. Revista Saúde. Sta. Maria. 2019;45(2).

3. Banks K. Maitland: guia clínico para fisioterapeutas. Rio de Janeiro: Revinter; 2012.

4. Available: https://sparvolisaude.wordpress.com/2012/10/28/disfuncao-atm-articulacao-temporo-mandibular.

5. Sluka KA. Mechanisms and management of pain for the physical therapist. 2009.

6. Häggman-Henrikson B, Wiesinger B, Wänman A. The effect of supervised exercise on localized TMD pain associated with generalized pain. ACTA Odontologia Scandinavica. 2017. doi:10.10080/00016357.2017.1373304.

7. Tenreiro MJS, Santos R. Terapia manual nas disfunções da ATM. 2ª ed. Rio de Janeiro: Ed. Rubio; 2018.

8. Barbosa VCS, Barbosa FS. Fisioterapia nas disfunções temporomandibulares. São Paulo: Ed. Phorte; 2009.

9. Alves Neto O, Costa CMC, Siqueira JTT, Teixeira MJ et al. Dor: princípio e prática. São Paulo: Artmed; 2009.

10. Damasceno FM, Barbieri LG. O tratamento fisioterapêutico nas disfunções da articulação temporomandibular: uma revisão integrativa. Revista Digital. 2014;1(5):3-15.

11. Shiffman E, et al. Diagnostic criteria for temporomandibular desordens (DC/TMD) for clinical and research applications. Journal of Oral Facial Pain and Headache. 2014;28(1):6-27.

12. Sierwald I, et al. Association of temporomandibular disorder pain with awake and sleep bruxism em adults. Journal of Orofacial Orthopedics/Fortschritte det Kieferorhopadie. 2015 Jul;76(4):305-17.

13. Richene RV, Cordeiro RS. Physiotherapeutic performance in temporomandibular join dysfunctions. Journal of Specialist. 2018 Jul/Set;3(3):1-21.

14. Gesslbauer C, et al. Effectiveness of osteopahic manipulative treatment versus ostheopathy in the cranial field in temporomandibular disorders: a pilot study. Disability and Rehabilitation. 2018;40(6):631-6. doi:10.1080/09638288.2016.1269368.

15. Rezazadeh F, et al. Comparison of the effects of transcutaneous eletrical nerve stimulation and low-level laser therapy on drug-resistant temporomandibular disorders. Journal of Dentistry of Shiraz University of medical Science. 2016 Sept;18(3):187-92.

16. Carrara SV, Conti PCR, Barbosa JS. Termo do 1° Consenso em Disfunção Temporomandibular e dor Orofacial. Dental Press J Orthod. 2010;15 (3):114-20.

17. Lipton já, et al. Estimated prevalence and distribution of reported orofacial pain in the United States. J Am Dent Assoc. 1993;124:115-21.

18. Calixtre CB, Moreira RFC, Franchini GH, Alburquerquesend F, Oliveira AB. Manual therapy for the management of pain. Journal of Oral Rehabilitation. 2005;42:847-61. doi:10.1111/joor.12321.

19. Gonçalvez DA, Speciali JG, Jales LC, Camparis CM, Bigal ME. Temporomandibular symptoms, migraine and chronic daily headaches in the population. Neurology. 2009;73(8):645-6.

20. Halmova K, et al. The influence of cranio-cervical rehabilitation in patients with myofascial temporomandibular pain disorders. Bratislava Medical Journal. 2017;118(11):710-3.

21. Biassoto-Gonzales DA. abordagem interdisciplinar na disfunção temporomandibular. São Paulo: Manole; 2005.

22. Pérez del Palomar A, Doblar M. An accurate simulation model of anteriorly displaced TMJ discs with and without reduction. Medical Engineering & Physics. 2009 Mar; Oxford;29(2).

23. Okeson JP. Tratamento das desordens temporomandibulares e oclusão. 6ª ed. Rio de Janeiro: Elsevier; 2008.

24. Sluka KA, Rasmussen LA. Fatiguing exercise enhances hyperalgesia to muscle inflammation. Pain. 2010;148 (2):188-97.

25. Simons DG, Travell JG, Simons LS. Dor e disfunção miofascial: manual dos pontos gatilhos. 2ª ed. Porto Alegre: Artmed; 2005.

26. Yi LC, Guedes ZCF, Vieira MM. Relação da postura corporal com a disfunção da articulação temporomandibular: hiperatividade dos músculos da mastigação. Fisioterapia Brasil. 2003;4(5):341-7.

27. Valentino B, Melito F, Aldi B, Valentino T. Correlation between interdental occlusal plane and plantar archés: an EMG study. Bull Group Int Rech Sci Stomatol Odontol. 2002;44:10-3.

28. Ohlendorf D, Himmelreich M, Mickel C, Groneberg DA, Kopp S. Does a temporary leg lenght discrepancy have an influence on upper body posture and lower jaw position in competitive athletes? Sportverl Sportschad. 2015;29:157-63. doi:10.1055/s-0034-1399215.

29. Ohlendorf D, Lehman C, Heil D, Hörzer S, Kopp S. The impact of a total hip replacement on jaw position, upper body posture and body sway. Cranio®. 2015;33(2):107-14. doi:10.1179/2151090314Y.000000012.

30. Arrellano JCV. Relações entre postura corporal e sistema estomatognático. JBA Curitiba. 2002 Abr/Jun;2(6):155-64.

31. Matheus RA. Estudo da posição natural da cabeça em relação às disfunções temporomandibulares [Tese]. Piracicaba: Unicamp/FOP; 2005.

32. Baldini A, Nota A, Tecco S, Ballanti F, Cozza P. Influence of the mandibular position on the active cervical range of motion of healthy subjects analysed using an accelerometer. Cranio®. 2016. doi:10.1080/0886934.2016.1249994.

33. Rocabado M. Cabeça e pescoço: tratamento articular. São Paulo: Ed. Oclusivo.

34. Rocabado M. A university student with chronic facial pain. In: Jones M, Rivett D, eds. Clinical reasoning for manual therapists. Edinburgh. 2004; p.243-61.

35. Rossi SS, et al. Temporomandibular disorders: evaluation and management. Medical Clinics of North America. 2014 Nov;98:1353-84.

36. Seifi M, et al. Comparative effectivennes of low level laser therapy and transcutaneous electric nerve stimulation on temporomandibular joint disordens. J Lasers Med Sci. 2017;8(1):527-31. doi:10.15171/jlms.2017.s6.

37. Chamlian TR. Medicina física e reabilitação. São Paulo: 1999.

38. Kitchen S. Eletroterapia prática baseada em evidências. 11ª ed. São Paulo: Manole; 2003.

39. Olivo as, et al. Effectiveness of manual therapy and therapeutic exercise for temporomandibular disorders: systematic review and meta-analysis. Journal of the American Physical Therapy Association. 2015 Aug;96(1).

40. Makofsky HW. Coluna vertebral: terapia manual; tradução Giuseppe Taranto; revisão técnica Eliane Ferreira. Rio de Janeiro: Guanabara Koogan; 2006.

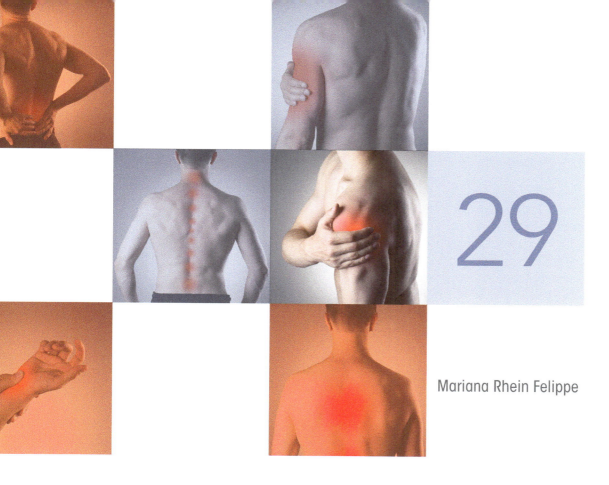

Mariana Rhein Felippe

FISIOTERAPIA NA DOR PÉLVICA CRÔNICA

29.1 Introdução

A Associação Internacional de Estudo da Dor (IASP) define dor pélvica crônica (DPC) como uma síndrome dolorosa localizada na região pélvica, lombossacral, nos músculos perineais, parede abdominal anterior e umbilical presente por pelo menos 6 meses.[1] O reconhecimento das dores crônicas como uma disfunção é recente, sendo incluída no Código Internacional de Doenças (CID-11) no ano de 2019. Devido à grande variedade das estruturas presentes na região pélvica, a DPC é um dos cenários mais complexos dentre as dores crônicas. Nos estudos sobre dor crônica existe concordância sobre a visão biopsicossocial da experiência dolorosa, sendo recomendados os tratamentos interdisciplinares.[2] Na prática clínica há um grande desafio com relação à comunicação entre os profissionais, pois não existe um consenso sobre os termos utilizados entre as diferentes especialidades.[1,3] Apesar dessa dificuldade, inúmeros são os estudos que investigam a DPC, sendo fisiatras, urologistas, ginecologistas, psiquiatras, médicos de medicina da dor, fisioterapeutas, psicólogos os mais envolvidos no tratamento de pacientes com DPC.[1,4-7]

Devido às diferentes visões entre a realidade clínica e os achados de exames complementares, o tratamento muitas vezes é incerto, expondo o indivíduo com DPC a múltiplos procedimentos. Estudos demostram que o manejo conservador fornece resultados satisfatórios em pacientes com DPC, e, se a abordagem conservadora falhar, só então abordagens invasivas devem ser consideradas.[8] No entanto, são necessários mais estudos para estabelecer as condições nas quais distúrbios musculoesqueléticos influenciam nas dores pélvicas. Por conta da variedade de estruturas do complexo pélvico, uma avaliação ampla deve ser priorizada nas DPC.[6]

29.2 Epidemiologia

A mensuração epidemiológica das dores pélvicas representa um grande desafio. A prevalência das DPC varia amplamente, dependendo da definição e da população estimada. Segundo um revisão da Cochrane, a prevalência varia de 2,1 a 24,% nas mulheres e de 2 a 10% nos homens.[7] Em outra revisão, publicada em 2014, a prevalência em geral foi ainda maior, variando entre 5,7 e 26,6%.[9]

A DPC tem uma prevalência notavelmente alta em diversos países, como EUA (14,7%), Irã (17,7%), Brasil (19%), Austrália (23%) e Reino Unido (24%).[7,10-12] Dentre os países com a menor taxa de prevalência destacamos a Índia, onde estudos populacionais demostram que apenas 2% das mulheres indianas são afetadas pela síndrome da dor pélvica crônica.[13] Os estudos epidemiológicos do Japão utilizam apenas prostatite e endometriose como diagnóstico de DPC, sendo sua prevalência de 4 e 16%, respectivamente.[14,15]

No Brasil, segundo um estudo populacional, a prevalência é de 11% na região Sudeste, sendo cirurgia abdominal anterior, depressão, dismenorreia, ansiedade, dispareunia, dor na região lombar baixa, constipação, sintomas urinários irritativos e baixo nível educacional fatores de riscos associados a DPC. O mesmo grupo realizou um estudo na região Nordeste, em São Luís do Maranhão, no ano 2014, e a prevalência encontrada foi de 19%. Em ambos os estudos foi demonstrado que o Brasil tem uma das maiores taxas de prevalência dessa disfunção. Além disso, grande parte da amostra rotineiramente fazia uso de analgésicos sem receita médica, o que predispõe a vários eventos indesejáveis, incluindo despesas financeiras sem garantia de melhoria clínica.[11,16]

29.3 Etiologia e fisiopatologia

A dor pélvica ainda não foi totalmente compreendida, possui uma história natural complexa e multifatorial, sendo muitas vezes resistente ao tratamento.[17] Lesões das estruturas do sistema nervoso periférico (SNP) e do sistema nervoso central (SNC) também podem causar dor pélvica.[8,18] A definição de DPC depende muitas vezes do médico especialista que avalia o paciente. Para a urologia pode ser definida como um distúrbio visceral associado a dor visceral e somática do assoalho pélvico.[3] A ortopedia e a fisiatria podem considerar a DPC um distúrbio somático da cintura pélvica e sua relação com o quadril e a coluna vertebral como fontes de dor.[1] Como existe uma variabilidade entre os distúrbios associados à dor pélvica, pode não haver uma única fonte geradora de dor. Pacientes com bexiga dolorosa geralmente apresentam tônus muscular compensatório em repouso no assoalho pélvico, o que resulta em dor muscular concomitante. Pacientes com radiculopatia lombossacral também podem desenvolver aumento do tônus da musculatura perineal. Uma dor lombar, por exemplo, pode estar relacionada ao aumento da pressão intradiscal criada pelo aumento da pressão pélvica. O problema se torna cíclico e o profissional de saúde é desafiado com o que melhor pode existir de intervenção conservadora para interromper esse ciclo.[5]

As disfunções musculoesqueléticas podem ser as principais causas da DPC, bem como as alterações posturais. Estima-se que 22% dos diagnósticos osteomusculares são frequentemente concomitantes à patologia e dor do assoalho pélvico.[5] É comum esses pacientes sofrerem uma variedade de intervenções médicas e cirúrgicas para disfunções viscerais presumidas, incluindo laparoscopia e histerectomia, antes da investigação de uma base musculoesquelética para a dor.[10] Esses tratamentos não aliviam a dor do paciente e atrasam o diagnóstico preciso e o tratamento mais eficaz das causas osteomusculares. A dor musculoesquelética não reconhecida pode ser importante para o desenvolvimento e a manutenção de outras síndromes dolorosas, como síndromes dolorosas da bexiga e/ou o desenvolvimento de um estado de amplificação geral da dor, que pode iniciar e manter distúrbios crônicos idiopáticos.[10] A identificação da natureza nociceptiva ou neuropática da dor é de fundamental importância para determinar a melhor conduta fisioterapêutica.[8]

A dor miofascial pode ser um fator potencial ou colaborador de outras disfunções dolorosas. Além dos músculos do próprio assoalho pélvico, é comum observar doentes com DPC com síndrome dolorosa miofascial oriunda de outros músculos ao redor da região pélvica. Travel e Simons foram os primeiros autores a mapear diversos tipos de pontos-gatilho (PG) do corpo, incluindo os ativos e latentes. Nesse manual os autores descrevem dores referidas ao assoalho pélvico oriundas dos músculos adutores, mais especificamente na porção mais proximal do músculo adutor magno. A dor referida por esse PG é geralmente descrita como uma dor pélvica interna generalizada, mas também pode ser identificada pontualmente no osso púbis, reto ou bexiga (Figura 29.1).[19]

Como existe uma sobreposição de distúrbios que resultam em dor na cintura pélvica, a separação da origem da causa é relevante. As causas mais comuns para DPC são mostradas no Quadro 29.1. Apesar da separação para fins didáticos, o tratamento deve englobar todas as disfunções encontradas na avaliação.[6]

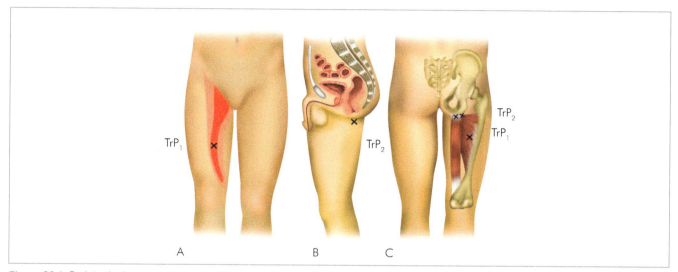

Figura 29.1 Padrão da dor referida para região intrapélvica a partir dos ponto gatilho do músculo adutor magno direito, frequentemente relacionado com as dores pélvicas.
Fonte: Elaborado pela autoria.

Quadro 29.1 Causas comuns das DPC

Causas urológicas	Desordens musculoesqueléticas
Síndrome da bexiga dolorosa	Síndrome miofascial
Síndrome de dor testicular	Coccidínia
Síndrome de dor escrotal	Síndrome do piriforme
Síndrome de dor no pênis	Osteoartrite do quadril
Prostatite	Disfunções da articulação sacroilíaca
Divertículo uretral	Pubialgia
Infecção do trato urinário de repetição	Fibromialgia
Neoplasias	Disfunções da medula espinhal
Causas ginecológicas	Desordens neurológicas
Endometriose	Radiculopatias
Adenomiose	Síndrome da dor crônica
Desordens uterinas inflamatórias	Epilepsia abdominal
Síndrome de congestão pélvica	Compressão nervosa (n. pudendo, n. ilioinguinal, n. obturador, n. genitofemoral)
Síndrome do ovário policístico	
Leiomioma	
Salpingite infecciosa	Causas psicossomáticas
Neoplasias	
	Somatização
	Depressão

(Continua)

(Continuação)

Quadro 29.1 Causas comuns das DPC

Causas urológicas	
Causas gastrointestinais	**Ansiedade**
Síndrome do intestino irritável	Alcoolismo e dependência química
Diverticuloses/diverticulites	Abuso sexual e psicológico
Constipação crônica	Disfunção sexual
Doença celíaca	Problemas familiares e de relacionamento
Hemorroida	
Fissura anal	
Síndrome de dor perianal	
Doença inflamatória intestinal	
Neoplasias	

Fonte: Elaborado pela autoria.

29.4 Avaliação

A avaliação da dor contempla a coleta de dados que verifiquem as características mecânicas, inflamatórias, neuropáticas e funcionais. Para atingir a utopia do modelo integrado interdisciplinar, o fisioterapeuta deve realizar o diagnóstico funcional, mas acima de tudo conseguir realizar o diagnóstico diferencial.[20] Nesse sentido, é necessária uma avaliação contendo informações demográficas e de histórico do paciente, tais como idade, ocupação, educação, ciclo menstrual, dismenorreia, número de gestações e partos, tipos de parto e perguntas sobre histórico médico, incluindo histórico cirúrgico. Além de dados sobre a frequência urinária, urgência miccional. Em caso de dúvida pode ser aplicado um diário miccional. A coleta da rotina intestinal e coloração das fezes são essenciais. Investigação da sexualidade e presença de dispareunia ao longo da vida.[1,4,2] Na avaliação da sexualidade é recomendado o uso de instrumentos validados, autorrespondíveis para que não haja influência do entrevistador.[21] A caraterização do tipo de dor auxilia na localização correta do tecido lesionado. Dores em queimação, pressão, peso, tensão e câimbra que agravam com movimento e melhoram em repouso podem sugerir uma dor de origem muscular. Já as queixas de frio doloroso, choque, formigamento, coceira e agulhada sugerem dor neuropática.[1,17]

Embora a patologia musculoesquelética possa não ser a causa principal, a triagem e o tratamento desse compontente contribuem para a melhora dos resultados das intervenções fisioterapêuticas e evitam procedimentos desnecessários.[5]

29.4.1 Neuropatias

A avaliação das raízes lombossacrais, o plexo e os nervos periféricos que inervam o assoalho pélvico é importante, pois as patologias que afetam a coluna lombar podem apresentar sintomas sobrepostos devido à distribuição dos padrões de inervação e percursos dos nervos (Figuras 29.2 e 29.3). Essas dores são definidas como radiculares: dor que irradia para as extremidades inferiores na distribuição da raiz nervosa afetada, podendo ou não ter déficit neurológico associado. Por exemplo, pacientes com distúrbios da coluna lombar podem referir dor na virilha, abdome, nádega, coxa e pernas com ou sem dor lombar associada. Assim como as radiculopatias sacrais (S2-S4) podem apresentar déficits sensoriais no períneo, com possível distúrbios intestinais, miccionais e disfunções sexuais. A triagem de algumas bandeiras vermelhas durante a avaliação, como fraqueza progressiva, febre, suores e dores noturnas, perda de peso inexplicada, incontinência fecal ou urinária e anestesia em sela, deve ser levada a uma investigação mais agressiva, com encaminhamento para o profissional mais indicado.[5,8,22]

Existem alguns testes especiais com boa acurácia que funcionam como triagem em potencial ou testes confirmatórios. Entre uma ampla possibilidade de testes, destacamos: o teste de elevação da perna reta (sensibilidade de 0,31 e especificidade de 0,96), elevação da perna cruzada e teste de queda (sensibilidade de 0,55 e especificidade de 0,91).[23]

Quando os sintomas neurológicos estão presentes ou se o paciente não melhora com o tratamento, são indicados exames complementares como a ressonância magnética da coluna lombar. Nem todo achado na ressonância ou exame complementar indica uma fonte de dor ou corresponde à dor sentida pelo paciente. Portanto, complexo de sintomas do paciente deve ser avaliado com os achados para determinar o melhor diagnóstico e consequentemente o curso do tratamento mais eficaz.[5]

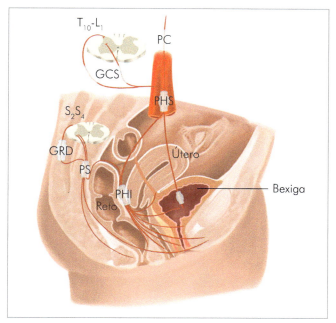

Figura 29.2 Anatomia dos nervos pélvicos. Fonte: baseada na ilustração do livro *Therapy in Pain*.

Siglas: PC: Plexo Celíaco; GCS: Gânglio da Cadeia Simpática; PHS: Plexo Hipogástrico Superior; PHI: Plexo Hipogástrico Inferior; GRS: Gânglio da Raiz Dorsal; PS: Plexo Sacral

Fonte: Elaborado pela autoria.

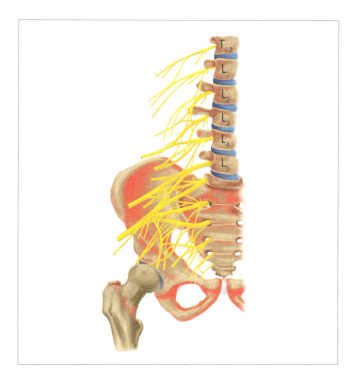

Figura 29.3 Esquema ilustrativo das raízes lombossacrais

Fonte: Elaborado pela autoria.

29.4.2 Quadril

As dores relacionadas aos distúrbios do quadril podem apresentar ampla distribuição de dor, incluindo dor na pelve posterior, virilha, circunferência da coxa e panturrilha. Os músculos que proporcionam estabilidade e permitem movimento do quadril estão em grande parte localizados no assoalho pélvico, como é o caso dos músculos rotadores externos no quadril e do músculo levantado do ânus. As causas da dor no quadril são frequentemente separadas entre intra-articulares e extra-articulares.[2,6] Dentre alguns diagnósticos de disfunções da articulação do quadril podemos citar a osteoatrite de quadril, lesão labral, impacto femoroacetabular, displasia congênita, necrose da cabeça do fêmur e fratura por estresse.[5]

Com base no American College of Rheumatology, a osteoatrite do quadril, pode ser caracterizada como dor no quadril e/ou em duas ou mais regiões do complexo pélvico, evidência radiográfica de osteófitos e estreitamento do espaço articular. Esta osteoartrite é mais prevalente em idosos. Os fatores de risco já estabelecidos são: sexo feminino, amenorreia, tabagismo e a tríade feminina (desordem alimentar, perda óssea e distúrbios menstruais), sendo que 80% dos casos de osteoartrites têm como fatores de risco o uso de corticosteroides e o uso abusivo de álcool.[24]

O paciente pode apresentar rigidez matinal <1 hora e dor com atividades de sustentação de peso, com progressão da dor mesmo em repouso à medida que a doença progride. A dor tem uma característica de peso, aperto, pontada na região da virilha. Os testes clínicos com boa acurácia são: teste de impacto anterior do quadril (sensibilidade de 0,23 e especificidade de 0,81), teste de Patrick Faber (sensibilidade de 0,66 e especificidade de 0,51) e o teste resistido da perna reta (sensibilidade de 0,87 e especificidade de 100).[23]

29.4.3 Distúrbios púbicos

Os músculos abdominais, que auxiliam na estabilidade do tronco, e os músculos adutores, responsáveis pela estabilidade da perna no plano frontal, estão inseridos na sínfise púbica. Consequentemente, as condições patológicas desses músculos, como lesões ou contraturas musculares, refletem frequentemente para a região pélvica. Entre os diagnósticos mais comuns estão a pubalgia, a osteíte púbica e a sínfisite. Os sintomas normalmente são insidiosos no início, com dor unilateral na virilha, irradiação para o períneo e parte superior da coxa. A dor piora com atividade física intensa e pode evoluir para dores em atividades menos intensas como tosse, espirro ou movimentos na cama à noite. O diagnóstico pode ser feito a partir de exame físico e exame de imagem (radiografia, ultrassom e ressonância magnética). Testes clínicos, como a manobra de Valsava e o teste de resistência dos adutores, auxiliam no diagnóstico. As pubalgias são comuns em atletas de corrida, futebol, handebol e esportes que tenham torções e giros. Os sintomas desaparecem completamente com a interrupção da atividade. Sinfisite púbica e osteíte púbica têm sinais semelhantes e são mais frequentes em pacientes mais idosos e com sobrepeso.[5,6,20]

29.4.4 Sacroilíaca

Nas diretrizes internacionais de dor pélvica crônica, o termo utilizado para caracterizar uma disfunção sacroilíaca é comumente encontrado como dor pélvica posterior. Porém, as dores nessa região são frequentemente relacionadas a inflamação da articulação sacrilíaca e/ou a lesão dos ligamentos presente nas últimas vértebras lombares, no sacro e na pelve, bem como disfunções dos músculos inseridos na região. Devido ao mecanismo complexo de ação dessas estruturas, as disfunções se sobrepõem, sendo difícil isolar a estrutura lesionada. A dor é referida entre a crista ilíaca posterior e a prega glútea, principalmente nas regiões proximais da asa ilíaca. Dada a extensa inervação da região, os sintomas podem estar associados a dor na região lombar, nos glúteos, na virilha ou na perna. Quando dor mecânica, os pacientes relatam dor quando permanecem em uma mesma posição por um tempo prolongado, e a dor melhora com a mudança de posição. Se dor inflamatória, pode acordar o paciente a noite, melhora com exercício físico e deve haver grande melhora com o uso de antinflamatórios. Não existe um teste objetivo, e o diagnóstico é alcançado após a exclusão de outros distúrbios lombares. São utilizados diversos testes clínicos específicos que, somados, excluem alguns diagnósticos e direcionam para outros. Dentre os testes mais utilizados destacamos: teste de distração (sensibilidade de 0,23 e especificidade de 0,81), compressão (sensibilidade de 0,27 e especificidade de 0,93), teste de Patrick Faber e Gaenslen (sensibilidade de 0,44 e especificidade de 0,80).[23] É recomendado o agrupamento positivo desses testes para um diagnóstico da articulação sacrilíaca. Radiografias simples, tomografia e ressonância magnética são utilizadas para descartar outras causas potenciais de dor, incluindo fratura, infecções e espodiloartrites.[10,20]

29.4.5 Assoalho pélvico

O assoalho pélvico é um complexo muscular em forma de cúpula, com contração ocorrendo em três planos. Sua ação muscular inclui: pressão, elevação, compressão e relaxamento. Os músculos do assoalho pélvico realizam o suporte dos órgãos da pelve, tendo um papel importante na continência urinária e intestinal. Além disso, contribuem para a excitação sexual e a função orgástica.[8] Embora não exista um padrão único para avaliar a função desse complexo muscular, é útil uma abordagem focada no exame físico, incluindo uma avaliação da capacidade do paciente de contrair e relaxar os músculos do assoalho pélvico.

A avaliação deve ser realizada na posição de litotomia, iniciando-se com uma inspeção visual da vulva, períneo e ânus (Figura 29.4). A referência de um relógio analógico é frequentemente utilizada para orientação anatômica e palpação, sendo o osso púbico posicionado em 12:00 e o ânus em 6:00 (Figura 29.5).[25] É solicitada uma contração do assoalho pélvico (contração de um "zíper" interno). Quando eficaz, a contração resulta em uma elevação do períneo. É comum a falta de conscientização da região, podendo ser realizada uma palpação das estruturas ósseas com o objetivo de auxiliar na identificação da musculatura. A palpação digital dos músculos do assoalho pélvico é usada para avaliar a contração e o relaxamento e a presença de dor (QR code). A palpação externa do triângulo urogenital inclui os músculos isquiocavernoso, bulboesponjoso e transverso do períneo (Figura 29.5 e 29.6). Os músculos mais profundos incluem o músculo levantador do ânus (o pubococcígeo, o puborretal e o iliococcígeo) e o músculo obturador interno na parede pélvica lateral.[26] A avaliação da tensão muscular e da sensibilidade do triângulo urogenital é especialmente importante em mulheres com dispareunia. No caso de vulvodinia, o teste com cotonete pode ser realizado para localizar pontos dolorosos.[17]

Existem testes validados para avaliar a força do assoalho pélvico.[27] Por exemplo, o protocolo *PERFECT*. Sua avaliação é baseada no "P" (*Performance*), que significa a capacidade de contração do assoalho pélvico que varia de 0 a 5, sendo que zero significa ausência de contração e nota 5 significa contração excelente, no "E" (*Endurance*), que é o tempo em que o paciente sustenta a contração, no "R" (*Repetition*), que é a quantidade de contração sustentada que o paciente realiza, e no "F" (*Fast*), que é a quantidade de contração de fibras rápidas que o paciente realiza.[21] O relaxamento é avaliado após uma tentativa de contração voluntária ou quando solicitada uma força de evacuação. Um exame retal é importante, não apenas para avaliar o esfíncter anal, mas também para avaliar o coccígeo, o músculo elevador do ânus, os ligamentos sacrococcígeos e os anexos ao sacro e ao cóccix. Quando os sintomas ou os achados do exame são complexos, é necessária uma avaliação objetiva adicional e encaminhamento para um especialista. Distúrbios viscerais (bexiga hiperativa, bexiga dolorosa e tumores), distúrbios uterinos (endometriose, cistos e tumores) e distúrbios intestinais (síndrome do intestino irritável, hemorroidas e tumores) podem estar associados ao aumento do tônus do complexo pélvico, por isso a integração de uma equipe multidisciplinar é de fundamental importância. A avaliação diagnóstica pode incluir exames complementares, como a manometria anorretal, endossonografia anal, teste urodinâmico, cistoscopia, eletromiografia, ultrassonografia e ressonância magnética estática ou dinâmica.[6,28]

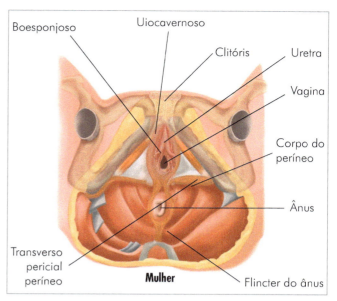

Figura 29.6 Vista inferior do Períneo em posição de litotomia.
Fonte: Elaborado pela autoria.

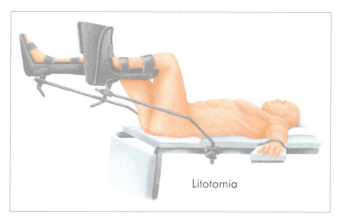

Figura 29.4 Posição de litotomia utilizada durante a avaliação da pelve
Fonte: Elaborado pela autoria.

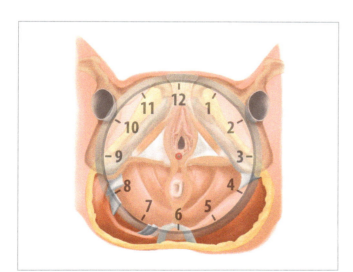

Figura 29.5 Referência do relógio analógico como orientação na avaliação do assoalho pélvico. Visualiza-se o osso púbico posicionado em 12:00 e o ânus em 6:00.
Fonte: Elaborado pela autoria.

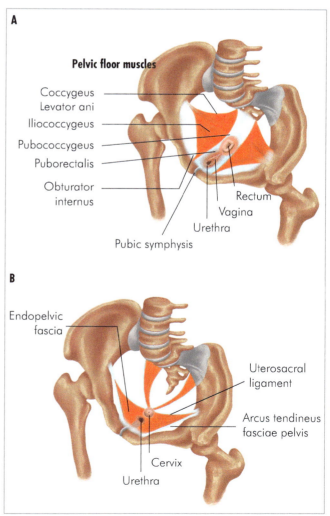

Figura 29.7 Vista superior dos músculos do assoalho pélvico.
Fonte: Elaborado pela autoria.

29.5 Tratamento fisioterapêutico

Tratamento conservador das DPC
Orientação/educação do paciente
Analgesia
Terapia manual
Exercício e reabilitação física
Recursos terapêuticos
Eletroneuromodulação
Eletromiografia com *biofeedback*

Na DPC o tratamento fisioterapêutico tem como objetivo o alívio dos sintomas, a melhora da funcionalidade e da qualidade de vida. A educação sobre a dor e orientação de exercício físico controlado são fundamentais para um bom resultado nas dores crônicas.[6] Há uma ampla variedade de terapias conservadoras na DPC, porém seus níveis de evidência ainda são baixos. Entre elas citamos a terapia manual transvaginal, a neuromodulação (sacral e do nervo tibial) e a terapia craniossacral

A eficácia das aplicações de fisioterapia e reabilitação no tratamento da DPC foi demonstrada em estudos e diretrizes.[7,8,15,22] Programas de exercícios individualizados, bem como exercícios em grupo e iniciativas para aumentar a atividade física, são componentes importantes do tratamento conservador.[6] De acordo com a revisão sistemática do banco de dados Cochrane, publicada recentemente, os tratamentos como as modificações no estilo de vida, atividade física, terapia manual e acupuntura tiveram efeitos positivos nas DPC, com redução da frequência e gravidade dos sintomas em todos os tipos de dores crônicas, incluindo dor pélvica.[29] Durante um estudo realizado em pacientes com DPC, houve uma redução significativa dos sintomas em aproximadamente 63% dos casos.[30] Em outro estudo, nos pacientes com síndrome da bexiga dolorosa submetidos a terapia manual e exercícios de relaxamento dos músculos do assoalho pélvico houve melhora significativa dos distúrbios hipertônico do AP, bem como melhora da dor em comparação aos pacientes tratados apenas com massagem terapêutica global.[19] Em 2017, Allaire et al. publicaram um estudo coorte prospectivo de 1 ano em um centro interdisciplinar de referência para pacientes com dor pélvica crônica, onde foram fornecidos tratamento médico especializado, educação em dor, fisioterapia e terapias psicológicas. Foi observada uma redução significativa da gravidade da dor (VAS de 10 para 4) e melhora da qualidade de vida funcional dos indivíduos (42%).[2] Como a DPC tem etiologia multifatorial, todas as cadeias cinéticas devem ser avaliadas e o programa de exercícios deve ser planejado em conformidade com a equipe.

29.6 Orientação

Os pacientes frequentemente não estão familiarizados com os músculos do assoalho pélvico. Orientações de consciência corporal da região com a educação sobre a musculatura do assoalho pélvico, funcionamento da bexiga urinária e evacuação intestinal são recomendadas durante um programa de reabilitação. Ter um modelo ou diagrama pélvico no consultório e um espelho na mão para educação da anatomia pode ser particularmente útil. Em nossa população, ainda são muitos os tabus sobre o assoalho pélvico, sexualidade, urina e fezes. Crenças e hábitos socioculturais dos pacientes e até mesmo de profissionais da área da saúde podem se tornar barreiras para reabilitação nessa área.[22]

Outra orientação necessária aos pacientes com DPC é a posição de cócoras e suas adaptações (Figura 29.8). Antes do saneamento básico e da invenção do vaso sanitário, era comum em alguns países da Ásia, Oriente Médio e Europa Ocidental utilizar a posição de cócoras para satisfazer as necessidades fisiológicas. Com o uso do vaso sanitário, acabamos perdendo o hábito de ficar nessa posição, mas nos últimos anos houve a invenção de bancos que servem como apoio dos pés e imitam a posição de cócoras. A biomecânica da posição cócoras é composta por tríplice flexão dos membros inferiores (tornozelo, joelho e quadril), rotação externa da articulação coxofemoral. Essa mecânica auxilia no afastamento dos ísquios e na horizontalização do sacro, levando a um relaxamento do músculo do assoalho pélvico. Um estudo iraniano publicado em 2002 teve como objetivo comparar a eficácia da evacuação em indivíduos nas posições de cócoras e sentado. Com o auxílio de exames de radiografia, foi observado melhor alinhamento do reto e do canal anal na posição cócoras, levando a uma evacuação mais eficaz.[31]

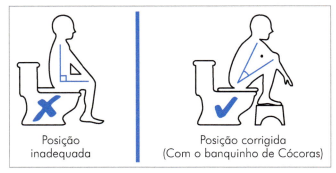

Figura 29.8 Dois posturas de utilização do vaso sanitário. A primeira com um ângulo reto do quadril que dificulta a evacuação e a segunda com tríplice flexão dos membros inferiores com melhor alinhamento do reto (similar a posição cócoras).

Fonte: Elaborado pela autoria.

29.7 Analgesia

A termoterapia apresenta baixa evidência científica, principalmente pela dificuldade de medir seus efeitos fisiológicos. Apesar disso, existem estudos que demonstram o efeito analgésico superficial do calor local nas dores musculoesqueléticas e nas síndromes miofasciais, porém não há evidência de que o calor promova efeitos anti-inflamatórios ou cicatriciais.[7,15] Nas DPC o uso de compressa de água quente na musculatura da pelve posterior e abdome parece ter um efeito positivo no alívio imediato da dor.

29.8 Terapia manual

As técnicas manuais podem incluir massagem relaxante da musculatura perineal, desativação de pontos-gatilho, mobilização articular, liberação de fáscias e cicatrizes.[2,6,12,17,19,22] Devido ao amplo diagnóstico da DPC, à falta de padronização das técnicas e à baixa qualidade metodológica dos estudos, as evidências científicas da real taxa de melhora dessas terapias ainda são inconclusivas. Em uma revisão sistemática das técnicas manuais existentes para dor pélvica musculoesquelética, 59 a 80% dos pacientes relataram ter alívio completo dos sintomas. No entanto, a maioria dos estudos incluídos nessa revisão é formada por séries de casos e ensaios clínicos não controlados.[32]

29.9 Reabilitação física

A atividade física bem orientada é de longe a intervenção com maior evidência na reabilitação das dores crônicas, como demostra uma revisão da Cochrane de 2019.[29] A atividade física regular engloba capacidade oxidante dos tecidos, aumenta os mecanismos cicatriciais e a capacidade de restauração anti-inflamatória sistêmica. A musculatura estriada do músculo pélvico não difere de outros músculos do corpo. Assim, instruções sobre relaxamento e função integrada dos músculos do assoalho pélvico são igualmente importantes. Os exercícios frequentemente utilizados são os exercícios de Kegel, originalmente desenvolvidos para tratar a incontinência urinária, mas podem ser usados para o relaxamento, estabilização, alongamento, fortalecimento, flexibilidade e coordenação motora da musculatura do assoalho pélvico.[33]

29.10 Recursos

Recursos como eletroestimulação, eletromiografia e *biofeedback* podem auxiliar no tratamento dos pacientes com síndrome da dor pélvica crônica. A eletroestimulação tem um efeito inibitório por meio da despolarização das fibras aferentes somáticas do plexo sacral dada pela estimulação a distância do nervo tibial na região do maléolo medial do tornozelo. A neuromodulação percutânea/transcutânea do nervo tibial é bastante utilizada nos sintomas de urgência miccional, porém em pacientes com dores pélvicas ainda são necessários mais estudos. Uma metanálise publicada em 2012 demonstrou um efeito positivo da neuromodulação do nervo tibial posterior em pacientes com prostatite crônica quando comparados com o grupo controle (*shan*). No entanto, há um número limitado de estudos que demonstra que essa melhora se sustente em longo prazo.[34] O *biofeedback* é uma abordagem de treinamento neuromuscular na qual os pacientes aprendem a contração e/ou relaxamento dos músculos de maneira apropriada com auxílio de eletromiografia de superfície. Os treinos são auxiliados pelo *feedback* visual ou auditivo da atividade muscular. Ensaios clínicos controlados demonstram que a terapia de *biofeedback* para o relaxamento do músculo do assoalho pélvico melhora os sintomas defecatórios e sexuais.[22]

29.10 Conclusão

Devido à grande variedade das estruturas presentes na região pélvica, a DPC pode estar associada com múltiplas disfunções (urológicas, ginecológicas, ortopédicas, intestinais, sexuais, sintomas sistêmicos até disfunções psicogênicas). A separação da origem da causa da dor é importante, sendo necessária a avaliação das características mecânicas, inflamatórias, neuropáticas e funcionais do paciente. O modelo integrado de tratamento interdisciplinar com medicina física e reabilitação deve ser priorizado nesses pacientes. O fisioterapeuta está apto a avaliar, realizar testes específicos quando achar necessário para confirmar o diagnóstico, orientar, educar e tratar a síndrome da dor pélvica crônica.

Bibliografia

1. Aziz Q, Giamberardino MA, Barke A, Korwisi B, Baranowski AP, Wesselmann U, et al. The IASP classification of chronic pain for ICD-11: chronic secondary visceral pain. Pain. 2019;160(1):69-76.

2. Allaire C, Williams C, Bodmer-Roy S, Zhu S, Arion K, Ambacher K, et al. Chronic pelvic pain in an interdisciplinary setting: 1-year prospective cohort. Am J Obstet Gynecol. 2018;218(1):114.e1-.e12.

3. Hanno PM, Burks DA, Clemens JQ, Dmochowski RR, Erickson D, Fitzgerald MP, et al. AUA guideline for the diagnosis and treatment of interstitial cystitis/bladder pain syndrome. J Urol. 2011;185(6):2162-70.

4. Fall M, Baranowski AP, Elneil S, Engeler D, Hughes J, Messelink EJ, et al. EAU guidelines on chronic pelvic pain. Eur Urol. 2010;57(1):35-48.

5. Prather H, Camacho-Soto A. Musculoskeletal etiologies of pelvic pain. Obstet Gynecol Clin North Am. 2014;41(3):433-42.

6. Vural M. Pelvic pain rehabilitation. Turk J Phys Med Rehabil. 2018;64(4):291-9.

7. Cheong YC, Smotra G, Williams AC. Non-surgical interventions for the management of chronic pelvic pain. Cochrane Database Syst Rev. 2014;(3):CD008797.

8. Bruckenthal P. Chronic pelvic pain: approaches to diagnosis and treatment. pain Management Nursing. 2011;12(1):S4-S10.

9. Ahangari A. Prevalence of chronic pelvic pain among women: an updated review. Pain Physician. 2014;17(2):E141-7.

10. Sedighimehr N, Manshadi FD, Shokouhi N, Baghban AA. Pelvic musculoskeletal dysfunctions in women with and without chronic pelvic pain. J Bodyw Mov Ther. 2018;22(1):92-6.

11. Coelho LSC, Brito LMO, Chein MBC, Mascarenhas TS, Costa JPL, Nogueira AA, et al. Prevalence and conditions associated with chronic pelvic pain in women from Sao Luis, Brazil. Brazilian Journal of Medical and Biological Research. 2014;47(9):818-25.

12. Weijenborg PT, Greeven A, Dekker FW, Peters AA, Ter Kuile MM. Clinical course of chronic pelvic pain in women. Pain. 2007;132 Suppl 1:S117-23.

13. Sharma N, Rekha K, Srinivasan JK. Efficacy of transcutaneous electrical nerve stimulation in the treatment of chronic pelvic pain. J Midlife Health. 2017;8(1):36-9.

14. Zhang K, Zeng X, Chen Y, Zhao R, Wang H, Wu J. Therapeutic effects of Qian-Yu decoction and its three extracts on carrageenan-induced chronic prostatitis/chronic pelvic pain syndrome in rats. BMC Complement Altern Med. 2017;17(1):75.

15. Franco JV, Turk T, Jung JH, Xiao YT, Iakhno S, Garrote V, et al. Non-pharmacological interventions for treating chronic prostatitis/chronic pelvic pain syndrome. Cochrane Database Syst Rev. 2018;1:CD012551.

16. Silva GP, Nascimento AL, Michelazzo D, Alves Junior FF, Rocha MG, Silva JC, et al. High prevalence of chronic pelvic pain in women in Ribeirão Preto, Brazil and direct association with abdominal surgery. Clinics (Sao Paulo). 2011;66(8):1307-12.

17. Zakka TRM, Tchia Yeng L, Jacobsen Teixeira M, Rosi Júnio J. Chronic non-visceral pelvic pain: multidisciplinary management: case report. Rev Dor São Paulo. 2013.

18. Haller H, Lauche R, Sundberg T, Dobos G, Cramer H. Craniosacral therapy for chronic pain: a systematic review and meta-analysis of randomized controlled trials. BMC Musculoskelet Disord. 2019;21(1):1.

19. Weiss JM. Pelvic floor myofascial trigger points: manual therapy for interstitial cystitis and the urgency-frequency syndrome. J Urol. 2001;166(6):2226-31.

20. Romão AP, Gorayeb R, Romão GS, Poli-Neto OB, dos Reis FJ, Rosa-e-Silva JC, et al. Chronic pelvic pain: multifactorial influences. J Eval Clin Pract. 2011;17(6):1137-9.

21. Felippe M, Girotti ME, dos Santos M, Rodrigues M, Rodarte T, Almeida F. MP40-03 what is the impact of coital incontinence on women sexuality and sexual function? The Journal of Urology. 2017;197(4):e523-e4.

22. Jarrell JF, Vilos GA, Allaire C, Burgess S, Fortin C, Gerwin R, et al. Consensus guidelines for the management of chronic pelvic pain. J Obstet Gynaecol Can. 2005;27(8):781-826.

23. C C, E H. Orthopedic physical examination tests: an evidence-based approach. Upper Saddle River, NJ: Prentice Hall; 2007.

24. Malde S, Palmisani S, Al-Kaisy A, Sahai A. Guideline of guidelines: bladder pain syndrome. BJU Int. 2018;122(5):729-43.

25. Faubion SS, Shuster LT, Bharucha AE. Recognition and management of nonrelaxing pelvic floor dysfunction. Mayo Clin Proc. 2012;87(2):187-93.

26. Aoki Y, Brown HW, Brubaker L, Cornu JN, Daly JO, Cartwright R. Urinary incontinence in women. Nature Reviews Disease Primers. 2017;3:19.

27. Dumoulin C, Alewijnse D, Bo K, Hagen S, Stark D, Van Kampen M, et al. Pelvic-floor-muscle training adherence: tools, measurements and strategies-2011 ICS State-of-the-Science Seminar Research Paper II of IV. Neurourol Urodyn. 2015;34(7):615-21.

28. Bo K, Talseth T, Holme I. Single blind, randomised controlled trial of pelvic floor exercises, electrical stimulation, vaginal cones, and no treatment in management of genuine stress incontinence in women. British Medical Journal. 1999;318(7182):487.

29. Puljak L, Arienti C. Can physical activity and exercise alleviate chronic pain in adults? A Cochrane review summary with commentary. Am J Phys Med Rehabil. 2019;98(6):526-7.

30. Bedaiwy MA, Patterson B, Mahajan S. Prevalence of myofascial chronic pelvic pain and the effectiveness of pelvic floor physical therapy. J Reprod Med. 2013;58(11-12):504-10.

31. Saeed R. Impact of ethnic habits on defecographic measurements. Arch Iranian Med. 2002;p.115-7.

32. FitzGerald MP, Payne CK, Lukacz ES, Yang CC, Peters KM, Chai TC, et al. Randomized multicenter clinical trial of myofascial physical therapy in women with interstitial cystitis/painful bladder syndrome and pelvic floor tenderness. J Urol. 2012;187(6):2113-8.

33. Dumoulin C, Hay-Smith EJ, Mac Habee-Seguin G. Pelvic floor muscle training versus no treatment, or inactive control treatments, for urinary incontinence in women. Cochrane Database Syst Rev. 2014;(5):CD005654.

34. Schneider MP, Gross T, Bachmann LM, Blok BFM, Castro-Diaz D, Del Popolo G, et al. Tibial nerve stimulation for treating neurogenic lower urinary tract dysfunction: a systematic review. European Urology. 2015;68(5):859-67.

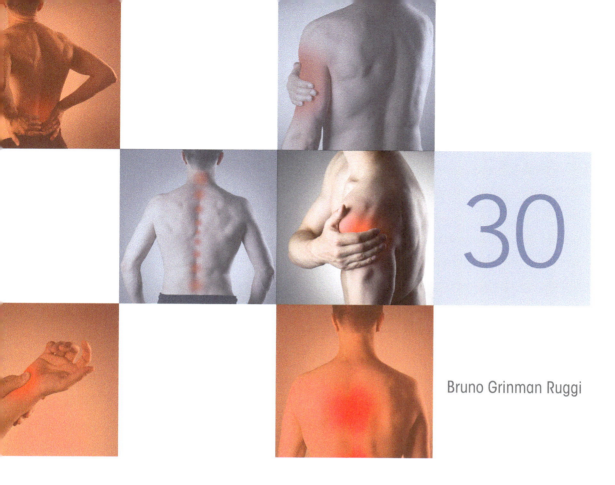

30

Bruno Grinman Ruggi

FISIOTERAPIA NAS LOMBALGIAS CRÔNICAS

30.1 Introdução

A dor é um sintoma extremamente comum em todas as faixas etárias, desde crianças até a população idosa. A dor lombar foi responsável por 60,1 milhões de afastamentos por incapacidade em 2015, um aumento de 54% desde 1990.[1] Em 2015, a prevalência global de atividades limitadas pela lombalgia foi de 7,3%, o que significa que 540 milhões de pessoas foram afetadas.[2] De acordo com a Classificação Internacional de Funcionalidade, Incapacidade e Saúde, a dor lombar pode alterar funções básicas do corpo como o sono, humor, motilidade intestinal, e causar mudanças na estrutura e musculatura da coluna.[3] É entendido como um fenômeno multidimensional que envolve sofrimento físico e emocional, incapacidade funcional e redução da participação social. Existem causas múltiplas e frequentemente concomitantes, da esfera emocional à esfera visceral e somática. Depressão e ansiedade causadas pela dor podem criar um círculo vicioso e aumentar a sensação dolorosa, causando privação do sono.[4]

No Brasil, os dados da Pesquisa Nacional de Saúde de 2013 mostraram prevalência de 18,5% de queixas relacionadas a doenças crônicas por problemas na coluna. Entre os entrevistados que tiveram problema crônico da coluna, 17,1% relataram grau intenso ou muito intenso de limitações nas atividades habituais, por causa dessa queixa. Esse é o primeiro estudo de revisão sistemática conhecido sobre a prevalência da dor lombar no Brasil. O principal resultado dessa revisão mostra que os estudos sobre prevalência conduzidos com amostras da população brasileira apresentam significativas limitações de delineamento metodológico.[5]

Apesar da abundância de tratamentos e pesquisas nos cuidados com a saúde dedicados à lombalgia, as incapacidades relacionadas com dores lombares aumentaram na população mundial. É pequeno o número de pesquisas científicas que direcionam para a compreensão da origem do problema.[1]

Com base na etiologia, a dor lombar pode ser dividida em dois tipos: dor lombar específica ou não específica. Se a razão da dor é uma patologia conhecida, é chamada de dor lombar específica, incluindo trauma, espondilose lombar, infecções renais e da coluna, alguns tipos de câncer, endometriose, artrites e espondilite anquilosante. Porém, a maioria dos casos de dor lombar é inespecífico, ou seja, não recebeu um diagnóstico médico claro ao qual possa ser atribuída a causa exata da dor, o que torna o tratamento mais complicado. São consideradas multifatoriais, complexas e de natureza traumática ou não, descritas como síndromes clínicas caracterizadas pelo local da dor, que pode ou não acompanhar lesão tecidual.[3]

Uma das etiologias das dores não específicas pode ser musculoesquelética. Essas *desordens musculoesqueléticas* – condições que envolvem nervos, tendões, músculos e estruturas de suporte do corpo – ainda são pouco compreendidas pela comunidade científica, provavelmente pela individualidade única que cada dor apresenta. Termos como *trigger points* ou a chamada síndrome dolorosa miofascial, falta de estabilidade ou instabilidade segmentar da coluna, hipomobilidade ou hipermobilidade, são condições pouco estudadas e que podem variar imensamente de um indivíduo para outro.[6,7]

Devido à grande complexidade da biomecânica da coluna lombar, as características posturais e do movimento de diversos segmentos corporais, como pés, quadris, tórax e respiração, e até a região cervical, podem influenciar alterações mecânicas na região e gerar lesões ou microlesões teciduais, ligamentares, articulares e musculares. Sabemos da grande importância da visão biopsicossocial que o fisioterapeuta deve ter no tratamento e cuidado com as dores lombares e outras dores musculoesqueléticas, mas cabe a nossa profissão investigar a fundo todas as características anatômicas, fisiológicas do desenvolvimento neuropsicomotor e biomecânicas de cada paciente para individualizar o tratamento.

A fisioterapia durante alguns anos se baseou em obras com achados mais empíricos de diversos profissionais que são referência na área. A Escola Europeia com a osteopatia de Still no fim do século XIX, por exemplo, já havia documentado seu conhecimento sobre as fáscias baseando-se em vários anos de experiência clínica, mas levou mais de um século para que esse trabalho fosse reconhecido pela ciência moderna. Outras obras na linha de terapias posturais, movimento e cadeias musculares foram desenvolvidas por Mezieres e continuadas por seus discípulos, como Piret e Bezieres com *A coordenação motora*, Philip Souchard, com a reeducação postural global (RPG), Marcel Bienfat, com *Os desequilíbrios estáticos*, Leopold Busquet, com *As cadeias fisiológicas*, Goodlive Denys Stroif, com o método GDS, trouxeram para a área da fisioterapia a ideia de que cada indivíduo é único, e para entender essa individualidade é necessária a investigação e observação constante pelos profissional. As ferramentas principais para essa constante investigação são os olhos e as mãos de cada fisioterapeuta, que olha, testa, toca, massageia, alonga, testa de novo etc.[8-12]

Atualmente a linha da fisioterapia baseada em evidências ou no modelo biopsicossocial trouxe para a profissão a importância de analisar as revisões sistemáticas, metanálises, dados estatísticos, além de observar o indivíduo de forma mais psicossomática – mente e corpo –, para alinhar os objetivos e condutas terapêuticas dos nossos pacientes. Isso é fundamental para o crescimento da profissão no âmbito científico, mas cabe a nós unir os dados existentes com referências que publicaram achados empíricos baseadas em observações, palpações, testes, usando as mãos e olhos como principais ferramentas de trabalho e que já trataram milhares de pacientes com dor ao redor do mundo.

30.2 Postura, movimento e dor

A incompatibilidade entre nosso estilo de vida e nosso organismo é, provavelmente, o conceito que permitiria um grande esclarecimento sobre a origem de problemas contemporâneos, como as desordens musculoesqueléticas, pois se propõe a entender o que fazemos com o nosso corpo que não está compatível com a natureza dele. A evolução da tecnologia e sua implementação no estilo de vida contemporâneo favoreceram uma "incompatibilidade evolucionária", fenômeno que ocorre pelo descompasso entre a evolução biológica e o progresso cultural, visto que cultura e tecnologia avançam de forma mais rápida que as adaptações biológicas. O que chamamos de trabalho é uma invenção contemporânea, e sob um ponto de vista biológico e biomecânico a maioria das vezes é um comportamento nocivo, com movimentos e posturas estereotipados e repetitivos que geram sobrecarga musculoesquelética e neuromotora, para as quais nosso corpo e principalmente nosso cérebro não estão adaptados. Ao longo dos anos as pessoas foram progressivamente diminuindo e modificando o uso do corpo, algo que implicou grande prejuízo nas funções fisiológicas essenciais dos seres humanos. Ou seja, movimentos e posturas que impomos ao nosso corpo atualmente não respeitam os aspectos cinético-funcionais naturais da evolução. Se movimentar não é mais necessário.[13,14]

A postura constitui a combinação de reflexos com interações polissensoriais que visam alcançar a posição vertical. Pode ser definida como as relações espaciais entre as partes do corpo alcançadas pelas propriedades passivas dos tecidos conectivos, encaixe ósseo e pelas propriedades ativas dos músculos tônicos.[15] A variedade de comportamentos e a representação neural da autoimagem corporal são características que irão influenciar como cada indivíduo se posiciona no espaço. Para cada indivíduo, a melhor postura é alcançada quando partes do corpo são confrontadas com o mínimo de esforço e máxima estabilidade. A postura é uma "estratégia holística" que precisa ser estudada, analisada e usada para entender melhor a função, a disfunção e o grau de adaptabilidade na relação estrutura-função, e vai depender do bom controle neural para coordenar músculos e articulações nas atividades diárias.[16]

É fundamental o fisioterapeuta aprender a observar cada paciente, e saber diferenciar na figura humana, os modos de funcionamento e gestão de cada estrutura corporal e os diversos aspectos que a personalizam como um exemplar único da espécie.[12] Cada configuração articular, a forma como essa configuração articular está posicionada perante a gravidade, a forma como cada movimento é iniciado, criam uma sobrecarga única que, por sua vez, cria um padrão muito específico de tensão no corpo. A posição articular é a

chave para determinar a habilidade de funcionar de forma segura e efetiva durante o movimento. O "alinhamento ideal" seria o máximo contato ósseo entre os dois lados da articulação, o que permite a transmissão de força de forma mais eficaz e segura. Quanto maior a área de contato ósseo, melhor a distribuição de carga e a prevenção de estresse excessivo em determinadas áreas menores. Isso também significa que os músculos terão sua posição e comprimento ótimos para a obtenção de um movimento coordenado. Ossos bem alinhados podem nos sustentar com o mínimo de esforço muscular para manter o alinhamento.[17]

O movimento eficiente requer a habilidade de relaxar. Por exemplo, em uma corrida, cada músculo que contrai para empurrar para a frente será solicitado a relaxar e alongar na próxima fase do ciclo da marcha. Se o músculo é lento em seu alongamento, ele coloca freios no movimento de corrida. Ou seja, é relativamente fácil ativar um músculo; o difícil é conseguir mantê-lo relaxado quando seus vizinhos estão trabalhando. Desenvolver habilidades motoras geralmente envolve aprender a inibir a propagação de excitação neural em vez de estendê-la. A coordenação ideal requer que os músculos certos disparem no momento certo e que as articulações se movam na sequência correta. O tempo de contração adequado também é necessário para garantir a contração dos músculos no comprimento ideal. A maioria dos músculos dispara de maneira mais eficiente e poderosa se for pré-carregada em um alongamento moderado antes da contração. Durante a maioria dos movimentos funcionais, cadeias musculares inteiras são alongadas e encurtadas em sequência. Isso porque temos de tomar vantagem das propriedades elásticas das fáscias, e essa ativação acaba sendo mais reflexa do que intencional.[18]

A fáscia representa a união entre esses elementos, integrando as forças mecânicas de todo o corpo. Pesquisas recentes apoiam a noção de que a rede miofascial desempenha um papel crucial na dissipação da força. A tensão produzida pelo músculo não é apenas transmitida linearmente ao tendão, mas também lateralmente através da matriz do tecido conjuntivo.[19] Mudanças mínimas em uma região podem causar alterações biomecânicas dos componentes de estruturas de outra área, afetando funções neurológicas, respiratório-circulatórias, metabólicas, comportamentais e gerar dor.[20] Dependendo do tipo de carga trabalhando no tecido conjuntivo, pode levá-lo a se organizar de forma diferente. Onde a carga trabalha com muita repetição na mesma direção, é mais provável que as fibras de colágeno se orientem paralelamente à direção das forças de carga.[21] A mobilidade e a capacidade de desenvolvimento da rede de colágeno – inclusive na cápsula articular, fáscia e tecido conjuntivo intramuscular – podem ser perturbadas em circunstâncias patológicas (p. ex., imobilização) pela formação de conexões bioquímicas entre as fibras colágenas cruzadas, diminuindo a mobilidade tecidual.[22]

A dor miofascial é o componente mais comum das condições de dor musculoesquelética. Pode ser descrita como dolorida, dolorosa, profunda, difícil de localizar e ativa áreas corticais únicas associadas a componentes afetivos ou emocionais da dor. Os pontos-gatilho miofasciais latentes e ativos podem estar associados à disfunção muscular, fraqueza muscular e amplitude de movimento limitada.[6] Embora a nocicepção muscular seja inibida mais intensamente por vias descendentes moduladoras da dor, a nocicepção persistente é mais efetiva do que a nocicepção cutânea em produzir mudanças neuroplásticas no corno dorsal da medula.[23] Tais alterações neuroplásticas sustentam a observação clínica de que a dor muscular é frequentemente persistente e difícil de controlar e resolver. Em muitos casos os circuitos na medula espinhal (isto é, corno dorsal, corno ventral e corno lateral) podem desenvolver limiares de ativação reduzidos, fazendo com que sejam mais facilmente ativados por uma entrada mínima ou nenhuma, ou seja, ficam em um estado hiperativo pelo bombardeio de impulsos nociceptivos de tecido sensibilizado ou danificado. O que sugere que os mecanismos periféricos podem gerar uma dor central e manter um estado de dor crônica nesses indivíduos.[24]

O processo pelo qual as células detectam e depois traduzem sinais mecânicos (compressão, tensão, cisalhamento de fluidos) criados por seu ambiente físico em sinais bioquímicos é chamado de mecanotransdução. Cada postura e cada movimento criam uma cascata de processos bioquímicos que alteram o estado de sua fisiologia, permitindo que as células ajustem sua estrutura e funcionem de acordo.[25] A função de transdução fornece as informações necessárias para a unidade de controle neuromuscular para caracterizar com precisão a postura espinhal, movimentos vertebrais, cargas na coluna etc., através de inúmeros mecanorreceptores presentes nos ligamentos, cápsulas articulares das facetas e sensores do ânulo de disco.

Essas informações ajudam a gerar o controle fino para uma boa mobilidade e estabilidade da coluna por meio da resposta muscular.[26]

Uma hipótese apresentada por Panjabi apresenta uma sequência fisiopatológica de como algumas alterações posturais e de movimento poderia gerar dores na coluna (Figura 30.1):

- Um único trauma ou um acúmulo de microtraumas poderiam gerar alterações nos sinais dos mecanorreceptores localizados nos ligamentos da coluna.

- Quando a coluna vai executar alguma tarefa motora com alguma carga ou não, os sinais desses receptores estão "corrompidos".

- A unidade de controle neuromuscular tem dificuldade em interpretar os sinais corrompidos, pois existe uma alteração de tempo e espaço desses sinais entre o que são normalmente esperados.

- O padrão de resposta muscular gerado pela unidade de controle neuromuscular está corrompido, afetando coordenação espacial e temporal e ativação de cada músculo espinal.

- O padrão de resposta muscular corrompido leva à alteração do *feedback* para a unidade de controle via órgãos tendinosos músculos e mecanorreceptores lesionados, corrompendo o padrão de resposta muscular.

- O padrão de resposta muscular corrompido produz altas tensões e deformações nos componentes da coluna vertebral, levando a falhas adicionais dos ligamentos espinhais, mecanorreceptores, músculos e sobrecarga de articulações facetárias.

- Essas tensões e deformações anormais produzem inflamação do tecido espinhal, que têm suprimento abundante de sensores nociceptivos e estruturas neurais.

- Consequentemente, com o tempo, podem ocorrer dores crônicas.

- A lesão por subfalha do ligamento espinhal é definida como uma lesão causada pelo alongamento do tecido além de seu limite fisiológico.

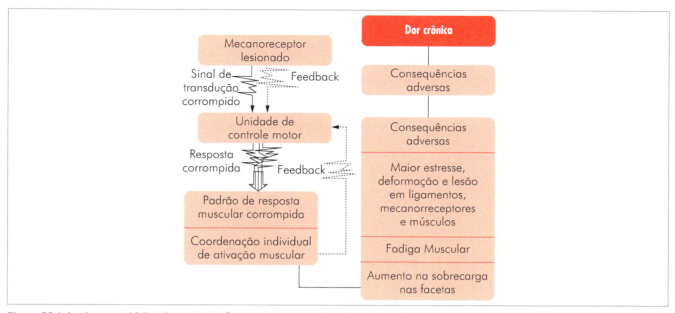

Figura 30.1 Lesões por subfalhas ligamentares. Os mecanorreceptores lesados enviam sinais corrompidos para a unidade de controle neuromuscular, que encontra incompatibilidade de tempo e espaço nos sinais, como resultado, há disfunção do sistema muscular e um padrão de resposta corrompido é gerado. Consequentemente, existem efeitos adversos: aumento do estresse, tensões e até mesmo lesões, nos mecanorreceptores ligamentares e nos músculos. Também pode haver fadiga muscular e sobrecarga nas facetas articulares. Essas condições anormais podem produzir inflamação neural e ligamentar que com o tempo pode gerar lombalgias mecânicas crônicas.

Fonte: Adaptado de Panjabi, 2006.

30.3 A biomecânica muscular da coluna lombar: os mapas corporais

Quando analisamos as inserções musculares de toda a coluna lombar, observamos uma complexidade de conexões anatômicas com diversas regiões do corpo. As vértebras lombares se conectam com o fêmur pelo psoas maior; com o sacro, coluna dorsal e cervical pelo grupo paravertebral; com o esterno e tórax pelo diafragma; com as costelas inferiores e o ilíaco pelo quadrado lombar e transverso do abdome; e com a cintura escapular pelo latíssimo do dorso (Figura 30.2). Ao analisar as funções musculares fisiológicas descritas nos livros clássicos de anatomia, não vamos conseguir entender sua relação com os distúrbios da coluna vertebral. Se pensarmos que a função do músculo é simplesmente contrair e relaxar, cada segmento que se liga à coluna lombar por músculos pode influenciar sua posição e consequentemente seu funcionamento. Isso vai variar de acordo com o ponto fixo (Figura 30.3).

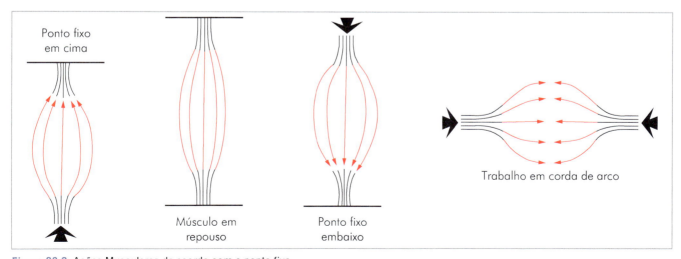

Figura 30.2 Ações Musculares de acordo com o ponto fixo.
Fonte: Adaptado de Campignion, 2003.

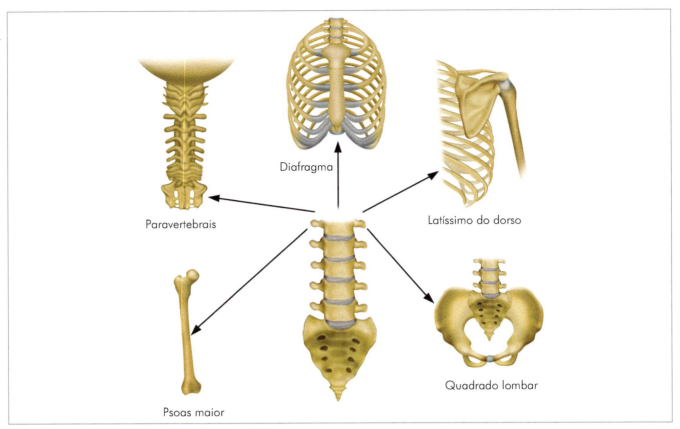

Figura 30.3 Ações biomecânicas recíprocas entre as diferentes regiões corporais e a coluna lombar - Mapas Corporais.
Fonte: Elaborado pela autoria.

30.3.1 Relação lombar x fêmur

A relação entre coluna lombar e fêmur se dá pelas inserções do músculo *psoas maior*. Suas inserções proximais são nas faces laterais dos corpos vertebrais de T12 a L5 e nos processos transversos de L1 a L5, e sua inserção distal no trocânter menor do fêmur.[27] Possui conexões fasciais superiores com o diafragma pelo ligamento arqueado medial e inferiores com o transverso abdominal, oblíquo interno do abdome e assoalho pélvico. Essa sinergia vai favorecer uma boa fisiologia do psoas nas funções dinâmicas como a flexão do quadril, mas também das funções estáticas, pois, pelo seu grande potencial de gerar força de compressão nas vértebras lombares, ajuda na estabilização de toda a região.[28] Com ponto fixo para baixo, o psoas pode aumentar a lordose lombar, e essa hiperlordose vai aumentar o apoio nas facetas do complexo articular vertebral, que compreende as duas articulações facetárias e a conexão dos corpos vertebrais através dos discos. Com ponto fixo para cima, controla as rotações do fêmur e quando em excesso pode, pela direção do vetor de força, elevar e anteriorizar a cabeça femoral, favorecendo a impactação com o acetábulo e facilitando lesões nos quadris (Figura 30.4).

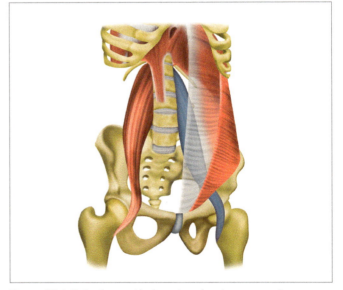

Figura 30.4 Relações anatômicas do músculo posas maior
Fonte: Elaborado pela autoria.

Pesquisas demonstram diminuição na área de secção transversa do psoas maior em pacientes com hérnia de disco, lombociatalgia e dor lombar crônica. O aumento na área de seção transversa ocorreu em pacientes acamados que ficavam longos períodos em posição de flexão de quadril. Essas alterações podem gerar dor de origem psoítica e podem estar relacionadas às disfunções citadas, devendo ser minuciosamente avaliadas.[29]

A posição dos quadris influencia e sofre interferência direta da posição dos pés, portanto se faz necessário avaliar as rotações do quadril e a postura dos pés na estática e na dinâmica para entender a fundo como a descarga de peso é distribuída até chegar à região pélvica e consequentemente à região lombar.[30] Grande parte dos pés planos e pronados poderá gerar um excesso de rotação interna femoral, o que pode diminuir a estabilidade pélvica e lombar, e os pés cavos, que poderão gerar uma rotação externa femoral e gerar um excesso de rigidez nos membros inferiores e consequente menor distribuição do impacto e aumento da sobrecarga na região lombar durante a marcha ou corrida, por exemplo.[31]

30.3.2 RELAÇÃO LOMBAR X SACRO X DORSAL X CERVICAL

Mecanicamente, a posição do sacro vai influenciar de forma direta e compensatória a posição das vértebras lombares. O sacro, no plano sagital, movimenta-se em nutação e contranutação ou horizontalização e verticalização, o que faz aumentar ou diminuir o ângulo sacral, que é de 30 a 35 graus. Esse ângulo é medido entre o platô de S1 e uma linha paralela ao solo. A disposição ligamentar permite ao sacro oscilar durante a respiração através de um eixo que envolve a relação do crânio com o sacro pelas meninges. Em uma fisiologia normal na inspiração, a base sacra se posterioriza, ou seja, o sacro se verticaliza e ocorre diminuição das curvaturas fisiológicas; na expiração a base sacra se anterioriza, o sacro se horizontaliza e ocorre o aumento das curvaturas. O sacro ainda possui eixos oblíquos de torção, devido a suas duas superfícies articulares, que podem alterar sua posição nos planos frontal e transversal. Essa variedade de movimentos do sacro, mesmo que com pouca amplitude, poderá causar estiramentos e microlesões nos ligamentos ao redor, daí a grande importância de uma avaliação minuciosa dessa região.[32]

Os músculos que possuem inserções no sacro e agem nesses movimentos são basicamente dois grupos: o grupo de paravertebrais, composto pelos músculos *Iliocostal*, que tem inserção inferior no sacro, crista ilíaca e nos processos transversos de todas as vértebras lombares; suas inserções superiores passam pelos ângulos da 12ª a 1ª costela até suas inserções nos processos transversos da 3ª a 6ª vértebras cervicais; o músculo *longuíssimo*, que tem suas inserções inferiores na face posterior do sacro, lâmina profunda da fáscia toracolombar e processos transversos das vértebras lombares, que passam pelos processos transversos das vértebras torácicas até se inserir nos processos transversos de C5 a C2, e a parte mais profunda, composta pelo músculo multífidos, que, pelas suas inserções nos processos transversos de praticamente toda a coluna, influencia a posição sacral.[27] Na sua fisiologia, os paravertebrais são eretores da coluna, ou seja, quando com o ponto fixo para baixo, eles puxam a coluna contra a gravidade. Porém, muitas vezes o excesso de tensão nessa musculatura devido a exercícios de fortalecimento com muita carga ou posturas com excesso de tórax inspiratório, como soldado, pode alterar o ponto fixo fisiológico dos paravertebrais, fazendo-o trabalhar em corda de arco, e vai levar o sacro à horizontalidade. Alguns autores afirmam que essa tensão excessiva dos paravertebrais irá causar um aumento na curva lombar, e assim uma retificação dessa região com uma força de compressão axial de todas as vértebras lombares. Pelas conexões desses músculos com a cervical, alterações na postura ou biomecânica dessa região podem alterar a forma como esses músculos tracionam o sacro, por isso é fundamental a avaliação em toda a coluna para o tratamento das lombalgias.[33]

O principal músculo que trabalha na verticalização do sacro é o *piriforme*, com suas inserções na face anterior do sacro e parte superior do trocânter maior. Esse músculo é conhecido como rotador externo do quadril, mas quando muda o seu ponto fixo traciona o sacro em verticalidade. Muitas vezes as diferenças de rotação do quadril entre as duas pernas fazem com que os piriformes trabalhem de forma diferente entre os dois lados, o que pode gerar um movimento de torção do sacro no eixo oblíquo, levando a bloqueios articulares muito comuns nessa região[34,35] (Figura 30.5).

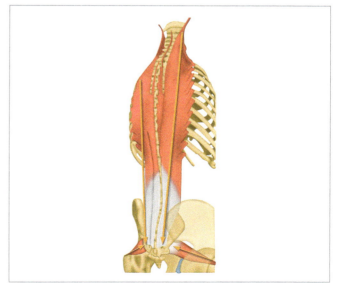

Figura 30.5 Fisiologia normal dos paravertebrais com ponto fixo para baixo favorece a ação antigravitária e o piriforme com ponto fixo no sacro realizará a rotação lateral do fêmur.

Fonte: Elaborado pela autoria.

A síndrome do piriforme é um tipo de lombociatalgia muito comum na prática clínica. Muitas vezes o músculo piriforme é uma "vítima" das tensões em excesso dos paravertebrais.[36] Como vimos anteriormente, os paravertebrais têm o potencial de horizontalizar o sacro e o piriforme de verticalizar. Se os paravertebrais fixarem o sacro na posição horizontal, o piriforme não terá força suficiente para verticalizá-lo. Se combinado com uma rotação interna do quadril pelo *tensor da fáscia lata* ou *glúteo mínimo*, por exemplo, o piriforme estará em posição de estiramento. O foco do tratamento nesse caso não será no músculo piriforme, e sim nos paravertebrais e rotadores internos do quadril. A boa avaliação em cada caso é de fundamental importância para o sucesso no tratamento.[37]

30.3.3 Lombar x ilíacos x cintura escapular

A relação da coluna lombar com o osso ilíaco e a cintura escapular acontece principalmente pelo músculo latíssimo do dorso. Com suas inserções em toda a fáscia toracolombar, terço posterior da crista ilíaca, passa pelo ângulo inferior da escápula até se inserir no tubérculo menor do úmero.[27]

Suas ações na estática variam de acordo com seus pontos fixos. Na fisiologia normal, o glúteo máximo, que divide praticamente as mesmas inserções no sacro e ilíaco, traciona com pequena retroversão dando seu ponto fixo para baixo, o que favorece o bom apoio da cintura escapular e a presença de espaço subacromial com rotação interna e inferioridade da cabeça umeral. A boa sinergia estática entre latíssimo do dorso, glúteo máximo e transverso abdominal gera rigidez da coluna lombar e aumenta a coaptação das articulações sacroilíacas.[38,39]

Na dinâmica, as inserções do glúteo máximo que se fixam à fáscia transmitem força ao latíssimo do dorso nas funções da cadeia cruzada posterior, conectando os membros inferiores aos membros superiores.[40] As inserções da fáscia nos processos espinhosos complementam a ação dos eretores espinais e transmitem de forma eficiente a força dos extensores do quadril, melhorando de 3 a 4 vezes o potencial dos paravertebrais.[41,42]

O mau funcionamento do latíssimo pode gerar contraturas em alguns casos de lombalgia e podem levar a mudanças estruturais da fáscia, restringindo vias nervosas e vasculares. A redução do suprimento sanguíneo ou no retorno venoso é uma das razões para vários sintomas da síndrome compartimental, enquanto a compressão de nervos pode levar a aumento da tensão muscular distal ou proximal e neuropatia de aprisionamento.[16]

Quando em tensão excessiva, o latíssimo do dorso pode tracionar suas inserções no ilíaco para cima, o que vai gerar um fechamento do espaço entre o ilíaco e as costelas e consequentemente uma concavidade lombar para o mesmo lado. Esse desequilíbrio pode ocorrer quando o glúteo máximo exagera suas ações com ponto fixo para cima, como no exercício de quatro apoios com caneleiras, por exemplo, e muita elevação do ombro pelo trapézio superior e elevador da escápula. O tratamento, além de liberação em toda a fáscia toracolombar e possíveis *trigger points* no latíssimo, é necessário observar a posição do trapézio, e uma boa reeducação do glúteo máximo com ponto fixo para baixo favorece a abertura desse espaço[16,21,35,43] (Figura 30.6).

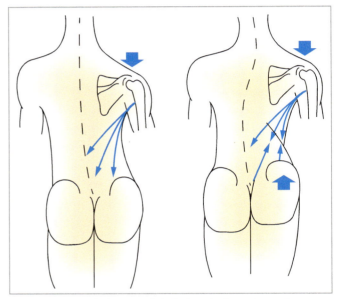

Figura 30.6 Possíveis ações do latíssimo do dorso de acordo com seu ponto fixo.
Fonte: Elaborado pela autoria.

Outro músculo que pode influenciar essa relação do ilíaco com a lombar é o músculo *quadrado lombar*. Ele tem inserção inferior na crista ilíaca e ligamento iliolombar, passa pelos processos transversos da 1ª a 4ª vértebras lombares até sua inserção superior na 12ª costela.[27,44] Chamado por alguns autores de "coringa da lombalgia", esse músculo tem funções fundamentais de estabilização e proteção na coluna lombar, e sua disfunção poderá gerar pontos-gatilho que podem ser exatamente os sintomas apresentados pelos pacientes.[6,45,46] Por causa de sua ligação costal, anatomistas atribuíram um papel na respiração e, devido a suas ligações vertebrais, atribuíram uma função ao mover a coluna lombar. Sua ação pode elevar o ilíaco e abaixar a 12ª costela, também gerando uma concavidade na curva lombar para o mesmo lado.

Uma lombalgia do quadrado lombar pode ocorrer quando o excesso de tensão dos músculos rotadores externos do quadril fixa a pelve em retroversão. Essa retroversão pélvica pode estirar o ligamento iliolombar, importante ligamento no qual o quadrado lombar trabalha para evitar seu estiramento. Nesses casos o quadrado lombar traciona com ponto fixo para baixo as vértebras lombares, o que aproxima as inserções do ligamento[47] (Figura 30.7). É de fundamental importância nesses casos a retomada da boa mobilidade pélvica antes de manipular ou liberar o próprio quadrado lombar, pois sua inibição direta poderia piorar a tensão no ligamento e piorar a dor. Estudos demonstram que a magnitude de força na compressão na coluna lombar, no momento extensor e o momento da flexão lateral exercidas pelo quadrado lombar não eram maiores que 10% daqueles exercidos por eretores espinais e *multifidus*, exaltando assim sua importante função estática.[48]

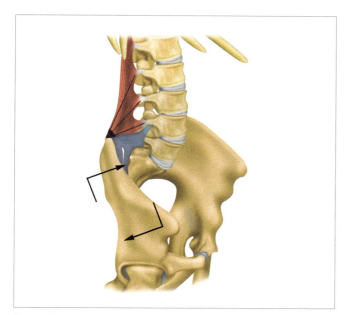

Figura 30.7 Ação do quadrado lombar de recuar as vértebras lombares para proteger o ligamento iliolombar.
Fonte: Elaborado pela autoria.

30.3.4 Relação lombar x tórax

Essa relação ocorre principalmente pela sinergia entre diafragma e transverso abdominal. Sabe-se que o diafragma humano é o músculo primário da inspiração ativa, e suas inserções na coluna lombar pelos pilares diafragmáticos fazem com que esse músculo trabalhe de forma importante na biomecânica, controle postural e estabilidade dessa região. Com suas inserções no esterno, 7ª e 12ª costelas e corpos e discos vertebrais de L1 a L3 (pequena diferença entre o lado direito e esquerdo), o diafragma preenche toda a parte superior do abdome e controla as pressões intra-abdominais juntamente com o transverso do abdome e todo o assoalho pélvico. O transverso abdominal tem inserções anteriores na linha alba, superiores nas cartilagens costais da 6ª a 12ª costela e posteriores nos processos transversos das vértebras lombares. A sinergia entre os dois músculos é fundamental para a boa estabilidade da coluna e a boa movimentação e funcionamento dos órgãos internos.[27,49]

De uma perspectiva funcional, duas áreas podem ser reconhecidas no diafragma, a região medial e a região costal. A primeira é responsável pela correta respiração, enquanto a última impede o refluxo gastroesofágico. Essa separação tem uma função anatômica, porque, durante deglutição, distensão esofágica e vômito, essas áreas diafragmáticas devem funcionar em diferentes momentos e com diferentes inervações. A conexão entre o tórax e o abdome é uma continuidade anatômica. O diafragma desempenha um papel vital no gerenciamento das informações relacionadas às duas cavidades.[50] Esse bom equilíbrio entre as pressões intra-abdominais favorece o "crescimento" vertebral e o bom espaço entre as vértebras, além do movimento fisiológico das vísceras e seu bom funcionamento.

O diafragma desempenha um papel importante na estabilização da coluna durante atividades posturais, equilíbrio, suporte de carga, e é razoável assumir que as disfunções do diafragma podem provocar transtornos na coluna lombar.[51] Sabe-se que a falta de estabilidade pode ser uma das etiologias das dores musculoesqueléticas inespecíficas. Inúmeras pesquisas demonstram uma relação entre a baixa estabilidade do *core* e as lombalgias, com notáveis diminuições na atividade muscular da coluna vertebral naqueles que sofrem de condições agudas e crônicas.[52,53] Esses achados suportam a noção de que as estratégias utilizadas pelo sistema nervoso central para controlar a estabilidade do *core* são alterados na presença de síndromes dolorosas e podem alterar a função e o padrão da respiração.[54] Por isso, além das condutas terapêuticas conservadoras tradicionais como exercícios específicos e terapias manuais, terapias com exercícios de respiração podem oferecer uma abordagem adicional no tratamento das lombalgias não específicas e melhora na qualidade de vida.[55]

A contração isolada do diafragma pela estimulação do nervo frênico, mesmo na ausência de atividade dos músculos da coluna e dos abdominais, demonstrou contribuir para o controle postural pelo aumento da pressão intra-abdominal.[56] O que chama a atenção nesse achado é que a contração do diafragma faz com que ele desça, e essa pressão abdominal aumentada ativa naturalmente o músculo transverso abdominal e o assoalho pélvico, gerando, em condições normais, um alinhamento das curvas fisiológicas da coluna. Esse fato ocorre durante a inspiração. Paul Hodges, em 1996, demonstrou uma falha na ativação antecipatória do músculo transverso do abdome em indivíduos com lombalgia e trouxe o conceito de estabilização segmentar. Ele propôs que para a melhor estabilidade da coluna seria interessante um programa de fortalecimento dessa musculatura.[57]

A princípio essa abordagem funcionou bem, mas não para todos os pacientes; muitas vezes o excesso de ação do músculo transverso abdominal, que em alguns métodos de exercícios é ativado na expiração forçada, faz com que o diafragma perca sua capacidade natural de excursionar o necessário para uma boa capacidade respiratória e um bom controle postural e se apresenta em posição alta, principalmente em pacientes com alguma desordem na coluna[54] (Figura 30.8).

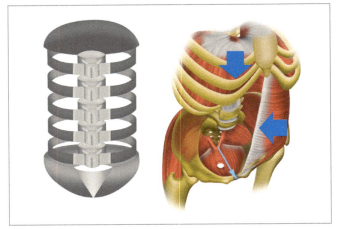

Figura 30.8 Ação sinérgica do diafragma, transverso abdominal e assoalho pélvico para manter uma cavidade abdominal fechada durante a inspiração.
Fonte: Adaptado de HODGES, 1999.

Exercícios respiratórios específicos de acordo com o funcionamento individual do tórax, da coluna lombar e cervical serão muito benéficos para o alívio das dores e melhora no âmbito biopsicossocial pela ativação do sistema autônomo parassimpático.[58,59]

30.4 Tipos de lombalgias mecânicas

Muitos tipos de lombalgias podem ser explicados por alterações mecânicas como estiramentos ligamentares e capsulares, alterações da função e posição das fáscias, presença de pontos-gatilho ativos ou latentes etc. Existem evidências de que lombalgia e dor sacroilíaca estão relacionadas às disfunções de ligamentos da cintura pélvica. O envolvimento de elementos neurais nociceptivos localizados nessa região salienta os ligamentos como potenciais geradores de dor.[60] Quando a cápsula articular é lesionada, por exemplo, os receptores articulares são facilitados por uma diminuição do limiar de estímulo, que é desencadeada pela liberação de mediadores inflamatórios e dolorosos causados pela lesão. Isso leva a uma reação aumentada do reflexo artrocinético, resultando em ativação mais precoce dos músculos estabilizadores, protegendo as articulações contra o alongamento excessivo. Uma alta densidade de nervos simpáticos é encontrada na fáscia, e isso sugere uma fonte de pelo menos alguns casos de dor lombar e, mais do que isso, potencialmente explica por que alguns pacientes com dor lombar relatam aumento da intensidade da dor quando estão sob estresse psicológico. Parece útil integrar esses achados aos processos de raciocínio clínico, a fim de diferenciar estruturas na origem da dor.[16]

Exemplos desses mecanismos na prática são os estiramentos dos ligamentos sacroilíacos anteriores e alterações na mecânica fascial, facetária e neural dos pilares diafragmáticos na coluna lombar. Alterações na biomecânica dessas regiões poderiam explicar esses dois tipos de lombalgia, e muitos outros poderiam ser estudados.

30.4.1 "A lombalgia da ioga"

Sempre devemos nos perguntar por que vários indivíduos se beneficiam com práticas como ioga, pilates e alongamentos e outros com o passar do tempo desenvolvem dores com frequência nessas práticas. Um alongamento muito comum, principalmente na ioga, é o chamado em português de "cachorro olhando pra baixo" ou Adho Mukha. Esse alongamento, indicado para a musculatura posterior da coxa, quando mal executado, pode estirar o ligamento sacroilíaco anterior e gerar alterações da resposta muscular da região. A execução com o joelho totalmente estendido torna difícil o controle da pelve mesmo em pessoas superflexíveis, pois as inserções desses músculos nos ísquios tracionam a pelve com o ponto fixo para baixo em retroversão. Na parte superior do corpo as mãos estão apoiadas no chão e é solicitado que o peito vá em direção ao chão, o que gera uma extensão em toda a coluna vertebral, ativando de forma importante os músculos paravertebrais, que quando "encurtados" com ponto fixo para cima tracionam suas inserções no sacro, realizando uma nutação ou horizontalização sacral. Essa dissociação na articulação sacroilíaca de retroversão pélvica e horizontalização do sacro poderá gerar um estiramento no ligamento sacroilíaco anterior e causar dor central na região de L5-S1-S2. Músculos anatomicamente posicionados próximos ao ligamento, como o músculo ilíaco, para evitar essa retroversão excessiva e o glúteo máximo para evitar a horizontalização do sacro, entram em atividade exagerada para proteger esse estiramento, podendo gerar contraturas e *trigger point* para tentar estabilizar essa região[61] (Figuras 30.9 e 30.10).

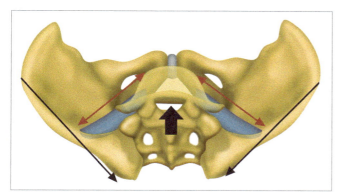

Figura 30.9 Estiramento do ligamento sacroilíaco anterior pela retroversão pélvica e nutação sacral.

Fonte: Elaborado pela autoria.

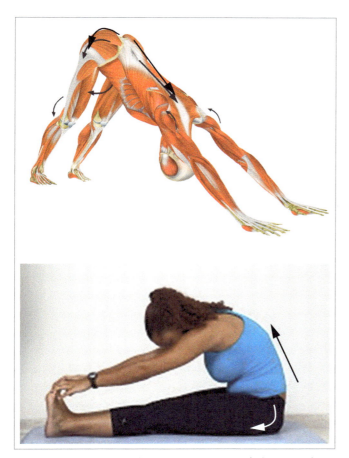

Figura 30.10 Posturas mal executadas como possíveis causas de dor lombar.

Fonte: Elaborado pela autoria/Acervo da autoria.

30.4.2 "Lombalgia do diafragma"

Para avaliar e tratar efetivamente o diafragma, é necessário estar ciente de sua complexidade anatômica, fascial e neurológica no controle da respiração. O músculo diafragma não deve ser visto como um segmento, mas como parte do sistema corporal. Esse músculo é um ponto importante na encruzilhada de informações para todo o corpo, do sistema trigêmeo ao assoalho pélvico, dos pilares na coluna lombar ao centro frênico na coluna cervical.[58]

O diafragma é uma estrutura musculoaponeurótica que serve como principal músculo respiratório e atua como uma estrutura de separação entre o abdome e a cavidade torácica. Suas inserções na região toracolombar, de T11 a L3, são pelos pilares diafragmáticos. Os pilares laterais são divididos em dois tendões robustos: o ligamento arqueado medial, que se conecta com o músculo psoas, e o ligamento arqueado lateral, que se conecta com o músculo quadrado lombar. Suas conexões superiores com o centro frênico fazem ligação pela fáscia endotorácica com a região cervical, de onde sai o nervo frênico, especificamente de C3 a C5.[50,62]

Na estática, a posição do diafragma pode alterar de acordo com a postura da coluna lombar, do tórax e da cervical. A retificação cervical, por exemplo, pode favorecer um ponto fixo para cima dos pilares, aumentando a lordose lombar alta, entre T12 e L3. Essa hiperlordose desarranja a fisiologia normal da fáscia da região, envolvendo músculos muitas vezes causas das lombalgias, como psoas maior, quadrado lombar, transverso abdominal e fáscia toracolombar.[49]

Além disso, essa hiperlordose fixada pode aumentar a degeneração do disco e causar alterações na localização do eixo normal de rotação na articulação intervertebral. Esse padrão de movimento alterado pode deslocar a distribuição de força posteriormente, causando maior estresse nas articulações zigapofisárias. Com o tempo, a carga alterada pode levar a artrose, resultando em mobilidade segmentar reduzida e causando algumas síndromes de compressões neurais com a neuropatia de aprisionamento.[63] Autores sugeriram que 1,6 a 14,0% de todos os casos de lombalgia envolvem neuropatias de aprisionamento, e várias posturas e movimentos podem agravar essa dor.[64]

Os principais nervos envolvidos geram dor a distância. O nervo cluneal pode causar dor na região sacroilíaca, perto do ligamento iliolombar.[64,65] Os nervos genitofemoral e ilioinguinal vão causar dor na virilha e às vezes nos testículos.[63] O nervo ílio hipogástrico irá gerar dor lateral no quadril, imitando uma bursite trocantérica (Figura 30.11).

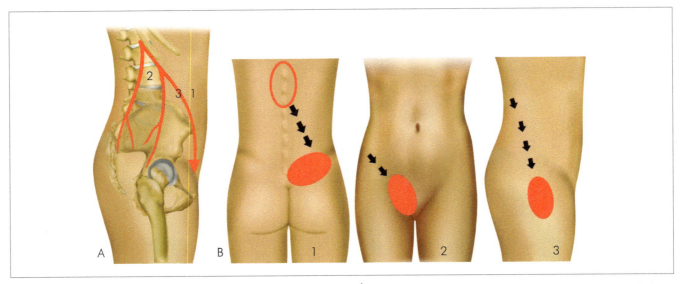

Figura 30.11 Lombalgia do Difragma. 1) N. Cluneal – Dor Sacroilíaca (lig. Ílio Lombar); 2) N. Gênito Femoral e Ilio Inguinal – Dor Inguinal; 3) N. Ilio Hipogástrico – Dor Trocanter.
Fonte: Elaborado pela autoria.

30.5 Diagnóstico e tratamento

Com base nesse raciocínio clínico funcional e na análise da postura e do movimento do paciente, vamos citar alguns testes específicos para concluir o resultado da avaliação, assim como demonstraremos, nos vídeos, manobras realizadas pelo fisioterapeuta com o objetivo de reorganizar algumas disfunções citadas acima.

A avaliação postural da cintura pélvica e coluna lombar permite o entendimento das posições articulares e da posição de cada músculo de acordo com seu ponto fixo (testes musculares com NKT são complementares para uma análise mais profunda). Para uma boa compreensão do funcionamento dessa região é necessária a avaliação de todos os segmentos corporais, pois a pelve poderá ser influenciada pela posição dos membros inferiores e influenciar na posição de coluna vertebral e cintura escapular.

- Pelve no plano frontal: avalia-se a elevação dos ilíacos com referência de uma linha paralela ao chão (Figura 30.12).

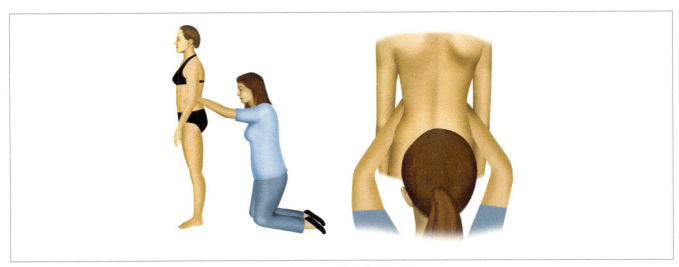

Figura 30.12 Pelve Plano Frontal. Altura dos Ilíacos: Mãos na mesma linha horizontal.
Fonte: Elaborado pela autoria.

- Pelve no plano sagital: busca-se uma linha horizontal entre a espinha ilíaca anterossuperior e a posteroinferior (Figura 30.13).

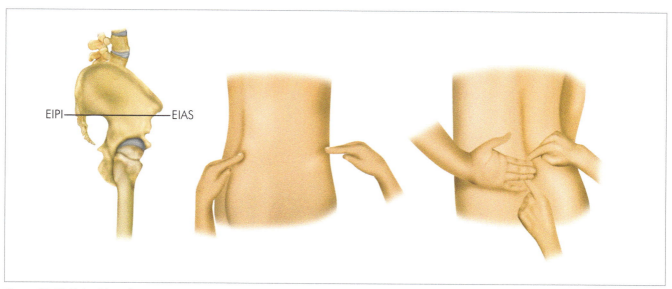

Figura 30.13 Pelve Plano Sagital. Busca-se a mesma linha entra Espinha Ilíaca antero superior e póstero inferior.
Fonte: Elaborado pela autoria.

- **Pelve no plano transversal:** avaliam-se as torções ilíacas, busca-se um olhar superior das espinhas ilíacas anterossuperiores em relação a uma paralela passando na ponta dos hálux (Figura 30.14).

- **Posição do sacro:** avalia-se a distância entre as espinhas ilíacas posterossuperiores. Quando esse espaço está mais fechado, esperamos um sacro mais horizontal; se o espaço está mais aberto, esperamos uma posição mais vertical do sacro (Figura 30.15).

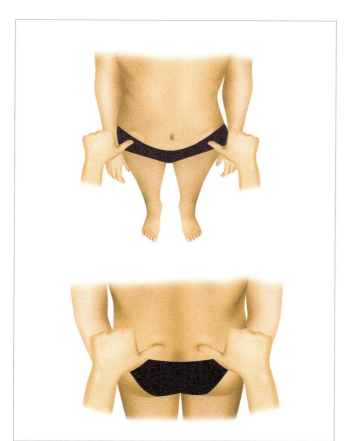

Figura 30.14 Pelve Plano Transversal. Avaliação das rotações pélvicas.
Fonte: Elaborado pela autoria.

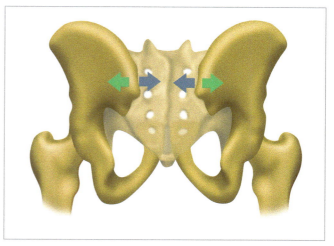

Figura 30.15 Distância entre as Espinhas Ilíacas Póstero Superiores. Sacro Horizontal - Fechamento. Sacro Vertical - Abertura.
Fonte: Elaborado pela autoria.

- Curvatura fisiológica: linha do anatomista e linha do clínico (Figura 30.16).

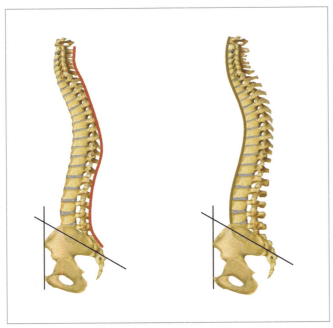

Figura 30.16 Curvas Fisiológicas. 1.Linha do Clínico. 2.Linha do Anatomista.

Fonte: Elaborado pela autoria.

Os testes de mobilidade articular são ótimas ferramentas para detectar bloqueios e rigidez, e deverão ser realizados em todos os segmentos corporais, pois muitas vezes bloqueios na região sacroilíaca, subtalar, coxofemoral, tórax, cervical podem gerar respostas biomecânicas na coluna lombar. Testes como TFP (teste de flexão em pé), Gillet e Downing avaliam a mobilidade sacroilíaca, e o teste do rebote em todos os processos espinhosos das vértebras avalia mobilidade e dor na palpação.

30.5.1 Tratamento

O fisioterapeuta tem em suas mãos inúmeras técnicas e métodos terapêuticos, como eletrotermofototerapia, terapias manuais, exercícios estáticos, dinâmicos, isolados, em cadeias etc., que são comercializados com promessas de cura total das dores e lesões. Sabemos que algumas técnicas funcionam mais e outras menos para determinados pacientes, e dentro de cada técnica cabe a nós não só ter essas ferramentas de trabalho, mas compreender quando cada manobra, cada alongamento, cada exercício é interessante para cada caso e indivíduo. Nos vídeos apresentamos algumas manobras para os tipos de lombalgias mecânicas citadas neste capítulo.

30.5.2 "Lombalgia da ioga"

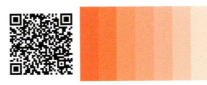

Vídeo 1 – Melhora da retroversão ilíaca em decúbito dorsal.

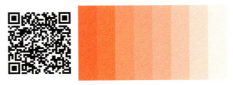

Vídeo 2 – Melhora da retroversão em decúbito lateral.

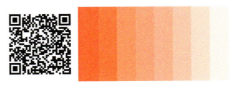

Vídeo 3 – Liberação dos músculos paravertebrais com ponto fixo para baixo.

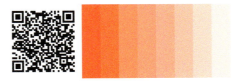

Vídeo 4 – Pompagem sacral.

30.5.3 "Lombalgia do diafragma"

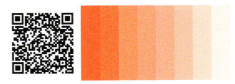

Vídeo 1 – Pompagem diafragmática posterior.

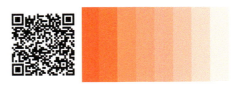

Vídeo 2 – Técnica para elevação do músculo diafragma.

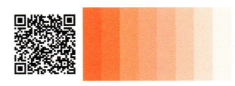

Vídeo 3 – Técnica de inibição do centro frênico.

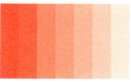

Video 4 – Acordagem do músculo iliocostal com o levantador das costelas.

30.5.4 Considerações finais

Cada ser humano terá uma lombalgia diferente, pois cada indivíduo tem um comportamento, que vai influenciar na postura corporal e na forma de se movimentar e tornar a biomecânica daquele indivíduo única. A ideia de montar subgrupos por compatibilidade biomecânica e entender como cada músculo, tendão, ligamento funciona naquele indivíduo poderia abrir um amplo campo de pesquisa nas causas das *desordens musculoesqueléticas* e trazer tratamentos adequados de forma mais individualizada.

A boa avaliação com observação da postura e de movimentos oferece ao fisioterapeuta uma **análise qualitativa** de cada indivíduo de forma global, e não uma segmentar dos lugares com dor ou uma análise quantitativa das revisões sistemáticas e muitos artigos que somente analisam o que já foi feito. O entendimento da complexidade do corpo faz com que a atuação do fisioterapeuta baseado unicamente em evidências científicas perca a interação terapeuta-paciente, e os principais elementos do atendimento clínico, a boa anamnese, o toque investigativo e terapêutico e a criação de exercícios e movimentos que possam ajudar da melhor forma os pacientes com dor.

Bibliografia

1. Hartvigsen J, Hancock MJ, Kongsted A, Louw Q, Ferreira ML, Genevay S, et al. What low back pain is and why we need to pay attention. The Lancet. 2018;391(10137):2356-67. doi:10.1016/s0140-6736(18)30480-x.
2. Desconsi MB, Bartz PT, Fiegenbaum TR, Candotti CT, Vieira A. Tratamento de pacientes com dor lombar crônica inespecífica por fisioterapeutas: um estudo transversal. Fisioterapia e Pesquisa. 2019;26(1):15-21. doi:10.1590/1809-2950/17003626012019.
3. Finger ME, Selb M, De Bie R, Escorpizo R. Using the international classification of functioning, disability and health in physiotherapy in multidisciplinary vocational rehabilitation: a case study of low back pain. Physiother Res Int. 2015;20(4):231-41. https://doi.org/10.1002/pri.1587.
4. Sribastav SS, Peiheng H, Jun L, Zemin L, Fuxin W, Jianru W, et al. Interplay among pain intensity, sleep disturbance and emotion in patients with non-specific low back pain. Peer J. 2017;5:e3282. https://doi.org/10.7717/peerj.3282.
5. Nascimento PRC do, Costa LOP. Prevalência da dor lombar no Brasil: uma revisão sistemática. Cadernos de Saúde Pública. 2015;31(6):1141-56. doi:10.1590/0102-311x00046114.
6. Travell J, Simons DG. Dor e disfunção miofascial: manual dos pontos-gatilho. V.1 – Parte superior do corpo. Baltimore: Williams & Wilkins. 1992;v.1, p.1-589.
7. Finta R, Nagy E, Bender T. The effect of diaphragm training on lumbar stabilizer muscles: a new concept for improving segmental stability in the case of low back pain. Journal of Pain Research. 2018;11:3031-45. doi:10.2147/jpr.s181610.
8. Piret S, Bezieres MM. A coordenação motora: aspecto mecânico da organização psicomotora do homem. 2a ed. São Paulo: Summus; 1992.
9. Souchard P. RPG: fundamentos da reeducação postural global. Editora É Realizações; 2011.
10. Bienfait M. Os desequilíbrios estáticos: fisiologia, patologia e tratamento fisioterápico. 4ª ed. Summus Editorial; 1995.
11. Busquet L, Vanderheyden MB. As cadeias fisiológicas: fundamentos do método Busquet – tronco, coluna cervical, membro superior. Ed. Método Busquet; 2017.
12. Struyf GD. Cadeias musculares e articulares – o método G.D.S. 5ª ed. Summus Editorial; 1995.
13. Lieberman D. A história do corpo humano: evolução, saúde e doença. Zahar; 2015.
14. Santurbano P. Evolução e movimentação humana: introdução ao raciocínio evolucionário na saúde e no movimento. Edição do Autor; 2017.
15. Kandel ER, Schwartz J, Jessel TM, Siegelbaum SA, Hudspeth AJ. Dalmaz C. Princípios da neurociências. 5ª ed. Editora AMGH; 2014.
16. Liem T, Tozzi P, Chila A. Fascia in the osteopathic field. Handspring Pub Ltd; 2017.
17. Hargrove T. A guide to better movement: the science and practice of moving with skill and less pain. Editora Better Movement; 2014.
18. Wolf A. Real movement: perspective on integrated motion e motor control. Editora Golden Mango Press; 2016.
19. Huijing PA, Yaman A, Ozturk C, Yucesoy CA. Effects of knee joint angle on global and local strains within human triceps surae muscle: MRI analysis indicating in vivo myofascial force transmission between synergistic muscles. Surg Radiol Anat. 2011;3:869-79.
20. Lunghi C, Tozzi P, Fusco G. The biomechanical model in manual therapy: is there an ongoing crisis or just the need to revise the underlying concept and application? Journal of Bodywork and Movement Therapies. 2016;20(4):784-99. doi:10.1016/j.jbmt.2016.01.004.

21. Benjamin M. The fascia of the limbs and back – a review. J Anat. 2009;214:1-18.

22. Huijing PA, Baan GC, Myofascial force transmission: muscle relative position and length determine agonist and synergist muscle force. Journal of Applied Physiology. 2003;94:1092-107.

23. Niddam DM, Chan RC, Lee SH, Yeh TC, Hsieh JC. Central modulation of pain evoked from myofascial trigger point. Clin J Pain. 2007;23:440-8.

24. Mense S. How do muscle lesions such as latent and active trigger points influence central nociceptive neurons? J Musculoskelet Pain. 2010;18:348-53.

25. Bowman K. Move your DNA: Restore your health through natural movement. 2ª ed. Propriometrics Presse; 2017.

26. Panjabi MM. A hypothesis of chronic back pain: Ligament subfailure injuries lead to muscle control dysfunction. Eur Spine J. 2006;5:668-76.

27. Valerius KP, Frank A, Kolster BC, Hirsch MC, Hamilton C, Lafont EA. O livro dos músculos. Manole; 2015.

28. Sajko S, Stuber K. Psoas major: a case report and review of its anatomy, biomechanics, and clinical implications. J Can Chiropr Assoc. 2009;3(4);311.

29. Bogduk N, Pearcy M, Hadfield G. Anatomy and biomechanics of psoas major. Clinical Biomechanics. 1992;7(2):109-19.

30. Parker N, Greenhalgh A, Chockalingam N, et al. Positional relationship between leg rotation and lumbar spine during quiet standing. Stud Health Technol Inform. 2008;140:231-9.

31. Pinto RZA, Souza TR, Trede RG, Kirkwood RN, Figueiredo EM, Fonseca ST. Bilateral and unilateral increases in calcaneal eversion affect pelvic alignment in standing position. Manual Therapy. 2008;13(6):513-9.

32. Kapandji AI. Fisiologia articular. 5ª ed. Rio de Janeiro: Guanabara Koogan; 2001. 3 v.

33. Campignion P. Cadeias posteromedianas: cadeias musculares e articulares – método G.D.S. Summus Editorial; 2015.

34. Campignion P. Cadeias posterolaterais: cadeias musculares e articulares – método G.D.S. Summus Editorial; 2008.

35. Campignion P. Cadeias anterolaterais: cadeias musculares e articulares – método G.D.S. Summus Editorial; 2009.

36. Vassalou EE, Katonis P, Karantanas AH. Piriformis muscle syndrome: A cross-sectional imaging study in 116 patients and evaluation of therapeutic outcome. European Radiology. 2017;28(2):447-58.

37. Abboud J, Kuo C, Descarreaux M, Blouin J-S. Regional activation in the human longissimus thoracis pars lumborum muscle. The Journal of Physiology. 2019. doi:10.1113/jp278260.

38. Snijders C, Vleeming A, Stoeckart R. Transfer of lumbosacral load to iliac bones and legs. Part 1: Biomechanics of self-bracing of the sacroiliac joints and its significance for treatment and exercise. Clin Biomech. 1993;8:285-94.

39. Barker PJ, Hapuarachchi KS, Ross JA, Sambaiew E, Ranger TA, Briggs CA. Anatomy and biomechanics of gluteus maximus and the thoracolumbar fascia at the sacroiliac joint. Clinical Anatomy. 2014;27(2):234-40.

40. Gracovetsky S, Farfan HF, Lamy C. The mechanism of the lumbar spine. Spine (Phila Pa 1976). 1981;6(3):249-62

41. Mayers TW. Trilhos anatômicos: meridianos miofasciais para terapeutas manuais e do movimento. 3ª ed. Manole; 2016.

42. Vleeming A, Pool-Goudzwaard AL, Stoeckart R, van Wingerden JP, Snijders CJ. The posterior layer of the thoracolumbar fascia: its function in load transfer from spine to legs. Spine. 1995;20:753-8.

43. Willard FH, Vleeming A, Schuenke MD, Danneels L, Schleip R. The thoracolumbar fascia: anatomy, function and clinical considerations. J Anat. 2012;221:507-36.

44. Vleeming A, Pool-Goudzwaard AL, Stoeckart R, van Wingerden JP, Snijders CJ. The posterior layer of the thoracolumbar fascia: its function in load transfer from spine to legs. Spine. 1995;20:753-8.

45. Phillips S, Mercer S, Bogduk N. Anatomy and biomechanics of quadratus lumborum: proceedings of the Institution of Mechanical Engineers, Part H. Journal of Engineering in Medicine. 2008;222(2):151-9.

46. McGill S, Juker D, Kropf P. Appropriately placed surface EMG electrodes reflect deep muscle activity (psoas, quadratus lumborum, abdominal wall) in the lumbar spine. J. Biomechanics. 1996;29:1503-7.

47. Silfies SP, Squillante D, Maurer P, Westcott S, Karduna AR. Trunk muscle recruitment patterns in specific chronic low back pain populations. Clin Biomech. 2005;20:465-73.

48. Ims JA, Moorman SJ. The role of the iliolumbar ligament in low back pain. Medical Hypotheses. 1996;46(6):511-5.

49. Luk K, Ho H, Leong J. The iliolumbar ligament: a study of its anatomy, development and clinical significance. The Journal of Bone and Joint Surgery. British Volume. 1986;68-B(2):197-200.

50. Campignion P. Respir-ações: a respiração para uma vida saudável. Summus Editorial; 1998.

51. Bordoni B, Zanier. Anatomic connections of the diaphragm influence of respiration on the body system. Journal of Multidisciplinary Healthcare. 2013;281. doi:10.2147/jmdh.s45443.

52. Martí-Salvador M, Hidalgo-Moreno L, Doménech-Fernández J, Lisón JF, Arguisuelas MD. Osteopathic manipulative treatment including specific diaphragm techniques improves pain and disability in chronic nonspecific low back pain: a randomized trial. Archives of Physical Medicine and Rehabilitation. 2018. doi:10.1016/j.apmr.2018.04.022.

53. Cholewicki J, McGill SM. Mechanical stability of the in vivo lumbar spine: implications for injury and chronic low back pain. Clinical Biomechnics. 1996;11(1):l-15.

54. D'Hooge R, Hodges P, Tsao H, Hall L, MacDonald D, Danneels L. Altered trunk muscle coordination during rapid trunk flexion in people in remission of recurrent low back pain. Journal of Electromyography and Kinesiology. 2013;23(1):173-81. doi:10.1016/j.jelekin.2012.09.003.

55. Kolar P, Sulc J, Kyncl M, Sanda J, Cakrt O, Andel R, et al. Postural function of the diaphragm in persons with and without chronic low back pain. Journal of Orthopaedic & Sports Physical Therapy. 2012;42(4).

56. Anderson BE, Bliven KCH. The use of breathing exercises in the treatment of chronic, nonspecific low back pain. Journal of Sport Rehabilitation. 2017;26(5):452-8. doi:10.1123/jsr.2015-0199.

57. Smith M, Coppieters MW, Hodges PW. Effect of experimentally induced low back pain on postural sway with breathing. Experimental Brain Research. 2005;166(1):109-17. doi:10.1007/s00221-005-2352-4.

58. Hodges PW, Richardson CA. Inefficient muscular stabilization of the lumbar spine associated with low back pain. Spine. 1996;21(22):2640-50. doi:10.1097/00007632-199611150-00014.

59. Bordoni B, Zanier E. The continuity of the body: hypothesis of treatment of the five diaphragms. The Journal of Alternative and Complementary Medicine. 2015;21(4):237-42. doi:10.1089/acm.2013.0211.

60. Tekur P, Chametcha S, Hongasandra RN, Raghuram. Effect of yoga on quality of life of CLBP patients: a randomized control study. Int J Yoga. 2010N;3(1):10-7.

61. Hammer N, Steinke H, Lingslebe U, Bechmann I, Josten C, Slowik V, et al. Ligamentous influence in pelvic load distribution. The Spine Journal. 2013;13(10):1321-30. doi:10.1016/j.spinee.2013.03.050.

62. Hungerford B, Gilleard W, Hodges P. Evidence of altered lumbopelvic muscle recruitment in the presence of sacroiliac joint pain. Spine. 2003;28:1593-600.

63. Anraku M, Shargall Y. Surgical conditions of the diaphragm: anatomy and physiology. Thoracic Surgery Clinics. 2009;19(4):419-29. doi:10.1016/j.thorsurg.2009.08.002.

64. Doubleday KL, Kulig K, Landel R. Treatment of testicular pain using conservative management of the thoracolumbar spine: a case report. Archives of Physical Medicine and Rehabilitation. 2003;84(12):1903-5. doi:10.1016/s0003-9993(03)00283-1.

65. Koichi M, Fujihara F, Isobe M. Characteristics of low back pain due to superior cluneal nerve entrapment neuropathy. Asian Spine Journal. 2019. doi:https://doi.org/10.31616/asj.2018.0324.

66. Matsumoto J, Isu T, Kim K, Miki K, Fujihara F, Isobe M. Middle cluneal nerve entrapment mimics sacroiliac joint pain. Acta Neurochirurgica. 2019. doi:10.1007/s00701-019-03861-0.

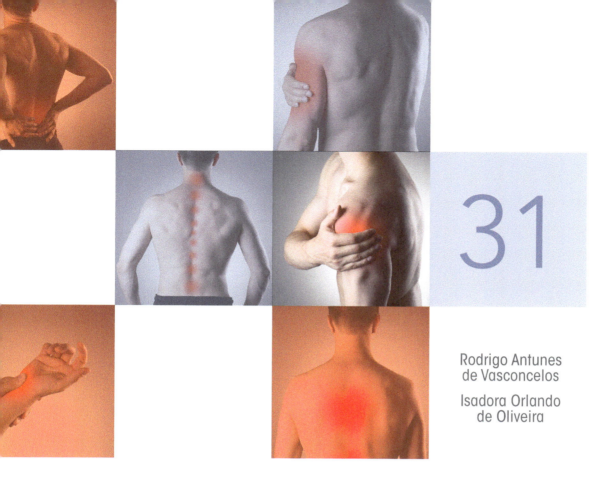

31

Rodrigo Antunes
de Vasconcelos

Isadora Orlando
de Oliveira

TRATAMENTO CONSERVADOR DAS LOMBALGIAS BASEADO NO SISTEMA DE CLASSIFICAÇÃO DE SUBGRUPOS

31.1 Destaques

- Diretrizes de prática clínica atual recomendam que o tratamento conservador deve ser iniciado primeiro em casos de lombalgia sem sinais de bandeiras vermelhas.
- Devido à alta prevalência de dor lombar inespecífica na população, é necessária uma abordagem individualizada para cada caso, baseada em regras de predição clínica e exame clínico detalhado.

- Para reabilitar o paciente de forma coerente e precisa, é essencial propiciar o diagnóstico terapêutico específico, classificando-o em grupos específicos para que o tratamento se adéque a cada caso.

31.2 Introdução

Atualmente, condições clínicas relacionadas à coluna vertebral são uma das principais causas de consulta médica, falta ao trabalho e anos vividos com incapacidade globalmente,[1] podendo ser estratificadas de acordo com sua etiologia em três grandes grupos: doenças graves da coluna vertebral (doenças inflamatórias, fraturas, tumores e infecções da coluna vertebral), compressão de raiz nervosa (cicatrizes cirúrgicas, estenoses da coluna vertebral ou hérnia de disco intervertebral) e dor lombar não específica, que é a mais comum, representando 90% dos casos.[2] A dor lombar está entre os maiores problemas de saúde do mundo, acometendo principalmente a população economicamente ativa, mulheres e pacientes entre 40-80 anos.[3]

A literatura mostra que a maioria dos pacientes com dor lombar aguda se recupera em 6 semanas, porém 2 a 7% dos pacientes permanecem sintomáticos, desenvolvendo dor crônica e possivelmente déficits neurológicos, motores e conjunto de sintomas que, muitas vezes, são passíveis de serem controlados com tratamento conservador e, outras vezes, requerem procedimentos cirúrgicos.[4,5] Gastos com cirurgias de coluna aumentaram exponencialmente durante as duas últimas décadas e tornaram-se os procedimentos com os mais elevados custos agregados para os sistemas de saúde.[6,7] Mesmo com os grandes avanços tecnológicos em procedimentos diagnósticos e técnicas cirúrgicas, desfechos clínicos como dor, incapacidade e custos econômicos provocados por condições clínicas relacionadas à coluna lombar continuam a crescer em prevalência e gastos para a sociedade.[5] A aderência continuada ao modelo de tratamento baseado na patologia tem sido considerada por alguns autores uma das razões para a prevalência aumentada de queixas de dor lombar na população mundial.[6,7]

Nesse modelo, a estrutura anatômica com anormalidade guia as decisões do tratamento com sinais e sintomas, sendo estreitamente correlacionado com a alteração ou anormalidade estrutural. Espera-se que eles desapareçam quando a anormalidade estrutural seja corrigida ou eliminada.[8] No entanto, pacientes com severos sintomas de dor lombar frequentemente não apresentam estrutura patológica passível de ser diagnosticada como origem dos sintomas.[9] Adicionalmente, anormalidades estruturais em estudos de imagem apresentam pobre sensibilidade em prever os sintomas de pacientes – radiografias, ressonância magnética e tomografia computadorizada apresentam altas taxas de falso-positivo em indivíduos sem dor lombar[10,11,12] e não devem ser prescritas para pacientes com queixas de dor lombar inespecífica, muito menos interpretadas em substituição ao exame clínico. (Vide Cap. 2 Relação Nexo Causal da Dor) Em contrapartida, o cenário da evidência atual reforça o fato de que essa condição clínica deve ser vista como questão de saúde pública, devendo os aspectos do tratamento conservador ser abordados com toda a população.[13]

As diretrizes de prática clínica atuais recomendam abordagens semelhantes para avaliação e tratamento de doenças degenerativas da coluna lombar. Uma vez excluídas as bandeiras vermelhas indicativas de tratamento cirúrgico imediato, as recomendações incluem o uso de uma estrutura biopsicossocial para orientar o manejo com tratamento não farmacológico inicial, incluindo educação que reforce a retomada de atividades de vida diária, exercícios e abordagem multiprofissional (psicologia, nutrição, entre outras) para indivíduos com sintomas persistentes. Especificamente para o tratamento de pacientes com dor lombar aguda (tempo de sintomas menor que 12 semanas), as diretrizes recomendam um prognóstico favorável e orientações sobre o retorno às atividades normais, evitando repouso no leito, uso de anti-inflamatórios não esteroides (Aines) e opioides. Para tratamento de pacientes com dor lombar crônica (tempo de sintomas maior que 12 semanas), as diretrizes recomendam o uso de Aines e antidepressivos, exercícios e intervenções psicossociais.[14]

31.2.1 Fisioterapia como tratamento conservador

Em relação ao tratamento conservador, fisioterapeutas utilizam-se de uma grande variedade de técnicas e abordagens em pacientes com lombalgias incluindo manipulação vertebral, acupuntura, exercícios terapêuticos, tração, eletroterapia, calor superficial, treinamento funcional etc. Embora uma variedade grande de intervenções seja aceita como tratamento conservador padrão das lombalgias,[13] evidências científicas de alto impacto e boa qualidade oriundas de estudos clínicos randomizados falharam em demonstrar suporte conclusivo para a maioria dessas intervenções conservadoras. Mais de mil trabalhos clínicos randomizados investigando os efeitos de intervenções cirúrgicas ou conservadoras para o manejo das lombalgias foram publicados na literatura.[14] No entanto, apesar da grande quantidade de pesquisas realizadas, a evidência ainda é contraditória e inconclusiva para a maioria das intervenções.[15] Uma das teorias para explicar esse fenômeno de falta de evidência para a maioria das intervenções é relacionada à metodologia dos estudos com um critério de inclusão muito amplo, resultando em uma amostra de população muito heterogênea.[16] Pesquisas clínicas em intervenções terapêuticas para pacientes portadores de lombalgias têm tradicionalmente não incluído uma realidade reconhecida pela maioria dos clínicos, de que nenhuma intervenção isolada como única forma de tratamento irá beneficiar todos os pacientes com lombalgia inespecífica que procuram tratamento.[17] Tem sido muito debatido que, se pesquisadores usarem métodos que combinem subgrupos de tratamento para pacientes específicos, aumentará significativamente o poder dos resultados demonstrados em pesquisa com esse objetivo, surgindo linhas de pesquisa clínica envolvendo abordagem por fisioterapeutas chamadas regras de predição clínica.

31.2.2 Regra de predição clínica

Regras de predição clínica (RPC) são instrumentos de decisão clínica desenvolvidos para adicionar precisão à determinação do diagnóstico, prognóstico e probabilidade de resposta favorável a uma intervenção terapêutica. No sistema de RPC é utilizada uma sequência de achados clínicos com base na história, exame físico e resultados de testes diagnósticos que são analisados e demonstram por meio de cálculos estatísticos confiáveis preditores de uma condição patológica (diagnóstico) ou resultado clínico esperado com determinada intervenção.[18] O sistema de RPC é muito útil em situações nas quais fazer decisões clínicas é complexo devido a condições patológicas muito heterogêneas (p. ex., lombalgias), condições clínicas vitais (p. ex., trombose venosa profunda), ou quando existe oportunidade para diminuir custos com procedimentos diagnósticos que comprometem a qualidade do sistema médico de saúde (p. ex., necessidade de requisitar ressonância magnética).[19] Há três tipos distintos de RPC: diagnósticos, prognósticos e intervencionistas. RPC diagnósticos ajudam clínicos a determinar a probabilidade de um paciente apresentar determinada condição patológica. RPC prognósticos fornecem informações sobre a probabilidade de determinado resultado clínico em pacientes com determinada condição, e RPC intervencionistas adicionam ao clínico informações para determinar qual paciente vai responder favoravelmente a uma ou a um grupo de intervenções.[19]

Desenvolvimento de RPC

As RPC existem devido a um contínuo uso clínico de sua validade e qualidade. De acordo com McGinn et al.,[20] a construção de uma RPC passa por um processo de três estágios: fase de derivação, fase de validação e fase de análise do impacto. Na fase de derivação, o desenho do estudo para derivar uma RPC em fisioterapia tem sido o de estudos coorte prospectivos. Nesse desenho de estudo um grupo de pacientes é selecionado com base em critérios específicos de inclusão e exclusão, todos submetidos à avaliação clínica padronizada, recebendo tratamento específico ou esperando o desfecho por um período de tempo. Por último, são submetidos à avaliação dos resultados. Nesse desenho de estudo não há comparações ou grupos controle. O processo de derivação começa selecionando a condição clínica em questão por meio do planejamento descrito acima. Uma vez que a condição clínica foi estabelecida, o resultado de interesse necessita ser definido. Depois que o resultado ou referência padrão é escolhido, os potenciais preditores do resultado precisam ser estabelecidos. As variáveis preditoras porem incluir itens da história clínica, exame físico ou questionários funcionais. Na fase de validação, o objetivo é validar as variáveis preditoras de determinado resultado clínico realizado na fase de derivação em uma população maior ou específica. O objetivo maior é confirmar que as variáveis preditoras não foram estabelecidas somente pelo desenho do estudo, ou pela amostra específica de pacientes ou pela metodologia utilizada na fase de derivação. Para atingir esse objetivo, os estudos de validação utilizam um novo grupo de fisioterapeutas, um novo grupo de pacientes e metodologia própria. Nos estudos de validação os desenhos clínicos mais adequados são estudos clínicos randomizados ou estudos coorte prospectivos. A fase de análise do impacto é o terceiro e último passo, no qual estuda o impacto do RPC da pratica clínica diária. Geralmente é formado por estudos clínicos randomizados com grupos controle, e os pesquisadores avaliam, além dos resultados clínicos, custos por pacientes e viabilidade de implementação para mudar a conduta clínica.[21]

Utilização das RPC no tratamento fisioterapêutico das lombalgias agudas e subagudas

A utilização das RPC no tratamento fisioterapêutico das lombalgias foi introduzida por Delitto et al.[22] em 1995. Esse sistema fornece aos fisioterapeutas um algoritmo de avaliação e tratamento fisioterapêutico no qual é possível determinar se o paciente é elegível para tratamento conservador, estagiar o paciente em fase aguda, subaguda e crônica, observar a presença de cinesiofobia e consequente prognóstico de evolução mais lenta e classificar o paciente em tratamentos compatíveis com sinais e sintomas clínicos, criando subgrupos de intervenções terapêuticas específicas para cada paciente que passou pelo processo de seleção. Esse modelo de avaliação e consequente tratamento em subgrupos permite também que o fisioterapeuta mensure o progresso clínico do paciente de cada subgrupo ao longo do tempo. Ao longo dos anos, vários pesquisadores investigaram cada subgrupo de tratamento do método desenvolvido por Delitto et al.,[22] culminando na atualização do sistema de classificação de subgrupos publicado por Fritz et al. (2007).[23] Alrwaily et al. (2015)[24] apresentou modificações oriundas desses trabalhos publicados.

31.3 Características do sistema de classificação em subgrupos para lombalgias

O método inicialmente descrito por Delitto et al.[22] foi desenvolvido para tratar de pacientes com dor aguda ou subaguda com significante limitação e dor em atividades de vida diária. O primeiro processo de seleção é uma anamnese completa do paciente para analisar se é possível o início do tratamento conservador ou se o paciente terá de retornar ao médico que encaminhou o paciente ou, no caso de o fisioterapeuta ser o profissional de primeiro contato dependendo do país, procurar primeiro o atendimento médico para esclarecimento do diagnóstico correto. Os pacientes que não são elegíveis para o tratamento conservador são os que na anamnese apresentam sinais de alarme ou "red flags".

Os sinais de red flags mais comuns são queixas de perda de peso recente sem motivo, febre, dor noturna, hematúria, sangue nas fezes, histórico de trauma, dor noturna intensa não aliviada com repouso, alterações no controle da urina ou das fezes, anestesia em sela, perda motora evidente e histórico de câncer com menos de 5 anos de alta médica. Em qualquer um desses relatos o paciente será encaminhado para médico especialista para exames subsidiários e terá as sessões de fisioterapia interrompidas até esclarecimentos futuros.

A segunda fase é a determinação do estágio e nível de intensidade de dor que o paciente apresenta. Para tanto, o fisioterapeuta utiliza-se do questionário de função oswestry disability index (ODI).[25] Esse questionário é composto por 10 itens relacionados a atividades de vida diária e permite a pontuação máxima de 100%. Quanto maior a pontuação, maior a incapacidade devida a lombalgia. Nessa fase de estagiamento, outro questionário que pode ser utilizado é o fear avoidance beliefs questionnaire (FABQ).[26]

O FABQ foi desenvolvido para medir níveis de crença de medo-recusa a respeito do trabalho e da exposição à atividade física em pacientes com dor lombar. O instrumento consiste em duas subescalas com 4 itens para atividade física (FABQAF) e 7 itens para trabalho (FABQW). Cada item tem pontuação ente 0-6 pontos que, somados, resultam em um escore de pontuação para cada subitem. A pontuação possível é de 0-28 pontos no FABQAF e 0-42 pontos no FABQW. Estudos demonstraram que pacientes com dor lombar e pontuação do FABQAF > 13 pontos apresentam altos níveis de ansiedade e incapacidade, e o subitem FABQW > 29 pontos demonstra fatores preditores relacionados à dificuldade de retorno ao trabalho com desfechos inconclusivos quanto à fisioterapia.[27]

A terceira e última fase realizada durante a consulta é o exame físico completo e minucioso envolvendo os seguintes itens:

- Exame ativo da coluna em posição ortostática nas direções de flexão repetida, extensão repetida, inclinação repetida, desvio lateral.

- Exame ativo da coluna em decúbito dorsal nas direções de flexão repetida e em decúbito ventral para extensão repetida.

- Exame neurológico completo: dermátomos, reflexos e miótomos.

- Testes especiais de irritação de raiz nervosa – lasegue, lasegue cruzado.

- Testes tradicionais voltados para a articulação sacroilíaca; Fabere, Gaeslen, compressão, distração, thrust da coxa; thrust sacral.

- Testes de ADM de rotação interna e externa do quadril em decúbito ventral.

- Teste de instabilidade prona.

- Teste de palpação de processos espinhosos para avaliar dor e mobilidade da coluna vertebral.

- Observação de exames complementares de imagem.

Para reabilitar o paciente de forma coerente e precisa, é essencial propiciar o diagnóstico terapêutico específico, classificando-o para que o tratamento se adéque a cada caso. É imprescindível saber que os pacientes devem evoluir em progressão de exercícios e metas terapêuticas à medida que sua situação clínica muda. Por isso, estabelecer a fase na qual se encontra o paciente no início do tratamento é muito importante para o planejamento e a continuidade do tratamento:

- **1ª fase:** modulação de sintomas (paciente com quadro álgico exacerbado, níveis de dor e disfunção elevados, com escala visual numérica (0-10) entre 7-10 e *oswestry disability index* (0-100%) entre 40-60%):

  - Exercícios ativos para ganho de amplitude de movimento, diminuição dos sintomas de irradiação (centralização da dor) e, se necessário, modalidades de tração manual; orientações para o paciente realizar exercícios domicilares respeitando a preferência direcional a cada 4 horas, bem como reforço do bom prognóstico da dor lombar e orientações para o paciente manter-se ativo em atividades de vida diária.

- **2ª fase:** controle de movimentos (paciente com diminuição do quadro álgico; níveis de dor e disfunção elevados, com escala visual numérica (0-10) entre 4-6 e *oswestry disability index* (0-100%) entre 20-40%).

  - Exercícios sensório-motores, exercícios progressivos de ativação/fortalecimento muscular e alongamentos ativos para toda a região do complexo lombopélvico.

- **3ª fase:** otimização funcional (paciente assintomático, que refere dor leve apenas em atividades de alta demanda física; escala visual numérica (0-10) entre 1-3 e *oswestry disability index* (0-100%) entre 0-20%).

Quadro 31.1 Reabilitação

Modulaçãodesintomas	Controle do movimento	Otimização funcional
1. Manipulação 2. Movimentos específicos 3. Tração (hidro) 4. *Active rest* 5. Exercícios domiciliares	1. Exercícios aeróbios 2. Alongamento 3. Fortalecimento global 4. Controle motor	Exercícios funcionais e de controle motor mais avançados
Dor > disfunção	Disfunção > dor	Dor; disfunção = atividades de alta demanda

Fonte: Elaborado pela autoria.

Além disso, após o estagiamento descrito acima, o clínico identifica o conjunto de sinais e sintomas apresentados nas fases com o objetivo de classificar o paciente em 4 subgrupos distintos de intervenção terapêutica: subgrupo manipulação, subgrupo movimentos específicos (flexão, extensão e *lateral shift*), subgrupo estabilização e subgrupo tração (Quadro 31.2).

Quadro 31.2 Características clínicas dos subgrupos de tratamento fisioterapêutico

Subgrupos	Critérios de classificação	Intervenções
Manipulação	1. Sintomas não passam abaixo do joelho 2. Sintomas com início < 16 dias 3. FABQW < 19 pontos 4. Hipomobilidade lombar na palpação 5. ADM rotação interna quadril > 35 graus	Manipulação vertebral direcionada para região lombossacra.
Movimentosespecíficos (extensão)	1. Sintomas centralizam ou melhoram com movimento repetido de extensão 2. Sintomas distalizam com flexão 3. Posturas com preferência para extensão em AVDs 4. 4. Sintomas até o glúteo	Exercícios de extensão repetida. Mobilizações direcionadas para extensão. Evitar posturas de flexão.
Movimentosespecíficos (flexão)	1. Sintomas centralizam ou melhoram com movimento repetido de flexão 2. Sintomas distalizam com extensão 3. Idade > 50 anos 4. Ressonância magnética demonstrando estenose lombar	Mobilização em flexão da coluna lombar. Mobilização do quadril. Deambulação com suporte de peso na esteira ou piscina. exercícios para melhorar força e flexibilidade, todos com posturas em flexão com suporte (bancos etc.).

(Continua)

(Continuação)

Quadro 31.2 Características clínicas dos subgrupos de tratamento fisioterapêutico

Subgrupos	Critérios de classificação	Intervenções
Movimentosespecíficos (lateral shift)	1. Claro desvio no plano frontal dos ombros em relação à pelve 2. Preferência para movimento de translação lateral da pelve	Movimentos de translação lateral da pelve da direção de correção. Modalidades de tração.
Estabilização	1. Idade < 40 anos 2. Frouxidão ligamentar (SLR > 91°) 3. Movimentos aberrantes em ADM ativa flexoextensão 4. Teste de instabilidade prona positivo 5. FABQ AF > 11 pontos 6. Hipermobilidade da coluna lombar	Exercícios de controle motor transverso do abdome e multífidos. Fortalecimento de grandes músculos estabilizadores, eretor espinhal, oblíquos.
Tração	1. Sinais neurológicos positivos para compressão raiz 2. Não há centralização dos sintomas com ADM ativa 3. Alívio com tração manual	Tração manual ou aquática

Fonte: Elaborado pela autoria.

31.4 Abordagem terapêutica após as fases aguda e subaguda e para pacientes não classificados

O paciente será considerado "classificado" caso tenha características clínicas de um ou no máximo dois subgrupos. A impossibilidade de a classificação do paciente devido à dor não ser de caráter mecânico, mas sim de caráter psicossocial dominante ou de caráter químico/inflamatório, implicará modificações no protocolo de reabilitação para o paciente. Durante o decorrer das sessões de tratamento fisioterapêutico, os pacientes que evoluírem clinicamente e atingirem dor inferior a 3 e ODI inferior a 20 pontos deixarão de fazer as intervenções específicas de cada subgrupo e receberão um programa padronizado de fortalecimento global para a coluna, estabilização vertebral, exercícios aeróbios e educação em neurociência. Como foi observado previamente, a metodologia de classificação de subgrupos tem por objetivo a melhor estratégia terapêutica para pacientes específicos que irão se beneficiar de uma abordagem terapêutica específica: manipulação, movimentos específicos, tração e estabilização. Porém, após o paciente apresentar uma melhora significativa depois da fase aguda e subaguda, é necessário padronizar a abordagem, e posteriormente usamos somente as técnicas específicas para cada

grupo. Ou seja, após a melhora com o paciente que foi classificado como manipulação, por exemplo, o fisioterapeuta necessita ter intervenções que mantenham a melhora adquirida e evitar recidivas.

Outra situação que também ocorre é: como os pacientes de dor lombar pertencem a uma população heterogênea, uma porcentagem de 20-25% dos pacientes avaliados não é classificada em nenhum dos 4 grupos disponíveis. Stanton et al.,[44] em estudo multicêntrico envolvendo 250 pacientes recrutados na Austrália e Estados Unidos, observaram que, após as fases de avaliação dos subgrupos já abordados neste capítulo, 25% dos pacientes não foram classificados em nenhum grupo, 49% foram classificados em um grupo e 25% foram classificados em grupos combinados. Com base nesses resultados é importante manter uma abordagem padronizada para esses dois grupos de pacientes – os que já evoluíram da fase aguda e subaguda e necessitam de uma abordagem preventiva e de manutenção e os que não foram classificados em nenhum subgrupo disponível.

Para tanto desenvolvemos um protocolo de intervenções terapêuticas específicas para ambas as situações. Esse protocolo consiste na prescrição de exercícios aeróbios de baixo impacto somente envolvendo modalidades como *deep running*, bicicleta ergométrica ou caminhada em esteira, associados a modalidades de fortalecimento de membros superiores, inferiores, bem como fortalecimento global e exercícios com ênfase em controle motor. Além disso, todos os pacientes recebem orientações baseadas em evidência e protocolos sobre educação em dor e neurociência. São orientados a realizar exercícios domiciliares individualizados, que respeitam seu condicionamento físico e classificação e acompanhados conforme seus desfechos clínicos em diversos pontos do tempo.

Há uma promissora tendência a novos estudos investigando a eficácia do método de classificação dos subgrupos fortalecendo a prática clínica baseada em evidência e tratando o paciente da maneira mais específica possível para sua condição clínica, porém a literatura atual também demonstra um longo caminho dentro do ambiente acadêmico para chegar à validação de todos os subgrupos apresentados neste capítulo.

Bibliografia

1. GBD 2016 Risk Factors Collaborators. Global, regional, and national comparative risk assessment of 84 behavioural, environmental and occupational, and metabolic risks or clusters of risks, 1990-2016: a systematic analysis for the Global Burden of Disease Study 2016. Lancet. 2017;390(10100):1345-422.

2. Vlaeyen JWS, Maher CG, Wiech K, Van Zundert J, Meloto CB, Diatchenko L, et al. Low back pain. Nat Rev Dis Primers. 2018 Dec 13;4(1):52. doi:10.1038/s41572-018-0052-1. Review.

3. Hoy D, Bain C, Williams G, March L, Brooks P, Blyth F, et al. A systematic review of the global prevalence of low back pain. Arthritis Rheum. 2012 Jun;64(6):2028-37.

4. da C Menezes Costa L, Maher CG, Hancock MJ, McAuley JH, Herbert RD, Costa LO. The prognosis of acute and persistent low-back pain: a meta-analysis. CMAJ. 2012;184(11):E613-24.

5. van Tulder M, Becker A, Bekkering T, Breen A, del Real MT, Hutchinson A, et al.; COST B13 Working Group on Guidelines for the Management of Acute Low Back Pain in Primary Care. Chapter 3. European guidelines for the management of acute nonspecific low back pain in primary care. Eur Spine J. 2006 Mar;15 Suppl 2:S169-91.

6. Hartvigsen J, Hancock MJ, Kongsted A, Louw Q, Ferreira ML, Genevay S, et al.; Lancet Low Back Pain Series Working Group. What low back pain is and why we need to pay attention. Lancet. 2018 Jun 9;391(10137):2356-67. doi:10.1016/S0140-6736(18)30480-X.

7. Buchbinder R, van Tulder M, Öberg B, Costa LM, Woolf A, Schoene M, et al.; Lancet Low Back Pain Series Working Group. Low back pain: a call for action. Lancet. 2018 Jun 9;391(10137):2384-8. doi:10.1016/S0140-6736(18)30488-4.

8. Nachemson AL. Advances in low back pain. Clin Orthop. 1985;200:266-78.

9. Frymoyer JW, Newberg A, Pope MH, et al. Spine radiographs in patients with low back pain: an epidemiological study in men. J Bone Joint Surg Am. 1984;66:1048-55.

10. Wiesel S, Tsourmas N, Feffer HL, et al. A study of computer-assisted tomography, I: the incidence of positive CAT scans in an asymptomatic group of patients. Spine. 1984;9:549-51.

11. Boden SD, Davis DO, Dina TS, et al. Abnormal magnetic-resonance scans of the lumbar spine in asymptomatic individuals: a prospective investigation. J Bone Joint Surg Am. 1990;72:403-8.

12. Apeldoorn AT, Bosmans JE, Ostelo RW, de Vet HC, van Tulder MW. Cost-effectiveness of a classification-based system for sub-acute and chronic lowback pain. Eur Spine J. 2012 Jul;21(7):1290-300. doi:10.1007/s00586-011-2144-4. Epub 2012 Jan 19.

13. Foster NE, Anema JR, Cherkin D, Chou R, Cohen SP, Gross DP, et al. Lancet Low Back Pain Series Working Group. Prevention and treatment of low back pain: evidence, challenges, and promising directions. Lancet. 2018 Jun 9;391(10137):2368-83. doi:10.1016/S0140-6736(18)30489-6.

14. Almeida M, Saragiotto B, Richards B, Maher CG. Primary care management of non-specific low back pain: key messages from recent clinical guidelines. Med J Aust. 2018 Apr 2;208(6):272-5.

15. Hayden Ja, Van Tulder Mw, Tomlinson G. Systematic review: strategies for using exercise therapy to improve outcomes in chronic low back pain. Ann Intern Med. 2005;142:776-85; 778.

16. Koes Bw, Van Tulder Mw, Thomas S. Diagnosis and treatment of low back pain. BMJ. 2006;332:1430-4.

17. Kent P, Keating J. Do primary-care clinicians think that nonspecific low back pain is one condition? Spine. 2004;29:1022-31.

18. Mcginn Tg, Guyart Gh, Wyer Pc, Naylor C, Stiell Ig, Richardson W. Users guide to medical literature: Xxii. How to use anicles about clinical decision rules. Jama. 2000;284:79-84.

19. Fritz M. Clinical prediction rules in physical therapy: coming of age? Orthop Sports Phys !Her. 2009;39:159-61.

20. Mcginn Tg, Guyart Gh, Wyer Pc, Naylor C, Stiell Ig, Richardson W. Users guide to medical literature: xxii. how to use anicles about clinical decision rules. Jama. 2000;284:79-84.

21. Childs JD, Cleland JA. Development and application of clinical prediction rules to improve decision making in physical therapy practice. Phys Ther. 2006;86:122-31.

22. Delitto A, Erhard Re, Bowling Rw. A treatment-based classification approach to low back syndrome: identifying and staging patients for conservative treatment. Phys Ther. 1995;75:470-85; Discussion 485-79.

23. Fritz JM, Cleland JA, Childs JD. Subgrouping patients with low back pain: evolution of a classification approach to physical therapy. J Orthop Sports Phys Ther. 2007;37(6):290-302.

24. Alrwaily M, Timko M, Schneider M, Stevans J, Bise C, Hariharan K, et al. Treatment-based classification system for low back pain: revision and update. Phys Ther. 2016 Jul;96(7):1057-66. doi:10.2522/ptj.20150345.

25. Fairbanks JCT, Couper J, Davies JB, et al. The oswestry low back pain disability questionnaire. Physiotherapy. 1980;66:271-3.

26. Waddell G, Newton M, Henderson I, Somerville D, Main CJ. A fear avoidance beliefs questionnaire (Fabq) and the role of fear-avoidance beliefs in chronic low back pain and disability. Pain. 1993;52:157-68.

27. Fritz JM, George SZ. Identifying psychosocial variables in patients with acute work-related low back pain: the importance of fear avoidance beliefs. Phys Ther. 2002;82:973-83.

28. Flynn T, Fritz J, Whitman J, Wainner R, Magel J, Rendeiro D, et al. A clinical prediction rule for classifying patients with low back pain who demonstrate short-term improvement with spinal manipulation. Spine. 2002;27:2835-43.

29. Childs JD, Fritz JM, Flynn TW, Irrgang JJ, Johnson KK, Majkowski GR, et al. A clinical prediction rule to identify patients with low back pain most likely to benefit from spinal manipulation: a validation study. Ann Intern Med. 2004;141:920-8.

30. Mckenzie RA. The lumbar spine: mechanical diagnosis and therapy. Waikanae, New Zealand: Spinal Publications Ltd; 1989.

31. Browder DA, Childs JD, Cleland JA, Fritz JM. Effectiveness of an extension oriented treatment approach in a subgroup of patients with low back pain: a randomized clinical trial Phys Ther. 2007;37:A12-A13. 33.

32. Long A, Donelson R, Fung T. Does it matter which exercise? A randomized control trial of exercise for low back pain. Spine. 2004;29:2593-602.

33. Fritz JM, Delitto A, Welch WC, Erhard RE. Lumbar spinal stenosis: a review of current concepts in evaluation, management, and outcome measurements. Arch Phys Med Rehabil. 1998;79:700-8.

34. Airaksinen O, Brox Ji, Cedraschi C, et al. European guidelines for the management of chronic nonspecific low back pain. Eur Spine J. 2006;15(Suppl).

35. Beurskens AJ, De Vet HC, Koke AJ, et al. Efficacy of traction for non-specific low back pain: a randomised clinical trial. Lancet. 1995;346:1596-600.

36. Beurskens AJ, De Vet HC, Koke AJ, et al. Efficacy of traction for nonspecific low back pain. 12-week and 6-month results of a randomized clinical trial. Spine. 1997;22:2756-62.

37. Borman P, Keskin D, Bodur H. The efficacy of lumbar traction in the management of patients with low back pain. Rheumatol Int. 2003;23 82-6.

38. Van Der Heijden GJ, Beurskens AJ, Dirx MJ, et al. efficacy of lumbar traction: a randomised clinical trial. Physiotherapy. 1995;81:29-35.

39. Werners R, Pynsent PB, Bulstrode CJK. Randomized trial comparing interferential therapy with motorized lumbar traction and massage in the management of low back pain in a primary care setting. Spine. 1999;24:1579-84.

40. 40. Fritz JM, Lindsay W, Matheson JW, Brennan GP, Hunter SJ, Moffit SD, et al. Is there a subgroup of patients with low back pain likely to benefit from mechanical traction? Results of a randomized clinical trial and subgrouping analysis. Spine (Phila Pa 1976). 2007 Dec 15;32(26):E793-800.

41. Colle F, Rannou F, Revel M, Fermanian J, Poiraudeau S. impact of quality scales on levels of evidence inferred from a systematic review of exercise therapy and low back pain. Arch Phys Med Rehabil. 2002;83:1745-52.

42. O'Sullivan PB, Phyty GD, Twomey LT, Allison GT. Evaluation of specific stabilizing exercises in the treatment of chronic low back pain with radiologic diagnosis of spondylosis or spondylolisthesis. Spine. 1997;22:2959.

43. Hicks GE, Fritz JM, Delitto A, McGill SM. Preliminary development of a clinical prediction rule for determining which patients with low back pain will respond to a stabilization exercise program. Arch Phys Med Rehabil. 2005 Sep;86(9):1753-62.

44. Stanton TR, Fritz JM, Hancock MJ, Latimer J, Maher CG, Wand BM, et al. Evaluation of a treatment-based classification algorithm for low back pain: a cross-sectional study. Phys Ther. 2011 Apr;91(4):496-509.

45. Fritz JM, Delitto A, Erhard RE. Comparison of classification-based physical therapy with therapy based on clinical practice guidelines for patients with acute low back pain: a randomized clinical trial. Spine (Phila Pa 1976). 2003 Jul 1;28(13):1363-71.

46. Brennan GP, Fritz JM, Hunter SJ, Thackeray A, Delitto A, Erhard RE. Identifying subgroups of patients with acute/subacute "nonspecific" low back pain: results of a randomized clinical trial. Spine (Phila Pa 1976). 2006 Mar 15;31(6):623-31.

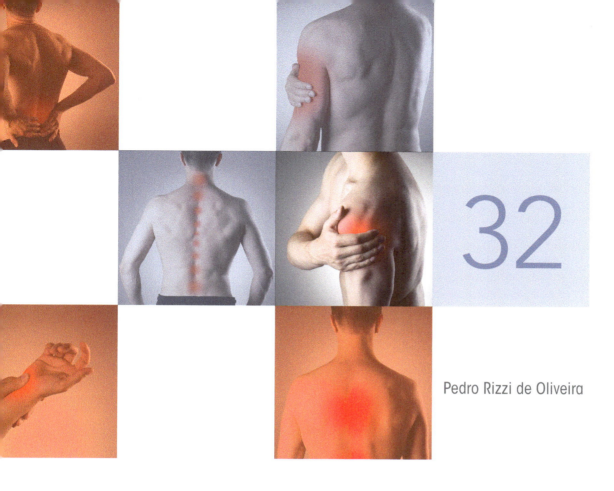

Pedro Rizzi de Oliveira

DOR PATELOFEMORAL

32.1 Introdução

A dor patelofemoral ou síndrome da dor patelofemoral pode ser caracterizada como uma dor não específica localizada na região anterior do joelho, resultante de disfunção nas forças mecânicas que atuam na patela e no fêmur. Essa dor costuma piorar durante atividades como correr, agachar e subir e descer escadas. Não existe consenso a respeito da exata etiologia da dor patelofemoral, porém fatores como fraqueza muscular dos membros inferiores, atraso da ativação do vasto medial, encurtamento muscular e pronação excessiva do pé parecem estar associados no risco de se desenvolver essa síndrome.[1,2]

A fisioterapia é o tratamento de primeira linha no tratamento da dor patelofemoral e evolve exercícios de fortalecimento e reeducação neuromuscular dos membros inferiores.[3]

Neste capítulo, abordaremos as questões biomecânicas que estão relacionadas com o aparecimento da síndrome da dor patelofemoral, bem como as principais abordagens fisioterapêuticas disponíveis na atualidade.

32.2 Epidemiologia

A dor patelofemoral é uma patologia relativamente comum dentro da população geral, esportistas, atletas de alta demanda e militares, sendo mais frequente em mulheres.[4] A prevalência na população geral gira em torno de 25%, sendo maior na população entre 12-19 anos.[5]and to establish the source data for quoted figures, ratios, prevalence or incidence of patellofemoral pain syndrome (PFPS

Um estudo americano realizado em cadetes verificou que a incidência de dor patelofemoral é de aproximadamente de 22/1.000 pessoas/ano, sendo a incidência em mulheres (33/1.000 pessoas/ano) maior que a em homens (15/1.000 pessoa/ano).[6]

A prevalência em atletas femininas é de 22,7%, e a incidência de 1,09 por 1.000 pessoas/ano.[4,7] Considerando alguns esportes específicos, a prevalência da dor patelofemoral em corredores universitários é de 21% em mulheres e de 16% em homens. Um estudo com ciclistas masculinos de elite verificou uma prevalência de 35,7%, e outro estudo realizado em bailarinas profissionais verificou uma prevalência de 29,3%.[8]

Em torno de 50 a 70% dos indivíduos com dor patelofemoral apresentam sintomas recorrentes, e mais da metade dos pacientes tratados não apresenta resultados satisfatório a longo prazo, constituindo grande desafio no manejo dessa patologia.[10,11]

32.3 Fisiopatologia

A etiologia da dor patelofemoral é multifatorial. Assim sendo, não é possível estabelecer uma causa unicamente biomecânica para a ocorrência dessa patologia. Fatores como redução na força do músculo quadríceps e rotadores laterais do quadril, intensidade da atividade física, aumento da queda do osso navicular, entre outros, auxiliam na compreensão da dor patelofemoral, porém não a explicam por completo.[12] Por vezes esses achados de alterações biomecânicas e de força são consequência e não causa da dor.[13] Fatores psicossociais também exercem importante influência na compreensão da dor patelofemoral, não podendo ser negligenciados.

32.3.1 Alinhamento dos membros inferiores

A patela situa-se na tróclea do fêmur, entre os côndilos, e funciona como uma polia, transmitindo as forças provenientes do músculo quadríceps até a inserção do tendão patelar na tuberosidade anterior da tíbia. A resultante das forças do quadríceps e do tendão patelar cria um vetor de força lateral na patela devido ao alinhamento fisiológico do membro inferior, ligeiramente em valgo. Clinicamente, esse vetor pode ser mensurado com base no ângulo Q, que é formado pela interseção de uma linha que parte da espinha ilíaca anterossuperior até o meio da patela e uma linha que parte da tuberosidade anterior da tíbia e vai também até o centro da patela (Figura 32.1).[14]

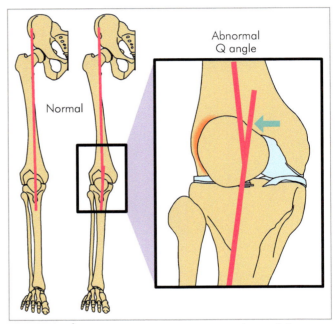

Figura 32.1 Ângulo Q formado pelo cruzamento de uma linha partindo da espinha ilíaca anterossuperior até o centro da patela e outra linha partindo da tuberosidade anterior da tíbia até o centro da patela.
Fonte: Elaborado pela autoria.

Por vezes o aumento do ângulo Q foi citado como sendo um dos fatores que contribuiriam para o aparecimento da dor, uma vez que o aumento do valgismo do joelho implicaria maiores forças compressivas na faceta lateral da patela e a região do côndilo lateral do fêmur.[15] Porém, evidências atuais sugerem que não existe relação entre alterações no ângulo Q (medido estaticamente) e a dor patelofemoral.[16]

Outras medidas, como profundidade da tróclea do fêmur e altura patelar (Insall-Salvati e Caton-Deschamps), também não têm relação com a dor patelofemoral.[12]

32.3.2 Força

Os pacientes com dor patelofemoral apresentam alterações importantes de força nos membros inferiores, que podem ser causa ou consequência de seu aparecimento. A redução de força no músculo quadríceps, medida tanto de forma isométrica quando isocinética, é fator de risco para o aparecimento da dor.[16]

Déficits na musculatura proximal do quadril, principalmente os músculos abdutores e rotadores laterais de quadril, estão associados com a dor patelofemoral. Mulheres com síndrome da dor patelofemoral apresentam fraqueza da musculatura rotadora lateral e abdutora de quadril quando comparadas com indivíduos saudáveis.[2] Porém, a fraqueza dessa musculatura em si não é fator de risco para o desenvolvimento da dor patelofemoral. Existem evidências de que uma redução da força dessa musculatura se daria por consequência da dor no joelho e não causa.[13]

32.3.3 Déficits neuromusculares

Indivíduos com dor patelofemoral podem apresentar atraso na ativação de alguns músculos, mais especificamente o vasto medial,[17] podendo contribuir para uma excursão alterada da patela, que também iremos abordar neste capítulo. Postula-se que esse déficit de ativação do vasto medial predisporia a patela a maior lateralização, contribuindo para um aumento do estresse nessa região do joelho. A alteração na ativação muscular pode ocorrer nas mais diversas atividades como sentar e levantar, agachar-se e elevar o membro inferior em extensão.[18]

32.3.4 Encurtamento muscular

A flexibilidade dos tecidos moles parece ter relação importante com a dor patelofemoral. O encurtamento da musculatura anterior de quadril, quadríceps, isquiotibiais, retináculo lateral do joelho, banda iliotibial e gastrocnêmios pode influenciar na dor anterior de joelho.[3] O encurtamento dessas estruturas acarreta aumento das forças compressivas na articulação patelofemoral, contribuindo com os outros fatores que aumentam o vetor de lateralização da patela.[12]

32.3.5 Valgo dinâmico do joelho

As disfunções biomecânicas relacionadas à dor patelofemoral estão ligadas a alterações proximais (quadril) e distais (tornozelo e pé).[19] O quadril e os músculos que atuam nessa região têm a função de gerar movimento e manter a estabilidade dinâmica durante as mais diferentes tarefas (p. ex., marcha, corrida, subida/descida de escadas). Se alguma das estruturas musculares proximais não funciona corretamente, pode ocorrer uma disfunção na cinemática nos diversos planos do quadril, acarretando movimentos anormais no joelho.[20]

A disfunção mais comum associada à dor patelofemoral é o valgo dinâmico. Essa disfunção se caracteriza pelo colapso medial do joelho (valgismo excessivo) durante atividades realizadas em cadeia cinética fechada, tais como caminhar, correr e agachar. Isso ocorre devido à perda da capacidade da musculatura proximal em impedir a adução e rotação medial excessiva do quadril. Essa alteração acarreta uma medialização do centro articular do joelho em relação ao pé, levando ao valgismo. A adução excessiva do quadril também influencia de maneira importante a ocorrência do valgo dinâmico.[20]

Outro fator que pode contribuir com essa alteração é o excesso de pronação do pé. Pacientes com dor patelofemoral apresentam uma queda do osso navicular maior do que indivíduos sem dor.[21] Durante a marcha, a pronação excessiva do pé somada a uma rotação interna da tíbia pode aumentar ainda mais a rotação medial do fêmur, acentuando o valgo dinâmico e aumentando as pressões na região da faceta lateral da patela.[22] Os mecanismos do valgo dinâmico estão ilustrados na Figura 32.2.

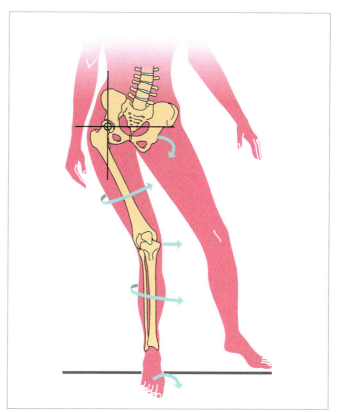

Figura 32.2 Fatores contribuintes para o valgo dinâmico. As setas indicam respectivamente as alterações da queda da pelve, rotação interna de fêmur, adução do fêmur/aumento do valgismo, rotação interna de tíbia e pronação excessiva do pé/queda do osso navicular.
Fonte: Elaborado pela autoria.

32.3.6 Excursão alterada da patela/maltracking

A excursão alterada da patela, também conhecida como *maltracking* patelar, pode estar presente em alguns pacientes com dor patelofemoral, levando a sobrecarga na cartilagem subcondral da articulação e consequentemente à dor. Além disso, a excursão alterada da patela pode danificar estruturas ligamentares na articulação patelofemoral, aumentando a inervação local e também a dor.[23]

32.3.7 Fatores psicossociais

Assim como a dor lombar crônica, a dor patelofemoral também é uma patologia que costuma ter início insidioso e acarreta limitações físicas persistentes. Essas limitações podem ter impacto negativo na vida social e na saúde mental desses pacientes.[24] Esses pacientes apresentam mais depressão, ansiedade, maior dificuldade em lidar com a dor e maior catastrofização da dor. O impacto na esfera psicossocial desses pacientes é similar ao observado em indivíduos com outras patologias fisicamente limitantes, como, por exemplo, osteoartrite de joelho.[25]

Não é possível determinar se a dor somada à incapacidade de realizar atividades físicas leva ao aparecimento de problemas psicológicos, ou se questões psicológicas deflagram alterações na modulação da dor, motivação, resiliência e capacidade de lidar com os sintomas da dor patelofemoral.[25]

32.4 Apresentação clínica

Os pacientes com dor patelofemoral apresentam dor típica na região anterior do joelho, localizada na periferia ou atrás da patela. Os sintomas podem se instalar de maneira insidiosa (mais comum) ou aguda. A dor aparece frequentemente durante atividades como subir e descer escadas, corrida e agachamento, porém pode ocorrer também após permanecer com o joelho fletido por longos períodos (p. ex., sentar-se por longos períodos).[12]

Dor à palpação e à fricção/compressão da patela costuma ser comum. A função também pode estar prejudicada devido à ocorrência da dor anterior no joelho desses indivíduos, sendo a ocorrência de dor durante atividades funcionais específicas (p. ex., agachar, subir escadas etc.) uma das principais ferramentas diagnóstica dessa patologia.[12]

32.5 Classificação e subgrupos

No guia de práticas clínicas publicado em 2019 por Willy e colaboradores,[12] os pesquisadores e especialistas na área propuseram classificar a dor patelofemoral em quatro subgrupos (Quadro 32.1), baseados nos principais sintomas e alterações funcionais observados. A classificação em subtipos permite ao terapeuta direcionar e guiar melhor sua conduta, otimizando seus resultados clínicos.

Vale ressaltar que por vezes o paciente se encaixa em mais de um subtipo e, ao longo de seu tratamento, pode mudar suas características clínicas, passando de um subgrupo para outro.

Quadro 32.1 Subgrupos da dor patelofemoral e suas principais características clínicas

	Subgrupos da dor patelofemoral			
Subtipo	Sobrecarga	Déficits musculares	Déficits de coordenação do movimento	Alterações na mobilidade
Características	■ Teste de descida de escada positivo. ■ Dor anterior durante atividades funcionais.	■ Fraqueza muscular de rotadores laterais/extensores de quadril. ■ Fraqueza muscular de quadríceps.	■ Valgo dinâmico presente/acentuado. ■ Controle muscular deficitário durante testes funcionais.	■ Aumento na queda do osso navicular do pé. ■ Encurtamento muscular: quadríceps, sóleo, banda iliotibial e/ou isquiotibiais.

Fonte: Elaborado pela autoria.

32.5.1 Sobrecarga

Os pacientes com dor patelofemoral podem apresentar a característica de dor relacionada à sobrecarga da articulação. O estresse na estrutura patelofemoral passa do limite fisiológico, gerando alterações metabólicas locais, podendo levar a dor. Encaixam-se nesse subgrupo atletas de alto rendimento, militares e corredores. A dor também pode se manifestar após a realização de um esforço intenso que o indivíduo não está habituado a realizar. Mudanças no volume de treino de atletas e corredores também podem deflagrar o quadro álgico.[12]

32.5.2 Déficits musculares

Esse subgrupo caracteriza-se por apresentar fraqueza nos músculos quadríceps e em músculos abdutores, rotadores laterais e extensores de quadril. Como explanado anteriormente, alguns pacientes com dor patelofemoral apresentam déficits nesses músculos e consequente desvantagem biomecânica com aumento do valgo de joelho em atividades dinâmicas realizadas em cadeia cinética fechada. Não é clara a causa da fraqueza nessa musculatura, mas sabe-se que muitos pacientes se beneficiam do fortalecimento dela.[26]

32.5.3 Déficits de coordenação do movimento

Os déficits de coordenação do movimento são verificados e avaliados no plano frontal de maneira clínica ou com o auxílio de avaliação cinemática em duas dimensões. Acredita-se que a incoordenação do movimento esteja ligada a um controle neuromuscular deficitário.[20] As principais alterações na coordenação verificadas são o excesso de adução do fêmur e maior deslocamento medial do joelho. Essa avaliação deve ser clínica e individualizada, visto que não existem na literatura valores preditivos que determinem uma adução de fêmur ou um valgo dinâmico de joelho anormais.[27]

32.5.4 Alterações na mobilidade

A falta de flexibilidade nas estruturas ao redor do joelho tem o potencial de aumentar as forças compressivas na articulação patelofemoral. As estruturas mais comuns ligadas à dor patelofemoral quando encurtadas são o trato iliotibial, quadríceps, isquiotibiais, retináculo lateral da patela e gastrocnêmios. Existe também um componente relacionado à redução da rotação externa de quadril, o que poderia contribuir com o posicionamento inadequado do fêmur, aumentado o estresse na região lateral da articulação patelofemoral.[12]

32.6 Diagnóstico e avaliação

O diagnóstico da dor patelofemoral é clínico, levando em consideração o histórico da patologia no paciente, idade, sexo e um exame físico detalhado.[12] O exame físico deve compreender diversos campos, como força muscular, sensibilidade local, dor à palpação e testes funcionais que elicitem a dor anterior nesses pacientes.[2] É importante que se afastem algumas patologias que também podem ser causa de dor patelofemoral, tais como: tumores, luxação patelar, fraturas, tendinopatia

patelar, síndrome da banda iliotibial, rupturas ligamentares, entre outras (Quadro 32.2). Os exames de imagem servem de auxílio no diagnóstico diferencial na dor patelofemoral, não sendo o principal recurso no diagnóstico da patologia.[28]

Quadro 32.2. **Diagnósticos diferenciais relacionados à dor patelofemoral**

Diagnóstico diferencial na dor patelofemoral
■ Tendinopatia patelar.
■ Tumor.
■ Hofite.
■ Síndrome da plica sinovial.
■ Fraturas.
■ Luxação patelar.
■ Síndrome da banda iliotibial.
■ Rupturas ligamentares.
■ Doença de Osgood-Schlatter.
■ Doença de Sinding-Larsen-Johansson.

Fonte: Elaborado pela autoria.

A mensuração objetiva de força nos pacientes com dor patelofemoral pode ser realizada com o uso de dinamômetro isocinético e isométrico. Ambas as mensurações são fidedignas para a avaliação de músculos como quadríceps e rotadores laterais,[29] sendo o isométrico mais acessível e disponível na prática clínica.

Alguns testes devem ser realizados visando verificar alterações biomecânicas e/ou dor durante alguma tarefa específica. O teste de descida de escada (*step-down test*) é uma maneira robusta de verificar a biomecânica do membro inferior como um todo, no plano frontal. A medição de alterações no valgo dinâmico de joelho pode ser observada por meio de uma filmagem simples em duas dimensões.[30] Vale ressaltar que atualmente, com o avanço tecnológico, é possível realizar uma captação altamente detalhada (em duas dimensões) com o uso de diversos *smartphones* e telefones celulares disponíveis no mercado. Além das alterações biomecânicas, o aparecimento de dor anterior durante o teste de descida de escada é um indicativo da presença da dor patelofemoral.[31]

Outros testes funcionais também são utilizados na prática clínica, como agachar-se, ajoelhar-se e subir escadas.

Durante a avaliação desses pacientes, além de testes físicos funcionais, é importante mensurar a capacidade física por meio de questionários específicos para dor anterior de joelho. Dentre esses instrumentos podemos citar o KOS-ADLS (*knee outcome survey – activities of daily living scale*)[32] e o KUJALA (*scoring of patellofemoral disorders*),[33] sendo este último um instrumento específico para dor anterior de joelho e amplamente utilizado na prática clínica.

32.7 Tratamento

32.7.1 Tratamento conservador

O tratamento da dor patelofemoral é essencialmente conservador, sendo a fisioterapia a principal abordagem no manejo da dor.[3] Atualmente não existe consenso quanto à melhor modalidade terapêutica a ser utilizada,[1] sendo necessário que a escolha do tratamento seja guiada pelos sintomas apresentados pelo paciente. O uso de anti-inflamatórios não esteroidais e de outras drogas analgésicas tem efeito positivo no controle inicial da dor.

Devido à característica multifatorial da dor patelofemoral, podemos lançar mão da classificação dos sintomas por subgrupos, como citado anteriormente, para que o resultado do tratamento seja otimizado. Sabe-se porém que a atividade física de maneira geral deve ser estimulada, pois costuma oferecer efeitos benéficos nos indivíduos com dor anterior de joelho.[34]

O fortalecimento muscular do quadríceps pode ser realizado tanto em cadeia cinética fechada quanto aberta, não havendo diferenças na eficácia.[35] A escolha deve ser guiada pelos sintomas e particularidades de cada indivíduo. Caso o paciente apresente muita dor, é possível limitar a angulação de movimento de modo a reduzir o estresse na articulação patelofemoral, sendo a angulação de proteção para o agachamento de 0-45º e para extensão de joelho em cadeia cinética aberta de 90-45º.[27]

Os rotadores laterais e extensores de quadril também devem ser trabalhados caso haja fraqueza deles.[26] Os exercícios de fortalecimento podem ser realizados tanto em cadeia cinética aberta (CCA) quanto fechada (CCF). Os exercícios em CCA costumam ser mais fáceis de serem realizados, enquanto os CCF são mais desafiadores. A escolha do exercício dependerá do nível de comprometimento e destreza de cada paciente, não existindo um exercício melhor que outro e sim um que ativa mais a musculatura em relação ao outro.[36] Exercícios como descida de um degrau em frente a um espelho podem ser indicados para pacientes que apresentem déficit de controle neuromuscular.

O uso de bandagem rígida por meio de esparadrapo como terapia coadjuvante ao exercício deve ser encorajado, uma vez que a bandagem auxilia no manejo da dor em curto prazo.[12] A técnica de aplicação é a de McConnell e consiste na estabilização da patela em relação a sua rotação e deslizamento lateral.[37]

Outra opção de terapia coadjuvante aos exercícios terapêuticos é o uso de palmilhas.[38] A prescrição dessas órteses tem como premissa corrigir alterações biomecânicas no pé que influenciariam o alinhamento do joelho, como o excesso de pronação do antepé.[12]

Caso o perfil do paciente seja de um atleta ou praticante de atividade física intensa, é necessário especial atenção para aspectos específicos do gestual esportivo. A reeducação do gestual deve ser encorajada, bem como a adequação do volume de exercícios, em especial em atletas corredores.[39] O ajuste do gestual nesses atletas pode ser realizado por meio de exercícios educativos em conjunto com *feedback* visual.

Existem alguns outros tratamentos citados na literatura que, entretanto, não possuem efeitos benéficos na dor patelofemoral e, portanto, não são indicados, tais quais agulhamento seco (*dry needling*), eletroestimulação neuromuscular, terapia manual, ultrassom e fotobiomodulação (*laser*).[12]

32.7.2 Tratamento cirúrgico

O tratamento cirúrgico não é indicado para a grande maioria dos pacientes com dor patelofemoral, sendo essa possibilidade aventada apenas para aquele grupo de indivíduos que é refratário ao tratamento conservador, caso este não surta efeito após 6 a 12 meses. As intervenções cirúrgicas têm como objetivo corrigir alterações biomecânicas e lesões identificáveis por meio de realinhamento patelar, reparo na cartilagem (*resurfacing*), trocleoplastia e artroplastia patelofemoral.[3]

Existem poucos estudos que comprovam a eficácia do tratamento cirúrgico em relação ao conservador, sendo que alguns trabalhos demonstram que não existe superioridade da cirurgia em relação ao tratamento não cirúrgico, inclusive a longo prazo.[40,41]

32.8 Conclusão

A dor patelofemoral consiste em uma entidade de etiologia ainda desconhecida, sendo alguns dos fatores de risco dessa patologia de caráter biomecânico. A classificação desses pacientes em subgrupos facilita a compreensão dos mecanismos que contribuem para o aparecimento da dor, bem como auxilia na prescrição do tratamento. O manejo da dor patelofemoral é, em essência, conservador e quase sempre compreende exercícios de fortalecimento de membros inferiores aliados a outros modais terapêuticos.

Bibliografia

1. Saltychev M, Dutton RA, Laimi K, Beaupre GS, Virolainen P, Fredericson M. Effectiveness of conservative treatment for patellofemoral pain syndrome: A systematic review and meta-analysis. J Rehabil Med. 2018;50(5):393-401. doi:10.2340/16501977-2295.

2. Crossley KM, Stefanik JJ, Selfe J, et al. Patellofemoral pain consensus statement from the 4th International Patellofemoral Pain Research Retreat, Manchester. Part 1: Terminology, definitions, clinical examination, natural history, patellofemoral osteoarthritis and patient-reported outcome m. Br J Sports Med. 2016;50(14):839-843. doi:10.1136/bjsports-2016-096384.

3. Rothermich MA, Glaviano NR, Li J, Hart JM. Patellofemoral pain. Epidemiology, pathophysiology, and treatment options. Clin Sports Med. 2015;34(2):313-327. doi:10.1016/j.csm.2014.12.011.

4. Smith BE, Selfe J, Thacker D, et al. Incidence and prevalence of patellofemoral pain: A systematic review and meta-analysis. PLoS One. 2018;13(1):1-18. doi:10.1371/journal.pone.0190892.

5. Callaghan MJ, Selfe J. Has the incidence or prevalence of patellofemoral pain in the general population in the United Kingdom been properly evaluated? Phys Ther Sport. 2007;8(1):37-43. doi:10.1016/j.ptsp.2006.07.001.

6. Boling M, Padua D, Marshall S, Guskiewicz K, Pyne S, Beutler A. Gender differences in the incidence and prevalence of patellofemoral pain syndrome. Scand J Med Sci Sports. 2010;20(5):725-730. doi:10.1111/j.1600-0838.2009.00996.x.

7. Myer GD, Ford KR, Barber Foss KD, et al. The incidence and potential pathomechanics of patellofemoral pain in female athletes. Clin Biomech. 2010;25(7):700-707. doi:10.1016/j.clinbiomech.2010.04.001.

8. Clarsen B, Krosshaug T, Bahr R. Overuse injuries in professional road cyclists. Am J Sports Med. 2010;38(12):2494-2501. doi:10.1177/0363546510376816.

9. Winslow J, Yoder E. Patellofemoral pain in female ballet dancers: Correlation with iliotibial band tightness and tibial external rotation. J Orthop Sports Phys Ther. 1995;22(1):18-21. doi:10.2519/jospt.1995.22.1.18.

10. Stathopulu E, Baildam E. Anterior knee pain: A long-term follow-up. Rheumatology. 2003;42(2):380-382. doi:10.1093/rheumatology/keg093.

11. Lankhorst NE, Van Middelkoop MM, Crossley KM, et al. Factors that predict a poor outcome 5-8 years after the diagnosis of patellofemoral pain: A multicentre observational analysis. Br J Sports Med. 2016;50(14):881-886. doi:10.1136/bjsports-2015-094664.

12. Willy RW, Hoglund LT, Barton CJ, et al. Patellofemoral Pain. J Orthop Sport Phys Ther. 2019;49(9):CPG1-CPG95. doi:10.2519/jospt.2019.0302.

13. Rathleff MS, Rathleff CR, Crossley KM, Barton CJ. Is hip strength a risk factor for patellofemoral pain? A systematic review and meta-analysis. Br J Sports Med. 2014;48(14):1088. doi:10.1136/bjsports-2013-093305.

14. Powers CM. The Influence of Altered Lower-Extremity Kinematics on Patellofemoral Joint Dysfunction: A Theoretical Perspective. J Orthop Sports Phys Ther. 2003;33(11):639-646. doi:10.2519/jospt.2003.33.11.639.

15. Livingston LA. The Quadriceps Angle: A Review of the Literature. J Orthop Sport Phys Ther. 1998;28(2):105-109. doi:10.2519/jospt.1998.28.2.105.

16. Neal BS, Lack SD, Lankhorst NE, Raye A, Morrissey D, Van Middelkoop M. Risk factors for patellofemoral pain: A systematic review and meta-analysis. Br J Sports Med. 2019;53(5):270-281. doi:10.1136/bjsports-2017-098890.

17. Dutton RA, Khadavi MJ, Fredericson M. Patellofemoral Pain. Phys Med Rehabil Clin N Am. 2016;27(1):31-52. doi:10.1016/j.pmr.2015.08.002.

18. Felicio LR, de Carvalho CAM, Dias CLCA, Vigário P dos S. Electromyographic activity of the quadriceps and gluteus medius muscles during/different straight leg raise and squat exercises in women with patellofemoral pain syndrome. J Electromyogr Kinesiol. 2019;48(April):17-23. doi:10.1016/j.jelekin.2019.05.017.

19. Witvrouw E, Callaghan MJ, Stefanik JJ, et al. Patellofemoral pain: proximal, distal, and local factors, 2nd International Research Retreat. J Orthop Sports Phys Ther. 2014;42(6):411-414. doi:10.2519/jospt.2003.33.11.639.

20. Powers CM. The influence of abnormal hip mechanics on knee injury: A biomechanical perspective. J Orthop Sports Phys Ther. 2010;40(2):42-51. doi:10.2519/jospt.2010.3337.

21. Noehren B, Pohl MB, Sanchez Z, Cunningham T, Lattermann C. Proximal and distal kinematics in female runners with patellofemoral pain. Clin Biomech. 2012;27(4):366-371. doi:10.1016/j.clinbiomech.2011.10.005.

22. Barton CJ, Bonanno D, Levinger P, Menz HB. Foot and ankle characteristics in patellofemoral pain syndrome: A case control and reliability study. J Orthop Sports Phys Ther. 2010;40(5):286-296. doi:10.2519/jospt.2010.3227.

23. Powers CM, Bolgla LA, Callaghan MJ, Collins N, Sheehan FT. Patellofemoral Pain: Proximal, Distal, and Local Factors, 2nd International Research Retreat. Vol 42.; 2012. doi:10.2519/jospt.2012.0301.

24. Cheung RTH, Zhang Z, Ngai SPC. Different relationships between the level of patellofemoral pain and quality of life in professional and amateur athletes. PM R. 2013;5(7):568-572. doi:10.1016/j.pmrj.2012.12.007.

25. Maclachlan LR, Collins NJ, Matthews MLG, Hodges PW, Vicenzino B. The psychological features of patellofemoral pain: A systematic review. Br J Sports Med. 2017;51(9):732-742. doi:10.1136/bjsports-2016-096705.

26. Fukuda TY, Melo WP, Zaffalon BM, et al. Hip posterolateral musculature strengthening in sedentary women with patellofemoral pain syndrome: A randomized controlled clinical trial with 1-year follow-up. J Orthop Sports Phys Ther. 2012;42(10):823-830. doi:10.2519/jospt.2012.4184.

27. Powers CM, Ho KY, Chen YJ, Souza RB, Farrokhi S. Patellofemoral joint stress during weight-bearing and non-weight-bearing quadriceps exercises. J Orthop Sports Phys Ther. 2014;44(5):320-327. doi:10.2519/jospt.2014.4936.

28. Van Der Heijden RA, Oei EHG, Bron EE, et al. No Difference on Quantitative Magnetic Resonance Imaging in Patellofemoral Cartilage Composition between Patients with Patellofemoral Pain and Healthy Controls. Am J Sports Med. 2015;44(5):1172-1178. doi:10.1177/0363546516632507.

29. Van Cant J, Pineux C, Pitance L, Feipel V. Hip muscle strength and endurance in females with patellofemoral pain: a systematic review with meta-analysis. Int J Sports Phys Ther. 2014;9(5):564-582. http://www.ncbi.nlm.nih.gov/pubmed/25328820%0Ahttp://www.pubmedcentral.nih.gov/articlerender.fcgi?artid=PMC4196322.

30. Munro A, Herrington L, Carolan M. Reliability of 2-dimensional video assessment of frontal-plane dynamic knee valgus during common athletic screening tasks. J Sport Rehabil. 2012;21(1):7-11. doi:10.1123/jsr.21.1.7.

31. Nunes GS, Stapait EL, Kirsten MH, de Noronha M, Santos GM. Clinical test for diagnosis of patellofemoral pain syndrome: Systematic review with meta-analysis. Phys Ther Sport. 2013;14(1):54-59. doi:10.1016/j.ptsp.2012.11.003.

32. Nigri PZ, Peccin MS, Almeida GJDM, Cohen M. Tradução, validação e adaptação cultural da escala de atividade de vida diária. Acta Ortopédica Bras. 2007;15(2):101-104. doi:10.1590/S1413-78522007000200009.

33. Aquino VDS, Falcon SFM, Neves LMT, Rodrigues RC, Sendín FA. Tradução e adaptação cultural para a língua portuguesa do questionário scoring of patellofemoral disorders: estudo preliminar. Acta Ortopédica Bras. 2011;19(5):273-279. doi:10.1590/S1413-78522011000500002.

34. Hott A, Brox JI, Pripp AH, Juel NG, Liavaag S. Patellofemoral pain: One year results of a randomized trial comparing hip exercise, knee exercise, or free activity. Scand J Med Sci Sport. 2019;(December 2019):1-13. doi:10.1111/sms.13613.

35. Herrington L, Al-Sherhi A. A controlled trial of weight-bearing versus non-weight-bearing exercises for patellofemoral pain. J Orthop Sports Phys Ther. 2007;37(4):155-160. doi:10.2519/jospt.2007.2433.

36. Reiman MP, Bolgla LA, Loudon JK. A literature review of studies evaluating gluteus maximus and gluteus medius activation during rehabilitation exercises. Physiother Theory Pract. 2012;28(4):257-268. doi:10.3109/09593985.2011.604981.

37. Barton C, Balachandar V, Lack S, Morrissey D. Patellar taping for patellofemoral pain: A systematic review and meta-Analysis to evaluate clinical outcomes and biomechanical mechanisms. Br J Sports Med. 2014;48(6):417-424. doi:10.1136/bjsports-2013-092437.

38. Hossain M, Alexander P, Burls A, Jobanputra P. Foot orthoses for patellofemoral pain in adults. Cochrane Database Syst Rev. Published online 2011. doi:10.1002/14651858.cd008402.pub2.

39. Neal BS, Barton CJ, Birn-Jeffery A, Morrissey D. Increased hip adduction during running is associated with patellofemoral pain and differs between males and females: A case-control study. J Biomech. 2019;91:133-139. doi:10.1016/j.jbiomech.2019.05.014.

40. Kettunen JA, Harilainen A, Sandelin J, et al. Knee arthroscopy and exercise versus exercise only for chronic patellofemoral pain syndrome: A randomized controlled trial. BMC Med. 2007;5:1-8. doi:10.1186/1741-7015-5-38.

41. Kettunen JA, Harilainen A, Sandelin J, et al. Knee arthroscopy and exercise versus exercise only for chronic patellofemoral pain syndrome: 5-year follow-up. Br J Sports Med. 2012;46(4):243-246. doi:10.1136/bjsm.2010.079020.

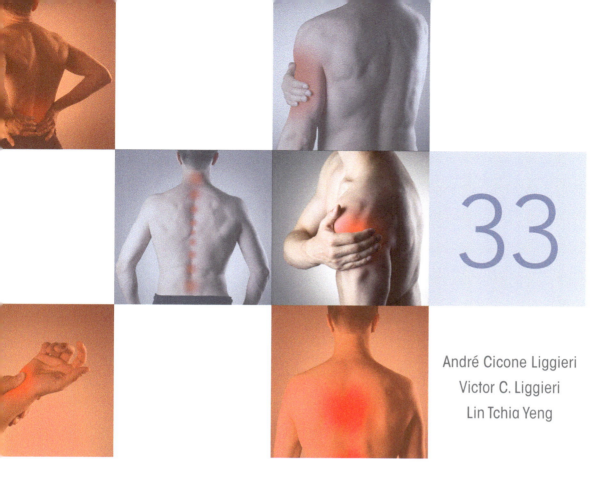

André Cicone Liggieri
Victor C. Liggieri
Lin Tchia Yeng

HIPERMOBILIDADE E DOR

33.1 Introdução e histórico

A hipermobilidade articular ou transtorno do espectro hipermóvel, ou, ainda, o subtipo hipermobilidade da síndrome de Ehlers Danlos, teve sua descrição inicial no princípio do século XX.

Em 1901, Ehlers, e em 1908, Danlos, descreveram uma afecção que cursava com lassidão articular e cutânea, associada a sangramentos, e dessa maneira deu início à saga para o desenvolvimento da definição, diagnóstico e descrição da história natural dessa patologia.

Em 1967, Kirk, Ansell e Bywaters detectaram casos de hipermobilidade familiar benigna, evidenciando o caráter familiar, possivelmente genético, envolvido nessa patologia. Em 1973, Beighton estabeleceu um sistema de pontuação para facilitar o diagnóstico, e, a partir daí, esses critérios passaram a ser aplicados para diferentes populações, trazendo perfis epidemiológicos distintos.

Em 1997, um grupo de trabalho (Villefranche) categorizou um subtipo de Ehlers Danlos (ED), sem alterações de colágeno, vistas à eletroforese, em subtipo EDIII. Na época a comunidade científica entendia a doença como relativamente rara, presente apenas em pacientes portadores da síndrome de ED.

Em 1998, Brighton et al., na tentativa de categorizar os pacientes em grupos, associaram novos sinais e sintomas, buscando ajustar a definição diagnóstica dessa patologia, incorporando então, o caráter sistêmico da hipermobilidade.[1-4]

Esses critérios foram, e ainda são amplamente utilizados e facilitaram o reconhecimento dessa entidade pelos médicos e profissionais da saúde. São de fácil aplicação, com bons índices de reprodutibilidade, porém ainda não satisfazem a profundidade dos fenômenos envolvidos no diagnóstico correto do transtorno do espectro de hipermobilidade, como veremos adiante.[3]

Nem a divisão em grupos ou a sobreposição de hipermobilidade articular, como descrita pelos reumatologistas inicialmente, com a síndrome de Ehlers Danlos, no subtipo hipermobilidade (descritas pelos hematologistas), facilitaram o reconhecimento dessa entidade por muitos médicos, deixando essa entidade com uma prevalência subestimada.

Em 2017, a Sociedade de Ehlers Danlos propôs novas definições e termos para descrever o *pool* de apresentações clínicas e manifestações da doença. Segundo essa mesma sociedade, as divisões e segmentações pregressas dificultaram a assertividade diagnóstica. E hoje sabemos tratar-se de uma divisão mais acadêmica do que clínica. Portanto, neste capítulo, para fins didáticos, ao utilizarmos o termo "transtorno do espectro hipermóvel (TEH)" estaremos nos referindo aos indivíduos portadores do transtorno do espectro hipermóvel (classificação de 2017 – Sociedade de Ehlers Danlos), que pode variar desde o indivíduo com lassidão ligamentar isolada de articulações até multi-instabilidades associadas a sintomas sistêmicos (Figura 33.1).

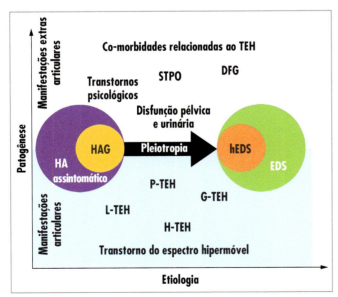

Figura 33.1 Manifestações do TEH.
Siglas: STPO=síndrome da taquicardia postural ortostática; DFG=doença funcional gastrointestinal; L-TEH=localizado; P-TEH=Periférico; H-TEH=Histórico; G-TEH=Generalizado; HA=hipermobilidade articular; HAG=HA Generalizada.
Fonte: Elaborado pela autoria.

O objetivo do presente capítulo é contextualizar o TEH no cenário da reabilitação, com enfoque na dor crônica, à luz das melhores evidências disponíveis.

33.2 Definição

O TEH é um conjunto de desordens do tecido conjuntivo que habitualmente cursa com hipermobilidade articular generalizada, dor musculoesquelética e alterações cutâneas. Em sendo uma doença espectral, podemos ter desde indivíduos com lassidão ligamentar pauciarticular a multi-instabilidades associadas a sintomas sistêmicos.[2]

Dentro da definição mais atual, entendemos que existe ainda um conglomerado de sinais e sintomas, e de características, adjacentes a essas alterações clássicas e que serão descritos de maneira detalhada adiante.

33.3 Epidemiologia

O TEH pode estar dentro de um grupo de 13 ou 14 patologias pertencentes ao espectro da síndrome de Ehlers Danlos (ED).[3,5]

Embora os avanços em pesquisa genética tenham sido grandiosos, com o advento do sequenciamento genético de nova geração, leitura de exomas e genomas inteiros, não encontramos, até o momento, nenhum gene associado ao subtipo hipermobilidade (h) da doença de ED. Todos os outros subtipos já possuem alterações genéticas conhecidas.[3,6]

O subtipo hipermobilidade (hED), ou simplesmente hipermobilidade, é o mais prevalente dentro desse grupo. Estudos epidemiológicos trazem uma variação de prevalência entre 4-65%, a depender da população estudada e, especialmente, da maneira como os critérios diagnósticos são aplicados.[7,8]

Tinkle et al. demonstraram que a prevalência é muito maior em mulheres e, ainda, que essa diferença não está presente em pré-púberes, o que aponta para a presença de um fator hormonal com ação tecidual que modifica a resistência dos tecidos e afeta o funcionamento do organismo.[9]

Em relação à idade, sabemos que os critérios mais atualmente aceitos levam em consideração a idade do indivíduo, satisfazendo o conhecimento de que a senescência tecidual e a perda da complacência atuam de maneira a mimetizar tecidos sem hipermobilidade. O que na prática observamos é que os achados estão "escondidos" nos pacientes mais velhos, e o entendimento da história natural do TEH facilita o diagnóstico.[7,9,10]

Em 2017, na ausência de alterações genéticas, o consórcio internacional definiu novos critérios diagnósticos para a hipermobilidade (hED) e que serão apresentados adiante.[3,7]

33.4 Fisiopatologia

No TEH há um defeito na produção do colágeno, e no fato de o colágeno estar presente em muitos tecidos do corpo humano há um potencial grande de os portadores se apresentarem com inúmeras manifestações sistêmicas.[6]

Algumas dessas alterações são bem explicadas, porém grande parte delas ainda não foi elucidada.

Os indivíduos com hipermobilidade cursam com alterações na clivagem do peptídeo extracelular, alteração do *cross linking* fibrilar e agregação molecular, o que leva a uma alteração da estabilidade e da função das fibras colágenas nos diversos tecidos em que ela se encontra presente.

No contexto de sangramento, uma das manifestações sistêmicas, como notado na descrição inicial, acredita-se que existem dois mecanismos, um estrutural e um funcional. O estrutural refere-se à natureza do colágeno, ou seja, mais fraco, gerando fragilidade dos capilares, e o funcional refere-se à capacidade de servir de plataforma de adsorção do fator de Von Willebrand e das plaquetas na hemostasia primária. Falha em qualquer um desses sistemas pode gerar sangramentos em diversos locais.[11]

Em 2015, Cheung e Vadas descreveram uma correlação frequente entre TEH, síndrome de ativação mastocitária (SAM) e síndrome da taquicardia postural ortostática (STPO). A presença de mastócitos disfuncionais próximos a alguns tecidos poderia justificar quadros de neuropatia e de disfunção do tecido conjuntivo. A degranulação mastocitária libera uma série de substâncias, dentre elas: heparina, peptídeo intestinal vasoativo, quimases, prostanoides, antitrombina III, fator VIII e triptases que podem atuar como pró- inflamatórios, contribuindo para quadros de sangramento e de dor. A STPO pode ser justificada por uma vasoconstricção disfuncional, possivelmente por alteração do colágeno.[12,13]

33.5 Quadro clínico

33.5.1 História clínica e sintomas

Indivíduos com TEH costumam apresentar os sinais da doença desde a infância, e, ao longo dos anos, podem ter muitos sintomas que não estão contemplados nos critérios diagnósticos da doença, fazendo com que o sofrimento seja grande, pois muitas vezes não conseguem obter respostas para as alterações que sentem ou percebem em seu corpo.

Na infância as crianças podem parecer desastradas ou desajeitadas, especialmente do ponto de vista motor, o que levou Kirby e colaboradores a descreverem o distúrbio de coordenação do desenvolvimento, que pode ser caracterizado como um atraso na realização da caminhada autônoma, no engatinhar e baixo desempenho nas atividades motoras finas e grossas.[14]

Durante a adolescência as mulheres costumam apresentar fluxos menstruais intensos ou até mesmo sangramentos não explicados como parte das manifestações sistêmicas e evolutivas do TEH.[15]

Os sintomas álgicos costumam ocorrer no final da adolescência, quando muitas vezes o indivíduo muda os hábitos de vida, por trabalho ou estudo, e passa a apresentar dores musculoesqueléticas. Os quadros mais comuns são de mialgias, luxações, subluxações e tendinopatias, muitas vezes não explicadas e que são tratadas de maneira pontual. Parece haver associação com neuropatias e síndrome do túnel do carpo.[16,17]

Do ponto de vista de risco de lesão, a literatura mostra dados discrepantes que variam de efeito protetor para alguns tipos de lesão (p. ex., lesão ligamentar de joelho), devido à lassidão, a fator de aumento de risco, como nas subluxações e luxações articulares. Sabemos que a fadiga pode levar a lesão e, portanto, pacientes com TEH devem atentar ao nível de fadiga e de exposição a atividades de risco.[18,19]

Em nadadores com TEH existe um déficit de força para rotação medial do ombro e fadiga precoce para essa tarefa, podendo ser um fator de risco para lesão. Sundemo et al. demonstraram que pacientes com TEH apresentam maior chance de falha ou re-ruptura de enxerto após reconstrução do ligamento cruzado anterior.[20,21]

Assim como nos esportes, entre músicos, existem trabalhos que mostram a presença de efeitos protetores e prejudiciais para determinados instrumentos e aptidões. Instrumentos que exigem movimentos repetitivos são protegidos pela hipermobilidade. E instrumentos que solicitam uma postura estática de longa permanência podem ocasionar mais dores que o resto da população.

A dor crônica não identificada idiopática do punho é muito comum entre músicos, sendo na maioria dos casos associada à hipermobilidade articular.[22,23]

Chopra e colaboradores, em 2017, fizeram uma revisão da presença de sinais e sintomas em pacientes portadores de TEH, e a fadiga foi o sintoma mais encontrado (95%). Outro autor (To et al.) estudou a fadiga e detectou que nesses indivíduos ela possui origem central e não periférica.

O resumo dos dados encontrados por Chopra encontra-se resumido no quadro a seguir.[7]

Quadro 33.1 Incidência dos sintomas em pacientes com TEH[7]

Sintoma	Incidência (%)
Fadiga	95
Dor generalizada	90
Dor em partes moles	90
Dor gastrointestinal	85
Luxações	78
Menorragia	77
Cefaleia	75
Dismenorreia	73
Disfunção de ATM	71

Fonte: Elaborado pela autoria.

Além desses sintomas, podemos encontrar ainda distonia em uma parcela significativa de pacientes (54%), achado este que deve ser tratado para evitar progressões de lesões condrais inerentes aos episódios de subluxações articulares.[7]

Com o envelhecimento, os sintomas de dor difusa tornam-se evidentes. Os pacientes com TEH recebem muitas vezes o diagnóstico de fibromialgia, e nesse momento a síndrome dolorosa miofascial entra em cena como grande responsável pelos quadros álgicos mais intensos, podendo ser um das principais agentes na gênese da dor e do sofrimento.

As dores localizadas podem se tornar crônicas, e em conjunto com distúrbios de sono, um relato bastante comum em pessoas com dores crônicas, a dor se torna difusa, justificando muitas vezes os pacientes com TEH serem classificados como tendo fibromialgia. Como os tendões e ligamentos são mais frouxos, observamos que os músculos dos pacientes passam a ser mais tensos e contraídos, para compensar o papel insuficiente dos tendões e ligamentos, fazendo que praticamente todos os pacientes com dores e hipermobilidade apresentarem as síndromes dolorosas miofasciais, podendo essas dores miofasciais uma das principais agentes de gênese e perpetuação das dores crônicas. Com o tempo, podem apresentar em conjunto com dores crônicas, sono não reparador e

fadiga, passam a apresentar as síndromes fibromiálgicas. Em nossa casuística de um ambulatório de dores musculoesqueléticas, em um serviço quaternário, todos os pacientes com dor crônica apresentavam o diagnóstico de síndrome dolorosa miofascial e 47% desses pacientes possuíam critérios para TEH.

Hastings et al. estudaram mulheres com queixa de dor pélvica de origem não ginecológica e detectaram a presença de síndrome dolorosa miofascial na maioria dessas mulheres, sendo a interface com o TEH muito presente nesse mesmo grupo (25%). O mesmo autor estudou a possibilidade de existir hipermobilidade em algumas condições álgicas de origem miofascial e encontrou chances 7,5 vezes maiores de apresentarem TEH.[24] Das mulheres com lombalgia, 7,46 vezes maiores de apresentarem TEH; 3,55 na dispareunia; 3,76 na incontinência urinária de esforço e 3,12 na dor inespecífica do quadril. Do ponto de vista psicoemocional e mental, pacientes com TEH apresentam uma tendência maior para quadros psiquiátricos como ansiedade, depressão, crises de pânico, transtorno afetivo bipolar e fobias. Além disso, possuem uma estratégia de enfrentamento (coping), que pode ser baseada em adição ou aumento do consumo de determinadas substâncias, como o café, álcool, cigarro e chocolate. Além desses aspectos, ainda há o sofrimento desses pacientes, que apresentam corpos flexíveis e com vidas tão restritas pelos sintomas álgicos e de fadiga. Alguns deles desenvolverão transtornos somatoformes. Existe ainda uma relação estudada entre os distúrbios psiquiátricos e transtornos gastrointestinais com a síndrome do intestino irritável e a dispepsia funcional.[25-30]

Outras patologias, como cefaleia tensional crônica, migrânea, cefaleia cervicogênica e disfunções temporomandibulares, também estão associadas ao TEH. Dentro do contexto neurológico temos ainda a epilepsia (não muito bem documentada), a disautonomia (bem documentada) e por fim a neuropatia de fibras finas, com grande associação com essa entidade, o que levou alguns autores a incluírem grande parte dessas manifestações em uma única síndrome chamada de síndrome da sensibilização central.[31,32,33]

Um estudo de imagem cerebral mostrou que indivíduos com TEH apresentam alterações morfológicas da amígdala, local sede da modulação neural do medo além de alterações de estruturas relacionadas ao sistema límbico. Além disso, o grau de hipermobilidade correlacionou-se negativamente com o volume da região temporal superior, implicada no processamento de sinais sociais e emocionais.

Alterações do córtex cingulado anterior também foram encontradas e estão relacionadas ao controle autonômico, bem como o controle cognitivo da dor e das emoções negativas. Nesse estudo observou-se ainda um aumento da sensibilidade interoceptiva, o que aponta para uma representação sensorial dos sinais internos do corpo mais refinada.[34]

33.5.2 Exame clínico e funcional

Em uma casuística com 9.275 mulheres, Graham identificou 85% dos doentes com TEH. Na avaliação estática, podemos observar a presença dos pés planos em 85% dos pacientes, hálux valgo, projeção posterior do tronco, postura lordótica e cifótica, hiperextensão dos joelhos e quadris e anteriorização da pelve.[35-39]

No teste de flexão anterior a mobilidade parece ser "normal" e não condiz com a sintomatologia da dor. Há, habitualmente, massa muscular diminuída (hipomiotrofia) e diminuição do tônus muscular.[40] No final do movimento passivo, há sensação de contração muscular e não fibrose tecidual (Figura 33.2).

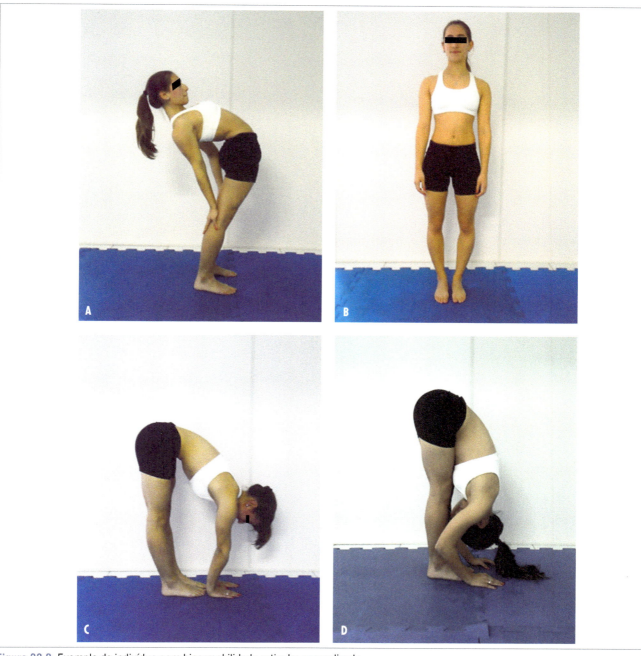

Figura 33.2 Exemplo de indivíduo com hipermobilidade articular generalizada
Fonte: Acervo da autoria.

Dores espalhadas pelo corpo podem aparecer de 24 a 48 horas após uma atividade física (dor muscular tardia – mais comum no TEH).

Costumam machucar a pele frequentemente e têm facilidade em se lesionar.[41,42]

Além da dor, sintomas como estalos, subluxações, parestesias e rigidez são frequentes. Sensação de "não se sentir bem", tonturas, sensação de desmaios e cansaço. Frequentemente não se sentem bem no próprio corpo e tendem a se estalar e buscam posições mais confortáveis.[40,43,44]

Em estudos de marcha, indivíduos com hipermobilidade parecem apresentar atraso na contração do vasto lateral e vasto medial, aumento da ativação do reto femoral, tensor da fáscia lata, além de prolongamento da ativação do glúteo médio e encurtamento do tempo de ativação do gastrocnêmio medial. Nesses mesmos doentes, há uma chance maior de encontrar fraqueza nos músculos do quadril e do tornozelo, bem como uma velocidade de marcha menor e passos mais curtos.[45]

Apresentam ainda movimentos de translação tibiotalar mais amplos, tanto anteroposterior quanto mediolateral, durante a fase de apoio da marcha e na descida de escadas.[46]

Em um estudo de distribuição de carga plantar, observou-se que indivíduos com TEH apresentavam maior carga na região do antepé, tanto no quinto quanto no segundo dedo, em relação a indivíduos controle.[47]

A articulação sacroilíaca, com maior mobilidade em seu movimento de nutação e contranutação, pode gerar sobrecarga mecânica na região lombopélvica, o que justifica um número grande de indivíduos com dor lombar de origem sacroilíaca.[48]

A hipermobilidade segmentar na região lombar é um dos fatores de desenvolvimento e progressão da dor e da doença degenerativa discal.

Em relação ao ombro, o ato de carregar uma sacola com 2 quilos de peso pode alterar a biomecânica da articulação glenoumeral e acrômio clavicular por insuficiência do complexo estabilizador estático do ombro, instabilidade multidirecional.[49]

Do ponto de vista radiográfico, podemos observar sinais indiretos de instabilidade articular do quadril, com a presença de osteófitos do bordo acetabular, especialmente em pacientes de meia-idade.[50]

Nas radiografias de pé temos uma associação entre a gravidade da hipermobilidade e alteração maior do *pitch* do calcâneo, do ângulo talometatársico e do metatarsofalângico do primeiro raio, sendo útil a avaliação, a fim de obter o prognóstico da deformidade dos pés nesses indivíduos.[51]

33.6 Diagnóstico

O diagnóstico do TEH deve ser feito da seguinte forma, preenchendo os critérios A, B e C:

A) Escore de Beighton:

- Pré-púberes: maior que 6.
- Até 50 anos: maior que 5.
- Acima de 50 anos: maior que 4.[1]

  1. Você consegue ou já conseguiu colocar as palmas das mãos completamente estendidas no chão sem dobrar os joelhos?

  2. Você consegue ou já conseguiu dobrar para trás o polegar até tocar o antebraço?

  3. Quando criança, você divertia seus amigos contorcendo o corpo em posições estranhas ou podia abrir completamente as pernas como bailarina?

  4. Quando criança ou adolescente, você já deslocou o ombro ou a patela em mais de uma ocasião?

  5. Você se considera uma pessoa mais flexível que o normal?

B) Presença de 2/3 dos sinais a seguir:

- História familiar de hipermobilidade.
- Dor musculoesquelética em dois ou mais membros, diária, por pelo menos 3 meses, ou dor difusa por mais de 3 meses / ou instabilidade na ausência de trauma.
- Mais de 5/12 achados sistêmicos.[2]

---

1 Caso a pontuação fique apenas 1 ponto abaixo, as perguntas a seguir podem ser aplicadas para complementação diagnóstica. A presença de duas respostas positivas satisfaz o critério A.

2 Os 12 sinais sistêmicos são: 1. Pele macia/aveludada de maneira não usual. 2. Pele elástica. 3. Estrias inexplicáveis, rubras ou albas nas costas, virilhas, coxas, seios e/ou abdome em adolescentes, homens ou mulheres pré-puberal sem histórico de ganho ou perda significativa de gordura ou peso corporal. 4. Pápulas piezogênicas bilaterais no calcanhar. 5. Hérnias abdominais recorrentes ou múltiplas. 6. Cicatrizes atróficas em pelo menos dois locais. 7. Prolapso do assoalho pélvico, reto ou uterino em nulíparas ou não obesas. 8. Mau alinhamento dentário ou palato alto. 9. Aracnodactilia: sinal de Walker (punho) bilateral ou Steinberg (polegar) bilateral. 10. Índice de envergadura-altura aumentado (E/A > 1,05). 11. Prolapso mitral moderado (ecocardiograma). 12. Dilatação aórtica com score Z maior que +2.

C) Descartar outras patologias:

- Outros subtipos de ED.
- Outras causas de hipermobilidade e hipotonia.
- Outras doenças do tecido conectivo.

Esses critérios diagnósticos foram estabelecidos em 2017 e são atualmente utilizados para identificar os pacientes portadores dessa patologia.[3,52]

33.7 Hipermobilidade e dor

Para Kirk e Russek, a dor no doente com TEH pode ser um produto do microtrauma articular, por excesso de uso ou por mau uso das estruturas, que possuem uma fragilidade inerente em sua estrutura de colágeno.[40,43] Para Child, a estimulação das terminações nervosas livres hiperestimuladas pelo alongamento da cápsula articular poderia ser a gênese da dor nesses doentes.[53] Em 2003, Gazit e colaboradores descreveram a disfunção do sistema nervoso autônomo como sendo causa da dor.[54] Outras teorias mais recentes relacionaram a presença da dor com a alteração da propriocepção. Smith e Fattoye defendem teorias distintas da gênese da dor nesses doentes. Segundo Smith, dor articular gera uma alteração na propriocepção, o que parece lógico, porém, esbarra no fator temporo-causal, e, para Fattoye, a hipermobilidade lesa os receptores proprioceptivos articulares, causando dor, corroborando com Kirk e Russek.[40,43,55,56]

Tsay et al., em 2015, observaram que alterações do controle motor e da representação cortical corpórea, em doentes com dor crônica, podem ser responsáveis pelos mecanismos de disfunção biomecânica e gênese da dor.[57] É importante ressaltar que, embora o TEH possa apresentar características comuns com a fibromialgia, são entidades distintas, e devem ser tratadas de maneira individualizada.

Na prática clínica, tão ou mais frequente que a fibromialgia é a síndrome dolorosa miofascial (SDM), habitualmente sobreposta aos TEH , gerando sintomas álgicos nesses indivíduos. Há diferentes mecanismos apresentados para explicar a dor em doentes com SDM (*vide* capítulo sobre SDM).

Questionários sensórios quantitativos (QST) e respostas neurofisiológicas não detectaram comprometimento do sistema nervoso somatossensorial. Entretanto, o QST evidenciou hiperalgesia ao frio e ao calor e aumento da taxa de *wind up* nesses indivíduos.[58]

Acreditamos que a interação complexa de diversos fenômenos pode acontecer no mesmo indivíduo, em momentos diferentes, com resultados clínicos semelhantes. Entendemos que a alteração da propriocepção leva a uma alteração do controle motor desses indivíduos, com desbalanços das contrações submáximas de musculaturas estabilizadoras articulares, alterando as representações corporais centrais e facilitando assim a ocorrência de dor. Segundo Keer, a hipermobilidade articular em si não gera dor, e sim o controle motor ineficiente. As disfunções do movimento é que podem produzir aumento do estresse articular e consequentemente dor.[59]

A literatura acerca desse tema ainda carece de evidência, portanto mais estudos são necessários para confirmação de hipóteses.

33.8 Tratamento da dor

A dor, seja ela neuropática ou nociceptiva, pode ser um efeito secundário ou até mesmo terciário de causas subjacentes nesses indivíduos, e atenção maior deve ser dada a estas causas.

A reabilitação deve ser tão abrangente quanto a vasta sintomatologia e natureza multissistêmica do problema, o que se traduz em uma abordagem multidisciplinar do indivíduo. Doentes com TEH possuem capacidade de cicatrização menor e mais lenta, portanto as intervenções cirúrgicas deveriam ser evitadas. Um estudo demonstrou que apenas 33,9% das intervenções cirúrgicas nestes doentes são bem-sucedidas, contra 63,4% de sucesso com a terapia física. Quando o procedimento cirúrgico é apropriado, as recomendações incluem minimizar o tamanho e a tração do tecido na incisão cirúrgica, evitar clipes de pele, suplementar as suturas com fitas adesivas e deixar as suturas por mais tempo que o normal.[60]

O tratamento multidisciplinar consiste em intervenções farmacológicas, físicas, psicológicas e nutricionais.[61]

1) Farmacológicas:

Grande parte desses doentes se beneficia com analgésicos e anti-inflamatórios no início dos quadros álgicos, especialmente pela característica nociceptiva da dor, geralmente oriunda de síndromes dolorosas miofasciais, não diagnosticadas de maneira correta.Evitamos o uso de anti-inflamatórios, de rotina em nossa prática clínica devido aos riscos sabidamente descritos na literatura mundial. Em relação aos opioides, não há evidências que suportem o uso contínuo nesses doentes. O tramadol traz algum benefício devido ao mecanismo de ação complementar de receptação de neurotransmissores.

Aos doentes que apresentam sinais de sensibilização central da dor, reserva-se o uso de medicamentos de ação central, como antidepressivos, antipsicóticos, anticonvulsivantes e gabapentinoides. Também possuem efeitos adversos e podem acarretar a síndrome de ativação de mastócitos.

Lidocaína tópica pode ser uma alternativa para casos de subluxação aguda.

Em casos em que há distonia associada, a utilização de carbodopa ou levodopa pode ser associada como adjuvante, diminuindo a dor e a fadiga.[61,62]

2) Reabilitação física:

Na reabilitação física dos doentes com TEH é fundamental que o doente compreenda o diagnóstico, assim como o reabilitador.[60] Um estudo no Reino Unido investigou o conhecimento dos fisioterapeutas sobre o gerenciamento do TEH. O estudo evidenciou que mais da metade dos profissionais declararam não estarem cientes das diretrizes de tratamento. Acreditamos que no Brasil essa incidência seja ainda maior.[63]

Segundo Panjabi, as alterações genéticas e estruturais do colágeno levam a anormalidades biomecânicas. A fragilidade e a flacidez tecidual podem ser responsáveis por falhas ou ineficiências do controle motor. A deficiência na síntese de colágeno levaria ao aumento da extensibilidade dos ligamentos e da cápsula articular (deficiência no sistema passivo), atrasando a resposta tônica muscular. Há ainda deficiência da força de tensão dos tendões (deficiência do sistema ativo) e diminuição da propriocepção (deficiência do sistema de *feedback*) colaborando para o controle motor anormal nesses doentes.[64,65,66]

O desafio da reabilitação física é o de melhorar o controle motor nesses doentes. A literatura científica é pobre, porém alguns estudos, somados a nossa prática clínica, nos fazem acreditar e desenvolver diretrizes e cuidados importantes para o tratamento desses doentes.

Os princípios gerais do tratamento da dor crô-

nica se mantêm no contexto do TEH, porém alguns cuidados específicos são necessários. Segundo Grahame, nas terapias manuais, é importante avaliar as regiões de hipo e hipermobilidade articular e reestabelecer as amplitudes normais de movimento através de movimentos oscilatórios rítmicos lentos nas articulações hipomóveis. Uma vez que o objetivo foi alcançado, cessa a manobra. As terapias manuais devem ser implementadas de forma cuidadosa devido à fragilidade do tecido.[2]

Após a liberação articular, deve-se iniciar a reeducação do controle muscular, da articulação e do movimento. Exercícios de propriocepção estão entre os mais importantes, podendo ser realizados com auxílio de espelhos, *biofeedback* e *tapping*. O alongamento, ainda que controverso, na prática clínica pode ser utilizado para manter a qualidade da fibra muscular e da amplitude articular e não para aumentar essa amplitude. A tensão muscular, decorrente da fadiga e sobrecarga, pode também ser aliviada com calor local.

Na reeducação do movimento, corrigir a postura de "relaxar nos ligamentos" e melhorar a estabilidade de tronco e membros inferiores também parece ser importante no processo.[2,67,68,69]

As orientações posturais básicas também podem incluir:

- Hiperextensão dos joelhos.
- Correção em alinhamento e controle da pronação excessiva dos pés.
- Evitar posturas em W / postura de lótus / ajoelhado com apoio nos calcanhares.
- Evitar ficar em apoios laterais dos pés.
- Orientações da postura ao dormir: evitar excesso de rotação cervical, flexão excessiva do punho e cotovelos.
- Encorajar o movimento e evitar a cinesiofobia.[70]

A progressão da reabilitação deve ser feita com atenção aos aspectos do aprendizado motor para não submeter os pacientes a possíveis retrocessos no processo terapêutico. Podemos dividir as estratégias terapêuticas em 3 etapas.[2,60]

Estágio I

- Educação da natureza da condição. Trabalhar crenças do corpo e da doença.
- Controlar a dor com estratégias analgésicas.

- Conscientizar sobre a posição articular.
- Iniciar exercícios de estabilização proximal e segmentar.
- Trabalhar a respiração e o relaxamento.
- Conscientização postural e treino de marcha.
- Introduzir exercícios com FNP (facilitação neuromuscular proprioceptiva)
- Hidroterapia.

Estágio II

- Introduzir progressivamente o fortalecimento global e periférico.
- Melhorar a flexibilidade controlada e resistida nas áreas restritas.
- Utilização de materiais de propriocepção (rolos, bolas suíças).
- Iniciar treino cardiovascular leve e caminhada na água.

Estágio III

- Aumento do treinamento cardiovascular.
- Manutenção da flexibilidade, força e resistência utilizando equipamentos de musculação.
- Treinos funcionais que utilizem diversas regiões do corpo, adequado, e previamente orientados para o doente, como pilates, tai chi, Feldenkrais, ioga etc.[71].

Em um programa de exercícios de 12 semanas, de ganho de força em doentes com dor anterior do joelho, não houve diferença no tempo e na aquisição de força dos membros inferiores em indivíduos com e sem hipermobilidade, porém houve grande desistência no grupo de hipermóveis (36%). Esses dados reforçam o conceito de um olhar individualizado na manutenção da estratégia reabilitativa e corroboram a importância das ferramentas para ampliar a adesão e a disciplina em seguir um programa de reabilitação. Aspectos motivacionais e de educação não foram aplicados nesse estudo, e o protocolo de exercícios realizados foi elaborado de forma progressiva, respeitando o limar de dor e fadiga. Daman aplicou um protocolo misto (cadeia cinética fechada, com exercícios proprioceptivos) em doentes com hipermobilidade articular do joelho por 4 semanas e obteve melhora da dor, da qualidade de vida e da propriocepção. Não houve seguimento nesse estudo.[68,72]

Segundo Russek, o fortalecimento geral e o específico são benéficos em reduzir a dor. Há redução da massa muscular, resistência e capacidade funcional nesses doentes. Manter a massa muscular, para garantir a estabilidade articular, pode auxiliar na redução da dor difusa articular ou em articulações específicas lesionadas. Os exercícios de estabilidade da coluna também podem diminuir a dor e melhorar a função.[60]

Há evidências na literatura mostrando que indivíduos que recebem orientações baseadas em exercícios obtêm êxito terapêutico. A individualização da estratégia, bem como sua progressão monitorizada, são a chave para a reabilitação.

Exemplo de estratégias de educação do movimento e exercícios de controle motor no doente com hipermobilidade articular. (Figura 3.33 até a 33.7)

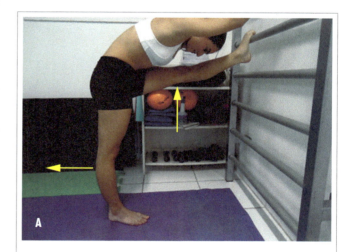

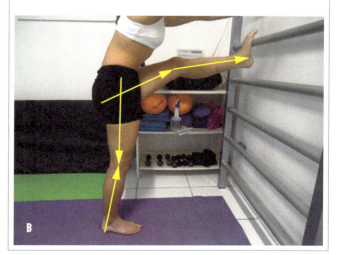

Figura 33.3 Organização de exercícios no doente com hipermobilidade articular (Controle ativo da ADM no alongamento posterior).

Fonte: Acervo da autoria.

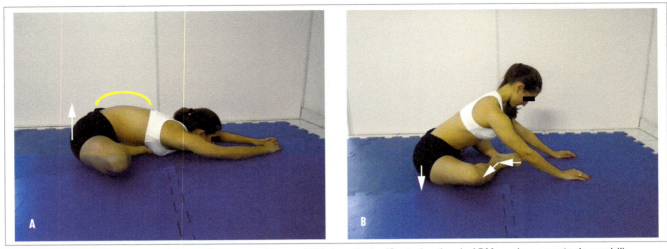

Figura 33.4 Organização de exercícios no doente com hipermobilidade articular (Controle ativo da ADM no alongamento do quadril).
Fonte: Acervo da autoria.

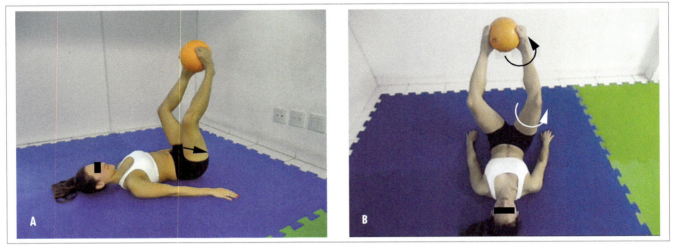

Figura 33.5 Organização de exercícios no doente com hipermobilidade articular (Controle Motor).
Fonte: : Acervo da autoria.

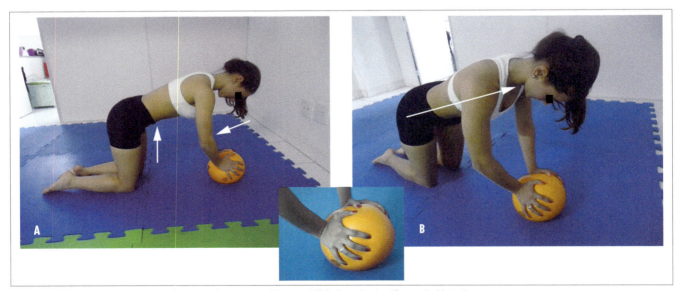

Figura 33.6 Organização de exercícios no doente com hipermobilidade articular (Controle Motor).
Fonte: : Acervo da autoria.

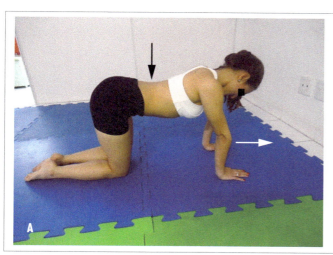 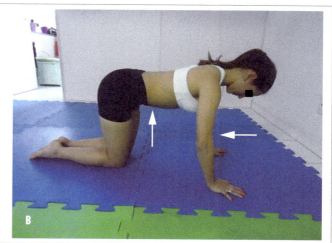

Figura 33.7 Organização de exercícios no doente com hipermobilidade articular (Controle Motor).
Fonte: : Acervo da autoria.

3) Saúde mental:

A terapia cognitiva comportamental é uma ferramenta importante, com evidência, para casos de difícil controle da dor e em casos em que há sobreposição de patologias, especialmente depressão, ansiedade e fobias, muito comuns em pacientes com TEH.

Outras estratégias, como a hipnose, a meditação e o *neurofeedback* são estratégias que, de maneira geral, facilitam o enfrentamento da dor e diminuem a catastrofização.[73,74]

4) Atividade física:

Muitos indivíduos com TEH estão inseridos em contextos de atividade física em que a lassidão articular traz "benefícios" e muitas vezes otimiza a *performance*. Dentre elas podemos citar o balé clássico, a ginástica artística, o circo, a ioga, entre outras. Essa aparente facilidade para desempenhar as atividades pode ser muitas vezes danosa a longo prazo. Esses indivíduos trabalham sua articulação em amplitudes acima do fisiológico, frequentemente sem percepção da tarefa executada e do controle motor, fazendo com que ocorra sobrecarga mecânica dos tendões e articulações e levando a quadros comuns de entesites, tendinites e condropatias. O ajuste biomecânico e dos gestos articulares durante essas atividades é fundamental para a prevenção de lesões futuras e a eliminação dos fatores perpetuantes da dor.

A realização de atividades aeróbicas é recomendada, porém com a preocupação do impacto articular (distribuição das cargas) e de maneira progressiva, devido ao déficit do controle motor e histórico de subluxações e luxações. A preferência pessoal de cada paciente, para a atividade esportiva em questão, deve ser levada em consideração. Os benefícios da atividade física para esses indivíduos passam pelas questões sistêmicas (*vide* capítulo sobre medicina esportiva) e por questões localizadas como ganho da massa muscular, diminuição da hipertonia muscular e consequente melhora da dor.[60,75,76]

5) Nutricional:

Do ponto de vista nutricional, é comum nos depararmos com distúrbios gastrointestinais que dificultam a adesão a medidas específicas. Existem algumas evidências de que dietas pobres em carboidratos fermentáveis atuam de maneira positiva em indivíduos com síndrome do intestino irritável (SII), muito comum em pacientes com hipermobilidade. Além dessa questão, há necessidade de um ajuste da ingesta proteica correta nesses indivíduos, uma vez que apresentam diminuição da massa muscular.

Na prática diária, temos observado resposta terapêutica interessante em administrar colágenos hidrolizados do tipo 1, quando se quer melhorar a qualidade de tendões e ligamentos, e do colágeno hidrolisado do tipo 2, quando há queixas de dores provenientes de degeneração articular, pois perdemos de 1 a 1,5% da capacidade de síntese de colágeno a partir de 25 anos de idade e com respostas melhores em indivíduos mais idosos.

Em relação aos micronutrientes, ainda há muita discussão na literatura a respeito dos benefícios, mas uma ampla revisão não demonstrou malefícios com o uso, sendo o maior entrave para o uso de suplementos o custo. Casos específicos devem ser avaliados por profissionais integrados à equipe multidisciplinar.

33.9 Conclusão

A importância de detectar o TEH dentro de um cenário de dor crônica é imprescindível para a condução adequada do tratamento. Essa detecção passa pela alteração do olhar da equipe de saúde sobre o doente e deve modificar desde a prescrição física, medicamentosa, abordagem psicossocial até a técnica cirúrgica. Não identificar e não considerar essa condição pode trazer prejuízos físicos, psicológicos e financeiros, não só para o doente mas para toda a cadeia de assistência à saúde.

O caráter multissistêmico implica a presença de uma equipe multidisciplinar para manejo das diferentes facetas do doente.

Nos próximos anos, mais estudos a respeito das causas de dor nesses pacientes poderão nos auxiliar no focos terapêuticos adequados.

Bibliografia

1. Kirk JA, Ansell BM, Bywaters EG. The hypermobility syndrome: musculoskeletal complaints associated with generalized joint hypermobility. Ann Rheum Dis. 1967;26(5):419-25. doi:10.1136/ard.26.5.419.

2. Beighton PH, Grahame R, Bird HA. Hypermobility of the joints. 4ª ed. 2012.

3. Malfait F, Francomano C, Byers P, et al. The 2017 international classification of the Ehlers-Danlos syndromes. Am J Med Genet. C Semin Med Genet. 2017;175(1):8-26. doi:10.1002/ajmg.c.31552.

4. Beighton P, Solomon L, Soskolne CL. Articular mobility in an African population. Ann Rheum Dis. 1973;32(5):413-8. doi:10.1136/ard.32.5.413.

5. Blackburn PR, Xu Z, Tumelty KE, et al. Bi-allelic alterations in AEBP1 lead to defective collagen assembly and connective tissue structure resulting in a variant of Ehlers-Danlos syndrome. Am J Hum Genet. 2018;102(4):696-705. doi:10.1016/j. ajhg.2018.02.018.

6. Bernadette Riley DO. The many facets of hypermobile Ehlers-Danlos syndrome. Reviews in Musculoskeletal Medicine. 2020;120:1.

7. Chopra P, Tinkle B, Hamonet C, Brock I, Gompel A, Bulbena A, et al. Pain management in the Ehlers-Danlos syndromes. Am J Med Genet Part C Semin Med Genet. 2017;9999C:1-8.

8. Reuter PR, Fichthorn KR. Prevalence of generalized joint hypermobility, musculoskeletal injuries, and chronic musculoskeletal pain among American university students. Peer J. 2019;7:e7625. doi:7717/peerj.762.

9. Tinkle B, et al. Symptomatic joint hypermobility. Med Clin N Am. 2019;103:1021-33.

10. Castori M, Camerota F, Celletti C, Danese C, Santilli V, Saraceni VM, et al. Natural history and manifestations of the hypermobility type Ehlers-Danlos syndrome: a pilot study on 21 patients. Am J Med Genet Part A. 2010;152A:556-64.

11. Jesudas R, Chaudhury A, Laukaitis CM. An update on the new classification of Ehlers – Danlos syndrome and review of the causes of bleeding in this population. Haemophilia. 2019; doi:10.1111/hae.13800.

12. Cheung I, et al. A new disease cluster: mast cell activation syndrome, postural orthostatic tachycardia syndrome, and Ehlers-Danlos syndrome. Journal of Allergy and Clinical Immunology, v.135, issue 2, AB65.

13. Kohn A, Chang C. The relationship between hypermobile ehlers-danlos syndrome (hEDS), postural orthostatic tachycardia syndrome (POTS), and mast cell activation syndrome (MCAS). Author information Clin Rev Allergy Immunol. 2019 Jul 2;doi:10.1007/s12016-019-08755-8. [Epub ahead of print].

14. Ghibellini G, Brancati F, Castori M. Neurodevelopmental attributes of joint hypermobility syndrome/Ehlers-Danlos syndrome, hypermobility type: Update and perspectives. American Journal of Medical Genetics Part C: Seminars in Medical Genetics. 2015;169(1):107-16. doi:10.1002/ajmg.c.31424.

15. Kendel NE, et al. Characterizing adolescents with heavy menstrual bleeding and generalized joint hypermobility. Pediatr Blood Cancer. 2019 Jun;66(6):e27675. doi:10.1002/pbc.27675. Epub 2019 Feb 25.

16. March LM, Francis H, Webb J. Benign joint hypermobility with neuropathies: Documentation and mechanism of median, sciatic, and common peroneal nerve compression. Clinical Rheumatology. 1988;7(1):35-40. doi:10.1007/bf02284054.

17. Aktas I, Ofluoglu D, Albay T. The relationship between benign joint hypermobility syndrome and carpal tunnel syndrome. Clinical Rheumatology. 2008;27(10):1283-7. doi:10.1007/s10067-008-0909-x.

18. Nathan JA, Davies K, Swaine I. Hypermobility and sports injury. BMJ Open Sport & Exercise Medicine. 2018;4(1):e000366. doi:10.1136/bmjsem-2018-000366.

19. Day H, Koutedakis Y, Wyon MA. Hipermobility and dance: a review. International Journal of Sports Medicine. 2011;32(07):485-9. doi:10.1055/s-0031-1273690.

20. Liaghat B, Juul-Kristensen B, Frydendal T, Marie Larsen C, Søgaard K, Ilkka Tapio Salo A. Competitive swimmers with hypermobility have strength and fatigue deficits in shoulder medial rotation. Journal of Electromyography and Kinesiology. 2018;39:1-7. doi:10.1016/j.jelekin.2018.01.003.

21. Sundemo D, Hamrin Senorski E, Karlsson L, et al. Generalised joint hypermobility increases ACL injury risk and is associated with inferior outcome after ACL reconstruction: a systematic review. BMJ Open Sport Exerc Med. 2019;5(1):e000620. Published 2019 Nov 10. doi:10.1136/bmjsem-2019-000620.

22. Lee HS, Park HY, Yoon JO, et al. Musicians' medicine: musculoskeletal problems in string players. Clin Orthop Surg. 2013;5(3):155-60. doi:10.4055/cios.2013.5.3.155.

23. Larsson L-G, Baum J, Mudholkar GS, Kollia GD. Benefits and disadvantages of joint hypermobility among musicians. New England Journal of Medicine. 1993;329(15): 10791082. doi:10.1056/nejm199310073291504.

24. Hastings J, et al. Joint hypermobility among female patients presenting with chronic myofascial pelvic pain. PM R. 2019 Nov; 11(11):1193-9. doi:10.1002/pmrj.12131. Epub 2019 Apr 5.

25. Palmer S, Bridgeman K, Di Pierro I, Jones R, Phillips C, Wilson M. The views of people with joint hypermobility syndrome on its impact, management and the use of patient – reported outcome measures: a thematic analysis of open – ended questionnaire responses. Musculoskeletal Care. 2019;1-11. https://doi.org/10.1002/msc.1387.

26. Wasim S, Suddaby JS, Parikh M, Leylachian S, Ho B, Guerin A, et al. Pain and gastrointestinal dysfunction are significant associations with psychiatric disorders in patients with Ehlers-Danlos syndrome and hypermobility spectrum disorders: a retrospective study. Rheumatology International. 2019; doi:10.1007/s00296-019-04293-w.

27. Baeza-Velasco C, et al. Increased tobacco and alcohol use among women with joint hypermobility: a way to cope with anxiety? Rheumatol Int. 2015 Jan;35(1):177-81. doi:10.1007/s00296-014-3053-8. Epub 2014 May 30.

28. Pailhez G, Rosado S, Bulbena Cabré A, Bulbena A. Joint hypermobility, fears, and chocolate consumption. The Journal of Nervous and Mental Disease. 2011;199(11):903-6. doi:10.1097/nmd.0b013e318234a022.

29. De Wandele I, Rombaut L, Leybaert L, Van de Borne P, De Backer T, Malfait F, et al. Disautonomia and its underlying mechanisms in the hypermobility type of Ehlers-Danlos syndrome. Seminars in Arthritis and Rheumatism. 2014;44(1):93100. doi:10.1016/j.semarthrit.2013.12.006.

30. Sætre E, Eik H. Flexible bodies – restricted lives: a qualitative exploratory study of embodiment in living with joint hypermobility syndrome/Ehlers – Danlos syndrome, hypermobility type. Musculoskeletal Care. 2014; doi:10.1002/msc.1407.

31. Martin VT, Neilson D. Joint hypermobility and headache: the glue that binds the two together – part 2. Headache. 2014 Sep;54(8):1403-11. doi:10.1111/head.12417. Epub 2014 Jun 23.

32. Chiodelli L, et al. Influence of generalized joint hypermobility on temporomandibular joint and dental occlusion: a cross-sectional study. Codas. 2016;9-10;28(5):551-7. doi:10.1590/2317-1782/20162014082.

33. Cazzato D, Castori M, Lombardi R, et al. Small fiber neuropathy is a common feature of Ehlers-Danlos syndromes. Neurology. 2016;87(2):155-9. doi:10.1212/WNL.0000000000002847.

34. Eccles JA, Beacher FDC, Gray MA, Jones CL, Minati L, Harrison NA, et al. Brain structure and joint hypermobility: relevance to the expression of psychiatric symptoms. British Journal of Psychiatry. 2012;200(06):508-9. doi:10.1192/bjp.bp.111.092460.

35. Grahame R. Clinical manifestations of the joint hypermobility syndrome. J Rheumatol. 1986 Abr-Jun;(2):20-4.

36. El-Garf AK, Mahmoud GA, Mahgoub EH. Hypermobility among Egyptian children: prevalence and features. J Rheumatol. 1998 May;25(5):1003-5.

37. Bridges AJ, Smith E, Reid J. Joint hypermobility in adults referred to rheumatology clinics. Ann Rheum Dis. 1992 Jun;51(6):793-6.

38. Harris MCR, Beeson P. Generalized hypermobility: is it a predisposing factor towards the development of juvenile hallux abducto valgus? The Foot. 1998 Dez;8(4):203-9.

39. Kendall FP, McCreary EK, Provance PG. Muscles: testing and function. 4th ed. Williams & Wilkins; 1993.

40. Kirk JA, Ansell BM, Bywaters EG. The hypermobility syndrome: muscular complaints associated with generalized joint hypermobility. Ann Rheum Dis. 1967 Sep;26(5):419-25.

41. Kaplinsky C, Kenet G, Seligsohn U, Rechavi G. Association between hyperflexibility of the thumb and an unexplained bleeding tendency: is it a rule of thumb? British Journal of Haematology. 1998;101(2):260-3. doi:10.1046/j.1365-2141.1998.00697.x.

42. Hudson N, Fitzcharles MA, Cohen M, Starr MR, Esdaile JM. The association of soft-tissue rheumatism and hypermobility. Br J Rheumatol. 1998 Abr;37(4):382-6.

43. Russek LN. Examination and treatment of a patient with hypermobility syndrome. Phys Ther. 2000 Abr;80(4):386-98.

44. Oliver J. Hypermobility: recognition and management. In Touch. 2000;94:9-12.

45. Robbins SM, Cossette – Levasseur M, Kikuchi K, Sarjeant J, Shiu Y, Azar C, et al. Neuromuscular activation differences during gait in patients with Ehlers – Danlos syndrome and healthy adults. Arthritis Care & Research. 2019. doi:10.1002/acr.24067.

46. Cao S, et al. In vivo kinematics of functional ankle instability patients during the stance phase of walking. Gait & Posture. 2019;73:262-8. doi:10.1016/j.gaitpost.2019.07.37.

47. Simsek IE, Elvan A, Selmani M, Cakiroglu MA, Kirmizi M, Angin S, et al. Generalized hypermobility syndrome (GHS) alters dynamic plantar pressure characteristics. Journal of Back and Musculoskeletal Rehabilitation. 2018;1-7. doi:10.3233/bmr-170973.

48. Enix DE, Mayer JM. Sacroiliac joint hypermobility biomechanics and what it means for healthcare providers and patients. PM&R. 2019. doi:10.1002/pmrj.12176.

49. Spanhove V, De Wandele I, Hougs KB, Malfait F, Vanderstukken F, Cools A. The effect of five isometric exercises on glenohumeral translations in healthy subjects and patients with the hypermobility type of the Ehlers-Danlos syndrome (heds) or hypermobility spectrum disorder (hsd) with multidirectional shoulder instability. Physiotherapy. 2019. doi:10.1016/J.Physio.2019.06.010.

50. Wong TY, Jesse MK, Jensen A, Kraeutler MJ, Coleman C, Mei-Dan O. Upsloping lateral sourcil: a radiographic finding of hip instability. J Hip Preserv Surg. 2018;5(4):435-42. Published 2018 Dec 1. doi:10.1093/jhps/hny042.

51. Kamanli A, Sahin S, Ozgocmen S, Kavuncu V, Ardicoglu O. Relationship between foot angles and hypermobility scores and assessment of foot types in hypermobile individuals. Foot & Ankle International. 2004;25(2):101-6. doi:10.1177/107110070402500211.

52. Moraes DA, Baptista CA, Crippa JA. Louzada-Junior P. Translation into Brazilian Portuguese and validation of the five-part questionnaire for identifying hypermobility. Rev Bras Reumatol. 2011 Jan-Feb;51(1):53-69.

53. Child AH. Joint hypermobility syndrome: inherited disorder of collagen synthesis. J Rheumatol. 1986 Abr;13(2):239-43.

54. Gazit Y, Nahir AM, Grahame R, Jacob G. Dysautonomia in the joint hypermobility syndrome. The American Journal of Medicine. 2003;115(1):33-40. doi:10.1016/s0002-9343(03)00235-3.

55. Smith TO, Jerman E, Easton V, Bacon H, Armon K, Poland F, et al. Do people with benign joint hypermobility syndrome (BJHS) have reduced joint proprioception? A systematic review and meta-analysis. Rheumatol Int. 2013;33:2709-16.

56. Fatoye F, Palmer S, Macmillan F, Rowe P, van der Linden M. Proprioception and muscle torque deficits in children with hypermobility syndrome. Rheumatology (Oxford). 2009;48:152-7.

57. Tsay A, Allen TJ, Proske U, Giummarra M. Sensing the body in chronic pain: a review of psychophysical studies implicating altered body representation. Neurosci Biobehav ver. 2015;52:221-32.

58. Rombaut L, Scheper M, De Wandele I, De Vries J, Meeus M, Malfait F, et al. Chronic pain in patients with the hypermobility type of Ehlers-Danlos syndrome: evidence for generalized hyperalgesia. Clin Rheumatol. 2015;34:1121-9.

59. Keer R, Fowler AE, Mansi E. Management of the hypermobile adult. In: Keer R, Grahame R. Hipermobility syndrome: recognition and management for physiotherapists. Philadelphia: Elsevier Limited. 2003; p.87-105.

60. Russek LN, Stott P, Simmonds J. Recognizing and effectively managing hypermobility-related conditions. Physical Therapy. 2019. doi:10.1093/ptj/pzz078.

61. Baban A, Castori M. Pharmacological resources, diagnostic approach and coordination of care in joint hypermobility-related disorders. Expert Review of Clinical Pharmacology. 2018;11(7):689-703. doi:10.1080/17512433.2018.1497973.

62. Hamonet C. Dystonia and its treatment in Ehlers-Danlos syndrome. J Alzheimers Parkinsonism Dementia. 2018.

63. Lyell M, Simmonds J, Deane J. Physiotherapists' knowledge and management of adults with hypermobility and joint hypermobility syndrome in the UK: a nationwide online survey. Physiotherapy. 2015;101:919.

64. Keer R. Physiotherapy assessment of the hypermobile adult. In: Keer R, Grahame R. Hipermobility syndrome: recognition and management for physiotherapists. Philadelphia: Elsevier Limited. 2003; p.67-86.

65. Panjabi MM. The stabilizing system of the spine. Part I. Function, dysfunction, adaptation and enhancement. J Spinal Disord. 1992 Dez;5(4):383-9.

66. Panjabi MM. The stabilizing system of the spine. Part II. Neutral zone and instability hypothesis. J Spinal Disord. 1992 Dec;5(4):390-6.

67. Hall MG, Ferrell WR, Sturrock RD, Hamblen DL, Baxendale RH. The effect of the hypermobility syndrome on knee joint proprioception. Rheumatology. 1995;34(2):121-5. doi:10.1093/rheumatology/34.2.121.

68. Daman M, Shiravani F, Hemmati L, Taghizadeh S. The effect of combined exercise therapy on knee proprioception, pain intensity and quality of life in patients with hypermobility syndrome: a randomized clinical trial. Journal of Bodywork and Movement Therapies. 2017. doi:10.1016/j.jbmt.2017.12.012.

69. Sahin N, Baskent A, Cakmak A, Salli A, Ugurlu H, Berker E. Evaluation of knee proprioception and effects of proprioception exercise in patients with benign joint hypermobility syndrome. Rheumatology International. 2008;28(10):995-1000. doi:10.1007/s00296-008-0566-z.

70. Sahrmann S. Movement system impairment syndromes of the extremities, cervical and thoracic spines. 2010. Elsevier Health Sciences.

71. McNeill W, Jones S, Barton S. The Pilates client on the hypermobility spectrum. Journal of Bodywork and Movement Therapies. 2018;22(1):209-16. doi:10.1016/j.jbmt.2017.12.013.

72. To M, Alexander CM. Are people with joint hypermobility syndrome slow to strengthen? Archives of Physical Medicine and Rehabilitation. 2018. doi:10.1016/j.apmr.2018.11.021.

73. Baeza-Velasco C, et al. Cognitive, emotional, and behavioral considerations for chronic pain management in the Ehlers-Danlos syndrome hypermobility-type: a narrative review. Disabil Rehabil. 2019 May;41(9):1110-8. doi:10.1080/09638288.2017.1419294. Epub 2018 Jan 22.

74. Clark CJ, Knight I. A humanisation approach for the management of joint hypermobility syndrome/Ehlers-Danlos syndrome-hypermobility type (JHS/EDS-HT). Int J Qual Stud Health Well-being. 2017;12(1):1371993. doi:10.1080/17482631.2017.1371993.

75. Schmidt A, Corcoran K, Grahame R, de C Williams AC. How do people with chronically painful joint hypermobility syndrome make decisions about activity?. Br J Pain. 2015;9(3):157-66. doi:10.1177/2049463714554112.

76. Simmonds JV, Herbland A, Hakim A, Ninis N, Lever W, Aziz Q, et al. Exercise beliefs and behaviours of individuals with joint hypermobility syndrome/Ehlers-Danlos syndrome: hypermobility type. Disability and Rehabilitation. 2017;1-11. doi:10.1080/09638288.2017.1398278.

77. Fragkos KC, Keetarut K, Cox A, Eady J, Emmanuel AV, Zarate-Lopez N. Joint hypermobility syndrome affects response to a low fermentable oligosaccharide, disaccharide, monosaccharide and polyol diet in irritable bowel syndrome patients: a retrospective study. Gastroenterology Res. 2019;12(1):27-36. doi:10.14740/gr11.

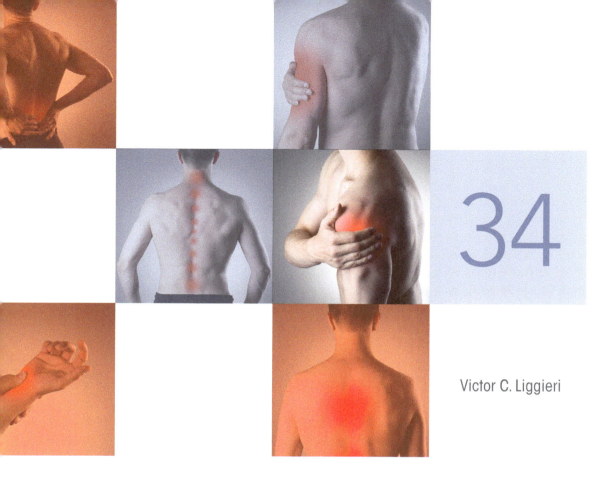

Victor C. Liggieri

FISIOTERAPIA NA SÍNDROME DOLOROSA MIOFASCIAL

34.1 Introdução

Apesar dos esforços dos centros de dor, das organizações de incentivo do estudo da dor no país e fora dele, as escolas médicas e de fisioterapia no Brasil atualmente ainda pouco oferecem o estudo da dor crônica em sua grade curricular. Como consequência, uma série de situações clínicas na área de dor ainda permanece pouco reconhecida para muitos profissionais em termos de diagnóstico e como fator perpetuante de dor no processo da reabilitação dos doentes com dor crônica.

A síndrome dolorosa miofascial (SDM) não é exceção e continua sendo pouco estudada nas especializações clássicas (ortopedia, neurologia, reumatologia, fisioterapia ortopédica e neurológica), o que aumenta o sofrimento dos doentes nessa condição.

A falta de reconhecimento do diagnóstico e dos fatores que desencadeiam e perpetuam a SDM é causa de inúmeras consultas, exames diagnósticos e tratamentos desnecessários para os pacientes, contribuindo para a cronificação da dor nos doentes.

34.2 Epidemiologia

A SDM é uma das formas mais comuns de dor crônica, presente em até 85% da população[1] nas clínicas de dor e contribuindo significativamente para o prejuízo financeiro e a incapacidade funcional relacionada ao trabalho nos EUA.[2] Está presente em até 9% da população nas clínicas médicas, e estima-se que um custo de 50 bilhões de dólares esteja relacionado à doença anualmente.[3] A SDM pode estar presente em qualquer idade, mas aparentemente a idade produtiva, entre 31 e 50 anos, é onde encontramos a maior prevalência, podendo se fazer presente em 21 a 93% dos doentes com queixa de dor regionalizada. Essa variabilidade se deve a diferenças das populações estudadas, grau de cronificação da dor e ausência de critérios padronizados para o diagnóstico dos pontos-gatilho e variação na habilidade diagnóstica do avaliador.[4]

SDM é o termo utilizado para descrever a dor muscular e das fáscias que envolvem o tecido muscular em repouso e em movimento.[5] Estudada e popularizada pela Dra. Janet Travell e pelo Professor David Simons, foi definida como uma condição dolorosa aguda e crônica caracterizada por alterações sensoriais, motoras e autonômicas e associada à presença de pontos-gatilho miofasciais (PG). Em 1950, com base em observações clínicas que demonstravam a presença de nódulos palpáveis que poderiam referir dor para o músculo e para tecido fascial, Janet Travell e Rinzler cunharam o termo "ponto-gatilho miofascial". Nas primeiras descrições, a dor e a ardência poderiam ser experimentadas localmente no PG ou em um local remoto bem definido por um padrão de dor referida.[6]

Diferentes termos ao longo da evolução do conhecimento científico foram empregados para se referir a essa condição. Mialgia, miosite, miofascite, miofibrosite, miogelose, fibrosite, reumatismo muscular e tensão muscular foram termos utilizados para descrever o que hoje reconhecemos como síndrome dolorosa miofascial.[7]

Desde 1843, a partir de Floriep, que identificou o que chamou de calos musculares, até 1999, com o estabelecimento por Travell e Simons do conceito e critérios de tratamento da SDM, o conhecimento tem evoluído no sentido de compreender melhor os fatores etiológicos, fisiopatológicos e de reabilitação do doente com dor crônica miofascial.[8]

Encontramos ainda uma variabilidade grande de nomenclatura para a dor muscular e a dor miofascial, o que dificulta uma homogeneidade para estudos bem elaborados em todos os níveis da doença. O treinamento dos profissionais que irão avaliar o doente é fundamental para modificar o cenário atual da falta de atenção a esses pacientes.

A síndrome dolorosa miofascial pode estar associada a radiculopatias, síndromes discais, tendinites, bursites, osteoartrites, enxaquecas, cefaleias tensionais, disfunções da coluna vertebral, dores pélvicas, entre outras.[9] É fundamental a diferenciação diagnóstica para o tratamento mais preciso da condição dolorosa do doente. Dentro do contexto interdisciplinar da dor crônica, a comunicação em relação às comorbidades do doente deve ser frequentemente discutida e explicada ao doente para melhorar a educação em relação aos fatores etiológicos e perpetuantes. Podemos observar já na fase inicial do tratamento crenças errôneas em relação ao seu quadro álgico e prognóstico, assim como pouca ou nenhuma clareza em relação à origem da dor muscular.

Fishbain et al. (2008)[10] avaliaram 238 doentes com dor crônica admitidos no programa do Centro de Dor. Em 85% dos casos o diagnóstico foi SDM, sendo 61% na região lombar, 10% na região cervical e 14% na região cervical e lombar. Acometia predominantemente as mulheres na proporção de 3 para 1, em relação ao sexo masculino, dado este muito comum em outros estudos. Foi encontrada a presença de pontos-gatilho miofasciais em todos os pacientes com distúrbios da coluna lombar em uma revisão sistemática e metanálise realizada por Chiaarrotto et al. (2016).[11]

Há prevalência de pontos-gatilho miofasciais nos doentes com cefaléia tensional e enxaqueca crônica. Apesar de não esclarecida a relação fisiopatológica desse achado, acredita-se que a presença dos pontos-gatilho facilite a sensibilização central nesses indivíduos.[12]

Em 2012, Henry et al.[13] investigaram a presença de pontos-gatilho miofasciais em pacientes na lista de espera para artroplastia total de joelho e observaram a presença de PGs nos vastos e gastrocnêmios. Os pacientes apresentaram 92% de alívio da dor após injeção direcionada para esses pontos, indicando que a presença do ponto-gatilho miofascial contribui de forma significativa para a dor em pacientes com osteoartrite de joelho.

Doentes com dor crônica não traumática no ombro e na coluna cervical possuem maior prevalência de pontos-gatilho miofasciais quando comparados com grupo controle saudável, com distribuições diferentes entre os músculos de duas estruturas anatômicas opostas. Por exemplo, PGs ativos foram prevalentes nos músculos infraespinhal e trapézio superior, enquanto PGs latentes foram prevalentes no redondo maior e deltóide anterior.[14]

Estudos que investigaram pinçamento subacromial relataram PGs ativos nos músculos infraespinhal, subescapular, supraespinhal e peitoral maior. Esses achados sugerem provável presença de PG em diferentes lesões de ombro e coluna cervical, e pode haver variabilidade na localização muscular e na situação do ponto-gatilho, sendo ativo ou latente, porém ambos relacionados com a intensidade e cronificação da dor nestes doentes.[14]

A precisão diagnóstica da dor é fundamental para estabelecer o tratamento adequado do doente na reabilitação física do ombro.

Um estudo em uma população de doentes que sofreram AVCs com quadro de dor no ombro encontrou alta prevalência de pontos-gatilho. Os PGs latentes foram encontrados na seguinte frequência: 68% de presença no supraespinhal, 92% no infraespinhal, 40% no redondo menor e 62% no trapézio superior. PGs ativos estiveram presentes em 34% no supraespinal, 50% no infraespinhal, 12% no redondo menor e 20% no trapézio superior.[15]

Em uma revisão da literatura sobre prevalência e incidência de pontos-gatilho em distúrbios da coluna vertebral, foi encontrada maior presença de PGs em pacientes com dor cervical comparado a outras regiões da coluna vertebral.[16]

Chang et al. (2017)[17] sugere que a síndrome complexa de dor regional seja a manifestação dos sintomas da SDM por meio da sensibilização central. Relatam o caso de um paciente diagnosticado com síndrome complexa de dor regional seguindo o critério da IASP e tratada de acordo com os princípios de tratamento da SDM. Os autores ainda relatam não ser possível a partir desse estudo fazer uma generalização para os casos, mas apontam para a necessidade do reconhecimento e tratamento correto da SDM.

34.3 Diagnóstico e clínica

A SDM pode ser definida como uma condição dolorosa muscular regional caracterizada pela ocorrência de bandas musculares tensas palpáveis, nas quais se identificam pontos intensamente dolorosos conhecidos como PG (ponto-gatilho) ou TP (*trigger point*); estes, quando estimulados por palpação digital ou durante punção localizada com agulha, ocasionam dor local ou referida.[18] Importante salientar que se trata de uma condição álgica funcional localizada e que deve ser diferenciada da condição álgica difusa conhecida como fibromialgia.[19]

O ponto-gatilho ou *trigger point* foi definido pelos professores David Simons e Janet Travell como o local de hiperirritabilidade no músculo esquelético associado à presença de uma banda de tensão hipersensível.

O diagnóstico da SDM é basicamente clínico, dependente da história e exame físico realizados de maneira adequada. Baseia-se nos critérios sugeridos por Simons e Travel (1999), ou seja, na identificação dos PGs ou pontos dolorosos na banda de tensão muscular e na reprodução da dor. Como citado anteriormente, alguns estudos não utilizam os critérios diagnósticos com precisão, o que dificulta a qualidade dos estudos em seus diversos aspectos ainda hoje.[20]

Características das síndromes dolorosas miofasciais:

- Dor em um músculo ou grupo de músculos que gera padrões de referimento álgico sem obedecer ao padrão radicular ou neuropático periférico

- Dor regionalizada descrita como peso, queimação ou latejamento, referida a distância e às vezes associada a parestesias sem padrão ou distribuição neuropática

- Banda muscular tensa palpável contendo PG

- Reprodução das queixas sensitivas durante a compressão do PG

- Resposta contrátil localizada (RCL) com a inserção da agulha ou palpação transversal do ponto hipersensível da banda de tensão muscular

- Alívio da dor após estiramento do músculo ou infiltração dos PGs

- Limitação da ADM

- Encurtamento muscular em face do estiramento passivo

- Possível redução de força muscular evidenciada com o teste de contrarresistência

Em um estudo com o objetivo de avaliar os principais pontos para se estabelecer o diagnóstico e as características clínicas mais relevantes para determinar a SDM, Gerwin et al. (2017)[21] apontaram como essenciais os achados de:

- Ponto sensível encontrado em uma banda muscular palpável

- RCL e/ou dor referida em locais distantes via palpação manual ou agulhamento seco do ponto doloroso

- Amplitude de movimento diminuída
- Reprodução da dor do paciente
- Fraqueza muscular regional e sintomas autonômicos

Em nossa prática clínica, podemos observar grande incidência de pacientes que não possuem restrição articular e, pelo contrário, apresentam aumento da ADM da sua articulação mesmo quando esta é acometida pela presença de PGs nas bandas musculares que a direcionam. Outro aspecto importante a salientar é a manutenção da força muscular mesmo na presença de PG no músculo, fato que ocorre especialmente quando avaliamos o doente com testes musculares de força tradicional de gradação de 0 a 5. Podemos enxergar diferenças mais evidentes nos testes funcionais descritos no capítulo sobre avaliação funcional deste livro e quando observamos o doente em suas atividades diárias e específicas na avaliação funcional geral.

Além das características acima citadas, deve ser realizado o diagnóstico diferencial com outras afecções funcionais, inflamatórias, infecciosas, degenerativas ou metabólicas que podem mimetizar a síndrome dolorosa miofascial, entre elas o espasmo muscular, a deficiência e o descondicionamento muscular, fibromialgia, disfunções vertebrais mínimas, radiculopatias, disfunções articulares degenerativas ou inflamatórias, tendinites, tenossinovites e bursites, miopatias e distrofias musculares e dor nos músculos espásticos.[22]

Os exames complementares, ainda não completamente padronizados, podem demonstrar a presença de pontos-gatilho miofasciais. São eles: estudos eletrofisiológicos, ultrassonografia, termografia e biopsia muscular.[22]

34.4 Etiologia da SDM

A gênese do PG e da SDM tem algumas explicações plausíveis e algumas alternativas são propostas para explicar a manutenção deles. A maior parte dos estudos se volta para a explicação da crise energética, gerando um ciclo vicioso de "hiper"contração do sarcômero, que ao não ser vascularizado, ou oxigenado de maneira adequada, perpetua a condição patológica e sustenta o PG.

A ocorrência dos pontos-gatilho está frequentemente associada a uma sobrecarga ou trauma muscular ou ao estresse psicológico. Travell e Simons acreditam que a causa principal de formação dos PGs são os microtraumatismos ou sobrecargas musculares.[5]

A sobrecarga muscular no ambiente de trabalho ou nas atividades diárias, como sustentar e levantar objetos pesados ou manter atividades repetitivas, pode estar diretamente relacionada à instalação da SDM, que pode ser insidiosa ou abrupta. A ergonomia pobre, o posicionamento impróprio da postura corporal, os músculos descondicionados e fatigados foram associados ao desenvolvimento do ponto-gatilho miofascial.[9]

Enquanto o condicionamento muscular se mostrou eficiente em reduzir a incidência dos pontos-gatilho, a ocorrência de PGs em atletas de elite sugere que um limiar mais alto, ainda não completamente elucidado, também pode promover eventos que deflagram a formação do PG. O estresse psicológico pode complementar esses mecanismos do desenvolvimento do PG por mecanismos específicos. Outra consideração importante é que, em alguns indivíduos saudáveis e atletas, a fadiga muscular ou o trauma não necessariamente irão resultar na formação do ponto-gatilho. Ao contrário, eles podem resultar em contratura, dolorimento e dor que frequentemente se resolve após alguns dias.[6] Esse achado dá também suporte à provável presença de um limiar para ocorrência do ponto-gatilho e/ou à existência de um ou mais cofatores. A presença de PG nos doentes com síndrome complexa de dor regional e em outros pacientes com nível de estresse elevado também parece favorecer a ocorrência da SDM.[17]

Os PGs apresentam atividade miogênica aumentada, enquanto os músculos adjacentes permanecem em silêncio em condições de estresse. O estresse pode resultar em aumento de hormônios e da atividade simpática; acredita-se que este fator favoreça o aumento da liberação de acetilcolina na junção neuromuscular, contribuindo para a contração das unidades motoras envolvidas em um ponto-gatilho.[23] Podemos observar na história do doente o momento de vida em que se instala o processo de dor, e normalmente verificamos a relação de estresse e dor de forma bem evidente.

Fatores hormonais, dupla jornada de trabalho, menor produção de serotonina no SNC e maior ocorrência de somatização são fatores adicionais possíveis para justificar o maior acometimento do sexo feminino nas afecções miofasciais.[22]

A sobrecarga muscular pode ser interpretada de formas diferentes por profissionais na clínica de dor durante a avaliação do doente e a etiologia do ponto-gatilho, podendo estar relacionada ao desequilíbrio muscular sutil identificado pela avaliação médica e fisioterapêutica integrada, observando áreas de maior apoio e descarga de peso do indivíduo na postura estática e na dinâmica e gerando a formação de bandas de tensão em locais próximos ou distantes das regiões de desequilíbrio. A resposta muscular exacerbada a um bloqueio articular no movimento também pode ser causa de sobrecarga mecânica e deve ser levada em consideração na avaliação.

34.5 Ponto-gatilho miofascial

Os pontos-gatilho são definidos como um ponto hiperirritável em um músculo esquelético associado com um nódulo hipersensível em uma banda tensa. Apesar de a base fisiopatológica do desenvolvimento e sintomatologia do PG ser desconhecida, há evidências de anormalidades histológicas, neurofisiológicas, bioquímicas e somatossensoriais. Travell e Simons consideram que os pontos apresentam de 3 a 6 mm.[19] Calliet sugeriu que os PGs seriam resultado da presença de material extracelular que não foi reabsorvido após a ocorrência de lesão muscular, o que resulta em limitação de movimento e aderência tecidual, que afeta o mecanismo de deslizamento das fibras musculares ocasionando dor, tensão e espasmo muscular.[24]

Atualmente o entendimento da SDM está relacionado a uma forma complexa de disfunção neuromuscular envolvendo anormalidades motoras sensitivas relacionadas ao SNP e à SNC[25]. Diversas questões podem ser levantadas do ponto de vista da etiopatogenia do ponto-gatilho. Quais são os fatores que iniciam a formação de uma PG miofascial? O que sustenta o PG miofascial? O que torna o PG doloroso? O que pode fazer o ponto-gatilho desparecer? Adiante detalharemos alguns achados que ajudam a elucidar o diagnóstico e o tratamento da SDM.

34.5.1 Fisiopatologia do ponto-gatilho

A fisiopatologia do PG, em seu entendimento atual, encontra respaldo por duas vias: neural e mecânica.

Via neural

O exame de biópsias musculares de PG revela evidências de que há uma hipercontração consistente com o excesso de cálcio liberado no sarcoplasma devido à ativação neural intensa.[26] Além disso, sabemos que existe atividade elétrica espontânea sugerindo potenciais de ação aberrantes. Segundo Simons,[23] a liberação anormal de acetilcolina (ACh) na fenda sináptica aumentaria a tensão na fibra muscular (banda de tensão), gerando diminuição do fluxo sanguíneo e hipóxia tecidual local. A diminuição da oferta de oxigênio local reduz a energia mitocondrial, reduzindo a oferta de ATP e levando ao sofrimento tecidual e à liberação de substâncias sensibilizadoras. Estas, por sua vez, poderiam gerar dor através da ativação de nociceptores (receptores de dor) e também pela modulação autonômica, que potencializaria a liberação anormal de ACh.

A atividade contrátil não controlada aumenta o consumo energético e colapsa a microcirculação local (compressão mecânica dos capilares). O consumo energético aumentado sob condições de isquemia gera depleção localizada de ATP, que resulta no comprometimento da recaptura do cálcio pela bomba de cálcio do retículo sarcoplasmático. A manutenção da contração muscular gera círculo vicioso autossustentado de desregulação neural[26] – contração muscular – isquemia – contração muscular; a contração persistente do sarcômero resulta em isquemia e deficiência metabólica tecidual. A hipersensibilidade dos PGs a palpação deve-se à excitação e sensibilização dos nociceptores decorrentes do acúmulo de substâncias algogênicas causado pelas alterações biodinâmicas do traumatismo da crise energética e da inflamação neurogênica. A dor gera reflexamente espasmo muscular, e o espasmo agrava a condição original.[27]

Recentemente uma expansão dessa teoria foi proposta por Gerwin et al.,[28] que sugeriram mais alguns detalhes para essa cascata de acontecimentos. O disparo do sistema nervoso simpático lideraria o aumento da liberação de acetilcolina, assim como a hipoperfusão causada pela contração muscular. A isquemia e a hipóxia podem levar a acidificação (diminuição do PH) local. A lesão tecidual secundária à diminuição da oferta de oxigênio por tempos prolongados leva à liberação de potássio, bradicinina, citocinas, ATP e substância P, que irão estimular os nociceptores nos músculos. O resultado final é a ardência e a dor observadas nos pacientes. A despolarização dos nociceptores gera a liberação da proteína relacionada ao gene da calcitonina (CGRP), que inibe a acetilcolinesterase e regula a quantidade de receptores de acetilcolina e da própria acetilcolina. Esse processo é conhecido como "vazamento" da acetilcolina, diferente de outros mecanismos de liberação de acetilcolina (modelos quânticos). Essa teoria também postula que há liberação do CGRP dos terminais nervosos com os mesmos alvos.

Os PGs apresentam hiperirritabilidade e relacionam-se aos ruídos da placa motora decorrentes da isquemia, hipóxia tecidual localizada e liberação de substâncias inflamatórias sensibilizadoras dos nociceptores presentes nas fibras musculares. Os estudos eletrofisiológicos revelam pequeno aumento da atividade de voltagem (5 a 20 e descargas em espícula (500 us), atividade gerada por focos hiperativos na região da placa terminal na região dos PGs).[22]

A atividade simpática também é importante para a regulação da atividade dos PGs miofasciais. As fibras nervosas simpáticas inervam os fusos musculares e as fibras extrafusais, modificando a sensibilidade do reflexo de estiramento. O estresse psicológico aumenta a amplitude média do traçado eletroneuromiográfico dos PGs, portanto os PGs são ativados com o aumento do estresse.[26]

A dor do PG é localizada e referida a distância. A dor referida deve-se às múltiplas conexões dos nociceptores para os neurônios sensitivos do corno dorsal da medula espinal (CDME), que inervam outras regiões que não originalmente onde ocorreu a lesão muscular.[29] Os estímulos nociceptivos muscular inibem o sistema do músculo lesado e comprometem a atividade do fuso muscular. O déficit do controle do fuso implica a necessidade de acionamento de mais fibras nervosas para contração muscular. Esse mecanismo pode estar relacionado à sensação subjetiva de diminuição de força nos doentes com SDM.[22]

A cronificação e a manutenção da dor miofascial dependem não apenas desses fatores mas também de contribuição genética e epigenética.[22] Outros mecanismos, como o sistema de dor acessório subcutâneo proposto por Elgayli,[30] postulam que alguns indivíduos poderiam apresentar inervações extras subcutâneas no ponto-gatilho.

Via mecânica

As formas mais comuns de sobrecarga muscular são as contrações sustentadas ou repetitivas de baixa intensidade, as contrações excêntricas, as contrações máximas e submáximas e os músculos em desequilíbrio na sinergia das cadeias musculares e fasciais.[6]

O excesso de intensidade e frequência desses tipos de contrações, citadas anteriormente, é responsável pela sobrecarga muscular, que aqui será dividida em contrações sustentadas de longa permanência, contrações submáximas e máximas e contrações excêntricas para fins didáticos.

A) Contrações sustentadas de longa permanência:

A pressão intracapilar do músculo estriado esquelético pode variar de 35 mmHG (arterial) no início até 15 mmHg (venoso) no final da cama capilar. Em condições fisiológicas a contração muscular obstrui o fluxo sanguíneo durante o encurtamento das fibras musculares e este é imediatamente restabelecido com o relaxamento. Em contrações rítmicas dinâmicas o fluxo sanguíneo é aumentado, gerando o que chamamos de bomba muscular. Durante as contrações sustentadas por longos períodos, o metabolismo muscular é altamente dependente de oxigênio e glicose, que estão em baixa oferta. Contrações realizadas até 10 ou 25% da capacidade máxima dos músculos podem produzir pressões intramusculares suficientemente altas que impedem a circulação intramuscular. A associação entre a porcentagem da contração voluntária máxima e da pressão intramuscular é altamente dependente da arquitetura de cada músculo individualmente. Há estudos que identificaram que 10% da contração máxima do músculo supraespinhal produz aproximadamente 50 mmhg de pressão intramuscular, enquanto 25% da contração máxima do trapézio superior produz apenas 22 mmHG de pressão. Os sinais EMG de fadiga muscular não se alteram em pressões musculares menores que 20 mmHG para o bíceps braquial.[27]

Dormeholdt et al.[31] relatam que os gradientes de pressão durante as funções de baixa intensidade podem contribuir para o desenvolvimento da dor e eventualmente a formação de PGs. A contração prolongada diminui a oferta de oxigênio e glicose local, necessária para a síntese de ATP, que fornece energia para a contração e o relaxamento, favorecendo o processo de crise energética local, modificando seu metabolismo para forma anaeróbica por alguns segundos. Nesse ambiente o ácido pirúvico formado é facilmente convertido em ácido lático, diminuindo o pH local. A maior parte do ácido lático se dissipa pelo músculo em 30 minutos após exercício físico através da circulação intramuscular, porém, com a restrição da circulação devido à contração sustentada, a acidez tecidual é mantida.

Um estudo do Instituto Nacional de Pesquisa dos EUA demonstrou que em locais de presença de pontos-gatilho podemos encontrar um pH abaixo de 5, o que é suficiente para ativar os nociceptores musculares, incluindo os canais iônicos (Asic 1 e 3) e o receptor vaniloide TRPV-1. Um pequeno aumento da concentração de íons de hidrogênio, visto em processos inflamatórios, nas sobrecargas musculares e em processos isquêmicos, ainda que transitórios, é suficiente para ativar os terminais nervosos tipo IVc, contribuindo para o fenômeno de hiperalgesia e sensibilização central. Além disso, o baixo pH inibe a acetilcolinesterase (AcheE), aumentando a eficiência da acetilcolina e mantendo o sarcômero fortemente contraído, gerando renovação da cascata de liberação de substâncias algogênicas (CGRP) e do processo de contração muscular e aumento de tônus na via motora.[32,33]

Estudos utilizando Doppler ultrassom[34] demonstraram diferenças importantes na circulação local em regiões de pontos-gatilho ativos, latentes e normais, com características de hipovascularização no ponto-gatilho. Essas contrações sustentadas de longa permanência acontecem muito frequentemente em músicos, caixas de supermercado, cabeleireiros, dentistas etc.

B) Contração máxima e submáxima:

Durante contrações concêntricas máximas e submáximas, uma alta quantidade de energia é exigida. Inicialmente o ATP é realocado dos depósitos dentro da própria fibra muscular. Após 4-6 segundos o músculo se modifica para uma fosforilação direta de ADP pela creatina fosfoquinase (CPK). O ATP armazenado e a CPK fornecem energia suficiente para a ativação máxima muscular por 14-16 segundos, porém um pequeno descanso é necessário para restabelecer as reservas de ATP e de CPK. Em indivíduos condicionados, esse equilíbrio pode acontecer por horas, porém, se a demanda do exercício ou da função excede a habilidade das células musculares em realizar as reações necessárias no tempo adequado, a glicólise anaeróbica irá contribuir para a geração total de ATP. Finalmente, veremos uma depleção do ATP e as contrações dos sarcômeros podem ocorrer, iniciando o processo de formação do PG miofascial. A periodização dos treinamentos físicos é fundamental para evitar o processo de instalação do quadro de crise energética.[35]

C) Contração excêntrica:

A contração excêntrica, presente em diversas atividades diárias que envolvem desaceleração no gesto, também pode estar relacionada com o aparecimento dos PGs. Gerwin et al. (2004)[36] demonstram uma relação mais próxima entre as

cargas excêntricas e o desenvolvimento do PGs. Em um estudo, Itoh et al. (2004)[37] demonstraram que voluntários saudáveis apresentavam bandas de tensão sensíveis que doíam à compressão imediatamente após 3 séries de exercícios excêntricos do músculo extensor de dedo médio. No dia seguinte e 2 dias após o resultado permanecia, e após 7 dias os músculos estavam recuperados. Esse estudo também utilizou contrações isométricas, o que dificulta a clareza para a contração excêntrica sozinha. Em biópsias musculares, durante a contração excêntrica aparentemente há ruptura das estruturas do citoesqueleto, especialmente da proteína desmina, que interconecta as miofibrilas adjacentes, e da titina, que conecta os filamentos de miosina nas bandas Z e está ligada aos filamentos de actina.

A quebra das proteínas pode favorecer o mau funcionamento do processo de contração e relaxamento. Há evidências de aumento do diâmetro das fibras altamente fatigáveis nesses indivíduos, o que dificultaria a recuperação energética muscular e possível rompimento durante o alongamento. O aumento do cálcio intracelular, provavelmente por conta da ruptura do retículo sarcoplasmático, também é um achado que corrobora com a formação dos PGs musculares em músculos durante atividades excêntricas. Na prática clínica observamos a presença de PGs em indivíduos mal condicionados para exercícios excêntricos. Uma vez condicionados para esse tipo de contração, parecem ganhar resistência e mudar o limiar da ativação dos pontos-gatilho. É o caso da musculatura posterior do ombro, que desacelera o movimento de rotação interna na glenoumeral em esportes de lançamento de bola ou no tênis, por exemplo.[38]

34.5.2 Classificação dos pontos-gatilho miofascial

Clinicamente, os pontos-gatilho miofasciais podem ser classificados como ativos, latentes e satélites.

- Ponto-gatilho ativo: ponto que espontaneamente gera dor local, dor referida e muitas vezes sintomas autonômicos e motores (incluindo a diminuição da ADM, fraqueza muscular e a perda de coordenação).

- Ponto-gatilho latente: não gera dor espontaneamente, porém mediante a palpação ou compressão pode causar dor, resposta contrátil local ("*twitch*") e dor referida. O ponto-gatilho latente pode ter todas as características de um ponto-gatilho ativo, porém sem dor espontânea. Apesar de não estar ativo, pode causar todas as alterações autonômicas e motoras de um PG ativo diante de estressores físicos, exógenos, endógenos ou emocionais e gerar síndrome dolorosa e ou incapacidade funcional, portanto sua investigação é primordial durante a avaliação do doente.

- Ponto-gatilho satélite: apresentam-se nas áreas de dor referida do PG ativo e podem contribuir para o fenômeno de sensibilização periférica e central frequentemente encontrada nos pacientes com SDM.[19,22]

34.6 Fisioterapia na síndrome dolorosa miofascial

34.6.1 Avaliação fisioterapêutica na SDM

A avaliação fisioterapêutica do doente com SDM deve ser realizada por meio de uma escuta atenta a história do paciente, na ordem dos acontecimentos das dores e dos fatos relevantes a sua história, assim como de um exame físico e funcional detalhado, a fim de facilitar o raciocínio clinico da etiologia e dos fatores de perpetuação da dor individualmente. Vamos tentar traçar junto ao doente, a correlação da dor com as atividades diárias que serão detalhados em seguida e também as avaliações estáticas da postura e funcional do movimento para atribuir mais dados para o diagnóstico cinesiológico funcional.

Local e discriminação da dor

Na anamnese é coletado os dados do local da dor inicialmente com base na história do paciente e no diagrama da dor, que o doente desenha normalmente já na sala de espera ou diante do profissional responsável. É importante avaliar a qualidade e a precisão com as quais o paciente descreve o local da dor, pois pode já nos dar indícios do nível de percepção corporal e experiência com o próprio corpo e com a dor que ele apresenta. A história de vida e as experiências corporais que a pessoa já teve durante a vida refletem na maneira como ela relata a dor já nos primeiros momentos de sua avaliação.

É comum na clínica de dor o paciente sinalizar mais que um local de dor. Podemos classificar como

dor 1, dor 2, dor 3 e assim por diante para ajudá-lo nessa discriminação a fim de facilitar o diagnóstico e a topografia da dor.

A classificação em diferentes padrões de dor também é de fundamental importância para determinar a futura abordagem. As dores miofasciais podem se apresentar em queimação, pressão, peso e tensão, e as dores nociceptivas podem ser descritas em peso, tensão ou pressão. Frequentemente podem ser mistas e não estão separadas muitas vezes no discurso do paciente, devendo portanto ser separadas didaticamente para se elaborar o plano terapêutico adequado. A observação do comportamento doloroso no paciente com SDM é importante já no primeiro contato a fim de destacar as crenças diagnósticas e de tratamento que o paciente possui por conta de experiências com tratamentos, intervenções e consultas anteriores.

O questionamento em relação a ordem de acontecimento das dores e lesões prévias também é de extrema valia, uma vez que as dores podem estar relacionadas do ponto de vista funcional. Quando observamos relações com lesões antigas mal reabilitadas, vale a pena também reconsiderar o trabalho de reabilitação e questionar os métodos aplicados anteriormente. A sequência de aparecimento de dores diversas no mesmo indivíduo também pode estar relacionada à cronificação da dor por mudança de hábitos recentes e comportamentos ou estilo de vida, que pode ter se agravado juntamente com o aparecimento de outras dores.

Frequência

O questionamento dos períodos de maior ou menor frequência da dor traz informações importantes para o diagnóstico funcional mais preciso e a relação da função que o doente exerce com o aparecimento e perpetuação dos pontos-gatilho miofasciais (p. ex., dor na planta do pé na primeira pisada ao acordar, dores que se instalam após um longo dia trabalho, dores que melhoram de dia e pioram à noite), facilitando a percepção do doente em relação a sua dor. É comum ouvir do doente que a dor aparece constantemente e não há flutuação, o que pode fazê-lo se contradizer quando questionado sobre os períodos de piora e melhora. Também a frequência do aparecimento da dor, sendo diária, semanal e mensal, deve ser avaliada. Podemos observar dores constantes com picos ocasionais, que podem facilitar o raciocínio da relação da sobrecarga mecânica e da influência do estresse sobre o paciente.

Fatores de melhora e piora

A investigação minuciosa dos fatores de melhora e piora do quadro álgico é utilizada pelo médico e pelo fisioterapeuta para criar possíveis relações da dor com o gesto mecânico, atividades realizadas e fatores emocionais experimentados pelo paciente. As terapias que melhoram e pioram as dores, assim como as ferramentas que ele pode utilizar no dia a dia para obter alívio, também devem ser avaliadas. As funções diárias são importantes de serem investigadas, o trabalho doméstico, a atividade laboral. Normalmente solicitamos ao paciente demonstrar na prática como ele executa tal atividade a fim de realizar um diagnóstico funcional mais assertivo. Subir e descer escada, agachar e levantar do chão, caminhar, sentar e levantar da cadeira ou poltrona, digitar, deitar e posição do sono são atividades comuns e facilmente replicáveis no ambiente de consultório. Uma possibilidade para avaliar as atividades que não são possíveis reproduzir no consultório, é solicitar ao doente que nos mostre fotos e filmes durante a execução de tal atividade. Para uma observação mais criteriosa é possível ainda observar a execução das atividades *in loco* para analisar com precisão a atividade proposta.

Avaliação dos pontos-gatilho miofasciais

Como descrito anteriormente, podemos observar a presença de pontos-gatilho miofasciais ativos e latentes nos doentes com SDM crônica e devemos detalhar junto ao paciente esses pontos para precisar o local e a importância de cada músculo e grupo muscular no quadro de dor geral. O músculo e seu ponto-gatilho ativo específico responsável pela região de dor referida devem ser avaliados, assim como os músculos localizados pelo doente como dor local através do ponto-gatilho latente.

A localização da banda de tensão (Figura 34.1) é o primeiro passo na availação do ponto-gatilho. Normalmente palpamos a banda de tensão no sentido longitudinal ou transversal da fibra muscular. Localizado na banda de tensão está o ponto-gatilho miofascial. O treinamento dessa palpação é fundamental para estabelecer também a coerência das informações dentro da equipe interdisciplinar e para sua reavaliação. O mapa dos pontos-gatilho detalhados por Simons e Travell (Figura 34.2) pode ser utilizado como referência anatômica para encontrar o local preciso, porém devemos ter a palpação como guia para essa avaliação.

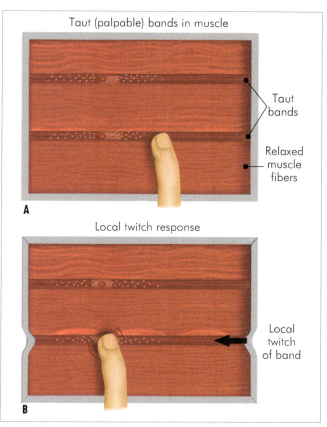

Figura 34.1 A localização da banda de tensão é o primeiro passo para identificar um músculo comprometido.
Fonte: Adaptado de Simons, Travell, 1998

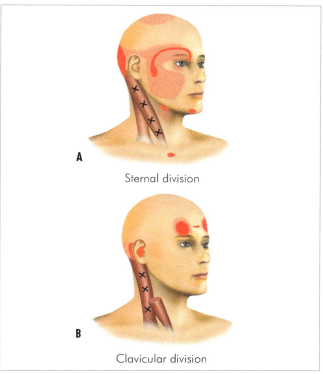

Figura 34.2 O ponto-gatilho miofascial ativo promove dor local e referida.
Fonte: Elaborado pela autoria.

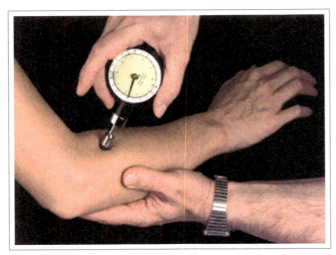

Figura 34.3 Localização do ponto-gatilho com dolorimetria.
Fonte: Acervo da autoria.

Os dados colhidos na avaliação fisioterapêutica constroem um verdadeiro quebra-cabeça da dor, onde iremos definir as prioridades funcionais do paciente para focar as decisões terapêuticas mais importantes naquele momento, determinando as técnicas mais apropriadas para cada caso, seja para aliviar a sintomatologia da dor, para reeducar a funcionalidade do doente ou ambos.

34.7 Tratamento fisioterapêutico

O tratamento do doente com SDM consiste em um trabalho interdisciplinar amplo na clínica de dor. São utilizadas medidas farmacológicas e não farmacológicas com os recursos terapêuticos da reabilitação física e atividade física. Os recursos fisioterapêuticos mais comumente utilizados para a reabilitação do doente com SDM serão discutidos a seguir.

A síndrome dolorosa miofascial, por ter etiologia e fatores perpetuantes variados, deve ser avaliada individualmente, relacionando os achados clínicos da avaliação física. Diferentes técnicas com níveis de evidência diversos podem ser aplicadas no doente com dor crônica miofascial. A seguir vamos resumir algumas técnicas e estudos específicos para esse tratamento.

34.7.1 Cinesioterapia

É o recurso mais importante no arsenal terapêutico, pois implica melhorar a condição patológica do músculo, melhorando a flexibilidade, força, coordenação motora e aprimorando o gesto funcional do doente nas atividades diárias, restabelecendo os movimentos alterados e disfuncionais que podem estar na etiologia e na perpetuação das dores crônicas miofasciais. A cinesioterapia também possui uma série de técnicas e recursos que promovem o alívio da dor e protegem o sistema nervoso central, diminuindo a sensibilização central e potencializando os mecanismos inibitórios de dor. Alongamento muscular, fortalecimento, propriocepção, treinamento funcional e técnicas específicas de movimento (Feldenkrais, RPG, GDS, reeducação do movimento, pilates, entre outros que serão discutidas no capítulo de re-integração funcional) também podem ser muito bem aproveitados após uma avaliação detalhada de cada doente com SDM.

Os exercícios devem ser escolhidos a partir da avaliação biomecânica estática e funcional e também com base na sintomatologia do doente. É importante identificar os músculos que deverão ser alongado e fortalecidos, assim como utilizar estratégias motoras de estimulação sensório-motora a fim de recrutar músculos que podem auxiliar no restabelecimento dos desequilíbrios do corpo e consequentemente na reorganização postural e funcional do indivíduo, facilitando a harmonia e a boa sinergia nas funções diárias e específicas de cada doente. A periodização do treinamento é essencial na adaptação tecidual e para se obter resultados consistentes a médio e longo prazo.

34.7.2 Ultrassom

A terapia de ultrassom foi proposta para tratar a dor miofascial convertendo a energia elétrica em ondas eletromagnéticas sonoras para fornecer energia de calor para os músculos. Muitos estudos utilizando o US foram conduzidos, porém com resultados ainda conflitantes na literatura. Uma metanálise[39] revisou 293 artigos publicados desde 1995 para avaliar as evidências no tratamento de dores musculoesqueléticas, e não houve resultado efetivo dada a baixa qualidade dos estudos publicados. Em um ensaio clínico mais recente no tratamento de pontos-gatilho latentes do trapézio superior, houve diminuição do nível basal da atividade elétrica e da sensibilidade dos pontos-gatilho.[40] Outro estudo demonstrou aumento do limiar de dor significativo, e, quando comparado ao uso de fonoforese com diclofenaco e placebo, houve diferença significativa na dor, amplitude de movimento, número de pontos-gatilho e disfuncionalidade da cervical em comparação às outras modalidades. Dog et al. (2012) avaliaram o uso da digitopressão, fonoforese com hidrocortisona, ultrassom e placebo, e houve diferença significativa nos 3 grupos de tratamento quando comparados ao controle, porém a digitopressão e a fonoforese foram superiores ao ultrassom.[41] Outros estudos com ultrassom de alta potência foram realizados, com resultados positivos na região cervical.

34.7.3 Liberação miofascial

A LMF é frequentemente utilizada nas manobras de terapia manual para os tecidos moles. Consiste em um estiramento suave aplicado sobre a fáscia na tentativa de reduzir barreiras restritivas ou aderências fibróticas entre as camadas fasciais. No Japão foi realizado um estudo[42] comparativo entre a liberação miofascial e a terapia de calor local (*hot pack therapy*) no deslizamento fascial e na rigidez muscular do músculo vasto lateral. Doze voluntários saudáveis foram testados com liberação miofascial por 4 minutos e terapia de calor local por 10 e 20 minutos e foram observados na elastografia em tempo real, com mudança significativa no deslizamento da fáscia profunda apenas com a liberação miofascial. Na rigidez muscular avaliada com o durômetro evidenciaram-se mudanças após a LMF e na aplicação de calor por 20 minutos. A liberação miofascial parece ser mais eficiente para o deslizamento da fáscia e na melhora da rigidez muscular do que o uso do calor superficial no músculo vasto lateral. Estudos mais aprofundados da fáscia estão sendo realizados para termos mais clareza de suas ações e resposta em pacientes com SDM nos próximos anos.

Autoliberação miofascial

A autoliberação miofascial vem se tornando comum para esse fim, igualmente. A simplicidade e a disponibilidade desse recurso permitem que seja realizado em diferentes tipos de fisioterapia e programas de reabilitação. Kalichman e David[43] conduziram uma revisão dos métodos atuais de autoliberação miofascial, propuseram mecanismos, eficiência em tratar a dor miofascial e contribuições na melhora da flexibilidade e força muscular. Quarenta e duas publicações foram relevantes para o tema. Muitos acessórios são utilizados para autoliberação miofascial e uma gama de ferramentas de pressão. Os mecanismos fisiológicos justificados nesses trabalhos são pobres, mas o modelo teórico dos métodos de trabalho corporais pode ser utilizado para melhor compreensão desses mecanismos. A pressão mecânica exercida teoricamente diminui a aderência entre os tecidos fasciais, melhora a qualidade do tecido muscular e diminui a rigidez das fibras musculares. O objetivo é aumentar a circulação local e como consequência facilitar a remoção dos subprodutos do tecido, melhorar o aporte de oxigênio e promover a restauração tecidual. Aplicar a pressão prolongada e amplificada com um rolo de espuma no ventre muscular auxilia no relaxamento muscular. A pressão manual no PG pode causar alon-

gamento dos sarcômeros, diminuir a tensão da banda tensa, reduzir a dor e aumentar a ADM. A pressão da autoliberação também pode ativar o SNA, promover a vasodilatação e melhorar a dinâmica de fluido local, alterando a viscosidade da fáscia da substância de base para um estado mais gelatinoso.

Apesar do aumento do uso dos rolos de espuma, *medicine balls* e rolos de massagem para tratar a dor miofascial, as pesquisas carecem de ensaios clínicos testados em doentes com dor miofascial que preencham critérios diagnósticos para a doença. O resultado dessa revisão parece dar indícios da utilização desses materiais para o ganho de flexibilidade, mas não no ganho de força ou melhora do desempenho em atletas. A grande variabilidade de materiais e métodos para a realização da técnica de autoliberação dificulta o desenho de estudos de qualidade, e não há consenso na utilização dos materiais, portanto o uso dos materiais não possui base fisiológica clara e não há estudos clínicos que demonstrem com qualidade o alívio da dor em doentes com SDM até o momento.

34.7.4 Massagem

A massagem é uma das formas mais antigas de tratamento para dores musculoesqueléticas. Acredita-se que a massagem aumenta o fluxo sanguíneo regional. Em um estudo, a massagem aplicada no membro inferior esquerdo de mulheres jovens aumentou o fluxo sanguíneo na artéria tibial como medido por ultrassom Doppler.[44] Com base nesse princípio, poderíamos inferir que esse mecanismo poderia auxiliar na quebra do ciclo do ponto-gatilho, porém aparentemente a massagem não necessariamente influencia a microcirculação local constrita no ponto-gatilho. Terapias específicas para o ponto-gatilho serão discutidas adiante, e a massagem parece facilitar a execução dessas terapias, porém sem restabelecer o fluxo sanguíneo local,[45] portanto não substituem as manobras e terapias específicas nos pontos-gatilho miofasciais. A massagem ativa a sinalização de mecanotransdução via FAK (*focal adhesion kinase*) e ERK (*extra signal regulated kinase*), diminui citocinas inflamatórias e aumenta a biogênese mitocondrial. A biogênese mitocondrial melhora o metabolismo energético dentro do músculo, facilitando seu restabelecimento energético.

A NADPH oxidase/Rac1[1] aumenta a autofosforilação da FAK. A FAK serve de *scaffold* (apoio) para

---

1 Fosfato dinucleotídeo nicotinamida adenina (NADPH)..

sinalização mediada por EGF e ativação de ERK. Além disso, a inibição da NADPH oxidase/Rac1 aumenta a adesão local. A ativação da ERK potencializa a remoção das adesões locais da FAK. Um dos mecanismos pelos quais a massagem pode reduzir a rigidez muscular é a redução das adesões focais pela ativação do caminho da FAK.[46] Esse mecanismo, ainda recentemente estudado, pode ser fundamental para estabelecer e estudar os diferentes tipos de massagem, tão popularizados. O Shiatsu, a massagem clássica, a massagem relaxante, a massagem ayurvédica, a massagem com bambus, o uso de pedras quentes etc. provavelmente possuem mecanismos bioquímicos parecidos e biomecânicos diferentes e devem ser estudados em sua influência no tratamento dos pontos-gatilho em pacientes com síndrome dolorosa miofascial.

34.7.5 Alongamento

O alongamento muscular envolve uma série de exercícios nos quais a dor pode ser experimentada durante a atividade. Travell descreve alguns tipos de alongamentos suaves a serem aplicados após a desativação de pontos-gatilho miofasciais. Na prática clínica, graduamos a intensidade do alongamento de 0 a 10 a fim de facilitar para o doente a regulagem da "dose" do alongamento a ser executado. Nos parece mais adequada uma intensidade moderada de alongamento para não gerar uma resposta de aumento à tonicidade, especialmente após algum procedimento específico no ponto-gatilho. A razão pela qual o alongamento funciona para alguns pacientes não é claramente entendida. Há estudos que demonstram uma diminuição temporária da circulação local nos músculos estirados proporcionalmente ao tempo de estiramento.[46-48] Esse fato se dá provavelmente pelo estiramento longitudinal dos vasos que correm junto às fibras musculares[49,50] e pela compressão dos vasos sanguíneos pelo aumento da pressão intramuscular. A longo prazo, porém, há maior circulação sanguínea, como demonstrado em músculos de bailarinos treinados, o que demonstra que a frequência com que é realizado pode produzir efeitos na circulação muscular. A intensidade não justifica a melhora, e sim a frequência que é realizado. Há provavelmente outros fatores envolvidos no aumento da circulação a longo prazo nos músculos. Estudos recentes demonstraram que o alongamento ativa a NADPH oxidase. Esse mecanismo ocorre através de microtúbulos que servem como mecano transdutores do estímulo aplicado, interagindo com o Rac1 e ativando a NADPH oxidase. Essa ação resulta na produção de espécies reativas

do oxigênio. A produção maior de espécies reativas do oxigênio leva a um aumento na probabilidade de abertura do receptor da rianodina. De maneira geral, isso representa a possibilidade de que o alongamento do músculo, assim como a massagem, ativa os caminhos da FAK e do ERK. Outra via descrita para o alongamento é a biogênese mitocondrial.[51]

Sugerimos que o alongamento seja realizado naqueles músculos que irão diretamente ou indiretamente perpetuar a existência do ponto-gatilho avaliado pelo fisioterapeuta para que, além da melhorar a condição muscular do músculo acometido, haja também melhora funcional do doente nas atividades diárias facilitando o alívio da sobrecarga articular e muscular envolvida na gênese da dor miofascial do doente.

Brinci T et al. (2019)[52] demonstraram em um estudo duplo cego, randomizado, controlado segundo o qual o alongamento passivo utilizando a técnica de contração-relaxamento (FNP) após a técnica de digitopressão (compressão isqumêmica) foi mais efetiva para melhorar a qualidade muscular do músculo peitoral menor quando comparado ao grupo controle (sem alongamento), o alongamento estático e liberação miofascial.

34.7.6 Compressão isquêmica ou digitopressão

É a terapia de pontos-gatilho mais utilizada e disseminada no tratamento dos pontos-gatilho miofasciais. Trata-se de uma pressão realizada pelo terapeuta sobre a pele acima do ponto-gatilho miofascial até se alcançar o limiar de dor do paciente, que pode durar de 60 a 90 segundos ou até o paciente relatar alívio do sintoma álgico. Em um estudo, Gelmini et al. (2018)[53] mostraram não haver diferença entre 60 e 90 segundos de aplicação; ambos os tempos melhoraram o limiar da dor e recuperação da força muscular após a aplicação. Acredita-se que o mecanismo fisiológico pelo qual há melhora da dor na terapia de compressão isquêmica seja por aumento da circulação sanguínea local no ponto-gatilho após a manobra ser executada pelo terapeuta, como demonstrado no estudo de Moraska (2013).[54]

Travell e Simons abandonaram o termo "compressão isquêmica" em 1999 com a publicação da segunda edição do primeiro volume do *Manual de pontos-gatilho* (Simons et al., 1999). Teoricamente, os PGs já estão em hipóxia, e é questionável se a compressão isquêmica seria o mais adequado para essa finalidade.

Um estudo em 24 pacientes com dor crônica cervical realizado por Nasb et al. (2019),[55] comparando a utilização da compressão isquêmica por 5 vezes de 1 minuto ou até aliviar a dor, associado a terapia com ventosas musculares, mostrou ser mais eficiente do que a terapia de compressão isquêmica ou de ventosas aplicadas separadamente. A integração das terapias se mostrou mais eficiente apesar de não haver diferença estatística entre grupos. A terapia de compressão isquêmica foi estudada por Esparza (2019)[56] em 28 pacientes com disfunção e dor nos membros superiores. A técnica se mostrou efetiva na redução em curto prazo da dor e não tão eficiente no restabelecimento da função motora comprometida. Outro estudo, realizado por Akbaba (2019),[57] de tratamento de compressão isquêmica em pontos-gatilho miofasciais em pacientes com lesão do manguito rotador, demonstrou melhora da dor e da amplitude de movimento da articulação do ombro mas não em outras funções, como ansiedade, função de ombro, dor noturna, fadiga e depressão, e deve ser incluída na reabilitação de pacientes com lesão do manguito rotador.

Jafari et al. (2017)[58] avaliaram os efeitos da compressão isquêmica do músculo esternocleidomastóideo em doentes com cefaleia cervicogênica e no comportamento elástico dos PGs através da ultrassonografia de imagem. Um total de 19 doentes foi randomizado e inserido no grupo de tratamento ou no grupo controle. Foram 4 sessões de tratamento de compressão isquêmica do PG ativo do músculo ECM em um período de 8 dias. O grupo em tratamento teve redução da intensidade e frequência das cefaleias e uma duração menor das crises comparado ao grupo controle.

34.7.7 Estimulação elétrica transcutânea

A estimulação elétrica transcutânea (TENS) é uma modalidade de tratamento que utiliza uma corrente elétrica para estimular fibras nervosas com o objetivo de promover o alívio da dor. O TENS é estudado desde 1970 e recentemente mais trabalhos e pesquisas se dedicam ao tratamento da SDM. Um estudo da dor miofascial da face comparou o TENS com o *biofeedback* de relaxamento e a fisioterapia orofacial, e nele foram encontrados os mesmos resultados na redução da dor.[63] Em um estudo duplo cego randomizado controlado, 4 parâmetros de TENS foram comparados a um grupo controle e demonstraram haver uma redução significativa de dor em 3 dos 4 parâmetros estudados: 100 Hz, 250 ms; 100 Hz, 50 ms.[64] Outro ensaio clínico resultou em diminuição significativa da dor e

aumento do limiar de dor quando comparado ao grupo controle.[65] O TENS também foi estudado em outro ensaio clínico que comparou o TENS com ultrassom e um grupo controle, e o TENS demonstrou-se mais eficiente.[66] Quando comparado à estimulação neural eletromagnética modulada por frequência (FREMS), ambos parecem ter melhora significativa em pacientes com dor miofascial cervical a curto prazo.[67]

Em 2009 um estudo comparou o TENS com o *laser* de baixa intensidade com injeções de lidocaína e toxina botulínica em pacientes com SDM e não houve mudança significativa quando comparado aos dois tipos de injeções.[67] De maneira geral, o TENS parece ter efeitos positivos na dor a curto prazo e pode ser utilizado no arsenal terapêutico e na reabilitação dos doentes com SDM, mas não como ferramenta isolada. Os mecanismos pelos quais o TENS pode aliviar a dor são objeto de estudo em diversos países e serão mais detalhados no capítulo sobre eletroestimulação e dor.

34.7.8 Agulhamento seco/infiltração

A inserção de uma agulha (acupuntura) pode desativar um ponto-gatilho miofascial se a inserção da agulha no ponto disparar a RCL . Essa reação local envolve um aumento transitório na atividade da banda muscular que contém o ponto-gatilho e é considerada um reflexo espinal. Uma RCL pode alongar as fibras musculares relacionadas. O relaxamento do músculo após a RCL provavelmente alivia a constrição dos capilares que regulam a microcirculação.[6] Esse mecanismo reoxigena os músculos no local do ponto-gatilho, quebrando o *feedback* positivo. Estudos recentes indicam que o agulhamento seco aumenta o fluxo sanguíneo e a oxigenação na banda de tensão contendo o ponto-gatilho e não no resto do músculo. Na clínica interdisciplinar o fisioterapeuta, em acordo com o médico, alinha os grupos musculares que serão agulhados no doente, assim como a frequência e a ordem do tratamento. Aparentemente, em pacientes hipertônicos e mais rígidos, o trabalho manual de liberação miofascial e desativação manual dos PGs favorece a entrada da agulha aplicada pelo médico. Na presença da sensibilidade periférica e central o agulhamento realizado antes da sessão de fisioterapia facilita a abordagem fisioterapêutica.

34.7.9 Estimulação elétrica funcional

A estimulação elétrica funcional posiciona eletrodos na área do músculo acometida pelo ponto-gatilho a fim de gerar contrações pela despolarização muscular. Essa terapêutica tem como objetivo aumentar o tamanho e a frequência da RCL. O mecanismo de alongamento provavelmente é o meio pelo qual essa técnica também funciona. De fato, a estimulação muscular se mostrou mais eficiente no tratamento dos pontos-gatilho do que a aplicação da lidocaína. Foi proposto que essa forma de trabalhar o músculo mimetiza os efeitos do exercício. Em um estudo com contrações voluntárias e isométricas via eletroestimulação, houve uma demanda de oxigênio similar na intensidade máxima apesar de o torque gerado pela contração voluntária isométrica ter sido 40% do torque gerado pela contração via eletrodos.[6] A estimulação elétrica funcional é uma abordagem antiga da fisioterapia, porém vem ganhando maior interesse por conta do advento de instrumentos mais fáceis de trabalhar na clínica e pelo avanço tecnológico na qualidade dos aparelhos. Treinos funcionais com eletroestimulação também têm sido utilizados em pacientes com dor crônica, porém ainda sem evidências importantes. A contração realizada pela estimulação não necessita de grandes amplitudes de movimento, o que facilita o trabalho em casos de lesão e dor articular.

34.7.10 *Laser* de baixa intensidade

A exposição ao *laser* de baixa intensidade no ponto-gatilho se demonstrou eficiente em reduzir a dor, a rigidez e aumentar a mobilidade.[68] Alguns estudos demonstraram que o aumento do metabolismo proporcionado pela luz gerou aumento da microcirculação. Outros autores discutem a possibilidade de o *laser* energizar a mitocôndria.[69] Em fibroblastos embriônicos em camundongos, o *laser* de baixa intensidade aumentou o ATP intracelular e as EROs. A fonte do aumento das ERO está provavelmente ligada à ação mitocondrial. O *laser* se mostrou efetivo em reduzir o estresse oxidativo no músculo.[70]

Em 2003 um ensaio clínico investigou o *laser* versus placebo no tratamento da SDM e seus efeitos na serotonina. O *laser* mostrou uma redução significativa na dor e um aumento da excreção urinária, produto da degradação da serotonina.[71] Múltiplos ensaios clínicos relataram diminuição significativa da dor com a terapia de *laser*; outros autores examinaram o alongamento versus o *laser*, e verificou-se que o grupo tratado com *laser* obteve diminuição significativa nas 3 semanas de acompanhamento.[72] A terapia de *laser* de baixa intensidade pode ser um excelente coadjuvante para o tratamento do ponto-gatilho miofascial, especialmente em casos com maior sensibilização periférica e central, quando o paciente não tolera o toque e correntes sobre a pele. Será discutido com mais detalhes no capítulo específico sobre essa ferramenta.

34.7.11 Exercícios aeróbicos

O objetivo geral nas intervenções dos pacientes com SDM é aumentar o fluxo sanguíneo no ponto-gatilho, aumentando a oferta de marcadores pró-inflamatórios trazendo recursos metabólicos para o local. Essa ação aliviaria a dor, reduziria a inflamação e poderia reduzir e resolver o ponto-gatilho (Ortega et al., 2009; Shaw e William, 2008). O exercício aeróbico alcança esses objetivos aumentando a pressão sanguínea e a saturação do oxigênio, permitindo que mais sangue e substratos metabólicos cheguem ao PG.

O exercício aeróbico também fornece muitos benefícios contra a sensibilização central. É capaz de induzir hipoalgesia por aumentar o limiar de dor nos tecidos musculares.[73] Em pacientes com fibromialgia os exercícios aeróbicos já demonstraram reduzir os níveis circulantes de marcadores pró-inflamatórios como as interleucinas (iL-6 e IL8) aos níveis normais e também podem reduzir a substância P, que os exercícios de força não conseguem.[74] O exercício aeróbico também parece produzir citocinas anti-inflamatórias como a IL10 e diminuir o fator de crescimento 1 tipo insulina.[75] Os exercícios potencializam a liberação de opióides endógenos, catecolaminas, endocanabinóides e endorfinas, que são todos ligadas à hipoalgesia.[76] Portanto, o exercício aeróbico pode modular os mecanismos de sensibilização central, aumentar o limiar de dor e reduzir a formação de PGs. Trata-se de uma ferramenta não invasiva de baixo custo para gerenciamento da dor crônica desses pacientes.

Canterero-Villanueva et al. (2012)[77] estudaram um grupo de 66 mulheres mastectomizadas, que não estavam recebendo hormônios, com SDM de cintura escapular e cervical e randomizadas em 2 grupos, para avaliar o impacto do treinamento aeróbico na água juntamente com exercícios de força e alongamento 3 vezes por semana por 8 semanas consecutivas. Cada sessão era realizada por 1 hora em uma piscina aquecida. Nos primeiros 10 minutos era realizado um aquecimento que consistia em movimentos aeróbicos lentos e alongamentos. Os próximos 35 minutos consistiam em treino de resistência de baixa intensidade e treino de estabilidade de CORE. Os últimos 15 minutos eram um relaxamento com alongamento de cervical e ombros. Após 8 semanas demonstrou-se diminuição do VAS (escala visual analógica) na percepção de dor e diminuição do aparecimento e perpetuação dos pontos-gatilho miofasciais em comparação ao grupo controle (sem exercícios). Apesar de se colocarem exercícios de força e alongamento que influenciam provavelmente de forma positiva nesses pacientes, os exercícios aeróbicos parecem prevenir e diminuir a sensibilização central, assim como potencializar os sistemas inibitórios de dor. Os exercícios de força parecem funcionar por outras vias de atuação na dor crônica, talvez aumentando a tolerância à dor em pacientes com dor crônica miofascial. Na prática clínica devemos atentar à história da dor do doente a fim de escolher os melhores recursos terapêuticos para cada indivíduo em seu momento atual da história da doença e da vida.

34.8 Conclusão

A abordagem da SDM no doente com dor crônica representa uma parte do tratamento que pode ser realizada pelo fisioterapeuta e/ou médico que compõem a equipe multidisciplinar, com técnicas não invasivas e invasivas. Muitas pesquisas se dedicam no entendimento dos mecanismos de melhora e tratamento dos PGs. Tratar os mecanismos causais e perpetuantes descritos neste capitulo é fundamental para o melhor prognóstico do doente na clínica de dor.

Bibliografia

1. Simons DG. Clinical and etiological update of myofascial pain from trigger points. Journal of Musculoskeletal Pain. 1996;4(1-2)93-121.

2. Fleckenstein J, Zaps D, Rüger LJ, Lehmeyer L, Freiberg F, Lang PM, Irnich D. Discrepancy between prevalence and perceived effectiveness of treatment methods in myofascial pain syndrome: Results of a cross-sectional, nationwide survey. BMC Musculoskelet Disord. 2010 Fev 11; doi: 10.1186/1471-2474-11-32.

3. Gerwin RD. Classification, epidemiology, and natural history of myofascial pain syndrome. Current Pain and Headache Reports. 2011;5(5):412-20. doi:10.1007/s11916-001-0052-8.

4. Yeng LT, Kaziyama HHS, Teixeira MJ. Síndrome dolorosa miofascial. In: Teixeira MJ, Braum JLF, Marquez JO, Yeng LT. Dor: contexto interdisciplinar. Curitiba: Editora Maio; 2003. p.271-88.

5. Simons DG, Travell JG, Simons LS, Cummings BD. Travell & Simons' myofascial pain and dysfunction: e Trigger Point Manual. Lippincott Williams & Wilkins; 1998.

6. Jafri MS. Mechanisms of myofascial pain. Int Sch Res Notices. 2014 Mar.

7. Yeng LT, Kaziyama HHS, Teixeira MJ. Síndrome dolorosa miofascial. In: Teixeira MJ, Figueiró JB. Dor: epidemiologia, fisiopatologia, avaliação, síndromes dolorosas e tratamento. São Paulo: Grupo Editorial Moreira Jr; 2001. p.69-77.

8. Yeng LT, Kaziyama HHS, Rosi J, Teixeira MJ. Síndrome dolorosa miofascial. In: Teixeira MJ, Figueiró JB, Yeng LT, Andrade DCA. Dor: manual para o clínico. 2ª ed. Rio de Janeiro: Atheneu; 2019. p.259-71.

9. Yeng LT, Kaziyama HHS, Teixeira MJ. Síndrome dolorosa miofascial. In: Teixeira MJ, Braum JLF, Marquez JO, Yeng LT. Dor: contexto interdisciplinar. Curitiba: Editora Maio; 2003. p.271-88.

10. Fishbain DA, Lewis JE, Cutler R, Cole B, Rosomoff HL, Rosomoff RS. Can the neuropathic pain scale discriminate between non-neuropathic and neuropathic pain? Pain Medicine. 2008;9(2):149-60. doi:10.1111/j.1526-4637.2007.00302.x.

11. Chiarotto A, Clijsen R, Fernandez-de-las-Penas C, Barbero M. Prevalence of myofascial trigger points in spinal disorders: a systematic review and meta-analysis. Archives of Physical Medicine and Rehabilitation. 2016;97(2):316-37. doi:10.1016/j.apmr.2015.09.021.

12. Do TP, Heldarskard GF, Kolding LT, Hvedstrup J, Schytz HW. Myofascial trigger points in migraine and tension-type headache. J Headache Pain. 2018 Sep 10;19(1):84.

13. Henry R, Cahill CM, Wood G, et al. Myofascial pain in patients waitlisted for total knee arthroplasty. Pain Res Manage. 2012 Out;17(5):321-7.

14. Ribeiro DC, Belgrave A, Naden A, Fang H, Matthews P, Parshottam S. The prevalence of myofascial trigger points in neck and shoulder-related disorders: a systematic review of the literature. BMC Musculoskelet Disord. 2018 Jul 25;19(1):252.

15. Villafañe JH, Lopez-Royo MP, Herrero P, Valdes K, Cantero-Téllez R, Pedersini, P, et al. Prevalence of myofascial trigger points in post-stroke patients with painful shoulders: a cross sectional study. PM&R. 2019. doi: 10.1002/pmrj.12123.

16. Yeng LT, Kaziyama HHS, Teixeira MJ. Síndrome dolorosa miofascial. In: Teixeira MJ, Figueiró JB. Dor: epidemiologia, fisiopatologia, avaliação, síndromes dolorosas e tratamento. São Paulo: Grupo Editorial Moreira Jr; 2001. p.69-77.

17. Chang SH. Complex regional pain syndrome is a manifestation of the worsened myofascial pain syndrome: case review. Journal of Pain & Relief.2017;6:294

18. Gerwin R. Myofascial trigger point pain syndromes. Seminars in Neurology. 2016;36(05):469-73. doi:10.1055/s-0036-1586262.

19. Yeng LT, Kaziyama HHS, Rosi J, Teixeira MJ. Síndrome dolorosa miofascial. In: Teixeira MJ, Figueiró JB, Yeng LT, Andrade DCA. Dor: manual para o clínico. 2ª ed. Rio de Janeiro: Atheneu; 2019. p.259-71.

20. Fleckenstein J, Zaps D, Rüger LJ, Lehmeyer L, Freiberg F, Lang PM, et al. Discrepancy between prevalence and perceived effectiveness of treatment methods in myofascial pain syndrome: results of a cross-sectional, nationwide survey. BMC Musculoskeletal Disorders. 2010;11(1). doi:10.1186/1471-2474-11-32.

21. Gerwin R. Trigger point diagnosis: at last, the first word on consensus. Pain Medicine. 2017;19(1):1-2. doi:10.1093/pm/pnx219.

22. Yeng LT, Kaziyama HHS, Rosi J, Teixeira MJ. Síndrome dolorosa miofascial. In: Teixeira MJ, Figueiró JB, Yeng LT, Andrade DCA. Dor: manual para o clínico. 2ª ed. Rio de Janeiro: Atheneu; 2019. p.259-71.

23. Simons DG. New views of myofascial trigger points: etiology and diagnosis. Archives of Physical Medicine and Rehabilitation. 2008;89(1):157-9. doi:10.1016/j.apmr.2007.11.016.

24. Yeng LT, Kaziyama HHS, Teixeira MJ. Síndrome dolorosa miofascial. In: Teixeira MJ, Braum JLF, Marquez JO, Yeng LT. Dor: contexto interdisciplinar. Curitiba: Editora Maio; 2003. p.271-88.

25. Bláfoss R, Aagaard P, Andersen LL. Physical and psychosocial work environmental risk factors of low-back pain: protocol for a 1 year prospective cohort study. BMC Musculoskeletal Disorders. 2019;20(1). doi:10.1186/s12891-019-2996-z.

26. Gerwin R. Myofascial trigger point pain syndromes. Seminars in Neurology. 2016;36(05):469-73. doi:10.1055/s-0036-1586262.

27. Bron C, Dommerholt JD. Etiology of myofascial trigger points. Curr Pain Headache Rep. 2012;16(5):439-44. doi:10.1007/s11916-012-0289-4.

28. Gerwin R. Myofascial pain syndrome: here we are, where must we go? J Musculoskeletal Pain. 2010;18:329-47. doi:10.3109/10582452.2010.502636. [CrossRef] [Google Scholar].

29. Arendt-Nielsen L, Laursen R, Drewes AM. Referred pain as an indicator for neural plasticity. Nervous System Plasticity and Chronic Pain. 2000;343-56. doi:10.1016/s0079-6123(00)29026-2.

30. Eloqayli H. Subcutaneous accessory pain system (SAPS): a novel pain pathway for myofascial trigger points. Medical Hypotheses. 2018;111:55-7.

31. Dommerholt J, Bron C, Franssen J. Myofascial trigger points: an evidence-informed review. Journal of Manual & Manipulative Therapy. 2006;14(4):203-21. doi:10.1179/106698106790819991.

32. Larsson B, Björk J, Henriksson K, Gerdle B, Lindman R. The prevalence of cytochrome c oxidase negative and superpositive fibers and ragged-red fibers in the trapezius muscle of female cleaners with and without myalgia and of female healthy controls. Pain. 2000;84:379-87. doi:10.1016/S0304-3959(99)00237-7.

33. Jarvholm U, Palmerud G, Karlsson D, Herberts P, Kadefors R. Intramuscular pressure and electromyography in 4 shoulder muscles. J Orthop Res. 1991;9:609-19. doi:10.1002/jor.1100090418.

34. Sikdar S, Ortiz R, Gebreab T, Shah JP. Understanding the vascular environment of myofascial trigger points using ultrasonic imaging and computational modeling. 32nd Annual International Conference of the IEEE EMBS. 2010.

35. Bron C, Dommerholt JD. Etiology of myofascial trigger points. Current Pain and Headache Reports. 2012;16(5):439-44. doi:10.1007/s11916-012-0289-4.

36. Gerwin RD, Dommerholt J, Shah JP. An expansion of Simons' integrated hypothesis of trigger point formation. Curr Pain Headache Rep. 2004;8:468-75. Epub 2004/10/29.

37. Itoh K, Okada K, Kawakita K. A proposed experimental model of myofascial trigger points in human muscleafter slow eccentric exercise. Acupunct Med. 2004;22:2-12. Discussion-3. Epub 2004/04/14.

38. Friden J, Lieber RL. Segmental muscle fiber lesions after repetitive eccentric contractions. Cell Tissue Res. 1998;293:165-71. Epub 1998/06/23.

39. Gam A, Johannsen F. Ultrasound therapy in musculoskeletal disorders: a meta-analysis. Pain. 1995;63:85-91.

40. Srbely J, Dickey J, Lowerison M, Edwards A, Nolet P, Wong L. Stimulation of myofascial trigger points with ultrasound induces segmental antinociceptive effects: a randomized controlled study. Pain. 2009;139:260-6.

41. Ay S, Dogan SK, Evcik D, Baser O. Comparison the efficacy of phonophoresis and ultrasound therapy in myofascial pain syndrome. Rheumatol Int. 2011;31:1203-8.

42. Ichikawa K, Takei H, Usa H, Mitomo S. Comparative analysis of ultrasound changes in the vastus lateralis muscle following myofascial release and thermotherapy: a pilot study. Journal of Bodywork and Movement Therapies. 2015;19:327-36.

43. Kalichman L, David CB. Effect of self-myofascial release on myofascial pain, muscle flexibility, and strength: a narrative review. Journal of Bodywork & Movement Therapies. 2017;21(2):446-51.

44. Taspinar F, Aslan UB, Sabir N, Cavlak U. Implementation of matrix rhythm therapy and conventional massage in young females and comparison of their acute effects on circulation. Journal of Alternative and Complementary Medicine. 2013;19(10):826-32.

45. Crane JD, Ogborn DI, Cupido C, et al. Massage therapy attenuates inflammatory signaling after exercise-induced muscle damage. Science Translational Medicine. 2012;4(119):119-ra13.

46. Flinder LI, Timofeeva OA, Rosseland CM, Wierød L, Huitfeldt HS, Skarpen E. EGF-induced ERK-activation downstream of FAK requires rac1-NADPH oxidase. Journal of Cellular Physiology. 2011;226(9):2267-78.

47. Supinski GS, Bark H, Guanciale A, Kelsen SG. Effect of alterations in muscle fiber length on diaphragm blood flow. Journal of Applied Physiology. 1986;60(5):1789-96.

48. Poole DC, Much TI, Kindig CA. In vivo microvascular structural and functional consequences of muscle length changes. The American Journal of Physiology –Heart and Circulatory Physiology. 1997;272(5):H2107-H2114.

49. Welsh DG, Segal SS. Muscle length directs sympathetic nerve activity and vasomotor tone in resistance vessels of hamster retractor. Circulation Research. 1996;79(3):551-9.

50. Nakao M, Segal SS. Muscle length alters geometry of arterioles and venules in hamster retractor. The American Journal of Physiology – Heart and Circulatory Physiology. 1995;268(1):H336-H344.

51. Kawakami M, Okabe E. Superoxide anion radical-triggered Ca2+ release from cardiac sarcoplasmic reticulum through ryanodine receptor Ca2+ channel. Molecular Pharmacology. 1998;53(3)497-503.

52. Birinci T, Mustafaoglu R, Mutlu EK, Ozdincler AR. Stretching exercises combined with ischemic compression in pectoralis minor muscle with latent trigger points: a single-blind, randomized, controlled pilot trial. Complementary Therapies in Clinical Practice. 2019;101080. doi:10.1016/j.ctcp.2019.101080.

53. Gelmini TAM, Anna PCF, Dhein W, La Torre M. Acute effect of the ischemic compression technique on the EMG activity of the muscle upper trapezius in subjects with myofascial trigger points. Manual Therapy, Posturology & Rehabilitation Journal. 2018;16. 10.17784/mtprehabjournal.2018.16.583.

54. Moraska AF, Hickner RC, Kohrt WM, Brewer A. Changes in blood flow and cellular metabolism at a myofascial trigger point with trigger point release (ischemic compression): a proof-of-principle pilot study. Arch Phys Med Rehabil. 2013;94(1):196-200. doi:10.1016/j.apmr.2012.08.216.

55. Nasb M, Qun X, Withanage CR, Lingfeng X, Hong C. The Journal of Alternative and Complementary Medicine. 2020 Jan;44-50. http://doi.org/10.1089/acm.2019.023.

56. Esparza D, Aladro-Gonzalvo AR, Rybarczyk Y. Effects of local ischemic compression on upper limb latent myofascial trigger points: a study of subjective pain and linear motor performance. Rehabilitation Research and Practice. 2019;1-8. doi:10.1155/2019/5360924.

57. Akbaba YA, Mutlu EK, Altun S, Turkmen E, Birinci T, Celik D. The effectiveness of trigger point treatment in rotator cuff pathology: a randomized controlled double-blind study. Journal of Back and Musculoskeletal Rehabilitation. 2019;1-9. doi:10.3233/bmr-181306.

58. Jafari M, Bahrpeyma F, Togha M. Effect of ischemic compression for cervicogenic headache and elastic behavior of active trigger point in the sternocleidomastoid muscle using ultrasound imaging. Journal of Bodywork and Movement Therapies. 2017;21:933-9.

59. Simons DG. Review of enigmatic MTrPs as a common cause of enigmatic musculoskeletal pain and dysfunction. Journal of Electromyography and Kinesiology. 2004;14(1):95-107.

60. Gerwin RD, Dommerholt J, Shah JP. An expansion of Simons' integrated hypothesis of trigger point formation. Current Pain and Headache Reports. 2004;8(6):468-75.

61. Akbaba YA, Mutlu EK, Altun S, Turkmen E, Birinci T, Celik D. The effectiveness of trigger point treatment in rotator cuff pathology: a randomized controlled double-blind study. Journal of Back and Musculoskeletal Rehabilitation. 2019;1-9. doi:10.3233/bmr-181306.

62. Crockett D, Foreman M, Alden L, Blasberg B. Comparison of treatment modes in the management of myofascial pain dysfunction syndrome. Biofeedback Self Regul. 1986;11:279-91.

63. Graff-Radford S, Reeves J, Baker R. Effects of transcutaneous electrical nerve stimulation on myofascial pain and trigger point sensitivity. Pain. 1989;37:1-5.

64. Hsueh C, Cheng P, Kuan T, Hong C. The immediate effectiveness of electrical nerve stimulation and electrical muscle stimulation on myofascial trigger points. Am J Phys Med Rehabil. 1997;76:471-6.

65. Lee J, Lin D, Hong C. The effectiveness of simultaneous thermotherapy with ultrasound and electrotherapy with combined AC and DC current on the immediate pain relief of myofascial trigger points. J Musculoskelet Pain. 1997;5:81-90.

66. Desai, M. J., Saini, V., & Saini, S. (2013). Myofascial Pain Syndrome: A Treatment Review. Pain and Therapy, 2(1), 21–36.doi:10.1007/s40122-013-0006-y.

67. Simunovic Z. Low level laser therapy with trigger points technique: a clinical study on 243 patients. Journal of Clinical Laser Medicine and Surgery. 1996;14(4):163-7.

68. Zhao H, Xing D, Chen Q. New insights of mitochondria reactive oxygen species generation and cell apoptosis induced by low dose photodynamic therapy. European Journal of Cancer. 2011;47(18)2750-61.

69. Ferraresi C, Hamblin CR, Parizotto NA. Low-level laser (light) therapy (LLLT) on muscle tissue: performance, fatigue and repair bene ted by the power of light. Photonics & Lasers in Medicine. 2012;4:267-86.

70. Ceylan Y, Hizmetli S, Silig Y. The effects of infrared laser and medical treatments on pain and serotonin degradation products in patients with myofascial pain syndrome: a controlled trial. Rheumatology International. 2003;24(5):260-3. doi:10.1007/s00296-003-0348-6.

71. Hakguder A, Birtane M, Gürcan S, Kokino S, Turan F. Efficacy of low level laser therapy in myofascial pain syndrome: an algometric and thermographic evaluation. Lasers Surg Med. 2003;33:339-43.

72. Drury DG, Stuempfle KJ, Shannon RJ, Miller JL. An investigation of exercise-induced hypoalgesia after isometric and cardiovascular exercise. J Exerc Physiol. 2004;7:1-5.

73. Mork PJ, Vasseljen O, Nilsen TI. Association between physical exercise, body mass index, and risk of fibromyalgia: longitudinal data from the Norwegian Nord-Trøndelag Health Study. Arthritis Care Res (Hoboken). 2010;62:611-7.

74. Haydar, Z. R., Blackman, M. R., Tobin, J. D., Wright, J. G., & Fleg, J. L. (2000). The Relationship Between Aerobic Exercise Capacity and Circulating IGF-1 Levels In Healthy Men and Women. Journal of the American Geriatrics Society, 48(2), 139–145.

75. The relationship between aerobic exercise capacity and circulating IGF-1 levels in healthy men and women. J Am Geriatr Soc. 2000;48:139-45.

76. Dishman RK, O'Connor PJ. Lessons in exercise neurobiology: the case of endorphins. Ment Health Phys Act. 2009;2:4-9.

77. Cantarero-Villanueva I, Fernández-Lao C, Fernández-de-Las-Peñas C, López-Barajas IB, Del-Moral-Ávila R, de la-Llave-Rincón AI, et al. Effectiveness of water physical therapy on pain, pressure pain sensitivity, and myofascial trigger points in breast cancer survivors: a randomized, controlled clinical trial. Pain Med. 2012;13:1509-19.

78. Ahmed S, Khattab S, Haddad C, Babineau J, Furlan A, Kumbhare D. Effect of aerobic exercise in the treatment of myofascial pain: a systematic review. JER. 2018;14(6):902-10.

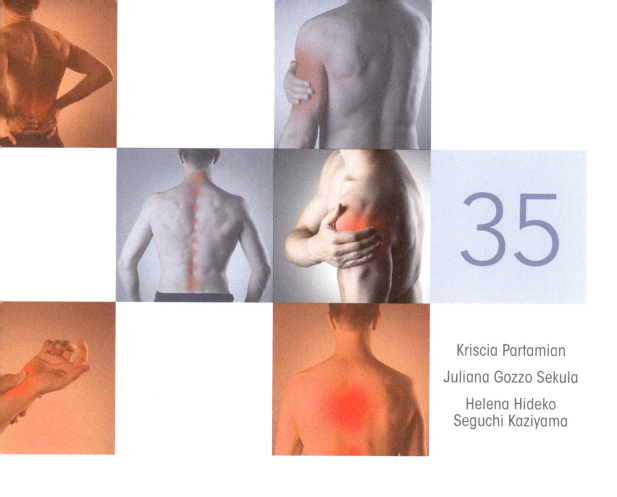

Kriscia Partamian

Juliana Gozzo Sekula

Helena Hideko Seguchi Kaziyama

EXERCÍCIO FÍSICO E SÍNDROME FIBROMIÁLGICA

35.1 Introdução

A síndrome fibromiálgica (SFM) é condição dolorosa caracterizada como dor musculoesquelética difusa e crônica e presença de numerosos pontos dolorosos detectados ao exame físico, além de fadiga, rigidez matinal fugaz, anormalidades do sono, queixas cognitivas e do humor.[1] Ocorre em todas as idades, mas predominantemente em mulheres de meia-idade. A prevalência é de cerca de 2 a 4% da população em geral. Acomete 9 mulheres para cada homem.[2] A etiologia é desconhecida e a fisiopatologia é incerta.

35.2 Histórico

Gowers (1904)[3] criou o termo fibrositis, amplamente empregado até a década de 1970, quando, então, a síndrome passou a ser amplamente reconhecida e sua etiologia progressivamente associada a anormalidades presentes no SNC. Yunus et al.[4] foram os primeiros a advogar o termo fibromialgia como substituição a fibrositis, pois nessa entidade não há inflamação tecidual e, sim, dor muscular difusa, relacionada a outras anormalidades do sistema nervoso.[5]

35.3 Etiologia

A etiologia da SFM não é ainda bem compreendida. Fatores genéticos, aglomerações familiares, fatores ambientais, traumatismos físicos, intervenções cirúrgicas ou infecções e estressores emocionais crônicos podem contribuir para a sua gênese. Parentes de primeiro grau de doentes com SFM têm risco até 8 vezes maior de apresentar a sindrome quando comparados a familiares com artrite reumatoide.[6]

35.4 Fisiopatologia

Enquanto a dor é considerada uma experiência com componentes sensitivos, cognitivos e emocionais, a nocicepção é processo em que os estímulos que evocam dor são detectados pelas estruturas do SNP e transferidos para o SNC. A percepção da dor é processo complexo, que envolve várias vias bioquímicas, incluindo-se os desconhecidos processos de integração cortical.[7]

Ocorre sensibilização nociceptiva representada pelo aumento da atividade dos neurônios excitatórios e inadequação da modulação da sensibilidade dolorosa, normalmente processada pela ação da serotonina (5HT), norepinefrina (NE), GABA e encefalinas, dentre outros neurotransmissores que inibem as unidades nociceptivas no sistema nervoso central (SNC).[8]

Em doentes com SFM, anormalidades evidenciadas no sistema nervoso periférico (SNP) também parecem participar da patogênese da SFM.[9,10] Os nociceptores são ativados por estímulos mecânicos, térmicos e ou químicos teciduais intensos.[11,12,13] Neurotransmissores liberados retrogradamente pelas terminações nervosas das fibras finas (substância P, neurocininas, peptídep geneticamente relacionado à calcitonina - PGRC) causam a inflamação neurogênica. Os aferentes primários liberam neurotransmissores excitatórios e ativam e sensibilizam os neurônios sensitivos do corno posterior da medula espinhal - CPME.[12] O aumento da liberação da sP no CPME reduz o limiar de excitabilidade sináptica, resultando na ativação de sinapses habitualmente silenciosas[14] e na sensibilização dos neurônios de segunda ordem na medula espinal.[15]

A sensibilização periférica não é o único fenômeno responsável pela dor prolongada, pois há envolvimento do SNC nesse processo. Os estímulos repetidos nas fibras C do SNP amplificam os sinais sensitivos nos neurônios do CPME, que, por sua vez, enviam estímulos ao encéfalo e sensibilizam os neurônios centrais que integram estímulos dolorosos.[16]

A hiperalgesia observada em doentes com SFM pode decorrer da sensibilização central e, em parte, da ativação dos receptores N-metil -D-aspartato - NMDA e da liberação de sP pelos aferentes nociceptivos primários no CPME.[16-20]

Demonstrou-se que o efeito analgésico denominado "sistema difuso de controle inibitório de dor" (DNIC) é menos atuante ou ausente em doentes com SFM em comparação com os doentes dos grupos controle saudáveis.[21-24] Havia sido postulado que, em seres humanos, a DNIC é mediada, em parte, por vias opioidérgicas e, em parte, por vias serotoninérgicas e noradrenérgicas rostrocaudais.[25] Dados bioquímicos e de neuroimagem sugerem que a atividade opioidérgica é normal ou aumentada em doentes com SFM, o que é consistente com a experiência clínica de que os opioides geralmente são ineficazes em doentes com SFM e nas condições a ela relacionadas.[26,27]

Outros estudos demostraram que a atividade serotoninérgica e noradrenérgica é atenuada em doentes com SFM.[28] Observou-se que, em doentes com SFM, as concentrações séricas de serotonina (5HT) ou do seu precursor, o L-triptofano e principal metabólito, o ácido 5-hidroxi-indolacético, são reduzidas no LCR.[28,29] Consistentemente com esses resultados, evidenciou-se que substâncias que aumentam simultaneamente a atividade da 5-HT e da noradrenalina (NA), como os antidepressivos tricíclicos, a duloxetina, o milnacipran e o tramadol, são eficazes no tratamento da SFM e em condições a ela relacionadas.

Ocorre também redução da atividade dopaminérgica pré-sináptica, que, por sua vez, exerce atividade analgésica importante em regiões específicas da neuromatriz das unidades nociceptivas, incluindo o mesencéfalo, o tálamo e várias áreas do córtex cerebral,[30] além de alterações nas concentrações de glicina (neurotransmissor inibitório e modulador do receptor do NMDA) e taurina no SNC.[31] A intensidade da dor nesses indivíduos relaciona-se positivamente com as concentrações de metabólitos do glutamato e do aspartato, aminoácidos neurotransmissores excitatórios,[16] redução da concentração dos metabólitos primários da NA e da 5-HT no LCR e das concentrações séricas de 5-HT,[32] fenômeno que pode associar-se à depressão, à ansiedade, à regulação do sono e à percepção da dor.[33]

35.5 Quadro clínico

Clinicamente, o paciente apresenta dor difusa generalizada devido à percepção anormal da dor, alodinia (condição que o paciente apresenta dor ao estímulo inócuo) e/ou hiperalgesia – (em que ocorre o aumento da sensibilidade a estímulos dolorosos.) É referida nos músculos, ligamentos e tendões de várias regiões do corpo. Os fatores periféricos são responsáveis pela maior parte das variações na ocorrência de dor em doentes com SFM e o que enfatiza a relevância dos estímulos dos tecidos periféricos em sua gênese e manutenção.[34,35]

Ocorre fadiga crônica generalizada em 85% dos doentes com SFM, traduzida como sensação de falta de energia, exaustão, fatigabilidade durante a execução de exercícios físicos triviais e do esforço mental e-ou em face dos estressores psicológicos. Essa tendência à fadiga manifesta-se durante todo o dia, pode melhorar durante a manhã e apresenta-se como cansaço extenuante com o passar das horas durante o dia.[35,36] Vários fatores modulam a dor, incluindo o estresse psicológico, a atividade física excessiva, a fadiga ou as mudanças climáticas. Muitos doentes queixam-se também de sensação de edema nos tecidos moles e frequentemente nas regiões periarticulares, achado que sugere o autodiagnóstico de artrite e à procura por reumatologistas.[37]

A disfunção cognitiva é comum em doentes com SFM e afeta adversamente a capacidade competitiva para a execução das tarefas, gerando também dificuldade para recordar eventos e processar informações.[38] Estima-se que a diminuição no desempenho cognitivo em doentes com SFM equivalha a 20 anos de envelhecimento.[39]

Ocorrem dificuldades para a instalação e retomada do sono, sono agitado e superficial, despertares frequentes durante a noite e despertar precoce em aproximadamente 65% dos doentes com SFM.[40] É também comum a queixa de sono não reparador; o doente acorda cansado e com dor no corpo. Apesar de não específico, há padrão anormal das ondas α durante os estágios II, III e IV do sono não REM de polissonografia nos doentes com SFM.[41] Quando esse padrão de polissonografia é induzido em indivíduos saudáveis, são reproduzidos sintomas semelhantes aos dos doentes com SFM. Ainda não se estabeleceu se essa anormalidade do sono é primária ou consequência da dor crônica.[41] Em um estudo envolvendo 50 doentes atendidos em uma clínica do sono, evidenciou-se que havia 10 vezes mais apneia/hipopneia nos doentes com SFM que na população.

Quadro 35.1 Quadro clínico da síndrome fibromiálgica

1. Dor difusa (hiperalgesia/alodinia)
2. Fadiga
3. Déficit cognitivo
4. Distúrbio do sono

Fonte: Elaborado pela autoria.

Alguns doentes com SFM apresentam outras síndromes clínicas associadas como intestino irritável, bexiga hiperativa, pernas inquietas, intolerância múltipla medicamentosa, síndrome da fadiga crônica, vulvodinia etc. A associação dessas anormalidades com a SFM é considerada manifestação da sensibilização central generalizada, descrita como "síndrome da sensibilização central" (SSC).[42] As características clínicas entre homens e mulheres são similares em SFM, exceto pelo fato de que os homens apresentam menos sintomas, menos locais dolorosos, menos fadiga, menos síndrome do intestino irritável e menos pontos dolorosos. A ocorrência de SFM em homens varia de 5 a 7%.[43]

As limitações físicas e os comportamentos de evitação são os principais componentes da incapacidade funcional em doentes com SFM.[44] O funcionamento físico refere-se ao potencial orgânico de um indivíduo executar movimentos ou outras funções. A capacitação funcional é essencial para o processo de adaptação à dor crônica e refere-se ao desempenho de tarefas cotidianas que, embora dependam do funcionamento físico, estão sujeitas às estratégias cognitivo--comportamentais de enfrentamento para sua realização. A incapacitação funcional dos doentes com SFM reflete-se adversamente no desempenho ocupacional e dificulta a realização de uma série de tarefas motoras e cognitivas. Doentes com SFM assemelham-se em relação a alguns sintomas e sinais, mas diferem entre si quanto à relação entre a gravidade da dor e a incapacidade funcional.

35.6 Diagnóstico

O diagnóstico da SFM é clínico. Os critérios de classificação do Colégio Americano de Reumatologia de 1990 (ACR) requerem história de dor difusa. O exame físico deve revelar a presença de dor evocada com a digitopressão de 4 kg/cm² bilateralmente em áreas denominadas pontos dolorosos em 11 ou mais dos seguintes pontos: inserção dos músculos (mm) suboccipitais na nuca; ligamentos dos processos transversos da quinta à sétima vértebra cervical;

borda rostral do músculo trapézio; músculo supraespinhal, origem acima da borda medial da espinha da escápula; junção do músculo peitoral com a articulação costocondral da segunda costela; dois centímetros distalmente do epicôndilo lateral do cotovelo; quadrante laterossuperior da região glútea, distalmente à espinha ilíaca; inserção muscular posterior à proeminência trocantérica e coxim gorduroso rostral e medial da interlinha articular do joelho. Os pontos-controle utilizados foram: a fronte, o terço distal do antebraço direito e a unha do polegar esquerdo.[45] Esse critério tinha finalidade de classificação para pesquisa e não de critério diagnóstico para uso na prática (Figura 35.1).

Os critérios diagnósticos do ACR de 2010 (Figura 35.3) não mais levam em conta os pontos dolorosos (PDs), ou tender points, e foram novamente modificados por Wolfe et al. (2010),[46] passando a incluir o índice de dor generalizada (IDG) e a escala de gravidade dos sintomas (EGS). O IDG é calculado somando-se um ponto para cada uma de 19 áreas nas quais o doente refere dor. A EGS avalia a gravidade de fadiga, sono não reparador e dificuldade de concentração e memória, além de sintomas somáticos.

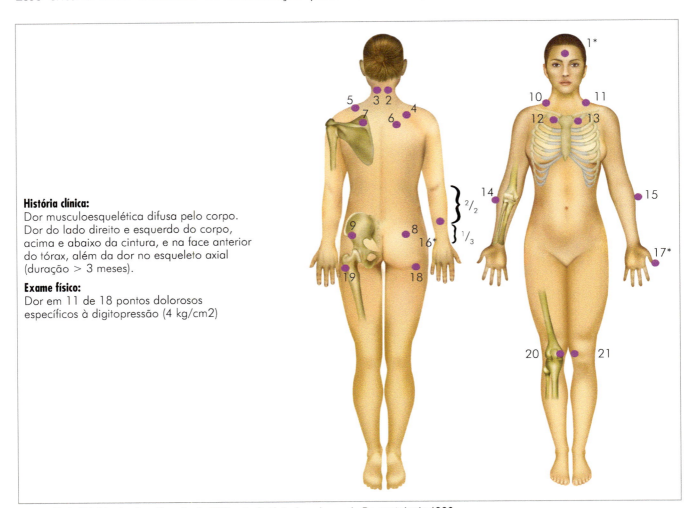

Figura 35.1 Critério de classificação da SFM pelo Colégio Americano de Reumatologia 1990.
Fonte: Adaptado de Wolfe et al., 1990.

QUESTIONÁRIO DE SINTOMAS DA FIBROMIALGIA modificado[47]

I. Utilizando a seguinte escala, indique para cada item o nível de severidade na semana passada, marcando a caixa apropriada.

0: sem problemas

1: problemas leves ou leves; geralmente leve ou intermitente

2: Moderado; problemas consideráveis; frequentemente presente e/ou em nível moderado

3: Grave; problemas contínuos e perturbadores da vida

Fadiga (cansaço ao executar atividades)   ☐ 0 ☐ 1 ☐ 2 ☐ 3

Sintomas cognitivos (dificuldade de memória e concentração)   ☐ 0 ☐ 1 ☐ 2 ☐ 3

Sono leve não reparador (acordar cansado)   ☐ 0 ☐ 1 ☐ 2 ☐ 3

_____

II Nos **últimos 6 meses**, você teve um dos seguintes sintomas?

Dor ou cãibras na parte inferior do abdome: ☐ Sim ☐ Não

Depressão: ☐ Sim ☐ Não

Dor de cabeça: ☐ Sim ☐ Não

_____

III Dor nas articulações/corpo

Indique abaixo se você teve dor ou sensibilidade ao longo dos últimos 7 dias em qualquer uma das áreas listadas abaixo. Por favor, faça um X na caixa se você tiver dor ou sensibilidade. Certifique-se de marcar os dois lados separadamente.

☐ Mandíbula esquerda   ☐ Mandíbula direita

☐ Ombro esquerdo   ☐ Ombro direito

☐ Braço esquerdo   ☐ Braço direito

☐ Antebraço esquerdo   ☐ Antebraço direito

☐ Quadril esquerdo   ☐ Quadril direito

☐ Coxa esquerda   ☐ Coxa direita

☐ Perna esquerda   ☐ Perna direita

☐ Cervical   ☐ Dorso   ☐ Lombar

☐ Tórax   ☐ Abdome   ☐ Nenhuma dessas áreas

_____

IV No geral, os sintomas listados em I - III acima geralmente estão **presentes por pelo menos 3 meses?**

☐ Sim   ☐ Não

Figura 35.2 Questionário de sintomas da fibromialgia modificado.

Fonte: Elaborado pela autoria.

Em 2016, uma nova revisão dos critérios de 2010 foi publicada e a dor generalizada voltou a ser obrigatória.[4]

Quadro 35.2 Critérios diagnósticos de SFM do CAR 2010 modificados.[47]

1. IDG ≥ 7 e EGS ≥ 5 ou IDG = 3–6 e EGS ≥ 9;

2. sintomas apresentando valores similares durante, pelo menos, 3 meses;

3. ausência de anormalidades identificáveis que justifiquem a ocorrência da dor

A soma do IDG e da EGS é chamada de **escala de sintomas da SFM (ESF) e varia de 0 a 31.** Um escore ≥ 13 é compatível com o diagnóstico de SFM.

Fonte: Elaborado pela autoria.

Os diagnósticos que podem ser confundidos com a SFM podem ser amplamente agrupados nas seguintes categorias: doenças reumáticas inflamatórias (artrite reumatóide, síndrome Sjoegren, lúpus eritematoso sistêmico, espondiloartropatias), condições musculoesqueléticas não reumáticas (síndrome dolorosa miofascial, síndrome hipermobilidade articular (capítulo sobre hipermobilidade articular), condições médicas não reumáticas (doenças da endocrinologia, gastroenterologia, doenças infecciosas e da oncologia), condições neurológicas, distúrbios de saúde mental e condições de dor induzidas por medicamentos.[48,49]

A SFM e a síndrome dolorosa miofascial (SDM) geralmente estão presentes nos mesmos doentes.[50] Há fortes evidências de haver sensibilização central (SC) em doentes com SDM, incluindo-se a diminuição do limiar doloroso evocado com vários estímulos nociceptivos em locais remotos da área dolorosa, a acentuação do reflexo espinal de flexão nociceptivo[50] e o aumento da atividade cortical evidenciada com a técnica de ressonância magnética funcional.[50,51] Na maioria dos casos, a SFM instala-se como dor regionalizada semelhantemente ao que ocorre em casos da SDM. Tanto os pontos-gatilho (PGs) como pontos dolorosos (PDs) são identificados em doentes com SFM.[52] Sugeriu-se que a perpetuação contínua dos estímulos dos PGs miofasciais mantém a sensibilização central tanto em casos de SDM quanto de SFM.[52] As causas dos PGs miofasciais são especulativas, mas incluem o traumatismo localizado (incluindo acidentes automotivos, traumatismos repetitivos), estresses vertebrais (escoliose, má postura) e fatores sistêmicos (estresses mentais). Os PGs provavelmente mantêm-se devido à sensibilização central.[51]

35.7 Tratamento

Tem como objetivo o controle da dor e da fadiga, a melhoria do padrão do sono, o controle das anormalidades do humor, melhorar a funcionalidade e a reintegração psicossocial, ou seja, há necessidade de interação interdisciplinar. A associação dos tratamentos farmacológicos e não farmacológicos é recomendada.

35.8 Tratamentos farmacológicos

Grande variedade de medicamentos é utilizada no tratamento de doentes com SFM. Embora agentes antidepressivos tricíclicos tenham se revelado eficazes, outros agentes têm-se revelado eficazes.

Quadro 35.3 Resumo do tratamento farmacológico.

Terapia farmacológica	Detalhes	Efeitos adversos	Observações
Antidepressivos tricíclicos	Amitriptilina	Boca seca, constipação intestinal, ganho de peso, sonolência	Melhora dor, sono e sintomas emocionais
Relaxante muscular	Ciclobenzaprina Carisoprodol	Boca seca, sonolência, ganho de peso	Ação sedativa, melhora da dor, fadiga e sono. O Carisoprodol é mais eficaz quando associado ao acetaminofeno.
Inibidores de recaptação de serotonina e noradrenalina	Duloxetina Venlafaxina	Náuseas, fadiga, palpitações, cefaleia	Orientar os pacientes sobre efeitos colaterais transitórios e aumentar a dose gradualmente; pode aumentar a tolerabilidade.
Gabapentinoides	Gabapentina Pregabalina	Sedação, tontura, ganho de peso	Aumentar a dose gradualmente melhora a tolerabilidade
Inibidor seletivo da receptação da serotonina	Fluoxetina Sertralina Paroxetina	Náusea, disfunção sexual, ganho de peso, distúrbio do sono	Pouco efeito na dor.
Anti-inflamatórios não esteroidais	Pouca eficácia	Efeitos adversos renais, cardíacos e gastrointestinais	Pode ser usado por curto período e dose baixa

(Continuação)

(Continuação)

Quadro 35.3 Resumo do tratamento farmacológico.

Terapiafarmacológica	Detalhes	Efeitos adversos	Observações
Opioides	Tramadol Codeína	Sedação, dependência do medicamento, constipação intestinal	Deve ser usado por curto período e na menor dose possível. Eficaz quando associado com analgésicos.
Analgésicos	Dipirona Acetaminofeno		Melhora da dor

Fonte: Elaborado pela autoria.

35.9 Tratamentos não farmacológicos

A educação em saúde e os exercícios físicos são tratamentos não farmacológicas recomendadas pela Liga Europeia contra o Reumatismo (EULAR). Na SFM, os doentes podem praticar diferentes programas de exercícios,[53,54,55] proporcionando melhora na saúde geral e reduzindo riscos moderados associados a outras condições crônicas.[56] A regularidade em um programa de exercícios também pode melhorar experiências de ansiedade, depressão, dor e qualidade do sono,[57] função física e bem-estar.[58] Entretanto, em sua maioria, são intolerantes à atividade física e têm dificuldade em aderir e permanecer em um programa de exercícios; por consequência, tendem a ter um estilo de vida sedentário, o que culmina em fatores que levam ao aumento dos riscos de morbidade.[59]

Em um quadro típico de SFM, anormalidades musculares podem resultar em fraqueza, fadiga, dores musculares, reduções nas fibras tipo II, alterações anormais no metabolismo muscular, excessiva cocontração agonista-antagonista, níveis mais baixos de adenosina trifosfato e danos às fibras nervosas.[60,61] Entretanto, na SFM geralmente associam exacerbações de sintomas aos exercícios, evitando a prática, o que resulta em baixos níveis de aptidão cardiovascular,[62] bem como em baixos níveis de aptidão muscular.[63] A cinesiofobia pode ser uma das potenciais causas relacionadas aos fatores citados, como descrevem Lorente et al. em um estudo clínico no qual 65 doentes ambulatoriais foram divididos em dois grupos: no primeiro havia 35 com diagnóstico de SFM e no segundo, 30 indivíduos saudáveis como grupo controle. Observou-se que os doentes com SFM apresentavam medo do movimento, pior qualidade de vida em aspectos físicos e sociais e média adesão ao tratamento médico comparado aos do grupo controle.[64]

Em se tratando de doentes com SFM, importante relatar os possíveis efeitos adversos do exercício, como aumento dos sintomas (dor, rigidez, fadiga) e desordens musculoesqueléticas,[57] considerando que existe uma taxa de abandono de 22% em ensaios clínicos randomizados entre participantes que foram direcionados ao grupo de prática de exercícios aeróbicos.[65]

Com a inserção dos doentes em um programa regular de exercícios físicos, os benefícios dos efeitos adaptativos associados a múltiplas formas de exercício (aeróbico, resistência e flexibilidade) oferecem potencial de treinamento cardiorrespiratório, vascular e de sistemas neuromusculoesquelético, proporcionam melhora na vida cotidiana e no convívio social.[66] No entanto, para atingir a recomendação de frequência e duração semanais para cada tipo de exercício, os doentes devem ser assíduos e dedicar uma significativa quantidade de tempo para se exercitarem.[67] Cabe salientar que programas em grupo favorecem o início e aumentam a aderência.[68]

É necessário que profissionais sejam treinados e comprometidos em prescrever doses mais baixas de cada tipo de exercício para manter o programa geral bem administrado, contudo doentes com SFM podem não atingir o nível fisiológico de mudanças normalmente esperadas aos níveis de treinamento recomendados.[66] Bandura descreveu técnicas que auxiliam o profissional a lidar com os doentes e manter a aderência em programas de exercícios, incluindo a criação de um programa realista e que possa ser realizado, ajudando os doentes a atingir seus objetivos "começando de baixo, indo devagar" e comemorando o sucesso, a evitar excesso de cargas de trabalho que levam a exacerbação de sintomas e a promover melhoras em longo prazo. A modelagem é demonstrada quando participantes do grupo que realizam programas de exercício com sucesso dão um exemplo positivo para outros seguirem, enquanto a persuasão verbal garante aos doentes que eles podem atingir suas metas de atividade física e exercício. A abordagem pode ser aprimorada por meio de uma relação terapêutica de confiança.[69]

A SFM também pode ser diagnosticada em homens, sendo que a prevalência é de cerca de 10%.[70] As queixas diferem do sexo feminino, das quais autoestima, autopercepção e impacto nos papéis sociais estão em maior destaque em homens, além de menor quantidade de pontos dolorosos, menos fadiga e menos síndrome do intestino irritável.[71]

Inanici et al. apontaram a prevalência de 2,2% de SFM em atletas, número muito próximo aos da população em geral.[72] Estudo prévio com triatletas sugeriu que competidores exibem maior tolerância à dor e modulação da dor mais eficiente do que os controles, o que pode estar subentendido à perseverança em esforços físicos extremos e à dor durante os treinamentos/competições.[73]

Historicamente, o tratamento da SFM teve uma evolução significativa nas últimas três décadas. No ano de 1986 foi realizado um ensaio clínico no Hospital Universitário de Ontário, Canadá, em que 34 doentes com SFM foram divididos em dois grupos: um realizou treinamento cardiovascular em bicicleta ergométrica e o outro exercícios de flexibilidade, concluindo-se que a melhora da aptidão cardiovascular diminui a resposta na dor.[74] Yunus et al. citam que exercícios de alongamento e natação foram bem recomendados tanto em estudos quanto em relatos de doentes para melhora dos sintomas.[75]

A recomendação nos anos 1990 era de exercícios de baixo impacto. Os doentes não treinados eram orientados a iniciar com a terapia aquática, ioga, tai chi, exercícios aeróbicos em 3 ou 4 dias da semana, na faixa de 70% da frequência cardíaca máxima, de 20 a 30 minutos. Entretanto, foi constatado que, inicialmente, muitos doentes não estavam aptos a cumprir essas recomendações.[63]

Em 1997, por uma iniciativa da Divisão de Medicina Física e Reabilitação do Instituto de Ortopedia e Traumatologia do Hospital das Clínicas da Faculdade de Medicina da Universidade de São Paulo, foi desenvolvido um programa multidisciplinar, educacional e teórico-prático denominado Escola de Fibromialgia. Dentro desse programa, as terapias eram realizadas em grupo, sendo que a cinesioterapia e a dançaterapia envolviam movimento. As doentes que participaram do programa obtiveram diminuição do impacto da doença e melhor adesão aos programas de atividade física posterior.[75]

Nos últimos anos constatou-se que os critérios de diagnóstico da SFM foram atualizados, assim como o tratamento por meio de exercícios físicos.

35.10 Efeitos fisiológicos do exercício aeróbico, de resistência e alongamento

O Colégio Americano de Medicina Esportiva define exercício aeróbico como uma atividade física planejada, executada em intensidade submáxima, que pode ser sustentada por minutos ou até horas, dependendo do nível de condicionamento físico do indivíduo, através de uma ampla gama de atividades físicas como caminhada, corrida, ciclismo e dança, mobilizando grandes grupos musculares.[67]

Acredita-se que o exercício físico regular ativa vias inibitórias centrais e produz analgesia mediada por opioides endógenos.[76,77,78] O núcleo central para essas vias é o rostral ventromedial da medula (RVM).[77,79] O N-metil-D-aspartato (NMDA), receptor de glutamato no RVM, é crítico para o desenvolvimento de hipersensibilidade após lesão muscular: ao aumentar a subunidade NR1 do receptor NMDA, aumenta-se a nocicepção; ao diminuir NR1, evitam-se dores musculares crônicas,[80] e, ao bloquear o receptor NMDA, reverte-se a sensibilidade à dor.[81]

Além de mediar a analgesia, o RVM também facilita os comportamentos de dor após lesão nos tecidos, incluindo dor muscular crônica.[81] Alterações na excitação e inibição provavelmente levam a alterações observadas na medula espinhal que resultam em sensibilização central e consequente dor e hiperalgesia.[82] Treinamento com exercícios aeróbicos supervisionados tem efeitos benéficos tanto para a capacidade física quanto para os sintomas da SFM.[83] Além dos efeitos diretos do treinamento físico nos sistemas cardiovascular e respiratório, o exercício aeróbico altera neurotransmissores, neuromoduladores, química cerebral e função hipotálamo-hipófise, que pode melhorar o humor e reduzir a fadiga, a inflamação, a oxidação, o estresse, a ansiedade e a depressão.[84] O exercício aeróbico estimula o hipotálamo a liberar níveis aumentados de neurotransmissores, incluindo endorfinas,[85] que podem diminuir os níveis de percepção de dor e melhorar a qualidade do sono.[86,87] Embora os efeitos específicos do exercício aeróbico em doentes com SFM não tenham sido definitivamente determinados, autores apontam melhora na qualidade de vida relacionada à saúde, melhora na função física,[88,89] dor reduzida[89] e fadiga diminuída.[88] No geral, exercício aeróbico pode contribuir para melhora da fisiopatologia, o que pode atenuar as alterações associadas à SFM.[83]

O treinamento resistido é também uma forma planejada e organizada de exercícios que exigem resistência da musculatura em movimento ou de forma estática, contra uma força oposta, envolvendo máquinas, pesos livres, peso corporal, tiras elásticas, entre outros materiais. O treinamento resistido tem como característica exercícios localizados, mas também podem envolver grandes grupos musculares.[90] Doentes com SFM geralmente apresentam diminuição generalizada de força e resistência muscular somado à fadiga,[91] podendo ter uma resposta exagerada ao microtrauma muscular, que é um resultado esperado e está associado a exercícios novos ou extenuantes.[66] O treinamento resistido pode aumentar a tolerância ao microtrauma, reparo e adaptação muscular que ocorre com o exercício, reduzindo assim as respostas à dor.[66] Em uma recente revisão, foi apontada a melhora da dor como variável de maior mudança entre os estudos analisados.[92]

Devido ao descondicionamento geral e à falta de atividade física, a amplitude de movimento articular pode ser limitada.[93,94] Exercícios de flexibilidade podem aumentar a amplitude de movimento funcional e contribuir para melhorar a estabilidade postural e o equilíbrio.[67]

35.11 Treinamento aeróbico

O exercício aeróbico parece ser bem tolerado, com poucas evidências de efeitos adversos.[55,83] Quanto ao tipo do exercício aeróbico, fica a critério de preferência do doente, podendo ser em meio terrestre ou aquático, de 2 a 3 vezes semanais, por pelo menos 4 semanas, com duração de 35 minutos cada sessão, começando em baixa intensidade e aumentando conforme a tolerância do doente.[83] O exercício aeróbico de moderada intensidade (64-76% da frequência cardíaca máxima[67]) praticado durante 12 semanas pode resultar em melhora do bem-estar global e da função física. Em contrapartida, estudos afirmam que não há relatos de resultados em diminuição da dor em pontos dolorosos.[95] Lemos et al. calcularam zonas alvo de frequência cardíaca (FC) para treinamento aeróbico dentro do limiar anaeróbico na população de doentes com SFM e recomendam que, para doentes com SFM sedentários, o treinamento dentro do limiar anaeróbico pode alcançar 75 a 85% da FC máxima prevista.[96] Na prática clínica, encontramos algumas divergências em relação à recomendação de prescrição, principalmente na frequência semanal. Alguns doentes levam mais de 48 horas para o reparo muscular, com sintomas de dor muscular tardia, o que dificulta cumprir a frequência semanal recomendada, sendo que outras capacidades físicas também precisam ser trabalhadas. Outro ponto importante é avaliar as variações biomecânicas do paciente durante sua prática. Na marcha é possível observar se há pronação/supinação dos pés, uso correto da propulsão dos dedos dos pés, joelhos em valgo/varo, rotações interna/externa de tíbia e fêmur, instabilidade da pelve, entre outros que podem lesar o paciente conforme o aumento da intensidade e volume dos treinos. A avaliação deve ser feita no início do programa de exercícios para identificar os pontos frágeis e evitar sobrecarga no aparelho musculoesquelético. Um estudo em adolescentes com SFM apontou alterações reais na marcha, desempenho funcional, força de flexão e extensão de joelho e abdução de quadril, comparadas a doentes controle saudáveis.[97] Um estudo de 16 semanas com 90 doentes com SFM comparando treinamento de força, aeróbico e controle com medidas mediante questionários escala visual analógica (EVA), questionário qualidade de vida (SF-36) e questionário de impacto da fibromialgia (FIQ) mostrou que os doentes com SFM que tiveram melhor resultado no gerenciamento dos sintomas após 12 semanas de follow-up foram os do grupo de treinamento aeróbico e que deram continuidade ao tratamento mesmo sem o monitoramento, pois relataram ter mais familiaridade e segurança na execução da caminhada. Já os doentes com SFM do grupo de treinamento de força não apresentaram melhora nos sintomas no período de follow-up.[88] A modalidade deep water running (DWR) foi analisada como uma alternativa de exercício aeróbico. Sessenta doentes com SFM sedentárias foram divididas em dois grupos de prática de exercícios prescritos individualmente com base na taxa de limiar anaeróbico. Um grupo foi orientado a iniciar com caminhada e administrar a intensidade por meio da FC previamente estabelecida, e o grupo DWR seguiu com sessões também gerindo a FC. Os grupos foram avaliados no meio do processo (8 semanas) e no final (15 semanas), e ambos os grupos obtiveram um aumento de 31% de VO_2 de pico no final da intervenção, melhora de 36% na EVA, no SF-36 e no FIQ. O estudo descreve o afastamento de 4 doentes do grupo DWR por motivos de dor e de 12 doentes do grupo de caminhada pelo mesmo motivo.[98] Outro estudo piloto associou sessões de DWR com treinamento de força. Quarenta e quatro doentes com SFM se exercitaram durante 8 semanas com sessões de 60 minutos de duração, 3 vezes semanais, 30 minutos eram dedicados a exercícios de força em solo e os outros 30 a DWR, enquanto o grupo controle permanecia sem orientações. No grupo de intervenção, houve mudanças significativas nos sintomas de ansiedade, depressão, dor (FIQ e European quality of life scale-5D) e rigidez, mas não na fadiga. Uma baixa evasão no grupo de intervenção foi observada, mas não teve acompanhamento em longo prazo pós-tratamento.[99] A literatura apoia que exercícios praticados em piscina de água morna são efetivos para os doentes em questão.[58] Ao elaborar um programa de exercícios para os doentes com SFM é necessário levar em consideração a infraestrutura disponível para sua prática.

35.12 Treinamento resistido

Exercícios resistidos, tanto em meio líquido quanto em solo, podem reduzir a dor, mesmo que no início do programa de treinamento possa ocorrer aumento dela.[58] Os exercícios resistidos podem trazer múltiplos benefícios, como melhora da função física e rigidez, ao passo que o ganho de força é 9% superior nos exercícios em solo,[53] e são um método seguro e eficaz para melhorar os principais sintomas da SFM e podem ser usados para tratar doentes com essa condição.[92] Complementarmente, estudos enfatizam efeitos positivos do treinamento de força em doentes com SFM em suas condições físicas,[102] nos sintomas psicológicos, na redução da dor,[100] no número de pontos dolorosos, na depressão,[95] na melhoria da força muscular e na qualidade do sono.[102] A indicação é que os protocolos de intervenção iniciem em baixa intensidade (40% de 1 repetição máxima – RM) e aumentem gradualmente a intensidade, devem ser realizados 2 ou 3 vezes por semana para exercitar os principais grupos musculares.[92] Em um grupo com doentes com SFM, Larson et al. selecionaram 130 mulheres com SFM para estudar intervenções de treinamento de força com aumento de cargas progressivas, comparado ao grupo controle ativo, porém o primeiro atendimento foi individual com o objetivo de um tratamento centrado no indivíduo, procurando saber sobre experiências anteriores com exercício e o que seria um potencial obstáculo para sua prática, além de instruções de exercícios, testes para ajustes de carga, confiança para execução dos exercícios e gerenciamento de cargas. A intervenção foi feita 2 vezes por semana, durante 15 semanas. Doentes do grupo de treinamento de força (62,7%) alcançaram 80% de 1RM e apresentaram melhora significativa na capacidade física e no status de saúde.[101] Para corroborar tais observações, Nelson realizou uma revisão sistemática de artigos publicados entre os anos 2000 e 2014 e constatou que os estudos analisados sugerem que o treinamento de força pode reduzir a dor, especialmente quando progredido adequadamente a partir de baixas intensidades, partindo de 40% de 1RM até atingir 80% de 1RM.[100] Em doentes sedentários é prudente iniciar com baixo volume de séries e repetições com intervalo de descanso longo. O aumento gradual semanal do volume acontece com observação e escuta do doente em questão. Andrade et al. relacionaram o treinamento resistido à variável sono e concluíram que o treinamento resistido é seguro e eficaz no tratamento de SFM e que uma diminuição significativa nos distúrbios do sono ocorre após 8 semanas de intervenção. No grupo controle, não houve diferenças significativas nas variáveis após o mesmo período.[102] A prática de treinamento de força mostrou efeitos positivos nos estados de humor dos doentes após uma única sessão. Foram observadas reduções de raiva, confusão mental, depressão do humor, fadiga e tensão.[103]

35.12.1 Flexibilidade

São programas de treinamento de flexibilidade aqueles que envolvem movimentos de uma articulação ou de uma série de articulações, por meio de amplitude de movimento completa, visando às principais unidades de músculos e tendões.[104] Segundo o Colégio Americano em Ciências do Esporte, uma frequência de 2 a 3 vezes por semana é eficaz para melhorar a amplitude de movimento articular, com os maiores ganhos ocorrendo com o exercício diário. Recomenda-se uma série de exercícios de flexibilidade para cada uma das principais unidades músculo-tendão. Flexibilidade estática (ativa ou passiva, por 10 a 30s), flexibilidade dinâmica, flexibilidade balística e facilitação neuromuscular proprioceptiva (uma contração de 3 a 6s, com contração voluntária máxima de 20 a 75%) são eficazes para a população geral.[67] Calandre et al. compararam dois tipos de intervenção em meio aquático em doentes com SFM; um grupo foi submetido à prática de exercícios de flexibilidade e outro à de tai chi. A piscina foi regulada a uma temperatura de 36 °C, as sessões aconteciam 3 vezes na semana com duração de 60 minutos cada, ao longo de 6 semanas. O grupo de flexibilidade cumpriu exercícios de alongamento para a região cervical, tronco, membros superiores e inferiores, e o grupo de tai chi realizou os 16 movimentos em que consiste a prática. Foram feitas avaliações antes do início da intervenção, ao final dela, após o primeiro e terceiro mesês, por meio dos questionários FIQ, Pittsburgh, EVA e SF-12. O grupo que recebeu a intervenção de tai chi apresentou maior pontuação no SF-12, porém nos outros questionários não houve diferença significativa.[105] Sabbag et al. realizaram um estudo de corte em um prazo de 12 meses com 18 doentes com SFM. O estudo envolveu intervenção com condicionamento físico. As sessões aconteceram 3 vezes por semana durante 60 minutos, compostas por exercícios de alongamento, aeróbico, atividade muscular localizada e relaxamento. As avaliações foram feitas no início da intervenção e trimestralmente, verificando as seguintes variáveis: capacidade física através do teste de esforço cardiopulmonar, EVA, número de pontos dolorosos, intensidade da dor por algiômetro de pressão e o questionário SF-36. Os autores observaram uma piora da dor no terceiro mês de seguimento, a melhora dos sintomas da SFM foi observada após a terceira avaliação (correspondente ao sexto mês de intervenção) e ao final da intervenção 6 doentes não preenchiam os critérios diagnósticos de pontos dolorosos para SFM. A recomendação dos autores é de protocolos de exercícios de longa duração para essa população.[106] Na SFM, muitas abordagens que atuam na atividade cerebral podem reduzir a dor e os sintomas. Bernady e al.[107] concluíram

que terapias cognitivo-comportamentais podem ser eficazes na melhoria do funcionamento, qualidade de vida, dor e humor em adultos com SFM em comparação com controles em lista de espera. A maioria dos estudos demonstrou que em vários domínios a abordagem não farmacológica apresenta melhor efeito do que abordagem farmacológicas.[107] Um estudo recente também demonstrou que, com 15 semanas de exercícios físico, podemos melhorar os distúrbios cognitivos na SFM com modificação da atividade cerebral.[108]

35.13 Conclusão

O tratamento na SFM é direcionado para redução dos principais sintomas de sua desordem, incluindo dor difusa generalizada, fadiga, insônia e disfunção cognitiva. Entre outros vários procedimentos não farmacológicos, os exercícios aeróbicos são a principal recomendação atual, associados ao tratamento farmacológico.

Bibliografia

1. Wolfe F, Smythe HA, Yunus MB, Bennett RM, Bombardier C, Goldenberg DL, et al. The American College of Rheumatology 1990. Criteria for the classification of fibromyalgia: report of the Multicenter Criteria Committee. Arthritis Rheum. 1990;33:160-72.

2. Wolfe F, Ross K, Anderson J, Russel IJ, Hebert L. The prevalence and characteristics of general population. Arthritis Rheum. 1995b;38:19-28.

3. Gowers WR. Lumbago: its lessons and analogues. BMJ. 1904;1:117-21.

4. Yunus MB, Masi AT, Calabro JJ. Primary fibromyalgia (fibrositis): clinical study of 50 patients with matched normal controls. Semin Arthritis Rheum. 1981;11:151-71.

5. Raspe H, Croft P. Fibromyalgia Baillieres Clin Rheumatol. 1995;9:599-614.

6. Raphael KG, Janal MN, Nayak S, Schwartz JE, Gallagher RM. Familial aggregation of depression in fibromyalgia: a community-based test or alternate hypotheses. Pain. 2004;110:449-60.

7. Armero P, Muriel C, Santos J, Sánchez-Montero FJ, Rodríguez RE, et al. Bases genéticas del dolor. Rev Soc Esp Dolor. 2004;11:444-5.

8. Teixeira MJ. Fisiopatologia da dor crônica. In: Alves Neto O, Costa CMC, Siqueira JTT, Teixeira MJ, eds. Dor: princípios e prática. Porto Alegre: Artmed; 2009. p.145-75.

9. Staud R, Cannon RC, Mauderli AP, Robinson ME, Price DD, Vierck CJ. Temporal summation of pain from mechanical stimulation of muscle tissue in normal controls and subjects with FMS syndrome. Pain. 2003;102(1-2):87-95.

10. Staud R. Abnormal pain modulation in patients with spatially distributed chronic pain: fibromyalgia. Rheum Dis Clin North Am. 2009;35:263-74.

11. Mense S. Nociception from skeletal muscle pain in relation to clinical muscle pain. Pain. 1993;54:241-89.

12. Mense S, Hoheisel U. Central nervous sequalae of local muscle pain. J Musculoskeletal Pain. 2004;12:101-9.

13. Staud R, Weyl EE, Price DD, Robinson ME. Mechanical and heat hyperalgesia highly predict clinical pain intensity in patients with chronic musculoskeletal pain syndromes. J Pain. 2012;13:725-35.

14. Russell IJ, Orr MD, Littman B, Vipraio GA, Alboukrek D, Michalek JE, et al. Elevated cerebrospinal fluid levels of substance P in patients with the FMS syndrome. Arthr Rheum. 1994;37:1593-601.

15. Chu LF, Angst MS, Clark D. Opioid-induced hyperalgesia in humans: molecular mechanisms and clinical considerations. Clin J Pain. 2008;24:479-96.

16. Staud R, Domingo M. Evidence for abnormal pain processing in fibromyalgia syndrome. Pain Med. 2001;2:208-15.

17. Woolf CJ, Thompson SW. The induction and maintenance of central sensitization is dependent on N-methyl-D-aspartic acid receptor activation: implications for the treatment of post-injury pain hypersensitivity states. Pain. 1991;44:293-9.

18. Price DD, Mao J, Frenk H, J. Mayer DJ. The N-methyl-D-aspartate receptor antagonist dextromethorphan selectively reduces temporal summation of second pain in man. Pain. 1994;59:165-74.

19. Staud R, Vierck CJ, Robinson ME, Price DD. Effects of the N-methyl-D-aspartate receptor antagonist dextromethorphan on temporal summation of pain are similar in fibromyalgia patients and normal control subjects. J Pain. 2005a;6:323-32.

20. Arendt-Nielsen, Henriksoon, Arendt-Nielsen L, Henriksson KG. Pathophysiological mechanisms in chronic musculoskeletal pain (fibromyalgia): the role of central and peripheral sensitization and pain disinhibition. Best Practice & Research Clinical Rheumatology. 2007;21:465-80.

21. Kosek E, Hansson P. Modulatory influence on somatosensory perception from vibration and heterotopic noxious conditioning stimulation (HNCS) in fibromyalgia patients and healthy subjects. Pain. 1997;70:41-51.

22. Lautenbacher S, Rollman GB. Possible deficiencies of pain modulationin fibromyalgia. Clin J Pain. 1997;13:189-96.

23. Leffler AS, Hansson P, Kosek E. Somatosensory perception in a remote pain-free area and function of diffuse noxious inhibitory controls (DNIC) in patients suffering from long-term trapezius myalgia. Eur J Pain. 2002;6:149-59.

24. Julien N, Goffaux P, Arsenault P, Marchand S. Widespread pain in fibromyalgia is related to a deficit of endogenous pain inhibition. Pain. 2005;114:295-302.

25. Clauw DJ. Fibromyalgia: an overview. Am J Med. 2009;122:S3-S13.

26. Baraniuk JN, Whalen G, Cunningham J, Clauw DJ. Cerebrospinal fluid levels of opioid peptides in fibromyalgia and chronic low back pain. BMC Musculoskelet Disord. 2004;5:48.

27. Harris RE, Clauw DJ, Scott DJ, McLean SA, Gracely RH, Zubieta JK. Decreased central mu-opioid receptor availability in fibromyalgia. J Neurosci. 2007;27(37):10000-6.

28. Russell IJ, Vaeroy H, Javors M, Nyberg F. Cerebrospinal fluid biogenicamine metabolites in fibromyalgia/fibrositis syndrome and rheumatoid arthritis. Arthr Rheum. 1992;35:550-6.

29. Yunus MB. Towards a model of pathophysiology of fibromyalgia: aberrant central pain mechanisms with peripheral modulation. J Rheumatol. 1992a;19:846-50.

30. Wood PB, Patterson 2nd JC, Sunderland JJ, Tainter KH, Glabus MF, Lilien DL. Reduced presynaptic dopamine activity in fibromyalgia syndrome demonstrated with positron emission tomography: a pilot study. J Pain. 2007;8:51-8.

31. Staud R. Evidence of involvement of central neural mechanisms in generating fibromyalgia pain. Curr Rheumatol Rep. 2002;4:299-305.

32. Gebhart GF. Descending modulation of pain. Neurosci Biobehav Rev. 2004;27(8):729-37.

33. Ressler KJ, Nemeroff CB. Role of serotonergic and noradrenergic systems in the pathophysiology of depression and anxiety disorders. Depress Anxiety. 2000;12 (Suppl 1):2-19.

34. Staud R. Abnormal pain modulation in patients with spatially distributed chronic pain: fibromyalgia. Rheum Dis Clin North Am. 2009;35:263-74.

35. Bennett RM. Chronic widespread pain and the fibromyalgia construct. SIG on Rheumatic Pain Newsletter. Seattle, January;1999:2-7.

36. Mease P. Fibromyalgia syndrome: review of clinical presentation, pathogenesis, outcome measures, and treatment. J Rheumatol. 2005;(Suppl.75):6-21.

37. Hagglund KJ, Deuser WE, Buckelew SP, Hewett J, Kay DR. Weather, beliefs about weather, and disease severity among patients with fibromyalgia. Arthritis Care Res. 1994;7:130-5.

38. Glass JM. Fibromyalgia and cognition. J Clin Psychiatry. 2008;69:20-4.

39. Park DC, Glass JM, Minear M, Crofford LJ. Cognitive function in fibromyalgia patients. Arthr Rheum. 2001;44:2125-33.

40. Yunus MB, Inanic F. Fibromyalgia syndrome. In: Myofascial pain and fibromyalgia syndromes: a clinical guide to diagnosis and management. London: Churchill Livingstone; 2001. p.351-98.

41. Moldofsky H, Scarisbrick P, England R, Smythe H. Musculoskeletal symptoms and non REM deep sleep disturbance in patients with "fibrositis syndrome" and healthy subjetcs. Psychosom Med. 1975;37(4):341-51.

42. Yunus MB. Central sensitivity syndromes: a new paradigm and group nosology for fibromyalgia and overlapping conditions, and the related issue of disease versus illness. Semin Arthritis Rheum. 2008;37:339-52.

43. Yunus MB, Inanici F, Aldag JC, Mangold RF. Fibromyalgia in men: comparison of clinical features with women. J Rheumatol. 2000;27:485-90.

44. Wolfe F, Russell IJ, Vipraio G, Ross K, Anderson J. Serotonin levels, pain threshold, and fibromyalgia symptoms in the general population. J Rheumatol. 1997;24:555-9.

45. Wolfe F, Clauw DJ, Fitzcharles MA, Goldenberg DL, Katz RS, Mease P, et al. The American College of Rheumatology Preliminary Diagnostic Criteria for Fibromyalgia and Measurement of Symptom Severity. Arthritis Care Res. 2010;62:600-10.

46. Wolfe F, Clauw DJ, Fitzcharles MA, et al. Critérios de fibromialgia e escalas de gravidade para estudos clínicos e epidemiológicos: uma modificação dos Critérios Diagnósticos Preliminares do ACR para Fibromialgia. J. Rheumatol. 2011;38(6):1113-22.

47. JAMA. 2014 Apr 16;311(15):1547-55. doi:10.1001/jama.2014.3266.

48. Wolfe, et al, 2016 Semin Arthritis Rheum. 2016 Dec;46(3):319-29. doi:10.1016/j.semarthrit.2016.08.012. Epub 2016 Aug 30.

49. Goldenberg DL. Diagnosis and differential diagnosis of fibromyalgia. Am J Med.2009;122(12suppl)S14-21.

50. Yunus MB. Fibromyalgia and overlapping disorders: the unifying concept of central sensitivity syndromes. Semin Arthritis Rheum. 2007;36:339-56.

51. Niddam DM, Chan RC, Lee SH, Yeh TC, Hsieh JC. Central representation of hyperalgesia from myofascial trigger point. NeuroImage. 2008;39:1299-306.

52. Ge HY. Prevalence of myofascial trigger points in fibromyalgia: the overlap of two common problems. Curr Pain Headache Rep. 2010;14(5):339-45.

53. Bidonde J, Busch AJ, Webber SC, Schachter CL, Danyliw A, Overend TJ, et al. Aquatic exercise training for fibromyalgia. Cochrane Database Syst Rev. 2014(10):Cd011336.

54. Busch AJ, Webber SC, Richards RS, Bidonde J, Schachter CL, Schafer LA, et al. Resistance exercise training for fibromyalgia. Cochrane Database Syst Rev. 2013(12):Cd010884.

55. Häuser W, Klose P, Langhorst J, Moradi B, Steinbach M, Schiltenwolf, et al. Efficacy of different types of aerobic exercise in fibromyalgia syndrome: a systematic review and meta-analysis of randomised controlled trials. ArthritisResearch&Therapy2010, 12:R79. Available: http://arthritis-research.com/content/12/3/R79.

56. Rooks D. Talking to patients with fibromyalgia about physical activity and exercise. Curr Opin Rheumatol. 2008 Mar;20(2):208-12. doi:10.1097/BOR.0b013e3282f5687a.

57. Busch AJ, Webber SC, Brachaniec M, Bidonde J, Bello-Haas VD, Danyliw AD, et al. Exercise therapy for fibromyalgia. Curr Pain Headache Rep. 2011;15:358–67. doi:10.1007/s11916-011-0214-2.

58. Macfarlane GJ, Kronisch C, Dean LE, Atzeni F, Hauser W, Fluss E, et al. EULAR revised recommendations for the management of fibromyalgia. Annals of the Rheumatic Diseases. 2017;76(2):318-28. doi:10.1136/annrheumdis-2016-209724.

59. Park J, Knudson S. Medically unexplained physical symptoms. Health Rep. 2007;18(1):43-7. Available: https://www.researchgate.net/publication/6388090_Medically_unexplained_physical_symptoms.

60. Park JH, Niermann KJ, Olsen N. Evidence for metabolic abnormalities in the muscles of patients with fibromyalgia. Curr Rheumatol Rep. 2000;2(2):131-40. Doi:10.1007/s11926-000-0053-3.

61. Schmidt-Wilcke T, Clauw DJ. Fibromyalgia: from pathophysiology to therapy. Nat Rev Rheumatol. 2011 Jul 19;7(9):518-27. doi:10.1038/nrrheum.2011.98.

62. Turk DC, Okifuji A. Psychological factors in chronic pain: evolution and revolution. *Journal of Consulting and Clinical Psychology.* 2002;70(3):678-90. https://doi.org/10.1037/0022-006X.70.3.678

63. Bennett RM. Multidisciplinary group programs to treat fibromyalgia patients. Rheum Dis Clin North Am. 1996;22(2):351-67. doi:10.1016/s0889-857x(05)70276-3.

64. Lorente GD, De Stefani LFB, Martins MRI. Kinesiophobia, adherence to treatment, pain and quality of life infibromyalgia syndrome patients. Rev Dor. São Paulo, 2014 abr-jun;15(2):121-5. doi:10.5935/1806-0013.20140020.

65. Busch AJ, Overend TJ, Schachter CL. Fibromyalgia treatment: the role of exercise and physical activity. Int J Clin Rheumatol. (2009);4(3):343-76. ISSN 1758-4272.

66. Bidonde J, Busch AJ, Schachter CL, Webber SC, Musselman KE, Overend TJ, et al. Mixed exercise training for adults with fibromyalgia. Cochrane Database of Systematic Reviews 2019, Issue 5. Art. No.: CD013340. doi:10.1002/14651858.CD013340.

67. Garber CE, Blissmer B, Deschenes MR, Franklin BA, Lamonte MJ, Lee IM, et al. American College of Sports Medicine position stand. Quantity and quality of exercise for developing and maintaining cardiorespiratory, musculoskeletal, and neuromotor fitness in apparently healthy adults: guidance for prescribing exercise. Special Comunications Position Stands. doi:10.1249/MSS.0b013e318213fefb.

68. Kaziyama HHS, Yeng LT, Teixeira MJ. Síndrome fibromiálgica. In: Teixeira MJ, Figueiró JB, Yeng LT, Andrade DC. Dor: manual para o clínico. 2ª d. São Paulo: Atheneu; 2019. p.280-5.

69. Bandura A. Self-efficacy: toward a unifying theory of behavioral change. Advances in Behaviour Research and Therapy. 1978;1(4):139-61. Available: https://doi.org/10.1016/0146-6402(78)90002-4.

70. Jorge L, Lourenço L, Tomikawa LCO, Jucá SSH. Effects of a multidisciplinary rehabilitation program for men with fibromyalgia: controlled randomized study. Acta Fisiatr. 2007;14(4):196-203.

71. Yunus MB. Gender differences in fibromyalgia and other related syndromes. J Gend Specif Med. 2002;5(2):42-7.

72. Inanıcı F, Özdemir O, Aydog T, Sendil A, Gökçe K, Hasçelik Z. The frequency of fibromyalgia in sport professionals. Rheumatol Int. 2011; 31:1121-2. doi:10.1007/s00296-010-1567-2.

73. Geva N, Defrin R. Enhanced pain modulation among triathletes: a possible explanation for their exceptional capabilities. Pain. 2013;154(11):2317-23. doi:10.1016/j.pain.2013.06.031.

74. McCain GA. Role of physical fitness training in the fibrositis/fibromyalgia syndrome. Am J Med. 1986;81(3a):73-7. doi:10.1016/0002-9343(86)90881-8.

75. Portnoi AG, Souza LPM, Kaziyama HHS. Programa educativo e terapêutico de reabilitação dos pacientes com fibromialgia. In: Teixeira MJ, Yeng LT, Kaziyama HHS. Dor: síndrome dolorosa miofascial e dor musculoesquelética. São Paulo: Roca; 2007. p.617-21.

76. Bement MK. Exercise-induced hypoalgesia: an evidence-based review. In: Sluka KA, ed. Mechanisms and management of pain for the physical therapist. Seattle, WA: IASP Press; 2009. p.143-66. doi:10.1016/j.neulet.2009.01.038.

77. Fields HL, Basbaum AI, Heinricher MM. Central nervous system mechanisms of pain modulation. In: McMahon SB, Koltzenburg M, eds. Textbook of pain. Philadelphia, PA: Elsevier; 2006. p.125-42. doi:10.1172/JCI43766.

78. Da Silva LFS, Walder RY, Davidson BL, Wilson SP, Sluka KA. Changes in expression of NMDA-NR1 receptor subunits in the rostral ventromedial medulla modulates pain behaviors. Pain. 2010 October;151(1):155-61. doi:10.1016/j.pain.2010.06.037.

79. Sluka KA, Danielson J, Rasmussen L, DaSilva LF. Exercise-induced pain requires NMDA receptor activation in the medullary raphe nuclei. MedSci Sports Exerc. 2012 March;44(3):420-7. doi:10.1249/MSS.0b013e31822f490e.

80. DeSantana JM, Sluka KA. Central mechanisms in the maintenance of chronic widespread noninflammatory muscle pain. Curr Pain Headache Rep. 2008 October;12(5):338-43. doi:10.1007/s11916-008-0057-7.

81. Bidonde J, Busch AJ, Schachter CL, Overend TJ, Kim SY, Góes SM, et al. Aerobic exercise training for adults with fibromyalgia. Cochrane Database of Systematic Reviews 2017, Issue 6. Art. No.: CD012700. doi:10.1002/14651858.CD012700.

82. Moylan S, Eyre HA, Maes M, Baune BT, Jacka FN, Berk M. Exercising the worry away: how inflammation, oxidative and nitrogen stress mediates the beneficial effect of physical activity on anxiety disorder symptoms and behaviours. Neurosci Biobehav Rev. 2013;37(4):573-84. Available: http://dx.doi.org/10.1016/j.neubiorev.2013.02.003.

83. Barclay TH, Richards S, Schoffstall J, Magnuson C, McPhee C, Price J, et al A pilot study on the effects of exercise on depression symptoms using levels of neurotransmitters and EEG as markers.
European Journal of Psychology and Educational Studies. 2014;1(1):30-5. Available: http://www.ejpes.org/article.asp?issn=2395-2555;year=2014;volume=1;issue=1;spage=30;epage=35;aulast=Barclay.

84. Scheef L, Jankowski J, Daamen M, Weyer G, Klingenberg M, Renner J, et al. An fMRI study on the acute effects of exercise on pain processing in trained athletes. Pain. 2012;153(8):1702-14. doi: 10.1016/j.pain.2012.05.008.

85. Yang PY, Ho KH, Chen HC, Chien MY. Exercise training improves sleep quality in middle-aged and older adults with sleep problems: a systematic review. J Physiother. 2012;58(3):157-63. doi:10.1016/S1836-9553(12)70106-6.

86. Kayo AH, Peccin MS, Sanches CM, Trevisani VFM. Effectiveness of physical activity in reducing pain in patients with fibromyalgia: a blinded randomized clinical trial. Rheumatology International. 2012 Aug;32(8):2285-92. doi:10.1007/s00296-011-1958-z.

87. Sanudo B, Galiano D, Carrasco L, Blagojevic M, de Hoyo M, Saxton J. Aerobic exercise versus combined exercise therapy in women with fibromyalgia syndrome: a randomized controlled trial. Arch Phys Med Rehabil. 2010;91(12):1838-43. doi:10.2340/16501977-0814.

88. Fleck SJ, Kraemer WJ. Fundamentos do treinamento de força muscular. 4ª ed. Artmed; 2017.

89. Kingsley JD, Panton LB, McMillan V, Figueroa A. Cardiovascular autonomic modulation after acute resistance exercise in women with fibromyalgia. Arch Phys Med Rehabil. 2009;90(9):1628-34. doi:10.1016/j.apmr.2009.02.023.

90. Andrade A, Steffens RAK, Sieczkowska SM, Tartaruga LAP, Vilarino GT. A systematic review of the effects of strength training in patients with fibromyalgia: clinical outcomes and design considerations. Adv Rheumatol. 2018;58(1):36. Available: https://doi.org/10.1186/s42358-018-0033-9.

91. Dierick F, Detrembleur C, Trintignac G, Masquelier E. Nature of passive musculoarticular stiffness increase of ankle in female subjects with fibromyalgia syndrome. Eur J Appl Physiol. 2011;111(9):2163-71. doi:10.1007/s00421-011-1850-2.

92. Goes SM, Leite N, Stefanello JM, Homann D, Lynn SK, Rodacki AL. Ankle dorsiflexion may play an important role in falls in women with fibromyalgia. Clin Biomech (Bristol, Avon). 2015;30(6):593-8. Available: http://dx.doi.org/10.1016/j.clinbiomech.2015.03.026

93. Busch AJ, Barber KA, Overend TJ, Peloso PM, Schachter CL. Exercise for treating fibromyalgia syndrome. Cochrane Database Syst Rev. 2007(4):Cd003786. doi:10.1002/14651858.CD003786.pub2.

94. Lemos MCD, Valim V, Zandonade E, Natour J. Intensity level for exercise training in fibromyalgia by using mathematical models. Musculoskeletal Disorders. 2010. Available: http://www.biomedcentral.com/1471-2474/11/54.

95. Sil S, Thomas S, DiCesare C, Strotman D, Ting TV, Myer G, et al. Preliminary evidence of altered biomechanics in adolescents with juvenile fibromyalgia. Arthritis Care Res (Hoboken). 2015;67(1):102-11. doi:10.1002/acr.22450.

96. Assis MR, Silva LE, Alves AM, Pessanha AP, Valim V, Feldman D, et al. A randomized controlled trial of deep water running: clinical effectiveness of aquatic exercise to treat fibromyalgia. ArthritisRheum. 2006;55(1):57-65. doi:10.1002/art.21693.

97. Cuesta-Vargas AI, Adams N. A pragmatic community-based intervention of multimodal physiotherapy plus deep water running (DWR) for fibromyalgia syndrome: a pilot study. Clin Rheumatol. 2011;30(11):1455-62. doi:10.1007/s10067-011-1825-z.

98. Nelson NL. Muscle strengthening activities and fibromyalgia: a review of pain and strength outcomes. J Bodyw Mov Ther. 2015;19(2):370-6. Available: http://dx.doi.org/10.1016/j.jbmt.2014.08.007.

99. Larsson A, Palstam A, Löfgren M, Ernberg M, Bjersing J, Bileviciute-Ljungar I et al. Resistance exercise improves muscle strength, health status and pain intensity in fibromyalgia: a randomized controlled Trial. Arthritis Research & Therapy 2015;17:161. doi:10.1186/s13075-015-0679-1.

100. Andrade A, Vilarino GT, Bevilacqua GG. What is the effect of strength training on pain and sleep in patients with fibromyalgia? Am J Phys Med Rehabil. 2017;96(12):889-93. doi:10.1097/PHM.0000000000000782.

101. Andrade A, Steffens RAK, Sieczkowska SM, Coimbra DR, Vilarino GT. Acute effect of strength training on mood of patients with fibromyalgia syndrome. Reumatismo. 2019;71(3):141-7.

102. Kim SY, Busch AJ, Overend TJ, Schachter CL, van der Spuy I, Boden C, et al. Flexibility exercise training for adults with fibromyalgia. Cochrane Database Syst Rev. 2019;9:Cd013419.

103. Calandre EP, Rodriguez-Claro ML, Rico-Villademoros F, Vilchez JS, Hidalgo J, Delgado-Rodriguez A. Effects of pool-based exercise in fibromyalgia symptomatology and sleep quality: a prospective randomised comparison between stretching and Ai Chi. Clin Exp Rheumatol. 2009;27(5 Suppl 56):S21-8.PMID:20074435.

104. Sabbag LMS, Pastore CA, Júnior PY, Miyazaki MH, Gonçalves A, Kaziyama HHS ET, al. Efeitos do condicionamento físico sobre doentes com fibromialgia. Rev Bras Med Esporte. 2007;13(1):610. Available: http://sistemabu.udesc.br/pergamumweb/vinculos/00006d/00006d76.pdf.

105. Remvig L, Jensen DV, Ward RC. Epidemiology of general joint hypermobility and basis for the proposed criteria for benign joint hypermobility syndrome: review of the literature. J Rheumatol. 2007;34:804-9. Available: http://www.jrheum.org/content/34/4/804.

106. Ofluoglu D, Gunduz OH, Kul-Panza E, Guven Z. Hypermobility in women with fibromyalgia syndrome. Clin Rheumatol. 2006;25(3):291-3. doi:10.1007/s10067-005-0040-1.

107. Perrot S , Russell IJ. More ubiquitous effects from non-pharmacologic than from pharmacologic treatments for fibromyalgia syndrome: a meta-analysis examining six core symptoms. Eur J Pain. 2014 Sep;18(8):1067-80. doi:10.1002/ejp.564.

108. Martinsen S, et al. The role of long–term physical exercise on performance and brain activation during the Stroop colour word task in fibromyalgia patients. Clinical Physiology and Functional Imaging. 38:508-16. Available: https://doi.org/10.1111/cpf.12449.

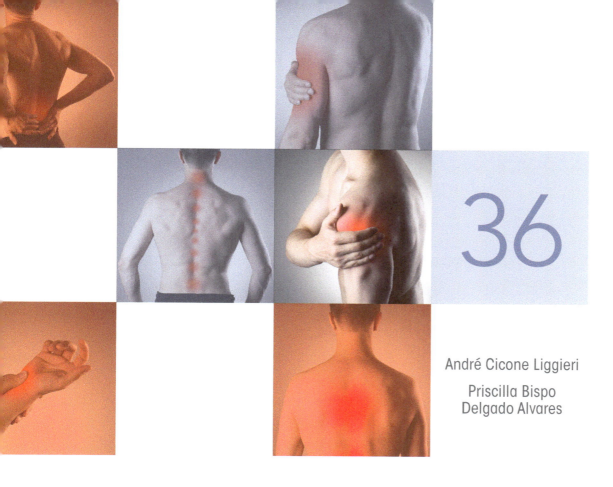

André Cicone Liggieri
Priscilla Bispo Delgado Alvares

ATIVIDADE FÍSICA COMO FERRAMENTA DE REABILITAÇÃO

36.1 Introdução

A atividade física pode ser considerada um dos pilares mais importantes na saúde do ser humano. O sedentarismo, ou a inatividade física, figuram como fator de risco para um número muito grande de doenças. Pedersen criou um termo em inglês chamado "diseasossome" para se referir ao conjunto complexo de interações biológicas que a inatividade física traz ao indivíduo.[1]

Dentro desse contexto ele enumera 33 condições de saúde que estão direta ou indiretamente relacionadas ao sedentarismo. Dentre elas as doenças cardiovasculares, o diabetes, depressão, ansiedade e neoplasias como a de mama, cólon e endométrio.[1,2]

Com o estilo de vida moderno, muitas pessoas limitaram a movimentação do corpo a um pequeno número de passos por dia, delegando muitas funções e automatizando processos, contribuindo ainda mais para o sedentarismo. Por exemplo, o fato de passar 2 horas por dia sentado aumenta a chance de doença cardiovascular em 40%.[3]

A preocupação com esse modo de vida fez com que alguns grupos se voltassem a estudar o papel que a tecnologia pode ter no sentido de aumentar a atividade física do indivíduo. Um estudo publicado pela American Heart Association em 2016 mostrou que o uso do celular como ferramenta para estímulo contribuiu para a diminuição da adiposidade e aumento da atividade física dos indivíduos. A internet como ferramenta também ajudou a controlar o consumo de álcool, de tabaco e melhorar a dieta.[4]

Do ponto de vista da saúde pública, o sedentarismo contribui de maneira indireta e direta para altos custos. Estima-se que no mínimo 54 bilhões de dólares sejam gastos anualmente devido à inatividade física, além da perda de 14 bilhões de dólares por ano em perda de produtividade devido a mortes relacionadas a inatividade física.[5,6]

No Brasil, estima-se um custo de 2 bilhões de dólares anuais, valor que envolve os custos diretos e indiretos. O custo do Brasil assemelha-se ao da Espanha e ao do Reino Unido e é muito inferior ao dos Estados Unidos (28 bilhões de dólares/ano).[6]

Em relação à dor crônica, um levantamento europeu mostrou que os custos são 2 vezes maiores que o das doenças cardiovasculares, 3 vezes maiores que o das neoplasias e 4 vezes maiores que o do diabetes, e atualmente giram em torno de 600 bilhões de euros por ano.[7]

A relação entre atividade física e melhora da dor foi estudada de maneira ampla em um grande estudo populacional que demonstrou que indivíduos ativos têm uma incidência menor de dor crônica, além de melhorarem o estado físico e mental.[8,9]

A atividade física tem ainda um papel importante na transição da dor aguda para dor crônica. Porém, para que essa realidade se estabeleça, muitos paradigmas relacionados ao tratamento da dor, tanto aguda quanto crônica, precisaram e ainda precisam ser quebrados; um deles é o repouso e a inatividade física.[10]

Embora a maioria das diretrizes e consensos recentes sobre o tratamento da dor crônica declare o exercício como um ponto central da intervenção, na prática ainda vemos que há uma subprescrição ou subadesão dessa modalidade. Portanto, inserir e manter o paciente em um programa de exercícios é um desafio grande, fundamental para o êxito do tratamento.[11,12]

Exercícios com teorias bem definidas podem ser eficazes para melhorar a adoção e a adesão de curto prazo em um programa de exercícios. Intensidades moderadas e atividades agradáveis podem melhorar as respostas afetivas ao treinamento e a aderência. Profissionais experientes e qualificados melhoram a adesão ao exercício físico.[13]

O objetivo do presente capítulo é fornecer ferramentas para a melhor prescrição das atividades físicas, a partir do entendimento biológico e mecânico das atividades, tentando aumentar a prescrição e a adesão do doente nessa modalidade terapêutica.

36.2 Bases biológicas da atividade física

A literatura a respeito de atividade física cresce ano após ano, com enfoques variados. A ideia é apresentar evidências pertinentes ao tratamento da dor. Ao pensarmos em dor crônica, o sistema nervoso central aparece como grande protagonista, e modificar esse sistema é possível com atividade física, ou seja, há evidência nível IA de que a atividade física provoca neuroplasticidade cerebral.[14]

Evidências científicas demostram que o exercício diminui a atividade nociceptora (redução da expressão do canal iônico); aumenta a expressão de substâncias endógenas (neurotrofina) e altera a função das células imunes locais (citocinas anti-inflamatórias). Ademais, o exercício reestabelece a normalidade do movimento das articulações e dos tecidos, limitando a ação de um possível mecanismo irritante para um nociceptor. O estímulo mecânico articular pode ter um papel de estimulador da condrogênese através da liberação de cálcio e de reforço da matriz extracelular da cartilagem. Logo, o exercício é imprescindível no tratamento da dor nociceptiva.[15,16]

A ativação do sistema inibitório descendente é um dos mecanismos centrais mais estudados na produção de analgesia mediante a prática de exercícios físicos. O sistema inibitório descendente aumenta a produção endógena de opioides e altera a função da serotonina. Além disso, reduz a ativação das células da glia, aumenta as citocinas anti-inflamatórias e as diminui na medula espinhal. Portanto, o exercício regular torna-se fundamental na dor nociplástica devido à regulação da sensibilidade à dor e ao aumento da inibição central.[15]

A dor neuropática beneficia-se do exercício aeróbico regular, mediante o aumento de citocinas anti-inflamatórias (interleucina 4) e a expressão dos macrófagos M2, que por sua vez secretam citocinas anti-inflamatórias no local da lesão. O exercício aeróbico regular pode reduzir a expressão dos macrófagos M1, assim como a produção de citocinas inflamatórias no local da lesão. Em ensaios clínicos com animais, os efeitos das citocinas e dos macrófagos estão associados à cura do tecido e à analgesia.[15]

O exercício tem efeito comprovado em fatores psicológicos negativos relacionados à dor, entre eles depressão, catastrofização e disfunção cognitiva. O exercício apresentou em ratos a redução do comportamento depressivo, o aumento dos fatores neurotróficos no cérebro e dos receptores de opioides no hipocampo. Em humanos não estão claras as ações desses mecanismos biológicos. Assim, é lícito informar que nos mecanismos psicossociais o exercício interfere nos aspectos biológicos, sociais e psicológicos do paciente com dor.[15]

O exercício aeróbico é um dos mais estudados em pacientes com dor crônica, especialmente por seu papel na dessensibilização do sistema nervoso central. O condicionamento do aparelho cardiovascular e respiratório contribui para a melhora da reabilitação do paciente. Acredita-se que o exercício aeróbico ative as vias inibitórias centrais que produzem a analgesia mediada por opioides. Além disso, reduz a subunidade NR1 do receptor NMDA, responsável pela sensibilidade à dor. Estudos mostram aumento da produção de fator neural derivado do cérebro (BDNF), fator de crescimento vascular endotelial (VEGF) e fator de crescimento semelhante a insulina (IGF-1) em diversas áreas do cérebro, bem como neurogênese hipocampal. Há ainda um estudo que mostra o decréscimo na hiperalgesia central por meio do controle da fosforilação da subunidade NR1 dos receptores NMDA.[10,17,18]

Outro fator que tem ganhado importância na literatura é a relação adiposidade e massa muscular. O desbalanço dessa relação favorece um perfil inflamatório. Esse mecanismo decorre da produção de adipocinas que favorecem a transformação macrofágica de M1 para M2 e da ausência de produção significativa de miocinas anti-inflamatórias.[19,20] A atividade física nesse cenário auxilia no ganho de massa muscular e na redução de gordura corporal.

36.3 Abordagem baseada em mecanismos

As dúvidas quanto à maneira de prescrever são inúmeras: quando, como, para quê, qual intensidade, para quem. Todas essas perguntas devem nortear a decisão na hora da prescrição. Muito do que vemos na prática baseia-se em atividades da moda ou ainda em crenças passadas sem embasamento científico adequado, o que pode corresponder à não adesão ou ainda à piora da dor em muitos indivíduos. Ou seja, a falta de conhecimento por parte do profissional de saúde interfere diretamente no resultado do doente.

Para facilitar a construção de um racional prescritivo, foi proposta uma abordagem baseada em mecanismos. Essa abordagem supõe uma avaliação e diagnóstico clínico adequados para a tomada de decisão (Figura 36.1).

Os mecanismos são:

- Nociceptiva.
- Nociplástica.
- Neuropática.
- Psicossocial.
- Sistema de movimento.

A abordagem baseia-se no modelo biopsicossocial, no qual define a fisiopatologia, fatores psicológicos e disfunções do sistema de movimento como mecanismos referentes à dor. Todos os mecanismos de dor podem ser alterados pelo exercício.[15]

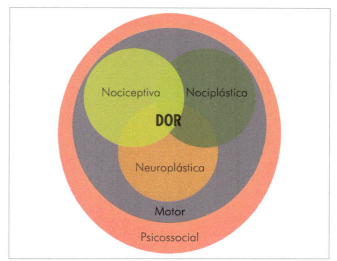

Figura 36.1 Representação esquemática de 3 mecanismos de dor que ocorrem dentro do contexto do sistema de movimento e fatores psicossociais.

Fonte: Adaptado de Chimenti et al. (2018).[15]

Devido à importância do sistema de movimento para este capítulo, descrever quais as disfunções presentes diferencia sua atuação e explora aspectos não apenas relacionados à mecânica do movimento, mas também sua atuação indireta no tratamento dos outros 4 mecanismos citados acima.

Existem quatro contínuos nas disfunções no sistema de movimento (Figura 36.2). No primeiro contínuo, atividades que aumentem o tônus, como os exercícios resistidos, treinamento funcional e de controle motor, são mais relevantes para reduzir a inibição motora. O treinamento resistido pode reduzir o risco de problemas osteoarticulares e melhorar a dor e a incapacidade em pacientes com osteoartrite.[13] Entretanto, para pacientes avaliados com facilitação motora (excesso de tônus), recomendam-se alongamentos, exercícios de mobilidade ativa e atividades aeróbicas. As diversas técnicas de alongamento são eficientes para melhorar a amplitude do movimento e podem ser auxiliadas por uma sessão de aquecimento aeróbico.[13]

O segundo contínuo é compreendido pela interferência da disfunção na adaptação motora construída pelo paciente. Caso a disfunção interfira no quadro álgico, é necessário retirar as adaptações protetivas, a fim de evitar desbalanços musculares futuros. Atividades que incluam exercícios locais e gerais podem auxiliar nos desequilíbrios musculares; já as de controle motor auxiliam na correção das ações protetivas e na melhora da sinergia muscular.[15]

Entender as adaptações presentes no comportamento motor volitivo faz parte do terceiro contínuo proposto pelo sistema do movimento. A dor pode ser reflexiva ou volitiva (intencional). Entende-se que a recuperação do padrão do movimento determina a redução dos sintomas no caso da dor reflexiva. Por exemplo, o paciente com artrose no joelho tende a alterar o comportamento da marcha em função da dor. Nesse caso, exercícios localizados e gerais que melhorem a capacidade de sustentação unipodal, associados a exercícios aeróbicos que auxiliem na analgesia mediada por opioides, interferem positivamente na disfunção do movimento. Porém, na presença da disfunção do movimento em função de um comportamento volitivo, retirar esse mecanismo auxilia na melhora do quadro.[15]

Outra consideração importante abordada pelo sistema de movimento elucida as cargas de trabalho no tecido. Na presença de altas cargas de trabalho, observar o padrão mecânico do exercício é fundamental para reduzir mecanismos irritantes que podem levar à dor. No retorno ao esporte o aumento de cargas sem uma progressão adequada pode gerar uma nova crise, decorrente da incapacidade dos tecidos de suportar cargas no princípio do treinamento. Com cargas baixas, a mecânica tem menor influência na dor e pode ser útil em pacientes cinesiofóbicos.[15]

No gerenciamento de um programa de exercícios no paciente com dor é importante atentar para a presença de uma crise após a atividade proposta. Em uma revisão narrativa, Daenen et al. abordam a relação da disfunção da analgesia endógena (distúrbio das funções inibitórias do sistema nervoso central) em certos tipos de dor crônica como fibromialgia, encefalomielite miálgica, síndrome de fadiga crônica e distúrbios crônicos de chicote. Muitos pacientes podem ter mais dor após a realização da atividade física, e os cuidados precisam ser redobrados para se estabelecer uma dose de exercícios adequada, além de medidas analgésicas e um tempo de recuperação suficiente para colher os benefícios da prática de exercícios.[15]

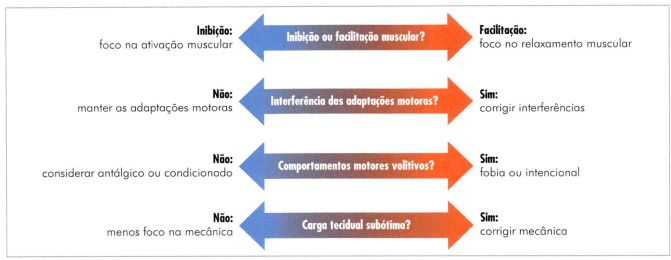

Figura 36.2 Quatro contínuos de adaptações do sistema de movimento à dor e como eles podem afetar um programa de exercícios.
Fonte: Adaptado de Chimenti et al. (2018).[15]

A recomendação de exercícios aparece em quase todos os consensos de tratamento da lombalgia crônica, de osteoartite e de condições álgicas crônicas, porém nenhum deles mostra evidência de determinada modalidade em detrimento da outra, propondo então que as preferências do paciente e a experiência do terapeuta podem ser levadas em consideração na escolha da atividade.[21,22]

36.4 Abordagem baseada em modalidades

36.4.1 Exercícios aeróbicos

Exercícios aeróbicos de intensidade leve a moderada (50-60% Fcmáx) melhoram os sintomas da dor musculoesquelética. Na prescrição de intensidade moderada a alta (60-80% Fcmáx), nível adequado para obter resultados de condicionamento cardiovascular em populações gerais melhoram o condicionamento físico dos pacientes capazes de tolerar essa intensidade. Na neuropatia periférica o exercício aeróbico melhorou a função nervosa e reduziu a dor e a disfunção sensorial. Exercícios aeróbicos de intensidade moderada melhoram em 56% o nível de ansiedade. A intensidade do exercício no paciente com dor não deve levar à fadiga devido ao risco aumentado de piorar temporariamente o quadro álgico.[22,23,24]

36.4.2 Exercícios resistidos

O fortalecimento muscular é alcançado pelos exercícios isométricos, ativos livres e contrarresistidos. Eles auxiliam na redução do edema e da inflamação, melhoram as condições circulatórias aceleram o processo cicatricial e amenizam a dor e a incapacidade funcional. Os músculos dos pacientes com dor tornam-se tensos e descondicionados. Esta tensão pode gerar dor e hipertonia muscular[25]. O objetivo é utilizar ferramentas e estratégias gradativas de progressão para desenvolver força, resistência e trofismo muscular.

A progressão dos exercícios tem relevância na eficácia do programa de treino, uma vez que o paciente com dor pode apresentar resposta exacerbada à dor após a prática de exercícios.[12,24]

Isométricos

Os exercícios isométricos são ferramentas ótimas para o início do tratamento, principalmente nos pacientes com cinesiofobia, pois são de fácil execução e não dependem da movimentação articular.

Hettinger e Muller (1953) propuseram que uma série diária de 6 segundos com 66% da força máxima produzia 5% de ganhos na força isométrica por semana. Estudo sobre resposta da isometria nos ganhos de força no quadríceps mostrou que tanto 4 séries de 30 segundos quanto 4 séries de 10 repetições de 3 segundos a 70% da força isométrica máxima resultaram em ganhos significativos de força, porém o grupo que permaneceu por mais tempo (30 segundos por série) obteve maior aumento da força.[26]Como proposta em indivíduos saudáveis, o treinamento isométrico efetuado diariamente é o ideal. No entanto, em dias alternados se mostrou 80% tão efetivo, enquanto 1 vez por semana permite 40% de efetividade. A efetividade do treino isométrico no aumento da força é um preditor de progressão do paciente para os exercícios resistidos dinâmicos.[27]

Resistidos dinâmicos

Os exercícios resistidos dinâmicos são divididos em fase concêntrica (encurtamento muscular) e fase excêntrica (alongamento muscular). A ação excêntrica produz maior ganho de força, é menos dispendiosa metabolicamente e mais propícia à produção de hipertrofia do que a ação concêntrica. No entanto, ela é mais propícia também à dor muscular tardia, facilmente confundida pelo paciente com dor com uma piora do quadro. Sugere-se no início do tratamento não enfatizar a fase excêntrica (alongamento do músculo) do exercício.

Em exercícios resistidos dinâmicos como o afundo, o glúteo médio tem o papel de estabilização, evitando a queda contralateral do quadril ou que o fêmur da perna de apoio rode internamente.[28]No posicionamento do American College Sports of Medicine sobre a quantidade e qualidade dos exercícios necessária para adultos aparentemente saudáveis a sugestão é que cada grupo muscular grande tenha um trabalho de 2 a 3 vezes por semana. Para iniciantes, um trabalho entre 60-70% de uma repetição máxima para aumento da força, já para idosos a recomendação é de 40-50% para início de um trabalho de força, e pode ser utilizado também para indivíduos sedentários ou com algum tipo de incapacidade física. O número de repetições é de 8-12 para aumento de força, entre 10-15 para idosos e pessoas de meia-idade e entre 15-25 repetições para melhorar a resistência muscular. Uma série por grupo muscular pode ser eficiente para iniciantes, idosos e pessoas com incapacidade física, e de 2 a 4 séries são recomendadas para o aumento de força e potência muscular. Recomendam-se descansos entre 48-72 horas, de acordo com a intensidade e volume de treino realizado e com o nível de treinamento do indivíduo.[29] Pacientes com hipermobilidade articular podem se beneficiar de um programa de treinamento resistido. Em um estudo interessante sobre treinamento resistido em indivíduos com hipermobilidade, houve melhora da força com treinamento resistido e os participantes consideraram 48 horas um período curto de descanso, além de sentirem falta de uma prescrição individualizada.[30] Indivíduos com hipermobilidade articular precisam de uma prescrição de exercícios bem estruturada e individualizada. O excesso de amplitude articular dificulta o controle motor, exigindo do paciente uma execução atenta para não exaltar os limites biomecânicos da articulação. Dessa maneira, é interessante que o profissional que desenvolve a intervenção crie estratégias para limitar os excessos de movimento no início do programa. Os exercícios em máquinas ajudam a estabilizar o corpo e limitar movimentos em articulações específicas e têm respostas significativas no aumento da força, além de parecerem mais seguros e fáceis de executar.[13] Porém, os exercícios livres podem resultar em um padrão de coordenação inter e intramuscular que imitam os requisitos de movimento de uma tarefa específica como as das atividades diárias.[29]

Sugere-se o incremento de exercícios com pesos livres à medida que o paciente adquira força e estabilidade[29]. Um estudo que pretendia determinar as diferenças em relação ao agachamento unilateral e bilateral com a barra, mostrou que a ativação da maioria dos músculos foi maior no agachamento bilateral. Acredita-se que o resultado se deve ao fato de que exercícios unilaterais necessitem de maior estabilidade para manter o equilíbrio[31]. No início do tratamento, exercícios bilaterais e bases estáveis são mais seguros e proporcionam maiores ganhos de força.[29] O treinamento tem entre seus princípios a especificidade, na qual todas as adaptações relacionadas ao treino são específicas ao estímulo aplicado.[29] Portanto, ativar o músculo correto depende da compreensão da biomecânica dos exercícios. Por exemplo, um exercício frequentemente prescrito é a abdução de quadril em decúbito lateral (Figura 36.3), executado em cadeia cinética aberta (esqueleto axial estável e movimento no esqueleto apendicular). Sua execução em decúbito lateral e monoarticular permite maior estabilidade, aumento da força e controle neuromuscular, favorecendo a progressão para exercícios mais funcionais. Esse exercício ativa os músculos glúteo médio (GME),

glúteo máximo (GM) e tensor da fáscia lata (TFL). A ação desses músculos se modifica quando realizamos alguma mudança na posição do fêmur. E um estudo com eletromiografia demonstrou que a rotação externa do fêmur facilitou a ativação do TFL, enquanto a rotação interna facilitou a ativação do GME. Isso mostra a importância da avaliação estática e dinâmica para a correta prescrição de exercícios resistidos específicos.[32]

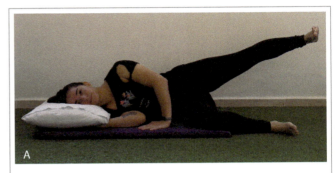
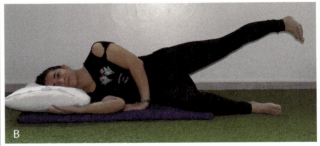
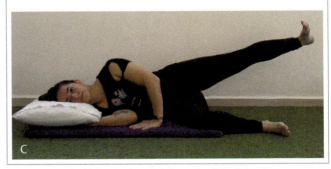

Figura 36.3 A) Abdução de quadril em decúbito lateral com articulação coxofemoral em neutro; B) abdução de quadril em decúbito lateral com rotação interna; C) abdução de quadril em decúbito lateral com rotação externa.

Fonte: Adaptada de Lee et al (2013)[31]

Berry et al. avaliaram a ativação dos glúteos e do TFL durante a passada lateral em pé ou com o tronco flexionado com elásticos (Figura 36.4) e encontram como resultado uma ação maior do TFL na execução em pé e dos glúteos com o tronco flexionado. Além disso, a perna de apoio apresentou maior ativação muscular em relação à perna que estava vencendo a resistência elástica durante a passada.[33]

Postura	Frontal	Lateral
Em pé		
Agachado		

Figura 36.4
Fonte: Adaptada de Berry et al (2016)[33]

Selkowitz et al. avaliaram diversos exercícios para membros inferiores com o intuito de compreender quais deles atuariam de maneira mais eficiente nas porções superiores e inferiores do glúteo máximo. Os exercícios *hip abduction in sidelying, clam* (Figura 36.5), *hip hike, sidestep,* e *step-up exercises* foram mais eficazes para ativação da porção superior do glúteo máximo, por apresentarem como função primária os movimentos de abdução e rotação externa. Já os exercícios *quadruped hip extension, knee flexed,quadruped hip extension with the knee extending* (Figura 36.6), *unilateral e bilateral bridging, squat, e forward lunge* não apresentaram diferença entre a porção superior e a inferior, pois possuem o predomínio do movimento de extensão do quadril, função realizada pelas duas porções do glúteo máximo.[34,35]

Uma revisão crítica da biomecânica e literatura relevante concluiu que a função da coluna deve ser considerada em contexto de todo o corpo, principalmente em sua relação com os membros inferiores, no intuito de entender a variada apresentação clínica dos pacientes com lombalgia[36]. Um estudo com corredores recreativos com lombalgia comparou o tratamento com exercícios para membros inferiores (extensores do joelho, abdutores do quadril e extensores do quadril), exercícios para os músculos estabilizadores do tronco (EE), o transverso abdominal e multífidos e exercícios para os músculos extensores da coluna, os longuíssimos e iliocostais. Eles encontram uma melhor resposta na dor autorrelatada na corrida *(patient-specific functional scale)*, no pico de torque de extensão de joelhos e no comprimento da passada nos corredores que cumpriram o protocolo de exercícios para membros inferiores. Essa melhora na dor autorrelatada na corrida foi relacionada pelos autores com a melhor capacidade da musculatura dos extensores do joelho em absorver as cargas e assim diminuir a sobrecarga na região lombar.[37] A variedade de exercícios para tratar as disfunções de movimento possibilita evitar os exercícios que evocam a dor, e mediante um processo pedagógico eficiente, evoluir para exercícios funcionais que permitam a realização das tarefas que se tornaram inviáveis em função da dor.

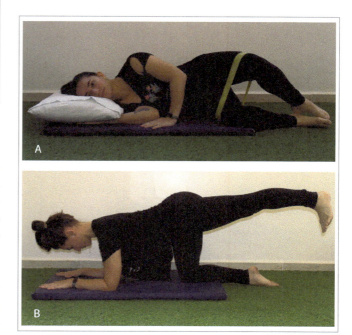

Figura 36.5 A) *Clam,* exercício com ação primária da rotação externa da articulação coxofemoral. B) *Quadruped hip extension with the knee extending,* exercício com ação primária da extensão da articulação coxofemoral.
Fonte: Adaptada de Selkowitz et al (2016)[34]

36.4.3 Flexibilidade

A flexibilidade diminui com o envelhecimento, mas a literatura suporta que pode ser melhorada em todas as faixas etárias.[38] Os exercícios de alongamento buscam devolver ao músculo que apresenta encurtamento e fadiga seu comprimento ótimo para realizar movimentos com máxima eficiência. Na fase crônica da dor, as atividades físicas de flexibilidade são fundamentais para o bem-estar, além de evitar crises recorrentes e agravamento da dor.

Não existe consistência nos resultados que relacionam a melhora da flexibilidade com a prevenção de lesões e de dores crônicas como a lombalgia.[38] No entanto, em indivíduos que trabalham em pé por períodos prolongados, a redução da ADM dos extensores do quadril foi relacionada com um aumento do score no VAS. Estudos indicaram que pacientes com dor lombar não específica apresentaram até 10 graus a menos de ADM nos extensores do quadril em comparação com indivíduos assintomáticos.[39] Para compensar uma redução no pico de extensão do quadril durante a marcha, pode ocorrer um *tilt pélvico anterior* e/ou redução do comprimento do passo. Com o objetivo de compreender a importância da flexibilidade dos flexores do quadril no pico de extensão durante a marcha, um estudo demonstrou que indivíduos que foram submetidos a alongamento dos flexores do quadril obtiveram melhora significativa em relação ao grupo controle no que diz respeito à extensão do quadril estático, no pico de extensão do quadril na marcha em velocidade confortável e rápida, além do aumento da flexão do tornozelo nos dados cinemáticos. Para os autores, a alteração da cinemática relacionada à idade e da cinemática do tornozelo pode ser uma resposta secundária à falta de flexibilidade dos flexores do quadril e não apenas relacionada ao déficit de equilíbrio ou fraqueza.[40] Durante a marcha, uma restrição da extensão coxofemoral limitada pelo encurtamento do músculo iliopsoas pode levar a uma hiperlordose lombar (inserção proximal da musculatura), favorecendo um excesso de ativação dos músculos lombares enquanto os músculos do glúteo têm sua atividade parcialmente ou totalmente limitada[40].

O alongamento é um tratamento bem difundido em pacientes com síndrome patelofemoral, principalmente quando associado a exercícios de força e aeróbicos.[42,43] Cinco séries de 30 segundos de alongamento do quadríceps realizadas por 3 semanas foram capazes de diminuir a dor relatada pelo paciente e melhorar a função articular do joelho. Porém, os dados não apresentaram relações estatísticas entre a flexibilidade do quadríceps e a severidade da dor. Em pacientes com dor lombar ocorre o decréscimo da capacidade de flexão da coluna decorrente do excesso de ativação das musculaturas que participam da extensão (ausência de relaxamento).[44] A experiência clínica mostra que pacientes com dor lombar apresentam frequentemente os músculos posteriores da coxa, psoas maior e quadrado lombar encurtados.[36] Pacientes com fibromialgia foram separados entre o grupo alongamento, grupo exercício resistido e grupo controle. Os exercícios de alongamento foram para os grandes grupos musculares por seu papel nas cadeias musculares propostas pelo método de reeducação postural global. Foram submetidas a intervenção de 12 semanas, na primeira semana com 3 séries, a partir da quarta semana 4 séries e por fim, a partir da nona semana 5 séries (30 segundos cada). O grupo alongamento obteve melhores escores em todos os itens do *SF-36* e menor escore de dor corporal; no grupo exercícios resistidos a melhora foi significativa em alguns quesitos da qualidade de vida (*SF-36*) e nos aspectos relacionados a depressão. Recomenda-se a associação das intervenções como ideal no tratamento de pacientes com fibromialgia.[45] A amplitude de movimento (ADM) pode melhorar de maneira transitória após o exercício de flexibilidade, porém respostas crônicas podem ocorrer após 3-4 semanas de alongamento regular, entre 2-3 vezes na semana.[38] A capacidade transitória de melhora da amplitude de movimento pode ser utilizada como mecanismo para favorecer a ativação de um músculo inibido. Um exemplo é o exercício de agachamento, no qual o encurtamento dos músculos responsáveis pela retroversão do quadril (glúteo máximo, isquiotibiais e bíceps femoral) impede a anteversão necessária no exercício. Neste caso, a falta de alongamento de alguns músculos pode ser compensada pela flexão da coluna ou pelo excesso de flexão nos joelhos e tornozelos. Alongar os músculos responsáveis pela retroversão do quadril antes de executar o agachamento permite melhor amplitude do movimento e com um comprimento ótimo e aumento da força produzida pelos músculos que fazem a retroversão.

Existem diversas técnicas de alongamento para restaurar a amplitude de movimento. Entre elas os alongamentos estáticos, dinâmicos, balísticos e a facilitação

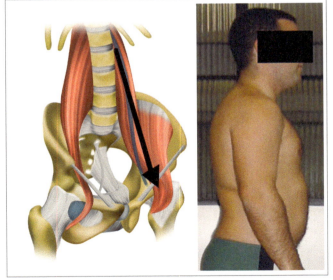

Figura 36.6 encurtamento do músculo psoas maior (ponto fixo para baixo) pode acentuar a lordose lombar (lordose baixa).

Fonte: Elaborado pela autoria.

neuromuscular proprioceptiva (FNP) estão entre as mais utilizadas. O alongamento passivo tem como objetivo se posicionar até o ponto que inicia o desconforto e manter-se em torno de 20 a 30 segundos. Estudos mostram que tempos superiores não possuem melhora estatisticamente comprovada. Realizar alongamento estático de 3 a 5 vezes por semana parece ser o ideal.[27] O alongamento estático é de fácil de execução, relaxante e pode ser efetuado por um profissional ou com auxílio de materiais. Esse alongamento não produz dor muscular tardia. O alongamento ativo pode ser estático, quando o indivíduo faz a contração do músculo antagonista para alongar o agonista e permanece na posição, ou pode ser dinâmico, conhecido como exercícios de mobilidade. Esses exercícios são efetuados à procura da amplitude total da articulação. Exigem consciência corporal para não extrapolar os limites da amplitude do movimento. Deve-se tomar cuidado para prescrevê-los em pacientes com hipermobilidade e no início do tratamento. Esses exercícios exigem força, controle motor e amplitude de movimento adequada para não induzir a movimentos indesejáveis. Já os alongamentos balísticos são utilizados em ambientes esportivos e normalmente levam as características dos gestos que fazem parte do esporte. Tem como característica movimentos rápidos em balanços ou movimentos de insistência no limite da articulação. Podem propiciar dor muscular tardia e exigem um controle motor excelente, portanto devem ser utilizados com bastante critério em atletas que estão reabilitados e buscando o retorno ao esporte.

A facilitação neuromuscular proprioceptiva (FNP) foi formulada com base nos mecanismos protetores da articulação. A técnica *contração-relaxamento*, baseada na *autoinibição*, ocorre devido ao efeito inibitório do fuso dos tendões. O indivíduo sustenta uma isometria máxima de extensão do joelho e logo em seguida flexiona para alongar o quadríceps.[41] Outra técnica é a *contração-relaxamento*, baseada na *inibição recíproca*. O músculo faz uma contração isométrica máxima e em seguida o seu antagonista tem um relaxamento reflexo, proporcionando um alongamento facilitado dessa musculatura.[41] Em pacientes com dor crônica essas técnicas podem ser utilizadas de acordo com o estado do músculo, por serem técnicas que apresentam maior esforço físico e desconforto durante a execução. No início do tratamento pode ser melhor utilizar técnicas mais relaxantes como o alongamento estático. A FNP apresentou resultados semelhantes aos das outras técnicas de alongamento.

Mais importante que a técnica de alongamento utilizada na reabilitação do paciente, o posicionamento articular é determinante para a eficácia do alongamento. Sullivan et al. demonstraram que a inclinação da pelve durante o alongamento dos isquiotibiais era determinante no incremento da amplitude de movimento independentemente da técnica utilizada (alongamento estático e FNP).[41,46] Na Figura 36.7 o alongamento exige grande flexibilidade na região da coluna vertebral, posteriores de coxa e tríceps sural. Não é uma boa opção para leigos em função do número de variáveis que podem favorecer ou limitar o alongamento nesse exercício.[41] O paciente que apresenta hipermobilidade normalmente declara que possui muito alongamento ou é mais elástico que as outras pessoas, porém muitas vezes utiliza-se de referências anatômicas desfavoráveis, como na Figura 36.8, aproveitando-se das regiões com maior flexibilidade e impedindo que as musculaturas que realmente necessitam melhorar possam evoluir de maneira adequada.

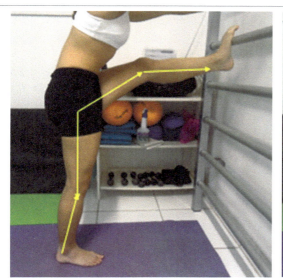 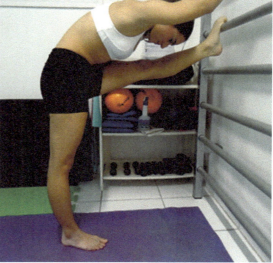

Figura 36.7 A) Alongamento dos músculos posteriores da coxa com ajuste da posição articular. B) Alongamento dos músculos posteriores da coxa sem ajuste da posição articular

Fonte: Acervo da autoria.

No paciente com dor, a escolha do exercício de alongamento precisa ser criteriosa, a fim de não exacerbar o alongamento de músculos já estirados e estressar articulações comprometidas. Um ponto relevante na aplicação refere-se ao momento no qual se utiliza o alongamento durante a sessão. A flexibilidade depende das temperaturas internas ou externas, portanto tanto um aquecimento geral como um específico podem favorecer a eficiência do alongamento.[41]

36.4.4 Exercícios neuromotores

Exercícios neuromotores são conhecidos também como exercícios funcionais. Incorporam atividades motoras como equilíbrio, coordenação, marcha e agilidade e treinamento proprioceptivo. Atividades físicas que abrangem diversas capacidades físicas como o tai chi, qjong e ioga incluem exercícios neuromotores, resistidos e de flexibilidade.[37] O tai chi mostrou efeitos potenciais para a dor crônica, mas seus efeitos seguem controversos. Resultados de uma revisão sistemática encontraram dados segundo os quais o tai chi mostrou evidência de alívio na dor em pacientes com osteoartrite e dor crônica na região lombar.[47] O ioga na prática popular é frequentemente considerado um programa de exercícios físicos, porém os protocolos utilizados no tratamento da dor persistente são mais abrangentes e adaptados para atender às necessidades do paciente. Foi realizada uma revisão sistemática para compilar os estudos que utilizavam o ioga no tratamento do paciente com dor. A maioria deles utilizava práticas respiratórias, meditação e os asanas (posturas específicas), que geralmente eram adaptados para posturas terapêuticas. Com ampla maioria dos estudos avaliando a eficácia do ioga na dor lombar crônica, os autores mostraram reduções significativas na dor, alguns apresentaram melhora na incapacidade funcional e depressão. Os estudos que utilizaram o SF-36 não obtiveram mudanças significativas. O ioga pode ser uma boa ferramenta para o tratamento do paciente com dor, porém é importante conhecer as limitações dos pacientes para a escolha dos exercícios propostos. Nos Estados Unidos existe até certificação para profissionais que têm experiência com pacientes com condições dolorosas.[48] O chamado *treinamento funcional* ganha espaço a cada dia nas academias e pequenos estúdios. Esse método de treinamento inclui geralmente exercícios multiplanares e multiarticulares que simulam atividades da vida diária ou do esporte. O objetivo final é garantir uma execução adequada do exercício proposto, ou seja, técnica, coordenação e postura são mais importantes do que a intensidade do exercício, portanto a hipertrofia não é o objetivo do treinamento. Sendo assim, exercícios funcionais são aqueles que, diante da neutralidade da região lombopélvica, pela boa co-contração dos músculos envolvidos, permite a realização de tarefas dos membros superiores e/ou inferiores simultaneamente. A proposta inclui exercícios de estabilização do tronco, de equilíbrio, proprioceptivos, de flexibilidade e resisitidos.[49]

Um programa de treinamento funcional foi avaliado em mulheres com dor lombar não específica. A duração da intervenção foi de 12 semanas divididas em 3 fases, sendo a primeira com base na co-contração dos músculos profundos do tronco (transverso abdominal e multífidos), na segunda fase, associativa, com o objetivo de refinar o padrão de movimento com exercícios e por fim a terceira fase, com a intervenção específica, na qual praticaram a estabilização dinâmica, com tarefas das demandas diárias. Após a intervenção o grupo dos exercícios obteve resultados significantes na escala visual analógica, *Owestry Disability Index* e no *Health-Related Quality Of Life*, além de todos os testes físicos. Ao avaliar as necessidades do paciente com dor, o treinamento funcional pode ser uma escolha interessante na continuidade do tratamento. No treinamento funcional as demandas necessárias são mais amplas e mais interessantes que as propostos no treinamento resistido associado aos exercícios aeróbicos. Porém, as tarefas podem ser demasiadamente complexas para as incapacidades encontradas em alguns pacientes no início do tratamento.[49]

36.5 Conclusão

A atividade física tem-se mostrado uma excelente ferramenta no controle da dor. Cada vez mais um número maior de consensos e diretrizes traz a atividade física como pilar central da reabilitação. De um lado está o doente, com suas limitações clínicas, físicas e psíquicas; do outro lado o médico, o fisioterapeuta ou o educador físico, com um montante enorme de informações a respeito de fisiologia e biomecânica. Entender por quê, para quê, quanto e como prescrever atividades físicas deve fazer parte do tratamento de todos os indivíduos com dor. Traduzir esse conhecimento em linguagem corporal e verbal, de maneira individualizada, por meio das orientações, facilitará o engajamento e a adesão do doente nessa tarefa, de vital importância na qualidade de vida e na dor.

Bibliografia

1. Pedersen BK. The diseasome of physical inactivity – and the role of myokines in muscle – fat cross talk. J Physiol. 2009;587:5559-68.

2. Physical activity and risk of breast cancer, colon cancer, diabetes, ischemic heart disease, and ischemic stroke events: systematic review and dose-response meta-analysis for the Global Burden of Disease Study. BMJ. 2013;9 Aug 2016.

3. Booth FW, et al. Lack of exercise is a major cause of chronic diseases. Comprehensive Physiology. 2012;2,2:1143-211. doi:10.1002/cphy.c110025.

4. Afshin A, Babalola D, Mclean M, Yu Z, Ma W, Chen C, et al. Information technology and lifestyle: a systematic evaluation of internet and mobile interventions for improving diet, physical activity, obesity, tobacco, and alcohol use. Journal of the American Heart Association. 2016.

5. Hamer M, O'Donovan G, Murphy M. Physical inactivity and the economic and health burdens due to cardiovascular disease: exercise as medicine. exercise for cardiovascular disease prevention and treatment. 2017;3-18. doi:10.1007/978-981-10-4307-9_1.

6. Ding D, Lawson KD, Kolbe-Alexander TL, Finkelstein EA, Katzmarzyk PT, van Mechelen W, et al. The economic burden of physical inactivity: a global analysis of major non-communicable diseases. The Lancet. 2016;388(10051):1311-24. doi:10.1016/s0140-6736(16)30383-x.

7. Breivik H, Eisenberg E, O'Brien T. OPENMinds. The individual and societal burden of chronic pain in Europe: the case for strategic prioritisation and action to improve knowledge and availability of appropriate care. BMC Public Health. 2013;13:1229. Published 2013 Dec 24. doi:10.1186/1471-2458-13-1229.

8. Associations between recreational exercise and chronic pain in the general population: Evidence from the HUNT 3 study. Pain, 2011.

9. Geneen LJ, Moore RA, Clarke C, Martin D, Colvin LA, Smith BH. Physical activity and exercise for chronic pain in adults: an overview of Cochrane Reviews. Cochrane Database Syst Rev. 2017;1(1):CD011279. Published 2017 Jan 14. doi:10.1002/14651858.CD011279.pub2.

10. Sluka KA, O'Donnell JM, Danielson J, Rasmussen LA. Regular physical activity prevents development of chronic pain and activation of central neurons. J Appl Physiol (1985). 2013;114(6):725-33. doi:10.1152/japplphysiol.01317.2012.

11. Jo Nijs, et al. Best evidence rehabilitation for chronic pain. Part 3: low back pain. Clin Med. 2019, 8, 1063

12. Daenen L, Varkey E, Kellmann M, Nijs J. Exercise, not to exercise, or how to exercise in patients with chronic pain? Applying science to practice. The Clinical Journal of Pain. 2015;31(2):108-14.

13. Garber CE, Blissmer B, Deschenes MR, Franklin BA, Lamonte MJ, Lee I-M, et al. Quantity and Quality of Exercise for Developing and Maintaining Cardiorespiratory, Musculoskeletal, and Neuromotor Fitness in Apparently Healthy Adults. Medicine & Science in Sports & Exercise. 2011;43(7):1334-59. doi:10.1249/mss.0b013e318213fefb.

14. Lin Tzu-Wei, et al. Physical exercise enhances neuroplasticity and delays Alzheimer's disease. Brain Plasticity (Amsterdam, Netherlands). 2018 Dec;4(1):95-110. doi:10.3233/BPL-1800.

15. Chimenti RL, Frey-Law LA, Sluka KA. A mechanism-based approach to physical therapist management of pain. Physical Therapy. 2018;98(5):302-14. doi:10.1093/ptj/pzy030.

16. Uzieliene I, Bernotas P, Mobasheri A, Bernotiene E. The role of physical stimuli on calcium channels in chondrogenic differentiation of mesenchymal stem cells. International Journal of Molecular Sciences. 2018;19(10):2998. doi:10.3390/ijms19102998.

17. Yang L, Cao C, Kantor ED, Nguyen LH, Zheng X, Park Y, et al. Trends in sedentary behavior among the US population, 2001-2016. JAMA. 2019;321(16):1587. doi:10.1001/jama.2019.3636.

18. Bettio L, Thacker JS, Hutton C, Christie BR. Modulation of synaptic plasticity by exercise. International Review of Neurobiology. 2019. doi:10.1016/bs.irn.2019.07.002.

19. Francisco V, et al. Adipokines and inflammation: is it a question of weight? British Journal of Pharmacology. 2018;175:1569-79.

20. Audrey Leung MD. Regular physical activity prevents chronic pain by altering resident muscle macrophage phenotype and increasing IL-10 in micePain. 2016 Jan.

21. Oliveira CB, Maher CG, Pinto RZ, Traeger AC, Lin C-WC, Chenot J-F, et al. Clinical practice guidelines for the management of non-specific low back pain in primary care: an updated overview. European Spine Journal. 2018. doi:10.1007/s00586-018-5673-2.

22. Nijs J, et al. Best evidence rehabilitation for chronic pain. Part 3: Low back pain. Clin Med. 2019;8:1063.

23. Ambrose KR, Golightly YM. Physical exercise as non-pharmacological treatment of chronic pain: why and when. Best Pract Res Clin Rheumatol. 2015;29(1):120-30. doi:10.1016/j.berh.2015.04.022.

24. Sluka KA, Danielson J, Rasmussen L, DaSilva LF. Exercise-induced pain requires NMDA receptor activation in the medullary raphe nuclei. Med Sci Sports Exerc. 2012;44(3):420-7. doi:10.1249/MSS.0b013e31822f490e.

25. Yeng LT, Stump P, Kaziyama HHS, Teixeira MJ, Imamura M, Greve JMD.. Medicina física e reabilitação em doentes com dor crônica. Revista De Medicina. 2001;80(spe2), 245-255.

26. Hettinger ET, Muller EA. Muscle capacity and muscle training. Arbeitsphysiologie. 1953;15(2):111-26.

27. Fleck SJ, Kraemer WJ. Designing resistance training programs. 3rd ed. 2008.

28. Stastny P, Lehnert M, Zaatar AM, Svoboda Z, Xaverova Z. Does the Dumbbell-Carrying position change the muscle activity in split squats and walking lunges? J Strength Cond Res. 2015;29(11):3177-87. doi:10.1519/JSC.0000000000000976.

29. Progression models in resistance training for healthy adults. Medicine & Science in Sports & Exercise. 2009;41(3):687-708. doi:10.1249/mss.0b013e3181915670.

30. Møller MB, Kjær M, Svensson RB, Andersen JL, Magnusson SP, Nielsen RH. Functional adaptation of tendon and skeletal muscle to resistance training in three patients with genetically verified classic Ehlers Danlos syndrome. Muscles Ligaments Tendons J. 2014;4(3):315-23. Published 2014 Nov 17.

31. Eliassen W, Saeterbakken AH, van den Tillaar R. Comparison of bilateral and unilateral squat exercises on Barbell kinematics and muscle activation. Int J Sports Phys Ther. 2018;13(5):871-81.

32. Lee J, Cynn H, Choi S, Yoon T, Jeong H. Effects of different hip rotations on gluteus medius and tensor fasciae latae muscle activity during isometric side-lying hip abduction. Journal of Sport Rehabilitation. 2013;22(4):301-7. doi:10.1123/jsr.22.4.301.

33. Berry JW, Lee TS, Foley HD, Lewis CL. Resisted side stepping: the effect of posture on hip abductor muscle activation. J Orthop Sports Phys Ther. 2015;45(9):675-82. doi:10.2519/jospt.2015.5888.

34. Selkowitz DM, Beneck GJ, Powers CM. Comparison of electromyographic activity of the superior and inferior portions of the gluteus maximus muscle during common therapeutic exercises. Journal of Orthopaedic & Sports Physical Therapy. 2016;46(9):794-9. doi:10.2519/jospt.2016.6493.

35. Selkowitz DM, Beneck GJ, Powers CM. Which exercises target the gluteal muscles while minimizing activation of the tensor fascia lata? electromyographic assessment using fine-wire electrodes. Journal of Orthopaedic & Sports Physical Therapy. 2013;43(2):54-64. doi:10.2519/jospt.2013.4116.

36. McGregor AH, Hukins DWL. Lower limb involvement in spinal function and low back pain. Journal of Back and Musculoskeletal Rehabilitation. 2009;22(4):219-22. doi:10.3233/bmr-2009-0239.

37. Cai C, Yang Y, Kong PW. Comparison of lower limb and back exercises for runners with chronic low back pain. Medicine & Science in Sports & Exercise. 2017;49(12):2374-84. doi:10.1249/mss.0000000000001396.

38. Garber CE, Blissmer B, Deschenes MR, Franklin BA, Lamonte MJ, Lee I-M, et al. Quantity and quality of exercise for developing and maintaining cardiorespiratory, musculoskeletal, and neuromotor fitness in apparently healthy adults. Medicine & Science in Sports & Exercise. 2011;43(7):1334-59. doi:10.1249/mss.0b013e318213fefb.

39. Hwang UJ, Kwon OY, Jung SH, Ahn SH, Kim HA. Predictors of pain intensity and Oswestry Disability Index in prolonged standing service workers with nonspecific chronic low back pain subclassified as active extension pattern. Musculoskelet Sci Pract. 2019;40:58-64.Kerrigan DC, Xenopoulos-Oddsson A, Sullivan MJ, Lelas JJ, Riley P. O. Effect of a hip flexor-stretching program on gait in the elderly. Archives of Physical Medicine and Rehabilitation. 2003;84(1):1-6. doi:10.1053/apmr.2003.50056.

40. Weineck J. Treinamento Ideal. 9ª ed. 1999.

41. Rixe JA, Glick JE, Brady J, Olympia RP. A review of the management of patellofemoral pain syndrome. The Physician and Sportsmedicine. 2013;41(3):19-28. doi:10.3810/psm.2013.09.2023.

42. Saad MC, Vasconcelos RA, Mancinelli LVO, Munno MSB, Liporaci RF, Grossi DB. Is hip strengthening the best treatment option for females with patellofemoral pain? A randomized controlled trial of three different types of exercises. Braz J Phys Ther. 2018;22(5):408-16. doi:10.1016/j.bjpt.2018.03.009.

43. Eyal Lederman. The fall of the postural-structural-biomechanical model in manual and physical therapies: exemplified by lower back pain. CPDO Online Journal. 2010 March; p.1-14.

44. Assumpção A, Matsutani LA, Yuan SL, Santo AS, Sauer J, Mango P, et al. Muscle stretching exercises and resistance training in fibromyalgia: which is better? A three-arm randomized controlled trial. European Journal of Physical and Rehabilitation Medicine. 2018;54(5). doi:10.23736/s1973-9087.17.04876-6.

45. Sullivan MK, Dejulia JJ, Worrell TW. Effect of pelvic position and stretching method on hamstring muscle flexibility. Med Sci Sports Exerc. 1992 Dec;24(12):1383-9.

46. Kong LJ, Lauche R, Klose P, et al. Tai chi for chronic pain conditions: a systematic review and meta-analysis of randomized controlled trials. Sci Rep. 2016;6:25325. Published 2016 Apr 29. doi:10.1038/srep25325.

47. Wren AA, Wright MA, Carson JW, Keefe FJ. Yoga for persistent pain: New findings and directions for an ancient practice. Pain. 2011;152:477–480. .

48. Cortell-Tormo JM, Sánchez PT, Chulvi-Medrano I, Tortosa-Martínez J, Manchado-López C, Llana-Belloch S, et al. Effects of functional resistance training on fitness and quality of life in females with chronic nonspecific low-back pain. Journal of Back and Musculoskeletal Rehabilitation. 2018;31(1):95-105. doi:10.3233/bmr-169684.

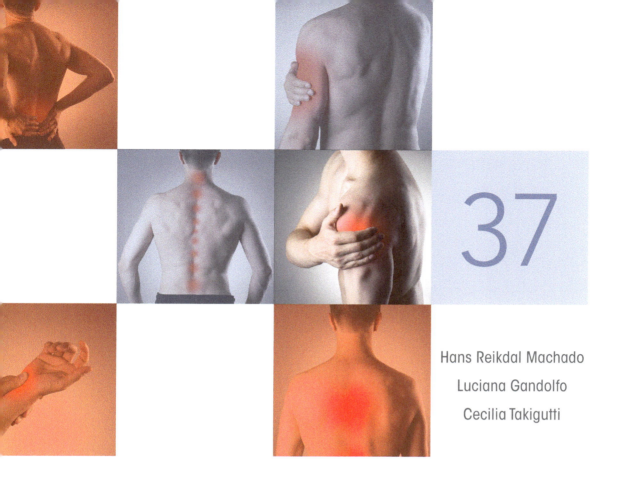

37

Hans Reikdal Machado
Luciana Gandolfo
Cecilia Takigutti

EDUCAÇÃO SOMÁTICA NA DOR CRÔNICA

37.1 Eutonia: um descanso ativo na dor

A dor faz parte da vida. Podemos observá-la em um animal de estimação, em uma pessoa próxima e em nós mesmos. É um ente que vem nos visitar sem ser chamado e que nem sempre quer nos deixar.

O que a dor esconde? O que existe por trás de seus sintomas? Que recado quer nos dar? O que acontece quando observamos as dimensões mais profundas da função tônica diante da dor? Essas são as principais perguntas formuladas pela eutonia em face da dor, e voltaremos a elas no final, depois de absorver toda a informação deste capítulo.

As ciências biomédicas, ensinadas nas escolas e fundadas em laboratórios de pesquisa de imagem do interior do corpo, são as representantes oficiais dos saberes anatomofisiológicos e das patologias. Em geral, esgotados os caminhos da medicina, o paciente procura novas alternativas.[1]

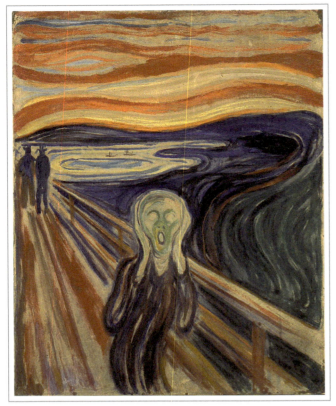

Figura 37.1 Imagem icônica que representa dor extrema é o quadro *O grito*, do norueguês Edvard Munch.
Fonte: Domínio público.

O leitor já deve ter notado, nos capítulos anteriores, que as pesquisas sobre dor apontam para a necessidade da união dos saberes e dos complementos, os tratamentos interdisciplinares.

A eutonia é uma das abordagens complementares aos tratamentos de saúde.

O método foi criado no século passado, pela alemã Gerda Alexander (1908-1994), a partir da necessidade de autocura e do interesse genuíno pela educação do movimento. Aos 16 anos, Gerda Alexander sofreu várias crises de febre reumática, diagnosticadas como endocardite. Na época, cardiologistas suecos, dinamarqueses e alemães foram unânimes: ela não poderia realizar esforços se desejasse sobreviver. Impulsionada por um senso profundo de auto-observação, a criadora da eutonia construiu um caminho em direção à saúde cuidando de numerosas pessoas em instituições da Dinamarca, onde se estabeleceu e viveu até os 86 anos.[2,3]

A palavra "eutonia" expressa um conceito que nasceu no meio médico, no século passado, para descrever o equilíbrio dinâmico do sistema nervoso. Seu significado foi ampliado e se adaptou aos temas contemporâneos.

Significa o equilíbrio das tensões. É a intensidade de impulsos nervosos que tensionam o organismo, mesmo com o corpo em repouso. Uma atividade elétrica de fundo, um tônus de base que atua por trás de todas as nossas atividades – musculares, viscerais, pensamentos e emoções.[2-5]

A base da eutonia é o sistema nervoso, que recebe e organiza dois tipos de informações:

1) **Proprioceptivas:** vêm do interior do corpo, como o estado dos músculos, órgãos, pensamentos e emoções.
2) **Exteroceptivas:** vêm do ambiente externo, captadas pelos órgãos dos sentidos.[5]

Nosso sistema nervoso é responsável por organizar as informações e reagir por meio de respostas motoras. Uma parte dessa organização envolve o sistema somático motor, que está conectado à nossa atitude postural.[12-14]

Gerda Alexander propôs, para si mesma e para as pessoas de quem cuidava, uma observação atenta da trama tônica como um processo de autoconhecimento, autocuidado e autocura, permitindo-nos perceber o quanto a atenção pode influenciar o tônus e o quanto o tônus é influenciado pela atenção.

Essas afirmações serão aprofundadas e fundamentadas no vídeo da palestra "Eutonía y evolución", ministrada pelo Dr. Alejandro Odessky.

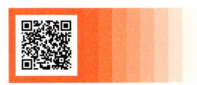

Para um eutonista, a dor é sempre um alerta de desequilíbrio, uma mensagem do corpo acompanhada de uma resposta tônica, uma tensão, e pode ser abordada em vários níveis: emoções, cognição e sentimento.[5]

O eutonista normalmente é procurado para atender uma dor física e, depois, entra em contato com as demais formas de dor. Desenvolve um olhar singular para cada tipo porque a dor de cada pessoa denota como ela lida com sua própria vida.

Existem vários tipos de dores. Pode se expressar em um ponto específico, em uma região ou em todo o corpo, pode ser aguda ou crônica, mas é um fenômeno individualizado; seja na síndrome dolorosa miofascial ou nas dores difusas, como as provocadas por fibromialgia, dor sistêmica ou dor crônica, ao se tornar um elemento de desconforto no cotidiano.

Gerda Alexander se dirigia às pessoas que estavam sob seus cuidados como alunos e não pacientes ou clientes porque acreditava que o processo terapêutico era um aprendizado e o tratamento deveria convocar o indivíduo a participar ativamente do processo, fazendo do corpo um objeto da própria investigação, agindo sobre si, aprendendo a se observar e sentindo as mudanças que essa observação produz.[6]

Dessa forma, o eutonista estimula a pessoa a perceber e aprimorar o leque de conexões que gerou o sintoma da dor, desenvolvendo graus de compreensão sobre a complexidade da natureza do corpo com suas mensagens. O acesso à cura é transferido para as mãos do aluno.

37.1.1 Apaziguar o corpo com dor

Ajudando o aluno a explorar qual tipo de dor está sentindo, fazemos um convite para que localize, classifique, aprofunde e expresse graus de intensidade dessa dor. Esse olhar aprofundado pode ser revelador e capaz de realizar mudanças, levando à conquista de melhor qualidade de vida, incluindo cuidados com alimentação, descanso, consciência do uso excessivo de determinada musculatura, postura, sono e fatores emocionais como ansiedade e depressão.

O eutonista ensina propondo comparações de percepção por meio de perguntas baseadas em marcadores somáticos – sensações de peso, apoio, temperatura, volume ou forma. Inclui aspectos subjetivos como a observação do estado mental/cognitivo e emocional.[6]

Ao descrever a sensação de dor, nascem verdadeiras narrativas, histórias de vida que revelam, nas entrelinhas, o conjunto complexo que gerou a dor.

A percepção das necessidades básicas do corpo, como bocejar, espreguiçar e mudar de posição, é um aspecto enfatizado pelo eutonista. Essas práticas simples podem ser cada vez mais aprofundadas para ajudar a tratar das distonias.

Distonia é o oposto da eutonia. É um desequilíbrio tônico acompanhado de desconforto ou dor. Segundo o médico ortopedista eutonista Alejandro Odessky: "As distonias neurovegetativas são desequilíbrios dos sistemas simpático e parassimpático na regulação de certas funções biológicas. Incluem predomínio simpático-tônico ou vagotônico que desencadeia no organismo uma desorganização em termos de plasticidade".[5]

O sistema nervoso simpático e parassimpático faz parte do sistema nervoso autônomo. É responsável por acalmar o organismo, principalmente após situações de emergência ou estresse. Por outro lado, o sistema nervoso simpático desempenha o papel de estimular as reações de luta e fuga. As respostas do corpo aos desequilíbrios entre ambos – sistema simpático e parassimpático – geram compressões, acompanhadas de vários tipos de dor.[5]

Com uma maneira muito simples e específica de tocar o corpo e com movimentos conscientes, a eutonia equilibra os sistemas simpático e parassimpático com o objetivo de restabelecer a homeostase do organismo.[5]

Um dos resultados recorrentes da conquista desse equilíbrio é a sensação agradável de descompressão corporal acompanhada de alívio da dor, descrita pelos alunos. Por isso não se oferecem informações ou modos de organização a serem conquistados, como exercícios ou sequências para repetir.

A prática consiste em buscar conforto, eliminar os excessos de estímulo, buscar o espaço interno adequado, oxigenar o corpo e a mente, descansar ativamente o sistema nervoso e a musculatura, permitir que o tempo orgânico prevaleça.

A maneira como as práticas são propostas desperta sensações agradáveis no aluno. Um bom exemplo é prestar atenção aos detalhes do conforto conquistado ao descansar a coluna cervical em uma almofada revestida de algodão ou outro pano que acaricie a pele do pescoço. O sistema nervoso reconhece o cuidado e o resultado é o tônus harmônico, flexível e adaptado à atividade do momento.

O corpo sábio responde às sensações de conforto e de bem-estar pela autorregulação. Mas a inteligência do corpo também reage às ameaças com propriedade: acelerando todos os sistemas, contraindo a musculatura e expressando os desequilíbrios por meio da dor.

37.1.2 Avaliação corporal fundada na eutonia: anamnese e relato de caso

Histórico

Homem, 40 anos, diagnosticado com hérnia de disco cervical com leve compressão na raiz dos nervos entre C3 e C4 detectados por exame de imagem de ressonância magnética. Sente dores no pescoço irradiadas para a cabeça, dormência e fraqueza no braço. As dores pioram à noite. Faz uso de analgésicos e anti-inflamatórios. Sofre de gastrite e insônia. É professor universitário de engenharia mecânica e acabou de inaugurar a própria empresa para completar o orçamento familiar. A esposa, publicitária, está terminando a licença-maternidade do segundo filho do casal e ainda amamenta.

37.1.3 Avaliação

O aluno tinha vários indicadores de estresse: cor e textura da pele, expressão de exaustão no rosto e na organização da estrutura óssea visível na postura extremamente desajustada com a força da gravidade. Caixa craniana projetada para a frente, pés pouco ativos, demonstrando a falta de base. Na postura sentada, se apoiava na parte posterior dos ísquios, perdendo a base da bacia e curvando a coluna para a frente. O tônus de base baixo revelava falta de vitalidade na musculatura, como se estivesse "desabando". Tônus muito alto na região dos ombros e pescoço (região da hérnia).

37.1.4 Procedimentos

Terapia manual e movimentos conscientes em sessões de uma hora, duas vezes por semana. No início apliquei toques muito delicados levando calor das mãos para a região afetada. Em geral, o toque vem acompanhado da educação dos sentidos e convoca o aluno a participar aprendendo a prestar atenção nas sensações e relatar o que sente. Esse tipo de toque traz muito conforto para o indivíduo que sente o mal-estar contínuo da dor. A percepção do conforto com o toque das mãos modifica o tônus, evoluindo para descompressão local e global do corpo. Porém, neste caso o aluno estava com o nível de estresse altíssimo: em minutos relaxou e adormeceu. Ensinei a escolher o travesseiro e a organizar a coluna para dormir. Em duas semanas conquistamos um grande alívio da dor. Na terceira semana espaçamos as aulas para um encontro semanal. Passei a tocar a coluna inteira e a realizar micromovimentos das vértebras com minhas mãos para ajudar

na descompressão. Percebi que ele estava pronto para praticar o alinhamento postural nas posições deitado, sentado e em pé. Ensinei o que chamamos de "repousser" e transporte, maneiras de tornar consciente no cotidiano o reflexo postural ou a relação do corpo com a força da gravidade. Ensinei também micromovimentos e microestiramentos da coluna cervical e o encorajei a praticar diariamente. Depois de cinco semanas só sentiu dor em algumas situações específicas. Ao longo deste período percebeu o quanto a situação familiar e do trabalho refletiam em seu corpo. Decidiu prestar atenção na alimentação e passou a ir para o trabalho a pé para ter uma oportunidade de caminhar. Organizou, ao lado da esposa, a divisão de tarefas da casa, incluindo o trabalho com o bebê e com o filho de três anos. Após três meses não sentia desconforto, nem dor. Deu continuidade às sessões de manutenção que passaram a acontecer quinzenalmente. Costumava dizer: "A eutonia me mantém lúcido. É o que mais necessito neste período intenso de minha vida".

37.1.5 Conclusão

Os sintomas da dor cessaram mesmo sem haver mudanças registradas nas imagens de ressonância magnética da hérnia de disco. O aluno aprendeu a organizar as tensões cervicais que geravam as compressões dos discos. Ao lidar de forma diferente com as exigências do cotidiano familiar, conseguiu equilibrar o estado emocional que gerava as distonias. Percebeu que reagia às solicitações da vida prática com comportamento excessivamente simpático-tônico, expresso nas compressões articulares, na gastrite e na insônia. Através do sintoma da dor, vivenciou um processo e recuperou a própria eutonia, ou seja, a saúde global do sistema nervoso, espécie de maestro interior. Conseguiu, finalmente, se organizar, adaptando os estímulos dos eventos da vida à biologia do corpo.

37.2 Eutonia no campo das somáticas

As práticas corporais denominadas somáticas têm em comum o estudo da anatomia, da fisiologia, da biomecânica e da fenomenologia. Integram as experiências subjetivas e orientam o aluno a se perceber a partir do que sente no próprio corpo, assim como através de suas evocações emocionais, cognitivas e espirituais.

Inicia pela sensação de limite que a pele oferece pelo tato, a sensação de estrutura que ocorre através dos ossos e principalmente os sentidos da propriocepção (como as partes do corpo se relacionam umas com as outras) e a sinestesia (o sentido do movimento). O corpo é observado na dinâmica da vida através do movimento consciente e do toque corporal.

37.2.1 Educação somática

O termo "educação somática" foi proposto, nos anos 1960, pelo filósofo americano Thomas Hanna, professor de filosofia da Universidade da Flórida.

Soma é o fenômeno em que o corpo humano é percebido do ponto de vista da própria pessoa. Somática é o campo que estuda o Soma. É preciso levar em conta que falamos do ser humano completo, livre das dissociações mente-corpo.

Essa auto-observação, em primeira pessoa, intensifica o processo da consciência do Soma e o que surge é diferente do que é observado de fora, ou em terceiro plano. Por exemplo, um profissional da saúde percebe seu paciente de fora, mas só o paciente pode descrever os processos que ocorrem com ele.

No campo das educações somáticas, o modo de orientar as experiências segue um procedimento peculiar. O professor cria as condições para que o aluno se eduque a partir do autocuidado. O aluno, por sua vez, constrói o aprendizado a partir da observação de si. A construção do conhecimento acontece ao mesmo tempo que a pessoa se organiza.

Com o surgimento da inteligência artificial (IA) e o advento das neuroimagens, a neurologia e os estudos do corpo ganharam novas proporções. Nasce um campo para os filósofos do corpo e da mente. Essa nova especialidade acolheu todos aqueles que pesquisavam o corpo em ação.

Thomas Hanna, conhecido como o filósofo do corpo em ação, fundou o Instituto de pesquisas Somáticas nos anos 1970, nos EUA, onde Mathias Alexander (técnica método de Alexander) e Moshe Feldenkrais (método Feldenkrais) são professores. Thomas Hanna criou a somatologia, um novo segmento de pesquisa que se propõe a investigar os fenômenos do Soma.[7]

Antecipando essa visão do ser humano integral, no Congresso Internacional de Relaxamento e Movimento Funcional, em 1958, organizado pelo Ministério da Educação da Dinamarca, Gerda Alexander, criadora da eutonia, Moshe Feldenkrais e Mathias Alexander apresentaram a novidade de três métodos de somáticos.[8]

Atualmente há vários métodos reconhecidos, e todos levam em conta o ser humano integrado, o toque corporal, e o movimento consciente são as ferramentas de atua-

ção. Cada método tem a própria assinatura, um ponto de vista original proposto por seus criadores. A eutonia, assim como o próprio nome propõe, age no tônus.

Para Gerda Alexander, a atuação consciente sobre o tônus influencia o ser humano como um todo e integra o corpo e a mente. O tônus é um sistema que reúne as informações captadas pelos sentidos, pelo processamento das emoções, pelos pensamentos e pela atividade biológica.

Na eutonia, o conceito de tônus muscular adquire um sentido próprio e relevante.

O tônus atua como um pano de fundo sempre presente na totalidade do indivíduo. Confere ao físico um estado de tensão ativo e permanente, preenchendo os tecidos vivos de sensibilidade e permeando todos os sistemas do corpo.

Para perceber é necessário estar alerta, em estado de atenção fina, pois um estado de vigília requer certo grau de relaxamento. Esse aprofundamento da atenção nos aproxima da consciência da energia vital, a partir da qual, em uma atmosfera propícia, emergem os sinais delicados e profundos que promovem o contato e, consequentemente, o almejado sentimento de si.

O tônus é o responsável pelo início de todas as ações. É base para a postura corporal, relaciona-se com as respostas adaptativas do corpo em relação à força da gravidade e sustenta o movimento.

Sua importância é ainda maior, pois coexiste com a vida afetiva e cognitiva. É aí que se cruzam informações vindas do interior do corpo e do ambiente fora do corpo. Adaptação e flexibilidade são sinônimos de um tônus equilibrado. O tônus é flexível e adaptável a todos os eventos da vida interna e externa. É o último campo corporal que pode ser medido; acredito que seja nosso campo elétrico.

O ato de perceber as nuances do tônus influencia o próprio tônus. O eutonista é treinado para observar, prestar atenção e ampliar a consciência do próprio tônus. Isto é, o eutonista faz do seu próprio tônus um laboratório de experiências e percepções.[9,10]

37.2.2 Contato: palavra que define a profundidade da relação eutonista-aluno

Contato é a palavra que Gerda Alexander escolheu para estabelecer a profundidade da relação eutonista-aluno.

Contato é a comunicação que nos ajuda a tocar aquilo que não estamos vendo, mas sentimos.

O contato acontece a todo momento, pode ser percebido e se tornar consciente quando prestarmos atenção às sensações do corpo. O contato amplia a qualidade do diálogo verbal e do diálogo corporal no momento do toque. É a comunicação que nos ajuda a tocar aquilo que não estamos vendo, mas sentimos.

"Enquanto no tato permanecemos na periferia da pele, pelo contato ultrapassamos conscientemente o limite visível do corpo. Pelo contato incluímos em nossa consciência o campo magnético perceptível e eletricamente mensurável do espaço que nos rodeia. É assim que podemos ter um contato real com os seres humanos..."[2,3,5,6]

Essas afirmações serão aprofundadas e fundamentadas no vídeo da palestra "Sanación energética – parte 3", ministrada pelo Dr. Alejandro Odessky.

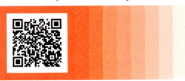

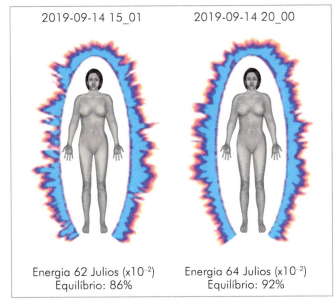

Figura 37.2 Fotos tiradas por Sofia O'Farrell pelo método de tecnologia Kirlian GDV. Esse sistema conta com alta tecnologia russa de captação de imagens. Do lado esquerdo vemos a foto do biocampo de um dos participantes antes do seminário. Do lado direito, a foto do biocampo do mesmo participante após o seminário. Podemos ver como o campo se estabiliza. As fotos foram tiradas durante um *workshop* de eutonia, orientado por Alejandro Odessky, no seminário "Eutonia, biocampo e sua utilização terapêutica", na Argentina.
Fonte: Acervo da autoria.

37.2.3 Movimento: um cuidado em si

O sistema neuromuscular aprende e se organiza pela repetição. Ao longo da vida, um movimento repetido milhares de vezes cria um padrão neuromuscular e de memória.[10,11,13]

O modo como andamos, sentamos, seguramos os objetos, como organizamos o movimento, a postura do corpo no cotidiano, são as causas de muitas dores crônicas e agudas.

Um padrão de movimento mal organizado agride os tecidos, seja um músculo, um nervo, uma cartilagem, e essa compressão gera dor.[13,14] Estimulando o sistema neuromotor, o eutonista consegue reformular os padrões de movimento.

Apoiar, sentir a força da gravidade, bocejar, espreguiçar, rolar, sentar, engatinhar e andar com consciência são alguns desses estímulos. São movimentos simples que qualquer pessoa pode fazer e possuem o poder de remodelar o sistema sensório-motor.

O importante não é o movimento, mas o grau de atenção que empreendemos ao realizá-lo, acompanhando cada mínimo deslocamento com liberdade de exploração, com muita atenção, experimentando e percebendo as leis do sistema neuromotor em sua potente capacidade de adaptação e plasticidade.

Naturalmente, a reorganização neurológica do movimento atua na diluição dos padrões de movimento nas dores ou memórias de uma dor.[13,14] Não é à toa que quando nos movemos com consciência sentimos tanta vitalidade.

O fisiatra e rolfista Luiz Fernando Bertolucci explora a função autorregulatória organizada pelo sistema locomotor no artigo "Pandiculation: nature's way of maintainning the functional integrity of the myofascial sistem?". Espreguiçar e bocejar são considerados alongamentos involuntários, pois envolvem a musculatura do corpo inteiro e têm, inclusive, um nome específico: pandiculação, isto é, alongamento ("ato ou efeito") de todas as partes do corpo; espreguiçamento.

Fazem parte da função fundamental do sistema neuromuscular e, além de poder ser eficiente no alívio da dor, conferem para o organismo o mesmo valor que comer, beber e dormir.

A pandiculação reorganiza a tensão no sistema inteiro, tonifica e relaxa na medida certa. Nossos músculos são viscoelásticos, e essa elasticidade vem da proteína colágeno e de células musculares que se contraem.

Nesse contexto, os músculos são apenas o receptáculo dos impulsos nervosos. Quem os controla é o sistema nervoso, por meio dos níveis de tônus. O tônus é controlado por áreas específicas do cérebro que possuem um leque imenso de possibilidades e de maneiras de organização.

Um músculo eternamente contraído é um músculo que guarda um padrão específico de impulsos nervosos e funciona sempre da mesma maneira. Se pensarmos pela via contrária, um movimento enriquecido pelas numerosas possibilidades de impulsos nervosos contém um gesto mais inteligente. O movimento influencia, pelo sistema motor, a plasticidade cerebral.

Espreguiçar e bocejar equilibra naturalmente esse sistema de tensões. São movimentos vitais, adéquam o tônus depois de uma noite de sono, ocasião em que o tônus está baixo e o corpo, desmontado. A pessoa que se espreguiça utiliza a inteligência inata do corpo para se organizar e ficar pronta para atividade do momento.[16,17] Gerda Alexander deu o nome de "estiramentos vitais" para a prática de bocejar e espreguiçar com consciência.

Em várias situações pude observar alunos em situações dolorosas que, ao aprimorar o espreguiçar, sentiam um imenso alívio. Durante as aulas, mesmo para grupos maiores, experimentamos várias dimensões do espreguiçar.

- Espreguiçar superficial: em geral ao iniciar uma aula, como preparação para entrar em contato com o corpo e a força da gravidade.

- Espreguiçar menos ativo: quando o aluno responde aos estímulos da aula; são reações e expressões dos ajustes do tônus com a musculatura mais passiva.

- Espreguiçar total: em geral no final de uma aula. São descritos pelos alunos como um movimento involuntário quando temos a impressão de que não estamos realizando nada, que não há controle da ação.

No final da aula os excessos de tônus foram diluídos e a vontade de mover emerge sem esforço. Um movimento que surge do contato com a força da gravidade e com o reflexo postural traz equilíbrio perfeito entre a atividade e a passividade, o que torna clara a diferença entre os movimentos reativo-ativos e passivo-involuntários.

É uma prática global, envolve músculos, sistema nervoso e todos os aspectos subjetivos que os afetam,

além dos nossos sentimentos, emoções e pensamentos. Um "espreguiçar somático" inato que perdemos ao longo da vida e que pode ser ressuscitado!

Os movimentos naturais são simples de executar, podem ser reconhecidos por qualquer pessoa. Por isso ajudam o aluno a "sentir" seu corpo real, em vez de pensar o movimento e fazê-lo como mais uma tarefa. "Permanecer simples não quer dizer simplificar".[2,3,4]

No caso dos movimentos naturais do corpo, a proposta da eutonia é, justamente, acessar o simples para desencadear os processos da consciência. Despertar no aluno um estado de curiosidade, como a criança que assume os riscos e a ousadia de descobrir a si mesma através do movimento.

O professor procura ajudar o aluno a manter o foco de sua atenção nas sensações do corpo em movimento. À medida que essa atenção focalizada é refinada, abre-se cada vez mais o leque de conexões plurissensoriais.

Esse tipo de experiência corporal é descrito pelos alunos como um estado de extrema lucidez mental e potência física. A construção da consciência corporal de uma aula de eutonia desencadeia o movimento sem esforço.

Gerda Alexander criou nomes para cada passo da construção do movimento consciente, do contato do corpo com a força da gravidade, passando pela organização da estrutura óssea e as projeções no espaço. Assim acontecem os rolamentos, movimentos ativo-passivos, micromovimentos das articulações, microestiramentos, entre outros.

A exploração do movimento é livre, mas a maneira de organizar o corpo é extremamente precisa e se baseia nas leis que regem o movimento de um corpo humano.

Segundo a criadora da eutonia: "Mediante uma avaliação precisa do ângulo segundo o qual as linhas de força provenientes do corpo atravessam o solo, e da resistência que este oferece, é possível obter uma grande capacidade de força com um mínimo de energia".[2,3,4]

Ao sentir o movimento acontecendo no corpo, o aluno convoca todo o sistema nervoso central e periférico a se reorganizar, ampliando a plasticidade cerebral, colaborando para diluir a memória e hábitos motores não saudáveis que geram a dor.

A simplicidade com que abordamos o complexo sistema neuromotor permite que as aulas em grupo reúnam pessoas em várias idades e condições: idosos, com dor, com debilidades e pessoas em plena forma física, dançarinos e atletas.

As práticas em grupo desenvolvem a expansão de cada um dos indivíduos e ao mesmo tempo têm os benefícios de um legítimo estar juntos. "O que os participantes experimentam durante a ação e o que experimentam verbalmente, ao final do trabalho, muitas vezes é de uma profundidade incomum [...] o que se exprimiu ainda há pouco pela mímica e postura é expresso agora pela palavra".[2,3,4,6]

A dor em seu espectro maior faz parte do fenômeno da vida e nos conduz a experiências variadas. Estar atento, consciente, é um estado que envolve o corpo com dor ou sem dor. A riqueza está em ampliar essa visão![17]

37.2.4 Conclusão sobre Eutonia

Com base nos capítulos anteriores, o leitor pode compreender os processos neurológicos da dor, da memória da dor, da dor crônica e como a eutonia dialoga com as teorias contemporâneas da dor.

Proponho voltarmos às perguntas iniciais:

1) Sendo a dor um sintoma neurológico, que pistas podemos seguir para descobrir a fonte real dessa dor?

2) O que existe por trás dos sintomas de uma dor?

3) O que a dor oculta?

4) O que encontramos quando observamos as dimensões mais profundas do tônus?

37.3 Ginástica holística e dor crônica: histórico e bibliografia da ginástica holística

O sentido etimológico da palavra ginástica originou se do grego *gymnádzein*, que se traduz, no sentido literal, como exercitar-se. Por meio de exercícios especializados, a ginástica visa fortificar e dar maior elasticidade ao corpo. O adjetivo "holística" vem do grego *holos*, que considera o *todo não somente como junção de suas partes, mas busca entender os fenômenos por completo, inteiramente. Portanto*, é nesse sentido que o nome dado de "ginástica holística" deve ser compreendido.

A ginástica holística (GH) tem suas origens na Europa, no início do século XX, quando inúmeros pesquisadores se dedicaram intensamente ao estudo do movimento. A criadora do método foi inicialmente Elsa Gingler (1885-1961), professora de ginástica e pedagoga autodidata alemã. Posteriormente, Lily Ehrenfried (1896-1994), alemã naturalizada francesa, em 1947, que, por ser médica e fisioterapeuta, desenvolveu o caráter terapêutico do trabalho. No seu livro *Da educação do corpo ao equilíbrio do espírito* (Summus Editorial, 1991), ela apresenta uma exposição sintética de ideias originais sobre reeducação do corpo através do movimento como via de transformação do comportamento físico.

A ginástica holística propõe movimentos conscientes pela autopercepção de todo o corpo e não exercícios repetitivos e automáticos. Esses movimentos são capazes de relaxar, alongar, realinhar e tonificar a musculatura respeitando a fisiologia musculoesquelética.

37.3.1 Princípios da ginástica holística

Os princípios fundamentais do trabalho de L. Ehrenfried se correlacionam entre respiração, equilíbrio e tônus. São práticas que estimulam o relaxamento ativo, a boa colocação osteoarticular e a tonificação muscular, levando à normalização da respiração.

A ginástica holística reside no processo de aprendizagem sensório-motor. A aprendizagem motora se dá pelo movimento, de modo a desenvolver uma melhor atitude postural e funcional que corresponde à estrutura individual de cada um. No processo de aprendizagem motora, valoriza sobretudo o *Ser* e não o *Fazer*.

Os movimentos propostos nas sessões de GH solicitam a globalidade do corpo como um todo e não se restringem a reforço muscular segmentar ou em partes.

A diferença primordial entre a GH e os exercícios físicos convencionais é que estes buscam incrementar a eficácia muscular mediante alongamentos e fortalecimentos musculares localizados. A educação física ou ginástica convencional consegue uma hipertrofia muscular à custa de muito esforço, privilegiando alguns grupos musculares. Essa rede de músculos potentes, cultivados isoladamente, não proporciona um desenvolvimento harmônico do corpo.[18]

Portanto, não se pode obter uma mudança duradoura do comportamento físico mediante tais procedimentos. Como exemplo podemos citar ginastas mestres em barras paralelas ou na barra fixa que, tendo desenvolvido muito bem a musculatura dos braços, ombros e costas, apresentam acentuada cifose dorsal.

Isso ocorre porque querer privilegiar certos grupos musculares em detrimento do conjunto é um procedimento "contrário à natureza". Vemos também que tal hipertrofia muscular, adquirida à custa de árduo trabalho, desaparece quando se interrompem os esforços que a produziram. A função modifica a forma mas não muda o comportamento físico. Como devemos proceder para aprender a modificar nosso comportamento físico? Ehrenfried responde: "Só podemos mudar aquilo que conhecemos. Primeiro, devemos aprender a conhecê-lo (o comportamento) e sobretudo senti-lo tal qual é. O comportamento é inconsciente, e deve tornar a sê-lo uma vez realizada a modificação e instalados os novos reflexos".[19]

37.3.2 Dor crônica x imagem corporal

A imagem corporal ou representação mental do corpo no córtex cerebral é mantida por estímulos sensoriais, táteis, visuais, olfativos, gustativos, proprioceptivos, além de ser modulada pela memória, fatores emocionais e psicossocioculturais. A dor é um desses estímulos que podem impactar a imagem corporal, pois, além do seu estímulo sensorial físico, possui repercussões psíquicas.

Head e Holmes (1978) referem-se ao esquema corporal como a imagem tridimensional que todos têm de si mesmos.

Schilder (1980) refere-se à imagem do corpo como uma figuração mental, que insere o modo como o corpo se apresenta para cada um. Inclui a percepção, mas é mais do que isso, é um esquema plástico. Por meio de constantes alterações de posição ocorre a construção do modelo postural, que se modifica constantemente. Ao estudar a imagem corporal, deve-se abordar questões psicológicas centrais que envolvem as impressões dos sentidos, dos movimentos e a motilidade em geral.

Gardner (2001) refere que existe reciprocidade entre as questões biológicas e a cultura, e essa dinâmica é contínua ao longo do desenvolvimento humano. Desde o nascimento, a criança entra em um mundo que é rico em interpretações e significados. Esses contatos são essencialmente corporais. Existe uma troca contínua com outros seres humanos, por meio de sensações e satisfações físicas, tais como calor, alimento, dentre outras; e psicológicas, como amor, humor, surpresa, prazer, dor. Diante dessas interações a imagem do próprio corpo sofre alterações. Além da acomodação motora referida por Goldstein (1923), existe reciprocidade: o prazer altera a imagem que cada um possui de si, e o mesmo ocorre

diante da dor. Inclui aspectos sensoriais, perceptivos, motores, neurológicos, afetivos e psicossociais.[20]De acordo com Lorimer Moseley (*Role of distorted body image in pain*, 2007), do ponto de vista sensório-motor, a imagem corporal se refere aos mapas implícitos que codificam a posição, movimento e características antropométricas do corpo, que são a base. Define a imagem corporal da maneira como sente o corpo. Evidências crescentes mostram que a imagem corporal pode ser distorcida em pessoas com dor, particularmente dor crônica. Mosley diz que possivelmente doença dolorosa está associada à ruptura do sistema neural, correlato da imagem corporal (2007).[21]Diante das pesquisas, a ginástica holística proporciona inúmeros experimentos sensório-perceptivos e desafios motores, por intermédio de exercícios exploratórios e de movimentos variados, a fim de modificar a imagem corporal. Utilizam-se diferentes objetos (bolinhas, bastões, rolos de areia, bambus, almofadas) para sensibilizar, estimular e explorar partes do corpo que estão "dormentes", visando aumentar a percepção e a consciência corporal. Caminhar de olhos fechados em diferentes direções (frente, ré e lateralmente), traçar o contorno do próprio corpo de forma imaginária, marchar descalço em cima de um capacho, tapar uma das narinas e respirar com a outra, contornar com a língua os dentes e o palato, levar atenção auditiva no silêncio são alguns exemplos para explorar o sistema sensorial. A observação das sensações são de fundamental importância para desenvolver e transformar padrões posturais antálgicos que os doentes crônicos apresentam frequentemente. Vale lembrar que no trabalho da ginástica holística o que interessa não é a percepção pela percepção, e sim a integração. Quer dizer, perceber a autonomia de cada parte do corpo para integrar ao todo, e o todo é ele próprio. Dessa forma o aprendizado leva ao conhecimento organizado do corpo, gerando uma nova imagem corporal.

37.3.3 Dor crônica x neuroplasticidade

O cérebro adulto mantém a capacidade de reorganização ou plasticidade ao longo da vida. Os resultados de experimentos neurofisiológicos e neuroanatômicos em animais e estudos de neuroimagem não invasivos e eletrofisiológicos em humanos mostram considerável plasticidade das representações motoras com uso ou não uso, aprendizado de habilidades ou lesão do sistema nervoso. Um conceito importante de reorganização no córtex motor é o de uma rede neuronal distribuída na qual múltiplas representações motoras sobrepostas são funcionalmente conectadas através de uma extensa rede horizontal. Ao alterar a força das conexões horizontais entre os neurônios motores, podem-se formar conjuntos neuronais funcionalmente diferentes, fornecendo assim um substrato para construir zonas dinâmicas de saída do motor. Modulação da inibição e eficácia sináptica são mecanismos envolvidos. Evidências recentes de experiências com animais indicam que essas alterações funcionais são acompanhadas por alterações anatômicas. Como a plasticidade do cérebro desempenha um papel importante na recuperação da função após, por exemplo, um AVC, o conhecimento dos princípios da plasticidade pode ajudar a desenhar estratégias para melhorar a plasticidade quando for benéfico, como após um infarto cerebral.[22]Outra pesquisa realizada com animais e humanos detalhou a capacidade do cérebro de reorganizar a arquitetura de redes neurais para se adaptar às necessidades ambientais. Nesse artigo, os autores descrevem o intervalo de reorganização do córtex representacional humano, abrangendo: 1) reconstrução simultânea a atividade aferente comportamental relevante (exemplos incluem músicos habilidosos e leitores cegos de Braille); 2) dinâmica de resposta relacionada a lesão, por exemplo, causada pela perda de informações (exemplos incluem acidente vascular cerebral, amputação ou indivíduos cegos); e 3) reorganização mal adaptativa, impulsionada pela interação entre processos neoplásticos e requisitos ambientais aberrantes (exemplos incluem sincronicidade da entrada que alimenta a distonia focal da mão). Esses tipos de neuroplasticidade têm consequências para a compreensão da dinâmica patológica e das opções terapêuticas.[23]Portanto, a plasticidade do cérebro permite adaptar-se nos níveis estrutural e funcional quando submetido a novas experiências. As conexões corticais que definem o esquema corporal são definidas tanto pela programação genética como pela história e padrão da estimulação recebida, isto é, pelas experiências que o indivíduo tem com o corpo.[24]

37.3.4 Dor crônica x movimento

O trabalho da ginástica holística na dor crônica visa modificar as conexões neurais que o doente tem no próprio corpo, reconstruindo novos padrões motores, além de "descondicionar" gestos automáticos que perpetuam a dor.

Os profissionais da ginástica holística (fisioterapeutas/professores) não mostram os movimentos: descreve-os com precisão, oralmente. Portanto, sem modelo a seguir ou correções vindas de fora, o doente passa a levar em conta somente suas próprias possibilidades e seus limites, executando-os de acordo com sua autopercepção. Isso é um incentivo à autonomia e revela a importância de o fisioterapeuta/professor estimular a competência do doente e não demonstrar a sua.

A prática da ginástica holística visa moldar a neuroplasticidade na medida em que o doente é submetido a novas experiências que vão desde movimentos simples que desenvolvem a mobilidade natural até gestos complexos e inabituais, que solicitam a imaginação e o potencial lúdico.

Os desafios e o aprendizado motor se dão por experimentações de erro e acerto, por exemplo: equilibrar-se em apoio instável como plataformas de molas, ortostatismo unipodal em rolinho de areia, manobras de massagem com escova, andar em cima de um bastão, rolar em cima de um tapete de bolinhas, engatinhar de ré. São alguns exemplos a fim de obter respostas neuromusculares renovadas.

Em última análise, o objetivo da ginástica holística na dor crônica é diminuir a dor e despertar uma motricidade espontânea, gerando uma nova imagem corporal. Por meio de estímulos neoplásticos o doente crônico pode apropriar-se de seu corpo pela autopercepção, adquirindo mudanças progressivas, profundas e duradouras, dando-lhe autonomia nas suas atividades do dia a dia e por fim eliminando os fatores perpetuantes e causais da dor que estão ligados aos movimentos e posturas inadequados.

37.4 O método Feldenkrais e o tratamento da dor

37.4.1 Introdução

O método Feldenkrais é um método de integração funcional que combina movimento, ações mentais e um modo especial de atenção chamado "awareness".[25] Pode ser empregado em áreas tão diversas quanto a neurorreabilitação do movimento e a expressão da criatividade nas artes. Seu olhar, suas estratégias e seus objetivos são transdisciplinares e sistêmicos. Em seu imenso escopo de utilização inclui-se também o tratamento da dor. O pensamento que embasa esse método ultrapassa as fronteiras de muitas disciplinas. E aqui surge um desafio prazeroso: o exercício de alargar nossos hábitos de pensamento para além de uma disciplina profissional específica. Nesse espírito, descreverei em poucas páginas um recorte conciso, mas suficientemente amplo para comunicar o que concebo ser o cerne do método

Feldenkrais, apontando sua instrumentação para lidar com a dor.

Dentro dessa finalidade terapêutica da dor, podemos resumir o presente texto com duas ideias:

- Tratamento geral: *há um alívio de dores quando a organização postural* favorece a realização da intenção dos movimentos voluntários.[26]

- Tratamento específico: aborda-se a região corporal em que há queixa de modo a promover uma reorganização tônica em seus entornos imediatos. Estabelecem-se novas relações entre essa região e outras regiões mais afastadas e, então, promove-se sua integração, incluindo-a ativamente em um padrão de ação global.[27]

37.4.2 A dor e o contexto funcional

Primeiramente, é preciso reconhecer que, nesta abordagem, a experiência da dor é vista como um aspecto emergente da complexidade dos sistemas que regulam todo o comportamento e o controle motor. O fenômeno da dor não é entendido dentro de uma lógica linear de causa e feito. Não se faz uma relação simples e direta da dor como sendo consequência do estado de alguma estrutura corporal. Uma dor lombar não é entendida como consequência da própria lombar, e sim como parte do dinamismo postural e comportamental. Ou seja, entende-se que a dor surge de um fundo funcional, dos hábitos de ação, e não da estrutura.

Essa compreensão é crucial para a conduta de tratamento. O foco sai da estrutura e vai para os sistemas que organizam a ação em seus diferentes níveis. O objeto de análise passa a ser a ação, o que inclui não só o jogo das forças que atuam sobre o organismo mas também todo o sistema de informação que regula a percepção e o jogo dos significados que coordena o fluxo das ações. Chegamos assim ao cerne: a ação dentro de um contexto funcional. É a partir de uma noção conceitual de ação ("função") que se realiza a intervenção pedagógica ou o tratamento da dor no método Feldenkrais.[28] O contexto funcional envolve o ambiente, o espaço, a gravidade, os objetos, as interações sociais, a situação em que a pessoa *imagina* estar, atividades, projetos, ações e, sobretudo, a autoimagem.[29] Assim, entende-se que a dor surge de um contexto funcional, emerge como resultado de um conjunto simultâneo de ações. Essas ações, todas internas ao organismo, podem apresentar maior ou menor grau de conflito entre si. Quanto mais contradições houver, mais tensionamento haverá nos tecidos e estruturas envolvidas, e maior será o estresse na região sensibilizada onde emerge a dor. Podemos dizer, então, que, no método Feldenkrais, o tratamento da dor é diminuir o grau de conflito nesse jogo de ações simultâneas e realizar a integração funcional da região em que há alguma queixa.[30] Analisemos então brevemente como as ações são constituídas e como elas se distribuem pelo organismo. Em seguida poderemos abordar alguns dos elementos da ação a fim de oferecer um tratamento à dor.

37.4.3 Movimento ou ação?

É preciso diferenciar ação de movimento. O movimento é um aspecto da ação, surge dela e está sujeito a ela.[31] As estruturas, por mais imprescindíveis que sejam, não determinam a ação e também não definem cabalmente a qualidade dos movimentos que compõem a ação. A anatomia possibilita mas não determina. Sim, a biomecânica é fundamental, mas não são as propriedades mecânicas do corpo que distribuem, concentram e articulam o tônus em todo o conjunto corporal. Quem executa e gerencia o fluxo dos movimentos é a ação, mais precisamente o sentido da ação (função),[32] ou ainda, as instâncias que coordenam o sentido das ações e sua execução.

A curva lombar, por exemplo, não se determina a si mesma; ela é uma expressão de todo o contexto funcional da pessoa. Vai muito além da anatomia, inclui a imagem que o organismo tem de si, a dinâmica psicológica dentro da situação que a pessoa *imagina* estar vivendo, os hábitos pessoais e as convenções sociais.[33] O movimento não acontece por si só. No caso dos animais, o movimento existe apenas como um aspecto da ação. Pensar o movimento em suas características puramente mecânicas é uma abstração útil para análises importantes, mas não se pode esquecer que, ao considerar e estrutura e seus movimentos, não se está vendo as principais forças causais do fenômeno que dá origem aos movimentos: *a coordenação da ação*. É a ação com sentido que mobiliza o organismo em suas estruturas a fim de gerar um efeito no mundo, um comportamento.[34] Para entender esse conceito em profundidade, recomendo que o leitor interessado consulte as pesquisas de Alain Berthoz, neurocientista do movimento da Sorbonne, com especial destaque para os livros *The brain's sense of movement* (2002) e *Phisiology and phenomenology of action* (2008).

37.4.4 Integração funcional

No método Feldenkrais, utiliza-se o termo "função" para se referir à ação com sentido, mais precisamente à intenção que coordena a realização da ação e o seu desenrolar.[35] O método visa atuar sobre o sentido da ação e seus componentes. O objetivo é promover o que se entende como integração funcional: uma organização que faz o melhor uso possível de todas as estruturas para gerar uma ação eficiente, reduzindo ao máximo as contradições internas, fazendo com que as múltiplas instâncias organizadoras da ação passem a operar com menor grau de atrito e maior grau de diálogo responsivo e readaptativo.[36] O contexto funcional que uma pessoa vivencia, momento a momento, não é algo simples nem linear. Existe sempre um jogo de ações simultâneas e interdependentes dentro do organismo. Nesse tremendo dinamismo, há um grau variável de coesão ou de contradição. Para simplificar o entendimento, podemos considerar dois níveis de ação: o movimento voluntário e a ação postural.[37] Tanto um como o outro são viabilizados, intrinsecamente, pela ação com sentido.

37.4.5 Movimento voluntário e ação postural

Uma estratégia geral do método Feldenkrais é atuar sobre a relação entre os movimentos voluntários e a ação postural, tornando o fundo postural mais responsivo aos movimentos voluntários e a ação voluntária mais respeitadora das condições posturais.[38] O grau de conflito ou de integração entre esses dois domínios da ação é muito variável de pessoa para pessoa. O objetivo do método Feldenkrais é fazer com que a atividade postural nos segmentos corporais seja coordenada de modo a facilitar a realização dos movimentos voluntários. Ou seja, mobilizar toda a hierarquia do controle motor de modo a estimular um encadeamento suave e contínuo na participação de todo o corpo durante a execução de uma ação voluntária.[36] Quanto maior o grau de integração funcional, maior será o rendimento da ação, haverá uma demanda menor sobre as estruturas individualmente e haverá também menos dor.

Os principais objetivos sobre a ação postural são: torná-la menos "viciada" em seus hábitos e mais adaptável para poder se reconfigurar espontaneamente no momento em que surge uma intenção de movimento. Ou seja, a estratégia é usar a ação postural (inconsciente) de modo a *favorecer a execução* dos movimentos voluntários. O sistema nervoso passa a coordenar as possibilidades posturais em função da atividade do momento e não mais de acordo com hábitos repetitivos.[39]

Os principais objetivos sobre a ação voluntária são: tornar a intenção de movimento mais consciente, mais precisa, mais global e mais recombinante, enriquecendo-a com múltiplas maneiras de gerar o mesmo resultado e relacionando-a a uma imagem corporal mais completa.[40]

37.4.6 Um exemplo sobre o olhar funcional Feldenkrais

Um exemplo pode ajudar a ilustrar o pensamento funcional do método Feldenkrais. Consideremos a relação entre a ação voluntária e a ação postural na seguinte cena: uma pessoa está sentada. De repente um tucano passa voando diante dela e pousa 70 graus à sua direita. Espontaneamente, a pessoa observa e olha para ver onde a ave pousa.

As perguntas centrais serão: De que maneira o ato de olhar mobilizou as estruturas do organismo durante sua realização? Que movimentos voluntários foram gerados pela intenção de ver? E como a ação postural de sustentação se reacomodou para possibilitar a rotação da coluna?

Certamente as vértebras cervicais, os olhos, o sistema vestibular e toda a musculatura em torno do pescoço participaram do ato de ver, assim como a cintura escapular, a lombar, o quadril e as costelas. Todas essas estruturas, e muitas outras, imprescindivelmente, fizeram parte da ação,[41] mas de que maneira o fizeram? Com qual grau de coesão? Com que vetores de forças conflitivas e desnecessárias?

Em uma ação como essa, em que há uma rotação em torno do próprio eixo de sustentação, é comum notarmos que os ombros e o tronco, ao invés de ajudarem a rotação da cabeça, acabam dificultando seu movimento. Eles ficam mais fixos em sua postura inicial e não acompanham a *intenção do olhar*. Essa contradição ocorre porque a ação postural está operando de modo pouco responsivo à ação voluntária. Podemos dizer que há conflitos entre a ação postural e a ação voluntária, e, quando isso ocorre, a tendência mais comum será aplicar um esforço maior na região do pescoço para transpor as resistências posturais e alcançar o objetivo da ação. Assim, a musculatura mais diretamente envolvida na rotação da cabeça passa a trabalhar de modo mais isolado e mais sobrecarregado. Quanto maior o conflito entre esses dois níveis de ação (ação postural vs. ação voluntária), mais estresse mecânico será aplicado nas estruturas envolvidas e maior será a dor em regiões que estejam sensibilizadas.

Quanto melhor for feita a distribuição da rotação desde a cabeça até o quadril, mais fácil e precisa será a ação de olhar. Enquanto a ação voluntária coordena o pescoço, a cabeça e os olhos na busca de um alvo, a ação postural de fundo vai contribuir mobilizando as vértebras torácicas juntamente com as costelas, engajando as vértebras lombares e redistribuindo o peso entre os ísquios. Cada estrutura e cada região sendo ativadas proporcionalmente conforme seu papel na ação em curso.[42] A descrição pode até parecer óbvia, mas ter essa compreensão em mente faz toda a diferença no momento de lidar com uma queixa, digamos, de dor na lombar ou na cervical.

A partir desse exemplo simples envolvendo a rotação do tronco com a pessoa sentada, volto a frisar que o ato de olhar foi definido por uma instância funcional e não pelas estruturas em si mesmas. Na prática do método Feldenkrais, faz-se o exercício constante de perceber que o corpo não é um objeto-coisa e que todas as sensações corporalmente experimentadas são experiências mentais, inclusive a dor.[43] A dor é uma experiência mental.

Não é possível tratar uma linha que separa até onde seria "corpo" e até onde seria "mente" na experiência do indivíduo. Quanto mais levamos a sério todas a evidências clínicas e científicas, mais evidente se torna o fato de que as entidades linguísticas "corpo" e "mente" são abstrações muito genéricas e enganosas. Precisam ser revistas. Em vez de trabalharmos nos termos dessa dicotomia, é mais útil pensarmos em uma pluralidade de instâncias que organizam e compõem as ações.[44] Algumas dessas instâncias coordenam a geração da ação e seu desenvolvimento, lidam com aspectos de planejamento, significado, motivação, outras gerenciam o engajamento dos sistemas simpático e parassimpático, outras, ainda, gerenciam diversos aspectos da motricidade, incluindo os reflexos e a constante inundação de *feedback* sensorial de todos os tecidos orgânicos. Essas instâncias interagem entre si e são orquestradas pelo sentido da ação.[45] A ação é a disposição de toda a materialidade corpórea de modo a gerar um efeito desejado. A intenção gera a ação, engajando toda a hierarquia do controle motor dentro de seu propósito, seu sentido. Essa é a noção de função dentro do método Feldenkrais, o ato em seu propósito. O movimento não acontece por si só, ele é a expressão do sentido que o fez nascer.

Acompanhar a ave e vê-la pousar é um fenômeno simultaneamente "mental" e "físico". O que define a qualidade do olhar para o pássaro é tanto a tonicidade da musculatura paravertebral e intercostal quanto a vontade de vê-lo voar.

37.4.7 O tratamento da dor: integrar o que está isolado

De modo geral, podemos dizer que o tratamento para um caso de dor, no método Feldenkrais, é fazer com que os hábitos de postura, ao invés de comprometerem a qualidade das ações, passem a contribuir com seu desempenho.[46] Trata-se de um processo de "descronificação", durante o qual se realiza a integração funcional da região em que há alguma queixa.

O tratamento pode ser feito individualmente ou em grupo. Tradicionalmente, as sessões individuais ficaram conhecidas como técnica individual ou integração funcional, enquanto as aulas coletivas foram chamadas de técnica de grupo ou ATM (*awareness through movement*).[47] Mesmo quando a atividade é feita em grupo, cada aluno é incentivado a seguir suas próprias sensações e encontrar suas próprias soluções.

O processo é melhor descrito como uma intervenção pedagógica, feita por meio de sequências de movimentos que podem ser conduzidas tanto verbalmente quanto pelo toque direto com as mãos. Há inúmeras estratégias sobre como realizar essa condução para criar uma experiência (exploração de movimentos) que seja funcionalmente integrativa.

Não existe um modelo universal a que todos os sujeitos com determinada queixa devam ser submetidos. As intervenções são feitas para penetrar na lógica única de cada indivíduo em seus padrões de postura, de movimento e de autoimagem.[48] Tendo-se reconhecido a lógica idiossincrática, segue-se com a flexibilização dos padrões habituais. Não se trabalha com a ideia de correção de erros e sim com a noção de integração.[49] O indivíduo não se ajusta a uma resposta padrão, ele cria o seu percurso e *descobre* sua solução. Ele aprende a se conectar com suas sensações, experimentar diferentes opções para realizar um mesmo movimento e então escolher a alternativa mais favorável, mais confortável e eficiente para realizar o movimento proposto.

Dessa forma, o tratamento/aula visa *reconfigurar os padrões relacionais* entre os segmentos corporais, atuando tanto sobre a organização da ação voluntária quanto sobre a ação postural, aproximando uma da outra. Dialoga-se sensorialmente com os *padrões mentais* que regulam os hábitos e a expressão das capacidades motoras. Busca-se estimular as inteligências mais instintivas do movimento a trazerem adaptações espontâneas e novas para o complexo da postura e autoimagem. Cria-se um intercâmbio mais dinâmico entre as camadas conscientes e inconscientes da motricidade.

37.4.8 Acesso indireto à adaptabilidade filogenética

A estratégia geral é criar uma intenção de movimento cada vez mais precisa sobre um fundo postural cada vez mais responsivo. mas a ação postural é por natureza inconsciente, e para conseguir reconfigurar seus padrões de operação é necessário estabelecer um acesso indireto a seus centros de coordenação.[50]

Moshe Feldenkrais, o criador do método, procurou evitar sistematizações teóricas rígidas. Escreveu seu livros de modo a levar o leitor a refletir sempre sobre o fenômeno do movimento em sua complexidade. No entanto, recortes mais precisos podem ser úteis à reflexão. Então, proponho uma análise de suas estratégias agrupando-as em três principais fatores que possibilitam o acesso indireto aos centros de coordenação da ação postural: (1) a atitude empregada na execução de movimentos, (2) o modo de atenção usado e (3) o "desenho" das intenções de movimento. Falarei um pouco mais adiante sobre cada um desses fatores.

Tendo conseguido o acesso aos centros de coordenação da ação postural, procede-se com a reconfiguração de seus padrões motores, usando para isso inúmeras estratégias que recombinam os diversos componentes de uma intenção de movimento e promovem o engajamento atípico de regiões corporais, de sensações e de pensamento.

O que se busca desenvolver, para além do tratamento pontual da dor, já pensando em comportamentos profiláticos, é a plasticidade postural, a habilidade de reacomodação espontânea da postura. Busca-se reajustar os hábitos históricos de ação postural tornando-a mais responsiva às necessidades motoras presentes na realização dos movimentos voluntários, momento a momento. O grau de cronificação ou de responsividade dos padrões posturais pode ser modificado consideravelmente mesmo em adultos com idade mais avançada. Naturalmente, o grau de flexibilização possível varia muito de indivíduo para indivíduo, mas é uma possibilidade sempre presente. E, por menor que seja, qualquer ganho de plasticidade postural que se conquiste será uma grande ajuda no tratamento da dor.[51]

37.4.9 Movimentos Feldenkrais: a arte de reinventar padrões relacionais

Uma sequência de movimentos Feldenkrais é tradicionalmente chamada de lição ou ATM. Cada sessão consiste no encadeamento de movimentos exploratórios que estabelecem um *percurso de integração corporal* em torno de um tema. Cada movimento é repetido várias vezes, como uma investigação sobre a participação recíproca dos segmentos corporais. Os movimentos propostos são enriquecidos progressivamente em suas propriedades perceptivas e em sua qualidade de execução.[52] Cada percurso mobiliza o repertório de padrões motores do indivíduo, aumentando a inter-relação entre eles e entre as *ideias* que os põem em jogo. A arte está em sensibilizar todo o sistema ideomotor criando aberturas para o desenvolvimento de *novos padrões relacionais* entre os segmentos do corpo.

Nesse método, o *modo de realizar* o movimento é o centro de tudo. O movimento, propriamente dito, é secundário.[34] Os efeitos integrativos são primeiramente uma consequência da maneira como se realizou a proposta do movimento. No jargão do método, diz-se que a chave está no "como" e não no "o que".

37.5 O modo Feldenkrais de execução (não é um exercício)

Um determinado padrão motor pode ser realizado no modo "exercício", ou seja, um mesmo gesto repetido muitas vezes, a fim de fortalecer uma ideia. O que se busca é exatamente reforçar a forma correta, repetindo-a do modo mais igual possível, buscando evitar e até eliminar as formas consideradas erradas. Feldenkrais não é um exercício. Se, em uma aula de Feldenkrais, um movimento proposto for realizado no modo "exercício", então a prática deixará de ser Feldenkrais. Similarmente, quase qualquer padrão de movimento pode ser transformado em uma prática Feldenkrais se for realizado do modo "Feldenkrais".

Podemos descrever o "modo Feldenkrais" de realizar um movimento a partir dos três fatores mencionados acima que possibilitam o acesso aos centros de coordenação da ação postural. São, na verdade, três grandes classes de fatores integrativos que caracterizam esse método: (1) a atitude empregada na execução de movimentos, (2) o modo de atenção utilizado e (3) o "desenho" das intenções de movimento (inclui a imaginação).

A atitude e o modo de atenção se influenciam mutuamente. Para desenvolver a atitude desejada é necessário refinar a atenção, e, para que a capacidade de atenção seja plena, é imprescindível o cultivo da atitude. A intenção de movimento, por sua vez, traz dentro de si a atitude e a atenção, sendo o veículo para o desenvolvimento de ambas. É impossível gerar qualquer um desses fatores em separado, mas podemos diferenciá-los analiticamente para evidenciar a importância de cada aspecto.

37.5.1 Atitude na execução

Movimentos exploratórios e descoberta: o objetivo da prática é levar o indivíduo à descoberta de *novas combinações possíveis* para realizar um mesmo movimento. A atitude é, portanto, investigativa. Uma premissa central é explorar um grande número de variações reconhecendo e diferenciando suas características específicas, sem buscar uma correta. Nesse contexto, não existem alternativas erradas.[53] A proposta é aumentar a variabilidade do comportamento motor. Essa atitude de experimentação e reconhecimento direto pelas sensações, por si só, já flexibiliza as relações habituais e repetitivas, trazendo sempre novidades. A atitude, vale a pena frisar, é um fenômeno ao mesmo tempo mental e corporal.

Reconhecer, acompanhar e discriminar, sem julgamento: para alcançar os objetivos esperados de reorganização instintiva dos movimentos e da ação postural, busca-se o reconhecimento sensorial e imediato da experiência do movimento. Qualquer restrição de amplitude, dor e todas as demais tendências percebidas no movimento são apenas percebidas, reconhecidas sem julgamento de valor.

Busca-se investigar e descobrir quais são os limites confortáveis para a realização do movimento. Entre as várias opções de execução de uma proposta de movimento, busca-se *reconhecer as alternativas mais eficientes*, de menor esforço e maior conforto.[55] A eficiência passa pelo respeito. A discriminação passa pela delicadeza. As conquistas passam pelo autocuidado. Nesse cenário, a percepção dos limites é fundamental. Durante a execução de um movimento é necessário reconhecer os limites dentro dos quais a experiência é agradável, sem dor. Deixa-se de lado toda ânsia de ultrapassar limites. Essa descrição da atitude do método é ao mesmo tempo uma possível definição do tipo de atenção específica que se utiliza: "*awareness*".

37.5.2 Awareness e modos de atenção

À atitude de exploração e descoberta combinam-se a algumas habilidades especiais de atenção necessárias para a percepção de pequenas diferenças, para a dis-

tribuição da atenção pela imagem corporal, para o discernimento simultâneo de figura e fundo e para a percepção conjunta do dentro e do fora.[54] Essas e outras habilidades atencionais de degustação do fenômeno sensorial podem todas ser incluídas na categoria geral de *awareness*. O desenvolvimento dessas habilidades sensoriais e cognitivas é um requisito para a prática e é, ao mesmo tempo, um meio de tratamento.

Perceber pequenas diferenças: a execução cada vez mais refinada de movimentos requer uma sensibilidade também crescente, requer o desenvolvimento da capacidade de sentir diferenças. Calibra-se a percepção proprioceptiva e cinestésica para a menor diferença detectável e busca-se tornar essa diferença cada vez mais sutil.

Seguindo as leis da psicofísica (Fechner-Weber), sabemos que para identificar diferenças sutis é necessário diminuir a intensidade do estímulo. Por isso, com frequência, os movimentos são pequenos e realizados com o mínimo de esforço. A percepção do esforço é em si mesma uma das principais habilidades desenvolvidas pela prática. E, para perceber pequenas variações de esforço, é necessário reduzir cada vez mais o próprio esforço.[5] A partir dessa calibragem da sensibilidade cinestésica, pode-se perceber mais detalhes e pode-se fazer um melhor discernimento da participação recíproca dos segmentos corporais e dos limites respeitosos. O conjunto dessas informações sensoriais permitirá a comparação entre as alternativas de movimento e o reconhecimento dos efeitos gerados pela prática. O reconhecimento desses resultados é muito importante, revela as soluções que emergem espontaneamente das inteligências motoras.[57]

37.5.2 "Desenho" da intenção motora

A atitude e a atenção são praticadas, por assim dizer, como sendo o recheio das intenções de movimento. O desenho dessas intenções *configura os padrões relacionais* entre os segmentos corporais. São as ideias espaciais e geométricas que mobilizam a biomecânica e coordenam o fluxo de transformação das posições recíprocas das regiões corporais e o jogo de forças entre elas.

Retomamos assim a discussão do início deste texto. Quem executa e gerencia o fluxo dos movimentos é o sentido da ação (função). O "desenho da intenção motora" é um dos aspectos do sentido da ação, sentido este que inclui não só o organismo mas também o ambiente e a situação sendo vivida. O desenho da intenção motora é o aspecto mais material da estruturação do sentido da ação.

É na recombinação dos diversos componentes de uma intenção de movimento que se criam aberturas para o desenvolvimento de *novos padrões relacionais* no conjunto dos esquemas de programação motora. Busca-se o engajamento atípico desses componentes (regiões corporais, imagens de ativação, foco de atenção etc.) praticando, por exemplo, a imaginação do esqueleto durante o movimento, ao mesmo tempo que se cultiva a percepção sensorial das ações musculares. O cenário é sempre de geração de novas possibilidades, buscando reduzir o esforço muscular desnecessário e aproveitar ao máximo as estruturas do esqueleto.

A atenção é necessária tanto para gerar como para perceber o envolvimento do corpo na execução do movimento. À medida que a atenção se amplia e se distribui entre todo o conjunto corporal, o desenho da intenção também se amplia, abarcando maiores porções da atividade postural.

37.5.3 Temáticas que guiam as explorações Feldenkrais

As diversas estratégias do método Feldenkrais podem ser usadas dentro de temáticas ou linhas de raciocínio que servem como guia para alinhavar as sequências de movimentos em torno de objetivos ou habilidades mais específicas.

É muito útil trabalhar com ações fundamentais, neurofuncionalmente "arquetípicas". Invoca-se diretamente uma ação fundamental como andar, sentar e levantar, girar para olhar, alcançar e fazer as transições entre deitar de costas, de lado e de bruços, por exemplo. Esse é um dos principais recursos para promover a integração funcional de uma região com dor.

Antes, porém, de invocar uma ação global e integrativa, é comum explorar tendências habituais que configuram a ação postural e algumas temáticas mais universais, que, quando aprimoradas, passam a influenciar o desempenho nas ações fundamentais.[54] Entre as temáticas mais utilizadas podemos destacar a investigação sobre a organização geral das seguintes funcionalidades:[58]Transmissão de força pelo esqueleto.

- Equilíbrio entre flexores e extensores.
- Diálogo entre os hemisférios corporais.
- Diagonais entre quadril e ombros.
- Inversão da intenção distal-proximal.
- Estimulação de regiões homólogas.
- Ancoramento somático: simultaneidade de atenção cinestésica e exteroceptiva.

O método Feldenkrais possibilita o tratamento da dor seguindo diversos caminhos. O percurso vai variar conforme o caso específico. No entanto, podemos dizer que a estratégia geral será aumentar a sensibilidade cinestésica e usar movimentos não habituais para integrar a ação voluntária e a ação postural. Ao tornar a ação postural mais responsiva aos movimentos voluntários, diminui-se o estresse mecânico no sistema como um todo. Quando a ação voluntária consegue respeitar as condições posturais, a experiência de conforto aumenta.

Dentre as muitas habilidades de autorregulação desenvolvidas pela pessoa em tratamento com esse método, a mais fundamental será a capacidade de se sentir e de se respeitar. A dor pede cuidados, e o autorrespeito é o primeiro deles. O método Feldenkrais oferece um conjunto de práticas que, dentro da ação de autocuidado, leva o indivíduo a perceber com mais clareza o que dói e a escolher com mais certeza o que lhe faz bem.

37.6 Conclusão

As técnicas inseridas no contexto da educação somática trabalham com princípios e conceitos de integração corpo mente que facilitam o processo de percepção do corpo e da dor facilitando a reabilitação integral do doente.

Bibliografia

1. Mendonça MM. Ginástica holística: história e desenvolvimento de um metodo de cuidados corporais. São Paulo: Summus Editorial; 2000.

2. Ehrenfried L. Da educação do corpo ao equilíbrio do espírito. São Paulo: Summus Editorial; 1991.

3. Esquema corporal, Imagem visual e Representação do próprio corpo [Internet]. [place unknown]; 2020 Mar 09. Esquema corporal; [cited 2008 Sep 23]; Available from: cienciaecognição.org.

4. Mosley L, ed. Mosley L. Role of distorted body image in pain. 2007. Neurocientista. 2004 Abr;10(2):163-73. Plasticidade no córtex cerebral humano: lições do cérebro normal e do derrame. Bütefisch CM 1 . [Internet]. [place unknown: publisher unknown]; 2004 [cited 2004 Apr 20]. Available from: Pubmed.

5. Bütefisch CM. Plasticidade no córtex cerebral humano: lições do cérebro normal e do derrame (Abstrato) Neurocientista. 2004 Abr;10(2):163-73.

6. Reorganization of human cerebral cortex: the range of changes following injury use aind [bibliography]. [place unknown: publisher unknown]; 2004.

7. Mendonça ME. A psicomotricidade e a educação somática à luz da psicanalise winnicotiana [Tese]. [place unknown]: 2007; 2004.

8. Feldenkrais M. Body and mature behavior: a study of anxiety, sex, gravitation and learning. London: Routledge and Kegan Paul; 1949.

9. Feldenkrais M. Awareness through movement: health exercises for personal growth. New York/London: Harper & Row; 1972.

10. Feldenkrais M. Mind and body: two lectures in systematics. The Journal of the Institute for the Comparative Study of History, Philosophy and the Sciences. 1964 Jul;2(1).

11. Feldenkrais M. The elusive obvious. Cupertino, California: Meta Publications; 1981.

12. Feldenkrais M. Awareness through movement: health exercises for personal growth. New York/London: Harper & Row; 1972.

13. Feldenkrais M. Mind and body: two lectures in systematics. The Journal of the Institute for the Comparative Study of History, Philosophy and the Sciences. 1964 Jun;2(1).

14. Feldenkrais M. Awareness through movement: health exercises for personal growth. New York/London: Harper & Row; 1972.

15. Berthoz A. The brain's sense of movement. Harvard University Press; 2002.

16. Wallon H. A atividade proprioplástica (1938). In: Wallon H. São Paulo: Ática; 1986.

17. Feldenkrais M. The elusive obvious. Cupertino, California: Meta Publications; 1981.

18. Feldenkrais M. The elusive obvious. Cupertino, California: Meta Publications; 1981.

19. Feldenkrais M. Awareness through movement: health exercises for personal growth. New York/London: Harper & Row; 1972.

20. Wallon H. Do acto ao pensamento. Portugal: Portugalia; 1942.

21. Feldenkrais M. Awareness through movement: health exercises for personal growth. New York/London: Harper & Row; 1972.

22. Feldenkrais M. The potent self: a study of spontaneity and compulsion. Harper & Row; 1985.

23. Feldenkrais M. The elusive obvious. Cupertino, California: Meta Publications; 1981.

24. Berthoz A. The brain's sense of movement. Harvard University Press; 2002.

25. Feldenkrais M. The elusive obvious. Cupertino, California: Meta Publications; 1981.

26. Doidge N. O cérebro que cura. Rio de Janeiro: Record; 2015.

27. Berthoz A. The physiology and phenomenology of action. Oxford University Press; 2008.

28. Berthoz A. The brain's sense of movement. Harvard University Press; 2002.

29. Feldenkrais M. Awareness through movement: health exercises for personal growth. New York/London: Harper & Row; 1972.

30. Feldenkrais M. Mind and body: two lectures in systematics. The Journal of the Institute for the Comparative Study of History, Philosophy and the Sciences. 1964 Jun;2(1).

31. Feldenkrais M. Mind and body: two lectures in systematics. The Journal of the Institute for the Comparative Study of History, Philosophy and the Sciences. 1964 Jun;2(1).

32. Feldenkrais M. The elusive obvious. Cupertino, California: Meta Publications; 1981.

33. Feldenkrais M. Awareness through movement: health exercises for personal growth. New York/London: Harper & Row; 1972.

34. Hanna T. Somatics; reawakening the mind's control of movement. New York, Addison-Wesley; 1988.

35. Feldenkrais M. The elusive obvious. Cupertino, California: Meta Publications; 1981.

36. Feldenkrais M. The elusive obvious. Cupertino, California: Meta Publications; 1981.

37. Feldenkrais M. The master moves. California: Meta Publications; 1984.

38. Feldenkrais M. Mind and body: two lectures in systematics. The Journal of the Institute for the Comparative Study of History, Philosophy and the Sciences. 1964 Jun;2(1).

39. Feldenkrais M. The master moves. California: Meta Publications; 1984.

40. Feldenkrais M. Awareness through movement: health exercises for personal growth. New York/London: Harper & Row; 1972.

41. Feldenkrais M. The elusive obvious. Cupertino, California: Meta Publications; 1981.

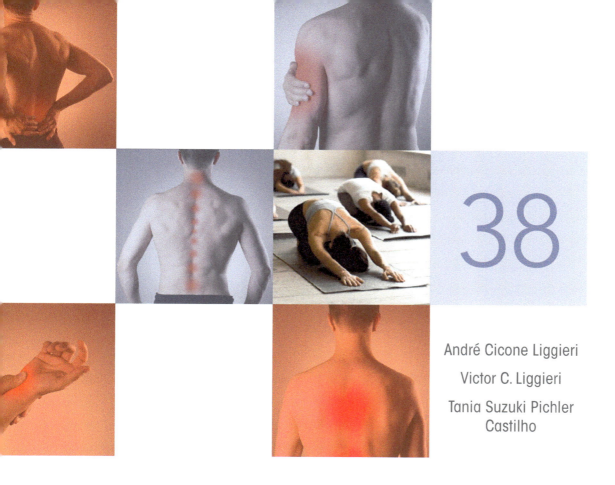

38

André Cicone Liggieri

Victor C. Liggieri

Tania Suzuki Pichler Castilho

YOGA NA DOR CRÔNICA

"Você já ouviu falar da arte da felicidade, mas muitos de nós nunca ouviram falar da arte do sofrimento [da dor]. Mas existe uma arte. Podemos aprender a sofrer – como lidar com o sofrimento dentro de nós... e isso é uma arte a ser aprendida. Se sabemos sofrer, sofremos muito menos e podemos fazer bom uso do sofrimento. Sim. É como um jardineiro orgânico. Ela sabe que o lixo produzido pelo jardim pode ser útil, para que não jogue fora o lixo. Ela guarda o lixo e o transforma em composto para nutrir flores, vegetais... o sofrimento [a dor] desempenha um papel importante na realização da felicidade."

Thich Nhat Hanh (2013)

38.1 Introdução

A dor crônica é uma afecção cada vez mais conhecida e comum, a exemplo da dor lombar, que acomete 30% da população mundial.[1] Entendida como a dor que se mantém por mais de 3 ou 6 meses, pode ser contínua ou intermitente. Embora já se tenha obtido muito progresso no entendimento e tratamento dessa condição, ainda assim muitas vezes os tratamentos são ineficazes, ou de custo tão alto que são impraticáveis.[2]

A yoga é uma disciplina tradicional, advinda da Índia antiga. Seus primeiros indícios arqueológicos, encontrados na região do vale do rio Indus, remetem há mais de 2.000 anos de existência. Originalmente concebida como uma forma filosófico-prática de exercício da espiritualidade, a yoga vem sendo amplamente divulgada nos últimos anos no Ocidente e é hoje aceita como forma de abordagem terapêutica sobre muitas questões de saúde, inclusive sobre as doenças modernas, como o estresse e a dor crônica.[3]

A yoga abrange uma prática física voltada, por definição, para o manejo da atenção e de outros estados mentais, como a concentração, que levem ao estado meditativo. Foi descrita por Patanjali 200 a.C. como a yoga de 8 passos:

1) *yamas*
2) *nyamas* (orientações de conduta – *ahimsa* –, não violência, *satya* – não mentir, *asteya* não roubar, *brahmacharya* – moderação dos impulsos, cultivar o bom senso; *aparigraha* – não possuir com apego, *sauca* – pureza, *santosha* – contentamento, *tapas* – austeridade, perseverança, disciplina, *swadhyaya* – autoestudo, *Isvara Pranidhana* – entrega);
3) *asanas* (posturas);
4) *pranayamas* (controle respiratório);
5) *pratyahara* (absorção dos sentidos);
6) *dharana* (atenção focada/concentração);
7) *dhyana* (meditação);
8) *samadhi* (iluminação – Identificação com um todo maior)

Assim, a yoga nos parece indicada para o tratamento ou manejo da dor crônica,[5] desde que a dor crônica é entendida não mais como um mal que afeta somente o aspecto físico do ser humano, mas como um fenômeno biopsicossocial,[6] demandando tratamento de abordagem multidisciplinar, que inclua, além dos aspectos físicos, também os aspectos afetivos e cognitivos, bem como atitudinais e relacionais.

38.2 Mecanismo de Ação – Neurobiologia da Yoga

Utiliza-se a yoga para tratamento de diversas condições de saúde, como dito anteriormente, há milhares de anos, e nos últimos anos o crescimento do interesse no mundo ocidental por esse tipo de prática tem gerado uma literatura científica rica e com dados interessantes.

Um estudo a respeito dos asanas (posturas) mostrou que a prática de 1 hora de yoga foi capaz de aumentar em 27% a presença de GABA no sistema nervoso central.[7] Ondas cerebrais de praticantes de yoga também foram estudadas e mostrou-se que há um aumento generalizado das ondas cerebrais durante a prática de yoga.[8] Elizabeth Blackburn em seu livro "A culpa é dos telômeros" nos apresenta o conceito de que o encurtamento dos telômeros está relacionada à senescência celular. Ou seja, manter os telômeros com comprimento adequado favorece a longevidade. Neste cenário, há um estudo mostrando que praticantes de yoga, com mais de dois anos de prática, conseguiram preservar o tamanho dos seus telômeros, sendo assim mais uma forma de promoção de saúde relacionada à esta prática milenar.[9]

Em relação ao tempo de prática necessária para se obter benefícios com a prática, existem dados da literatura que mostram que mesmo após as primeiras sessões de yoga o indivíduo pode perceber uma sensação de bem-estar ou de leveza, que pode não está correlacionada a nenhuma melhora da dor, mas com melhora da saúde de um modo geral. Outro estudo mostrou que técnicas de respiração executadas por 4 semanas, 2x por semana, foram suficientes para reduzir a ansiedade e o afeto negativo de pacientes com dor crônica.[11,12]

Do ponto de vista estrutural existem estudos que relacionam a prática da yoga com aumento do volume de substância cinzenta, no hipocampo e em outras regiões cerebrais do hemisfério direito como: insula, córtex orbitofrontal ventromedial (COFVM), córtex temporal inferior (CTI) e parietal (CP), além do córtex pré-frontal ventrolateral (CPFVL) e insula no hemisfério esquerdo. (Figura 38.1)[13]

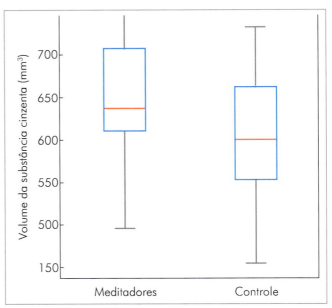

Figura 38.1 Comparação entre o volume de substância cinzenta entre meditadores e controles.[13]

Fonte: Elaborado pela autoria.

O córtex pré-frontal ventrolateral, a ínsula anterior, o lobo parietal inferior e o lobo temporal inferior juntos desempenham um papel crucial na atenção, pois fazem parte do sistema de atenção ventral.[14]

A ínsula está associada à interocepção, autoconsciência visceral e emocional, incluindo consciência da respiração e da frequência cardíaca. A ínsula anterior, bem como as regiões temporais inferiores também fazem parte da rede de detecção de saliência cingular-opercular e a ínsula demonstrou mediar o estado de alerta tônico e intrínseco, o que pode refletir a experiência subjetiva durante a meditação de alerta e atenção aumentados durante o estado de silêncio mental.[14]

Um aumento do volume da ínsula bilateral foi associado à "vida boa", características relacionadas com o crescimento pessoal, auto aceitação, propósito na vida e autonomia (entre outros), e tem se mostrado um bom preditor de boa saúde. O aumento do volume da substância cinzenta da ínsula direita também foi associado a melhorias para identificar e descrever as emoções no "self" após um breve programa de treinamento de redução de estresse baseado em atenção plena de 8 semanas.[14]

O agrupamento do giro angular direito faz parte da junção temporo-parietal direita que não é apenas uma parte crucial das redes de atenção posterior, mas também foi relacionado à empatia. Assim, a junção temporoparietal é ativada quando tentamos compreender os sentimentos e pensamentos dos outros ou mostrar empatia pelos outro.[15]

Estes achados corroboram o fato de que praticantes de longo prazo de yoga podem apresentar maior tolerância a dor por realizarem a modulação das aferências sensoriais, bem como modular as respostas emocionais de forma diferente.[14,15,16]

Em estudos experimentais, como modelo de dor relacionada ao frio, praticantes de yoga obtiveram melhores respostas de tolerância a dor e utilizaram estratégias que diferiram do grupo controle. Os iogues utilizaram mais frequentemente a respiração, a observação, a aceitação e o relaxamento como ferramentas, enquanto o grupo controle apresentou uma tendência maior de utilizar a distração ou tentar ignorar a dor. Neste estudo a tentativa de elucidação dos tratos corticais e da conectividade neuronal mostraram diferenças entre os grupos, com utilização da associação de diferentes estruturas cerebrais para o enfrentamento da dor neste modelo. Dentre as diferenças observadas, além do maior volume de substância cinzenta, como já relatado anteriormente, houve aumento da conectividade intrainsular, além de estratégias de ativação parassimpática e de consciência interoceptiva. Esse tipo de estratégia constitui parte integrante da prática de yoga. Visto que outros estudos mostram um processamento sequencial da dor na ínsula humana, desde a entrada nociceptiva na ínsula posterior até a integração autonômica na mediana e os sentimentos subjetivos na ínsula anterior.[14]

Do ponto de vista funcional, estudos com ressonância magnética funcional mostram uma diminuição de ativação do córtex prefontal dorsoloateral (CPFDL).[12]

Em 2019 uma revisão sistemática corroborou os dados anteriores apresentados tanto do ponto de vista estrutural quanto funcional com algumas áreas mais relacionadas à prática: amígdala, córtex pré-frontal, córtex cingulado anterior e hipocampo.[12]

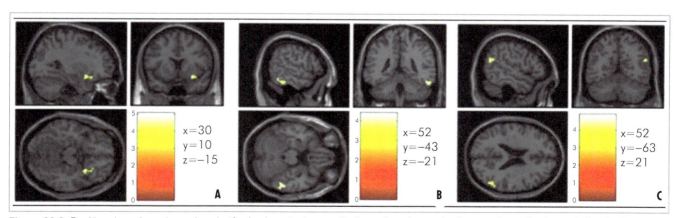

Figura 38.2 Regiões de maior volume de substância cinzenta dos meditadores (yoga) em relação aos não meditadores. A. Insula direita e COFVM. B. Giro temporal inferior direito. C. giro angular direito.[12]

Fonte: Acervo da autoria.

Em 2020 a Revista *Frontiers of Integrative Neuroscience* publicou um artigo a respeito da interface neurofuncional e da neuroarquitetura com o funcionamento biológico da yoga.

A figura abaixo (Figura 38.3) é a compilação atualizada dos aspectos cerebrais relacionadas ao yoga, que abrangem os aspectos metabólicos, neuroquímicos, morfológicos e de conectividade neural.[17]

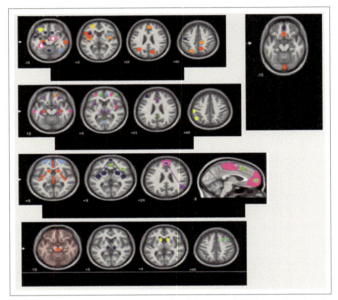

Figura 38.3 Visão geral a respeito do efeitos morfológicos e funcionais do yoga. **A.** Efeitos Morfológicos: Círculos correspondem a áreas de aumento da substância cinzenta. Seta para baixo significa áreas de diminuição do volume de substância cinzenta. **B.** Função neural no repouso. **C.** Áreas de ativação neural. **D.** Áreas de conectividade funcional; áreas sede (com halo branco) conectadas (linha azul) com áreas cerebrais (círculos), representando conectividade funcional alta. Alto grau de ativação do núcleo caudado bilateral. **E.** Neurotransmissores e metabólitos – amarelo: aumento da sinalização dopaminérgica. Vermelho – aumento do GABA (sem local específico). Azul – aumento do GABA. Verde – aumento do NAcetil aspertato e diminuição do mioinositol.[17]

Fonte: Acervo da autoria.

A variabilidade da frequência cardíaca pode ser utilizada como parâmetro para mensurar a atividade do sistema nervoso autônomo parassimpático. Avaliá-la, em conjunto com ressonância magnética funcional pode ser uma forma não invasiva de avaliação neurovisceral da emoção. Um estudo que comparou atletas e praticantes de yoga em relação à regulação emocional, mostrou que os praticantes de yoga ativaram o lobo superior parietal e o giro supra marginal, áreas relacionadas ao alerta e à redução do viés egocêntrico ou atenção autocentrada. Essas alterações podem fazer parte de um contexto de interpretação da emoção no contexto de dor. Assim como a emoção pode ser modulada de maneira diferente pelos praticantes de yoga, as estratégias de enfrentamento (coping) também podem ser diferentes.[15,18,19]

A ativação mais significativa durante a tarefa de meditação foi encontrada na formação do hipocampo / para-hipocampo bilateral. O hipocampo é conhecido por estar criticamente envolvido nos processos de aprendizagem e memória. Os efeitos da yoga no volume do hipocampo também estão alinhados com os achados do exercício aeróbico e da literatura de mindfulness. Pesquisas futuras precisam examinar os mecanismos subjacentes, outras regiões corticais e subcorticais e as semelhanças e diferenças entre as diferentes formas de exercício (como yoga versus aeróbio) que levam a efeitos neurobiológicos semelhantes.[17]

Outras áreas com ativação neuronal significativa foram encontradas no córtex cingulado médio e no córtex pré-central. Em segundo lugar, mudanças na atividade na formação do hipocampo também foram encontradas em um estudo de yoga um tanto atípico, onde os correlatos hemodinâmicos do canto "OM" foram investigados. Participantes saudáveis (n = 12, apenas quatro deles tiveram treinamento formal em yoga, incluindo meditação) foram treinados em cantar "OM" e foram digitalizados durante esta condição de ativação (Kalyani et al., 2011). A produção contínua de "ssss. . ." foi usado como condição de controle. Desativação significativa foi observada durante o canto de "OM" na amígdala, giro cingulado anterior, hipocampo, ínsula, córtex orbitofrontal, giro parahipocampal e tálamo.[17]

Vários estudos de neuroimagem mostraram que maior consciência interoceptiva está associada a maior capacidade de enfrentamento eficaz do estresse, enquanto baixa consciência interoceptiva foi observada em pacientes com depressão. A yoga pode induzir um aumento na conectividade funcional entre a ínsula e as regiões do cérebro envolvidas na regulação do processamento afetivo e sensorial (como o CPF), o que pode induzir maior densidade de substância cinzenta no córtex insular.[17]

Um estudo investigou o efeito da yoga (meditação yoga Nidra) na função dopaminérgica, através de um radioligante, e foi demonstrado um aumento significativo de liberação dopaminérgica durante a prática de meditação yoga Nidra no estriado ventral, que desempenha um papel importante no circuito subjacente a comportamentos direcionados a objetivos, sensibilização comportamental e mudanças nos estados afetivos, bem como no circuito de recompensa e motivação.[17]

A ativação funcional repetida através da prática de longa data pode induzir alterações morfológicas no encéfalo por meio de arborização, sinaptogênese dendrítica, neurogênese (limitada ao hipocampo), remodelação da mielina e reorganização das fibras.[17]

Do ponto de vista fisiológico a yoga atua em diversos mecanismos. Acredita-se que ocorra uma ativação do sistema nervoso autônomo parassimpático, por diferentes vias, uma delas através das aferências do nervo vagal causadas pela resposta barorreflexa que é principalmente provocada pela respiração profunda e lenta e por barorreceptores ativados por meio de diferentes posturas de yoga (bloqueio do queixo, inversão e posições de abertura do tórax) durante uma sessão de yoga o que acarretaria em uma redução da pressão arterial, da frequência cardíaca e de citocinas inflamatórios. Esta ativação leva ainda a uma melhora dos perfis metabólicos e emocionais. A yoga ainda facilita a redução da percepção de stress, redução da ativação do eixo hipotálamo hipofisário e da ativação adrenal, melhorando fluxo sanguíneo e funcionamento endotelial.

Outro mecanismo possível para entender como a yoga favorece o controle da dor crônica é através do aumento da resiliência. Resiliência, no contexto da dor, pode ser definida como: indivíduos que experimentam baixos níveis de interferência de dor na presença de altos níveis da intensidade da dor.[18]

Ao contrário dos exercícios físicos, os asanas são isométricos e só podem ser estudados por técnicas eletromiográficas sutis (EMG). Há menor atividade eletromiográfica em comparação aos exercícios, que pode ser reduzida ainda mais ao trazer a consciência e ênfase no relaxamento. Os asanas trazem estabilidade, saúde e leveza ao corpo e otimizam o funcionamento do tecido. Ele abre o fluxo vital de energia através do corpo, que é subjetivamente percebido como uma sensação positiva de bem-estar. Asanas de cultivo e equilíbrio bem escolhidas podem fortalecer os músculos e corrigir a postura. Isso, junto com o relaxamento, quebra o ciclo e reverte as forças de reforço da dor.[17,20]

Vários asanas têm efeitos compressivos e descompressivos no fluxo sanguíneo e no fluxo linfático dos tecidos subjacentes por meio de alongamentos e contrações musculares abdominais, em combinação com os movimentos espinhais apropriados. Asanas estabilizam o sistema nervoso autônomo. Eles influenciam o sistema endócrino e os plexos nervosos aumentando o fluxo sanguíneo local pela contração por gravidade [sarvangasana na tireoide] do músculo circundante [Bhujangasana no plexo lombar] ou pela liberação de pressão [Mayurasana no plexo celíaco].[20]

Pranayamas e Controle da Dor

Pranayama é a expansão controlada da energia vital. Na prática, compreende técnicas de respiração, que podem aumentar a capacidade pulmonar, diminuir a pressão arterial e diminuir o estresse. A respiração é a única expressão de vitalidade que possui componentes voluntários, involuntários e associações múltiplas. Estas técnicas podem ajudar a controlar a ansiedade, depressão, dor crônica, entre outros.[21,22]

A dor modifica a frequência, profundidade e padrões de respiração. Isso se deve ao componente emocional da dor, bem como à tendência filogeneticamente adquirida de imobilizar a área afetada para evitar mais lesões.[22]

Em estados de dor crônica, a respiração é invariavelmente tensa, superficial e principalmente torácica. Isso é percebido pela fisiologia como um estado estressante sustentado e isso, por sua vez, afeta outros fenômenos rítmicos como fluxo neuronal e ritmos cíclicos vitais com altos níveis de cortisol plano semelhantes à resposta de excitação. Há algumas evidências indiretas de que há aumento da tonicidade do sistema nervoso parassimpático e menor ativação geral do sistema nervoso central.[23,24]

Assim como pensamentos e emoções afetam o padrão de respiração, o inverso também é verdadeiro. Nosso padrão de respiração é refletido internamente como estressante ou relaxado e pode criar mudanças consequentes na fisiologia. Estamos familiarizados com a técnica de usar a respiração lenta para sair do estresse. Os pesquisadores demonstraram correlações entre os padrões de eletroencefalografia (EEG) e os padrões de respiração. A respiração lenta aumenta as ondas α no EEG e a adição de feedback dos sons respiratórios aumentou significativamente a partir da linha de base. Outro estudo revelou uma correlação entre o aumento das ondas α no EEG e a respiração abdominal, o que indica que os estados de consciência podem ser afetados pelos padrões de respiração. É impossível ficar com raiva ou ansioso enquanto respira de maneira lenta, profunda e reflexiva. A respiração diafragmática é provavelmente a ferramenta mais valiosa que um paciente com dor crônica pode aprender no caminho da recuperação.[24]

As figuras abaixo ilustram um resumo do modelo conceitual da interface entre dor crônica e yoga (Figura 38.4), bem como possíveis mecanismos de ação da yoga como forma de tratamento (Figura 38.5).

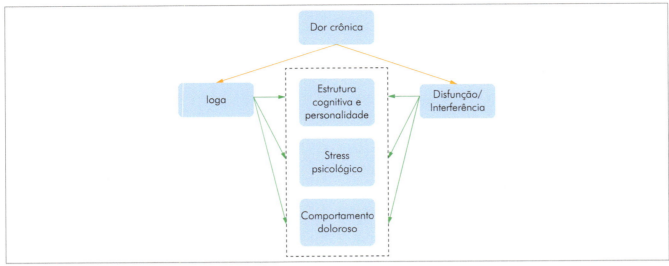

Figura 38.4 Modelo Conceitual de dor crônica e yoga.[25]
Fonte: Elaborado pela autoria.

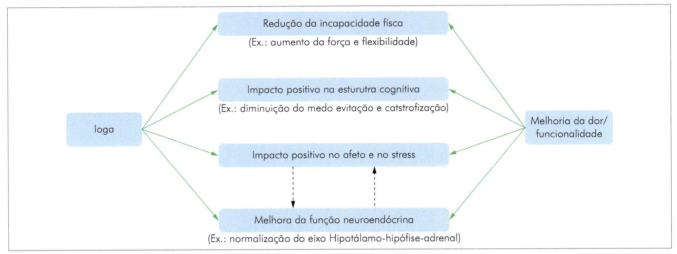

Figura 38.5 Mecanismos de ação potenciais da yoga na dor crônica e na funcionalidade.[25]
Fonte: Elaborado pela autoria.

38.3 Evidências

Os estudos aqui apresentados utilizaram escalas e questionários internacionalmente validados para medir os efeitos das intervenções citadas.

Cox et al. buscaram avaliar a eficácia da yoga para o tratamento de dor lombar crônica, além da viabilidade e praticidade de conduzir um estudo em larga escala no Reino Unido. O trabalho não obteve bons resultados quanto à eficácia do tratamento utilizado devido à baixa adesão ao programa, porém o estudo levantou dados úteis na elaboração de um programa de larga escala.[1]

Saper et al. estudaram a yoga para dor lombar crônica em população de mulheres e pessoas de baixa renda e mostrou uma diminuição dos escores em relação à dor, uso de analgésicos e melhora da funcionalidade, no grupo da yoga.[26]

Tekur et al. avaliaram a efetividade de um programa curto e intensivo de yoga para dor, funcionalidade e flexibilidade da coluna em dor lombar crônica. Os resultados mostraram que o grupo tratado obteve diferença significativa em relação ao controle, melhorando a flexibilidade e funcionalidade.[27]

Um grupo de pesquisa (Sherman et. Al) produziu uma série de estudos a respeito da utilização da yoga como adjuvante para o tratamento da dor. Inicialmente o ensaio clínico mostrou que entre indivíduos que fizeram alongamento versus yoga como tratamento, o braço da yoga teve um melhor resultado. Na ocasião, os autores sugeriram que os benefícios da yoga poderiam ser em parte devido ao foco mental, mas que esse efeito seria difícil de analisar sem uma melhor compreensão dos mecanismos. Em um segundo estudo, os autores sugeriram que. não havia nenhuma diferença significativa entre yoga e alongamento na disfunção relacionada à dor nas costas e concluiu que os benefícios da yoga provavelmente eram decorrentes do alongamento e do fortalecimento que a atividade proporciona e não a quaisquer outros efeitos mentais. Por fim, o último estudo, guiado por uma estrutura conceitual, postulou vários mecanismos possíveis para o efeito da yoga. A fim de examinar a importância dos vários mecanismos potenciais propostos, os autores realizaram uma análise de mediação dos resultados e descobriram que o "total de horas de exercício para as costas" sozinho foi responsável por apenas cerca de 10-15% do efeito total do braço de intervenção de yoga ou braço de controle de alongamento, e, portanto, as ativações e modulações que ocorrem nos diferentes sistemas endógenos é responsável por grande parte do efeito terapêutico da yoga.[28,29,30]

Uma revisão sistemática e meta-análise de 2013 realizada por Langhorst et al. revisou os ensaios clínicos de práticas integrativas de corpo e mente, que incluíam yoga, Tai Chi e Qi Gong, e seus efeitos sobre a dor crônica em pacientes com fibromialgia. Os resultados da eficácia foram determinados pela melhoria em cinco desfechos principais: dor, sono, fadiga, depressão e qualidade de vida relacionada à saúde. Os resultados finais, usando as categorias de Cohen para determinar a magnitude do tamanho do efeito, mostraram que as práticas de maneira geral, melhoraram a a dor, a qualidade do sono minimizando os distúrbios do sono, a fadiga geral e o humor deprimido, bem como a qualidade de vida geral. Dos três tipos diferentes de práticas, apenas a yoga demonstrou efeitos significativos na dor e em mais três dos cinco componentes principais a curto prazo (fadiga, depressão e qualidade de vida). O Tai Chi melhorou a qualidade do sono, mas o resultado não foi estatisticamente significativo. O Qi Gong não teve efeitos em nenhum dos componentes principais.[31]

Telles et al. Estudaram por 12 semanas pacientes com dor lombar crônica que foram divididos em dois grupos, um com tratamento padrão farmacológico e o outro grupo com prática de yoga de 1h, 3x por semana. Estes autores estavam interessados não só na dor e na funcionalidade, mas também na alteração de imagens da ressonância magnética da coluna lombar, e concluíram que houve melhora da dor e da função, mas não da imagem.

Isso mostra que a imagem não foi relevante para o desfecho clínico, como discutido intensamente neste livro, e que a prática de yoga foi benéfica para esse grupo de pacientes.[32]

Schmid e cols. mostraram que a inclusão da yoga como atividade terapêutica em pacientes com dor crônica melhorou a o desempenho ocupacional, aumentou o envolvimento com atividades laborais e ajudou a controlar a depressão.[33]

Em um estudo piloto realizado por 10 semanas, com sessões de yoga, pacientes com mais de 65 anos e que se auto declararam como portadores de dor crônica (dor há mais de 3 meses), todos aposentados, todos obtiveram melhora da ansiedade, sem diminuição da dor ou melhora da qualidade de vida. Embora seja um estudo curto, o controle da ansiedade nesse período e a fácil reprodutibilidade pode gerar interesse em novas abordagens neste contexto.[34]

Um estudo pequeno qualitativo mostrou que um programa de 8 semanas de yoga permitiu aos pacientes ampliarem a percepção do próprio corpo e perceberam uma diminuição no sofrimento que a dor lhes causava. Além de haver ocorrido uma melhora na aceitação houve também a construção de novas estratégias de enfrentamento por parte dos participantes. Talvez relacionada a modificação de componentes na dimensão psico afetiva da dor.[35]

Uebelacker et al. exploraram a intervenção yoga versus educação em saúde entre pacientes dependentes de opioides. Neste estudo os pacientes estavam utilizando agonistas opioides como a metadona e a buprenorfina para tentar tratar a dependência. Todos os pacientes dos grupos da yoga se beneficiaram com redução da ansiedade, da dor, mas não da diminuição das doses de fármacos. Neste estudo, a perda de seguimento foi semelhante ao de outros estudos realizados com pacientes adictos, e os resultados mostram que embora tenha ocorrido diminuição da dor, o uso de fármacos permaneceu inalterado, e mostra a importância a complexidade envolvida nos diferentes cenários da dor crônica, com alinhamento adequado das expectativas entre pacientes e equipe de saúde.[36]

Em 2016, Goode e cols realizaram uma revisão dos ensaios clínicos a respeito de yoga como estratégia de intervenção e manejo da dor lombar e concluíram que a yoga tem benefícios a curto e a longo prazo para indivíduos com dor lombar crônica e benefícios incertos para indivíduos com lombalgia aguda.

Em 2019, um ensaio comparativo prospectivo e randomizado, dividido em duas fases: um período inicial de intervenção supervisionada de 6 semanas seguido por um período de acompanhamento de 6 semanas foi realizado afim de avaliar exercícios de reabilitação versus yoga. O programa incluía sessões de 35 minutos de yoga ou de exercício. As medidas de desfecho primárias foram Defense and Veterans Pain Rating Scale (DVPRS) (0-10) e Roland Morris Disability Questionnaire (RDQ) de 24 pontos. Os desfechos secundários foram o uso de analgésicos por semana e uma recuperação percebida pós-intervenção (escala Likert de sete pontos) de disfunção relacionada à coluna. Os resultados foram registrados no início do estudo, acompanhamento de 6 semanas e acompanhamento de 12 semanas. Tanto a yoga quanto o grupo de exercícios mostraram melhora significativa na intensidade da dor na coluna e na disfunção relacionada às coluna em ambos os grupos em acompanhamentos de 6 e 12 semanas em comparação com o período inicial. Sem diferenças estatisticamente significativas na intensidade da dor (DVPRS; em 6 semanas: n = 35, diferença de medianas 1,0, intervalo de confiança de 95% [-5,3 a 3,0], p = 0,5; em 12 semanas: n = 35, 0,0 [- 4,2 a 5,0], 0,7) e disfunção relacionada às costas (RDQ; em 6 semanas: n = 35, 1,0 [-9,6 a 10,6], 0,4; em 12 semanas: n = 35, 0,0 [-8,8 a 10,6], 0,3) foram observados entre dois grupos. Melhorias no consumo de medicamentos e recuperação percebida também foram comparáveis entre os grupos.[38]

Até o presente momento existem estudos que mostram benefícios da yoga para pacientes com dor crônica de diferentes etiologias, mas a maioria mostra resultados semelhantes com outras práticas corporais (exercícios terapêuticos e etc.). A estruturação de modelos conceituais relacionados à interface dor crônica e yoga pode gerar novos caminhos de estudos e estruturação de ensaios clínicos de qualidade.

38.4 Aplicação prática de yoga para pacientes com dor crônica

Nas últimas décadas, a dor crônica tem sido vista e tratada como fenômeno biopsicossocial – ao invés de um fenômeno biomédico. Moseley e Butler conceitualizam a dor como um *output* do sistema nervoso, baseado na percepção da necessidade de proteção, a despeito do estado dos tecidos. É importante notar que essa percepção não se refere necessariamente a um fenômeno consciente. A dor persistente, também descrita como crônica, ocorre quando o sistema nervoso se adapta em torno do modo proteção, e o mantém em função da neuroplasticidade negativa, a despeito da ausência de problemas nos tecidos do corpo. Quando entendemos a dor como um *modo proteção*

no sistema nervoso, condição também chamada de sensibilização central, queremos que as intervenções de tratamento equipem os pacientes a retreinar seu sistema nervoso em direção a uma neuroplasticidade positiva, dessensibilizando o sistema nervoso. Esse processo de dessensibilização demanda estratégias que, em última instância, possibilitem aos pacientes aumentar seu sentido de segurança, além do sentido de agência – o sentido de se perceber como um agente de mudança.[39-43]

Neste contexto, torna-se muito importante que ofereçamos aos pacientes intervenções para além de intervenções que endereçam apenas o estado dos tecidos, mas sim, incluir outros aspectos, sejam eles físicos, comportamentais e psicológicos. A yoga pode ser um importante recurso dentro deste cenário.

No programa multidisciplinar de dor do Canadian Back Institute CBI em Victoria, British Columbia, no Canadá, as intervenções não medicamentosas vêm incluindo práticas diárias de yoga. Este programa foi criado para oferecer tratamento a trabalhadores acidentados que desenvolveram dor persistente como resultado de acidente de trabalho. Esses trabalhadores frequentam o programa por 6 semanas, 5 dias por semana, 6 horas por dia. Atendemos pacientes com diversos tipos de dores: lombalgia, cervicalgia, síndrome da dor regional complexa, dor no joelho, dor no ombro e pélvis.

A cada dia os trabalhadores recebem 1 hora de yoga guiada por um terapeuta, mais 1 hora de aulas teóricas psicoeducacionais, além de tempo para se dedicar a um programa individualizado de atividade física e simulação de trabalho, tempo para prática individual de estratégias de regulação do sistema nervoso (p. ex., relaxamento ou meditação), além de consultas individuais com os diferentes membros da equipe (fisioterapeuta, medico, farmacêutico, psicólogo, cinesiólogo, terapeuta ocupacional). Nos últimos 6 meses as estatísticas mostram que o programa obteve 85% de sucesso no objetivo de retornar o trabalhador afastado ao trabalho.

38.4.1 Aspectos físicos do yoga

Durante a fase de dessensibilização, muitas posturas da yoga podem ser modificadas para que o paciente se sinta seguro ao praticá-las. Normalmente pacientes de dor crônica encaram a atividade física de duas maneiras: ou com uma atitude de confrontação da dor – que leva a um padrão "*boom and bust*" de atividade e aumenta a sensibilização central, perpetuando a dor – ou com uma atitude de evitação da dor e da atividade – que leva os sistemas (locomotor, cardiovascular, hormonal, sensorial e emocional) a serem privados da oportunidade de se exporem a contextos da vida cotidiana normal, diminuindo a funcionalidade e aumentando a sensibilização.

A intenção é ajudar o paciente a encontrar, em seu dia a dia, um padrão de movimento entre a confrontação e a evitação que se aplique ao seu contexto individual. Moseley e Butler chamam esse padrão de exposição gradual à atividade. Na CBI chamamos de exposição gradual à normalidade (ao que quer que seja que o paciente queira que o normal dele venha a ser).

É crucial que o paciente entenda que ele não deve que praticar as posturas do yoga, assim como outras atividades físicas, no máximo de sua intensidade. Em vez disso, queremos que ele entenda que as posturas devem ser feitas até o nível (de carga, ângulo, duração etc.) onde se pode respirar calmamente. A tensão muscular pode se manter baixa (especialmente em músculos acessórios) e desde que a dor não esteja aumentando significativamente.

Com base nesse critério, o paciente pode ser encorajado a praticar, mesmo que haja dor, ousando assim deixar para trás o modo evitação e trilhar o processo de exposição gradual ao movimento, onde se pretende oferecer ao sistema nervoso mais e mais evidências de que se pode estar dolorido, mas seguro; de que a dor crônica não significa dano, mas apenas uma resposta habituada de proteção. Desse modo, espera-se que o sistema nervoso do paciente aumente sua tolerância à atividade física funcional no dia a dia.

Nesse sentido, também é importante lembrar que, embora variações em postura possam ser muito benéficas, recomendá-las na base de correção pode ser desvantajoso. Se o paciente é levado a crer que, se não corrigir sua postura, terá mais dor, cria-se mais uma expectativa de que se deve ter dor, o que leva a mais dor, ou aumenta a hipervigilância e ansiedade com a postura. Uma alternativa a isso, inspirada em Feldenkrais, é a de que variações em postura são benéficas porque são opções, não porque sem elas se está em perigo.[44,45]

Em termos de anatomia e biomecânica, a prática física da yoga pode oferecer muitos benefícios. Alguns exemplos são listados a seguir.

- Alongamento dos músculos e mobilização das articulações da coluna em posturas de flexão, extensão, rotação e inclinação lateral. Esses alongamentos podem ser generalizados, englobando a coluna como um todo, em práticas como o gato, a roda e rotação supina.

- As práticas envolvendo a coluna também podem ser localizadas em segmentos cervicais como em brahma mudra (rotação, flexão, extensão), ou lombares, como na postura da cobra (extensão), pavana muktasana (leve flexão). Discreta extensão torácica também se apresenta em posturas como a cobra e o gato.

- Alongamento de iliopsoas e isquiotibiais na postura do guerreiro e na postura do cachorro olhando pra baixo, respectivamente.

- Rotação externa do quadril em pombo deitado.

- Fortalecimento de quadríceps na postura do guerreiro e posturas de equilíbrio.

- Fortalecimento abdominal e músculos flexores do pescoço em barco e equilíbrio em quatro apoios.

- Flexão ativa do ombro em cachorro olhando para baixo. A versão com as mãos na parede oferece uma opção menos intensa em termos de carga, e a exposição aos ângulos maiores pode ser mais gradual (o paciente tende a se sentir mais no controle com a versão na parede).

- Flexão passiva do ombro na postura da cascata (quando o paciente tem flexibilidade suficiente no quadril).

38.4.2 Aspectos psicológicos do yoga

Distração e atenção focada na dor crônica.

No campo do manejo da dor crônica, a distração se mostra uma estratégia bem estabelecida, amplamente prescrita e apoiada pela literatura. Por exemplo, *videogames* têm demonstrado uma diminuição significativa no nível de dor durante a troca de ataduras em queimados maiores.[46-48]

Quando se trata de dor persistente, no entanto, a distração deve ser usada com cautela[24,25] devido a pelo menos 4 fatores importantes:

- Não há como se manter distraído o tempo todo, e, se a dor é persistente, a distração não seria efetiva, pois produz apenas alívio de dor no curto prazo.

- Distração pode levar a menos dor durante certas atividades, porém produz mais dor após essa atividade.

- Distração pode alimentar estratégias de manejo que são mal adaptativas, por exemplo confrontação da dor, negligência da parte afetada do corpo – levando a maior desorganização dos mapas do corpo no cérebro.

- Dependendo de como usada, a distração pode também diminuir mais ainda o senso de agência e autoeficácia, aumentando a alienação do paciente em relação ao próprio corpo e aumentando o modo proteção no sistema nervoso.

Consideramos que a yoga combinada com elementos de eutonia pode oferecer aos pacientes alternativas-chave para o uso de estratégias atencionais, que aumentem seu senso de controle sobre o próprio corpo e sobre a própria experiência presente. O paciente pode aprender a ter controle sobre onde foca sua atenção e assim incrementar sua consciência corporal, em termos da capacidade de reconhecer mudanças sutis no estado do sistema nervoso, para então poder manejá-las.

Com os aspectos meditativos da yoga o paciente pode aprender a focar:

- na parte dolorosa do corpo, mas notar aspectos da experiência para além da dor, por exemplo, senso de temperatura, peso, apoio, espaço e volume;

- em áreas corporais satélite à parte dolorosa, em geral mandíbula, olhos, dedos dos pés, das mãos, assoalho pélvico etc.;

- em aspectos da experiência presente para além dos aspectos físicos, por exemplo, o padrão da respiração, o padrão dos pensamentos (distraído, focado, ansioso, preocupado), o estado emocional etc.;

- na qualidade de sua atenção: se a atenção se apresenta *judgemental* (hesitante, protetiva, perseguindo resultado/expectativa etc.) ou contemplativa (*mindful*, sem julgamento, curiosa, interessada e segura, despretensiosa).

38.4.3 Oferecendo evidência de segurança ao sistema nervoso, por meio da experiência vivida

Pacientes com dor crônica muitas vezes se veem cinesiofóbicos e têm em geral uma grande hesitação em aderir à mensagem de que mover-se é seguro quando expostos a ela apenas no nível cognitivo, mesmo quando a ouvem na voz do terapeuta especialista em dor.

A prática gradual das posturas físicas da yoga é uma excelente ferramenta no sentido de endossar a mensagem de que mover o corpo é seguro. A exposição experiencial a essa idea de segurança pode ser crucial para a adesão do paciente ao tratamento, quando se busca diminuir o nível de evitação do movimento. Além disso, o aumento da consciência corporal leva a uma diminuição da ansiedade relacionada com sensações corporais em geral, incluindo a dor. Assim, o paciente ganha um entendimento prático do que significa *pacing*, ou a regulação do andamento da exposição gradual ao movimento. Finalmente, as práticas físicas (tanto de ativação como de relaxamento), respiratórias e meditativas da yoga podem ser valiosas na diminuição do estresse.

38.4.4 Aspectos sociais/relacionais da yoga

Yoga pode ser praticado em grupo ou independentemente. Para efeito da dessensibilização do sistema nervoso, as duas opções são bem-vindas. Quando o paciente pode praticar sozinho, isso pode aumentar seu repertório de estratégias de autogerenciamento do próprio sistema nervoso, que por sua vez aumenta seu senso de autoeficácia e diminui o modo proteção. Quando pratica em grupo, há a oportunidade de aumentar o engajamento na comunidade e o senso de pertencimento.

Também vale a pena lembrar que o melhor preditor de sucesso em reabilitação é a confiança entre paciente e terapeuta, o que nos leva a entender que as práticas de autorregulação do sistema nervoso, como a yoga, serão mais bem-sucedidas depois que houver uma relação de corregulação entre terapeuta e paciente. É preciso que exista uma relação de confiança e compreensão entre o ambos, que o paciente possa se sentir seguro com o terapeuta, e que o terapeuta confie na possibilidade de o paciente melhorar.[49,50]

Além disso, o trabalho da yoga com a respiração se faz uma ferramenta poderosa na regulação do sistema autonômico. Como explica a teoria polivagal de Steven Porges, a regulação respiratória pode levar o sistema autonômico a um modo social e seguro – estado em que o sistema nervoso se encontra quando não está lidando com nenhuma percepção de perigo. Ou, mais precisamente dizendo, nenhuma neurocepção de perigo (quando o sistema nervoso percebe perigo ou segurança sem que a pessoa necessariamente se dê conta).[51,52]

Sabemos que muitos dos pacientes de dor crônica sofreram trauma psicológico, e seu sistema nervoso se vê habituado a oscilar entre o estado de fuga ou luta e o estado de congelamento ou colapso. A presença de um terapeuta atencioso e compassivo (descrito no cap Re-integração do movimento na dor crônica) pode ajudar esse sistema nervoso a se reorganizar trazendo um estado social e seguro, de regulação autonômica.

No processo de dessensibilização do sistema nervoso a respiração pode ser uma grande aliada, em pelo menos dois sentidos:

- para o monitoramento de qual neurocepção está em ação no sistema nervoso, momento a momento: se uma neurocepção de perigo, ou uma neurocepção de segurança;

- para a reprogramação da resposta a essa neurocepção, ja que a respiração tem a qualidade de ser regulada tanto involuntariamente como voluntariamente.

Com relação à prescrição de exercícios respiratórios, Neil Pearson recomenda que primeiro o paciente seja convidado a perceber sua respiração em regulação espontânea, sem precisar manipula-la (*breathing awareness*), para depois se iniciar uma fase de controle respiratório (Pranayama).[53]

Outro elemento bastante importante ao tratar de paciente de dor crônica com história de trauma é que o terapeuta mantenha uma atitude de respeito, sempre pedindo consentimento para as próximas intervenções, assim como empregando uma linguagem de convite, sugestão, ao invés de imposição.

38.4.5 Exemplos de práticas de yoga

Nota ao praticante: todas as práticas aqui descritas devem ser praticadas gentilmente. Adaptações às posturas são sempre bem-vindas. O praticante não deve ir o mais longe que puder, apenas até onde se sinta desafiado e seguro, podendo respirar calmamente e mantendo a tensão muscular baixa.

Prática 1: Yoga + eutonia para relaxar – shavasana – toque na pele do rosto

Nesta aula o convite é para que embarquemos em uma jornada em direção à quietude. Vale a pena mencionar que a quietude provavelmente não vai acontecer imediatamente, mas que partes do sistema nervoso podem continuar ativas, como os pensamentos, ou alguns músculos. Pacientes tendem a relaxar mais quando ouvem que isso é normal.

- Exercícios dinâmicos, por exemplo, o gato em quatro apoios, podem ser praticados em preparação para a posição supina prolongada. Sem pressa, arqueando a coluna para cima e para baixo, enquanto se respira livremente, observando a própria experiência.

- Na posição supina bem apoiada, convida-se o paciente a escanear o corpo com a própria atenção, dos pés até a cabeça.

- Quando o paciente se vê mais aquietado, o toque leve das mãos sobre o próprio rosto é sugerido. Essa exploração tátil na pele, emprestada da eutonia, pode ser aplicada primeiramente em apenas um lado do rosto, cabeça e pescoço. Sem pressa, o toque pode ser leve e curioso. Abrindo a curiosidade sobre as reações autonômicas ao toque, como respiração, salivação, bocejo etc.

- Ao finalizar a exploração em um lado, faz-se uma pausa para deixar o cérebro saborear as ondas de *after-taste*, expandindo a exposição do sistema nervoso à experiência de estar aquietado, ao mesmo tempo que presente.

- Em seguida se faz a exploração tátil do outro lado do rosto, cabeça e pescoço.

- Ao finalizar o segundo lado, mais uma pausa pode ser bem-vinda. *Observando como é estar apoiado, e quem sabe mais ainda, como é sentir-se apoiado e oferecer ao cérebro a oportunidade de se perceber em segurança, sem a necessidade de proteção.*

- Após alguns momentos o paciente é convidado a se despedir do estado de maior quietude e encorajado a convidar movimentos em seu corpo, notando quais partes querem se mover primeiro espontaneamente, em que direção, por quanto tempo, com quanto esforço. Até quem sabe chegar a um momento de espreguiçar o corpo todo.

- O paciente é convidado a se deitar de bruços e experimentar uma extensão passiva com os cotovelos apoiados no chão, na postura da esfinge. Manter por algumas respirações. Retornar ao neutro pronado.

- A postura da criança pode ser sugerida aqui, onde o paciente traz a pélvis sobre os calcanhares e as mãos embaixo da testa. Se apropriado, manter por algumas respirações.

- Repetir os movimentos do início da prática, como o gato, notando o que há de novo.

Prática 2: Yoga para perceber – alongamentos assimétricos e sua reverberação

- Na posição supina, pratica-se o *body scan*, passeando pelo próprio corpo com o foco da atenção. Note a forma e a posição que o corpo ocupa no colchonete, e no espaço da sala. (Figura 38.6)

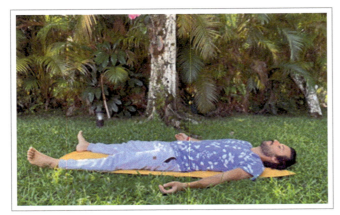

Figura 38.6
Fonte: Acervo da autoria.

- Flexionando as pernas, apoiando os pés no chão, abraça-se a coxa direita e se estende a perna direita em direção ao teto. Como se se quisesse bocejar com a panturrilha, projeta-se o calcanhar para o teto. Mantenha por algumas respirações. (Figura 38.7).

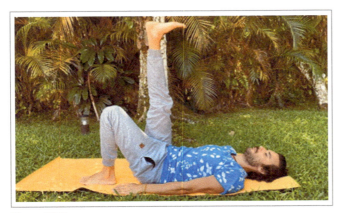

Figura 38.7
Fonte: Acervo da autoria.

- Trazendo o pé direito no joelho esquerdo, abraça-se o joelho esquerdo – o pé esquerdo sai do chão. Até que se encontre uma expansão na area dos glúteos do lado direito. Mantenha por algumas respirações. A linha na agulha. (Figura 38.8)

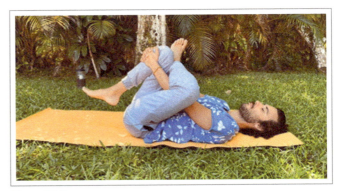

Figura 38.8
Fonte: Acervo da autoria.

- Soltando a perna esquerda estendida no chão, abraça-se o joelho direito com a mão esquerda e traz-se esse joelho para o lado esquerdo em direção ao chão, observando a rotação do tronco. Se apropriado, pode-se incluir a abertura da braço direito no chão do lado direito e o rosto pode voltar-se para a mão direita, cuja palma aponta o teto. Mantenha por algumas respirações. Rotação da coluna supina. (Figura 38.9)

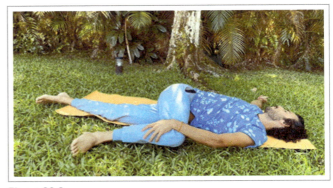

Figura 38.9
Fonte: Acervo da autoria.

- Numa pausa em posição supina neutra, observam-se as sensações de um lado e outro, antes de praticar os alongamentos no segundo lado.
- Repetir a sequência do outro lado, sem pressa.

Prática 3: Yoga para escolher e se saber em controle – faça no seu próprio ritmo – construindo um guerreiro

- Na posição supina, relaxar por alguns minutos, praticando *body scan*. (Figura 38.10)
- Abraçar o joelho direito e trazer a testa ao joelho. Em seguida, fazer com o outro lado e depois com os dois joelhos juntos. (Figuras 38.11 e 38.12)

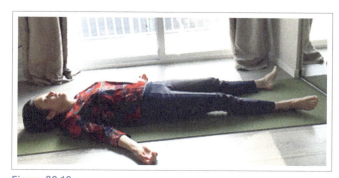

Figura 38.10
Fonte: Acervo da autoria.

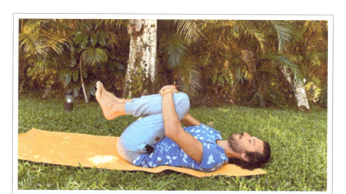

Figura 38.11
Fonte: Acervo da autoria.

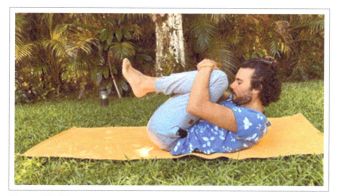

Figura 38.12
Fonte: Acervo da autoria.

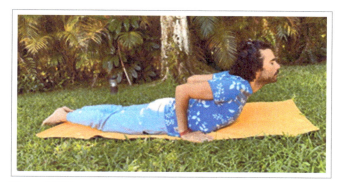

Figura 38.13
Fonte: Acervo da autoria.

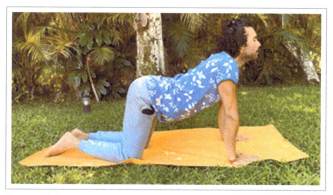

Figura 38.14
Fonte: Acervo da autoria.

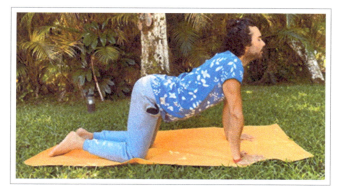

Figura 38.15
Fonte: Acervo da autoria.

- Oferecer tempo para os pacientes praticarem no seu próprio ritmo.
- Praticar cobra, (Figura 38.13) gato (Figuras 38.14 e 38.15) e postura da criança (Figura 38.16), guiados pelo instrutor, como nas imagens.

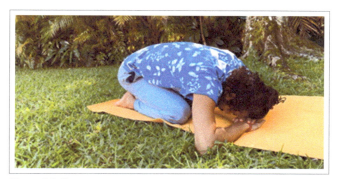

Figura 38.16
Fonte: Acervo da autoria.

- Oferecer tempo para os pacientes praticarem no seu próprio ritmo, encorajando-os a não ter pressa, e fazer notando a respiração, os músculos acessórios, o ritmo dos pensamentos.
- Na posição em pé, com as mãos na parede – observar o eixo vertical. (Figura 38.17)

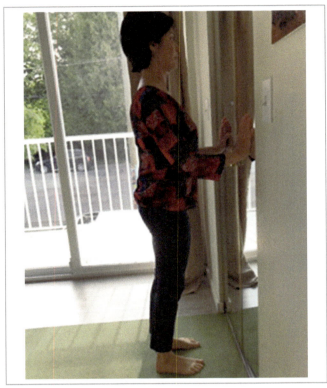

Figura 38.17
Fonte: Acervo da autoria.

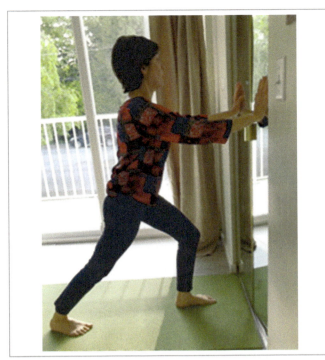

Figura 38.18
Fonte: Acervo da autoria.

- Gradualmente se traz o pé direito para trás, apoiando-o no chão, enquanto o joelho esquerdo se flexiona e os braços se estendem. O olhar focado na parede. (Figuras 38.18 e 38.19)

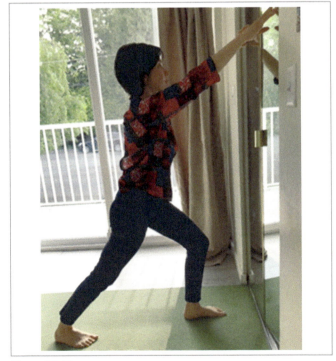

Figura 38.19
Fonte: Acervo da autoria.

- Aos poucos, caminhar com as mãos pela parede para cima, até que talvez se possa tirar as mãos da parede e elevar os braços em direção ao teto. Retornar e praticar do outro lado. (Figuras 38.20, 38.21 e 38.22)

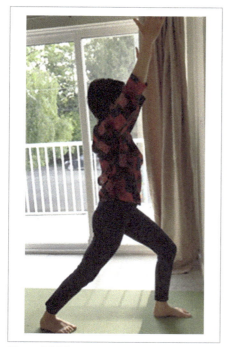
Figura 38.20
Fonte: Acervo da autoria.

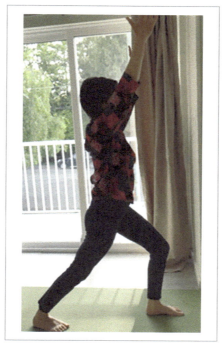
Figura 38.21
Fonte: Acervo da autoria.

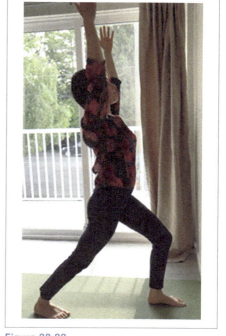
Figura 38.22
Fonte: Acervo da autoria.

- Oferecer tempo para os pacientes praticarem no próprio ritmo.

Prática 4: Yoga para inativar e reprogramar

Savasana, eutonia: bolinhas de tênis e a autoaplicação da inativação miofascial, sob um estado de entrega. Se as bolinhas de tênis forem muito doloridas, pode-se usar saquinhos de feijão ou areia. Ha pessoas que gostam de se empurrar sobre as bolinhas, pressionando o músculo, porem há um benefício maior se a pessoa puder apenas deixar o sistema nervoso permitir a acomodação do volume das bolinhas entre as fibras, ja que a atitude de paciência influencia a autorregulação do tônus muscular. Se alguma área se mostrar muito dolorida, pode-se deixá-la para depois.

- Praticar *body scan* na posição supina.

    1. Colocar duas bolinhas de tênis sob os glúteos, e estender as pernas no chão. (Figuras 38.23 e 38.24)
    2. Deixe a respiração fluir e observe as áreas do corpo ao redor das bolinhas, assim como as regiões longe das bolinhas, como as mãos e a boca. Fique curioso sobre se há algum esforço desnecessário ali.
    3. Após alguns minutos, flexionar os joelhos novamente e apoiar os pés no chão. Tome um momento para observar a respiração novamente.
    4. Em seguida, experimente deixar os joelhos lentamente balançarem para um lado e o outro, despretensiosamente, por algumas respirações.
    5. Remover as bolinhas e tomar um momento para deixar o cérebro registrar as reverberações sensoriais e autonômicas da intervenção.

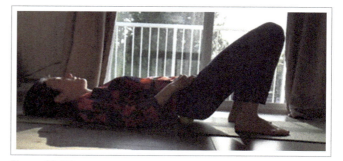
Figura 38.23
Fonte: Acervo da autoria.

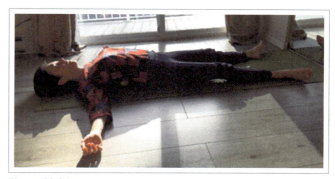
Figura 38.24
Fonte: Acervo da autoria.

- Experimentar os mesmos passos anteriores com a bolinhas um pouco acima, no meio das costas, em seguida no alto das costas.

Prática 5: Yoga para respirar – consciência da respiração – controle da respiração – meditação andando

- Comece andando pela sala, sem pressa e com curiosidade sobre a regulação do seu sistema nervoso no momento presente.
- Em uma posição sentada ou deitada, observar o fluxo espontâneo da respiração. Três minutos. (Figura 38.25)
- Notar as partes do corpo que se movem durante a inspiração e durante a expiração Três minutos.
- Experimente prolongar a expiração gradualmente, adicionando uma leve contração abdominal. Três minutos.
- Então deixe a respiração livre novamente e permaneça observando o fluxo espontâneo.

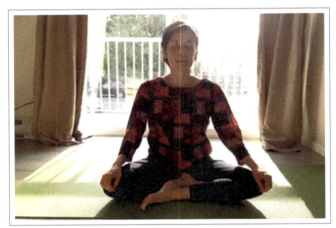

Figura 38.25
Fonte: Acervo da autoria.

- Deitar-se e relaxar por 5-10 minutos com *body scan*.
- Em seguida colocar-se na posição de pé, gradualmente, e começar a andar lentamente.
- Então associe o movimento respiratório ao movimento da marcha, inspirando quando o pé se desloca pelo espaço e expirando quando o pé gradualmente pousa no chão e acha seus apoios. O andar é bem lento, não há pressa. Manter os olhos focados à frente ajuda com o equilíbrio. Essa meditação andando desafia o movimento da marcha e o equilíbrio, além de levar à prática da paciência.

Prática 6: Yoga para ativar e remapear – ativação abdominal, empurrar – enfatizando o contraste entre a fase ativa e a fase de descanso

- Tomar tempo para descansar por algumas respirações ao final de cada postura de ativação, e focar na experiência de desativação.
- Começar na postura da criança. Note a respiração no abdome. (Figura 38.26)

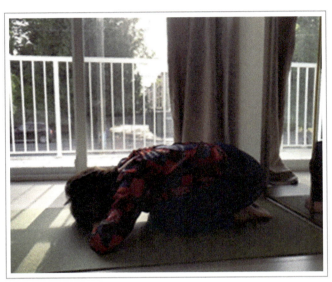

Figura 38.26
Fonte: Acervo da autoria.

- Praticar o gato arquejando a coluna para cima e para baixo. Contrair o abdome quando o queixo vem ao peito e o púbis vem ao umbigo. (Figuras 38.27 e 38.28)

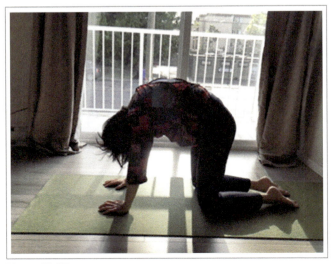

Figura 38.27
Fonte: Acervo da autoria.

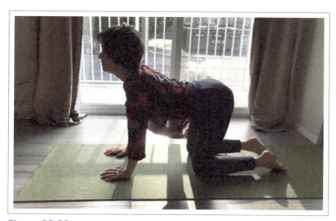

Figura 38.28
Fonte: Acervo da autoria.

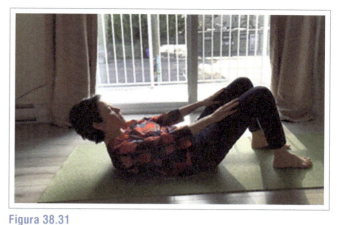

Figura 38.31
Fonte: Acervo da autoria.

- Deitar em posição supina e relaxar por alguns minutos. (Figura 38.29)

- Praticar a postura da ponte, empurrando os pés no chão. (Figura 38.32)

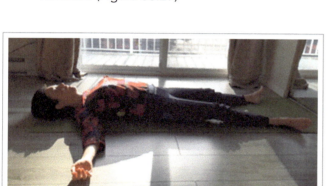

Figura 38.29
Fonte: Acervo da autoria.

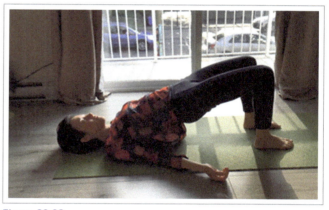

Figura 38.32
Fonte: Acervo da autoria.

- Em seguida se convida o paciente a começar a movimentar novamente, gradualmente. Até colocar os pés no chão com os joelhos dobrados e as mãos sobre as coxas. Em seguida levar as mãos aos joelhos, ativando o abdome. (Figuras. 38.30 e 38.31)

- Deitados de bruços, levar o peito, com os cotovelos bem apoiados como uma esfinge. (Figura 38.33)

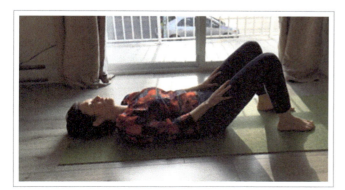

Figura 38.30
Fonte: Acervo da autoria.

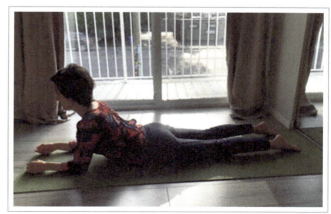

Figura 38.33
Fonte: Acervo da autoria.

- A postura do super-herói. (Figura 38.34)

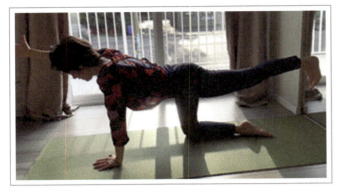

Figura 38.34
Fonte: Acervo da autoria.

- A postura da prancha. (Figura 38.35)

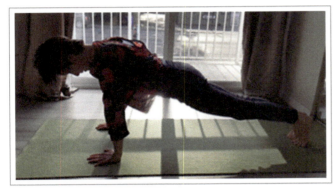

Figura 38.35
Fonte: Acervo da autoria.

- A postura do cachorro olhando para baixo. (Figura 38.36)

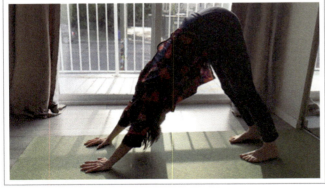

Figura 38.36
Fonte: Acervo da autoria.

- Terminar na postura da criança novamente. (Figura 38.37)

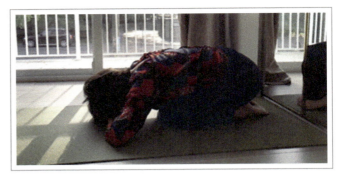

Figura 38.37
Fonte: Acervo da autoria.

38.5 Conclusão

No tratamento biopsicossocial da dor crônica, a yoga parece ser uma ferramenta no processo de exposição gradual do sistema nervoso central ao movimento e a normalidade. Por normalidade nos referimos ao que quer que seja que o paciente queira que o normal dele venha a ser.

Embora a meta final do tratamento de dor seja a reabilitação da funcionalidade em contextos gerais, a prática de yoga oferece um contexto especificamente monitorado, no qual as várias dimensões da regulação do sistema nervoso podem ser endereçadas: cognitivo, sensorial, emocional, motor, autonômico.

Esse âmbito monitorado da prática deve ser guiado em direção ao aumento gradual da tolerância à ativação, em vez de ser utilizado na busca de mudanças no estado dos tecidos. Embora algumas mudanças no estado dos tecidos possam ocorrer em função da prática de yoga (relaxamento muscular, flexibilidade articular, fortalecimento, controle motor), em nossa prática clínica o objetivo do yoga no tratamento de dor crônica deve ser focado no aumento gradual da tolerância do sistema nervoso ao movimento.

Assim, pretendemos expor o sistema nervoso a mais e mais contextos em que haja evidências de segurança, diminuindo o modo proteção. Essa variação de contextos, ocorrida durante uma prática de yoga, não se refere apenas aos aspectos mecânicos do corpo, mas também à experiência de diferentes atitudes e estados emocionais, bem como diferentes regulações autonômicas e padrões respiratórios, além das regulações interpessoais entre os pacientes e o terapeuta, já que o yoga é uma prática biopsicossocial por definição.

É importante enfatizar que os ganhos obtidos no tatame de yoga devem ser expandidos para contextos da vida diária, dados ao praticar levantamentos, empurrar, puxar, carregar, agachar, alcançar, andar, correr, dançar, brincar, necessários para que o paciente possa se ver com uma alegre disposição de ir ao encontro da vida.

Bibliografia

1. Cox H, et al. A randomised controlled trial of yoga for the treatment of chronic low back pain: results of a pilot study: a randomised controlled trial of yoga for the treatment of chronic low back pain: results of a pilot study. 2010 Nov;16(4):187-93. PubMed – 20920800.

2. Figueiró J. A dor. São Paulo: Publifolha; 2000. ISBN: 85-7402-227-6.

3. Gulmini LC, org. Estudos sobre o yoga. São Paulo: Editora Phorte. 2006; v.1.

4. Gharote ML. Yoga aplicada da teoria à prática. São Paulo: Editora FMU; 1996.

5. Posadzki P, Ernst E, Terry R, Lee MS. Is yoga effective for pain? A systematic review of randomized clinical trials. Complement Ther Med. 2011 Oct;19(5):281-7. Epub 2011 Sep 8. PubMed – 21944658.

6. Zakka TM, Teixeira MJ. Dor vulvar crônica. Revista Dor: Pesquisa, Clínica e Terapêutica. 2009;10(4):349-54.

7. Streeter CC, Jensen JE, Perlmutter RM, Cabral HJ, Tian H, Terhune DB, et al. Yoga Asana sessions increase brain GABA levels: a pilot study. J Altern Complement Med. 2007 May;13(4):419-26. doi: 10.1089/acm.2007.6338. PMID: 17532734.

8. Desai R, Tailor A, Bhatt T. Effects of yoga on brain waves and structural activation: A review. Complement Ther Clin Pract. 2015 May;21(2):112-8. doi: 10.1016/j.ctcp.2015.02.002. Epub 2015 Mar 9. PMID: 25824030.

9. Krishna BH, Keerthi GS, Kumar CK, Reddy NM. Association of leukocyte telomere length with oxidative stress in yoga practitioners. J Clin Diagn Res. 2015 Mar;9(3):CC01-3. doi: 10.7860/JCDR/2015/13076.5729. Epub 2015 Mar 1. PMID: 25954614; PMCID: PMC4413062.

10. Hariprasad VR, Varambally S, Shivakumar V, Kalmady SV, Venkatasubramanian G, Gangadhar BN. Yoga increases the volume of the hippocampus in elderly subjects. Indian J Psychiatry. 2013 Jul;55(Suppl 3):S394-6. doi: 10.4103/0019-5545.116309. PMID: 24049206; PMCID: PMC3768219.

11. Hernández SE, Suero J, Barros A, González-Mora JL, Rubia K. Increased Grey Matter Associated with Long-Term Sahaja Yoga Meditation: A Voxel-Based Morphometry Study. PLoS One. 2016 Mar 3;11(3):e0150757. doi: 10.1371/journal.pone.0150757. PMID: 26938433; PMCID: PMC4777419.

12. Gothe NP, Khan I, Hayes J, Erlenbach E, Damoiseaux JS. Yoga Effects on Brain Health: A Systematic Review of the Current Literature. Brain Plast. 2019 Dec 26;5(1):105-122. doi: 10.3233/BPL-190084. PMID: 31970064; PMCID: PMC6971819.

13. Gothe NP, Hayes JM, Temali C, Damoiseaux JS. Differences in Brain Structure and Function Among Yoga Practitioners and Controls. Front Integr Neurosci. 2018;12:26. Published 2018 Jun 22. doi:10.3389/fnint.2018.00026

14. Villemure C, Ceko M, Cotton VA, Bushnell MC. Insular cortex mediates increased pain tolerance in yoga practitioners. Cereb Cortex. 2014 Oct;24(10):2732-40. doi: 10.1093/cercor/bht124. Epub 2013 May 21. PMID: 23696275; PMCID: PMC4153807.

15. Wadden KP, Snow NJ, Sande P, Slawson S, Waller T, Boyd LA. Yoga Practitioners Uniquely Activate the Superior Parietal Lobule and Supramarginal Gyrus During Emotion Regulation. Front Integr Neurosci. 2018 Dec 4;12:60. doi: 10.3389/fnint.2018.00060. PMID: 30564105; PMCID: PMC6289073.

16. Gotink RA, Vernooij MW, Ikram MA, Niessen WJ, Krestin GP, Hofman A, et al. Meditation and yoga practice are associated with smaller right amygdala volume: the Rotterdam study. Brain Imaging Behav. 2018 Dec;12(6):1631-1639. doi: 10.1007/s11682-018-9826-z. PMID: 29417491; PMCID: PMC6302143.

17. van Aalst J, Ceccarini J, Demyttenaere K, Sunaert S, Van Laere K. What Has Neuroimaging Taught Us on the Neurobiology of Yoga? A Review. Front Integr Neurosci. 2020 Jul 8;14:34. doi: 10.3389/fnint.2020.00034. PMID: 32733213; PMCID: PMC7362763.

18. Glicken MD. Learning from Resilient People: Lessons We Can Apply to Counseling and Psychotherapy. Thousand Oaks, CA: Sage Publications; 2006.

19. Sturgeon JA, Zautra AJ. Resilience: A new paradigm for adaptation to chronic pain. Curr Pain Headache Rep. 2010;14(2):105–112. doi:10.1007/s11916-010-0095-9

20. Singh VP, Khandelwal B, Sherpa NT. Psycho-neuro-endocrine-immune mechanisms of action of yoga in type II diabetes. Anc Sci Life. 2015 Jul-Sep;35(1):12-7. doi: 10.4103/0257-7941.165623. PMID: 26600662; PMCID: PMC4623627

21. Kupershmidt S, Barnable T. Definition of a Yoga Breathing (Pranayama) Protocol That Improves Lung Function. Holist Nurs Pract. 2019 Jul/Aug;33(4):197-203. doi: 10.1097/HNP.0000000000000331. PMID: 31192831.

22. Brandani JZ, Mizuno J, Ciolac EG, Monteiro HL. The hypotensive effect of Yoga's breathing exercises: A systematic review. Complement Ther Clin Pract. 2017 Aug;28:38-46. doi: 10.1016/j.ctcp.2017.05.002. Epub 2017 May 9. PMID: 28779935.

23. Brown RP, Gerbarg PL. Yoga breathing, meditation, and longevity. Ann N Y Acad Sci. 2009 Aug;1172:54-62. doi: 10.1111/j.1749-6632.2009.04394.x. PMID: 19735239.

24. Novaes MM, Palhano-Fontes F, Onias H, Andrade KC, Lobão-Soares B, Arruda-Sanchez T, et al. Effects of Yoga Respiratory Practice (Bhastrika pranayama) on Anxiety, Affect, and Brain Functional Connectivity and Activity: A Randomized Controlled Trial. Front Psychiatry. 2020 May 21;11:467. doi: 10.3389/fpsyt.2020.00467. PMID: 32528330; PMCID: PMC7253694.

25. Vallath N. Perspectives on yoga inputs in the management of chronic pain. Indian J Palliat Care. 2010 Jan;16(1):1-7. doi: 10.4103/0973-1075.63127. PMID: 20859464; PMCID: PMC2936076.

26. Saper RB, et al. Yoga for chronic low back pain in a predominantly minority population: a pilot randomized controlled trial. Altern Ther Health Med. 2009 Nov-Dec;15(6):18-27. PubMed – 19943573.

27. Tekur P, et al. Effect of short-turn intensive yoga program on pain, functional disability and spinal flexibility in chronic low back pain: a randomized control study. The Journal of Alternative and Complementary Medicine. 2008 Jul;14(6):637-44. PubMed – 18673078.

28. Sherman KJ, Cherkin DC, Wellman RD, et al. A randomized trial comparing yoga, stretching, and a self-care book for chronic low back pain. Arch Intern Med. 2011;171(22):2019–2026. doi:10.1001/archinternmed.2011.524.

29. Sherman KJ, Cherkin DC, Cook AJ, et al. Comparison of yoga versus stretching for chronic low back pain: protocol for the Yoga Exercise Self-care (YES) trial. Trials. 2010;11(1):36. doi:10.1186/1745-6215-11-36 [PMC free article] [PubMed] [CrossRef] [Google Scholar].

30. Sherman KJ, Wellman RD, Cook AJ, Cherkin DC, Ceballos RM. Mediators of yoga and stretching for chronic low back pain. Evidence-Based Complement Altern Med. 2013;2013:1–11. doi:10.1155/2013/130818 [PMC free article] [PubMed] [CrossRef] [Google Scholar].

31. Langhorst J, Klose P, Dobos GJ, Bernardy K, Häuser W. Efficacy and safety of meditative movement therapies in fibromyalgia syndrome: a systematic review and meta-analysis of randomized controlled trials. Rheumatol Int. 2013 Jan;33(1):193-207. doi: 10.1007/s00296-012-2360-1. Epub 2012 Feb 15. PMID: 22350253.

32. Telles S, Bhardwaj AK, Gupta RK, Sharma SK, Monro R, Balkrishna A. A Randomized Controlled Trial to Assess Pain and Magnetic Resonance Imaging-Based (MRI-Based) Structural Spine Changes in Low Back Pain Patients After Yoga Practice. Med Sci Monit. 2016 Sep 13;22:3228-47. doi: 10.12659/msm.896599. PMID: 27619104; PMCID: PMC5031167.

33. Schmid AA, Van Puymbroeck M, Fruhauf CA, Bair MJ, Portz JD. Yoga improves occupational performance, depression, and daily activities for people with chronic pain. Work. 2019;63(2):181-189. doi: 10.3233/WOR-192919. PMID: 31156199.

34. Boehnke KF, LaMore C, Hart P, Zick SM. Feasibility study of a modified yoga program for chronic pain among elderly adults in assisted and independent living. Explore (NY). 2020 Nov 23:S1550-8307(20)30380-3. doi: 10.1016/j.explore.2020.11.010. Epub ahead of print. PMID: 33257263.

35. Tul Y, Unruh A, Dick BD. Yoga for chronic pain management: a qualitative exploration. Scand J Caring Sci. 2011 Sep;25(3):435-43. doi: 10.1111/j.1471-6712.2010.00842.x. Epub 2010 Nov 8. PMID: 21058970.

36. Uebelacker LA, Van Noppen D, Tremont G, Bailey G, Abrantes A, Stein M. A pilot study assessing acceptability and feasibility of hatha yoga for chronic pain in people receiving opioid agonist therapy for opioid use disorder. J Subst Abuse Treat. 2019 Oct;105:19-27. doi: 10.1016/j.jsat.2019.07.015. Epub 2019 Jul 24. PMID: 31443887; PMCID: PMC6709876.

37. Goode AP, Coeytaux RR, McDuffie J, Duan-Porter W, Sharma P, Mennella H, et al. An evidence map of yoga for low back pain. Complement Ther Med. 2016 Apr;25:170-7. doi: 10.1016/j.ctim.2016.02.016. Epub 2016 Mar 3. PMID: 27062965.

38. Neyaz O, Sumila L, Nanda S, Wadhwa S. Effectiveness of Hatha Yoga Versus Conventional Therapeutic Exercises for Chronic Nonspecific Low-Back Pain. J Altern Complement Med. 2019 Sep;25(9):938-945. doi: 10.1089/acm.2019.0140. Epub 2019 Jul 26. PMID: 31347920.

39. Yeng LT, Stump P, Kaziyama HH, Teixeira MJ, Imamura M, Greve JM. Medicina física e reabilitação em doentes com dor crônica. Revista de Medicina. 2001 Dec 20;80:245-55.

40. Moseley GL, Butler DS. Explain pain supercharged. NOI. 2017.

41. Doidge N. The brain that changes itself: stories of personal triumph from the frontiers of brain science. Penguin. 2007 Mar 15.

42. Butler DS, Moseley GL. Explain pain. 2nd ed. Noigroup Publications; 2013.

43. Ramachandran VS, Blakeslee S. Phantoms in the brain: human nature and the architecture of the mind. Fourth Estate; 1999.

44. Lehman G. Pain fundamentals: a pain science education workbook for patients and therapists.

45. Feldenkrais M. Embodied wisdom: the collected papers of Moshe Feldenkrais. North Atlantic Books; 2011 Jun 28.

46. Kipping B, Rodger S, Miller K, Kimble RM. Virtual reality for acute pain reduction in adolescents undergoing burn wound care: a prospective randomized controlled trial. Burns. 2012 Aug 1;38(5):650-7.

47. Parry IS, Bagley A, Kawada J, Sen S, Greenhalgh DG, Palmieri TL. Commercially available interactive video games in burn rehabilitation: therapeutic potential. Burns. 2012 Jun 1;38(4):493-500.

48. Yohannan SK, Tufaro PA, Hunter H, Orleman L, Palmatier S, Sang C, et al. The utilization of Nintendo® Wii™ during burn rehabilitation: a pilot study. Journal of Burn Care & Research. 2012 Jan 1;33(1):36-45.

49. Hall AM, Ferreira PH, Maher CG, Latimer J, Ferreira ML. The influence of the therapist-patient relationship on treatment outcome in physical rehabilitation: a systematic review. Physical Therapy. 2010 Aug 1;90(8):1099-110.

50. Emerson D, Hopper E. Overcoming trauma through yoga: reclaiming your body. North Atlantic Books; 2012 Jan 10.

51. Porges SW. The polyvagal theory: neurophysiological foundations of emotions, attachment, communication, and self-regulation (Norton Series on Interpersonal Neurobiology). WW Norton & Company; 2011 Apr 25.

52. Santaella DF, Devesa CRS, Rojo MR, Amato MBP, Drager LF, Casali KR, et al. Yoga respiratory training improves respiratory function and cardiac sympathovagal balance in elderly subjects: a randomised controlled trial. BMJ open 1, n. 1 (2011), e000085.

53. Pearson N. Yoga for people in pain. International Journal of Yoga Therapy. 2008 Jan 1;18(1):77-86.

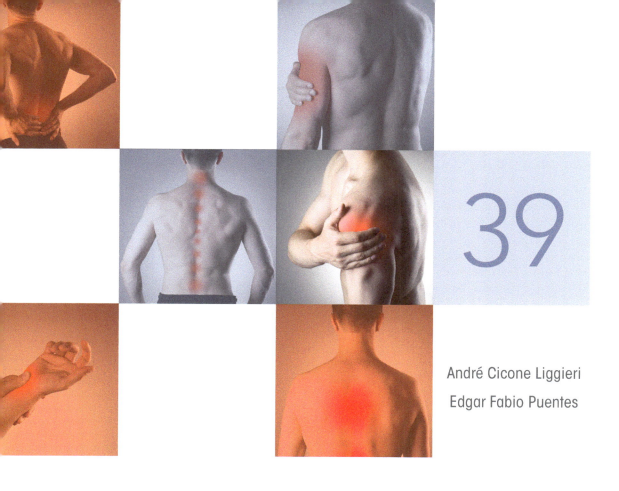

39

André Cicone Liggieri
Edgar Fabio Puentes

HIPNOSE NA DOR CRÔNICA

39.1 Introdução

A história da hipnose remonta à Grécia Antiga, em que ela era encarada como um estado de sono que facilitava a comunicação com as inúmeras divindades daquela sociedade politeísta.[1]

Dr. Jean Marie Charcot, neurologista francês, no final do século XIX, foi um dos grandes responsáveis por trazer para o campo da ciência essa ferramenta, até então vista cercada de mistério e obscuridade. O próprio Dr. Charcot, em suas apresentações no hospital La Salpêtrière, em Paris era assistido por pessoas influentes da sociedade, mas também era visto como um exibicionista ou mesmo um charlatão.[1] De acordo com Charcot e seu pupilo Gilles de la Tourette, o grande hipnotismo baseava-se nas três etapas: letargia, catalepsia e sonambulismo, utilizado para pacientes com histeria e o pequeno hipnotismo para as pessoas comuns. Nessa época houve um número grande de debates acerca da veracidade e das implicações cíveis do hipnotismo, chegando a haver um confronto científico de ideias entre a escola de Nancy e a escola de Salpêtriere entre 1889 e 1890 devido a um caso de homicídio.[2] Adiante o interesse por hipnose se concentrou no tratamento de outros aspectos que não só a histeria, dentre esses aspectos a dor.

Em 1976, Bowers, referiu-se à hipnose como uma aferência semântica para uma eferência somática.[3] À medida que a visão cartesiana e dual de corpo e mente separados se tornam inadequadas para explicar os fenômenos, surge e se eleva a explicação quântica para a hipnose.[4]

Pierre Rainville, um professor da Universidade de Montreal, foi o primeiro a investigar a relação entre hipnose e dor, graças às técnicas de tomografia computadorizada. Tem sido demonstrado que um estímulo da mesma intensidade física, julgado doloroso por sujeitos em estado normal de vigília; é indolor, quando esses mesmos indivíduos estavam hipnotizados, evoca modificações de atividades em regiões cerebrais que participam no mecanismo de analgesia induzida pela hipnose.[5]

Neste capítulo, pretendemos, com base na abundante literatura científica que existe sobre este tema, e de nossa própria experiência, com mais de 25 anos no Centro de Dor do Departamento de Neurocirurgia do Hospital das Clínicas da Faculdade de Medicina da Universidade de são Paulo, mostrar a eficácia da hipnose no tratamento da dor. Igualmente, nosso objetivo tem sido despejar luz sobre os aspectos mais questionados que giram ao redor da hipnose: Que é hipnose? Como ela funciona? Que processos podem explicar sua efetividade na diminuição da dor? Quais são os tipos de dor que podem se tratar mediante seu uso? Como funciona o alívio da dor? Quais sugestões são as mais úteis para o tratamento da dor? Que tipo de paciente se beneficia mediante sua aplicação?

39.2 Definição e mecanismo de ação

A hipnose é definida, segundo o Houaiss, como um estado semelhante ao sono, gerado por um processo de indução, no qual o indivíduo fica muito suscetível à sugestão do hipnotizador.

Os fenômenos fisiológicos que ocorrem nesse estado alterado de sono ainda não estão elucidados por completo e são foco de estudo de neurofisiologistas em várias partes do mundo. O fato de não haver marcadores neurobiológicos que o definem torna o processo dificultoso, porém o crescente avanço tecnológico e o refinamento das técnicas de eletrofisiologia e de aquisição de imagens funcionais criaram um elo entre a neurofisiologia e a psicofisiologia cognitiva, emocional e sensorial, fundamentando a neurofenomenologia. Esta integra experiências subjetivas e dinâmica cerebral na neurociência da consciência.

A pesquisa em hipnose hoje se divide em dois segmentos, a pesquisa intrínseca, relacionada a anatomia funcional *per se*, sem sugestões específicas, e o segmento de pesquisa instrumental (pesquisa extrínseca), no qual sugestões são utilizadas para estudarmos focos específicos de atuação. O arsenal utilizado para pesquisar os potenciais mecanismos de ação na hipnose são: estudos eletrofisiológicos (eletroencefalograma e análise bispectral – BIS), de imagem (tomografia por emissão de pósitrons (PET-CT), ressonância magnética funcional (RNMf), interface cérebro máquina e *neurofeedback*.

39.2.1 Estudos intrínsecos

Eletrofisiologia

Os estados hipnóticos estão associados a um aumento da atividade gama e teta, com picos de teta associados a maior suscetibilidade e resposta hipnótica. O índice bispectral reflete o nível de consciência e sedação do indivíduo e é amplamente utilizado na anestesiologia para controle adequado no doente no intraoperatório. Esse Índice varia de 0 a 100, sendo 0 representando atividade isoelétrica cortical e 100 o indivíduo acordado. Indivíduos com BIS abaixo de 60 dificilmente se encontram conscientes. A zona hipnótica localiza-se entre 77 e 92.[6]

Imagem

A neuroimagem (RNMf e PET-CT) contribuiu para a elaboração de um mapa representativo da topografia mais comumente ativada durante a hipnose neutra, ou seja, sem sugestões. Dentre essas regiões podemos citar o lobo occipital (especialmente envolvido no processo de visualização), tálamo, córtex cingulado anterior, córtex inferior parietal e o pré-cúneo, normalmente relacionado a imaginação e autoalerta, além da região dorsolateral do córtex pré-frontal (DLCPF), relacionada ao controle executivo do cérebro.[6]

A suscetibilidade à hipnose também pode ter relação com alterações morfológicas e volumétricas do rostro do corpo caloso e maior conectividade, nos indivíduos suscetíveis, entre o DLCPF e uma rede composta pela região dorsal do córtex cingulado anterior (dCCA), ínsula anterior, amígdala e o estriado ventral, envolvidos em detectar, filtrar e integrar informações relevantes somáticas, autonômicas e emoções.[6]

Embora as evidências estejam aumentando, ainda se entende a hipnose, de maneira mais adequada, por um modelo biopsicossocial, como proposto por Jensen em 2015.[6,7]

Em relação à analgesia hipnótica, temos evidência científica em metanálises e estudos randomizados controlados tanto para a dor aguda quanto para a dor crônica. Como a dor possui um aspecto multidimensional, acredita-se que os mecanismos relacionados a essa analgesia também sejam de caráter multidimensional, envolvendo os sistemas sensórios discriminativos motivacionais, afetivos e avaliativos.[6] Aqui dividiremos em níveis para facilitar a compreensão.

Mecanismos supraespinhais

Um dos mecanismos estudados para a analgesia parece ter relação com o grau de flexibilidade cognitiva do indivíduo, ou seja, indivíduos mentalmente mais flexíveis se beneficiam mais da hipnose, bem como de sua analgesia. Esses mesmos indivíduos também são mais suscetíveis à hipnose e geralmente possuem um filtro de atenção melhor, permitindo, durante o estado de transe, mudar a atenção para um local distante do local da dor ou do estímulo indesejável e ignorar estímulos ambientais irrelevantes. Estudos de neuroimagem demonstraram um fluxo sanguíneo cerebral diminuído no córtex sensorial primário (S1), sugerindo uma inibição neural seletiva. Pierre e seus colegas canadenses, utilizando PET TC, demonstraram que sugestões negativas durante estímulos álgicos modificaram a ativação de estruturas cerebrais, dentre elas o córtex cingulado anterior, relacionado à codificação da dimensão afetiva motivacional da dor, sem alteração da região S1, relacionada ao componente sensório discriminativo da dor. Interessante notar que o grau de negatividade na sugestão se relacionou ao nível de atividade do córtex cingulado anterior e mostrou ser a hipnose um grande divisor dos dois componentes mais importantes da dor, sensório discriminativo e afetivo motivacional. Sabemos que a analgesia da hipnose não se processa somente no CCA, mas em outras áreas já citadas. Mais recentemente, descobriu-se que a hipnose pode modular o componente sensório discriminativo da dor. Esses dados corroboram a hipótese de que a hipnose modula a matriz da dor.[5,6]

Mecanismos espinais

O mecanismo inibitório descendente parece estar envolvido, no nível medular, com a analgesia pela hipnose. Esse envolvimento foi demonstrado por meio da documentação de que a hipnose diminuiu o reflexo de flexão nociceptivo, relacionado à intensidade da percepção de dor, e o efeito foi proporcional à suscetibilidade hipnótica.[6]

Mecanismos autonômicos e periféricos

Existe evidência de que a hipnose modula o sistema nervoso autônomo e possivelmente o sistema nervoso periférico. A interação simpático-vagal durante o transe foi analisada pela primeira vez em 1994 por De Benedittis por meio do estudo de variabilidade do intervalo RR no eletrocardiograma, mostrando que a hipnose diminui o tônus simpático e aumenta a ativação parassimpática. Quanto à modulação periférica, os estudos são controversos. Há estudos que mostram aumento do limiar de dor térmica, e outros mostram que, a depender da sugestão, não há modificação da percepção dolorosa, levando a crer que os fenômenos tenham características de modulação por meio dos sistemas já citados.[6]

Em relação às substâncias liberadas ou moduladas pela hipnose, temos a dopamina como principal agente, uma vez que o CCA e o córtex frontal direito são ricos em neurônios dopaminérgicos e há correlação entre a hipnose e os níveis intratecais de ácido homovanílico (metabólito da dopamina). Os opioides não parecem estar relacionados com o mecanismo de ação da hipnose, uma vez que inúmeros estudos falharam em demonstrar reversão da analgesia com o uso de antagonistas opioides.[6] Em relação à suscetibilidade à hipnose, um estudo demonstrou que o polimorfismo A118G do gene OPRM1, que regula a produção de receptores opioides, pode estar relacionada a maior propensão, ou seja, quanto menos receptor, maior a chance de ser hipnotizado.[8]

No quadro a seguir listamos alguns estudos e as técnicas utilizadas com as respectivas áreas cerebrais relacionadas.

Quadro 39.1 Áreas de atuação da hipnose[9]

Referência	Técnica	Estudo	Resultados
Maquet	PET	Escuta de evento autobiográfico/reviver o evento hipnotizado/alucinações de cor	Aumento da atividade no córtex occipital bilateral, parietal inferior esquerdo, pré-frontal e pré-central, CCA direito, cerebelo direito. Diminuição da atividade no temporal bilateral, pré-cúneo e no córtex pré-motor.
McGeow	RNMf	Suscetíveis e não suscetíveis	Suscetíveis: diminuição da atividade do CCA, giro frontal superior medial, giros frontais e mediais inferiores. Menos suscetíveis: diminuição da atividade do cingulado posterior, tálamo, núcleo caudado e ínsula bilateral.

Fonte: Elaborado pela autoria.

O quadro a seguir correlaciona as áreas cerebrais com diminuição ou inativação da dor, podendo estar relacionadas com os mecanismos de ação da hipnose.

Quadro 39.2 Dor e modulação via hipnose[9]

Pesquisador	Técnica	Resultados
Rainville	PET/EEG	Modulação da atividade do CCA, aumento da atividade occipital e ondas delta
Faymonville	PET	Ativação da área extrestriatal direita, CCA direito e corpo caloso
Hofbauer	PET	Alteração da atividade evocada de S1
Rainville	PET	Modulação via CCA, tálamo e tronco cerebral – relaxamento mental
Faymonville	PET	Grande modulação funcional entre o córtex médio do cíngulo e a ínsula bilateral, CCA, pré-área motora suplementar, córtex pré-frontal direito e estriado
Nusbaum	PET	Ativação da ínsula anterior esquerda, núcleos *accumbens*, lenticular e caudato bilateral e CCA

Fonte: Ealborado pela autoria.

39.3 Estudos extrínsecos

Em relação aos estudos extrínsecos, temos que o principal domínio de estudo é a modulação cognitiva. Para facilitar o raciocínio, abordaremos o assunto em tópicos.

39.3.1 Percepção visual e auditiva

Em um estudo de neuroimagem mostrou-se que, durante sugestões de alucinações auditivas e visuais, áreas relacionadas à percepção de estímulos reais foram ativadas, mostrando que a divisão entre o que é real, ilusão e alucinação é tênue.[6]

39.3.2 Alucinações sensitivas

Indivíduos hígidos foram hipnotizados e sugeridos a sentir dor, o que gerou ativação nas áreas clássicas relacionadas à dor. Essa mesma ativação não foi vista quando solicitado a estes indivíduos que imaginassem a mesma dor.[6]

39.3.2 Hipnose e atenção

A atenção pode ser entendida do ponto de vista funcional como a ativação de três setores cerebrais, o sistema de alerta, de orientação e de controle executivo. A hipnose não só melhorou a capacidade de atenção como foi mais fácil de ser induzida em indivíduos com maiores capacidades de concentração.[6]

39.3.4 Hipnose e memória

A hipnose possui o potencial de inibir o processo de lembrança mnemônica e modular o conteúdo da memória. Além disso, possui a capacidade de facilitar o recordatório de palavras com características imaginativas, quando aprendidas durante o estado hipnótico.[6]

Na figura a seguir temos uma representação do modo padrão no estado de repouso, em que possível localizar as áreas cerebrais relacionadas a esse estado, não hipnótico.

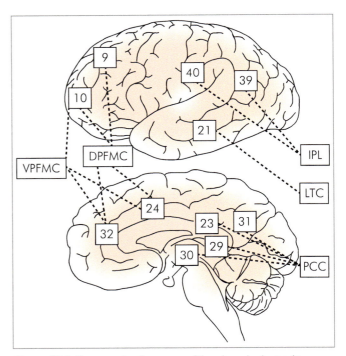

Figura 39.1 Representação esquemática da rede de modo padrão, uma circuitaria complexa localizada lateral e medialmente nas estruturas do hemisfério cerebral. Números representam as áreas de Brodman, VPFMC e DPFMC são córtex pré-frontal ventral e medial respectivamente.

Sigla: PCC: córtex cingulado posterior; LTC: córtex lateral temporal; IPL: lóbulo parietal inferior.[10]

Fonte: Ealborado pela autoria.

A figura a seguir mostra uma imagem de ressonância magnética funcional com indivíduos controle e durante analgesia induzida por hipnose.[11]

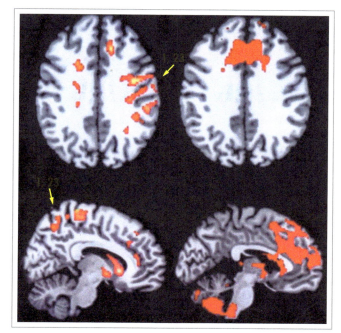

Figura 39.2 A Imagem da esquerda mostra a ativação das áreas sensoriais primárias, 1, 2 e 3 de Brodman durante o estímulo doloroso. A imagem da direita mostra ativação das áreas 9, 25, 32, 47 de Brodman e cerebelo, relacionadas a analgesia induzida por hipnose.[11]

Fonte: Acervo da autoria.

Na figura a seguir representamos um resumo esquemático das áreas de atuação da hipnose relacionadas à neuromatriz da dor.

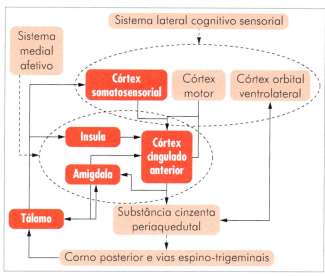

Figura 39.3 Representação esquemática da atuação da hipnose na matriz da dor.[10]

Fonte: Ealborado pela autoria.

Todas as características apresentadas possuem uma grande interface com áreas e mecanismos relacionados à dor, e, potencialmente, quando usadas com sapiência, podem modular de maneira positiva os estímulos dolorosos e as vias de percepção de dor em pacientes com dor crônica e dor aguda, demonstrando assim o aspecto multimodal da modulação analgésica via hipnose. Interessante ainda pontuar que a hipnose apresenta características neurofisiológicas muito semelhantes aos estados meditativos e outros estados de alteração de consciência.

O quadro a seguir resume e descreve mecanismos em comum e mecanismos diferentes entre as duas práticas.

Quadro 39.3 Comparação entre hipnose e meditação[6]

	Hipnose	Meditação
Estado de consciência alterado	+	+
Concentração	+	+
Receptividade	+	+
Suscetibilidade a hipnose	+	?
Sugestão	+	-
Insight/mindfulness	-	+
Atividade Theta	+	+
Atividade Gama	+	+
córtex cingulado anterior	+	+
Frontal	+	+
Pré-cúneo	+	+
Occipital	+	+
Conectividade funcional	+	+
Conectividade estrutural	-	+ (longo prazo)
Objetivos	Reparo	Recuperação

Fonte: Ealborado pela autoria.

39.4 Evidências científicas

Em relação ao respaldo da literatura científica da hipnose para a dor, podemos citar alguns trabalhos e consensos que representam o perfil e o peso da hipnose como ferramenta na clínica da dor. Em 1996, o Instituto Nacional de Saúde Americano publicou um consenso e colocou a hipnose como estratégia terapêutica para a dor e para a insônia. Patterson, em 2010, levantou mais de 20 estudos randomizados e controlados para o controle da dor aguda. Em 2016, Kendrick publicou um trabalho nos mesmo moldes de Patterson demonstrando os mesmos benefícios da hipnose em dor pós-operatória. Em termos de livros, temos o livro do Dr. Jensen em 2011, com o foco da hipnose para o tratamento da dor crônica, entre outros.[12–15]

Em um estudo realizado na Universidade de Utah em 2017 com pacientes hospitalizados com dor refratária, foram realizadas três intervenções únicas de 15 minutos para avaliar a resposta a dor. As intervenções foram auto-hipnose, *mindfulness* e orientação psicoeducativa. Tanto no grupo do *mindfulness* quanto no grupo da auto-hipnose as intensidades de dor foram menores.[16]

Em uma revisão sistemática de 85 estudos que utilizaram hipnose como estratégia do controle da dor, pacientes considerados de moderada a alta suscetibilidade à hipnose obtiveram melhora da dor, por meio da hipnose com sugestão de analgesia, em 29% nos pacientes moderados e 43% nos pacientes com alta suscetibilidade.[17]

A educação em dor figura na lista das principais recomendações e diretrizes para o manejo da dor crônica. Em um estudo, Rizzo et al. compararam a eficiência de um programa de educação em dor atrelado ou não à hipnose, portanto, um grupo recebeu apenas as orientações educacionais e o outro recebeu as orientações educacionais com sessão de hipnose. No seguimento de 2 semanas e de 3 meses, os pacientes que foram hipnotizados apresentaram menor intensidade da pior dor experimentada no intervalo de tempo e melhor funcionalidade. A dor média não foi modificada.[18]

Em uma revisão Cochrane a respeito do uso da hipnose durante o trabalho de parto, a conclusão foi a de que as mulheres que foram hipnotizadas usaram menos analgésicos, mas necessitaram das mesmas doses de anestésicos peridurais. A conclusão é a de que ainda faltam estudos para poder entender o papel dessa técnica durante o trabalho de parto.[19]

Neste momento encontra-se em andamento um ensaio clínico muito bem desenhado comparando a orientação psicoeducativa, a hipnose e o *mindfulness* para o tratamento da dor crônica, em uma intervenção de 8 semanas. Outro ensaio clínico em andamento estuda a hipnose e a realidade virtual em dor pós-operatória de cirurgia cardíaca. Aguardemos os resultados.[20,21]

Em relação às nossas pesquisas, avaliamos o teste quantitativo sensório em indivíduos submetidos a hipnose e percebemos que, assim como podemos induzir dor em indivíduos saudáveis, podemos retirá-la por meio da hipnose. Em outra linha de pesquisa, evidenciamos que indivíduos em uma primeira experiência com hipnose, em atendimento ambulatorial, podem chegar a um BIS de 62, demonstrando a possibilidade de alteração significativa do estado de consciência por meio da técnica.[22]

Em suma, sabemos hoje que há evidências na literatura que suportam o uso da hipnose em diversos quadros álgicos, agudos e crônicos e que esses efeitos acontecem independentemente do tempo, da expectativa de melhora ou da atenção do terapeuta, mostrando-se maior que o efeito placebo. Sabemos ainda que há grupos que respondem melhor ao tratamento. Exemplo: pacientes com lesão medular e dor central respondem em 22 a 27% à hipnose, enquanto pacientes com esclerose múltipla respondem entre 33 e 47% e com dor pós-amputação pode-se chegar a 60% de resposta. Portanto, a indicação e a escolha do paciente podem ter grandes influências no resultado obtido.[23]

39.5 Hipnose na prática clinica

39.5.1 Conceitos para a prática clínica

Como vimos, a hipnose pode ser entendida com um "estado semelhante ao sono, gerado por um processo de indução, no qual o indivíduo fica muito suscetível à sugestão do hipnotizador". Segundo o Houaiss, na prática clínica a nossa definição para hipnose se torna: "uma série de procedimentos que permitem maximizar certas habilidades preexistentes em indivíduos", ou, ainda, por hipnose queremos dizer um ou mais modos específicos de pensamento, induzidos por si mesmos (auto-hipnose) (nesse caso eles devem ser intencionais no sentido de ter esse objetivo), ou por outra pessoa.

A hipnose é um estado modificado de consciência. Podemos entender esses estados de consciência da seguinte maneira:

1) ACORDADO: execução de ações.

2) DORMINDO: dormir e sonhar.

3) TRANSE: acordado com os olhos fechados, ou sonhando com os olhos abertos.

O que antigamente se tinha como um espetáculo teatral mudou, e agora se tem a hipnose como um estado neurológico especial. Nele, o cérebro focaria a atenção no assunto sugerido pelo hipnotizador, sem dar importância para outras informações registradas naquele momento. Assim, tudo continuaria não passando de uma ilusão. Mas com uma enorme diferença: o cérebro-mente é que seria iludido, sentindo e vivenciando de fato o que o hipnotizador lhe sugerisse. Na atualidade, é possível até ver o cérebro sendo enganado, como vimos anteriormente. Durante a hipnose, o cérebro passa a ignorar os sinais enviados pelo sistema límbico – que controla as sensações de dor, medo, fome e prazer. No transe hipnótico o sistema límbico fica desligado.

39.5.2 Quais são os tipos de dor que se podem tratar mediante o uso da hipnose?

A hipnose é programada na mente e modifica a percepção dos sintomas. Como funciona nossa organização neural? Esse tema é altamente complexo, mas podemos dividi-lo como um computador, em duas partes. No *hardware*, a parte rígida (cérebro), trabalham os médicos, fisioterapeutas, dentro do conceito do "PORQUÊ"? O *software*, aqui dissociado, a parte intangível (mente), onde trabalha a hipnose com o conceito de "COMO"?

Como vimos, um dos locais de ação da hipnose é o giro do cíngulo anterior, uma área densa em neurônios dopaminérgicos. Portanto, pode funcionar para todo e qualquer tipo de dor. Algumas dores, incluso as crônicas e de grande intensidade, aliviam-se desde o início dos trabalhos com hipnose e auto-hipnose. O mais comum é que se note uma mudança positiva já nas primeiras sessões. Em outros casos, serão notados resultados ótimos após algumas sessões de uso e prática da hipnose. Algumas pessoas experimentam o alívio de forma imediata. Outras sentem os resultados positivos depois de várias horas de sua primeira sessão. O sucesso depende muito das pessoas, origem, tempo e causas da dor, disciplina no treino e até da capacidade e habilidade do operador (hipnólogo).

A dor pode ser aliviada em até 75% dos pacientes que foram submetidos a tratamento com hipnose, das mais variadas causas.[24]

Outra dor que se trata, com excelentes resultados, usando as técnicas de hipnose é a "dor fantasma das extremidades" e até órgãos "fantasmas". Essas sensações dolorosas podem ser tão "reais" e tão intensas como se o estímulo proviesse de uma lesão. E com hipnose se trabalha na mente do paciente, enviando sugestões de analgesia ou movimento no lugar do membro ou órgão amputado, como se ele estivesse ainda aí (homúnculo representado no córtex somestésico e motor). (*Vide* a Figura 38.4).

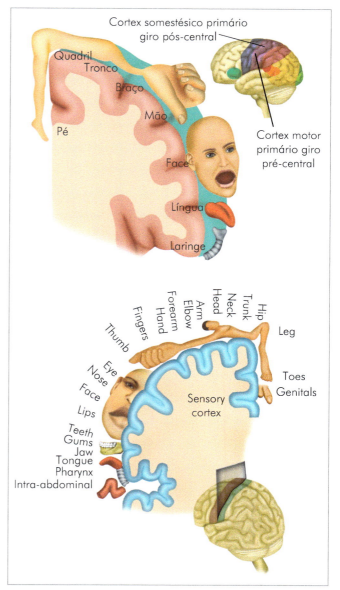

Figura 39.4 Representação somatossensorial.[25]
Fonte: Elaborado pela autoria.

39.5.3 Dor física e emocional

A dor tem suas origens e seus cúmplices. Podemos entender a dor como uma sensação física que determina sofrimento corporal e angústia. Ao considerar o impacto da dor e sua intensidade, devemos observar outros quatro fatores:

- as emoções,
- as experiências prévias ou associações com a dor,
- as características e
- a percepção do que a dor significa para você.

Cada fator merece um breve análise.

As emoções

Quando se experimenta a dor como consequência de uma doença ou de um estado crônico, chega-se ao patamar onde a ansiedade e a dor são inseparáveis. Dependendo de sua situação particular, a ansiedade pode ser mais aguda que a dor. Os que sofrem de dor crônica geralmente são vítimas de um ciclo sem fim de sintomas emocionais e físicos: ansiedade, depressão, perda de apetite, cansaço extremo e insônia. A dor contínua perpetua o ciclo e deixa como resultado um esgotamento total, bem como sequelas nesse indivíduo e naqueles que o cercam. Às vezes, a dor pode nos impedir de continuar nossa atividade, pode levar à agressividade e hostilidade. Assim como a dor pode provocar emoções, estas são capazes de promover a dor. Essas dores, dores da "alma", também podem ser tratadas com hipnose, inclusive com resultados muito satisfatórios.

A dor também se vincula com a culpa, devido a uma conduta atual ou consequência de um problema profundamente arraigado no passado.

Não obstante, é importante destacar que as origens psicológicas não estão associadas com a maioria das vítimas da dor.

Experiências ou associações prévias com a dor

As pessoas reagem ante a dor de acordo com as formas gerais estabelecidas na infância ou que são determinadas pela tradição étnica. Há grupos étnicos com predisposições a tolerâncias diferentes ante a dor (exemplos: germânicos e nipônicos: alta; latinos e judeus: baixa). Com pacientes de etnia nipônica e germânica a abordagem perante a dor se faz estimulando a honra e o amor-próprio. Totalmente ao contrário com pacientes judeus ou latinos, que tratam a dor por meio de carícias, tom de voz maternal e protetor.

É possível "adquirir" uma fobia observando o medo de outra pessoa, e criar uma resposta à dor copiando o comportamento de outra pessoa. Quando a dor está associada a alguma coisa agradável, o resultado será menos agudo que quando vinculada a uma consequência negativa. Nos partos, por exemplo, se a parturiente é filha única, porque sua mãe sentiu muita dor, ela vai sofrer seguramente. Assimila a experiência de outrem e constrói sua própria forma de enfrentamento.

As características

Algumas características pessoais podem contribuir para determinar sua sensibilidade à dor. Por exemplo: baixa motivação, autoimagem pobre, falta de orgulho e dependência dos outros. Esses fatores têm como elemento comum o controle diminuído.

A falta de motivação indica passividade, ou seja, ausência de controle sobre o tempo e a energia. O segundo fator, a autoimagem pobre, a pessoa fica vulnerável devido à percepção de si mesma, e pessoas vulneráveis não exercem controle. A falta de orgulho e a dependência dos outros é uma renúncia ao controle. É provável que a pessoa com várias dessas características tenha uma percepção mais severa da dor em relação a outra que luta contra situações de angústia e mantém uma atitude agressiva normal e sadia perante a dor. Nesse caso o bom uso de metáforas ajuda muito.

A percepção do que significa a dor

Essa percepção não está separada dos outros fatores, tratados anteriormente, mas com o propósito de focar com mais clareza esse elemento tão influente se procedeu a isolá-lo.

O que a dor pode significar para a pessoa relaciona-se muito ao modo como ela é percebida. Historicamente, nas lesões de guerra, por exemplo, a amputação de um membro como consequência de uma mina terrestre provocava menos dor que uma ferida de metralhadora em um dedo. Por quê? Porque quem perdia um membro traumaticamente voltava a seu lar, o outro retornava ao *front* de batalha. O fato de voltar a casa gerava uma expectativa tão boa que acendia a liberação de endorfinas.

Como elementos colaboradores negativos estão os fatores emocionais de estresse, ansiedade e medo.

39.5.4 Sugestões de hipnose para o controle da dor na prática

Existem muitas técnicas que usamos durante nossas sessões com hipnose para conseguir essa separação entre a sensação e os sentimentos de desconforto e moléstia. As mais usadas são o desvio de atenção, com atividades ideossensoriais e ideomotoras, e o trabalho com imagens. É muito importante o uso da simbologia na hipnose, já que nossa mente se programa com imagens. Ela não entende palavras, a mente é simbólica. Para a mente as palavras são subjetivas. Utilizar imagens equivale a instalar "ícones" na tela do computador, e se acessa mais rápido e eficazmente todo o sistema de analgesia. Outro dado importante é que essas imagens devem ter um referencial, uma experiência ou interpretação na memória do sujeito. E deve-se empregar um linguajar que seja usado no dia a dia do paciente. Por exemplo, em um paciente com um diagnóstico de "bursite", procuramos saber como o paciente interpreta e sente "isso", não o porquê. Se o paciente manifesta a sensação de como se fosse um "cachorro" (forma), dobermann (tamanho), preto (cor), que está mordendo seu ombro. (Você, estimado leitor, que valor dá a essa sensação de 1 a 10?) Veja que não estamos, neste momento, preocupados com o porquê. Sob hipnose, modifica-se primeiro a cor: tem um cachorro dobermann, cor de ROSA, mordendo seu ombro. A mente (*software*, onde estão os vírus) informa que cor-de-ROSA é menos agressivo que a cor PRETA. (Leitor, o seu valor continua igual ao princípio?) Segundo passo, se mexe no tamanho, "cachorro" POODLE, cor-de-rosa. Terceiro, muda-se a forma (como cachorro não se pode mudar, forma original, deixa-se um cachorro de PELÚCIA passando a língua no local. Essa programação mental faz o doente perceber a dor com uma intensidade muito menor, e muitas vezes, em casos de cinesiofobia ou até mesmo alodinia, o doente permite o toque e a reabilitação durante o efeito hipnótico.

O procedimento utilizado com hipnose para aliviar as dores agudas ou crônicas é praticamente o mesmo, se bem que a pessoa com dor aguda está mais "histérica" e entra em transe mais rápido (demonstrações feitas por Charcot com pacientes histéricas na Salpetrière indicam isso) o que facilita a entrada do transe.

A diferença está no modo de sugestões que se dão ao sujeito quando está hipnotizado.

As sugestões podem ser agrupadas em três grandes categorias:

Sugestão visual

a] Forma, tamanho e cor: muda-se a cor, depois o tamanho e por último se modifica a forma, com base em um pequeno teste de avaliação de como percebe nesse momento a dor comparado com zero, nenhuma dor e dez, máxima dor já sentida.

b] Controle de volume: usa-se a imaginação como se pudesse mexer com monitores ou chaves de volume da dor. Sabendo em quanto está, nesse momento, manda-se aumentar um grau a intensidade. Conseguido isso, pede-se para descer ao valor anterior, depois descer mais um e assim até sumir. Aumentar é bem mais fácil que diminuir. Observa-se a mímica do paciente nesse momento e se pede para realizar o contrário. Em hipnose o óbvio dá certo.

c] Símbolos: pede-se para desenhar a imagem correspondente a sua maior dor sentida até o momento e começar a modificar a imagem. Por exemplo: se a imagem fosse uma estrela de 5 pontas, desgastam-se as pontas e se deixa em forma de ameba, até chegar a um desenho parecido com um círculo. Ensina-se a fazer isso sob técnicas de auto-hipnose.

Sugestão sensorial

a] Luva anestésica: sob hipnose, imagina-se colocando uma luva de látex embebida em uma substância anestésica e passando sobre o local da dor (veja áudio). Ideal para fibromialgias.

b] Deslocamento ou migração do local: sob hipnose, transfere-se a sensação a outros locais, até deixar em um local de fácil saída ou isento de dor. Por exemplo, dor no ombro passa ao cotovelo, ao punho, aos dedos, por último a unha, aí lixa a unha e a dor sai. Ou a dor de cabeça passa ao crânio e daí ao cabelo. Ao lavar o cabelo a dor desaparece.

c] Substituição de sensações: substituem-se as sensações por outras menos negativas ou se modifica o grau de intensidade usando imagens (calor, pressão, vibrações, pulsações, batidas etc.).

Sugestão cognitiva

a] Distrações: sugere-se fazer outras tarefas mentais (viagens, declamar poemas, praticar esportes radicais, pintar, esculpir, viver um filme).

b] Novos objetivos: treinam-se novas estratégias e visualizam-se os objetivos alcançados. A presença de momentos positivos, emoções poderosas. "Sucesso já obtido", "Veja o objetivo e... dê um passo à frente".

c] Dissociação: sugestões ideais. No caso de permanecer inativo, imagina-se em outra situação, tempo, local, como outra pessoa.

d] Estas, aqui apresentadas, são algumas das sugestões possíveis de serem utilizadas em doentes que sofrem de dor crônica. A criatividade e a sagacidade devem fazer parte da leitura do indivíduo que está em sofrimento, para que as estratégias de hipnose possam funcionar da melhor maneira possível.

39.6 Discussão

Nossa experiência aponta que a suscetibilidade do sujeito não é uma característica estática. A suscetibilidade depende de como "se vende o produto", de acordo com as crenças, costumes, educação etc. do paciente. Entre os processos que explicam a eficácia da hipnose, temos: diminuição da ansiedade; uso das crenças; mudança de foco da atenção.

Embora exista um acordo geral sobre os fenômenos psicológicos e fisiológicos provocados por meio da hipnose, existem muitas controvérsias sobre os mecanismos pelos quais elas acontecem. No entanto, o fator de complexidade na hipnose reside no fato de que suas manifestações tendem a ser subjetivas, tanto quanto objetivas, expressando-se no contexto global da pessoa.

Talvez seja possível separar as diferentes "regiões intérpretes", e isso é o que acontece durante a hipnose. Os Drs. Melzack e Wall descrevem os efeitos da hipnose na dor: *"A hipnose muda a forma de sentir a dor. É possível perceber o local onde a dor é referida sem a sensação desagradável da dor .Aqui, a teoria da neuromatriz é percebida na prática e de forma análoga a um disco removível, porta USB. Não é necessário "desligar e ligar o computador" para que ele funcione.*[26,27]

A análise dessas questões nos permite concluir que, embora seja necessária mais pesquisa nesse campo, podemos afirmar que, a hipnose se demonstrou eficaz no tratamento da dor.

Desejamos que o crescente acúmulo de dados empíricos sobre essa matéria desterre a imagem errada que tem sofrido a hipnose e lhe permita a entrada nos hospitais e, em geral, em qualquer centro onde se trate a dor.

Bibliografia

1. Sacchi D, Belingheri M, Mazzagatti R, Zampetti P, Riva MA. The cabinet of Dr. Caligari: the scientific debate on hypnosis and its legal implications between the 19th and the 20th Century. Eur Neurol. Published online 2020:91-96. doi:10.1159/000507192.

2. Montgomery GH, DuHamel KN RW. A metanalysis of hypnotically induced analgesia: how effective is hypnosis. Int J Clin Exp Hypn. 2000;48:138-53.

3. Lutz A, Slagter HA, Dunne JD, Davidson RJ. Attention regulation and monitoring in meditation. Trends Cogn Sci. 2008;12(4):163-9. doi:10.1016/j.tics.2008.01.005.

4. Puentes F. Auto-hipnose, manual do usuário. Edit. CenUn.; 1996.

5. Rousseaux F, Faymonville M-E, Nyssen A-S, et al. Can hypnosis and virtual reality reduce anxiety, pain and fatigue among patients who undergo cardiac surgery: a randomised controlled trial. Trials. 2020;21(1):330. doi:10.1186/s13063-020-4222-6.

6. DR. P. Clinical hypnosis for pain control. Washington, DC: American Psychological Association; 2010.

7. Bogousslavsky J, Walusinski O, Veyrunes D. Crime, hysteria and belle époque hypnotism: the path traced by Jean-Martin Charcot and Georges Gilles de la Tourette. Eur Neurol. 2009;62(4):193-99. doi:10.1159/000228252.

8. Facco E. Hypnosis and anesthesia: back to the future. Minerva Anestesiol. 2016;82(12):1343-56.

9. Rizzo RRN, Medeiros FC, Pires LG, et al. Hypnosis enhances the effects of pain education in patients with chronic nonspecific low back pain: a randomized controlled trial. J Pain. 2018;19(10):1103.e1-1103.e9. doi:10.1016/j.jpain.2018.03.013.

10. Kendrick C, Sliwinski J, Yu Y et al. Hypnosis for acute procedural pain: a critical review. Int J Clin Exp Hypn. 2016;64:75-115.

11. MJ. Hypnosis for chronic pain management. Oxford; 2011.

12. Madden K, Middleton P, Cyna AM, Matthewson M, Jones L. Hypnosis for pain management during labour and childbirth. Cochrane Database Syst Rev. Published online May 19, 2016. doi:10.1002/14651858.CD009356.pub3.

13. Bowers KS. Hypnosis for the seriously curious. New York, NY: Norton; 1976.

14. Health NI. Integration of behavioral and relaxation approaches into the treatment of chronic pain and insomnia; 1995. Available: https://consensus.nih.gov/1995/1995behaviorrelaxpaininsomniata017html.htm.

15. Rainville. Le cerveau sous hypnose. Presented at the: 2003.

16. Beauregard M, Schwartz GE, Miller L, et al. Manifesto for a post-materialist science. Explore. 2014;10(5):272-4. doi:10.1016/j.explore.2014.06.008.

17. Jensen MP, Adachi T, Tomé-Pires C, Lee J, Osman ZJ, Miró J. Mechanisms of hypnosis: toward the development of a biopsychosocial model. Int J Clin Exp Hypn. 2015;63(1):34-75. doi:10.1080/00207144.2014.961875.

18. Casiglia E, Finatti F, Tikhonoff V, et al. Mechanisms of hypnotic analgesia explained by functional magnetic resonance (fMRI). Int J Clin Exp Hypn. 2020;68(1):1-15. doi:10.1080/00207144.2020.1685331.

19. De Benedittis G. Neural mechanisms of hypnosis and meditation. J Physiol Paris. 2015;109(4-6):152-64. doi:10.1016/j.jphysparis.2015.11.001.

20. Jensen MP, Day MA, Miró J. Neuromodulatory treatments for chronic pain: efficacy and mechanisms. Nat Rev Neurol. 2014;10(3):167-78. doi:10.1038/nrneurol.2014.12.

21. Vanhaudenhuyse A, Laureys S, Faymonville ME. Neurophysiology of hypnosis. Neurophysiol Clin. 2014;44(4):343-53. doi:10.1016/j.neucli.2013.09.006.

22. Deshmukh VD. Neuroscience of meditation. Scientific World Journal. 2006;6:2239-53. doi:10.1100/tsw.2006.353.

23. Melzack R. Phantom limbs and the concept of a neuromatrix. Trends Neurosci. 1990;13:88-92.

24. Presciuttini S, Curcio M, Sciarrino R, Scatena F, Jensen MP, Santarcangelo EL. Polymorphism of opioid receptors μ1 in highly hypnotizable subjects. Int J Clin Exp Hypn. 2018;66(1):106-18. doi:10.1080/00207144.2018.1396128.

25. Garland EL, Baker AK, Larsen P, et al. Randomized controlled trial of brief mindfulness training and hypnotic suggestion for acute pain relief in the hospital setting. J Gen Intern Med. 2017;32(10):1106-13. doi:10.1007/s11606-017-4116-9.

26. Williams RM, Ehde DM, Day M, et al. The chronic pain skills study: protocol for a randomized controlled trial comparing hypnosis, mindfulness meditation and pain education in veterans. Contemp Clin Trials. 2020;90:105935. doi:10.1016/j.cct.2020.105935.

27. Thompson T, Terhune DB, Oram C, et al. The effectiveness of hypnosis for pain relief: a systematic review and meta-analysis of 85 controlled experimental trials. Neurosci Biobehav Rev. 2019;99:298-310. doi:10.1016/j.neubiorev.2019.02.013.

28. Damasio AR. The fabric of the mind: a neurobiological perspective. Progressive in Brain Research. 2000;126:457-67. doi:10.1016/S0079-6123(00)26029-9.

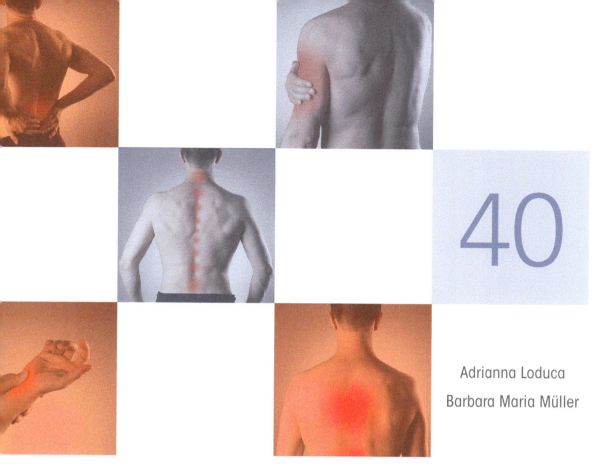

40

Adrianna Loduca
Barbara Maria Müller

ABORDAGEM PSICOLÓGICA NA REABILITAÇÃO DO PACIENTE COM DOR CRÔNICA

40.1 Introdução

As dores crônicas têm se revelado cada vez mais como um problema de saúde pública, devendo tornar-se prioridade para as políticas públicas em nível global, reforçando a necessidade de expansão de investimentos em estudos, diagnósticos e tratamentos na área, sobretudo se considerarmos o impacto econômico e psicossocial, o número de afastamentos e a necessidade de gastos com tratamentos devido a essas condições.[1] Além das dores crônicas poderem provocar muitos impactos no cotidiano do paciente, muitas vezes estão associadas a transtornos de humor, o que reforça ainda mais o fato do Brasil ser o campeão mundial de anos vividos com incapacidade devido à ansiedade, e o terceiro colocado quando se trata de depressão.[2]

A dor interfere na vida e no cotidiano daqueles que convivem com ela e de seus familiares. O sofrimento causado pela dor é singular e devemos observar as influências de diversos fatores além dos fisiológicos, como: o momento do ciclo vital, o humor, o comportamento de dor, a identificação de elementos estressores no cotidiano, padrões de convívio com a dor, recursos de enfrentamento e expectativas em relação ao tratamento.[3,4]

No âmbito familiar, merece destaque o papel que esse indivíduo ocupa na família e qual o suporte que esta oferece a ele (afetivo, social, religioso, financeiro etc.), assim como a reação familiar diante da doença: apoio, superproteção, indiferença, abandono, rejeição ou crítica.[4] Dentro de uma família há diversas possibilidades de expressão da dor e de sentimentos que são respostas aprendidas social e culturalmente. Existem familiares que, mesmo inconscientemente, estimulam o paciente a continuar apresentando sintomas dolorosos, assim como há famílias nas quais toda situação pode chegar a ser totalmente negligenciada.

A reação dos familiares, bem como o tipo de suporte fornecido, interferem no enfrentamento do indivíduo, podendo gerar tensão nas relações interpessoais. Todos esses fatores devem ser investigados, e devem ser ponderados como elementos estressores, podendo variar ao longo do tempo e influenciar tanto a eclosão quanto a manutenção ou piora do quadro álgico.[4]

A seguir estão algumas áreas que podem ser prejudicadas pela dor crônica,[4] e dicas sobre aspectos aos quais os profissionais devem atentar:

- Trabalho: é importante investigar qual situação o paciente está inserido: se está trabalhando, afastado, com ou sem o benefício, aposentado ou pleiteando a aposentadoria por invalidez e, por fim, se está processando a empresa ou o INSS e qual o motivo do processo. É preciso checar se, quando existe litígio, a situação dá indicativos da priorização pela busca de indenização em detrimento da reabilitação, assim como verificar para aqueles que estão afastados ou continuam trabalhando se houve mudança na situação de trabalho. É preciso ficar atento para não estabelecer prejulgamentos. Cada situação é única, e devemos conhecê-la antes de definir se existe a possibilidade de ganhos primários ou secundários com a manutenção do quadro álgico.

- Lazer: verificar se a presença de atividades funciona como estratégia de enfrentamento (distração e relaxamento) e permite a descarga de tensões, proporcionando prazer e auxiliando na motivação e retomada de disposição do paciente.

- Atividade física: identificar o quanto o paciente entende sua importância, se a valoriza e pratica com regularidade, respeitando seus limites, ou se a considera apenas uma obrigação.

- Sono: verificar sua qualidade, que, além de fazer parte de recomendações de prevenção, é um grande aliado no tratamento da dor crônica. Alguns pontos podem ajudar a mensurar a qualidade do sono, como :quantas horas o indivíduo dorme por noite, se acorda durante a noite, se tem dificuldade para voltar a dormir, se dorme durante o dia, se acorda descansado, se tem pesadelos, se toma remédios para dormir e se eles fazem efeito.

- Autoestima: refere-se ao quanto o indivíduo tem estima por si a partir da imagem que ele construiu de si mesmo e o modo como ele compreende que os outros o veem. Verificar se essa percepção foi afetada pela dor tanto na aparência física como no aspecto relacionado a seu jeito de ser, pode ajudar a compreender o quanto a vulnerabilidade advém da repercussão da dor ou de inseguranças pessoais.

- Espiritualidade/religião: relaciona-se à fé de cada paciente, que pode ser diminuída ou intensificada em função do adoecimento. Pode tanto auxiliar no processo de adesão ao tratamento quanto atrapalhar, caso o paciente assuma postura de resignação, aceitando o "castigo divino" ou aguardando a "cura mágica".

- Apoio social: refere-se às relações que podem ser fonte de suporte (círculo de amizades, colegas de trabalho, membros de comunidade ou igreja, vizinhos, outras pessoas com quem o indivíduo conviva), e que podem influenciar de forma positiva ou negativa no processo de melhora do paciente. É necessário questionar se os momentos de convívio social aumentaram ou diminuíram e se houve mudança na qualidade dessas relações. Deve-se prestar atenção ao modo como o paciente se relaciona com as outras pessoas: tende a cuidar dos outros e deixa sua própria saúde em segundo plano ou se vitimiza e busca o cuidado constante de outros?

- Sexualidade: assim como o lazer, é uma fonte de prazer e motivação, porém muitas vezes os pacientes com dores crônicas apresentam algumas queixas relacionadas a essa área, por exemplo, diminuição da libido, dor aguda e dificuldade na *performance* e nas posições desempenhadas nas relações sexuais, assim como o medo da prática sexual exacerbar a dor.

- **Projeto de vida:** está relacionado aos desejos e metas que o indivíduo possui para sua vida. É importante verificar se a dor exerce papel central na vida do paciente, fazendo com que o único plano dele seja a cura da dor, ou se a dor está impedindo ou dificultando a realização de seus planos.

- **Cognição:**investigar aspectos relacionados as crenças, expectativas, receios e fantasias do paciente em relação a seus problemas. Ele pode apresentar crenças disfuncionais e pensamentos negativos, como catastrofização, vitimização, culpa, entre outros. Entretanto, também devemos identificar quais são suas fontes de motivação, se utiliza estratégias cognitivas de enfrentamento funcionais e a presença de autoeficácia, ou seja, de confiança na própria capacidade de organizar e executar ações lidando com situações potencialmente estressantes.[5,6]

- **Afetividade:** a dor é um fator agravante nas desordens de humor, aumentando a probabilidade de pacientes apresentarem quadros de depressão, ansiedade e distimia, o que merece atenção, pois pode intensificar o sofrimento e aumentar a intensidade do quadro álgico.[7] Falar sobre afetividade não se restringe ao humor; ela é a capacidade que permite que uma pessoa experimente tendências, emoções, paixões e sentimentos que permeiam as relações interpessoais, podendo favorecer a formação de vínculos e laços de amizade. É fundamental identificar o quanto o paciente tem possibilidade de estabelecer relacionamentos que envolvem afetos positivos, pois é conhecida a importância da qualidade dos vínculos para ajudar na adesão e efetividade dos tratamentos propostos para manejo da dor e reestabelecimento de bem-estar do paciente.

- **Redes/mídias sociais:** assim como a rede de apoio social, a internet pode ser fonte de suporte social (o indivíduo pode se relacionar com amigos, família, colegas de trabalho, entre outros), mas também pode se tornar fonte de acesso a informações sobre sua condição clínica e formas de tratamento. Ainda nesse sentido, o paciente também pode encontrar pessoas em situações semelhantes à sua e compartilhar suas experiências. É uma área que, apesar de relativamente nova, vem ganhando cada vez mais espaço no dia a dia da população em geral, portanto é necessário checar o quanto ela pode auxiliar ou prejudicar a evolução do tratamento do paciente.[8]

40.2 Dor e sofrimento

Um dos primeiros aspectos que precisam ser ponderados é que DOR e SOFRIMENTO não são sinônimos, embora em algumas situações o paciente possa sentir que se equivalem. Portanto, um dos passos iniciais na avaliação de um paciente com dor é compreender, a partir de sua narrativa e exames clínicos e complementares, quais são as variáveis que estão interferindo em sua queixa.[9]

Precisamos saber o quanto o seu discurso se refere: a **problemas relacionados à doença** (processo da doença, mutilações, tratamentos, sintomas, efeitos colaterais, fadiga e debilidade associada à progressão da doença, relação problemática com o médico ou equipe de saúde), às **dificuldades sociais** (isolamento, estigma, mudança de papéis, perda de controle, perda de autonomia, preocupações com a família, finanças, prestígio no trabalho e renda e sentimentos de abandono e isolamento social), às **problemáticas intrapsíquicas** (ansiedade, depressão, desespero, medo, raiva, revolta, insegurança, frustração/desesperança por falha terapêutica, sentimentos de desamparo e medo da morte) ou ainda às **questões espirituais** (questionamentos sobre o sentido da vida, culpabilização pela sua situação e tentativa de entendimento do motivo de ter sido escolhido para adoecer), para poder identificar possíveis estressores que estarão presentes na avaliação da dor desse paciente.[4,9,10]

É importante levar em consideração que o sofrimento envolve, assim como a dor, **muitas dimensões.** Portanto, a fim de entender melhor o paciente, não podemos reduzi-lo a partes que compõem sua vida; precisamos identificar que características o definem. Todo mundo tem um modo de agir e de dar sentido à vida, tem um passado, experiências de vida, família, vida social e um *background* cultural. Cada pessoa desempenha papéis, e nenhum desses papéis realmente existe sem os outros; tem relacionamentos que permitem a expressão de felicidade, raiva, gratidão e muitas outras emoções. É nos relacionamentos que as pessoas expressam sua afetividade, buscam prazer e satisfação sexual. Cada um costuma relacionar-se consigo mesmo e com os outros, tomando determinadas atitudes e praticando específicas ações que podem ser reconhecidas/valorizadas ou não, por si ou pelos outros, assim como pode apresentar projetos de vida que dão foco e motivação para seguir na vida. A inconsistência ou falta de planos pode levar a falta de comprometimento com a própria vida e consequentemente com o tratamento, como se aguarda ser orientado e guiado em sua jornada por outros.

Toda pessoa tem um corpo, que pode apreciar ou não, cuidar ou descuidar, e todo mundo tem uma dimensão transcendente. Todas essas partes se inter-relacionam e se afetam, e, quando uma ou outra dessas partes se desequilibram, seja pela doença ou qualquer outro fator, inicia-se o sofrimento.[11-13] Portanto, é realmente impossível reduzir o sofrimento sem ao menos identificar e reconhecer essas muitas facetas que definem o ser humano. De acordo com Loeser (2008),[14] o sofrimento pode ser compreendido como a consequência emocional ocasionada ao cérebro devido a dor, medo, ansiedade, estresse, perda de entes queridos ou por outros estados psicológicos.

Podemos compreender que o impacto do adoecimento/dor narrado pelo paciente em suas queixas envolve sofrimentos que transcendem o diagnóstico, e é preciso observar como diferentes variáveis podem contribuir para queixa do paciente, como:

a) Etapas do processo de adoecimento/dor: caracterização (agudo, gradual, crônico ou terminal); curso (progressivo, constante e episódico); intensidade e frequência de sintomas.

b) Consequências da evolução: físicas, sociais, emocionais, cognitivas e financeiras, grau de incapacitação (cognitiva, funcional etc.); iminência de morte e luto.

c) Grau de conhecimento do paciente/familiares sobre o quadro de dor: crenças e dúvidas, expectativas de melhora ou de cura; estigmas ou preconceitos ou ao receio de morte.

d) Repertório de experiências pessoais e de pessoas próximas com situações similares ou anteriores, com ênfase no medo: da perda de autonomia, da falta de esperança, da morte, do morrer com dor ou com intenso sofrimento ou de transfigurações físicas.

40.3 Possibilidades de sofrimento

O sofrimento, assim como a dor, deve ser considerado pela equipe de profissionais, pois os pacientes buscam o alívio do sofrimento tanto quanto da dor.[14]

De modo didático, podemos identificar três tipos de sofrimento na narrativa dos pacientes:

a) Circunstancial: refere-se a situações externas relacionadas ao quadro clínico ou ao tratamento e/ou equipe que ameaçam sua integridade física e/ou psíquica. É necessário ajudar o indivíduo a avaliar essas ameaças e a reconhecer seus próprios recursos de enfrentamento. O sofrimento circunstancial pode advir de alguma iatrogenia, ou seja, do resultado negativo de uma prática médica,[15] como um tratamento que traz algum tipo de sequela ou aumento da intensidade do quadro álgico.

b) Existencial: ocorre quando o estilo de vida, a continuidade de seu projeto de vida ou aquilo que o indivíduo compreende que tem sido o sentido de sua vida está ameaçado, fazendo-o precisar rever suas ações no presente e fazer novos planos para o futuro.

c) Preexistente: a dor exacerba conflitos emocionais anteriores. Nessas circunstâncias é importante ajudá-lo a lidar com sua vulnerabilidade e auxiliá-lo a reconhecer que dispõe de recursos para lidar com seus conflitos emocionais sem precisar lançar mão de defesas somáticas.

Percebe-se que para cada um desses focos de sofrimento há uma conduta diferenciada. Identificar se, ao longo de seu discurso, o paciente se refere mais a angústias circunstanciais, existenciais ou preexistentes pode facilitar ao profissional a escolha de condutas terapêuticas que respondam melhor a sua demanda do momento, o que, por sua vez, faz com o paciente se sinta compreendido, podendo auxiliar em seu comprometimento com o tratamento proposto para sua condição.

40.4 Recursos de enfrentamento

É imprescindível que os profissionais de saúde estejam atentos aos recursos de que o paciente e seus familiares dispõem para lidar com a condição de sofrimento, advindo o quadro álgico. Quanto mais a impotência se faz presente, mais passivos e pouco eficientes são os recursos utilizados tanto por parte do paciente quanto de seus familiares quando ficam muito reativos perante o sofrimento de um ente querido.

Os comportamentos e atitudes que o paciente apresenta para enfrentar a dor podem ser divididos em:

a) Ativos, ou seja, com ênfase no controle interno, indicando atitudes assertivas relacionadas a recursos do próprio paciente.

b) Passivos, aqueles com ênfase no controle externo, sinalizando insegurança e a expectativa do indivíduo de que o outro tome alguma atitude que solucione seu problema. É comum atribuírem esse poder aos médicos, a Deus, aos remédios ou a intervenções terapêuticas invasivas.

c) Funcionais são as atividades realizadas pelo paciente que auxiliam no tratamento da dor, aumentando a consciência corporal, como praticar atividade física com regularidade respeitando os próprios limites, fazer relaxamento, buscar técnicas de distração e lazer entre outros recursos.

d) Disfuncionais, comportamentos que podem prejudicar o andamento do tratamento, uma vez que ultrapassam os limites impostos pelo próprio corpo. Aqui entram atitudes e comportamentos que negligenciam cuidados necessários com o corpo ou falta de adesão às orientações indicadas pelos profissionais e a busca de alternativas com pouca credibilidade e possibilidade de êxito como últimos recursos, gerando mais frustração e descrédito.

Quando o profissional consegue ajudar o paciente a reconhecer se os recursos que está utilizando para lidar e manejar a dor de fato são eficientes ou não, pode auxiliá-lo a romper com o papel de vítima e de aprisionamento à dor e a perceber que ele também dispõe de estratégias para enfrentar a dor e sofrimento associado, não permitindo que ela abale sua identidade e quebre de forma abrupta seu ritmo de vida.

40.5 Significado da dor para o paciente

É importante também avaliar o sentido ou o papel que o paciente atribuiu a sua dor: se a compreende como um bloqueio para a realização de seu projeto de vida ou se assumiu um papel para justificar suas frustrações ou falta de realizações, ou seja, pode funcionar como desculpa para o indivíduo não entrar em contato com outros conflitos pessoais; ou pode, ainda, ser vista como um evento transitório que promove desestabilização *a priori*, mas que pode levar a aprendizados e mudanças a médio e longo prazos.

Outro ponto que merece ser investigado é se a eclosão ou manutenção da dor trouxe ganhos primários e secundários para o paciente.[4] Esses ganhos também podem dificultar a melhora do quadro álgico, chegando, muitas vezes, a prejudicar a adesão ao tra-

tamento. Por ganho primário entende-se um ganho direto com a doença, como se ausentar do trabalho podendo receber atestado que justifique sua falta. Ganho secundário é aquele no qual se evidencia que o indivíduo obtém benefícios que podem justificar sua permanência no papel de doente, como maior atenção de familiares ou de pessoas de convívio próximo, diminuição de responsabilidades sociais, concessão de aposentadoria precoce, entre outros.[16]

40.6 Recursos para avaliação da dor

Na avaliação da dor, o profissional de saúde pode lançar mão de uma série de instrumentos disponíveis na literatura para avaliar aspectos psicossociais presentes em pessoas que sofrem com dores crônicas. A seguir descreveremos alguns deles que temos utilizado com maior frequência na prática clínica:[4,6]

- Escala numérica da dor:[17,18] utiliza-se para a identificação da qualidade sensitiva da experiência dolorosa. Solicita-se ao paciente que classifique a intensidade de sua dor segundo uma série de números que variam de 0 a 10 (ou 0 a 100), sendo que 0 significa "ausência de dor" e 10 "dor insuportável". Assim, o profissional pode ter uma ideia de como o indivíduo está caracterizando a intensidade de seu desconforto físico e sofrimento associado.

- Adaptação do diagrama da dor:[19,20] o instrumento se propõe a delimitar as regiões onde o paciente sente dor. Nossa equipe adaptou esse recurso de acordo com a demanda de nossos pacientes que reclamavam da ausência das partes íntimas na figura, especialmente aqueles que tinham dores próximas à região genital, ou de mulheres que tinham dores nos seios devido a mastectomia. Passamos a utilizar o desenho de duas figuras humanas nuas (frente e costas) do mesmo gênero do paciente. Além disso, oferecemos lápis colorido e perguntamos o motivo da escolha da cor. É raro eles referirem que foi aleatória; muitos utilizam cores que não gostam ou associam a dor com cores fortes: vermelho, preto ou laranja. Já outros preferem pintar com a cor de que mais gostam para amenizar o desconforto. Solicitamos também que eles coloquem na folha a intensidade da dor de 0 a 10 naquele dia e na última semana.

- Diário de dor: é um recurso que o paciente costuma preencher em casa. Pede-se que ele escreva em uma folha de papel, de forma resumida, as atividades e movimentos realizados a cada dia da semana (manhã, tarde e noite), e anote de 0 a 10 o número que melhor descreve a intensidade de sua dor e que registre a emoção que estava sentindo naquele momento. O objetivo principal é reconhecer fatores de melhora e piora do quadro álgico;

- Escala hospitalar de ansiedade e depressão (HAD):[21,22] as escalas de humor não fornecem diagnóstico clínico; elas têm a finalidade de checar a presença de traços ansiosos e depressivos pois os transtornos de humor podem influenciar na percepção e tolerância à dor. O HAD propõe-se a medir a prevalência de sintomas em pacientes em contexto de internação ou ambulatorial. Ele pode ser autoaplicável, e consiste em 14 itens, que abordam pensamentos, sensações e ações relacionados à sintomas depressivos e ansiosos. Pede-se que o paciente escolha a alternativa que mais representa o que sentiu na última semana. Dependendo da pontuação, é recomendado que ele passe por uma avaliação psiquiátrica para confirmar o diagnóstico;

- Entrevista: é um recurso fundamental para compreender como a dor se inseriu na história de vida do paciente. A entrevista pode ser dirigida, semidirigida ou aberta. Os pacientes mais comunicativos se beneficiam da entrevista aberta, uma vez que se sentem mais à vontade para relatar e trazer suas demandas, enquanto pacientes tímidos, ansiosos e desconfiados precisam que o profissional faça perguntas mais direcionadas. Permite identificar: se há rede de apoio/suporte; quais são as expectativas dele em relação ao tratamento; os recursos de enfrentamento de que ele dispõe; suas reações emocionais; o foco de seu sofrimento e principalmente o significado do adoecimento/dor e o ritmo de seu cotidiano. É importante que o profissional procure estabelecer um vínculo de confiança com o paciente de modo a favorecer que ele se sinta à vontade para falar de si.

- Retrato da dor: é um recurso projetivo, desenvolvido por Loduca em 1998,[23] que procura identificar a percepção do paciente sobre sua dor e sofrimento associado. Como a dor não tem uma forma detectável objetivamente em exames subsidiários, o indivíduo precisa utilizar-se de sua capacidade criativa para concretizar seu desconforto, representando-o

graficamente. Solicita-se que ele imagine que sua dor tem uma forma e, em seguida, pede-se que tente desenhá-la em uma folha de papel. Lápis de cor são oferecidos para confecção gráfica. Lembra-se ao sujeito que não existe certo ou errado. Após a confecção do desenho, segue-se um inquérito elaborado com o intuito de ampliar a compreensão do sofrimento álgico, procurando checar: emoções relacionadas à experiência de dor, tipos de enfrentamento, senso de eficácia e situações de vida que podem ser comparadas ao infortúnio atual. Esse recurso ajuda a entender o sentido que a dor ocupa na vida do indivíduo, assim como qualifica seu sofrimento.[23,24] Na prática clínica, foi constatado que esse recurso mobiliza emoções no paciente, minimizando defesas, como a racionalização, ampliando a percepção e reconhecimento da necessidade de apoio psicológico, sendo um recurso que favorece o trabalho da adesão ao tratamento.

- Questionário do impacto psicossocial da dor (IPD): esse instrumento surgiu da necessidade dos profissionais de saúde de compreender como a dor crônica afeta a vida de cada paciente. É investigada a percepção do sujeito de como era a sua vida antes da dor e como ficou após a eclosão do quadro álgico. Tem por objetivo compreender o impacto do quadro álgico em 10 domínios: trabalho, lazer, atividade física, sono, autoimagem, família, espiritualidade, rede social, sexualidade e projeto de vida. Estes foram identificados por meio de revisão de literatura na área da dor e de temas recorrentes mencionados pelos pacientes, ao longo dos anos, quando narravam o impacto da dor em suas vidas. Esse questionário também procura averiguar domínios da vida que o paciente considera importantes e quais ele percebe que a dor impactou mais.

Existem vários outros questionários que auxiliam os profissionais de saúde a investigar aspectos específicos relacionados à dor e os aproximam da vivência do paciente. No entanto, cada profissional precisa encontrar quais recursos respondem melhor a sua demanda levando em consideração as particularidades e afinidades de sua área da saúde, sem esquecer as características subjetivas dos pacientes e dos aspectos singular e multidimensional da dor. Os questionários listados a seguir têm sido muito utilizados na prática clínica brasileira: Inventário de

Atitudes Frente à Dor (que avalia as crenças dos pacientes);[17,25] Medical Outcomes Study 36-Item Short-Form Health Survey SF-36[26,27] e World Health Organization's Quality of Life Instrument WHOQOL-BREV[28,29] (que avaliam a qualidade de vida); Escala de Pensamentos Catastróficos (avalia um dos tipos de pensamentos disfuncionais);[30,31] McGill (avalia os descritores de dor);[32-34] Inventário Breve da Dor (verifica as aspectos de dor vivenciados nas últimas 24 horas);[35,36] Índice de Gravidade de Insônia (gravidade da insônia vivenciada e indiretamente ligada à qualidade do sono do paciente);[37,38] West Haven-Yale Multidimensional Pain Inventory – WHYMPI (avalia diferentes dimensões na experiência de dor do indivíduo);[39,40] Escala de Impressão Global de Mudança para os Pacientes (propõe avaliar a percepção do paciente em relação a sua melhora);[41,42] Inventário Lipp de Sintomas de Estresse – ISSL (mede qual fase do estresse o paciente se encontra);[43] Questionário de Autoeficácia sobre a Dor (mede a sensação de capacidade do paciente com dor ao desempenhar tarefas);[44,45] Versão Brasileira do the Pain Disability Questionnaire;[46,47] Medical Outcomes Study Social Support Survey – MOS-SSS (avalia a percepção individual de apoio social com o qual o indivíduo pode contar em situações de necessidade).[48,49]

40.7 Adesão ao tratamento

A adesão é um conceito que engloba aspectos cognitivos, sociais, emocionais e comportamentais, e pode ser definida como o conjunto formado pela atitude e o comportamento do paciente em seguir as prescrições dos profissionais de saúde.[50,51] A literatura afirma que, independentemente da doença, do tratamento ou até mesmo do prognóstico, cerca de 30 a 50% dos pacientes não aderem ao tratamento proposto.[52]

Entender as expectativas do indivíduo em relação ao tratamento ajuda a identificar o grau de motivação que ele apresenta para seguir as prescrições e recomendações da equipe. Quanto maior for o grau de motivação do doente, maiores sua adesão e comprometimento com o tratamento.

Nesse sentido, Prochaska e DiClemente, em 1982,[53] realizaram estudos para auxiliar os profissionais a identificar a disponibilidade que os pacientes têm para a mudança. Os autores definiram cinco momentos que foram denominados na literatura estágios de prontidão para a mudança, baseados em suas práticas clínicas relacionadas à dependência química. Kerns e Rosenmberg, em 2000,[54] e Gatchel, em 2004,[55] adap-

taram esses conceitos para a realidade do paciente com dor, e, em 2009, Loduca e Samuelian[56] adequaram os estágios de prontidão para a mudança para o contexto brasileiro, incluindo o estágio de recaída. Posteriormente, em 2015, também foi incluído o estágio denominado descrédito junto aos demais.[52]

Quando o paciente se encontra no estágio de pré-contemplação, ele procura a cura da dor de forma mágica e imediata, acreditando que ela virá somente por meio de apoio externo (médico, remédios, cirurgia, interferência divina, entre outros) e não se compromete como parte também responsável pela efetividade do tratamento. Nesse estágio, o paciente não percebe a importância das terapias complementares como fisioterapia, psicologia, nutrição e outros como intervenções que podem colaborar para diminuir seu sofrimento álgico.[52]

No estágio de contemplação, o paciente começa a reconhecer a importância do tratamento e compreende que sua atitude também pode influenciar na dor, embora ainda não consiga identificar o que precisa ser feito e que mudanças ele precisa adotar no dia a dia.[52]

Conforme ele aprende estratégias para o manejo da dor e fica mais alerta para identificar os fatores de piora e de melhora, encontra-se no estágio de preparação, que consiste em uma fase de engajamento do paciente, que passa a seguir mais as orientações dos profissionais.[52]

Quando o paciente se encontra no estágio de ação, implementa mudanças em seu cotidiano; já assimilou estratégias de enfrentamento e começa a criar alternativas que envolvem autocontrole para manejar suas dores.[52]

O estágio de manutenção representa o momento em que o paciente assume um novo estilo de vida, continuando a se esforçar para atingir a remoção ou alívio do quadro doloroso.[52]

Por vezes o paciente poderá se encontrar no estágio de recaída, cujo nome é autoexplicativo. Ele experiencia uma piora do quadro álgico (uma recaída) e pode se desmotivar em dar seguimento às mudanças implementadas em sua vida, ter medo de que o câncer haja se agravado, vislumbrar a iminência da morte.[52]

Nossa equipe, na prática clínica, identificou mais um estágio que poderia ser somado aos cinco estágios de prontidão para mudança: o descrédito, caracterizado por aquele paciente que acredita que nada nem ninguém pode contribuir para o alívio de seu quadro álgico. Frequentemente, esse paciente já procurou tratamentos em diversos serviços de dor, e a falta de sucesso das terapêuticas adotadas, somada à possibilidade de ter vivido situações iatrogênicas, confluíram para sua falta de esperança e perspectiva de melhora, o que acaba provocando falta de engajamento com o tratamento atual ou facilita a desistência de seguir com os cuidados necessários.[52]

40.8 Padrões de convívio com o quadro álgico crônico

Após longo tempo sentindo dor, os pacientes desenvolvem maneiras distintas de conviver com ela. A partir de sua experiência clínica, Loduca, em 1998,[23] identificou quatro padrões de convívio com a dor que se referem ao modo como o indivíduo se relaciona com ela: caótico, dependência, repulsa e integração. A escolha pelo termo "padrão", diferentemente de "estágio", deu-se pela possibilidade de o paciente perpassar pelos padrões de uma forma não linear.

Identificar o padrão, conhecendo como o paciente convive com suas dores, auxilia o profissional de saúde na escolha de condutas específicas que levam em conta as necessidades dos pacientes, favorecendo o vínculo terapêutico e a adesão ao tratamento. A seguir serão caracterizados brevemente os padrões de convívio com dores:

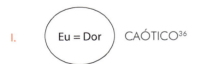

No padrão caótico o paciente tem pensamentos pessimistas e se identifica com o papel de sofredor, fala pouco de si e muito sobre sua dor. Costuma apresentar postura passiva, pedindo constantemente ajuda do outro, delegando a responsabilidade de sua melhora à equipe. Seu dia a dia é voltado para os tratamentos e sua consciência corporal se restringe à região dolorida. Em sua visão, a busca da cura da dor a curto prazo é uma de suas poucas motivações e o que rege seus projetos de vida.

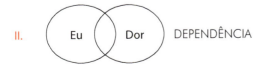

O paciente que está no padrão de dependência vê o quadro álgico como uma ameaça a sua identidade, sendo esse um empecilho para cumprir suas tarefas rotineiras. A dor também pode ser uma fonte de ganhos secundários para conseguir recursos financeiros e/ou atenção. Seu cotidiano e seu plano de vida não se reduzem a dedicar-se ao tratamento, conseguindo retomar interesses em atividades que exercia outrora ou buscar novas ações. Ele consegue reconhecer tensão em seu corpo, bem como regiões doloridas, ampliando sua consciência corporal em comparação ao padrão caótico.

O indivíduo começa a apresentar postura um pouco mais ativa conforme percebe os resultados do tratamento. Porém, quando há piora do quadro clínico, ele retoma os pensamentos negativos, diminuindo a confiança na equipe.

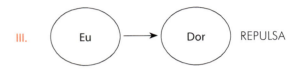

Neste padrão de convívio com a dor, o paciente demonstra repulsa a sua condição clínica, manejando sua dor de maneira inadequada, movido pela raiva. Despreza suas limitações, o que pode levar a piora do quadro álgico. Esse paciente tem dificuldade para manter autocuidado e respeitar restrições físicas que se façam necessárias devido a sua condição clínica atual. Estabelece relações permeadas por desconfiança, rebeldia e hostilidade para com a equipe, amigos e familiares que apontem a necessidade de mudança de sua postura ou quando julga que não está sendo negligenciado em sua assistência. Quando isso ocorre, questiona a efetividade do tratamento e a competência da equipe. Também pode apresentar baixa tolerância aos efeitos adversos dos medicamentos e ter dificuldade para tomá-los com regularidade. Outro aspecto que se destaca é que seu projeto de vida do paciente tem como foco superar a dor a qualquer custo, e nem sempre adota as estratégias mais adequadas para alcançar esse objetivo.

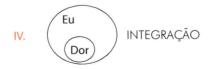

O paciente que se encontra no padrão de integração enxerga que a dor está presente em seu corpo, no entanto não é um obstáculo a sua identidade. O autocuidado e a consciência corporal estão presentes e fortes, o indivíduo sai do papel de doente e consegue reassumir papéis anteriores ou os adapta a sua nova realidade. Ele adota postura ativa frente ao tratamento, responsabilizando-se pela sua saúde e bem-estar. Consegue realizar mudanças no seu dia a dia e constrói uma nova forma de se relacionar e de pensar, pois a dor já não é mais seu maior foco de interesse como acontece nos outros padrões.

Apesar de sempre ter um padrão de convivência com a dor que sobressaia, o paciente pode apresentar traços de características dos demais padrões ao mesmo tempo.

40.9 Intervenção

Referindo-se às intervenções psicológicas, utilizadas na assistência a pessoas com dor, na maioria dos trabalhos publicados verificou-se a utilização de grande variedade de recursos, como entrevista aberta (individual ou em grupo), escuta clínica e compreensiva, utilização de instrumentos padronizados para avaliação e diagnóstico, orientação e educação referentes aos aspectos relacionados ao tratamento e aos mecanismos de ação da dor com pacientes, grupos de reflexão com equipe de saúde, mediação entre pacientes, familiares e equipe de saúde, interconsulta, psicoterapia, visitas domiciliares, aconselhamento de familiares, relaxamento, hipnose, distração, imaginação dirigida, treino de respiração, arteterapia, musicoterapia, entre outras.[57]

Dentre tantos recursos, é importante identificar o tipo de intervenção utilizado pelos profissionais. Em nossa prática clínica temos utilizado com referência para a escolha da intervenção que melhor responde a demanda de cada paciente a identificação do estágio de prontidão para a mudança e do padrão de convívio com a dor. Para nós, esses tópicos têm sido caminhos que permitem ao psicólogo avaliar qual a melhor intervenção a ser utilizada com cada paciente.

40.9.1 Psicoterapia

Um dos principais objetivos de qualquer processo psicoterápico é restabelecer o equilíbrio psíquico, de modo a atenuar o sofrimento causado pelo processo de adoecimento, ressignificando a dor e ajudando o paciente a reconhecer e utilizar suas próprias estratégias de enfrentamento[6,58] procurando utilizar-se de recursos mais ativos que melhorem sua qualidade de vida e minimizem o impacto da dor em seu cotidiano. É comum o trabalho com pacientes com dor ser breve, ou seja, ter determinado número de sessões estabelecidos a partir do foco de trabalho. Quando atingido, encerra-se o processo.

Cabe ao psicólogo identificar elementos estressores, fontes de motivação, conhecer os papéis que seu paciente prioriza no dia a dia e a qualidade de suas interações pessoais. Notar o quanto o indivíduo se sente prisioneiro da dor, vítima e sofredor ou se tem sua própria identidade preservada e assume postura ativa e resiliente no cotidiano, tentando não ficar subjugado a seu quadro álgico, são elementos-chave para o sucesso de um trabalho psicoterápico.

Nesse sentido, o trabalho do psicólogo é o de auxiliar os pacientes a fortalecerem o autocuidado e a autoestima, utilizarem estratégias de enfrentamento eficientes, assim como valorizarem a qualidade afetiva das relações que estabelecem com aqueles que os cercam, bem como estimular a presença de diálogo claro e franco entre eles e as equipes de saúde que os assistem, procurando restabelecer projetos que respeitem seus potenciais e limites e que acima de tudo os mantenham motivados a viver o momento presente de forma ativa e funcional.[59]

Em algumas situações, o próprio paciente reconhece a necessidade de seguir em acompanhamento psicológico por identificar que a dor é um dos estressores em seu cotidiano e opta por um processo psicoterápico de longo prazo nos quais outras questões de vida serão envolvidas e não somente circunstâncias que podem estar correlacionadas ao adoecimento e sofrimento atual.[4,6]

40.9.2 Programa psicoeducativo

Este tipo de intervenção existe para diversas condições clínicas crônicas e estimula os participantes a utilizar seus próprios recursos de enfrentamento para modificar o modo como lidam com o adoecimento, melhorando a saúde física e mental.[60,61] É utilizado há mais de 30 anos, geralmente quando o paciente não adere ou não responde satisfatoriamente aos tratamentos propostos, embora no Brasil já seja utilizado para favorecer a adesão às propostas terapêuticas indicadas nas clínicas de dor.[60,61]

O trabalho é constituído por 6 a 12 sessões em grupo fechado, nas quais se misturam aulas informativas e vivências para trabalhar a motivação e favorecer a assimilação das informações apresentadas. O conteúdo programático é previamente delimitado em consonância com as necessidades apresentadas pelos participantes, e são estabelecidos indicadores de êxito.[60,61]

Dentre os principais objetivos desse tipo de intervenção, destacam-se: melhor compreensão sobre a dor e suas interações com pensamentos, sentimentos, comportamentos e o ambiente; modificação de crenças disfuncionais e de expectativas inatingíveis; fortalecimento de recursos de enfrentamento próprios; foco em melhorar habilidades físicas e cognitivas, redução de dependência ou uso irregular de medicamentos, estimular postura ativa e investimento em qualidade de vida, entre outros.[60,61]

Descobertas da neurociência destacaram que a dor pode estar frequentemente presente sem haver danos nos tecidos, ou pode ser desproporcional aos danos, ou, ainda, que os danos nos tecidos não resultam, por si sós, na sensação de dor. Vários elementos de caráter individual também podem interferir na sensação e queixa de dor. Logo, transferir esse conhecimento para pacientes com dor, assim como para familiares e profissionais de saúde, é uma tarefa importante, que pode ser feita por meio de intervenções educacionais.

Muitos trabalhos e profissionais têm confirmado que a utilização de grupos psicoeducativos para melhorar a adesão de pessoas com dores crônicas aos tratamentos propostos é eficaz para melhorar as crenças de dor não adaptativas, diminuir sua intensidade e frequência e a incapacidade em pacientes com distintos diagnósticos de dores crônicas. Explicar aos pacientes, por meio da educação em neurociência da dor, os mecanismos de ação e manutenção de dores crônicas permite que eles entendam sua condição, melhorem suas crenças sobre o problema e fortaleçam estratégias de enfrentamento funcionais; consequentemente, pode favorecer a aliança terapêutica. Acreditar nos benefícios que podem ser obtidos com o tratamento proposto permite o início de intervenções mais ativas, quando o paciente reconhece a necessidade de mudanças em seu estilo e ritmo de vida, que pode incluir uma combinação de gerenciamento de estresse, sono, atividades diárias e a prática de exercícios físicos, dependendo das características individuais de cada paciente.[60,61]

Educar os pacientes também pode melhorar a adesão à farmacoterapia prescrita, incluindo situações em que pacientes com dor crônica não compreendem o motivo de terem de tomar determinados medicamentos como os antidepressivos (prescrito para ativar a inibição nociceptiva descendente e não para tratar depressão), ou quando temem os efeitos colaterais ou apresentam o receio de ficarem dependentes desses medicamentos.[62]

A educação em neurociência da dor é a base para ajudar e motivar os pacientes a usar essas habilidades no enfrentamento da dor e deve ser explicada em linguagem simples e clara. Seu principal objetivo é melhorar o autocontrole de eventos dolorosos e a adesão aos tratamentos propostos.[63]

40.9.3 Outras intervenções

Essas intervenções podem ocorrer separadamente, podem compor parte do trabalho educativo ou ser realizadas em algumas sessões do processo de psicoterapia. Temas que são abordados com mais detalhes em outros capítulos.

Hipnose

Técnicas de hipnose têm sido utilizadas para ajudar as pessoas a gerenciar melhor dor, ansiedade, insônia e sofrimento e envolvem enfrentar estressores relacionados à doença enquanto dissociam a experiência da excitação somática. Dentre os vários métodos de hipnose, a hipnoterapia, conhecida como a hipnose moderna, tem-se destacado e auxilia o paciente a concentrar-se e utilizar sua imaginação para modificar sintomas e respostas emocionais, tirando o foco de sua atenção da dor. Destacam-se os efeitos da analgesia hipnótica em regiões cerebrais específicas associadas à redução da dor, notadamente o córtex cingulado dorsal anterior e o córtex somatossensorial, subjacentes à sua utilidade como analgésico potente e sem efeitos colaterais. Ela auxilia o paciente a concentrar-se e a utilizar sua imaginação para modificar sintomas e respostas emocionais, tirando o foco de sua atenção da dor. Estudos[64] mostram uma redução estatisticamente significativa e clinicamente relevante na intensidade da dor após hipnose, juntamente com o aumento do uso da estratégia de enfrentamento da dor para reinterpretar as sensações dolorosas.

Relaxamento

O relaxamento é baseado em uma maneira de pensar passiva e tranquila, alcançada ao focar a atenção em um ou mais objetos neutros, por exemplo, regiões do corpo ou da respiração, enquanto pensamentos perturbadores são ignorados. Essa técnica se concentra em obter controle sobre a resposta fisiológica a experiências estressantes, como a dor. Técnicas de relaxamento, como relaxamento muscular progressivo, desencadeiam uma resposta neurofisiológica, causando relaxamento muscular e diminuindo a reação neuroendócrina a um evento adverso, oferecendo aos pacientes uma sensação de bem-estar e diminuição da ansiedade e estresse. Esses trabalhos costumam aumentar o grau de adesão dos pacientes ao tratamento uma vez que propiciam a sensação de bem-estar.[65]

Meditação

No Brasil, os conceitos de meditação e relaxamento acabaram se tornando sinônimos no senso comum, e na literatura essa discussão é controversa. Os autores optaram por compreender a meditação de uma forma distinta de relaxamento, e para ilustrar será dado o destaque a um dos tipos de meditação, denominado *mindfulness*. É definido como um estado mental de controle sobre a capacidade de se concentrar nas experiências, atividades e sensações do presente. Tem origem a partir das práticas meditativas orientais, principalmente entre os budistas, e valoriza a busca pela atenção plena. Embora técnicas de meditação baseadas na atenção plena estejam sendo utilizadas no tratamento de dores crônicas em geral, poucas pesquisas foram realizadas com pacientes com dor e câncer. Entre os estudos já realizados, observou-se alguma eficácia para melhorar o sono e a angústia, mas não para amenizar a dor.[66]

Musicoterapia

É consenso na atualidade que escutar música e especificamente determinados tipos de música tem trazido benefícios para pessoas com doenças crônicas, entre elas o câncer. Sua aplicabilidade tem-se difundido na área de oncologia e nas instituições hospitalares em algumas regiões do Brasil. Recentemente estudos têm mostrado que o uso da música promove benefícios também sobre outras formas, por exemplo, tocar instrumentos, cantar, compor músicas, entre outros, para prevenir, tratar, reabilitar ou promover saúde e bem-estar. Tem-se evidenciado que a música age no cérebro, visto que as ondas sonoras estimulam os circuitos da massa cinzenta distraindo e ao mesmo tempo promovendo relaxamento corporal e estimulando a sensação de bem-estar e prazer.[67]

Em linhas gerais, os recursos vistos e muitos outros podem ser utilizados com o objetivo de auxiliar no processo de redução de estressores contribuindo para a melhora da qualidade de vida e a diminuição da ansiedade, angústia e sofrimento decorrentes do convívio de pessoas com quadros álgicos crônicos, auxiliando no processo de reabilitação desses pacientes.

Bibliografia

1. Frenkel L, Swartz L. Chronic pain as a human rights issue: setting an agenda for preventative action. Glob Health Action [Internet]. 2017;10(1). Available: https://doi.org/10.1080/16549716.2017.1348691.

2. WHO. Depression and Other Common Mental Disorders Global Health Estimates. 2017. 24 p.

3. Dworkin RH, Breitbart W. Psychosocial aspects of pain: a handbook for health care providers. International Assn for the Study of Pain; 2004. v.27.

4. Loduca A, Focosi AS, Müller BM. Um novo olhar para a avaliação psicológica no processo de adesão aos tratamentos. In: Valle RT, Grossmann E, eds. Disfunções temporomandibulares: novas perspectivas. Ribeirão Preto: Livraria e Editora Tota; 2019. p.464-87.

5. Oliveira Nunes MF. Funcionamento e desenvolvimento das crenças de. 2008;9(1):29-42.

6. Minson FP, Garcia JB, Oliveira Júnior JO de, Siqueira JTT de, Jales Júnior LH, eds. II Consenso nacional de dor oncológica. São Paulo: Grupo Editorial Moreira Junior; 2011.

7. Ko HJ, Seo SJ, Youn CH, Kim HM, Chung SE. The association between pain and depression, anxiety, and cognitive function among advanced cancer patients in the hospice ward. Korean J Fam Med. 2013;34(5):347-56.

8. Kłak A, Gawińska E, Samoliński B, Raciborski F. Dr Google as the source of health information: the results of pilot qualitative study. Polish Ann Med. 2017;24(2):188-93.

9. Carvalho MM. Psico-oncologia: história, características e desafios. Psicol USP. 2002;13(1):151-66.

10. Twycross RG. Management of pain in skeletal metastases. Clin Orthop Relat Res. 1995;312:187-96.

11. Cassel EJ. Recognizing suffering. Hastings Cent Rep. 1991;21(3):24.

12. Egnew TR. Suffering, meaning, and healing: challenges of contemporary medicine. Ann Fam Med [Internet]. 2009 Mar 1 [cited 2019 Nov 7];7(2):170-5. Available: http://www.annfammed.org/cgi/content/short/7/2/170.

13. Krikorian A, Limonero JT, Corey MT. Suffering assessment: a review of available instruments for use in palliative care. J Palliat Med. 2013;16(2):130-42.

14. Loeser J. Aspectos atuais do controle da dor. In: Von Roenn J, Paice J, Preodor M, eds. Current diagnóstico e tratamento da dor. Rio de Janeiro: McGraw-Hill Interamericana do Brasil; 2008. p.1-9.

15. Tavares F de M. Reflexões acerca da iatrogenia e educação médica. Rev Bras Educ Med. 2007;31(2):180-5.

16. Dersh J, Polatin PB, Leeman G, Gatchel RJ. The management of secondary gain and loss in medicolegal settings: strengths and weaknesses. J Occup Rehabil. 2004;14(4):267-79.

17. Jensen MP, Karoly P, Huger R. The development and preliminary validation of an instrument to assess patients' attitudes toward pain. J Psychosom Res. 1987;31(3):393-400.

18. Turk DC, Melzack R. Hanbook of pain assessment. New York: Guilford Press; 2011.

19. Calil AM, Pimenta CA d. M. Pain intensity of pain and adequacy of analgesia. Rev Lat Am Enfermagem. 2005;13(5):692-9.

20. Baeyer CL von, Lin V, Seidman LC, Tsao JC, Zeltzer LK. Pain charts (body maps or manikins) in assessment of the location of pediatric pain. Pain Manag. 2011;1(1):61-8.

21. Botega NJ, Pereira Pondé M, Medeiros P, Garcia Lima M, Mantovani Guerreiro CA. Validação da escala hospitalar de ansiedade e depressão (HAD) em pacientes epilépticos ambulatoriais. J Bras Psiquiatr. 1998;47(6):285-9.

22. Botega NJ, Bio MR, Zomignani MA, Garcia Jr C, Pereira WAB. Transtornos do humor em enfermaria de clínica médica e validação de escala de medida (HAD) de ansiedade e depressão. Rev Saude Publica. 1995;29(5):359-63.

23. Loduca A. Eu e minha dor: convivendo com um processo crônico. Pontifícia Universidade Católica de São Paulo; 1998.

24. Loduca A, Müller BM, Samuelian C. Retrato de dores. São Paulo: Tapsi; 2018.

25. Pimenta CA de M, Cruz D de ALM da. Crenças em dor crônica: validação do inventário de atitudes frente à dor para a língua portuguesa. Rev da Esc Enferm da USP. 2006;40(3):365-73.

26. Ware JE, Gandek B, Group IP. The SF-36 Health Survey: Development and Use in Mental Health Research and the IQOLA Project. 1994;23(2):49-73.

27. Ciconelli RM, Ferraz MB, Santos W, Meinão I, Quaresma MR. Tradução para a língua portuguesa e validação do questionário genérico de avaliação de qualidade de vida SF-36 (Brasil SF-36). Rev Bras Reum. 1999;39(3):143-50.

28. Group TW. The development of the World Health Organization quality of life assessment instrument (the WHOQOL). In: Quality of life assessment: International perspectives. Springer, Berlin, Heidelberg; 1994. p. 41-57.

29. Fleck MP de A, Leal OF, Louzada S, Xavier M, Chachamovich E, Vieira G, et al. Desenvolvimento da versão em português do instrumento de avaliação de qualidade de vida da OMS (WHOQOL-100). Rev Bras Psiquiatr. 1999;21(1):19-28.

30. Sullivan MJL, Bishop SR, Pivik J. The pain catastrophising scale: development and Validation. J Physiother. 1995;7(4):524-32.

31. Sehn FC. Associação do catastrofismo com marcadores biológicos. Universidade Federal do Rio Grande do Sul; 2012.

32. Melzack R. The short-form McGill pain questionnaire. Pain [Internet]. 1987 Aug 1 [cited 2019 Nov 10];30(2):191-7. Available: https://www.sciencedirect.com/science/article/pii/0304395987910748.

33. Varoli FK, Pedrazzi V. Adapted version of the McGill pain questionnaire to Brazilian Portuguese. Braz Dent J. 2006;17(4):328-35.

34. Ferreira KASL, de Andrade DC, Teixeira MJ. Development and validation of a Brazilian Version of the Short-Form McGill pain questionnaire (SF-MPQ). Pain Manag Nurs [Internet]. 2013 Dec 1 [cited 2019 Nov 10];14(4):210-9. Available: https://www.sciencedirect.com/science/article/abs/pii/S1524904211001135.

35. Ferreira KA, Teixeira MJ, Mendonza TR, Cleeland CS. Validation of brief pain inventory to Brazilian patients with pain. Support Care Cancer. 2011;19(4):505-11.

36. Cleeland CS, Ryan KM. Pain assessment: global use of the Brief Pain Inventory. Annals of the Academy of Medicine, Singapore. 1994. v.23. p.129-38.

37. Bastien CH, Vallières A, Morin CM. Validation of the insomnia severity index as an outcome measure for insomnia research. Sleep Med. 2001;2(4):297-307.

38. Castro L de S. Adaptação e validação do índice de gravidade de insônia (IGI): caracterização populacional, valores normativos e aspectos associados. 2011;83. Available: https://core.ac.uk/download/pdf/37726506.pdf.

39. Cano-García FJ, González-Ortega M del C, Sanduvete-Chaves S, Chacón-Moscoso S, Moreno-Borrego R. Evaluation of a psychological intervention for patients with chronic pain in primary care. Front Psychol. 2017;8(Mar):1-12.

40. Kerns RD, Turk DC, Rudy TE. The West Haven-Yale Multidimensional Pain Inventory (WHYMPI). Pain [Internet]. 1985 Dec 1 [cited 2019 Nov 10];23(4):345-56. Available: https://www.sciencedirect.com/science/article/pii/0304395985900041.

41. Hurst H, Bolton J. Assessing the clinical significance of change scores recorded on subjective outcome measures. J Manipulative Physiol Ther. 2004;27(1):26-35.

42. Bandeira M de B, Andrade MCR, Costa CS, Silva MA da. Percepção dos pacientes sobre o tratamento em serviços de saúde mental: validação da escala de mudança percebida. Psicol Reflexão e Crítica. 2011;24(2):236-44.

43. Lipp MEN. Manual do inventário de sintomas de stress para adultos de Lipp. São Paulo: Casa do Psicólogo; 2000.

44. Anderson KO, Dowds BN, Pelletz RE, Thomas Edwards W, Peeters-Asdourian C. Development and initial validation of a scale to measure self-efficacy beliefs in patients with chronic pain. Pain [Internet]. 1995 Oct 1 [cited 2019 Nov 10];63(1):77-83. Available: https://www.sciencedirect.com/science/article/pii/030439599500021J.

45. De Góes Salvetti M, De Mattos Pimenta CA. Validação da chronic pain self-efficacy scale para a língua portuguesa. Rev Psiquiatr Clin. 2005;32(4):202-10.

46. Anagnostis C, Gatchel RJ, Mayer TG. The pain disability questionnaire: a new psychometrically sound measure for chronic musculoskeletal disorders. Spine (Phila Pa 1976). 2004;29(20):2290-302.

47. Giordano PCM, Alexandre NMC, Rodrigues RCM, Coluc MZO. The pain disability questionnaire: um estudo de confiabilidade e validade. Rev Lat Am Enfermagem. 2012;20(1):76-83.

48. Sherbourne CD, Stewart AL. The MOS social support survey. Soc Sci Med [Internet]. 1991 Jan 1 [cited 2019 Nov 10];32(6):705-14. Available: https://www.sciencedirect.com/science/article/abs/pii/027795369190150B.

49. Griep RH, Chor D, Faerstein E, Lopes C. Apoio social: confiabilidade teste-reteste de escala no Estudo Pró-Saúde. Cad Saude Publica. 2003;19(2):625-34.

50. Tourette-Turgis C, Rebillon M. Mettre en place une consultation d'observance aux traitements contre le VIH-sida: de la théorie à la pratique. 2001.

51. Straub RO. Psicologia da saúde: uma abordagem biopsicossocial. Porto Alegre: Artmed; 2014.

52. Loduca A, Focosi AS, Müller BM, Samuelian C. Dores crônicas: como melhorar a adesão ao tratamento. São Paulo: Editora do Autor; 2015. v.66.

53. Prochaska JO, DiClemente CC. Stages and processes of self-change of smoking: Toward an integrative model of change. Journal of Consulting and Clinical Psychology. US: American Psychological Association. 1983;51:390-5.

54. Kerns RD, Rosenberg R. Predicting responses to self-management treatments for chronic pain: application of the pain stages of change model. Pain. 2000;84(1):49-55.

55. Gatchel RJ, Kerns RD, Rosenberg R. Comorbidity of chronic pain and mental health disorders: the biopsychosocial perspective. Am Psychol. 2004;59(8):795-805.

56. Loduca A, Samuelian C. Avaliação psicológica: do convívio com dores crônicas à adesão ao tratamento na clínica de dor. Dor, princípios e prática. Porto Alegre: Artmed; 2009. p.382-97.

57. Melo AC de, Valero FF, Menezes M. the Psychological Intervention in palliative care. Psicol Saúde Doenças. 2013;14(3):452-69.

58. Ferreira AP de Q, Lopes LQF, Melo MCB de. O papel do psicólogo na equipe de cuidados paliativos junto ao paciente com câncer. Rev da SBPH [Internet]. 2011;14(2):85-98. Available: http://pepsic.bvsalud.org/scielo.php?script=sci_arttext&pid=S1516-08582011000200007.

59. Marquez JO. A dor e os seus aspectos multidimensionais. Cienc Cult. 2011;63(2):28-32.

60. Loduca A, Focosi AS, Müller BM. Programas psicoeducativos nas clínicas de dor: breve histórico sobre as contribuições do trabalho com grupos para a área da saúde. In: Teixeira MJ, Figueiró JB, Yeng LT, de Andrade DC, eds. Dor: manual para o clínico. 2ª ed. Atheneu; 2018. p.661-71.

61. Loduca A, Müller BM, Focosi AS, Samuelian C, Yeng LT. How interdisciplinary psychoeducational programs with a psychodrama approach can help the chronic pain treatment compliance. Brazilian J Pain. 2018;1(2):122-6.

62. Nijs J, Leysen L, Vanlauwe J, Logghe T, Ickmans K, Polli A, et al. Treatment of central sensitization in patients with chronic pain: time for change? Expert Opin Pharmacother [Internet]. 2019;20(16):1961-70. Available: https://doi.org/10.1080/14656566.2019.1647166.

63. Garrigós-Pedrón M, Elizagaray-García I, Domínguez-Gordillo AA, Del-Castillo-Pardo-de-Vera JL, Gil-Martínez A. Temporomandibular disorders: improving outcomes using a multidisciplinary approach. J Multidiscip Healthc. 2019;12:733-47.

64. Abrahamsen R, Zachariae R, Svensson P. Effect of hypnosis on oral function and psychological factors in temporomandibular disorders patients. 2009;(20):556-70.

65. Kwekkeboom KL, Gretarsdottir E. Systematic review of relaxation interventions for pain. J Nurs Scholarsh [Internet]. 2006 Sep 1;38(3):269-77. Available: https://doi.org/10.1111/j.1547-5069.2006.00113.x.

66. Syrjala KL, Jensen MP, Elena Mendoza M, Yi JC, Fisher HM, Keefe FJ. Psychological and behavioral approaches to cancer pain management. J Clin Oncol. 2014;32(16):1703-11.

67. Zhang JM, Wang P, Yao JX, Zhao L, Davis MP, Walsh D, et al. Music interventions for psychological and physical outcomes in cancer: a systematic review and meta-analysis. Support Care Cancer. 2012;20(12):3043-53.

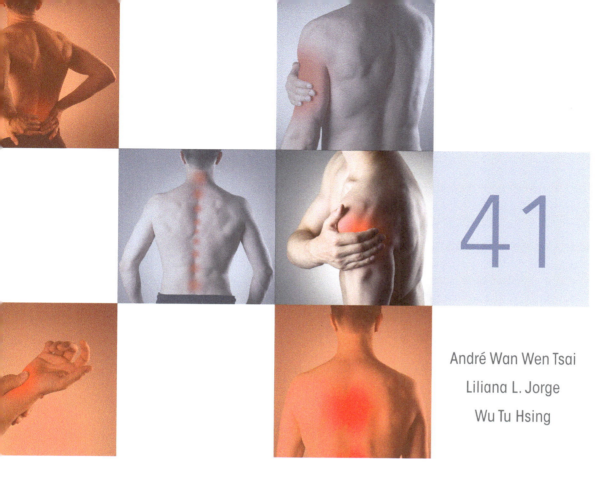

André Wan Wen Tsai
Liliana L. Jorge
Wu Tu Hsing

ACUPUNTURA E AGULHAMENTO SECO NA DOR CRÔNICA

41.1 Introdução

Uma das dúvidas mais comuns entre especialistas de dor é a compreensão das diferenças e semelhanças entre duas das técnicas mais utilizadas no manejo clínico dos pacientes. Apesar de compartilharem instrumental semelhante (inserção de agulhas no corpo), a acupuntura e o agulhamento seco possuem particularidades que dizem respeito a seus princípios, mecanismos de funcionamento e objetivos de uso, entre outros aspectos.[1] Como veremos neste capítulo, cada uma das técnicas se presta a um determinado contexto clínico, e a boa compreensão dessas nuances contribui para que possamos extrair o máximo do potencial de ambas, para o melhor efeito terapêutico. As duas primeiras partes prestam-se a descrever a acupuntura e o agulhamento seco. A seguir, é apresentada uma comparação entre ambos.

41.2 Acupuntura

A acupuntura é um ramo da medicina tradicional chinesa (MTC) que utiliza a estimulação de pontos localizados no corpo para promover a saúde ou prevenir certas doenças. Acredita-se que tal prática teria sido desenvolvida há mais de 3 mil anos na China, onde posteriormente foram também desenvolvidos os conhecimentos sobre fitoterapia e moxabustão.[2,3]

Desde então, a acupuntura tem sido praticada em toda a China e divulgada também para outros países, como Japão e Coreia, e aos poucos tem conquistado adeptos no mundo ocidental. A partir da década de 1970, iniciaram-se, na medicina ocidental, vários trabalhos científicos para explicar o funcionamento da acupuntura e comprovar, de fato, sua eficácia. Em 1997, o National Institute of Health (NIH) dos Estados Unidos divulgou um consenso sobre a acupuntura, a qual se mostrou eficaz no tratamento de náuseas e vômitos em pacientes que recebem quimioterapia ou após cirurgia, e para analgesia pós-procedimento odontológico em adultos. Em outras condições, como drogadição, acidente vascular cerebral, cefaleia, dismenorreia, epicondilite lateral, fibromialgia, dor miofascial, osteoartrose, síndrome do túnel do carpo, lombalgia e asma, a acupuntura desempenha papel adjuvante no tratamento dessas situações.[4].

No Brasil, a acupuntura tem crescido no meio popular e também no meio científico, principalmente nos últimos 50 anos, sendo reconhecida pelo Conselho Federal de Medicina como especialidade médica desde 1995.

41.2.1 Princípios e mecanismo de ação

O tratamento pela acupuntura está inserido no contexto da medicina tradicional chinesa (MTC), a qual tem como princípio a harmonia entre duas naturezas opostas, porém complementares, chamadas de Yin e Yang. O equilíbrio entre Yin e Yang garante a circulação eficiente da substância vital chamada "Qi". Os antigos médicos chineses acreditavam que as funções fisiológicas do organismo dependiam do livre fluxo de Qi por caminhos chamados de meridianos e que poderiam sofrer influência por meio da estimulação dos pontos de acupuntura.[5]

Habitualmente se utilizam agulhas metálicas descartáveis para puncionar a pele, a fim de produzir um fenômeno conhecido como "De Qi", traduzido como a "chegada do Qi" ao ponto agulhado. Ou seja, ao estimular o ponto de acupuntura, procura-se obter uma sensação de formigamento, parestesia, choque, aperto, peso que pode irradiar proximal ou distalmente, resultando no efeito terapêutico desejado.[6] Há várias técnicas de introdução e manipulação das agulhas, que são deixadas perpendicular ou obliquamente à pele, por um tempo acima de 20 minutos.

Modelos experimentais demonstram que o ponto de acupuntura possui baixa resistência elétrica, presença de terminações nervosas, ou que são locais de passagens de feixes vasculonervosos, e muitas vezes coincidem com pontos motores.[5-7] Dessa forma, quando, no local puncionado, vias aferentes nervosas são estimuladas, principalmente as fibras do tipo A delta, levam as informações até o corno posterior da medula espinhal, promovendo neuromodulação da dor.[8,9]

Na medula espinhal ocorrem dois fenômenos: primeiramente, os interneurônios inibitórios são acionados e com a liberação de metencefalina bloqueiam as informações de dor trazidas preferencialmente pelas fibras do tipo "C"; simultaneamente, as informações ascendem pelo funículo anterolateral da medula espinhal (trato espinotalâmico) até o córtex cerebral, onde a sensação de "De Qi" é interpretada como sensação de peso, choque ou parestesia pelo sistema nervoso central (SNC).[9,10] No SNC, o sistema supressor da dor é ativado, liberando opioides endógenos (betaendorfina, dinorfina) e neurotransmissores (serotonina, norepinefrina), tanto no nível central como nas vias eferentes, produzindo analgesia.[9,10] Dessa forma, a acupuntura tem efeito analgésico segmentar (contrairritativo) e suprassegmentar (neuroendócrino).

41.2.2 Diagnóstico

O diagnóstico pela MTC é realizado por meio de um método chamado de "quatro procedimentos",[3,11] subdivididos em: inspeção, olfação e ausculta, anamnese e palpação. Ao final desses procedimentos, que incluem a inspeção da língua e a palpação do pulso, elabora-se o diagnóstico chinês. No entanto, é importante lembrar que existe uma grande diferença entre o diagnóstico chinês e o ocidental. Enquanto o primeira elaboro um diagnóstico sindrômico baseado nos sinais e sintomas coletados do paciente, na medicina ocidental realiza-se o diagnóstico da doença.

De forma geral e simples, a maioria das patologias ortopédicas e reumatológicas tratadas com acupuntura é explicada por uma síndrome na qual o fluxo de Qi é dificultado pela presença de fatores patogênicos como vento, umidade e frio, levando ao surgimento de dor, rigidez articular e edema.[3,11]

Embora a acupuntura seja uma especialidade médica reconhecida, a MTC e seu diagnóstico sindrômico não têm valor legal nos registros médicos. Por isso, o médico acupuntor deve primeiramente documentar o diagnóstico ocidental antes de iniciar o tratamento com acupuntura.

41.2.3 Tratamento com acupuntura

No tratamento da dor crônica, as sessões de acupuntura podem ser realizadas de 1 a 3 vezes por semana com duração de 20 a 40 minutos cada, dependendo da condição clínica tratada. Atualmente, os pontos de acupuntura podem ser estimulados com agulhas, ou simplesmente através de pressão digital, aplicação de *laser*, moxa ou ventosa, e até mesmo eletroestimulação transcutânea (TENS). Algumas vezes, esses diferentes métodos de estímulo podem ser associados com o objetivo de potencializar o efeito da acupuntura.

Dentre as várias teorias que existe, na MTC, o tratamento pela acupuntura baseia-se principalmente na teoria dos meridianos. De acordo com essa teoria, o corpo humano possui diversos canais por onde passa o "Qi", nutrindo todo o organismo, desde a superfície até porções mais internas, garantindo assim o equilíbrio entre Yin e Yang. O Quadro 41.1 mostra os 14 meridianos principais com sua respectiva classificação internacional de acordo com a OMS.

41.2.4 Efeitos adversos

Quando tomadas as devidas precauções (Quadro 41.2), o tratamento pela acupuntura gera poucas reações adversas (Quadro 41.3). Sendo assim, é uma técnica segura quando realizada por profissionais qualificados e treinados. A reação mais comum é a vasovagal, que frequentemente está associada ao estado de ansiedade e/ou medo do agulhamento. Embora ocorra muitas vezes nas primeiras sessões de um paciente que nunca teve contato com tal tratamento, pode acontecer em sessões subsequentes dependendo do ambiente ou da constituição física ou mental do paciente no momento daquela sessão. Os principais sintomas são sudorese excessiva, sensação de mal-estar epigástrico, escurecimento da visão e náusea. Na presença de uma reação vasovagal, recomenda-se a retirada imediata de todas as agulhas, em se o paciente estiver sentado, deitá-lo elevando os membros inferiores. Pode-se estimular o ponto no filtro (abaixo do nariz) manualmente ou massagear o esterno, em casos de perda da consciência. O pneumotórax é raro, mas é uma complicação mais grave. Um estudo retrospectivo realizado no Hospital das Clínicas entre 2001 e 2006 relatou 5 casos de pneumotórax após tratamento com acupuntura.[12] A hipótese diagnóstica dessa complicação deve ser feita na presença de dor ou desconforto torácico após agulhamento em pontos localizados na cintura escapular ou parede torácica (anterior ou posterior). A lesão neurovascular, embora descrita, é extremamente rara, pois as agulhas de acupuntura fabricadas em todo o mundo possuem a ponta não cortante (romba) e são embaladas de forma estéril. Portanto, utilizando agulhas descartáveis associadas à técnica adequada de antissepsia e evitando locais onde a pele está comprometida, diminui-se acentuadamente o risco de infecção.

Em geral, a incidência das possíveis complicações com acupuntura varia entre 1:10,000 e 1:100,000, o que é considerado muito baixo pela literatura mundial.[12,13]

Quadro 41.1 Sistema de meridianos; siglas e número de pontos de acupuntura

Meridianos Yin	Sigla OMS	Número de pontos	Meridianos Yang	Sigla OMS	Número de pontos
Pulmão (*lung*)	LU	11	Intestino grosso (*large intestine*)	LI	20
Pericárdio (*pericardium*)	PC	9	Triplo aquecedor (*triple energizer*)	TE	23
Coração (*heart*)	HT	9	Intestino delgado (*small intestine*)	SI	19
Baço-pâncreas (*spleen*)	SP	21	Estômago (*stomach*)	ST	45
Fígado (*liver*)	LR	14	Vesícula biliar (*gallbladder*)	GB	44
Rim (*kidney*)	KI	27	Bexiga (*bladder*)	BL	67
Vaso da concepção (*conception vessel*)	CV	24	Vaso governador (*governing vessel*)	GV	28

Fonte: Elaborado pela autoria.

Quadro 41.2 Precauções ao agulhar certas áreas do corpo

Precauções
■ **Em gestantes:** evitar pontos no abdome e região lombar, além de pontos com forte elicitação de "De Qi".
■ **Bebês com fontanelas abertas:** evitar pontos escalpeanos.
■ **Região periocular:** cuidado técnico ao usar pontos locais; evitar manipular agulhas.
■ **Tórax e lombo:** evitar penetração profunda e perpendicular.
■ Evitar penetração profunda e perpendicular em região perigástrica, com estômago cheio.
■ **Risco de pneumotórax:** evitar agulhamento profundo local.
■ **Risco de perfuração esternal:** não agulhar perpendicularmente.
■ **Risco de lesão bulbar em região occipital:** evitar agulhamento profundo de pontos locais.
■ Realizar acupuntura com atenção e não mover o paciente enquanto agulhado.
■ **Pacientes em rebaixamento do nível de consciência:** preferir agulhamento superficial; não deixar agulha inserida além do tempo proposto para a sessão.

Fonte: Elaborado pela autoria.

Quadro 41.3 Principais eventos adversos (EA) potenciais associados à acupuntura

EA comuns	Complicações raras
■ Síncope/desmaio	■ Pneumotórax
■ Náusea/vômitos	■ Lesão da medula espinhal
■ Aumento da dor	■ Hepatite B
■ Aumento do peristaltismo	■ Sepse
■ Irritação local da pele, sangramento	■ Punctura em órgãos
■ Cefaleia	■ Convulsão
■ Sudorese	
■ Quebra da agulha	
■ Agravamento dos sintomas	
■ Tontura, sonolência	
■ Taquicardia	
■ Sensação de frio	
■ Sensação de calor	

Fonte: Elaborado pela autoria.

41.3 Agulhamento seco

O agulhamento seco consiste em uma das técnicas de tratamento da síndrome dolorosa miofascial, e sua compreensão se torna essencial para o adequado emprego. Recentemente, aguns profissionais têm se referido ao agulhamento seco como *"dry needling"*, um anglicismo decorrente da não tradução do termo a partir do original, quando da popularização da técnica no contexto da reabilitação da dor miofascial, durante a década de 1940, por dr Janet Travell,[14] a partir da observação de quadros de dor miofascial secundários a neuromas no pé, pelo Dr. Dudley Morton. Optamos por manter o termo consagrado e traduzido (agulhamento seco).

A síndrome dolorosa miofascial (SDM) é uma condição comum, aguda ou crônica, frequentemente responsável pela busca dos pacientes por clínicas de dor. Corresponde aos sintomas motores, sensoriais e autonômicos causados por disfunção em músculos e tecido conectivo, frequentemente associada a pontos gatilho (PGs), também chamados de *"trigger points"* (TrP). A SDM pode afetar qualquer músculo do corpo, que é composto por aproximadamente 400 grupos musculares. Pode causar dor local ou referida, dolorimento, tensão local, estalidos, rigidez, redução da amplitude articular, fraqueza na ausência de amiotrofia e fenômenos autonômicos. Consiste na presença de uma banda tensa muscular, dentro da qual se localizam os PGs; quando estimulados, os PGs desencadeiam o padrão de dor (zona de dor ou resposta referida) da queixa e a resposta *"twitch"* local.[15] Os PGs são compostos por segmentos pontuais no segmento de uma fibra muscular, com sarcômeros contraídos e com aumento de diâmetro e também nas fáscias.

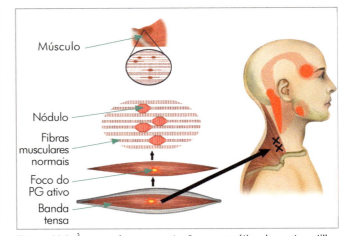

Figura 41.1 À esquerda, representação esquemática do ponto gatilho (PG) ou *trigger point* (TrP): o PG é composto por inúmeros nódulos de contração. À direita, representação de um dos pontos-gatilho (PG), do músculo trapézio.

Fonte: adaptada de Travell & Simons[14] e Shah et al.[16]

O próprio Melzack, em 1977, mencionou que o PG está firmemente ancorado na anatomia do sistema muscular, e a estimulação do tecido por agulhas representa aferência sensorial para desencadear os sistemas analgésicos, a partir de áreas corporais específicas.[7,17] Um PG ativo (Figura 1) reproduz a dor a uma área remota, de modo espontâneo. PGs latentes não produzem dor espontânea, mas reproduzem a dor quando estimulados, e podem gerar sintomas como rigidez e limitação articular; frequentemente, são encontrados em pacientes assintomáticos, ou com má qualidade muscular (idosos, menor quantidade de água corporal total, fibrose, amiotrofia e músculos parcialmente denervados). Os PGs limitam a amplitude angular muscular, e levam a fraqueza e impotência funcional.

41.3.1 Fisiopatologia

A fisiopatologia da SDM não é totalmente esclarecida, mas compila vários teorias simultaneamente. Qualquer sobrecarga muscular, lesão, estiramento ou trauma direto pode levar à formação dos PGs. Em grande parte dos casos, a dor resultante se resolve em dias ou semanas, sem ajuda médica. Porém, pode haver persistência além da resolução da lesão inicial.

A sobrecarga mecânica é definida como resultado de contrações musculares que ultrapassam a capacidade funcional de dado músculo. Na sobrecarga, pode haver ruptura da membrana celular e liberação de proteínas citoesqueléticas e cálcio iônico, com déficit no metabolismo oxidativo. As condições subjacentes de sobrecarga muscular relacionadas à formação dos PGs são: contrações sustentadas de baixa intensidade, dinâmicas concêntricas e concêntricas submáximas/máximas. O racional por trás das demais teorias está na interação entre contração muscular e suprimento sanguíneo: mediante uma contração normal, o fluxo sanguíneo capilar é obstruído, e recupera seu diâmetro com o relaxamento. Mas contrações de 10 a 25% da capacidade voluntária máxima do músculo já são suficientes para prejuízo na circulação sanguínea muscular e aumento da pressão. No trabalho muscular, o metabolismo local depende de suprimentos de oxigênio e glicose para a produção de ATP, mas, se for sustentada, haverá déficit de aporte. Como resultado, o músculo entra em anaerobiose, que resulta em acidez tecidual. Em uma contração sustentada, esse acúmulo de ácido láctico tecidual ativa nociceptores musculares, que por sua vez levam a isquemia suplementar. O relaxamento muscular depende do ATP, que garante o desacoplamento da actina-miosina; em condições de depleção sanguínea, os sarcômeros se mantêm contraídos, levando à lesão do miócito, e a placa motora se mantém disfuncional. Tais condições são suficientes para a geração de PGs.[15]

Também há sensibilização de aferentes mecanoceptivos, associada a essa disfunção de placa motora. Inicia-se um processo de inflamação neurogênica, envolvendo a acidose tecidual e a liberação de peptídeos. Com o tempo, a perpetuação dos fatores causais e a ausência de tratamento adequado, essa resposta se amplifica para a sensibilização central,[18] com achados clínicos característicos (somação temporal, hiperpatia, hiperestesia e alodinia tátil).

41.3.2 Epidemiologia

A SDM é muito comum, e acomete qualquer raça e ambos os sexos igualmente. Por si só, a SDM não é uma condição grave, mas pode causar redução na qualidade de vida e impactar o mercado produtivo ao estar associada a doenças osteomusculares relacionadas ao trabalho, afastamentos e perdas financeiras. A SDM é um epifenômeno, isto é, uma manifestação de outras condições subjacentes estruturais, que demandam tratamento específico. Por exemplo, uma espondiloartrose cervical com calcificação de ligamentos pode ser a causa de posturas antálgicas inadequadas, desvantagem mecânica muscular da cintura escapular e por consequência da SDM de trapézio.

41.3.3 Quadro clínico

Os pacientes queixam-se de dor locorregional e mal caracterizada em músculos e articulações. Também podem relatar alterações sensoriais, como parestesias ou hipoestesia que se possam relacionar a padrão radicular. O padrão de dor referida depende do músculo acometido. Um episódio agudo pode ocorrer após um evento específico ou trauma, ou, se for crônica, secundária a sobrecarga e má postura.[19] Os pacientes podem relatar distúrbio do sono por não encontrarem posição confortável.

Um exame físico acurado, incluindo análise do padrão de dor e da função muscular, pode prover dados para o diagnóstico correto da SDM. A pesquisa e localização do PG é parte importante dos achados do exame.[14,17] A resposta dolorosa à palpação do PG nem sempre ocorre, devendo ser pesquisados outros fenômenos associados, como restrição à amplitude articular e alterações neurovegetativas, como sudorese, piloereção, alterações de cor e temperatura cutânea. Quando o PG é localizado, o paciente tipicamente apresenta manifestação de sobressalto e desconforto causado pela palpação do local de dor, feita de forma controlada.[20]

41.3.4 Diagnóstico

O diagnóstico é clínico, e leva em conta a história do indivíduo e sua descrição do padrão de dor.

Critérios essenciais para o diagnóstico da SDM e a identificação de PGs latentes ou ativos:

1. Banda tensa palpável se o músculo é acessível.
2. Local de dolorimento sobre a banda tensa.
3. Uma vez palpado o PG na banda, ocorre reprodução da queixa dolorosa em padrão de dor referida.
4. Limitação dolorosa da amplitude articular quando o músculo acometido é estirado.

Existe moderada confiabilidade interavaliador na localização das bandas tensas e dos PGs pela palpação, exigindo experiência dos indivíduos. Isso se torna ainda mais importante se considerada a ausência de referências padrão, além de manuais consagrados, como o de Travel e Simmons,[14] nos quais o padrão de dor referida de cada músculo é importante no diagnóstico. A localização acurada do PG é predeterminante para a técnica de agulhamento subsequente. Não há testes laboratoriais confirmatórios para a SDM, mas exames séricos e radiodiagnósticos podem ser úteis para a detecção das condições predisponentes, doenças associadas e condições de base.

41.3.4 Fatores contribuintes

Incluem estresse anormal sobre o músculo gerando encurtamentos das fibras e má condição metabólica local; discrepâncias entre membros, assimetria esquelética, posturas inadequadas nas atividades rotineiras e posicionamentos em isometria por tempo prolongado. Condições como anemia, baixos níveis de cálcio, potássio, ferro, deficiência de vitaminas C/D/B12, privação de sono, distúrbios de humor, radiculopatia, doenças viscerais, hipotireoidismo, hiperuricemia, espondiloartropatias, osteoartroses, tendinoses e hipoglicemia também têm sido implicadas. Todas essas condições atuam de forma indireta, com sensibilização periférica desencadeando mecanismos centrais.

É necessária a pesquisa de fatores retroalimentadores que são responsáveis pelo retorno dos sintomas, mesmo após o tratamento local do PG. Incluem alterações osteoligamentares estruturais, alterações degenerativas, biomecânicas, e condições clínicas gerais, e levam à concomitância da SDM como manifestação da doença de base. Destacam-se: hipermobilidade ligamentar/frouxidão articular; distrofias musculares; síndrome de *whiplash*, enxaqueca/cefaleia tensional; síndrome do desfiladeiro torácico; síndrome complexa de dor regional; espasticidade e outras hipertonias por lesão do sistema nervoso central; *status* pós-operató-

rio, dor oncológica e compressões nervosas periféricas; espondiloartropatias, tendinopatias, sinovites, bursites; radiculopatias, síndrome do túnel do carpo, neuralgia pós-herpética; disfunção temporomandibular; questões psicossociais tais como estresse, humor deprimido, insatisfação com o trabalho, problemas de insalubridade ou falta de ergonomia do trabalho, baixa escolaridade, perfis comportamentais de evitação, medo e catastrofização; doenças infecciosas crônicas, parasitoses como doença de Lyme, polimialgia reumática, miopatias inflamatórias/autoimunes, uso de estatinas.

Em alguns casos, o manejo e a correção dos fatores perpetuantes identificados podem levar à resolução completa da dor e não necessitam abordagem específica para os PGs.

41.3.5 Prevenção, prognóstico e tratamento

A prevenção da SDM foca a remoção de fatores perpetuantes, ambientais ou relacionados ao prejuízo à biomecânica musculoesquelética. O paciente deverá procurar uma equipe especializada de reabilitação, o médico fisiatra e o médico do trabalho, para análise e correção dos fatores extrínsecos e condicionamento postural e muscular. O paciente precisa se envolver em seu plano reabilitacional, à medida que realiza as mudanças de hábitos e incorpora rotinas de exercícios.

O prognóstico da SDM é bom se ocorre correção dos fatores predisponentes e das causas do acometimento muscular. Em casos agudos, nos quais ocorre disfunção muscular na ausência de alterações estruturais, há prognóstico de total resolução. Os resultados são limitados em casos crônicos, quando a SDM se associa a condições musculoesqueléticas e degenerativas subjacentes. Pode-se considerar má prática médica a abordagem isolada da SDM (independentemente da técnica de inativação do PG), sem o diagnóstico e o tratamento da condição subjacente.

O sucesso terapêutico depende da compreensão ampla do contexto do paciente e da provisão de um tratamento multidisciplinar, que inclui medidas comportamentais, correções posturais, plano de cinesioterapia para adequação muscular e abordagem medicamentosa/procedural. Muitas vezes essa etapa do tratamento é complexa, por demandar tempo, exigir trabalho de cooperação entre médico e paciente e sua adesão. Não basta inativar o PG e abordar a SDM de forma simplista anatômica; é preciso pensar funcionalmente e lançar mão de tratamentos que envolvem frequentemente equipes multidisciplinares e diversas técnicas de tratamento. Este inclui avaliação ergonômica e ocupacional, prescrição de órteses e compensações, prescrição medicamentosa, correção dos encurtamentos musculares, treino postural, fortalecimento dos músculos da unidade miotática, massoterapia.[14] O objetivo do alongamento é estirar o sarcômero e portanto quebrar o ciclo vicioso da crise energética

41.3.6 Agulhamento seco

Finalmente, procedimentos invasivos visam à inativação dos PGs e dos tecidos adjacentes, como fáscia e tecido conectivo. O tratamento do PG provê alívio temporário da dor referida segmentar, o que poderá mascarar doenças subjacentes graves, caso não haja adequado diagnóstico e acompanhamento por um médico. Para a inativação do PG, pode ser realizada a infiltração do ponto-gatilho com anestésicos,[21] ou a punção com agulhas maciças sem inoculação de substâncias (agulhamento seco). ensaios clínicos e revisões sistemáticas demonstraram que não há vantagem analgésica no tratamento do PG com a presença do anestésico na punção, pois a inativação decorre primariamente do efeito mecânico da pistonagem sobre a placa disfuncional.[22]

O agulhamento seco do PG, classicamente, é realizado com agulhas convencionais de acupuntura, inoxidáveis e descartáveis, de 3 a 7 cm. Na técnica, o PG é localizado e a agulha é introduzida no nódulo, de modo a elicitar a resposta *twitch* (contração involuntária rápida da banda tensa) e "romper" a placa funcional. Pode ser por pistonagem, leque, e modulando-se velocidades de manipulação, de modo a garantir que todo o local sensível seja prospectado. Essa estimulação de alta pressão representa a irritação mecânica da agulha aos nociceptores do PG, que elicita a resposta contrátil.[23] Após o procedimento, verifica-se o nível de relaxamento do segmento muscular e se houve ganho de amplitude articular. Dessa forma, o agulhamento seco tem efeito local, e seu resultado pode ser mensurado de forma imediata. O efeito analgésico do procedimento é maior quando se obtém efetivamente a resposta *twitch*.[21]

O agulhamento seco é um procedimento doloroso, e necessita de cuidados pós-tratamento, como calor local, alongamentos ou gelo.

41.4 Comparação entre as duas técnicas

Desde a década de 1970 já foi observado que existe uma correspondência de 71% entre pontos-gatilho e pontos de acupuntura, sendo os últimos geralmente em regiões tipicamente referidas como Ah Shi.[7] Mais precisamente, 93,3% dos 255 PGs mais comuns correspondem a pontos de acupuntura.[17]

Existe uma aparente escassez na literatura de evidências acerca da eficácia da inativação do PG como estratégia terapêutica da SDM. Isso se deve, em grande parte, à confusão entre os diversos termos utilizados para a técnica. O agulhamento seco muitas vezes se sobrepõe à acupuntura, principalmente se os pontos respeitarem a localização da dor (*Ah Shi points*) e se localizarem nos ventres musculares. Os estudos utilizam termos como "agulhamento profundo", "agulhamento acupuntura", "acupuntura de PG", "liberação por agulha", "terapia por agulhamento" etc. Dessa forma, parte das evidências disponíveis para acupuntura corresponde ao próprio agulhamento seco. A inativação do PG mostrou benefício em relação à acupuntura *sham* em SDM de esplênios, esternocleidomastóideo e trapézio após 13 semanas,[24] mas metanálise não evidenciou vantagem do agulhamento seco em relação ao tratamento padrão.[25] Outra controvérsia está no fato de que alguns pesquisadores consideram a existência de PGs também em ênteses e outros componentes do tecido conjuntivo, sugerindo que o benefício do agulhamento estaria principalmente na melhora da microcirculação local, resolução da hipóxia tecidual e portanto na melhora do processo inflamatório e favorecimento de reparo, como osteoartrose e lombalgia mecânica. Sob tal ótica, o agulhamento seco não se diferenciaria da acupuntura clássica.[26]

Não há consenso em relação à dosagem ótima, tempo de permanência da agulha no local e intensidade da pistonagem, tanto para acupuntura quanto para agulhamento seco. Porém, na prática, na acupuntura se busca elicitar a sensação de peso ou "ferroada", ou resposta "De Qi". A partir da inserção, deixa-se a agulha no local por até 50 minutos. Por outro lado, como o objetivo do agulhamento seco é inativar o PG, após a manipulação da agulha e obtenção do espasmo muscular involuntário decorrente do relaxamento da placa, retira-se a agulha.

41.5 Conclusões

O agulhamento seco ("*dry needling*") é uma técnica eficaz utilizada essencialmente no tratamento da síndrome dolorosa miofascial (SDM), conforme já descrito. Em pouco ela difere da acupuntura, especialmente quando analisamos a técnica de aplicação e o material utilizado por ambos os procedimentos. Poderíamos até dizer que o agulhamento seco nada mais é que uma contextualização da acupuntura na medicina moderna no tratamento da dor miofascial, tornando sua compreensão mais clara, sem utilizar as teorias da medicina chinesa.

No entanto, a acupuntura, além de tratar a SDM, tem a possibilidade de utilizar outros pontos em uma mesma sessão, com o objetivo de abordar outras queixas frequentemente associadas à dor crônica, como depressão, insônia, ansiedade, síndrome do intestino irritável, pernas inquietas e disfunção temporomandibular.

Nada impede que o agulhamento seco seja empregado na dor crônica, mas deve-se levar em conta que o tratamento somente será bem indicado se houver a presença associada de bandas tensas e o diagnóstico de SDM que valham ser abordados de forma local. Além disso, em geral, pacientes com dor crônica apresentam sensibilização central e baixa tolerância a estímulos nociceptivos, o que os leva a perceberem o agulhamento seco como muito desconfortável.

É válido lembrar que estamos falando de métodos de tratamento e que necessitam antes de mais nada de um diagnóstico firmado, tendo em vista que a SDM é, por definição, condição secundária de outras condições clínicas.

Por fim, é importante que o manejo desses pacientes seja feito juntamente com um programa de reabilitação, pensando em melhorar a ergonomia nas atividades laborais e domésticas, compensar as discrepâncias, se presentes, fortalecer e alongar a musculatura e orientar exercícios físicos de leve a moderada intensidade. A decisão quanto ao uso da acupuntura ou agulhamento seco depende da avaliação médica, que pesará objetivos do tratamento e contexto do paciente (Quadro 41.4).

41.6 Pontos-chave

Acupuntura e agulhamento seco são técnicas analgésicas que compartilham semelhanças no procedimento com o objetivo de produzir analgesia, mas apresentam diferenças em relação a indicações clínicas e e perfis dos pacientes, conforme o Quadro 41.4.

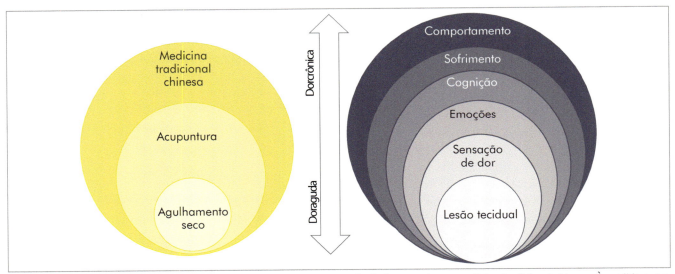

Figura 41.2 Representação das propriedades do agulhamento seco em relação à acupuntura e medicina tradicional chinesa. À medida que a dor se torna crônica e com mais sintomas sistêmicos, a acupuntura prepondera em relação ao agulhamento seco.

Fonte: Elaborado pela autoria.

Quadro 41.4 Comparação do agulhamento seco com acupuntura em relação a aspectos clínicos e técnicos

Técnicas	Origem	Tempo de retenção da agulha	Mecanismo de ação	Efeito (alcance)	Principal indicação
Agulhamento seco	EUA, década de 1940	Até 5 minutos após inativação do PG	Estimulação mecânica sobre placa motora disfuncional	Local	Dor aguda
Acupuntura	China, há mais de 3.000 anos	Entre 20 e 40 minutos	Efeito contrairritativo segmentar e neuroendócrino (sistema endógeno analgésico)	Local e sistêmico	Dor crônica

Fonte: Elaborado pela autoria.

Bibliografia

1. Zhou K, Ma Y, Brogan MS. Dry needling versus acupuncture: the ongoing debate. Acupunct Med. 2015;33(6):485-90.

2. White A, Ernst E. A brief history of acupuncture. Rheumatology. 2004;662-3.

3. Tom Sintam Wen. Manual terapêutico da acupuntura. São Paulo: Manole; 2008.

4. Acupuncture. NIH Consensus Statement. 1997;1-34.

5. Kaptchuk TJ. Acupuncture: theory, efficacy and practice. Ann Intern Med. 2002;374-83.

6. Wick F, Wick N, Wick MC. Morphological analysis of human acupuncture points through immunohystochemistry. Am J Phys Med Rehab. 2007;7-11.

7. Melzack R, Stillwell DM, Fox EJ. Trigger points and acupuncture points for pain: correlations and implications. Pain. 1977;3-23.

8. Chan SH. What is being stimulated in acupuncture: evaluation of the existence of a specific substrate. Neurosci Behav Rev. 1984;25-33.

9. Cao X. Scientific bases of acupuncture analgesia. Acupunct Electrother Res. 2002;1-14.

10. Pomeranz B. Scientific research into acupuncture for the relief of pain. J Alt Complement Med. 1996;2:53-60.

11. Wang LG. Tratado contemporâneo de acupuntura e moxabustão. São Paulo: Ceimec; 2005.

12. Jindal V. Safety and efficacy of acupuncture in children: a review of the evidence. J Pediatrics Hematol Oncol. 2008;431-442.

13. Adrian W. The safety of acupuncture techniques. J Alt Complement Med. 2007;9-14. Travell JG, Simons D. Myofascial pain and dysfunction: the trigger point manual: two volume set. 2nd ed. Baltimore, USA: Lippincott, Williams and Wilkins; 1998.

14. Bron C, Dommerholt JD. Etiology of myofascial trigger points. Curr Pain Headache Rep. 2012;16:439-44.

15. Shah JP, Thaker N, Heimur J, et al. Myofascial trigger points then and now: a historical and scientific perspective. PM R 2015;7(7):746-761.

16. Dorsher PT. Myofascial referred-pain data provide physiologic evidence of acupuncture meridians. . J Pain 2009;10(7):723-731.

17. Basbaum A, Bushnell C, Devor M. Pain: basic mechanisms. Pain: an updated review. Seattle: IASP Press; 2008. p.3-10.

18. Gerwin RD. A review of myofascial pain and fibromyalgia: factors that promote their persistence. Acupunct Med. 2005;23(3):121-34.

19. Myburgh C, Larsen AH, Hartvigsen J. A systematic, critical review of manual palpation for identifying myofascial trigger points: evidence and clinical significance. Arch Phys Med Rehabil. 2008;89(6):1169-76.

20. Rha DW, Shin JC, Kim YK, et al. Detecting local twitch responses of myofascial trigger points in the lower-back muscles using ultrasonography. Arch Phys Med Rehabil 2011;92(10):1576-80.e1.

21. Furlan AD, Van Tulder MW, Cherkin DC, Tsukayama H, Lao L, Koes BW, et al. Acupuncture and dry-needling for low back pain. Cochrane Database Syst Rev. 2005:Jan 25;(1):CD001351.

22. Aoki KR. Evidence for antinociceptive activity of botulinum toxin type A in pain management. Headache. 2003;43(Suppl.1):S9-S15.

23. Itoh K, Katsumi Y, Hirota S, Kitakoji H. Randomised trial of trigger point acupuncture compared with other acupuncture for treatment of chronic neck pain. Complement Ther Med. 2007;15(3):172-9.

24. Tough EA, White AR, Cummings, TM RS, Campbell JL. Acupuncture and dry needling in the management of myofascial trigger point pain: a systematic review and meta-analysis of randomised controlled trials. Eur J Pain. 2009;13(1):3-10.

25. Dunning J, Butts R, Mourad F, Young I, Flannagan S, Perreault T. Dry needling: a literature review with implications for clinical practice guidelines. Phys Ther Rev. 2014;19(4):252-65.

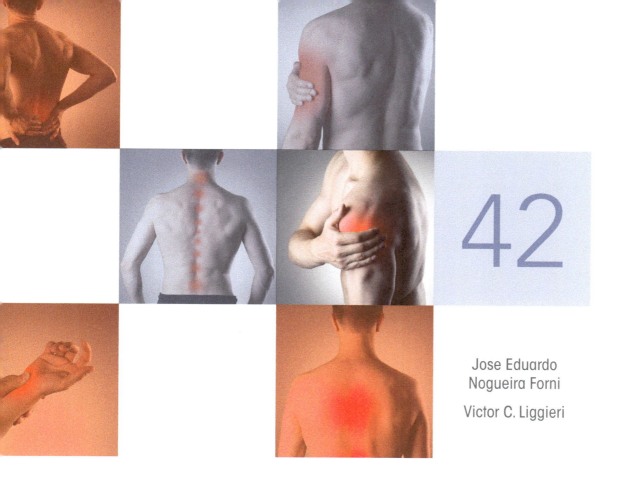

Jose Eduardo Nogueira Forni

Victor C. Liggieri

REABILITAÇÃO NA SÍNDROME PÓS-LAMNECTOMIA

"Nada é mais virulento do que a idéia de estar está doente"
Proust

42.1 Introdução

A síndrome dolorosa pós-laminectomia (SDPL), também conhecida como síndrome da falha da cirurgia da coluna (SFCC),[1] foi definida em 2003 pela International Association for the Study for Pain (IASP) como dor lombar crônica, persistente e incapacitante de origem desconhecida que surge após cirurgia realizada na coluna vertebral e que pode ter componentes radiculares ou de dor referida.[2] Trata-se de uma síndrome que desafia profissionais de saúde, visto que, além de levar à incapacidade física desses doentes, associa-se a prejuízo psicossocial, com grave comprometimento da qualidade de vida (QV).

42.2 Histórico

Inicialmente, a SDPL foi descrita para complicações que ocorreram após cirurgia para tratamento de hérnia de disco lombar. Mais tarde foram descritos os mesmos sintomas para outras cirurgias no nível da coluna, sendo a região lombar mais frequente. Tudo começou quando Mixter e Barr[3] desenvolveram a técnica de retirada do disco lombar para tratamento de pacientes que apresentavam dor lombar irradiada para membro inferior. Por ter ocorrido bom resultado na maioria dos pacientes, a técnica se difundiu rapidamente pelo mundo e as complicações se multiplicaram. Naquela época os exames complementares para diagnóstico de hérnia de disco eram deficientes, o que favorecia o erro diagnóstico e, em razão disso, a indicação errônea da cirurgia e consequentemente o aparecimento de complicações.

42.3 Epidemiologia

Na década de 1980 houve nos Estados Unidos aumento de 75% nas indicações de discectomia e de 200% nas indicações de artrodese de coluna. Embora houvesse bom resultado na grande maioria dos pacientes, as complicações se multiplicaram, chegando a números alarmantes, que variam, segundo os autores, entre 7 e 50%,[4,5] com maior prevalência no sexo feminino.[6,7] Em média, os doentes são submetidos a duas ou mais cirurgias.[8] A média de idade é 50 anos,[9] e a persistência de dor é de 5 a 15 anos.[8]

42.4 Quadro clínico

O quadro clínico se expressa como lombalgia crônica incapacitante de longa duração e geralmente de etiologia desconhecida, que pode estar associada a dor irradiada ou referida para membros inferiores.[2]

A recidiva da dor pode ser imediata quando a dor recidiva imediatamente após cirurgia realizada na coluna, precoce quando ocorre até o primeiro mês após cirurgia, intermediária quando ocorre até o primeiro ano da cirurgia e tardia quando a dor surge após 1 ano da cirurgia.[9] Essa diferenciação é importante, pois pode indicar possível causa da complicação e direcionar o tratamento médico. Por exemplo, quando a recidiva da dor é precoce e está associada a quadro de dor radicular, pode sinalizar que houve complicação na manipulação da raiz nervosa durante o procedimento cirúrgico e, quando a dor recidiva tardiamente, ou seja, após 1 ano do procedimento, abre a possibilidade de aparecimento de evento novo na coluna, como hérnia de disco em outro nível.

Dor lombar na SDPL geralmente é de intensidade forte, persistente e sem diagnóstico anatômico que possa explicar, podendo estar associada a dor neuropática irradiada para membro inferior ou dor referida para membros inferiores. Dor lombar pode incapacitar o paciente a realizar atividade física, levar a alteração do humor (depressão ou ansiedade), perda da QV e, em casos mais graves, incapacitar o indivíduo para sua atividade profissional.[10]

O exame físico deve avaliar a presença de pontos-gatilho musculares, limitação das articulações da coluna cervical, torácica e lombar além dos quadris, presença de atrofia e retrações musculares ou tendíneas, que podem estar associadas com alterações da postura e contribuir com a manutenção da dor nesses doentes.

Como parte do diagnóstico diferencial da modalidade de dor, podemos utilizar o *Douleur neuropathique 4 questions* (DN4),[11,12] que consiste em instrumento cujo objetivo é o rastreio de DN. Por se tratar de questionário de fácil aplicação, deve ser usado por especialista ou não e no consultório, pois, além da praticidade, apresenta especificidade de 90% e sensibilidade de 83%. É composto de 7 itens que se referem a sintomas e outros 3 que se relacionam com exame físico. Cada item pontua 1 se a resposta for positiva e zero se negativa, levando a valor mínimo de zero e máximo de 10. Valores iguais ou superiores a 4 sugerem a presença de dor neuropática (Figura 42.1).

Questionário para diagnóstico de dor neuropática – DN4

Por favor, nas quatro perguntas abaixo, complete o questionário marcando uma resposta para cada número.

Entrevista do paciente

Questão 1: A sua dor tem uma ou mais das seguintes características?

	Sim	Não
1. Queimação		
2. Sensação de frio dolorosa		
3. Choque térmico		

Questão 2: Há presença de um ou mais dos seguintes sintomas na mesma área da sua dor?

	Sim	Não
4. Formigamento		
5. Alfinetada e agulhada		
6. Adormecimento		
7. Coceira		

Exame do paciente

Questão 3: A dor está localizada numa área onde o exame físico pode revelar uma ou mais das seguintes características?

	Sim	Não
8. Hipoestesia ao toque		
9. Hipoestesia a picada de agulha		

Questão 4: Na área dolorosa a dor pode ser causada ou amentada por:

	Sim	Não
10. Escovação		

Escore

0 – Para cada item negativo 1 – Para cada item positivo

Dor neuropática: escore total a partir de 4/10.

(   ) Dor nociceptiva   (   ) Dor neuropática

Figura 42.1 Questionário DN4 utilizado para pesquisa de dor neuropática.

Fonte: Elaborado pela autoria.

Quando se suspeita de dor irradiada para membro inferior, é importante, para confirmar o diagnóstico de dor neuropática radicular, o exame clínico, utilizando testes de Lasègue e o de elevação do membro inferior em extensão (TEPE). O teste de Lasègue apresenta sensibilidade de 86% e especificidade de 90% para dor do tipo irradiada, compreendendo duas etapas: a primeira realizada como a TEPE e a segunda com o quadril fletido a 90 graus e é considerado positivo quando o paciente relata dor entre 30 e 60 graus na coluna ou em membro inferior (Figuras 42.2 e 42.3).[13] O teste de elevação da perna estendida é considerado positivo quando o paciente relata dor na coluna lombar ou em membro inferior entre 30 e 60 graus.[13]

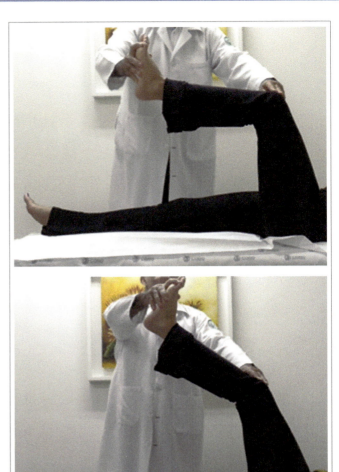

Figura 42.3 Complemento do teste de Lasègue.

O exame neurológico detalhado deve ser realizado com a finalidade de identificar a presença de dor neuropática irradiada e, principalmente, diferenciá-la da dor miofascial referida para membros inferiores, visto que o tratamento deve abranger todos os tipos de dor, ou seja, dor nociceptiva, neuropática (DN) e mista (DM). De modo geral, a SDPL é caracterizada pela presença de dor mista.

Nesse exame deve-se identificar se a queixa da dor irradiada é compatível com o território da raiz nervosa comprometida e avaliar a presença de sinais clínicos de dor neuropática por meio de testes especiais como alodinia mecânica, hiperalgesia, hiperpatia e hipoalgesia (Quadro 42.1).

- Alodinia mecânica: caracteriza-se por dor provocada por estímulo não doloroso como um leve toque na pele.
- Hiperalgesia: caracteriza-se por resposta dolorosa aumentada provocada por um estímulo geralmente doloroso.

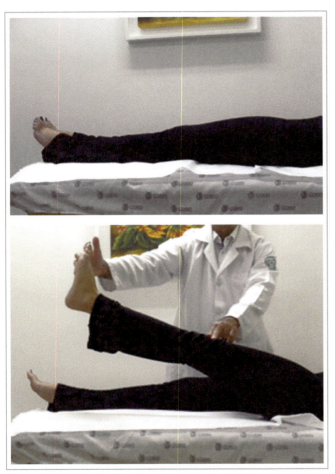

Figura 42.2 Teste de elevação com o membro inferior em extensão (TEPE).
Fonte: Acervo da autoria.

- **Hiperpatia:** síndrome dolorosa caracterizada por dor anormalmente aumentada em resposta a estímulos dolorosos repetidos.
- **Hipoalgesia:** pouca resposta dolorosa a estímulo nociceptivo, ou seja, diminuição da sensação de dor a estímulos dolorosos.

Quadro 42.1 Estímulos dolorosos e suas respostas na pesquisa de dor neuropática

Tipo de teste	Estímulo	Resposta
Alodinia mecânica	Não doloroso	Dolorosa
Hiperalgesia	Doloroso	Dolorosa exaltada
Hiperpatia	Estímulo doloroso repetido	Dor aumentada
Hipoalgesia	Estímulo doloroso	Diminuição de resposta dolorosa

Fonte: Elaborado pela autoria.

42.5 Diagnóstico

O diagnóstico da SDPL é basicamente clínico e envolve história clínica de intervenção no nível da coluna vertebral, persistência de dor lombar de etiologia desconhecida e incapacitante associada a dor irradiada ou referida para membros inferiores. Portanto, exames de imagem podem ser utilizados com a finalidade de diagnóstico de possíveis lesões encontradas na coluna ou fora dela que possam estar contribuindo para o quadro clínico.

1) Radiografia dinâmica da coluna lombar visa avaliar estruturas ósseas e estabilidade da coluna, verificando possibilidade de espondilolistese instável, que contribui para aparecimento de dor ou sua persistência (Figura 42.4).

2) Radiografia da bacia com a finalidade de afastar possíveis doenças degenerativas que contribuam com o quadro de dor lombar (Figura 42.5).

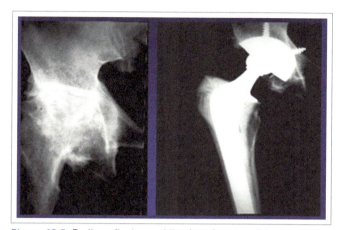

Figura 42.5 Radiografia do quadril pré e pós-operatório evidenciando imagem de coxartrose com tratamento cirúrgico por prótese total de quadril em paciente que desenvolveu SDPL.
Fonte: Acervo da autoria.

3) A tomografia da coluna avalia a posição do material de síntese que foi utilizado como nos casos de artrodese, além de verificar se não há falha na artrodese, fratura do material de síntese ou infecção óssea.

4) A Ressonância magnética avalia presença de material de síntese na coluna, como parafusos pediculares que promovem artefatos e podem dificultar a interpretação desse exame, e mesmo assim pode auxiliar no diagnóstico de estenose foraminal ou de fibrose epidural (Figura 42.6).

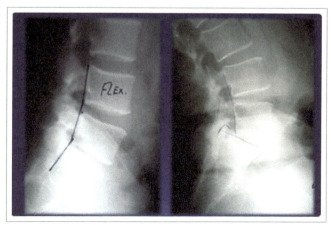

Figura 42.4 Radiografia dinâmica da coluna lombar evidenciando espondilolistese instável do segmento L5-S1.
Fonte: Acervo da autoria.

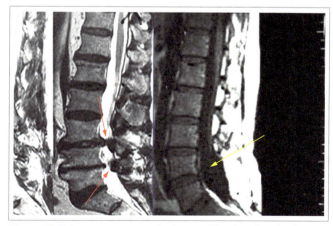

Figura 42.6 Imagem por ressonância magnética da coluna lombar evidenciando: (A) estenose foraminal nos níveis L4-L5 e L5-S1, que apresentou persistência da dor após cirurgia de correção de hérnia de disco lombar; (B) fibrose lombar epidural em pós-operatório de paciente com SDPL.

5) Termometria: esse método possui importância tanto no diagnóstico de dor miofascial como radicular, e auxilia no tratamento fisioterapêutico, pois localiza possíveis pontos-gatilho denominados *hot spot*, direcionando o tratamento dessas regiões (Figura 42.7).

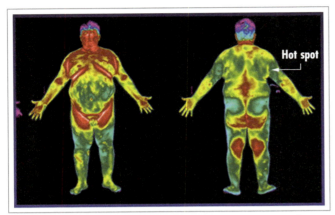

Figura 42.7 Exame de termometria evidenciando comprometimento miofascial caracterizado pela presença de *hot spot* em região cervical.
Fonte: Acervo da autoria.

42.6 Tratamento

Por tratar-se de dor crônica incapacitante com prejuízo da QV, o objetivo do tratamento é diminuir a intensidade da dor para permitir reabilitação adequada, portanto os melhores resultados são conseguidos em clínica multidisciplinar de dor onde há abordagem multi e interdisciplinar, envolvendo profissionais de diversas áreas da saúde com médicos, fisioterapeutas, psicólogos, terapeutas ocupacionais, nutricionistas, assistente social dentre outros, ou seja, o modelo biopsicossocial.

Podemos dividir didaticamente o tratamento em farmacológico e não farmacológico. O tratamento farmacológico pode ser dividido em não intervencionista e intervencionista. No primeiro empregamos drogas que visam contemplar todas as modalidades da dor, como nociceptiva, neuropática ou mista.

42.6.1 Tratamento farmacológico não intervencionista

O tratamento farmacológico visa à melhora da dor para permitir reabilitação adequada. Esse ponto deve ser bem explicado aos pacientes, pois de maneira geral eles procuram o médico com o objetivo de receber droga "milagrosa" que "retira sua dor" definitivamente. O tratamento farmacológico deve ser multimodal e contemplar todas as modalidades de dor.

Antes do início do tratamento farmacológico, é necessária avaliação clínica e laboratorial desses doentes, pois possivelmente já fizeram uso de vários medicamentos, podendo apresentar alteração na função renal ou hepática. Em seguida, é fundamental que o paciente defina qual é sua dor principal, se dor lombar ou radicular para membros inferiores, caracterizando dor neuropática. Assim, o tratamento multimodal pode ser direcionado, contemplando todas as modalidades de dor. Outro aspecto relevante é caracterizar a intensidade da dor utilizando escala de intensidade de dor para avaliar sua gravidade, visando direcionar a escolha de analgésicos a serem utilizados (Figura 42.8).

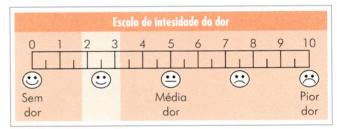

Figura 42.8 Escala numérica de intensidade de dor.
Fonte: Elaborado pela autoria.

Finalmente, definida a dor principal e sua intensidade, deve-se caracterizar a modalidade de dor, podendo ser nociceptiva, neuropática e mista. De maneira geral, a SDPL é caracterizada por dor mista.

42.7 Dor nociceptiva

Lombalgia deve ser tratada com anti-inflamatórios não hormonais por tempo reduzido, pois seus efeitos colaterais podem se manifestar como gastrite, lesão renal, agravamento de crise hipertensiva, entre outros.[14] Analgésicos não opioides não são utilizados, visto que a dor na SDPL é geralmente de forte intensidade e seguindo a orientação da escala Analgésica da Organização Mundial de Saúde (OMS) para dor (Figura 42.9).

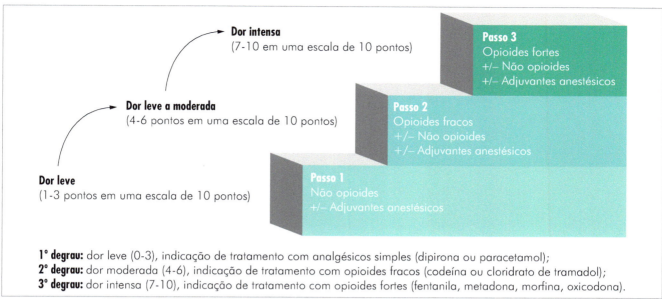

Figura 42.9 Escala analgésica – OMS.

Analgésicos opioides fracos (tramadol e codeína) podem ser utilizados em casos de dor moderada (EVN 5-6), mas não são suficientes na redução da dor intensa (EVN 7-10). Nesses casos pode-se utilizar opioide forte, embora possa haver efeitos colaterais importantes como alterações cognitivas, náuseas e constipação intestinal, devendo ser evitados em doentes com história de dependência química.[15] Nossa experiência clínica é com a utilização da metadona em baixa dose, geralmente entre 20 e 30 mg/dia, visto que não leva a efeitos aditivos ou a dependência química e tem mostrado resultados satisfatórios no controle da dor de forte intensidade.

Antidepressivos podem ser utilizados como drogas coadjuvantes em lombalgia crônica devido a seus efeitos sobre dor crônica e depressão. Nesses casos os mais indicados são tricíclicos, venlaflaxina e duloxetina.[16]

42.8 Dor neuropática

O tratamento dessa modalidade de dor deve ser conduzido principalmente com medicamentos e drogas indicados para tratar esse tipo de dor (Tabela 42.1).

Tabela 42.1 Resumo das medicações usadas no tratamento da dor neuropática segundo IASP 2015

Drogas/dose	
1ª linha	2ª linha
Gabapentina 1.200-3.600 mg	Tramadol 200-400 mg
Pregabalina 300-600 mg	*Patches de lidocaína*
Duloxetina 60-120 mg	Capsaicina
Venlaflaxina 25-150 mg	
Antidepressivo tricíclico 25-150 mg	

Fonte: Elaborado pela autoria.

42.9 Tratamento intervencionista

O tratamento intervencionista da dor deve ser realizado em casos específicos e sempre associado ao tratamento farmacológico e não farmacológico, porém nunca como tratamento de primeira escolha. Os principais métodos de tratamento são:

1) **Neuromodulação espinhal:** é considerado método de tratamento para dor do tipo neuropática radicular que pode provocar melhora superior a 50% na intensidade da dor em 61% dos pacientes e de 63% na QV, porém em casos selecionados e que não responderam ao tratamento farmacológico adequado.[17]

2) **Bloqueio peridural:** bloqueios peridurais ou os transforaminais com lidocaína ou com corticoides promovem melhora da dor temporariamente, de 3 a 6 meses.[18]

3) **Reoperação:** pode levar a melhora da dor em somente 30% dos pacientes. Por isso a indicação de revisão cirúrgica apresenta recomendação baixa e deve ter indicação precisa.[19]

4) **Infusão intratecal de opioide:** há poucos estudos no tratamento da SDPL, contudo em casos específicos, em que há necessidade de utilizar opioide forte por período prolongado, a infusão intratecal é conduta recomendada, visto que diminui a possibilidade de efeitos colaterais.

5) **Adenólise epidural:** há melhora da dor e da função por um período de até 2 anos quando há concordância clínica e radiológica do nível da fibrose epidural.[20]

6) **Bloqueio de pontos-gatilho:** eficaz no tratamento da dor nociceptiva e pode ser realizado como agulhamento a seco ou com anestésicos como lidocaína ou xilocaína ou associado à dextrose 5%, que pode ser injetada nos pontos-gatilho, em facetas articulares como em ligamentos sacrilíacos posteriores. Bom resultado por período curto de tempo, tendo como objetivo proporcionar melhora da dor para permitir reabilitação fisioterapêutica.

7) **Ozonioterapia:** em alguns estudos demonstrou melhora da intensidade de dor com a injeção de ozônio tratado no espaço epidural ou intradiscal superior à injeção de corticoides. Entretanto, proporciona período de melhora curto em torno de 21 dias.[21] Essa modalidade de tratamento ainda não está liberada para médicos pela Agência Nacional de Vigilância Sanitária (Anvisa).

8) **Por onda de choque:** apesar de não haver nenhum protocolo validado para tratamento por ondas na SDPL, é um método seguro e não invasivo para casos de lombalgia crônica que não responderam a tratamentos convencionais, desde que dentro do objetivo multimodal de tratamento de dor.[22]

9) **Acupuntura:** embora não haja muitos trabalhos de tratamento da SDPL com acupuntura, os resultados no tratamento da lombalgia crônica e incapacitante evidenciam boa efetividade no tratamento tanto da dor como na melhora da qualidade de vida.[23]

10) **Fisioterapia:** estudos fornecem evidências de que a reabilitação biopsicossocial multidisciplinar intensiva com restauração funcional reduz a dor e melhora a função em pacientes com dor lombar crônica, porém intervenções menos intensivas não mostram melhora clínica relevante.[24]

42.10 Reabilitação física na síndrome pós-lamnectomia

O trabalho da equipe interdisciplinar se faz necessário no tratamento dos doentes com SPL. O doente normalmente já foi submetido a diversas intervenções físicas e medicamentosas e possui crenças e ideias sobre a fisioterapia e seus efeitos. É comum recebermos doentes com experiências prévias de reabilitação desagradáveis e que não acreditam que as terapias físicas possam ajudá-los a obter melhora dos sintomas álgicos a não ser os procedimentos cirúrgicos. As crenças errôneas de diagnóstico foram alimentadas por médicos e fisioterapeutas anteriores normalmente e devem ser identificadas no início da abordagem.

Há diversos aspectos que contribuem para o cronificação das dores lombares. Estes podem ser dividido em três esferas: biológica, social e psicológica. Na reabilitação do doente com SPL, é importante contextualizar e localizar o doente para que a terapêutica adequada seja proporcionada.

No âmbito biológico, podemos levar em consideração e devemos avaliar a patologia e a lesão, o mecanismo de dor, o sistema articular, neural, neuromuscular e o sistema sensório-motor. No âmbito social, o suporte social do doente, a situação socioeconômica, a educação e sua história de vida (incluindo as crenças prévias de tratamentos e de diagnóstico que os circundam). E, nos aspectos psicológicos, a ansiedade, a depressão, o medo e evitação, a capacidade de gerenciamento de estresse e dor e as crenças sobre sua condição que podem aumentar e perpetuar a cronificação da dor.

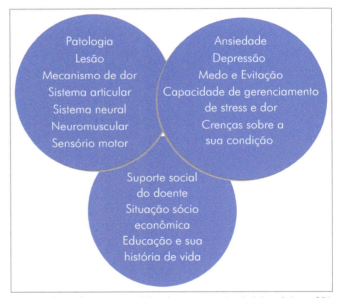

Figura 42.10 Contexto geral dos doentes com lombalgia crônica e SPL
Fonte: Elaborado pela autoria.

Do ponto de vista motor, as adaptações perante a dor podem ser diversas e são únicas para cada doente, dependentes de sua história motora prévia, genética, tipo de dor, duração etc. As alterações do controle motor e seus mecanismos compensatórios nesses indivíduos são por si sós um fator importante de recorrência da dor. O gerenciamento dessas alterações deve ser visto de maneira individualizada.

Nas lombalgias crônicas, diversos estudos demonstram uma série de alterações motoras decorrentes da dor. Diminuição da força muscular, da propriocepção, da resistência muscular, de ADM, de velocidade de reposta motora, da velocidade do movimento e da capacidade do ganho de força muscular. Tais características, podem representar fatores importantes de perpetuação do quadro álgico. Em um estudo realizado por Vaisy et al. (2015),[25] foi demonstrado que doentes com dor lombar crônica se movem mais lentamente para realizar flexão e extensão do que indivíduos saudáveis, e as variáveis de velocidade de movimento e de diminuição de ADM durante as tarefas propostas estavam diretamente relacionadas ao nível de catastrofização e ansiedade nos indivíduos. Há também relatos de mudanças mais sutis do controle motor, como encontrado por Falla el. (2014),[26] no estudo de eletromiografia de superfície dos eretores espinais que demonstrou diferenças no padrão de ativação muscular em doentes com lombalgia crônica, revelando maior suscetibilidade à fadiga muscular devido à menor distribuição na área de ativação dentro das fibras musculares. Hodges et al. (2013),[27] em 17 indivíduos, demonstrou diversas alterações motoras (aumento e diminuição de ativação muscular aleatória), mostrando diferentes padrões em cada um deles. Essas disfunções de movimento geralmente encontradas podem estar relacionadas ao início e recorrência do quadro álgico.[28,29]

Além do desafio das consequências motoras desastrosas após longo período de dor dos doentes com lombalgias crônicas, alguns achados de perpetuação da dor encontrados nos doentes com SPL são importantes. As modificações do sistema miofascial conectado com a região vertebral da cirurgia, especialmente os músculos paravertebrais em espasmo ou hipertrofia, que podem gerar dor referida e de difícil diferenciação das radiculopatias muitas vezes.[30] As mesmas alterações biomecânicas levam a disfunções proprioceptivas de outros músculos, como multifídios, rotadores lombares e transverso abdominal, que, como um círculo vicioso, podem causar dor na região lombar.[30,31] O diafragma parece ser um músculo importante nas disfunções de movimento da região lombar por suas inserções junto às primeiras vértebras lombares e íntima ligação fascial com a fáscia toracolombar.[32,33] Estudos em doentes com dor crônica lombar investigaram sua influência,[34] e Bordoni[35] considera sua disfunção um fator importante nas disfunções e na perpetuação da dor crônica na SPL, podendo estar relacionada ao aprisionamento ou síndrome do nervo cluneal ainda no estágio pré-operatório. Diversos músculos parecem contribuir para a somação da dor no doente com SPL, e o glúteo médio também pode exercer importante papel nessa tarefa, como descrito por Kameda et al. (2020).[36]

A disfunção da articulação sacroilíaca (SI) é um componente mecânico fundamental nas disfunções lombopélvicas e também é muito prevalente em doentes com SPL. Ha et al. (2008)[37] relataram 75% de degeneração SI após 1 ano de artrodese lombar. DePalma et al. (2011)[38] apontaram a dor sacroilíaca como a fonte mais comum de dor pós-artrodese lombar e irritação dos tecidos pelo material cirúrgico da artrodese, e Liliang et al. (2011)[39] avaliaram 52 pacientes com artrodese lombar e lombossacral; deles, 21 apresentavam dor sacroilíaca após 2 bloqueios diagnósticos.

A reabilitação dessa articulação em conjunto com o tratamento da síndrome dolorosa miofascial dos músculos ao redor da coluna e quadril nesses doentes parece ser fundamental na reabilitação. Além dos componentes biomecânicos analisados acima, podemos observar na prática clínica que os doentes com dores incapacitantes e de longa duração na coluna lombar possuem crenças e experiências práticas de vida, que levam ao medo, catastrofização e evitação de movimentos na vida diária. Uma vasta revisão[40] dos componentes de medo e evitação na dor crônica pode exemplificar os mecanismos que levam a variadas adaptações biomecânicas e a alterações de comportamento em face da dor.

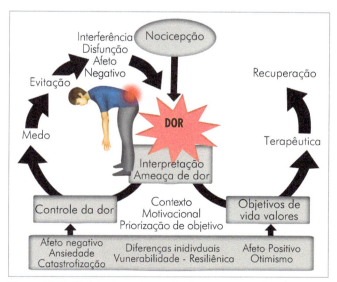

Figura 42.11 O ciclo de medo e evitação comum nos doentes com SPL, que está relacionado à cronificação da dor.
Fonte: Elaborado pela autoria.

A ansiedade, as crenças e o medo de realizar as atividades diárias devem ser levados em consideração na abordagem da reabilitação. Macedo et al. (2014)[41] demostraram a influência desses aspectos no resultado das terapias de exercícios propostos. O mecanismo de hiperproteção e evitação por estas crenças somados aos mecanismos de sub preparação física pelo desuso, nos parece ser o território adequado para a cronificação da dor nestes doentes. A fragilidade física parece ser proporcional a fragilidade comportamental de enfrentamento frente à dor e às comorbidades que se apresentam. A abordagem interdisciplinar se faz extremamente necessária e pode favorecer o resultado final do tratamento, dado todo o contexto já descrito.

Alguns programas de reabilitação interdisciplinar foram desenhados na tentativa de abordagem na SPL. Uma revisão[42] levantou 8 estudos que avaliaram a efetividade de programas de reabilitação; entre eles, apenas 1 ensaio clínico randomizado e sem mensuração específica para os doentes com SPL. Outro estudo prospectivo analisado[43] comparou a influência da abordagem interdisciplinar em doentes com SPL e sem SPL mas com lombalgia crônica. Foram realizadas avaliações psicológicas, fisioterapia (p. ex., aquática), terapia cognitivo-comportamental, treinamento de relaxamento, *biofeedback*, gerenciamento de estresse e estratégias de *coping*. As estratégias foram desenhadas individualmente caso a caso. Não houve diferença no VAS dos grupos estudados, porém o grupo SPL demonstrou melhora significativa nas medidas de terapias físicas incluindo força, atividades de vida diária e medo de exercícios. Apesar desse resultado, há outros estudos que demonstram não haver consistência da melhora após 12 meses de terapia.[44] Outras terapias físicas, como *laser*, liberação miofascial, quiropraxia e outras técnicas manipulativas, foram testadas mas ainda sem qualidade e rigor científico e com resultados fracos.[42]

No Brasil, um estudo realizado no Hospital de Base de São José do Rio Preto[45] avaliou a eficácia de um programa de 10 semanas nas diversas dimensões (dor, funcionalidade, cinesiofobia e qualidade de vida) de 26 doentes com SPL. Foram realizadas 10 sessões de educação em dor, envolvendo aspectos fisiológicos e anatômicos da coluna vertebral, alongamentos e exercícios progressivos, ergonomia, orientação alimentar e aspectos psicossociais. Houve melhora na condição funcional, redução do nível de dor, melhora da ansiedade e depressão e melhora na qualidade de vida.

No tratamento, o gerenciamento efetivo e precoce da dor e função por meio do exercício físico nos parece um elemento crítico de gerenciamento da dor lombar, recomendado pelos *guidelines* internacionais. Apesar de as revisões sistemáticas demonstrarem efeitos moderado na dor e na função, esses resultados parecem não ser duradouros e apresentar pouca evidência para este ou aquele tipo de exercício proposto. Um dos motivos para isso podem ser as individualidades da condição física e psíquica dos doentes, como encontrado nesses estudos.[27]

Desenvolver habilidades de auto cuidado através de exercícios e atividade física fornecendo a confirmação através da própria terapia de que lesão não significa prejuízo funcional necessariamente e que a atividade física não oferece perigo é fundamental. A atividade física que melhore a tolerância ao movimento e a competência física gradualmente aumentando a capacidade de carga e exposição a variações de movimento e do ambiente é crucial para o doente confrontar suas próprias crenças e pensamentos errôneos . O movimento pode ser fundamental para estabelecer a relação de educação, compreensão, ,correção, criar resiliência , adaptabilidade e vigor. [46]

Bibliografia

1. Wilkinson HA. The failed back syndrome. New York: Harper and Row; 1983.

2. Harstall C, Ospina M. How prevalent is chronic pain? Pain Clinical Updates. 2003;11(2):1-4.

3. Mixter WJ, Barr JS. Rupture of the intervertebral disc with involvement of the spinal canal. N Engl J Med. 1934; 210-5.

4. Markwalder TM, Battaglia M. Failed back surgery syndrome. Part I: analysis of the clinical presentation and results of testing procedures for instability of the lumbar spine in 171 patients. Acta Neurochir (Wien). 1993;123:46-51.

5. Hanley Jr ENM, Shapiro DE. The development of low back pain after excision of lumbar disc. J Bone Joint Surg. 1989;71:719-21.

6. Finnegan WJ, Fenlin JM, Marvel JP, Nardini RJ, Rothman RH. Results of surgical intervention in the symptomatic multiply-operated back patient: analysis of sixty-seven cases followed for three to seven years. J Bone Joint Surg Am. 1979;61:1077-82.

7. Geiss A, Rohleder N, Kirschbaum C, Steinbach K, Bauer HW, Anton F. Predicting the failure of disc surgery by a hypofunctional HPA axis: evidence from a prospective study on patients undergoing disc surgery. Pain. 2005;114:104-17.

8. Forni JEN. Caracterização clínica e psicossocial de doentes com síndrome dolorosa pós-laminectomia lombar [tese]. São Paulo: Universidade de São Paulo; 2007.

9. Follett KA, Dirks SA. Etiology and evaluation of the failed back surgery outcome. Neurosurg Quart. 1993;3:40-59.

10. Burton CV. Causes of failure of surgery on the lumbar spine: ten-years follow-up. Mt Sinais J Med. 1991;58:183-7.

11. Eckeli FD, Teixeira RA, Gouvêa AL. Instrumentos de avaliação da dor neuropática. Rev Dor. 2016;17:20-2.

12. Santos JG, Brito JO, de Andrade DC, Kaziyama VM, Ferreira KA, Souza I, et al. Translation to Portuguese and validation of the Douleur neuropathique 4 questionnaire. J Pain. 2011;11:484-90.

13. Fernandez JS, Serdeira A, Ziegler MS, Severo CMD, Zardo EA. Correlação do sinal de Lasègue e manobra da elevação da perna, retificada com os achados cirúrgicos em pacientes com ciatalgia portadores de hérnia discal lombar. Coluna/Columna. 2012;11:32-4.

14. Imamura T. Significant efficacy of tramadol/acetaminophen in elderly patients with a chronic low back pain uncontrolled by NSAIDs: an observational study. Open Orthop J. 2015;9:120-5.

15. White AP, Arnold PM, Norvell DC, Ecker E, Fehlings MG. Pharmacologic management of chronic low back pain: synthesis of the evidence. 2011;36:S131-43.

16. Williamson OD, Sagman D, Bruins RH, Boulay LJ, Schacht A. Antidepressants in the treatment for chronic low back pain: questioning the validity of meta-analyses. Pain Pract. 2014;14:E33-41.

17. Kumar K, Taylor RS, Jacques L, Eldable S, Meglio M, Molet J, et al. The effects of spinal cord stimulation in neuropathic pain are sustained: a 24-month follow-up of the prospective randomized controlled multicenter trial of the effectiveness of spinal cord stimulation. Neurosurgery. 2008;63:762-70.

18. Abdi S, Datta S, Trescor AM, Schultz DM, Adlaka R, Atluri SL, et al. Epidural steroids in the management of chronic spinal pain: a systematic review. Pain Physician. 2007;10:185-212.

19. North RB, Campbell JN, James CS, Conover-Walker MK, Wang H, Piantadosi S, et al. Failed back surgery syndrome: 5-year follow-up in 102 patients undergoing repeated operation. Neurosurgery. 1991;28:690-1.

20. Manchikantil, Rivera JJ, Pampati V, et al. Spinal endoscopic adhesiolysis in the management of chronic low back pain: a preliminary report of a randomized, double-blind trial. Pain Physician. 2003;6:259-67.

21. Barbosa DC, Angelos JS, Macena GMJ, Magalhaes FNO, Fonoff ET. Effects of ozone on the pain and disability in patients with failed back surgery. Rev Assoc Med Bras. 2017;63:1-8.

22. Kertzman P, Lenza M, Pedrinelli A, Ejnisman B. Tratamento por ondas de choque nas doenças musculoesqueléticas e consolidação óssea: análise qualitativa da literatura. Rev Bras Ortop. 2015;50:3-8.

23. Godoy JRP, Nery W, Theóphilo EA, Carvalho MM, Mota MR, Souza HA. Efeito da acupuntura na dor lombar: revisão de literatura. Universitas Ciências da Saúde. 2014;12:49-57.

24. Guzman J, Esmail R, Karjalaimen K, Malmivaara A, Irvin E, Bombardeir C. Multidisciplinary rehabilitation for chronic low back pain: systematic review. BMJ. 2001;322:1511-6.

25. Vaisy M, Gizzi L, Petzke F, Consmüller T, Pfingsten M, Falla D. Measurement of lumbar spine functional movement in low back pain. The Clinical Journal of Pain. 2015;31(10):876-85.

26. Falla D, Gizzi L, Tschapek M, Erlenwein J, Petzke F. Reduced task-induced variations in the distribution of activity across back muscle regions in individuals with low back pain. Pain. 2014;155(5):944-53.

27. Hodges P, van den Hoorn W, Dawson A, Cholewicki J. Changes in the mechanical properties of the trunk in low back pain may be associated with recurrence. Journal of Biomechanics. 2009;42(1):61-6.

28. Roussel N, Nijs J, Truijen S, Vervecken L, Mottram S, Stassijns G. Altered breathing patterns during lumbopelvic motor control tests in chronic low back pain: a case–control study. European Spine Journal. 2009;18(7):1066-73.

29. Cholewicki J, Silfies SP, Shah RA, Greene HS, Reeves, NP, Alvi K, et al. Delayed trunk muscle reflex responses increase the risk of low back injuries. Spine. 2005;30(23):2614-20.

30. Shapiro C. The failed back surgery syndrome: pitfalls surrounding evaluation and treatment. Phys Med Rehabil Clin N Am. 2014;25(2):319-40.

31. Ramsook RR, Malanga GA. Myofascial low back pain. Curr Pain Headache Rep. 2012;16(5):423-32.

32. Bordoni B, Zanier E. Anatomic connections of the diaphragm: influence of respiration on the body system. J Multidiscip Health. 2013;6:281-91.

33. Bradley H, Esformes J. Breathing pattern disorders and functional movement. Int J Sports Phys Ther. 2014;9(1):28-39.

34. Kolar P, Sulc J, Kyncl M, et al. Postural function of the diaphragm in persons with and without chronic low back pain. J Orthop Sports Phys Ther. 2012;42(4):352-62.

35. Bordoni B, Marelli F. Failed back surgery syndrome: review and new hypotheses. Journal of Pain Research. 2016;17.

36. Kameda M, Tanimae H, Kihara A, Matsumoto F. Does low back pain or leg pain in gluteus medius syndrome contribute to lumbar degenerative disease and hip osteoarthritis and vice versa? A literature review. Journal of Physical Therapy Science. 2020;32(2):173-91.

37. Ha K-Y, Lee J-S, Kim K-W. Degeneration of sacroiliac joint after instrumented lumbar or lumbosacral fusion: a prospective cohort study over five-year follow-up. Spine. 2008;33(11):1192-8.

38. DePalma MJ, Ketchum JM, Saullo TR. Etiology of chronic low back pain in patients having undergone lumbar fusion. Pain Med Malden Mass. 2011;12(5):732-9.

39. Liliang P-C, Lu K, Liang C-L, Tsai Y-D, Wang K-W, Chen H-J. Sacroiliac joint pain after lumbar and lumbosacral fusion: findings using dual sacroiliac joint blocks. Pain Med Malden Mass. 2011;12(4):565-70.

40. Meulders A. From fear of movement-related pain and avoidance to chronic pain disability: a state-of-the-art review. Current Opinion in Behavioral Sciences. 2019;26:130-6.

41. Macedo LG, Maher CG, Hancock MJ, Kamper SJ, McAuley JH, Stanton TR, et al. Predicting response to motor control exercises and graded activity for patients with low back pain: preplanned secondary analysis of a randomized controlled trial. Physical Therapy. 2014;94(11):1543-54.

42. Desai MJ, Nava A, Rigoard P, Shah B, Taylor RS. Optimal medical, rehabilitation and behavioral management in the setting of failed back surgery syndrome. Neurochirurgie. 2015;61:S66-S76. doi:10.1016/j.neuchi.2014.09.002.

43. Miller B, Gatchel RJ, Lou L, Stowell A, Robinson R, Polatin PB. Interdisciplinary treatment of failed back surgery syndrome (FBSS): a comparison of FBSS and non-FBSS patients. Pain. 2005;5(3):190-202.

44. Rainville J, Sobel J, Hartigan C. Does failed spine surgery affect the outcomes from rehabilitation of chronic low back pain? Eur Medicophys. 2003:171-9.

45. Forni JEN, Cunha AMR, Rocha CED, et al. Effectiveness of an interdisciplinary program in patients with failed back surgery syndrome. Coluna/Columna. 2017;16(1):48-51.

46. Liebson C. Rehabilitation of the Spine . A patient Centered Approach . Wolters Kluwer. 2020;cap.38,p.897.

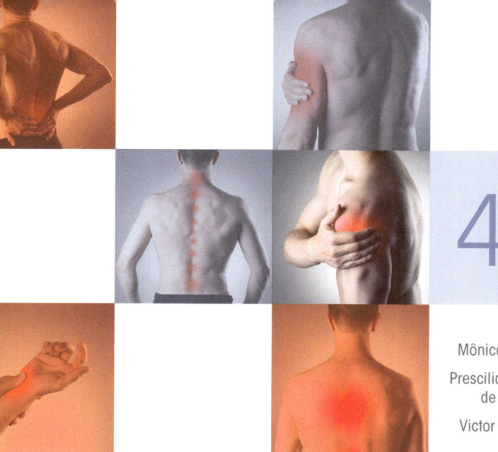

Mônica Monteiro

Presciliana Straube de Araújo

Victor C. Liggieri

DANÇA NA DOR CRÔNICA

A terapia pelo movimento da dança (TMD) é definida pela associação americana de dançaterapia como a utilização da psicoterapêutica do movimento para promover a integração emocional, social, cognitiva e física do indivíduo com o objetivo de promover saúde e bem estar.[1]

Atualmente, há um crescente interesse nas práticas artísticas (música, dança, circo e canto) como métodos terapêuticos que auxiliem doentes em diversas condições crônicas. Tais práticas tendem a fugir do modelo de assistência tradicional da saúde e efetivamente incluir o bem estar físico, mental e social que são as três dimensões de saúde descritas pela Organização Mundial de Saude (OMS). Neste sentido, a prática do canto possui resultado no relaxamento, na respiração, na postura, na interação social e na melhora de desfechos emocionais. A música demonstra efeitos físicos porém ainda limitados, e por isso há uma crescente investigação sobre os efeitos do circo e da dança, pois envolvem qualidades físicas como equilíbrio, mobilidade, força muscular e coordenação motora.[2,3,4,5]

A origem da dança como instrumento terapêutico iniciou-se no século 19 e já foi bem estabelecida como ferramenta terapêutica auxiliar no tratamento de diversas enfermidades incluindo as doenças mentais, as dificuldades de aprendizado e as lesões ortopédicas em indivíduos em diferentes faixas etárias.[6]

Em 1987, Van Deusen et al 1987[7], publicou o primeiro estudo que utilizava a dança em doentes com artrite reumatoide e seu principal objetivo já era encontrar uma atividade que melhorasse a aderência a atividade física nestes doentes com o objetivo de manter o condicionamento físico e melhorar a mobilidade. Os resultados demostraram boa adesão dos doentes e níveis de satisfação positivos, assim como melhor mobilidade de membros superiores.

A atividade física já é a terapia não farmacológica com o maior nível de evidência em reduzir os sintomas em doentes fibromiálgicos[8] Dentre estas atividades físicas, a dança emerge como uma terapêutica relevante para melhorar a qualidade de vida nestes doentes[9] reduzir a mortalidade cardiovascular[10], melhorar a adesão à atividade física[11] e trabalhar com populações específicas.[12]

Nos Estados Unidos, a utilização de opióides analgésicos, é amplamente realizada por especialistas em dor porém, tais medicações possuem efeito limitado e efeitos colaterais (abuso, overdose e morte) desastrosos muitas vezes.[13] O centro de controle e prevenção de doenças (Center for Disease Control and Prevention) dos EUA reconhece como prioridade nacional a pesquisa de novos métodos seguros e eficientes na guerra contra os prejuízos pessoais, sociais e financeiros que acompanham a dor crônica.[14]

Além dos benefícios gerados por qualquer atividade física, a dança inclui a coordenação motora ritimca, as interações afetivas, cognitivas, emocionais e sociais.[15] O componente criativo e artístico da dança parece gerar outros benefícios terapêuticos da interação do corpo exterior com a psique interior[16] como discutiremos a seguir com a integração da dança e da técnica da coordenação motora do movimento. É fundamental salientar, que a terapia através da dança, não se trata de qualquer tipo de dança, mas sim, as danças que envolvem a qualidade presencial do indivíduo no processo interno e externo durante a aula e que visem a mudança de padrões físicos e comportamentais a partir do movimento. Tais princípios estão ligados a terapias de educação somática abordadas em capítulo específico deste livro.

Não há na literatura ainda explicações detalhadas a respeito dos mecanismos precisos pelos quais a dança promove melhora dos sintomas e auxilia no tratamento e na saúde dos doentes com dores crônicas. É fundamental que se estabeleça os mecanismos

de ação da terapia, para que o clínico estabeleça metas e estratégias específicas dentro das necessidades clínicas da população alvo e então consiga maximizar a efetividade do tratamento.[17]

Baseado no modelo biopsicosocial da dor, muita atenção tem sido dada ao papel específico da avaliação cognitiva avaliativa e afetiva emocional como fatores importantes de prognóstico de melhora em doentes com dores crônicas.[18] A teoria do comportamento de medo e evitação por exemplo indicam que a catastrofização promove cinesiofobia (medo do movimento) e consequentemente, comportamentos de evitação, inatividade, depressão e incapacidade funcional resultando em um ciclo vicioso de dor.[19,20]

Os protocolos clássicos de tratamento para dor com a utlilização de opioides, anti inflamatórios não esteroidais, cirurgia de coluna e bloqueio de nervos, focam no controle do processamento sensitivo do fenômeno doloroso e não na natureza individual e multidimensional da dor crônica.[21]

A dor crônica é frequentemente sub tratada e o sofrimento do doente exacerbado e prolongado devido a utilização de estratégias terapêuticas que prometem efeito imediato como os opióides potentes que podem causar efeitos colaterais negativos e outras complicações.[22]

Há grande necessidade de utilização de meios não farmocológicos que interajam com os componentes psicossociais da dor crônica e que diminuam a percepção de dor e a incapacidade funcional.[23,24]

Os mecanismos pelo qual a dança pode participar na melhora da dor e dos componentes multidimensionais que permeiam o doente com dor crônica foram descrito por Shim et al 2019.[17] O estabelecimento da relação terapêutica, a expressão corporal, as técnicas de relaxamento e a improvisação de movimento parecem ser fundamentais para melhorar a função física, o bem estar emocional, a saúde cognitiva e a conexão social através da dança. Além disso o processo psicoeducativo, aliado ao processamento cognitvo durante as terapias de dança, parecem facilitar o feedback corretivo e insights originados da experiência somática, facilitando mudanças psicológicas e comportamentais. Diversas comorbidades (depressão, ansiedade, mobilidade, imagem corporal, qualidade de vida e intensidade de dor) já foram desfechos mensurados com resultados satisfatórios em doentes com dor crônica através da utilização da dança.[25,26,27,28,29,30,31,32]

Segundo Shim et al.2019[17] dois mecanismos importantes permeiam os efeitos produzidos através da experiência da dança em doentes com dores crônicas. A Liberação (break-free) que pode ser compreendida como "se libertar" de um estado mental e corporal como a desesperança e a sensação de estar preso (stuck) na cronicidade da dor e a Recuperação do controle, retomando o senso de controle sobre a própria dor e a sua vida em geral. Ainda no estudo de Shim et al. 2019[17], dois efeitos foram considerados catalizadores dos mecanismos descritos acima. Foram estes, o "relaxamento" do corpo e a ampliação e construção de um efeito positivo e a "soltura", trazendo uma sensação de fluxo de movimento em todos os níveis (físico, emocionais, cognitivos e sociais) frequentemente relatados pelos doentes através de frases como. "O movimento mobiliza a raiva, o medo, e a tristeza dentro de você e te ajuda a se libertar dos sentimentos tóxicos". A ampliação e a construção dos efeitos positivos acontecem através do relato de sentimentos positivos relacionados a terapia da dança como a alegria, excitação, relaxamento, libertação, esperança, gratidão e o estado de fluxo de conexão social. Fredrickson et al 2001[33] descreve os efeitos das emoções positivas na construção de recursos e estratégias de "coping" que são úteis para a sobrevivência e sustentabilidade individual dando origem a novas idéias, aprendizados e habilidades para o enfrentamento da dor.

Os dois fatores catalizadores dos efeitos positivos da dança em doentes com dores crônicas geram uma cascata de efeitos fisiológicos, cognitivo avaliativos e afetivos emocionais (Figura 43.1) que interagem entre sim e podem amplificar a resiliência do indivíduo.

Em um estudo,[34] foram identificados 6 categorias de benefícios percebidos por dançarinos que incluem:

1) Benefícios emocionais (ex: melhora no humor, alegria, sensação de calma)
2) Benefícios físicos (ex. condicionamento, equilíbrio, consciência corporal, menor dor, menos tensão)
3) Auto estima (ex. auto confiança, criatividade)
4) Benefícios sociais (ex. novas conquistas, melhora da comunicação)
5) Estratégias de enfrentamento (ex. acalmar a mente, e enfrentamento de stress)
6) Benefícios espirituais (ex. alimento para a alma)

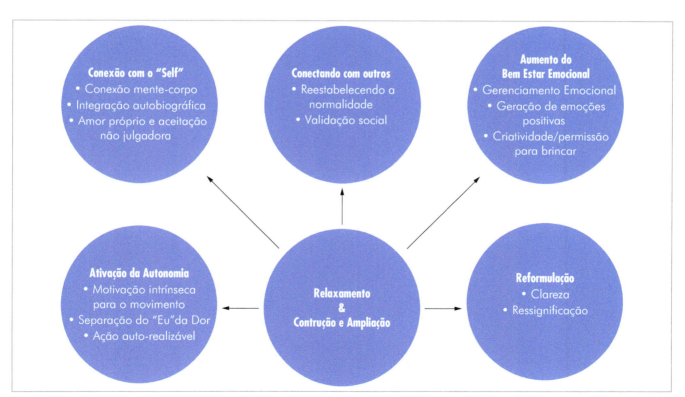

Figura 43.1 Mecanismos Chaves da terapia pelo movimento da dança na construção da resiliência em doentes com dores crônicas.

Fonte Adaptada de Shim, Minjung, Goodill, Sherry, Bradt, Joke (2019) Mechanisms of Dance/Movement Therapy for Building Resilience in People Experiencing Chronic Pain American Journal of Dance Therapy,(),-.doi:10.1007/s10465-019-09294-7[17]

Perceber estes efeitos positivos induz a uma força interna que estimula a aderência do doente em programas de atividade física, especialmente em doentes com comprometimento motor.[35]

Em uma revisão sistemática e meta análise com o objetivo de avaliar a efetividade de programas de intervenções baseadas na dança em doentes fibromiálgicos, foi encontrado redução significativa nos níveis de dor em todos os 5 estudos avaliados porém, a ampla variedade das técnicas utilizadas, o baixo número de estudos e os tipos diferentes de grupos controles fazem com que as conclusões devam ainda ser avaliadas com cautela[36] pelos clínicos.

Os mecanismos de ação neurofisiológicos da dança foram inicialmente referidos aos estudos dos neurônios espelhos e do conceito do sistema de espelhamento neuronal (ou rede observacional de ação) em primatas e humanos levando em consideração a idéia da observação e simulação da ação do outro.[37] A rede neuronal responsável pela observação de ações motoras provavelmente envolvem o córtex premotor e parietal[38] que podem estar envolvido na simulação da ação junto com a área motora suplementar, sulco temporal superior e córtex motor primário.[39] O desafio da inovação tecnológica capaz de avaliar e quantificar as alterações funcionais e morfológicas cerebrais durante o ato da dança permanece e poucos estudos conseguiram captar dados relevantes ao funcionamento cerebral durante o ato da dança assim como relacionar desfechos de comportamento com tais achados. Hanggi et al. 2010[40] foram os primeiros a utilizar a ressonância magnética para mensurar substância cinzenta e substância branca em dançarinos profissionais e compararam com indivíduos não dançarinos. Os dançarinos profissionais demonstraram redução da substância cinzenta e branca em diversas regiões cerebrais incluindo o córtex prémotor, a área motora suplementar, o putamen, a capsula interna e o corpo caloso. Apesar dos achados, não houve comparação com aspectos comportamentais o que não facilita a interpretação dos dados achados.

Outros estudos de imagem[41,42] que analisaram volume de substância cinzenta e de substância branca em dançarinos experientes e não dançarinos foram conduzidos e correlacionados com a habilidade de imitar movimentos de corpo todo com vídeo game. Os estudos demonstraram que os dançarinos apresentavam substância cinzenta mais espessa do que o grupo controle no giro temporal médio e giro pré central. Resultados preliminares com outras técnicas de análise[43] demonstraram maior difusão de substância cinzenta no corpo caloso, trato cortico espinal e fascículo longitudinal. A performance no vídeo game foi relacionada com a espessura de substância cinzenta no giro temporal superior assim como na difusão de subst. branca no corpo caloso sinalizando a importância destas áreas na dança. Podemos inferir que o treinamento a longo prazo da dança, está associada com plasticidade neuronal ainda não completamente elucidada que pode modificar a expressão comportamental do indivíduo como descrito anteriormente.

Além das possíveis interações da dança em doentes com dores crônicas, a dança terapia e o treinamento da dança se mostrou efetivamente positivo em populações variadas incluindo a doença de Parkinsson,[44-49] o autismo[50] e outras condições psiquiátricas incluindo a depressão.[47-52]

Estudos de dança foram aplicados em diversas condições crônicas de saúde como demonstrado a seguir:

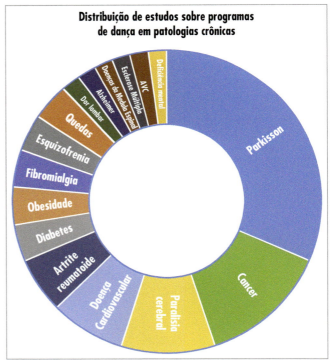

Figura 43.2 Volume de estudos de dança em diversas condições de doenças crônicas.

Fonte Adaptado de Bruyneel, Anne-Violette (2019) Effects of dance activities on patients with chronic pathologies: scoping review. Heliyon, 5[(7)], e 02104 –. doi:10.1016/j.heliyon. 2019.e 02104

Nos estudos citados acima foram mensurados diferentes desfechos com diferentes índices de resultado (Figura 43.3).

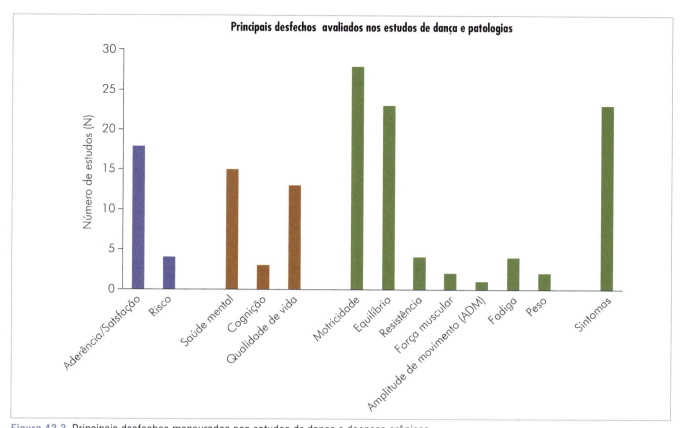

Figura 43.3 Principais desfechos mensurados nos estudos de dança e doenças crônicas.
Fonte: Adaptada de Bruyneel, Anne-Violette (2019). Effects of dance activities on patients with chronic pathologies: scoping review. Heliyon, 5[(7)], e02104–.

A seguir, vamos detalhar a experiência da utilização da dança como uma possibilidade de ferramenta terapêutica em doentes com dores crônicas aliado ao trabalho de construção do movimento da metodologia da Coordenação Motora de Suzanne Piret e Madame Béziers que ganhou grande tamanho entre os terapeutas corporais, educadores físicos e fisioterapeutas no Brasil.

43.1 Dança, Dor e Coordenação motora

Suzanne Piret e as irmãs Yva Hunsinger e M. Madeleine Bèziers observaram e pesquisaram o movimento humano para compreender como a organização de nossa arquitetura corporal cria formas, volumes que se modificam incessantemente diante do desequilíbrio e do reequilíbrio de nossos corpos no espaço. Viveram numa época repleta de modificações nas abordagens terapêuticas. Piret formou-se, em 1948, pela École Française de Massage, dirigida pelo reconhecido médico e professor Dr. Kopp; e ela, desde cedo, mostraria uma forma peculiar de atendimento aos pacientes, visando já a globalidade.

Em 1951, Béziers, que cursara a mesma escola, mas com a direção pedagógica de Boris Dolto (marido da psicanalista e pediatra Françoise Dolto), conheceu Piret num estágio. A partir daí, mergulharam num trabalho incessante de pesquisa sobre como se constrói o movimento humano. Começaram estudando as escolioses, que acometiam adolescentes e os afastavam das atividades escolares e do convívio social, tão importantes nessa fase da vida.

Trabalhavam incansavelmente em hospitais e centros de reabilitação, compilando fotos, esquemas, radiografias e maquetes. A observação e a experimentação foram seus instrumentos para organizar o método, cujas bases seriam embasadas por estudos mais recentes de neurofisiologia e mesmo da psicanálise.

Em 1956, Yva Hunsinger, irmã de Béziers, formou-se e se juntou a elas para montarem o ICOOR, um instituto em que atendiam pacientes e ensinavam estagiários de fisioterapia.

Na década de 1960, estruturaram um programa de educação da função motora para um centro que recebia crianças com distúrbios psicomotores. Nesse trabalho está posto todo o interesse por construir uma convergência entre a função motora, o psiquismo e o desenvolvimento cognitivo. Lançaram um olhar para o desenvolvimento neuromotor dos bebês, ressaltando que os cuidados maternos constroem a relação psicoafetiva juntamente com a organização motora, que pela repetição leva à consolidação do aprendizado motor e cognitivo.

Nossas estruturas são construídas "contra e com a ação da gravidade". A coordenação motora é determinada geneticamente como pré-requisito do desenvolvimento neuropsicomotor, mas não prescinde da experiência para promover a organização neuromuscular e aprimorar a qualidade dos atos motores.

A coordenação motora é vivida desde o útero, com a gênese dos grupos musculares que colocam o feto, envolto no líquido amniótico, em movimentos de extensão e enrolamento, abertura e fechamento da boca. Qualquer gesto é experimentado muitas vezes até se tornar automático, isto é, estar integrado ou incorporado como repertório motor conhecido e eficiente. Impressões sobre a pele, articulações e órgãos sensoriais são percebidas e organizadas como referências para aprimorar a execução do movimento.

O objetivo da educação da função motora é fazer viver a consciência do corpo e desenvolver o conhecimento de si mesmo. O aprimoramento de qualquer atividade motora está relacionado a alguns conceitos comuns ao aprendizado de funções abstratas que, por sua vez, vão constituir o repertório de toda atividade intelectual do indivíduo.

Esses conceitos são:

1] Atenção: definida pelo caráter direcional e pela seletividade dos processos mentais, que implica a escolha dos elementos que importam para a tarefa. É um engano imaginar que um bebê tenha sua atenção atraída apenas por estímulos novos e poderosos; é na relação com sua mãe, que lhe aponta um objeto e o nomeia, que a criança poderá destacar aquele objeto de todo o resto, independentemente de ele ser um estímulo novo, forte ou vitalmente importante. Esse direcionamento compartilhado por duas pessoas, posteriormente, dará origem a um tipo de organização mais complexa de atenção, a *atenção voluntária*. Podemos dizer que a atenção vai permitir um *engajamento ativo* para realizar experimentações e observações. Esse engajamento ativo vai favorecer, também, a *inibição de automatismos*, que abrirá espaços para novos aprendizados.

2] Percepção: definida como um processo ativo que envolve a busca de informações, a distinção dos aspectos essenciais de um objeto e a comparação desses aspectos com outros. A percepção é um processo complexo que parte da análise da estrutura percebida em direção a uma síntese. Essa síntese pressupõe a conscientização de noções que permitirão a estruturação do esquema corporal, a saber:

1. A imagem estática do corpo na sua construção mecânica.

2. A imagem da organização do gesto em coordenação.

3. A imagem do espaço próprio da forma do corpo e do espaço onde se descreve o movimento.

4. A noção do tempo próprio do indivíduo, seu ritmo fundamental e o ritmo de seus gestos.

5. Esse conjunto perceptivo permitirá a construção da ação coordenada do corpo como uma unidade.

3] Memória: também é um processo complexo e ativo, acionado por motivos específicos e pela tarefa de recordar o material apropriado. Para que o processo de acionar a memória seja eficiente, é necessário um ótimo *tono cortical*, isto é, um estado de vigilância total, inerente a qualquer processo mental seletivo; é preciso também uma *intenção* estável para organizar e codificar as informações recebidas, que chegam como pistas elementares, modalmente específicas (visuais, auditivas ou táteis), selecionando as pistas relevantes.

4] Consolidação do aprendizado: a percepção dos sinais de erro e a correção de erros aliadas à repetição vão permitir a consolidação do aprendizado, marcando a memória com traços estáveis ou *engramas*, que podem ser acionados de forma mais econômica. Luria, em seu livro *Fundamentos de neuropsicologia*[53] argumenta que os movimentos complexos, nos estágios iniciais de aprendizado, dependem de impulsos motores isolados, mas, com a prática, o processo é completamente alterado e "a atividade passa a depender de um sistema diferente de zonas operando em concerto". Dessa forma, o sistema nervoso organiza-se como um sistema funcional complexo e todo movimento tem tal caráter, conferindo um mesmo resultado por métodos diferentes, uma vez que os elementos que organizam o movimento podem ser cambiáveis entre si. Portanto, os gestos ganham uma conotação individual ao responder a um arranjo próprio de circuitos neuromotores, compondo uma "melodia cinética" única.

A ação motora coordenada é definida pelo sincronismo de ações do sistema nervoso central, que regulam o sinergismo ou processo de encadeamento das contrações de músculos independentes, de forma a agirem como um só conjunto, como uma unidade.[54,55] O método de coordenação motora, concebido por Piret e Béziers e desenvolvido por elas juntamente com Yva Hunsinger, tenta mostrar a dinâmica do movimento e como se comporta o corpo humano no contexto da tridimensionalidade. Elas consideravam a anatomia e a fisiologia como estudos de materiais, de funções, de propriedades e de elementos mecânicos localizados e segmentares; a partir desses estudos, elas entenderam que a coordenação motora seria a síntese da anatomia e da fisiologia do movimento.

Intrigava a elas a capacidade de deformação do corpo com suas incontáveis variações e como estas estavam distantes dos esquemas simplistas de flexão e extensão como dobradiças. Estudaram a influência dos vários tecidos no nosso corpo e na organização do gesto: o tecido ósseo, que promove a sustentação e a arquitetura humana; o tecido muscular, com suas características elásticas e contráteis; o tecido de revestimento corporal – a pele –, cuja função mais nobre é a veiculação das informações sensoriais, pois essas informações são essenciais para que o sistema motor ajuste a motricidade em todas as suas modalidades. Há também as fáscias, que conectam todas as partes do corpo. Esse tecido conjuntivo fibroso, similar a uma teia de aranha, tem a propriedade de distribuir a tensão muscular.[56]

Com uma abordagem globalizante e complexa, encaram a patologia como a ruptura da harmonia e do equilíbrio fisiológico, e o corpo humano como "lugar de troca e instância de relação". Não se restringem à apreciação da motricidade em si, mas contemplam as implicações psíquicas por meio das quais "o corpo mecânico se erige como *corpo vivenciado*, situado no espaço-tempo, e, por isso mesmo, se torna foco e ponto de intersecção da relação com o outro".

Antes de entrarmos no método propriamente dito, cabe elencar alguns dos benefícios da fisiologia da coordenação motora (ver Quadro 43.1).

Quadro 43.1 **Benefícios da Coordenação Motora**

Coordenação motora	Benefícios
Ordem no recrutamento dos grupos musculares	Execução do gesto de forma harmônica
Sincronia para a contração das fibras do músculo (unidades motoras)	Aumento de potência muscular sem hipertrofia do músculo
Encadeamento da tensão muscular de forma automática	Economia energética e de tempo durante a ativação muscular para a construção do gesto

Fonte: Elaborado pela autoria.

É importante salientar que o método de coordenação motora parte da dinâmica e não da estática, como a maioria dos outros métodos de fisioterapia; ele está fundado na "incessante reequilibração do corpo", na organização tridimensional do gesto e no caráter psíquico da motricidade, constituindo-se como um estudo da psicomotricidade.[56]

Ressaltamos que a escolha do termo *gesto* deve-se ao fato de estar se referindo a um ato humano, com intenção de ação e/ou expressão.

A intencionalidade só pode ser prerrogativa humana quando está sustentada por uma motivação de ordem psíquica.[57, 58]

Para os neurofisiologistas, a motivação é colocada na área da biologia, concernente às necessidades internas e controlada por processos reguladores homeostáticos básicos, como a alimentação, a respiração, o sexo, a termorregulação e a autoproteção.

Entretanto, somos mais que "seres biológicos", e a motivação humana vem também das nossas pulsões, de nossos desejos, de nossas experiências primeiras de relação e de constituição de sujeito.

Piret e Bèziers organizaram a estruturação do corpo em dois sistemas interdependentes: o **Sistema Reto** e o **Sistema Cruzado**. Ambos funcionam pelo encadeamento da tensão muscular de modo a gerar uma descompressão das estruturas vertebrais, minimizar os desgastes articulares e economizar energia, pois o acionamento de um músculo vai recrutando de intervalo a intervalo outros músculos para a execução aperfeiçoada de um gesto.

O Sistema Reto liga duas abóbadas: a abóbada da cabeça e a abóbada da bacia, de onde parte o movimento tipicamente estruturante, "o enrolamento-endireitamento" do eixo vertical.[59]

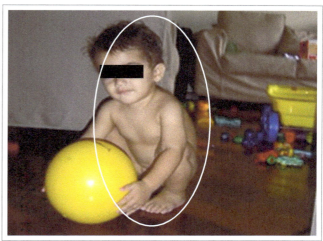

Figura 43.4 O eixo vertical funcionalmente se torna uma elipse.
Fonte: Acervo da autoria.

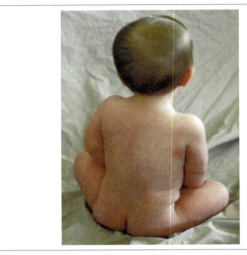

Figura 43.5 O Sistema Reto organiza o tronco em alinhamento cabeça e bacia.

Fonte: Acervo da autoria.

A tensão muscular que se cria nessa oposição cabeça/bacia circula como uma elipse, em que os flexores servem de apoio para os extensores do tronco de forma a modular estes últimos, que, numa contração excêntrica, colocam o tronco todo em alinhamento e prontidão para a ação.

Sobre o tronco assim estruturado de maneira estável, pela ação conjunta de flexores e extensores, cria-se um espaço de largura construído por músculos cruzados obliquamente, que conferem a capacidade de torção do tronco sem a perda dos volumes, e mantêm a possibilidade do alinhamento da estrutura corporal. Isso constitui o que se chama de Sistema Cruzado, pois organiza a torção do tronco, que é a base da relação com o espaço (com os outros) e da capacidade de deslocamento.[59]

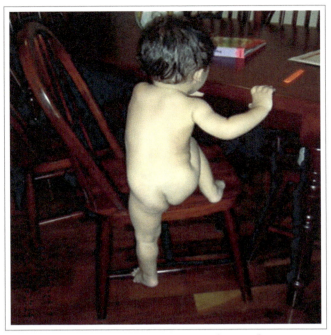

Figura 43.7 O Sistema Cruzado se apoia no Sistema Reto para manter os volumes do tronco na vigência da torção.

Fonte: Acervo da autoria.

A marcha é o exemplo máximo da ação do Sistema Cruzado, cujos membros superiores e inferiores funcionam como seu prolongamento, no qual, alternadamente, o pé que pisa gera extensão nesse hemicorpo, e o membro superior desse lado flete em concordância com a perna que sai do apoio para dar o passo, portanto numa flexão.

A coordenação motora é constituída sobre o princípio do *movimento perpétuo*: o próprio movimento de ida desencadeia o movimento de retorno. A flexão desencadeia a extensão, que por sua vez dá início à flexão, e assim continuamente, descrevendo um desenho como o do infinito.[60]

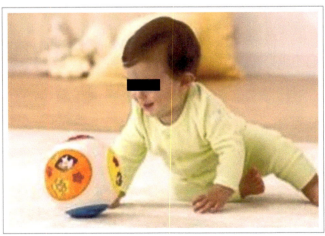

Figura 43.6 A torção do eixo vertical promove o deslocamento e a exploração do ambiente.

Fonte: Acervo da autoria.

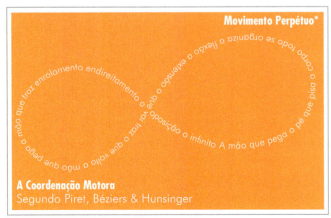

Figura 43.8 Poema para ilustrar o Movimento Perpétuo (Presciliana Straube de Araújo).

Fonte: Acervo da autoria.

Todo o corpo participa de modo inteiro em cada gesto, pois ele é uma unidade complexa em tensão feita para o movimento. Piret afirmava que "nenhuma posição tem a propriedade de contemplar todos os dados de equilíbrio, nenhuma posição permite um repouso contínuo".[59] Portanto, distúrbios na organização do movimento ou períodos de inatividade são extremamente prejudiciais à saúde.

Um dos sinais mais comuns de alerta do corpo é a dor. O estímulo nocivo é transmitido do local prejudicado ao cérebro pelos nervos, gerando a percepção dessa sensação tão conhecida: dor.

Na nossa experiência, o método de coordenação motora é um precioso instrumento de prevenção e tratamento de eventos que provoquem[1] desarranjos motores e consequentemente dores, porque considera que a motricidade tem uma relação íntima com o psiquismo: "o ser psíquico é vivido na carne, nos ossos e nos órgãos, e os meios de condicionamento (como a percepção) não vêm antes na estrutura do Eu".

A dor é uma experiência sensorial desagradável, e tem um caráter emocional, portanto a abordagem ampla e complexa do método favorece o entendimento dos processos individuais e suas sutilezas motoras.

Os processos dolorosos normalmente inibem os movimentos e bloqueiam a distribuição de tensão muscular. O aprendizado da coordenação acontece por meio de contração muscular mais viva ou mais lenta, da utilização de um número maior de fibras, da maior amplitude no deslocamento etc.; isso amplia e cria nuances na percepção do próprio corpo, o que resulta na possibilidade de reprogramar e estruturar os gestos. São construídos, então, novos engramas, que serão utilizados nas atividades cotidianas e expressivas.

A associação do método de coordenação motora e a dança se mostrou muito eficiente e prazeroso nos doentes com dores crônicas, pois parece permitir a descoberta de uma melhor integração dos movimentos em coreografia, possibilitando gestos mais harmônicos, orgânicos e expressivos.

Os movimentos dão origem as sensações que vêm do corpo e que vêm de fora dele: o deslocamento do corpo no espaço, o ar tocando a pele, os estímulos visuais e sonoros que se modificam e multiplicam com o deslocamento. Todos estes estímulos sensitivos se transformam em percepções que indicam ao cérebro, paulatinamente, que o desejo formulado antes de realizar o gesto está sendo satisfeito.[59] (vide Capítulo 03 Dor e Movimento)

A dança pode sugerir um caminho para reorganizar a motricidade, a percepçáp e a emoção[58] e permitir doentes com dores crônicas com cinesiofobia, catastrofização e incoordenação motora redescobrir o prazer e o significado do movimento.

A seguir, iremos destacar alguns pontos importantes da história do método, explorar as relações do professor com o aluno e a construção das aulas como instrumento de trabalho de educação artística corporal que acreditamos ser importante ferramenta complementar para os doentes com dores crônicas, através do relato do Movimento Consciente na dança por Mônica Monteiro.

43.2 Relatos do movimento consciente na dança

Mônica Monteiro

Não é à toa que o corpo arrepia e o coração dispara quando ouvimos uma música que nos toca. Essa sensação se intensifica se colocamos o corpo em ação. Cada gesto é um pedaço de nós, carregado de lembranças, desejos e até raiva. Qualquer expressão que se manifesta num sentimento cala fundo na alma. Na tradição da dança indiana há o dizer: Aonde vai meu gesto vai meu olhar, e aonde vai meu olhar vai minha alma.

A técnica da Coordenação motora nos ensina que não precisamos relaxar, mas tensionar de forma correta.[60,61] Com o encadeamento de tensões, há a sensação de um corpo mais leve. O gesto fica mais harmonioso e prazeroso. Quando executamos à perfeição um gesto que foi programado no cérebro, a satisfação do desejo realizado toma o lugar da insegurança. E isso nos preenche de uma sensação felicidade. A sensação dos ossos vibrando, do corpo reagindo aos estímulos táteis e emocionais é indescritível. Acompanhar o ritmo nos acalma. O corpo pulsa. É um prazer. O ato de concentrar-se no gesto é terapêutico. Quando nos concentramos no gesto, num movimento, nosso cérebro está presente na ação, a psique descansa e permitimos o despertar de uma sensação muito prazerosa.

A consciência e a estruturação do gesto conduzem o indivíduo a reprogramar o encadeamento da tensão muscular, de forma a criar um fluxo cinético que permita que o movimento seja prazeroso e econômico.

---

1 A mão que pega o pé que pisa o corpo todo se organiza/a flexão a extensão o que vai traz o que *volta/a* mão que pega a mão que traz/enrolamento endireitamento a oposição o infinito (ver Figura 43.8).

43.2.1 O início

Tive o privilégio de conhecer M. Béziers e sua irmã Yva Hunsinger. Elas vieram ao Brasil quatro vezes para ministrar o curso de Coordenação Motora. Depois estive em Paris várias vezes para ser atendida por ela antes de seu falecimento, em 2003.

Ano retrasado (2018) estive com Yva Hunsinger, ao lado de Presciliana Straube de Araujo, Dulce Alário Estevam e Ariane Silva, para estudar e revisar o estudo de Coordenação Motora que damos em São Paulo já há uma década. Também com a bênção de Yva fui duas vezes a Toronto, no Canadá, ministrar *workshops* de Coordenação Motora e dança. Esse trabalho me salvou. Graças a ele não tenho lesões e sigo dançando, dando aulas e cursos. Fiz 60 anos em 2020.

Tive uma madrinha maravilhosa, Maria Alice França. Ela tocava piano lindamente e tentou me ensinar. Eu tinha uns nove anos e não parava no banquinho. Ela então professou: "Essa vai para no balé". Nunca pensei que fosse virar bailarina, foi a dança que me escolheu. Eu gostava das aulas, fazia uma atrás da outra, não queria parar nunca, a sala de aula era onde eu me sentia feliz. Esquecia meus problemas, suavizava as minhas angústias, me sentia forte e alegre.

Minha madrinha acabou ensinando piano para minha irmã menor, Eliana Monteiro da Silva, que hoje é uma grande pianista, e eu fui para o balé clássico. Primeiro longe de casa, depois me inscrevi em uma escola de dança na frente do meu colégio, que se chamava Ruth Rachou. Ali fiz jazz com o professor Edson Claro. Foi graças a essa escola que virei bailarina.

Meu pai dizia que dança não era profissão. Em são Paulo não existia nenhuma faculdade de dança naquela época. Se não me engano, a única ficava em Salvador, na Bahia. Me formei em desenho industrial no Mackenzie, e no último ano fui dispensada da educação física porque tinha ensaios de balé. Acabei a faculdade e comecei a dar aulas de dança para crianças e iniciação de dança moderna para adultos. Eu tinha 19 anos.

Ruth Rachou me incentivou muito. Fiz com ela muitas aulas da técnica Martha Graham. Foi Ruth quem me indicou para o meu primeiro grupo profissional, em 1984, com a coreógrafa Célia Gouveia, no Teatro de Dança de São Paulo, cujo diretor artístico e teatral era seu marido, Maurice Vaneau. Dois gênios. Ela é uma grande coreógrafa e ele, um amante do teatro, me contagiou de cara. O espetáculo *Assim seja* foi maravilhoso. Representamos o Brasil no Festival de Dança Brasileira em Lisboa e no Porto. Depois trabalhei com o diretor de teatro Renato Cohen (falecido), fizemos turnê internacional com *O espelho vivo*, de Magritte, também em Portugal.

Depois de trabalhar com muitos mestres da dança – incluo aqui Edson Claro (jazz), Ruth Rachou (Martha Graham), João Maurício (Louis Falco), Sônia Mota, Jean Marie, Zélia Monteiro (clássico) –, conheci Klauss Vianna, mestre do movimento e das profundezas do corpo. Com ele estive em Congonhas, Minas Gerais, para estudar a anatomia das estátuas do Aleijadinho. Comecei aí a enxergar o corpo, seus volumes, a arquitetura humana e toda a arte.

Klaus era um revolucionário. Mandou seus alunos abandonarem as sapatilhas para que sentíssemos os pés bem plantados no chão. Isso me fez lembrar de Isadora Duncan (1899) revoltando-se contra as convenções do balé, para tornar-se uma bailarina autodidata. Ela defendia uma dança livre. Dançava descalça com túnicas esvoaçantes. Foi nas aulas do Klaus que conheci muitos artistas e fui dançar com minha amiga, hoje futurista, Lala Deheinzelin, no espetáculo *Os píncaros da glória*, um musical *kitsch*. No mesmo teatro estava se apresentando o grupo Onitorrinco, dirigido por Cacá Rosset. Fui convidada a integrar a trupe e lá fiquei por cinco anos.

Conheci o mundo fazendo turnês com os espetáculos *O doente imaginário*, de Molière, *Sonhos de uma noite de verão*, de Shakespeare, que estreamos no Central Park em Nova York. O espetáculo foi coreografado pelo grande bailarino Val Folly, com quem fiz muitas aulas. Foi com Ivaldo Bertazzo que conheci as danças orientais (indiana, balinesa, grega e dança do ventre) que exigem o contato com o chão e com o peso do corpo. Com ele fiquei 22 anos e participei dos espetáculos *Pas des deuses*, *Serra da boa esperança*, *O cavaleiro da rosa*, *Palco, academia e periferia*, versões 1 e 2. Com ele desenvolvi o lado terapêutico da dança e me formei no método GDS (cadeias musculares de Godelieve Denys-Struyf) e no método de Coordenação Motora de Suzanne Piret e Marie Madeleine Béziers. Esse trabalho mudou a minha vida.

43.2.2 Minhas aulas, meus alunos

Quando me perguntam se prefiro dançar no palco ou dar aulas, fico em dúvida. De verdade. Gosto muito de dar aulas. Quando chega um aluno novo, com algum tipo de dor, penso: "Vou fazer de tudo para que você não sofra mais". E me sinto responsável por aquela pessoa. Ganho meu dia quando, depois de alguns meses, muitas dessas pessoas vêm emocionadas me dizer "Melhorei muito da dor". Isso me faz sentir um ser humano melhor, e é muito forte. Guardo emoções maravilhosas que já senti com os *feedbacks* e agradecimentos.

O homem não nasceu para sentir dor. Sei que faz parte da natureza, mas podemos reverter esse quadro. Muitos chegam dizendo: "Também, já tenho 60 anos...". E daí? Não é para sentir dor. Nem com 60 anos. Minha vida ganha um colorido especial quando um aluno vem emocionado e diz "É a primeira vez que faço um exercício por prazer, fico triste quando a aula termina".

Depois de 40 anos dando aulas e cursos, verifiquei que as dores na cervical, na lombar e nos joelhos são as mais comuns. Com o trabalho da Coordenação Motora, o corpo distribui a tensão e trabalha com uma unidade de tensão, ou seja, todo o corpo está participando do movimento. Quanto mais músculos forem acionados, menos força será feita em cada músculo. Eles são democráticos. Por isso não me preocupo em dar exercícios específicos para a dor de cada aluno. Quanto mais ele "vestir a Coordenação Motora", mais organização e encadeamento de tensão vai sentir e com isso a dor vai melhorando.

Seguno Béziers: "A Coordenação Motora nos faz mais humanos por tudo o que nos faz sentir e perceber". Depois de descobrir o movimento, muitos alunos se transformam: ficam mais gentis e amáveis, gratos e felizes. A dor traz muita amargura. "Porque, se o corpo humano é a sede do patrimônio da espécie, é preciso, antes de mais nada, que esse patrimônio seja preservado nos 'filhotes do homem', que carregam a esperança de toda a humanidade" (Béziers, Paris, 1989)

43.2.3 A aula

Na preparação da aula, vou experimentando e criando cada exercício, vou sentindo o meu corpo, para onde devo seguir. Sigo as orientações da Coordenação Motora. Por exemplo: se vou trabalhar com torções, primeiro sensibilizo as costelas com um toque, escovas na pele ou um bambu. Vou abrir as costelas. Trabalho o sistema reto, que é a base do sistema cruzado: não podemos fazer torções sem organizar a elipse do tronco, o eixo central e as oposições entre o crânio e a bacia. Equilibrar o tônus das paredes anterior e posterior, criando um "volume". Depois vem o sistema cruzado, que se apoia no sistema reto.

Trabalha-se a respiração, o peso dos ossos, acordando a consciência corporal. Equilibrar os músculos flexores e extensores. Repetimos várias vezes e eventualmente variamos o plano: deitado, ajoelhado, de lado, de pé. Béziers enfatiza a importância de trabalhar com e contra a gravidade: pesando e empurrando. Sempre orientando o gesto, o olhar e a respiração. Depois vamos para o movimento no espaço, criamos deslocamentos, direções, desenhos. Por último colocamos a música – sempre selecionada por Manuel Blesa, um estudioso apaixonado pelo assunto e também meu marido. Seguimos o ritmo, os movimentos podem variar dependendo da aula proposta. Pode ser uma valsa, dança indiana, africana, balé moderno, improvisação. O que combinar com o trabalho feito no começo da aula.

E nesse momento nos expressamos. Cada aluno tem o seu gesto coordenado, sua postura, sua maneira de executar o movimento. E está aí a beleza. O movimento é motor, mas o gesto é psicomotor. Quando você executa um gesto coordenado, a postura está sendo trabalhada, sua psique está descansando concentrada somente no gesto e nas sensações, não dá tempo para pensar na vida, daí o relaxamento.

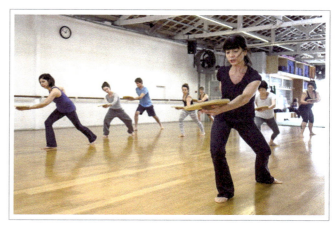

Figura 43.9
Fonte: Acervo da autoria.

A aplicação do método de coordenação motora é ampla, desde a prevenção e manutenção da qualidade do movimento nas aulas de dança ou na expressão artística e no ambiente terapêutico como ferramenta para desenvolver a consciência corporal, tratar transtornos neuromotores e patológicos que afetam o sistema motor e potencialmente produzem e perpetuam a dor.

43.3 Conclusão

Há crescente interesse de pesquisadores e clínicos em métodos complementares no tratamento de doentes crônicos e especialmente nas síndromes dolorosas crônicas e a dança pode surgir como aliada no grupo de ferramentas convencionais de tratamento da dor crônica e das comorbidades associadas além de engajar de maneira mais ampla a adesão do doente no processo terapêutico.

Bibliografia

1. Hanna JL. "The Power of Dance: Health and Healing," *The Journal of Alternative and Complementary Medicine*, vol. 1, no. 4, pp. 323–331, 1995.

2. OMS j Vos questions les plus frequentes. WHO n.d. http://www.who.int/suggestion s/faq/fr/[accessed 2019 January 22].

3. Clift SM, Hancox G. The perceived benefits of singing: findings from preliminary surveys of a university college choral society, J. R. Soc. Promot. Health 121. 2001;248–256.

4. Patterson KK, Wong JS, Nguyen TU, Brooks D. A dance program to improve gait and balance in individuals with chronic stroke: a feasibility study, Top. Stroke Rehabil. 25. 2018;410–416.

5. Maglio J, McKinstry C. Occupational therapy and circus: potential partners in enhancing the health and we

6. Puetz TW,C.A.Morley CA,andM.P.Herring,"Effects of creative arts therapies on psychological symptoms and quality of life in patients with cancer," *JAMA Internal Medicine*, vol. 173, no. 11, pp. 960–969, 2013.

7. Van Deusen, D. Harlowe, The efficacy of the ROM Dance Program for adults with rheumatoid arthritis, Am. J. Occup. Ther. 41 (1987) 90–95.

8. J. Bidonde, A. J. Busch, B. Bath, and S. Milosavljevic, "Exercise for adults with fibromyalgia: An umbrella systematic review with synthesis of best evidence," *Current Rheumatology Reviews*, vol. 10, no. 1, pp. 45–79, 2014.

9. M. Gomes Neto, M. A. Menezes, and V. O. Carvalho, "Dance therapy in patients with chronic heart failure: A systematic review and a meta-analysis," *Clinical Rehabilitation*, vol. 28, no. 12, pp. 1172–1179, 2014.

10. D. Merom, D. Ding, and E. Stamatakis, "Dancing participation and cardiovascular disease mortality: a pooled analysis of 11 population-based british cohorts," *American Journal of Preven- tive Medicine*, vol. 50, no. 6, pp. 756–760, 2016.

11. S. Houston and A. McGill, "A mixed-methods study into ballet for people living with Parkinson's," *Arts & Health*, vol. 5, no. 2, pp. 103–119, 2013.

12. J.-C. Kattenstroth, T. Kalisch, S. Holt, M. Tegenthoff, and H. R. Dinse, "Six months of dance intervention enhances postural, sensorimotor, and cognitive performance in elderly without affecting cardio-respiratory functions," *Frontiers in Aging Neu- roscience*, vol. 5, no. 5, 2013.

13. Rudd, S. A., Aleshre, N., Zibbell, J. E., & Gladden, R. M. (2016). Increases in drug and opioid overdose deaths—United States, 2000-2014. In *Morbidity and mortability weekly report* (January, 1, 2016 ed., Vol. 64, pp. 1378–1382). Center for Disease Control.

14. Centers for Disease Cont19. rol and Prevention. (2018). *Annual surveillance report of drug-related risks and outcomes — United States*. Surveillance Special Report 2. Centers for Disease Control and Preven- tion, U.S. Department of Health and Human Services. Published August 31, 2018.

15. A. Purser, "Dancing intercorporeality: a health humanities perspective on dance as a healing art," *Journal of Medical Humanities*, pp. 1–11, 2017.

16. L.Martin,R.Oepen,K.Baueretal.,"Creativeartsinterventions for stress management and prevention—a systematic review," *Behavioral Sciences*, vol. 8, no. 2, p. 28, 2018.

17. Shim, Minjung; Goodill, Sherry; Bradt, Joke (2019). *Mechanisms of Dance/Movement Therapy for Building Resilience in People Experiencing Chronic Pain. American Journal of Dance Therapy, (), –.*doi:10.1007/s10465-019-09294-7

18. Chung, E. J., Hur, Y.-G., & Lee, B.-H. (2013). A study of the relationship among fear-avoidance beliefs, pain and disability index in patients with low back pain. *Journal of Exercise Rehabilitation, 9*(6), 532–535. https://doi.org/10.12965/jer.130079.

19. George, S. Z., Fritz, J. M., Bialosky, J. E., & Donald, D. A. (2003). The effect of a fear-avoidance–based physical therapy intervention for patients with acute low back pain: Results of a randomized clinical trial. *Spine (Phila Pa 1976), 28*(23), 2551–2560.

20. (Buitenhuis, J., & de Jong, P. J. (2011). Fear avoidance and illness beliefs in post-traumatic neck pain. *Spine (Phila Pa 1976), 36*(25 Suppl), S238–S243. https://doi.org/10.1097/brs.0b013e3182388400.

21. Tunks, E. R., Crook, J., & Weir, R. (2008). Epidemiology of chronic pain with psychological comorbidity: Prevalence, risk, course, and prognosis. *Canadian Journal of Psychiatry, 53*, 224–234.

22. Gaskin, D. J., & Richard, P. (2012). The economic costs of pain in the United States. *The Journal of Pain, 13*(8), 715–724. https://doi.org/10.1016/j.jpain.2012.03.009.

23. Simons, L. E., Elman, I., & Borsook, D. (2014). Psychological processing in chronic pain: A neural sys- tems approach. *Neuroscience and Biobehavioral Reviews, 39*, 61–78. https://doi.org/10.1016/j.neubi orev.2013.12.006.

24. Turk, D. C., & Wilson, H. D. (2010). Fear of pain as a prognostic factor in chronic pain: Conceptual models, assessment, and treatment implications. *Current Pain and Headache Reports, 14*(2), 88–95. https://doi. org/10.1007/s11916-010-0094-x.

25. Bojner Horwitz, E., Kowalski, J., Theorell, T., & Anderberg, U. M. (2006). Dance/movement therapy in fibromyalgia patients: Changes in self-figure drawings and their relation to verbal self-rating scales. *The Arts in Psychotherapy, 33*(1), 11–25. https://doi.org/10.1016/j.aip.2005.05.004.

26. *The Arts in Psychotherapy, 33*(1), 2011 https://doi.org/10.1016/j.aip.2005.05.004.

27. Bojner-Horwitz, E., Theorell, T., & Maria Anderberg, U. (2003). Dance/movement therapy and changes in stress-related hormones: A study of fibromyalgia patients with video-interpretation. *The Arts in Psychotherapy, 30*(5), 255–264.

28. Bradt, J., Shim, M., & Goodill, S. W. (2015). Dance/movement therapy for improving psychological and physical outcomes in cancer patients. *Cochrane Database of Systematic Reviews*

29. Bullington, J. (2009). Embodiment and chronic pain: Implications for rehabilitation practice. *Health Care Analysis, 17*(2), 100–109.

30. Gorham, L., & Imus, S. (1999). *Old pain/new gains: Treatment for chronic pain patients*. Paper presented at the American Dance Therapy Association 34th Annual Confernece, Chicago, IL.

31. Koch, S., Kunz, T., Lykou, S., & Cruz, R. (2014). Effects of dance movement therapy and dance on health- related psychological outcomes: A meta-analysis. *The Arts in Psychotherapy, 41*(1), 46–64. https://doi.org/10.1016/j.aip.2013.10.004.

32. Meekums, B., Karkou, V., & Nelson, E. A. (2015). Dance movement therapy for depression. *Cochrane Data- base of Systematic Reviews, 2,*

33. Fredrickson, B. (2001). The role of positive emotions in positive psychology: The broaden-and-build the- theory of positive emotions. *American Psychologist, 56*(3), 218–226.

34. C.Q. Murcia, G. Kreutz, S. Clift, S. Bongard, Shall we dance? An exploration of the perceived benefits of dancing on well-being, Arts Health 2 (2010) 149–163.

35. K. Schroeder, S.J. Ratcliffe, A. Perez, D. Earley, C. Bowman, T.H. Lipman, Dance for health: an intergenerational program to increase access to physical activity, J. Pediatr. Nurs. 37 (2017) 29–34.

36. Murillo-García, Álvaro; Villafaina, Santos; Adsuar, José C.; Gusi, Narcis; Collado-Mateo, Daniel (2018). *Effects of Dance on Pain in Patients with Fibromyalgia: A Systematic Review and Meta-Analysis. Evidence-Based Complementary and Alternative Medicine, 2018(), 1–16.*

37. Rizzolatti,G.&L.Craighero.2004.Themirror-neuronsys- tem. *Annu. Rev. Neurosci.* 27: 169–192.

38. Kruger, B., M. Bischoff, C. Blecker, *et al.* 2014. Parietal and premotor cortices: activation reflects imitation accu- racy during observation, delayed imitation and concurrent imitation. *NeuroImage* 100: 39–50.

39. Cross,E.S.,A.F.Hamilton&S.T.Grafton.2006.Buildinga motor simulation de novo: observation of dance by dancers. *NeuroImage* 31: 1257–1267.

40. Haṅggi, J., S. Koeneke, L. Bezzola, *et al.* 2010. Structural neuroplasticity in the sensorimotor network of professional female ballet dancers. *Hum. Brain Mapp.* 31: 1196–1206.

41. Karpati, F., C. Giacosa, N.E.V. Foster, *et al.* 2014. The speci- ficity of dance versus music training on gray matter struc- ture. In *Conference Proceedings from The 20th Annual Meeting of the Organization for Human Brain Mapping.* June 8–12. Hamburg, Germany.

42. Giacosa, C., F. Karpati, N.E.V. Foster, *et al.* 2014. White matter differences in dancers and musicians. In *Conference Proceedings from The Neurosciences and Music–V.* May 29– June 1. Dijon, France.

43. American Dance Therapy Association. 2014. ADTA—about dance/movement therapy (DMT). Accessed August 25, 2014. http://www.adta.org/About_DMT/.

44. Hackney, M.E. & G.M. Earhart. 2009. Effects of dance on movement control in Parkinson's disease: a comparison of Argentine tango and American ballroom. *J. Rehabil. Med.* 41: 475–481.

45. Hackney, M.E. & G.M. Earhart. 2010. Effects of dance on gait and balance in Parkinson's disease: a comparison of partnered and nonpartnered dance movement. *Neuroreha- bil. Neural Repair* 24: 384–392.

46. Duncan, R.P. & G.M. Earhart. 2012. Randomized controlled trial of community-based dancing to modify disease pro- gression in Parkinson disease. *Neurorehabil. Neural Repair* 26: 132–143.

47. Marchant, D., J.L. Sylvester & G.M. Earhart. 2010. Effects of a short duration, high dose contact improvisation dance workshop on Parkinson disease: a pilot study. *Complement. Ther. Med.* 18: 184–190.

48. Heiberger, L., C. Maurer, F. Amtage, *et al.* 2011. Impact of a weekly dance class on the functional mobility and on the quality of life of individuals with Parkinson's disease. *Front. Aging Neurosci.* 3: 14.

49. Houston, S. & A. McGill. 2013. A mixed-methods study into ballet for people living with Parkinson's. *Arts Health* 5: 103–119.

50. Koch, S.C., L. Mehl, E. Sobanski, *et al.* 2014. Fixing the mirrors: a feasibility study of the effects of dance movement therapy on young adults with autism spectrum disorder.

51. Anderson, A.N., H. Kennedy, P. DeWitt, *et al.* 2014. Dance/movement therapy impacts mood states of adolescents in a psychiatric hospital. *Arts Psychother.* 41: 257–262.

52. Mala, A., V. Karkou & B. Meekums. 2012. Dance/movement therapy(D/MT) for depression: a scoping review. *Arts Psy- chother.* 39: 287–295.

53. Luria AR. Fundamentos de neuropsicologia. Rio de Janeiro: Editora Universidade de São Paulo Livros Técnicos e Científicos; 1981.

54. Enoka RM. Bases neuromecânicas da cinesiologia. 2.ed. Barueri: Manole; 2000.

55. Kandel ER, Schawatz JH, Jessell TM. Fundamentos da neurociência e do comportamento. Rio de Janeiro: Guanabara Koogan; 1997.

56. Anotações do curso ministrado por M. M. Béziers e Yva Hunsinger (1996-2000).

57. Achcar DB. Arte, técnica, interpretação. Rio de Janeiro: Cia. Brasileira de Artes Gráficas; 1980.

58. Portinari M. Nos passos da dança. Rio de Janeiro: Nova Fronteira; 1985.

59. Béziers MM, Hunsinger Y. O bebê e a coordenação motora. São Paulo: Summus; 1994.

60. Béziers MM, Piret S. A coordenação motora. São Paulo: Summus; 1992. Piret S.

61. Du programme inné du corps à la structuration psychomotrice de la personalité (monografia não publicada). Paris, 1975.

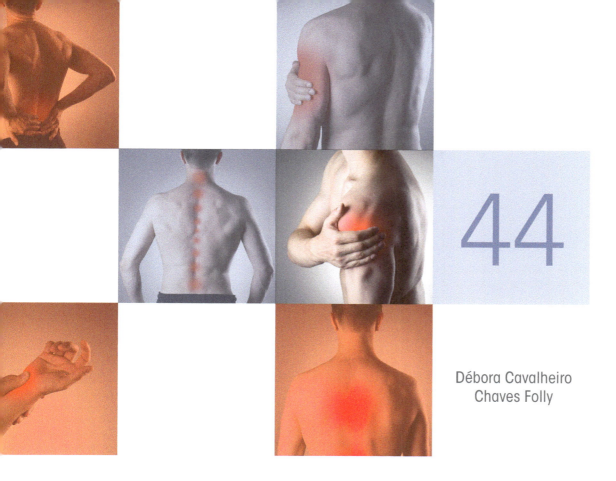

Débora Cavalheiro
Chaves Folly

PREVENÇÃO DE INCAPACIDADE PARA O TRABALHO E REABILITAÇÃO PROFISSIONAL

44.1 Introdução

O crescente e elevado custo dos benefícios previdenciários dispensados às doenças geradoras de incapacidade e invalidez é uma preocupação internacional, chegando alguns analistas a destacar tal situação como insustentável economicamente. Somente no Canadá, quase 25% dos indivíduos com idade acima de 15 anos alegam algum grau de incapacidade. Esses altos índices também são vistos em outros países.[1]

Nos países de economia avançada, há uma preocupação, ainda maior, causada pelo impacto dos custos da força de trabalho envelhecida. Somente na Finlândia, 1 em cada 5 finlandeses encontra-se com 65 anos ou mais. Somado a isso, um elevado aumento de doenças mentais surge como mais uma fonte de preocupação.

Tão complexo quanto atual, o tema faz parte da agenda da Organização para a Cooperação e Desenvolvimento Econômico desde os anos 1990, incluindo recomendações para o Brasil,[2] e da Organização Mundial de Saúde desde 2000.[3] Países que integram a Organização para a Cooperação e Desenvolvimento Econômico, embora se utilizem de políticas particulares, abordam uma estratégia comum: a de restringir o acesso aos benefícios e o retorno precoce ao trabalho. A necessidade de diferentes sistemas de políticas integrados, diversos setores envolvidos no processo, mostra quão complexo e desafiador é ajustar e implementar uma política assertiva de prevenção de incapacidade para o trabalho.

44.2 Capacidade para o trabalho

Conceitualmente, a capacidade para o trabalho era entendida como uma questão exclusivamente médica, na qual a aptidão física estava diretamente envolvida nas tarefas atribuídas ao labor e ao ambiente de trabalho. Posteriormente, com a mudança das formas de trabalho (antes puramente braçal e hoje também intelectual), esse conceito mostrou-se frágil. O ganho de robustez ocorreu quando as habilidades profissionais, ambientes sociais e bem-estar passaram a compor esse conjunto.

A capacidade para o trabalho se distingue do conceito de capacidade funcional. Esta se limita ao funcionamento físico e mental, sem vincular-se à natureza do trabalho.

A incapacidade laboral pode ser impactada não somente pelo agravamento da saúde, mas também pelas questões individuais comportamentais, como motivação, conhecimento técnico, situações de trabalho como ergonomia, organização de trabalho, clima organizacional e até mesmo fatores ambientais externos (comunidade, família, políticas públicas...).[4]

Desde a década de 1980, modelos teóricos foram criados para fundamentar o processo de capacidade para o trabalho, ressaltando a multidimensionalidade associada a esse conceito. Dentre eles, destacaremos o *stress-strain model* e o modelo multidimensional também conhecido como *work ability house model*.

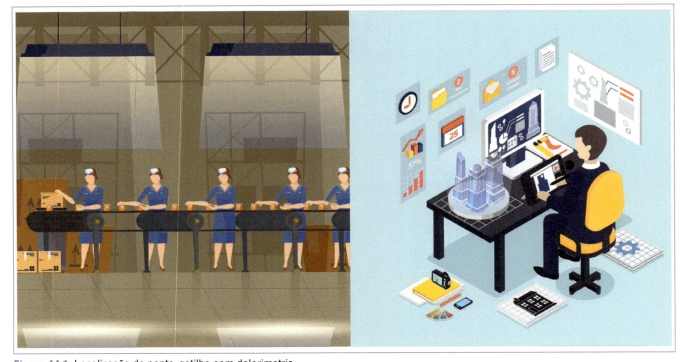

Figura 44.1 Localização do ponto-gatilho com dolorimetria.
Fonte: Shutterstock

44.3 Os modelos teóricos

44.3.1 Stress-strain model (modelo tensão-deformação)

O *stress-strain model*, utilizado no conceito de capacidade para o trabalho, apoia-se no entendimento de que o estresse ocupacional gera uma tensão no indivíduo. Essa tensão pode ser positiva, quando desenvolve recursos internos, ou negativa, quando propicia uma diminuição do bem-estar. A busca constante pelo equilíbrio entre a vida pessoal e a profissional é o sustento desse modelo, e os pilares que o sustentam são as condições de trabalho e os recursos individuais. Diferentemente do modelo *work ability house model*, que será visto a seguir, esse limita-se às questões relacionadas ao indivíduo e ao local de trabalho. Apesar disso, essa modalidade é bastante empregada nos dias atuais.[4]

44.3.2 Work ability house model (modelo da casa da capacidade para o trabalho)

O *work ability house model* é um modelo holístico e expresso na forma do desenho de uma casa. Os três primeiros andares versam sobre as competências individuais, e o piso superior diz respeito aos elementos vinculados ao trabalho em si. No primeiro andar, alicerce da construção, está a capacidade funcional, que envolve a saúde física e mental. O segundo andar é destinado às competências profissionais como qualificação, habilidades individuais como inteligência emocional, flexibilidade, criatividade, interesse em aprender e outros. No terceiro andar encontram-se questões relacionadas aos valores, atitudes e motivações individuais. Ética, proatividade e disposição são outros exemplos também compreendidos neste andar. No quarto e último andar está o trabalho em suas diferentes dimensões, que perpassa por aspectos físicos do ambiente, e também questões de organização do trabalho, gestão e clima organizacional.[4]

Nas estruturas adjacentes encontramos como ponto de apoio a família, a comunidade social, políticas sociais, de trabalho, de educação e de saúde, como também assistência médica ocupacional.

Quando observamos a capacidade para o trabalho sob uma ótica macro, compreendemos que os diversos processos se interligam, inclusive os adjacentes. A presença ou ausência dessa interligação dos diversos processos significa a manutenção ou o desalinho da vida profissional. Esse modelo proporcionou às partes interessadas atentar para a saúde individual e também estender o olhar aos fatores laborais. A intervenção coletiva, com melhoria da saúde e segurança nos locais de trabalho, gera a prevenção de novas incapacidades, reduzindo custos para os empregadores e para o Estado.

No Brasil há uma escassez de estudos práticos envolvendo esse modelo.[5,6] Contudo, no estudo longitudinal publicado na *Revista Brasileira de Epidemiologia* que acompanhou por dois anos consecutivos (2009 a 2011) trabalhadores de um hospital de grande porte da cidade de São Paulo,[7] concluiu-se que o modelo proposto é aplicável na gestão da capacidade para o trabalho e implicações nas políticas públicas.

No exterior, Ilmarinen, Tuomi e Seitsamo[8] e Van Den Berg, Elders, De Zwart e Burdof[9] também confirmaram a eficácia do *work ability house model*.

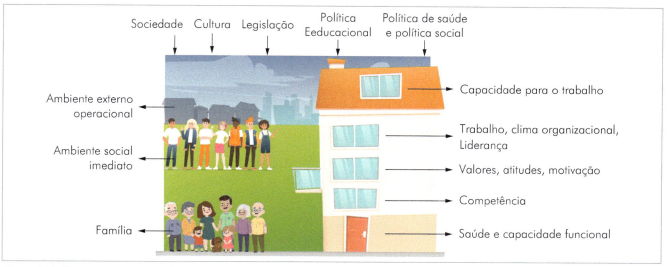

Figura 44.1 The work ability house.[1]
Fonte: Shutterstock

44.4 A reabilitação profissional no Brasil

44.4.1 Visão histórica

A reabilitação profissional teve seu marco inicial em 1944,[10] durante o governo de Getúlio Vargas. O serviço era prestado pelas Caixas de Aposentadorias e Pensões (CAPs) e pelos Institutos de Aposentadorias e Pensões (IAPs), contemplando apenas algumas classes trabalhadoras.[11] A perspectiva, nesse momento, era a reabilitação profissional, com atuação na esfera física, onde tratamentos médicos, fisioterápicos e atividades profissionalizantes eram oferecidos com a finalidade de restabelecer a capacidade laborativa, total ou parcial dos acidentados no trabalho.

Em 1966, o sistema previdenciário foi unificado, com a criação do Instituto Nacional de Previdência Social.[12] Nos anos seguintes os centros de reabilitação profissional (CRP) e núcleos de reabilitação profissional (NRPs) foram desenvolvidos, com administração e custeio públicos. Posteriormente houve a estatização do Seguro de Acidente de Trabalho (SAT). Ainda na década de 1960, criou-se a Comissão Permanente de Reabilitação Profissional da Previdência Social.

Na década de 1970, com a unificação no Instituto Nacional de Previdência Social, a reabilitação profissional tornou-se uma obrigação acessível a todos os trabalhadores do mercado formal,[13,14] até então destinada apenas a algumas categorias. Nessa fase o serviço de reabilitação era realizado nos CRP e nos NRPs, por equipe multiprofissional, composta por médicos, fisioterapeutas, assistentes sociais, psicólogos e profissionais responsáveis pelas atividades profissionalizantes. Nos anos seguintes, o crescente número de doenças ocupacionais crônicas limitantes – principalmente aquelas de ordem musculoesquelética e mental – e a mudança no paradigma político do país, não foi mais possível entender o modelo como suficiente.

A saúde do trabalhador surge em meio ao contexto político, à precarização do trabalho e ao crescente número de acidentes de trabalho. Ainda nessa década, no Brasil, foram criadas as Normas Regulamentadoras e nasceram, assim, o Serviços Especializados em Engenharia de Segurança e em Medicina do Trabalho (SESMT), atuando nas empresas com a premissa de reduzir os acidentes de trabalho, e os custos decorrentes destes, além de garantir a manutenção do processo produtivo.[11]

A Constituição Federal de 1988 trouxe um novo formato de entendimento sobre seguridade social, no qual assistência, saúde e previdência deveriam estar contempladas. Assim, foi criado o Sistema Único de Saúde – SUS,[15,16] com a universalização da assistência médica, cuja responsabilidade passou para o Ministério da Saúde. A reabilitação profissional, em seu aspecto educacional, ficou a cargo do Instituto Nacional de Seguridade Social – INSS.[17]

Antes o programa permitia uma avaliação um pouco mais ampla e multiprofissional, centrada em um único sistema, porém desconsiderava aspectos de ordem mental. Agora, apesar da inclusão destes, o programa sofre fragmentação em suas competências. Nessa nova ótica, a partir de 2001, até os dias atuais, a reabilitação previdenciária passa a ter: a) um caráter administrativo de determinar a presença de incapacidade – conduzida por perito médico; b) a incumbência de capacitar trabalhadores, mediante cursos e treinamentos, possibilitando a eles se reinserir no trabalho.

Nesse cenário de desagregação do sistema, houve uma fragmentação no processo. Além de propiciar um prolongamento no tempo de afastamento, o trabalhador ficou desassistido em um quesito angular: a prevenção de incapacidades futuras e a manutenção do emprego em condições saudáveis e seguras.

44.5 Tratamento da incapacidade para o trabalho

A incapacidade para o trabalho deve ser abordada por uma equipe multiprofissional. Questões ligadas à saúde devem receber ações terapêuticas precisas e coordenadas, de tal forma que o indivíduo seja atendido, diagnosticado e tratado de forma ágil por um conjunto de especialistas (médicos, fisioterapeutas, psicólogos, terapeutas ocupacionais e outros) com a finalidade de melhorar a capacidade funcional e restabelecer a laboral.

44.5.1 Tratamento da incapacidade para o trabalho na ótica ocupacional

Quando se pensa em recuperação do potencial laboral, deve-se ter em mente que a atuação precisa ser precoce e que a meta é aliar o máximo da funcionalidade ao retorno e manutenção das atividades laborativas no menor espaço possível de tempo. Quanto mais prolongado o tempo de afastamento do trabalho, maior a chance da manutenção da incapacidade e menor é a possibilidade do retorno às atividades habituais.[18]

Distúrbios osteomusculares e doenças mentais representam sério problema de saúde pública não só no Brasil como também em diversos países.[19,20] Juntos são responsáveis pela grande demanda de incapacitados dos sistemas de saúde e previdência.

Para um atendimento adequado, não basta observar a presença e a extensão da incapacidade. Também se faz necessário vislumbrar a importância do trabalho na vida do indivíduo, o contexto socioeconômico[7,18] e de outros fatores que facilitam ou dificultam o retorno ao trabalho. Elencar tais agentes é importante não somente para auxiliar no processo de restabelecimento às atividades laborativas, mas também inferir prognóstico. Tal especificação deve ser feita antes do desenho e implantação do programa.[6]

No Brasil, fatores que se comportam como barreiras ou facilitadores para o retorno ao trabalho são pouco explorados. Vários são os elementos que atuam de forma tanto a ensejar quanto a desfavorecer o restabelecimento da capacidade laboral. Uma abordagem em forma de sinais de alertas, termo cunhado na medicina, também foi usada na tentativa de elencar prognóstico. A presença de alerta orienta a equipe sobre uma latente barreira para a concretização do sucesso terapêutico.

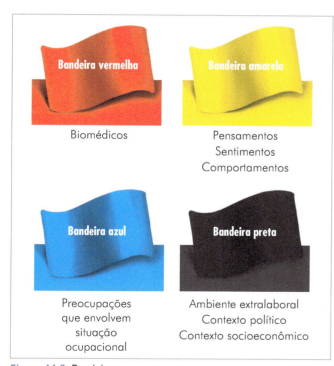

Figura 44.3 Bandeiras.
Fonte: Desenvolvido pela autora.

Sinais preditores de fatores psicossociais têm-se mostrado mais fortes na possibilidade da manutenção da incapacidade permanente e do insucesso do retorno às atividades laborativas que questões biomédicas (p. ex., experiência de dor) e ergonômicas.[18]

É extremamente importante o envolvimento do trabalhador no processo do retorno ao trabalho. Entender seus medos e dificuldades é fundamental durante a avaliação. Uma equipe de saúde ocupacional (médicos, enfermeiros e outros especialistas que compuseram esse serviço) com uma escuta apurada e um olhar atento será capaz de acolher este indivíduo no início do processo. Para fins didáticos, podemos dividir essa operação em algumas etapas, a saber:

- Uma anamnese bem elaborada, considerando os aspectos físicos (que podem e devem ser discutidos com o médico especialista que acompanha o indivíduo), os psíquicos, sociais e laborais, compõe a avaliação clínica.
- Identificar qual ou quais tarefas podem ser desenvolvidas diante das novas habilidades. Essa etapa requer a participação do trabalhador e do gestor.
- Reconhecer o ambiente laboral e adaptá-lo às novas demandas. O trabalho deve ser moldado às necessidades do trabalhador.
- Sempre que necessário, iniciar o retorno ao trabalho de forma gradual, permitindo uma acomodação desse trabalhador ao "novo ambiente de trabalho".
- Após o retorno ao trabalho, visitas periódicas pela equipe de saúde ocupacional ao posto de trabalho devem ser realizadas.

A manutenção do empregado no trabalho é um desafio, e não há sucesso no retorno ao trabalho, sem a permanência do trabalhador em seu labor. Um elemento-chave nesse processo e que não podemos esquecer é a necessidade da colaboração entre os empregados e empregadores, proporcionando um ambiente saudável. Isso não é possível sem que haja um alto comprometimento da administração da empresa.

44.6 Conclusão

A capacidade para o trabalho é um importante ativo na vida profissional do indivíduo. Para a empresa, não é diferente. Sua capacidade de produção e consequentemente o lucro estão diretamente relacionados à saúde deste e, portanto, o empregador tem um papel crucial na promoção e manutenção da capacidade de trabalho de seus empregados.

No contexto da saúde pública, o impacto da incapacidade laboral é evidenciado principalmente nas aposentadorias por invalidez, aumento da mortalidade e aumento dos custos com a saúde.

É fundamental superar o modelo fragmentado entre sistema de saúde (público e privado), previdência social e saúde ocupacional. Articular todos os cenários vivenciados pelos trabalhadores, em uma visão ampla, contemplando aspectos individuais e coletivos. No tocante à individualidade, elencar fatores pessoais, não somente da doença em si, mas também fatores que interferem na vida desse indivíduo de forma a abordá-lo integralmente. Já na coletividade, investir na segurança do ambiente de trabalho (serviço de saúde e segurança do trabalho), programar políticas públicas de saneamento básico, saúde, cultura e lazer são tarefas eficazes para combater a incapacidade para o trabalho e gerar saúde sob todas as faces.

Bibliografia

1. MacEachen E, ed. The science and politics of work disability prevention. 1st ed. New York: Routledge; 2019. p.50. Available: https://lccn.loc.gov/2018021029.

2. Comitê de Revisão Económica e de Desenvolvimento da OCDE. Relatórios Económicos OCDE: Brasil. 2018. Available: http://www.oecd.org/economy/surveys/Brazil-2018-OECD-economic-survey-overview-Portuguese.pdf.

3. Martinez MC, Latorre M do RD de O, Fischer FM. Capacidade para o trabalho: revisão de literatura. Cien Saude Colet. 2010 Jun;15(suppl.1):1553-61. Available: http://www.scielo.br/scielo.php?script=sci_arttext&pid=S1413-81232010000700067&lng=pt&tlng=pt.

4. Gould R, Ilmarinen J, Jarvisalo J, Koskinen S. Dimensions of work ability [Internet]. Finnish Centre for Pensions. 2008. Available: http://www.sciencedirect.com/science/article/pii/S0531513105001627.

5. Martinez MC, Latorre M do RD de O, Fischer FM. Testando o modelo da casa da capacidade para o trabalho entre profissionais do setor hospitalar. Rev Bras Epidemiol. 2016;19:403-18. Available: http://www.scielo.br/scielo.php?script=sci_arttext&pid=S1415-790X2016000200403&nrm=iso.

6. Vieira GS, Glina DMR, Pustiglione M, Rocha LE, Costa-Black KM. Programa de retorno ao trabalho em um hospital de São Paulo : resultados iniciais, fatores facilitadores e obstáculos de uma perspectiva administrativa. Rev Bras Med Trab São Paulo. 2010;8(2):105-13.

7. Toldrá R, Daldon MTB, Santos M da C dos, Lancman S. Facilitadores e barreiras para o retorno ao trabalho: a experiência de trabalhadores atendidos em um centro de referência em saúde do trabalhador. Rev Bras Saúde Ocup. 2010;35:10-22. Available: http://www.scielo.br/scielo.php?script=sci_arttext&pid=S0303-76572010000100003&nrm=iso.

8. Ilmarinen J, Tuomi K, Seitsamo J. New dimensions of work ability. Int Congr Ser. 2005.

9. Van Den Berg TIJ, Elders LAM, De Zwart BCH, Burdorf A. The effects of work-related and individual factors the work ability index: a systematic review. Occupational and Environmental Medicine, 2009.

10. Presidência da República. Decreto-lei n. 7.036, de 10 de novembro de 1944. 1944 [cited 2020 Apr 9]. Available: http://legis.senado.leg.br/norma/532136/publicacao/15711293.

11. Rodrigues FM. Reabilitação profissional (RP) e vigilância em saúde do trabalhador (VISAT): um instrumento de proteção social dos trabalhadores. Fundação Oswaldo Cruz, Escola Nacional de Saúde Pública Sergio Arouca; 2019. Available: https://www.arca.fiocruz.br/handle/icict/36456.

12. Presidência da República. Decreto-lei n. 72, de 21 de novembro de 1966. 1966 [cited 2020 Apr 9]. Available: http://www.planalto.gov.br/ccivil_03/decreto-lei/1965-1988/Del0072.htm.

13. Maeno M, Vilela RA de G. Reabilitação profissional no Brasil: elementos para a construção de uma política pública. Rev Bras Saúde Ocup. 2010 Jun;35(121):87-99. Available: http://www.scielo.br/scielo.php?script=sci_arttext&pid=S0303-76572010000100010&lng=pt&tlng=pt.

14. Takahashi MABC, Iguti AM. As mudanças nas práticas de reabilitação profissional da Previdência Social no Brasil: modernização ou enfraquecimento da proteção social? Cad Saude Publica. 2008;24(11):2661-70.

15. Paiva CHA, Teixeira LA. Reforma sanitária e a criação do Sistema Único de Saúde: notas sobre contextos e autores. História, Ciência, Saúde-Manguinhos. 2014;21:15-36. Available: http://www.scielo.br/scielo.php?script=sci_arttext&pid=S0104-59702014000100015&nrm=iso.

16. Presidência da República. Lei n. 8.080, de 19 de setembro de 1990.1990 [cited 2020 Apr 9]. Available: http://www.planalto.gov.br/ccivil_03/leis/l8080.htm.

17. Presidência da República. Decreto n. 99.350, de 27 de junho de 1990. 1990 [cited 2020 Apr 9]. Available: https://www2.camara.leg.br/legin/fed/decret/1990/decreto-99350-27-junho-1990-338945-publicacaooriginal-1-pe.html.

18. Rinker J, Dinenberg RE, Zappaterra M, Pransky G. Tratamento e prevenção de incapacidade para o trabalho. In: AMGH, ed. Current: medicina ocupacioanal e ambiental: diagnóstico e tratamento. 5ª ed. Porto Alegre; 2016. p.198-217.

19. Milani D, Souza AC de, Hirayama MS, Alexandre NMC. Obstáculos para retorno ao trabalho: tradução e adaptação cultural do questionário para o contexto brasileiro. Ciência e Saúde Coletiva [Internet]. 2018;23:1387-401. Available: http://www.scielo.br/scielo.php?script=sci_arttext&pid=S1413-81232018000501387&nrm=iso.

20. Yeng LT, Lima ML de A, Araújo JO de, Teixeira MJ. Distúrbios osteomusculares relacionados ao trabalho. In: Atheneu E, ed. Dor manual para o clínico. 2ª ed. São Paulo; 2019. p.295-307.

21. Ilmarinen J. Work ability: a comprehensive concept for occupational health research and prevention. Scand J Work Environ Health. 2009 Jan;35(1):1-5. Available: http://www.sjweh.fi/show_abstract.php?abstract_id=1304.

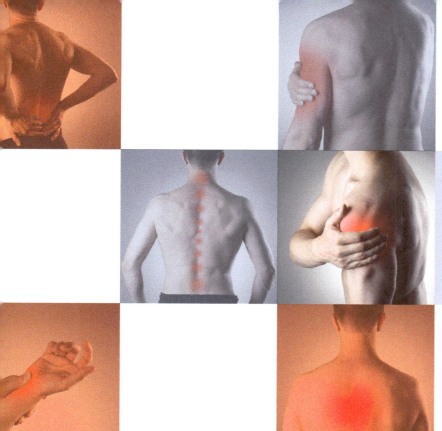

45

Gabriel Taricani Kubota

Luciana Mendonça Barbosa

Lin Tchia Yeng

Manoel Jacobsen Teixeira

Daniel Ciampi A. de Andrade

ESTIMULAÇÃO MAGNÉTICA TRANSCRANIANA E ESTIMULAÇÃO TRANSCRANIANA POR CORRENTE CONTÍNUA NO TRATAMENTO DA DOR CRÔNICA

45.1 Introdução

A dor crônica afeta cerca de 30% da população mundial, podendo essa prevalência chegar a 60% em alguns estudos.[1] Além da alta frequência, essa condição também resulta em impacto significativo na funcionalidade, qualidade de vida e *performance* profissional dos doentes. De fato, nos estudos de Carga Global de Doenças (*Global Burden of Disease*), a dor lombar e as cefaleias primárias mantêm-se classificadas em primeiro e segundo lugar, respectivamente, entre as maiores causas de anos vividos com incapacidade no mundo desde ao menos 1990.[2] No Brasil, estima-se que a prevalência da dor crônica seja de 40%, sendo maior nas regiões Sul e Sudeste do país.[3]

Apesar da alta prevalência e morbidade da dor crônica, seu tratamento ainda é um desafio. De fato, apenas metade dos pacientes classifica sua satisfação com o tratamento como excelente ou boa.[4] E, apesar desse tratamento, 40% informam que a dor compromete seu dia a dia, a grande maioria das vezes de forma significativa.[5] No Brasil, os resultados de um grande estudo transversal nacional demonstraram que 48,7% dos pacientes com dor crônica consideram o efeito de seu tratamento pequeno ou ausente.[6]

Dadas as limitações das estratégias terapêuticas até então disponíveis para a dor crônica, tem-se enfatizado consideravelmente a pesquisa por abordagens inovadoras, em particular com natureza não farmacológica.[7] Nesse contexto, as técnicas neuromoduladoras através de corrente elétrica e de métodos eletromagnéticos estão entre as mais exploradas atualmente para o tratamento dos pacientes com dor crônica.

Define-se neuromodulação como a inibição ou a estimulação do sistema nervoso por meio de procedimentos físicos, químicos ou celulares indiretos visando modificar seu desempenho funcional. Entre esses procedimentos encontram-se, além do tratamento farmacológico, medicina física e reabilitação, métodos que atuam por meio de estímulos elétricos no córtex cerebral, núcleos da base ou medula espinhal. Os últimos podem ser classificados em invasivos e não invasivos. Este capítulo discutirá a estimulação magnética transcraniana repetitiva (EMT-r) e a estimulação transcraniana por corrente contínua (ETCC) como os métodos não invasivos para tratamento da dor crônica.

45.2 Estimulação magnética transcraniana repetitiva

A estimulação magnética transcraniana (EMT) modula a atividade de estruturas corticais de forma não invasiva. A EMT se baseia no princípio de Faraday, segundo o qual a passagem de corrente elétrica por uma bobina gera campo eletromagnético. Esse campo é capaz de gerar diferença de potencial a alguns centímetros da bobina e, quando aplicado a tecido vivo, leva à despolarização de neurônios por meio da criação de corrente elétrica induzida. Um campo eletromagnético

de 1,9 Tesla gera corrente induzida no córtex cerebral a aproximadamente 2 cm da bobina, levando à despolarização de neurônios.

A aplicação de estímulos corticais repetitivos por meio da EMT-r foi inicialmente proposta e estudada para o tratamento do transtorno depressivo, contudo a técnica tem demonstrado benefícios potenciais para o tratamento de outros transtornos psiquiátricos e neurológicos, incluindo os sintomas negativos da esquizofrenia, as alucinações auditivas, os zumbidos e a reabilitação de déficit motor decorrente de acidente vascular encefálico. Ademais, demonstrou-se que a EMT-r na região do córtex motor primário (M1) ou do córtex pré-frontal dorsolateral (CPFDL) induz efeitos analgésicos em condições dolorosas crônicas incluindo fibromialgia, dor neuropática e síndrome de dor complexa regional tipo I. Os mecanismos relacionados aos efeitos citados são ainda incertos, no entanto ensaios em humanos e animais têm-se expandido nos últimos anos, com informações que podem auxiliar no esclarecimento de mecanismos e de novas aplicabilidades terapêuticas para a EMT-r.

A região da estimulação influencia significativamente o efeito da EMT-r. De acordo com pesquisas clínicas e experimentais, a EMT-r na região de M1 ou CPFDL leva a efeitos analgésicos difusos e podem aliviar a dor em diferentes condições clínicas. O estímulo dessas áreas provocam mudanças funcionais em locais distantes, incluindo o conjunto de regiões corticais e subcorticais envolvidas no processamento e na modulação da dor, como ínsula, tálamo, estriato, córtex pré-frontal, orbitofrontal e cingulado. Ademais, o estímulo de M1 leva a modificações na atividade de estruturas cerebrais relacionadas aos componentes afetivo-emocionais da dor como o córtex cingulado e insular, podendo explicar os efeitos da estimulação de M1 nas dimensões afetivas da dor.

As modificações decorrentes da EMT-r ultrapassam o período de duração da sessão. Isso ocorre provavelmente devido a mecanismos relacionados à potencialização de longa duração. Nesse caso, a realização de um estímulo repetitivo, ainda que em condições submáximas, leva à potencialização persistente da transmissão neuronial desse estímulo, por meio de mecanismos que envolvem neuroplasticidade e vias mediadas por glutamato. A magnitude desse efeito pode perdurar por diversos dias após uma única sessão de estimulação e seria reforçado por meio de repetições dessas sessões, a depender dos parâmetros utilizados (frequência, intensidade e número de pulsos, número de sessões), alvo e orientação da bobina.

Protocolos com estímulos de alta frequência na região de M1, com bobinas para estimulação superficial, são os mais comumente utilizados nos estudos, e a maioria dos tratamentos é realizada adjuvante à farmacoterapia. A dor neuropática e a fibromialgia são as síndromes dolorosas mais avaliadas nas pesquisas, e os efeitos da estimulação ao final do tratamento encontrados são, na maioria, moderados (redução da dor superior a 30%) a altos (redução da dor superior a 50%). Também é observada melhora de outros fatores relacionados à dor, como fadiga, catastrofismo e qualidade de vida. Por outro lado, ainda há carência de ensaios clínicos sobre outras síndromes dolorosas prevalentes como a dor musculoesquelética, enxaqueca e síndrome de dor complexa regional. O efeito placebo da EMT-r é relativamente pequeno, abaixo de 15% nos ensaios em dor crônica, inferior ao encontrado nas pesquisas com fármacos. Esse resultado poderia estar relacionado à refratariedade dos pacientes incluídos e às síndromes dolorosas estudadas.

45.2.1 Estimulação magnética transcraniana repetitiva no tratamento da dor neuropática

A maior parte dos ensaios inclui pacientes com dor neuropática central e dor neuropática periférica. Estudos que abordaram exclusivamente dor neuropática central são escassos. Considera-se resposta ao tratamento da dor neuropática redução da intensidade da dor superior a 30%. Em geral, os ensaios positivos que utilizaram EMT-r evidenciaram alívio de 20 a 45% na intensidade dor em 35 a 60% dos participantes. Aspectos em comum entre esses estudos que podem estar diretamente relacionados à eficácia da EMT-r são: uso da bobina figura de 8 na área motora da mão e da face, estímulos abaixo do limiar motor em alta frequência (10 a 20 Hz), posicionamento da bobina na direção posteroanterior ou anteroposterior.

45.2.2 Estimulação magnética transcraniana repetitiva no tratamento da fibromialgia

O estímulo unilateral do córtex motor tem demonstrado resposta no alívio da dor em pacientes com fibromialgia. Demonstrou-se que 10 sessões consecutivas com alvo em M1 à direita apresentavam efeito analgésico de longa duração, mais pronunciados nos componentes afetivos da dor quando comparados a suas dimensões discriminativas. Um ensaio com sessões de manutenção semanais, quinzenais e mensais evidenciou que essas sessões poderiam perpetuar a resposta ao tratamento inicial diário realizado durante uma semana. Nesses pacientes, além da redução da intensidade da dor, houve melhora da fadiga, do sono e das atividades gerais, e não houve efeito no humor.

Pacientes com fibromialgia apresentam alterações nos parâmetros da excitabilidade cortical com inibição e facilitação intracortical defeituosas. Tais parâmetros estão relacionados a vias mediadas por GABA e glutamato, respectivamente. Alterações desses parâmetros estariam correlacionadas a depressão, catastrofismo e fadiga. Observou-se que o tratamento com EMT-r, a longo prazo, seria capaz de modular a inibição e a facilitação intracortical para valores que tendiam à normalidade, e esses parâmetros se correlacionaram à melhora de escores de dor, catastrofismo e fadiga.

45.2.3 Estimulação magnética transcraniana repetitiva no tratamento da síndrome de dor complexa regional

Estudo que avaliou a aplicação da EMT-r como cointervenção terapêutica em 23 pacientes com síndrome de dor complexa regional refratária aos tratamentos convencionais, divididos em dois grupos (ativo e placebo), mostrou que 10 sessões diárias com alta frequência na região de M1, concomitante ao tratamento farmacológico e reabilitação, produzia efeito analgésico significativo, com redução de 50,9%, comparado ao grupo placebo, que obteve redução de 24,7%, durante 3 semanas. Nesse estudo, todos os pacientes receberam o mesmo tratamento farmacológico e de reabilitação. Análogo ao observado no ensaio com protocolo semelhante em pacientes portadores de fibromialgia, os efeitos da EMT-r foram mais pronunciados nos aspectos emocionais da dor, avaliados por meio do questionário de dor McGill, e na qualidade de vida. Questiona-se se esses efeitos com predomínio dos aspectos emocionais da dor seriam uma caraterística particular do efeito da EMT-r em M1 na síndrome de dor complexa regional e na fibromialgia ou seria um efeito da EMT-r na dor crônica em geral.

45.2.4 Recomendações de diretrizes

Em fevereiro de 2020, um grupo de especialistas europeus publicou uma diretriz sobre indicações do uso de EMT-r para tratamento da dor crônica em diversos contextos clínicos. Em 2018 foi publicado um consenso de especialistas latino-americanos e caribenhos (LAC_2-NIN-CP) sobre esse tópico. O Quadro 45.1 resume as recomendações dessas diretrizes quanto à indicação da EMT-r no tratamento da dor crônica a depender do contexto clínico. O Quadro 45.2 resume as recomendações para aplicação de EMT-r no tratamento da dor crônica, de acordo com o LAC_2-NIN-CP.

Quadro 45.1 Recomendações sobre indicação da estimulação magnética transcraniana repetitiva para tratamento da dor crônica, de acordo com o contexto clínico

Indicação clínica	Tipo de estimulação	Alvo terapêutico[A]	Nível de evidência	
			Lefaucheur et al. (2020)[A]	Baptista et al. (2019)[B]
Dor neuropática	EMTr-AF	M1 contralateral ao local da dor[A], M1[B]	A	A
Fibromialgia	EMTr-AF	M1 esquerdo[A], M1[B], PFDL esquerdo[A]	B	A
Síndrome dolorosa complexa regional tipo I	EMTr-AF	M1 contralateral ao local da dor[A], M1[B]	C	B
Dor musculoesquelética	EMTr-AF	M1[B]	–	B
Migrânea	EMTr-AF	M1[B]	–	B

Siglas: EMTr-AF estimulação magnética transcraniana repetitiva de alta frequência; M1: córtex motor primário; PFDL: córtex pré-frontal dorsolateral. [A]Evidence-based guidelines on the therapeutic use of repetitive transcranial magnetic simulation (rTMS): an update (2014-2018). [B]Latin American and Caribbean consensus on noninvasive central nervous system neuromodulation for chronic pain management (LAC$_2$-NIN-CP).

Fonte: Elaborado pela autoria.

Quadro 45.2 Recomendações quanto à aplicação de estimulação magnética transcraniana repetitiva de alta frequência para o tratamento da dor crônica (adaptado de Baptista et al., 2019).[A]

Tipo e posicionamento de bobina	Bobina em figura de 8, com cabo apontando para a frente ou para trás em relação ao plano sagital
Intensidade	80 a 90% limiar de repouso motor (ao utilizar 90%, consultar diretrizes de segurança[A])
Frequência	10 a 20 Hz
Número de pulsos	1.500 a 3.000 por sessão
Intervalo entre sequência de estimulação	10 a 25 minutos
Número de sessões de indução	3 a 10
Reações adversas potenciais	Cefaleia[B] Crises epiléticas[C]
Precauções	Prescrição e seguimento por equipe adequadamente treinada Antecedente pessoal de crises epilépticas Defeito ósseo craniano Antecedente pessoal de abuso de substância Antecedente pessoal de privação de sono
Contraindicações	Implantes metálicos / eletrodos intracranianos (p. ex., implantes cocleares e estimulação cerebral profunda) Epilepsia não controlada

Sigla: [A]Latin American and Caribbean consensus on noninvasive central nervous system neuromodulation for chronic pain management (LAC$_2$-NIN-CP). [B]até 30% dos pacientes relatam cefaleia e/ou dor cervical em geral após a primeira sessão de estimulação magnética transcraniana repetitiva. A cefaleia pode ser mitigada por meio de posicionamento confortável e adequado durante as sessões. [C]Ocorrem muito raramente (frequência inferior a 1 em cada 1.000) quando as recomendações acima são obedecidas.

Fonte: Elaborado pela autoria.

45.3 Estimulação transcraniana por corrente contínua

A estimulação transcraniana por corrente contínua (ETCC) é uma técnica não invasiva que consiste na aplicação de uma corrente elétrica de baixa intensidade, de 0,5 a 3 mA, através de eletrodos colocados sobre a pele, com a finalidade de despolarizar ou hiperpolarizar neurônios cerebrais levando a efeitos neuromodulatórios e de neu-

roplasticidade. A estimulação anódica classicamente tem ação excitatória sobre os neurônios, enquanto a anódica tem função inibitória. Os mecanismos envolvidos na ação analgésica da ETCC são desconhecidos. Pesquisas em humanos e animais evidenciaram que a estimulação na região de M1 reduz a hiperatividade talâmica e do tronco cerebral. Por outro lado, a estimulação do CPFDL provavelmente medeia os efeitos analgésicos por meio da modulação de vias afetivo-emocionais relacionadas à dor.

A estimulação anódica em M1 com o posicionamento do cátodo na região supraorbital contralateral é o protocolo utilizado na maioria dos estudos realizados em participantes com fibromialgia, dor neuropática decorrente de lesão medular, neuralgia trigeminal, radiculopatia e polineuropatia diabética, síndrome dolorosa miofascial, dor abdominal, migrânea episódica e dor relacionada à hepatite C. No entanto, é possível que a estimulação de outras regiões, com diferentes montagens, possa também induzir analgesia. Por exemplo, uma pesquisa demonstrou que a montagem bifrontal (ânodo na região do CPFDL esquerdo e cátodo na região do CPFDL direito) é efetiva em reduzir os escores de fadiga e de dor na fibromialgia. Porém, há ainda poucos estudos sobre essas montagens alternativas. Na maior parte das pesquisas, a ETCC foi administrada através de um par de eletrodos de 25 a 35 cm², nas amplitudes de 1 a 2 mA, com duração de 20 minutos, durante 5 dias consecutivos, variando de 3 a 18 sessões.

Em geral, o benefício obtido pela estimulação do córtex motor é baixo ou moderado (redução da dor em < 30% ou entre 30 e 50%, respectivamente). O corpo de evidência disponível atualmente sugere que esse benefício seja maior para o tratamento da fibromialgia. Por outro lado, os resultados obtidos no tratamento da dor neuropática e de transtornos musculoesqueléticos foram menores e/ou inconsistentes.

A duração do efeito do ETCC é limitada. Uma pesquisa realizada em pacientes com fibromialgia verificou que os efeitos do tratamento se mantiveram por até 2 meses. Não há estudos que tenham avaliado a melhor forma de manutenção terapêutica da ETCC. Alguns autores sugerem inicialmente a realização de 5 a 10 sessões consecutivas diárias, seguido pelo espaçamento gradual dessas para 3 vezes por semana, depois para 1 vez por semana, após para 1 vez a cada 2 semanas, e, por fim para sessões mensais.

Na maioria das pesquisas, a ETCC foi administrada em associação ao tratamento farmacológico, sendo os mais comuns os anticonvulsivantes e antidepressivos. De fato, a ETCC tem como proposta ser um tratamento adjuvante, especialmente para pacientes com resposta insatisfatória ao tratamento convencional.

45.3.1 Recomendações de diretrizes

Nesta sessão, apresentamos as recomendações de um consenso de especialistas latino-americanos e caribenhos (LAC_2-NIN-CP) para o uso da ETCC no tratamento da dor crônica. O Quadro 45.3 resume as recomendações dessa diretriz quanto à indicação da ETCC, a depender do contexto clínico. O Quadro 45.4 resume as recomendações para aplicação da ETCC no tratamento da dor crônica, de acordo com o LAC_2-NIN-CP.

Quadro 45.3 Recomendações sobre indicação da estimulação transcraniana com corrente contínua para tratamento da dor crônica, de acordo com o contexto clínico.

Indicação clínica	Localização do ânodoA, B	Localização do cátodoA, B	Nível de evidênciaC
FibromialgiaD	M1 (C3 ou C4)	Área supraorbital contralateral ao ânodo (Fp1 ou Fp2)	A
	Área frontal esquerda (F3)	Área frontal direita (F4)	B
Dor abdominal	M1 (C3 ou C4)	Área supraorbital contralateral ao ânodo (Fp1 ou Fp2)	B
Migrânea	M1 (C3 ou C4)	Área supraorbital contralateral ao ânodo (Fp1 ou Fp2)	B
	Vértex (Cz)	Área occipital (Oz)	B
Dor musculoesquelética	M1 (C3 ou C4)	Área supraorbital contralateral ao ânodo (Fp1 ou Fp2)	B
Migrânea	M1 (C3 ou C4)	Área supraorbital contralateral ao ânodo (Fp1 ou Fp2)	B

Siglas: M1: córtex motor primário. A Entre parênteses apresenta-se a localização de acordo com o Sistema Internacional 10-20 para montagem de eletroencefalograma. B Quando se utiliza a montagem com ânodo sobre M1 (C3 ou C4) e cátodo sobre área supraorbital contralateral (Fp1 ou Fp2), recomenda-se (i) se a dor for unilateral posicionar o ânodo sobre hemisfério contralateral à dor; (ii) se a dor for difusa, considerar posicionar o ânodo sobre hemisfério dominante OU sobre hemisfério contralateral ao lado da condição de dor pior; (iii) se a dor for axial ou em membros inferiores é razoável posicionar o ânodo sobre o vértex (Cz). Deve-se ressaltar que não há estudos que tenham comparado essas montagens. C Latin American and Caribbean consensus on noninvasive central nervous system neuromodulation for chronic pain management (LAC$_2$-NIN-CP). D É atribuído nível de evidência B para tratamento da fibromialgia com estimulação transcraniana por corrente contínua de alta definição com ânodo em M1 (C3 ou C4) e cátodo em área supraorbital contralateral (Fp1 ou Fp2).

Fonte: Elaborado pela autoria.

Quadro 45.4 Recomendações quanto à aplicação de estimulação transcraniana com corrente contínua para o tratamento da dor crônica (adaptado de Baptista et al., 2019)[A]

Características dos eletrodos	Eletrodos esponjosos com dimensões de 5 x 5 ou 5 x 7 cm, embebidos em solução salina
Amplitude de corrente	2 mA
Duração do estímulo	20 a 30 minutos
Número de sessões de indução	5 a 10 sessões consecutivas (1 vez ao dia)
Reações adversas potenciais	Prurido, formigamento, hiperemia cutânea, sonolência, dificuldade de concentração, cefaleia, fadiga, sensação de cabeça vazia e raramente queimaduras abaixo de eletrodos
Precauções	Prescrição e seguimento por equipe treinada Antecedente pessoal de crises epilépticas Defeito ósseo em crânio Cicatrizes de pele cranianas
Contraindicações	Implantes em segmento cefálico Tumores em região abaixo de eletrodos Cicatrizes hipertróficas de pele abaixo de eletrodos

Siglas: [A]Latin American and Caribbean consensus on noninvasive central nervous system neuromodulation for chronic pain management (LAC$_2$-NIN-CP).

Fonte: Elaborado pela autoria.

45.4 Considerações finais

A EMT-r e a ETCC são ferramentas promissoras, para a complementação do tratamento de diversas síndromes dolorosas comuns O corpo de evidência atual demonstra que os benefícios dessas técnicas são claramente superiores a seus riscos. Ademais, são pontos favoráveis a sua implementação: relativa facilidade de treinamento técnico para sua aplicação, e a possibilidade de combinação com uma variedade de outros tratamentos farmacológicos e não farmacológicos com os quais pode haver efeitos aditivos (p. ex., estimulação elétrica periférica, fisioterapia padronizada, exercício, terapia manual, ilusão visual e treinamento cognitivo).

Entretanto, ainda há carência de maiores informações quanto a seus mecanismos de atuação, sobre eficácia de diferentes alvos e paradigmas de estimulação, e a existência de marcadores biológicos que possam auxiliar na identificação de indivíduos mais propensos a responder a esse tratamento. Ademais, estudos recentes sobre o uso combinado de neuronavegação e de bobinas para estimulação de sítios profundos têm potencial para identificar novos alvos terapêuticos, os quais podem demonstrar serem decisivos para o tratamento de condições dolorosas ainda pobremente controladas como a dor neuropática de origem central.

Bibliografia

1. André-Obadia N, Mertens P, Lelekov-Boissard T, et al. Is life better after motor cortex stimulation for pain control? Results at long-term and their prediction by preoperative rTMS. Pain Physician. 2014;17:53-62.

2. Attal N, Ayache SS, de Andrade DC, et al. Repetitive transcranial magnetic stimulation and transcranial direct-current stimulation in neuropathic pain due to radiculopathy: a randomized sham-controlled comparative study. Pain. 2016;157(6):1224-31.

3. Baptista AF, Fernandes AMBL, Sá KN, Okano AH, Brunoni AR, Lara-Solares A, et al. Latin American and Caribbean consensus on noninvasive central nervous system neuromodulation for chronic pain management (LAC2-NIN-CP). Pain Rep. 2019 Feb;4(1):e692.

4. Boulanger A, Clark AJ, Squire P, Cui E, Horbay GLA. Chronic pain in Canada: have we improved our management of chronic noncancer pain? Pain Res Manag. 2007;12(1):39-47.

5. Brietzke AP, Rozisky JR, Dussan-Sarria JA, et al. Neuroplastic effects of transcranial direct current stimulation on painful symptoms reduction in chronic hepatitis C: a phase II randomized, double blind, sham controlled trial. Pain Physician. 2017;20:207-15.

6. Carvalho RC de, Maglioni CB, Machado GB, Araújo JE de, Silva JRT da, Silva ML da. Prevalence and characteristics of chronic pain in Brazil: a national internet-based survey study. BrJP. 2018 Dec;1(4):331-8.

7. Ciampi de Andrade D, Mhalla A, Adam F, et al. Repetitive transcranial magnetic stimulation induced analgesia depends on N-methyl-D-aspartate glutamate receptors. Pain. 2014;155:598-605.

8. Crombie IK, Croft PR, Linton S, et al. Epidemiology of pain: a report of the task force on epidemiology of the International Association for the Study of Pain. Seattle: IASP Pr. 1999.

9. Cruccu G, Garcia-Larrea L, Hansson P, et al. EAN guidelines on central neurostimulation therapy in chronic pain conditions. European Journal of Neurology. 2016;23(10):1489-99.

10. de Souza JB, Grossmann E, Perissinotti DMN, de Oliveira Junior JO, da Fonseca PRB, Posso I de P. Prevalence of chronic pain, treatments, perception, and interference on life activities: Brazilian population-based survey. Pain Res Manag. 2017;2017:4643830.

11. Elzahaf RA, Tashani OA, Unsworth BA, Johnson MI. The prevalence of chronic pain with an analysis of countries with a Human Development Index less than 0.9: a systematic review without meta-analysis. Curr Med Res Opin. 2012 Jul;28(7):1221-9.

12. Ferreira KASL, Dias TRP, Latorre MDRDO, et al predictors of perceived pain-related interference with emotional and physical functioning in persons with chronic pain: a population-based study. Eur J Pain Suppl. 2011;5(1):75.

13. Galhardoni R, Correia GS, Araujo H. Repetitive transcranial magnetic stimulation in chronic pain: a review of the literature archives of physical medicine and rehabilitation. 2015;96(4 Suppl.2):156-72.

14. Garcia-Larrea L, Peyron R. Motor cortex stimulation for neuropathic pain: from phenomenology to mechanisms. Neuro Image. 2007;37(Suppl.1):71-9.

15. GBD 2017 Disease and Injury Incidence and Prevalence Collaborators. Global, regional, and national incidence, prevalence, and years lived with disability for 354 diseases and injuries for 195 countries and territories, 1990-2017: a systematic analysis for the Global Burden of Disease Study 2017. Lancet Lond Engl. 2018 10;392(10159):1789-858.

16. Hansson PT, Attal N, Baron R, et al. Toward a definition of pharmacoresistant neuropathic pain. Eur J Pain. 2009;13(5):439-40.

17. Hazime FA, Baptista AF, de Freitas DG, et al. Treating low back pain with combined cerebral and peripheral electrical stimulation: a randomized, double-blind, factorial clinical trial. Eur J Pain. 2017.

18. Islami Parkoohi P, Amirzadeh K, Mohabbati V, Abdollahifard G. Satisfaction with chronic pain treatment. Anesthesiol Pain Med [Internet]. 2015 Aug 22 [cited 2020 Jun 4];5(4). Available: https://www.ncbi.nlm.nih.gov/pmc/articles/PMC4602379/.

19. Knijnik LM, Dussán-Sarria JA, Rozisky JR. Repetitive transcranial magnetic stimulation for fibromyalgia: systematic review and meta-analysis. Pain Practice. 2016;16: 294-304.

20. Lefaucheur J-P, Aleman A, Baeken C, Benninger DH, Brunelin J, Di Lazzaro V, et al. Evidence-based guidelines on the therapeutic use of repetitive transcranial magnetic stimulation (rTMS): an update (2014-2018). Clin Neurophysiol Off J Int Fed Clin Neurophysiol. 2020 Feb;131(2):474-528.

21. Lefaucheur JP, Drouot X, Cunin P, et al. Motor cortex stimulation for the treatment of refractory peripheral neuropathic pain. Brain. 2009; 132:1463-71.

22. Lefaucheur, JP, André-Obadia N, Antal A, et al. Evidence-based guidelines on the therapeutic use of repetitive transcranial magnetic stimulation (rTMS). Clin Neurophysiol. 2014;125:2150-206.

23. Mendonca ME, Simis M, Grecco LC, et al. Transcranial direct current stimulation combined with aerobic exercise to optimize analgesic responses in fibromyalgia: a randomized placebo-controlled clinical trial. Frontiers in Human Neuroscience. 2016;10:68.

24. Mhalla A, Baudic S, Ciampi de Andrade D, et al. Long-term maintenance of the analgesic effects of transcranial magnetic stimulation in fibromyalgia. Pain. 2011;152:1478-85.

25. Moisset X, de Andrade DC, Bouhassira D. From pulses to pain relief: an update on the mechanisms of rTMS-induced analgesic effects. Eur J Pain. 2016;20:689-700.

26. Peyron R, Faillenot I, Mertens P, et al. Motor cortex stimulation in neuropathic pain: correlations between analgesic effect and hemodynamic changes in the brain. A PET study. NeuroImage. 2007;34:310-21.

27. Picarelli H, Teixeira MJ, de Andrade DC, et al Repetitive transcranial magnetic stimulation is efficacious as an add-on to pharmacological therapy in complex regional pain syndrome (CRPS) type I. J Pain. 2010;11:1203-10.

28. Pleger B, Janssen F, Schwenkreis P, et al. Repetitive transcranial magnetic stimulation of the motor cortex attenuates pain perception in complex regional pain syndrome type I. Neurosci Lett. 2004;356:87-90.

29. Scopel E, Alencar M, Cruz RM. Medidas de avaliação de dor. Revista Digital 2007;11(105). [acesso 2017 set] Available: http://www.efdeportes.com/efd105/medidas-de-avaliacao-da-dor.htm.

30. Silva AF, Zortea M, Carvalho S, et al. Anodal transcranial direct current stimulation over the left dorsolateral prefrontal cortex modulates attention and pain in fibromyalgia: randomized clinical trial. Scientific Reports. 2017;7:135. Available: https://www.nature.com/articles/s41598-017-00185-w.pdf.

31. Soler MD, Kumru H, Pelayo R, et al. Effectiveness of transcranial direct current stimulation and visual illusion on neuropathic pain in spinal cord injury. Brain: a Journal of Neurology. 2010;133(9):2565-77.

32. Tompkins DA, Hobelmann JG, Compton P. Providing chronic pain management in the "fifth vital sign" era: historical and treatment perspectives on a modern-day medical dilemma. Drug Alcohol Depend. 2017 Apr 1;173(Suppl 1):S11-21.

33. Tsubokawa T, Katayama Y, Yamamoto T, et al. Chronic motorcortex stimulation for the treatment of central pain. Acta Neurochir Suppl (Wien). 1991;52:137-9.

34. Valle A, Roizenblatt S, Botte S, Zaghi S, et al. Efficacy of anodal transcranial direct current stimulation (tDCS) for the treatment of fibromyalgia: results of a randomized, sham-controlled longitudinal clinical trial. Journal of Pain Management. 2009;2(3):353-61.

35. Vranken JH, Hollmann MW, van der Vegt MH, et al. Duloxetine in patients with central neuropathic pain caused by spinal cord injury or stroke: a randomized, double-blind, placebo controlled trial. Pain. 2011;152:267-73.

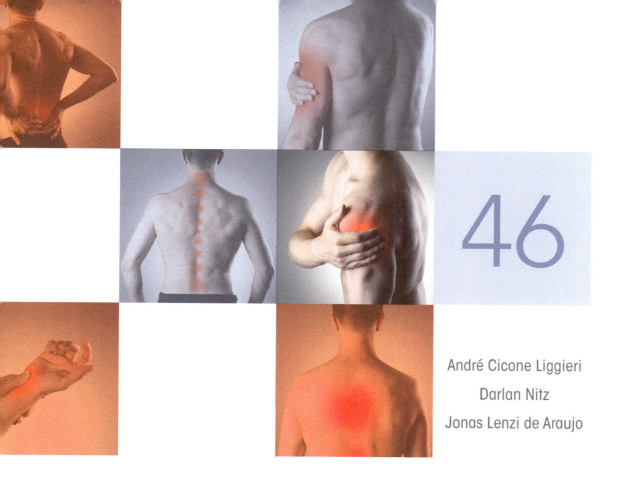

André Cicone Liggieri
Darlan Nitz
Jonas Lenzi de Araujo

INOVAÇÃO TECNOLÓGICA E REABILITAÇÃO EM DOR

46.1 Introdução

A palavra "inovação" origina-se do latim innovare e significa renovar, traduzindo em seu sentido mais amplo o conceito de fazer algo novo. Quando pensamos em novidade e inovação, podemos enveredar por dois caminhos: aperfeiçoar algo existente ou criar algo completamente inesperado, novo. Ambos exigem pesquisa e criatividade. O caminho que aparentemente estamos mais acostumados a ver e a perceber em nosso cotidiano é o primeiro, o do aperfeiçoamento. Isso pode referir-se, de certa maneira, a uma evolução em degraus. Desenvolvimento em etapas. Já a criação de algo novo pode se valer de saltos desses degraus ou simplesmente valer-se de uma nova via, um novo caminho, um novo olhar a respeito do mesmo problema.

O avanço tecnológico ocorrido nos últimos anos permitiu modificações em inúmeros processos e relações humanas. Profissões desapareceram, e muitas outras surgiram. A inteligência artificial dos filmes de ficção científica pouco a pouco se torna uma realidade. O volume de dados obtidos por segundo no mundo é assustador. Novas ferramentas de análise, de aprendizado e de conexão dessas ferramentas deverão ser desenvolvidas em um futuro próximo para que esse material seja aproveitado de maneira auspiciosa. Em uma pesquisa realizada com 1.400 CEOs de 90 países diferentes, 65% deles acreditam que a inteligência artificial terá um impacto global maior que a internet teve.[1] E, segundo o mesmo instituto, a inteligência artificial irá adicionar até 15,7 trilhões de dólares na economia mundial nos próximos 10 anos.[2] Segundo previsões do McKinsey Global Institute, as empresas capazes de absorver essa tecnologia, chamadas front-runners, terão os fluxos de caixa dobrados em relação às não capazes dessa implementação (laggards).[3]

Os países mais ricos do mundo já trabalham com propostas claras em relação à inteligência artificial. Nos Emirados Árabes, por exemplo, já existe um cargo político denominado Ministro de Inteligência Artificial.[4] Na Europa já se discute o limite da ética relacionada à inteligência artificial.[5]

No campo das ciências da saúde o progresso foi notório. Inúmeros exames e métodos para diagnóstico e desenvolvimento de substâncias e produtos foram incorporados à prática clínica, doenças se tornaram detectáveis ao menor dos sintomas. Novos fármacos foram desenvolvidos. Possivelmente vivemos o melhor cenário de saúde para se viver de toda a história da humanidade. No Brasil, apesar da criação em 2018 do programa de Estratégia para a Transformação Digital, ainda temos pouco investimento nesse segmento. Contamos com uma situação extremamente favorável para o implante da inteligência artificial, uma vez que somos um país extremamente heterogêneo, único idioma, com população e extensão continentais, interligados por um sistema público e único de saúde, e portanto com um terreno extremamente favorável para a aquisição e elaboração de dados de saúde em escala nacional, baseado em inteligência artificial.[6]

E na reabilitação? O que mudou nos últimos 50 anos? Que tipo de tecnologia pôde ser incorporada ao tratamento de um doente com dor?

Os objetivos deste capítulo são dois. Primeiro, o de trazer informações novas, atuais e embasadas a respeito do universo da reabilitação por meio do uso de tecnologias e de ferramentas de inovação. Segundo, o de errar. Exatamente. Erraremos, mas tentaremos propor caminhos e soluções futuras para esse vasto campo em crescente expansão.

46.2 Análise de movimento

A percepção de que movimentos disfuncionais podem estar relacionados a quadros álgicos é antiga na medicina e tem ganhado espaço na literatura científica, especialmente a partir do início do século XXI, com a teoria do movimento disfuncional.[7] A tecnologia em franca expansão tem criado ferramentas de análise do movimento cada vez mais modernas, facilitando a identificação de alguns padrões de movimentos que podem estar relacionados a quadros álgicos. Esse recurso tem grande valia nos indivíduos com traumas agudos, em reabilitação de lesões esportivas e doentes em pós-operatório e pode ter algum papel na reabilitação dos doentes com dor crônica.

Dentre as tecnologias utilizadas podemos citar: baropodometria, análise de corrida, laboratórios de marcha e sistemas de análise do movimento.

A baropodometria foi desenvolvida com o intuito de analisar a movimentação e o comportamento da distribuição de carga nos pés dos seres humanos. Muitos indivíduos utilizam esse recurso com a finalidade de prescrever órteses de ajuste funcional para tratamento de pacientes com dor nos pés ou mesmo em outras regiões do corpo.[8]

O uso de câmeras atreladas ou não a softwares de análise de movimento permitiu um grande avanço nos laboratórios de marcha de todo o mundo, especialmente em pacientes com distúrbios neurológicos e com paralisia cerebral. Outro uso comum desse tipo de equipamento é para aumentar a performance ou tratar corredores. Seja em uma esteira ergométrica ou com tecnologias que permitem a análise in loco.[9]

Em relação aos sistemas de análise de movimento, temos presenciado grande avanço e investimento. Existem hoje diversas opções disponíveis no mercado, com custos e apresentações variadas. Geralmente as variações são: número de câmeras (de 3 a 16), local de captação (estúdio, área externa), tecnologias acopladas (termometria, eletromiografia etc.) e softwares de análise.[9]

Essas ferramentas podem fornecem dados com grande precisão, podendo variar 1 mm ou até 1 grau de amplitude de movimento, o que do ponto de vista de análise é bem interessante. Dentro do programa de reabilitação do indivíduo com dor crônica, essa análise pode trazer uma informação importante a respeito de um dos segmentos afetados nesses indivíduos, o segmento biomecânico. A experiência nos mostra que a biomecânica é apenas mais um dos aspectos que envolvem a fenomenologia complexa dos doentes com dor crônica.[9]

Uma preocupação a respeito dessas ferramentas é a de que, com o pleno acesso, queiramos padronizar o movimento humano dentro de conceitos gráficos. Isso pode ser desastroso, uma vez que o movimento nasce e se transforma dia após dia.

Dentro dos esportes ou mesmo de uma vida sedentária, temos ativações e subativações que não fazem parte da fisiologia muscular, mas que participam de um elo maior com aquilo que o individuo se propõe a fazer sem que isso traga qualquer tipo de prejuízo à funcionalidade humana. Portanto, o entendimento de quais desordens funcionais são relevantes ou não para cada indivíduo se faz necessário.[10]

46.3 Realidade virtual (RV)

A tecnologia RV era reconhecida apenas por seu valor de entretenimento; no entanto, nos últimos 10 anos, sua aplicação foi expandida para várias áreas clínicas, incluindo controle da dor, reabilitação física e tratamento de distúrbios psiquiátricos.[11,12] Ela tem sido mais frequentemente estudada em ambientes médicos como um meio de atenuar a percepção da dor, ansiedade e angústia geral durante procedimentos médicos dolorosos, como tratamento de feridas, quimioterapia, procedimentos odontológicos e procedimentos médicos de rotina.[13,14] Até o momento, poucas teorias foram propostas sobre os efeitos atenuantes da dor da RV. Na tentativa de entender a origem mecanicista subjacente à analgesia de RV, os pesquisadores consideraram a interação neurobiológica dos córtices cerebrais e neuroquímica, bem como os processos emocionais, cognitivos e atencionais. Embora a RV tenha sido demonstrada em uma variedade de configurações para reduzir efetivamente a dor e o sofrimento associado a procedimentos dolorosos, os pesquisadores começaram recentemente a desconstruir as características do paciente e da doença, aspectos específicos da tecnologia de RV e identificar mecanismos neurobiológicos subjacentes à RV

46.3.1 Realidade virtual na dor aguda

O uso de RV para atenuação da dor e ansiedade durante procedimentos de tratamento de queimaduras e reabilitação de sobreviventes de queimaduras é um dos mais pesquisados da tecnologia de RV. Claramente, o tratamento de queimaduras causa uma tremenda quantidade de dor, ansiedade e desconforto aos pacientes. Das et al. realizaram um estudo de controle randomizado, comparando o padrão de tratamento (analgesia) com analgesia e VR em crianças durante o tratamento de queimaduras.[15] A analgesia associada à RV foi mais eficaz na redução da dor e angústia do que apenas a analgesia. Mais recentemente, um sistema de RV amigável à água foi investigado durante o desbridamento de ferida em 11 pacientes adultos, demonstrando que a RV reduziu a intensidade da dor.[16] A RV também foi estudada com pacientes queimados durante o atendimento fisioterápico. Hoffman et al. examinaram o uso de analgesia farmacológica isolada versus RV, além de analgesia durante fisioterapia.[17] Os pacientes do grupo RV relataram menos dor e maior amplitude de movimento. Em outro estudo, Hoffman et al. compararam o uso da RV a nenhuma distração durante a fisioterapia.[18] Após a condição de RV, os pacientes relataram diminuição da dor e maior amplitude de movimento. Carrougher et al. encontraram resultados semelhantes entre pacientes queimados submetidos a fisioterapia, com melhoras clínicas não significativas na amplitude de movimento.[19] Em geral, a RV tem sido relatada como uma modalidade eficaz para diminuir a dor durante o tratamento com queimaduras ou exposição a dores agudas.

46.3.2 Dor oncológica

A tecnologia de RV também foi estudada como uma maneira de diminuir a dor, o desconforto e a ansiedade associados a procedimentos e tratamentos comuns para o câncer doloroso, como quimioterapia, punção lombar e punção de acesso. Um estudo qualitativo de Schneider e Workman examinou 11 crianças (de 10 a 17 anos) em tratamento quimioterápico com e sem VR.[20] Um total de 82% das crianças afirmou que o tratamento com RV era melhor que os tratamentos anteriores e que gostariam de usar RV durante tratamentos futuros. Sander Wint et al. investigaram o uso da RV durante a punção lombar com uma amostra de 30 adolescentes (10 a 19 anos).[21] Embora os escores de dor tenham sido menores na condição de RV, as diferenças não foram estatisticamente significativas. Um estudo de Gershon et al. com crianças e adolescentes que necessitaram de punção invasiva comparou a distração VR, a distração não VR (computador) e o padrão de atendimento.[22] Os resultados indicaram que a distração da RV foi significativamente melhor que o padrão de atendimento em termos de redução da excitação fisiológica e intensidade da dor. Também se demonstrou que a RV diminui a angústia dos sintomas e o tempo percebido gasto com quimioterapia, denominado efeito de compressão decorrente do tempo.

46.3.3 Dor crônica

Embora haja evidências crescentes que apoiam a eficácia da RV no gerenciamento da dor aguda de procedimentos, pouco se sabe sobre o uso da RV no tratamento e reabilitação de pacientes com dor crônica.

Sato et al. investigaram o uso da RV no tratamento da síndrome da dor regional complexa em adultos.[23] Nesse estudo piloto, um sistema de feedback visual de espelho de VR foi criado e aplicado ao tratamento da síndrome da dor regional complexa em 5 pacientes adultos. Essa era uma forma não imersiva de RV, pois os participantes não estavam envolvidos na RV. No entanto, o jogo foi interativo, pois o dispositivo de rastreamento visual do espelho de RV seguiu as mãos dos participantes enquanto eles realizavam exercícios motores orientados ao objetivo, como alcançar, agarrar, transferir e colocar. No estudo, os pacientes participaram de 5 a 8 sessões ambulatoriais, resultando em 4 dos 5 pacientes demonstrando pelo menos 50% de redução nos escores de intensidade da dor. Esse estudo demonstra como a RV pode ser aplicada no tratamento da dor crônica. Investigações adicionais com amostras maiores e metodologias refinadas devem ser conduzidas para replicar esses resultados. Além disso, estudos futuros devem considerar a eficácia de programas imersivos de RV para o tratamento da síndrome da dor regional complexa e outras condições de dor crônica.

Sarig-Bahat et al. investigaram a capacidade da RV de tratar dor crônica no pescoço em 67 pacientes (22 a 65 anos) com e sem sintomas.[24] Os investigadores usaram um ambiente de RV, que incentivou os pacientes a aumentar sua amplitude de movimento "pulverizando" moscas com uma lata de spray virtual. Em teoria, quanto mais eles se engajassem na atividade, maior seria sua amplitude de movimento. Os pesquisadores descobriram que uma única sessão de RV resultou em aumento da amplitude de movimento cervical e diminuição da dor no pescoço.

Hoffman et al. explorou se a RV imersiva poderia ajudar a reduzir a dor durante sessões repetidas de fisioterapia para vítimas de queimaduras.18 Durante 3 sessões, 7 pacientes (de 9 a 32 anos) realizaram exercícios de amplitude de movimento sob a direção de terapeutas ocupacionais. Os participantes passaram uma quantidade igual de tempo durante a sessão com distração e sem RV. Os pesquisadores descobriram que a intensidade da dor era significativamente menor nos pacientes imersos em RV e a magnitude da redução da dor não diminuía em várias sessões. Esses achados são promissores, pois indicam um potencial para a RV ser aplicada à fisioterapia a longo prazo.

Cientistas, médicos e educadores estão apenas começando a arranhar a superfície quando se trata de aplicações atuais de RV para o gerenciamento da dor. Historicamente, a tecnologia RV tem sido cara, disponível para poucos e principalmente procurada por pesquisadores e técnicos de jogos. O estado atual da RV como ferramenta para o gerenciamento da dor ainda está em seus estágios iniciais de desenvolvimento. Com a tecnologia em rápida evolução, o aumento do interesse em intervenções não farmacológicas complementares e o ônus e a incapacidade relatados associados ao aumento das taxas de dor crônica, a RV está rapidamente ganhando atenção como estratégia complementar de gerenciamento da dor. O que antes era valorizado apenas como equipamento de entretenimento de alta tecnologia agora capturou o interesse de neurocientistas, pesquisadores clínicos e clínicos de controle da dor.

A RV tem um impacto significativo nas áreas de manejo da dor aguda e crônica, bem como na reabilitação física. À medida que os custos associados à tecnologia RV diminuem e a flexibilidade e a capacidade de personalização dos ambientes de jogos aumenta, a RV pode ter inúmeras aplicações para pacientes com dores agudas e crônicas. Eventualmente, como parte de um kit de ferramentas para profissionais de saúde, a RV pode ser integrada a uma variedade de configurações médicas para procedimentos potencialmente dolorosos além de uma variedade de condições psiquiátricas (ansiedade, pós-operatório, transtorno de estresse traumático etc.) A capacidade de transportar instantaneamente o paciente para um mundo virtual para fins de distração, exposição a uma situação temida ou para modificar o padrão de respiração torna a RV uma ferramenta poderosa.

Por fim, um avanço importante é a portabilidade da RV para prática privada e, eventualmente, uso doméstico. Nesse ponto, a RV não será mais usada apenas em um ambiente médico para procedimentos médicos dolorosos, mas será expandida para o tratamento da dor crônica, fisioterapia, reabilitação a longo prazo e outros sintomas associados em casa. O escopo em expansão da RV está em ascensão e é promissor para o campo do tratamento da dor e outras condições. Dados os avanços da neurociência, como o aumento do conhecimento sobre a conectividade do cérebro e do comportamento, a percepção, a modulação da dor e a interação dinâmica entre fatores biológicos e psicológicos (p. ex., atenção, memória e emoção) envolvidos na percepção de dor, a RV emergirá como uma intervenção viável de primeira linha e terapia complementar a agentes farmacológicos. E isso é só o começo.

46.4 Interface cérebro-máquina

A interface cérebro-máquina (ICM), também chamada de interface cérebro-computador (ICC), é a comunicação entre o tecido neural cerebral e dispositivos dotados de inteligência computacional. É uma tecnologia que permite que sensores identifiquem sinais de atividade neuronal através de campos elétricos, como na eletroencefalografia (EEG) ou de campos magnéticos, como na ressonância nuclear magnética funcional (fRNM), magnetoencefalograma (MEG).

As ICM são opções de tratamento bem estabelecidas para distúrbios do movimento, dor e epilepsia. Contudo as pesquisas estão também sendo direcionadas para condições como distúrbios da memória,[25,26] condições neuropsiquiátricas,[27,28] reabilitação de acidente vascular cerebral[29] e dor crônica.

Existe a possibilidade de se guiar mecanismos neurais por meio de ganhos de feedback positivo. Uma recompensa controlada permite o gerenciamento de aprendizados com focos terapêuticos. Essa resposta cerebral também pode ser retroalimentada com estímulos visuais,[28,30] auditivos[31] ou hápticos que variam em relação à atividade cerebral medida.[32]

Esses dispositivos podem atuar apenas lendo padrões de ativação cerebral ou atuar bidirecionalmente, recebendo sinais aferentes e eferentes, o que levaria a um processo de aprendizado da máquina. Esta última forma também é conhecida como circuito fechado.

Para exemplificar, em circuitos fechados de ICM motores, a atividade neural é registrada por um biossensor e processada por um algoritmo, o assim chamado decodificador. Este é usado para mapear a atividade neural que pode permitir o controle de um atuador – braço eferente do sistema. Um feedback sensorial a partir do atuador é fornecido ao usuário para criar um sistema de controle em circuito fechado da atividade neural volitiva – braço aferente do sistema.

De maneira similar, a estimulação cerebral nas áreas dos membros superiores do córtex somatossensorial primário (S1) incitam formigamento em discretas áreas das mãos, com base na localização cortical da estimulação (somatotopia). O feedback sensorial desse tipo pode ser importante para a incorporação esquemática de dispositivos protéticos efetores finais do usuário. A estimulação também pode fornecer informações hápticas que facilitam o planejamento motor de reabilitação ou de treinamento para o futuro controle do atuador. Na prática, um dispositivo de ICM fornece um estímulo aferente no S1, que gera uma sensação de posse de uma parte corporal inativa ou inexistente que, por sua vez, melhora a precisão dos sinais neurais eferentes que coordenam o atuador final. O circuito fechado entre a intenção e a execução pode estar corrompido por lesões em estruturas neurais que o compõem.

Os alvos do efetores finais podem corresponder a dispositivos de saída externos que seriam operados por meio dos comandos da ICM ou, ainda, podem corresponder a partes corporais debilitadas por perda do circuito fechado natural – desaferentação ou deseferentação.

O desenvolvimento e a integração dos dispositivos de captação de sinais e dos atuadores finais oferece desafios para engenheiros e profissionais da saúde. Tal como ocorre no tratamento da dor crônica, há necessidade de um trabalho interdisciplinar, com grande dependência da elaboração de algoritmos computacionais com capacidade de transformar sinais de atividade neuronal em comandos viáveis para controlar os dispositivos atuadores.

A parte mais interessada, o paciente, tem papel fundamental para a aplicabilidade dos algoritmos e dispositivos externos. Todo o funcionamento dos sistemas requer um aprendizado pessoal que afeta o aprendizado da máquina. Logo, podem ser necessárias modificações dos algoritmos conforme a capacidade e o desempenho do usuário mudam ao longo do tempo.[33]

A tecnologia da ICM é uma ferramenta extremamente valiosa para a neurociência cognitiva e para a neuroengenharia, onde a avaliação e o treinamento das deficiências cognitivas podem culminar no desenvolvimento de dispositivos que romperiam a barreira cérebro-máquina. Elas representam uma área mais inovadora e menos explorada que elevaria a alçada da reabilitação por perda da atividade motora ou da comunicação.

46.5 Classificação das ICM

As ICM são classificadas como invasivas ou não invasivas, dependendo da localização dos sensores que captam os sinais de atividade neural. A violação da pele e o consequente implante dos sensores mais próximos aos tecidos neurais confere o caráter de invasão cirúrgica da técnica de aquisição de sinais.[28,34] Cada tipo permite a detecção de diferentes tipos de sinais cerebrais, embora compartilhem dos mesmos princípios.

Os eletrodos de captação não invasivos são as principais escolhas dos pesquisadores devido à facilidade de aplicação aos usuários. No entanto, essa vantagem é frequentemente acompanhada por desafios técnicos como baixa resolução espacial e dificuldade de filtrar ruídos que entremeiam os sinais desejados.

Os eletrodos invasivos têm várias configurações: eletrodos únicos, eletrodos com múltiplos contatos na ponta ou ao longo do eixo, matrizes de múltiplos eletrodos ou combinações destes em diferentes projetos. Eletrodos intracorticais normalmente produzem potenciais de campos locais e potenciais de ação detectáveis de 0 a 5 neurônios por contato.

Em contraste com os sinais não invasivos, os sinais invasivos refletem a entrada, o processamento local e a saída das áreas corticais. Portanto, uma das principais vantagens das abordagens intracorticais em relação às não invasivas são possíveis taxas mais altas de transferência de informações.

Independentemente do tipo, os sensores captam os sinais e na sequência os amplificam, filtram e decodificam. O resultado desse processo é otimizado para alimentar algoritmos que executam as tarefas desejadas. Como resultado, o sinal decodificado pode ser usado para controlar funções das máquinas (computadores) ou gerar movimento em uma prótese, órtese, robô, cadeira de rodas ou exoesqueleto.

A ICM ainda pode ser classificada como auxiliar ou reabilitadora, de acordo com sua aplicação clínica. Os sistemas assistenciais visam substituir funções perdidas, como comunicação ou função motora, possibilitam o controle de dispositivos robóticos ou fornecem estimulação elétrica funcional para auxiliar na vida diária.

Por sua vez, os sistemas reabilitativos baseados em neurofeedback visam facilitar a restauração da função ou do comportamento do cérebro por manipulação controlada ou por autorregulação da atividade neurofisiológica.

46.6 Como poderia funcionar a ICM para reabilitação?

Após uma lesão cerebral ou de vias neurais, ocorre uma reorganização cerebral na tentativa de restabelecer as funções cerebrais. O uso excessivo do hemisfério saudável e a subutilização do hemisfério que sofreu a lesão levam ao aumento da inibição do hemisfério ipsilesional pelo hemisfério contralesional. Pensa-se que essa inibição bloqueie a reorganização excitatória das áreas ipsilesionais intactas e bloqueie a recuperação do sistema motor afetado.

À luz desses achados, abordagens modernas para a reabilitação de lesões cerebrais, como no AVE, começaram a se concentrar na reabilitação top-down, partindo da tentativa de reorganização neural central para atingir os objetivos motores periféricos.

Há evidências que sugerem que dispositivos de ICM poderiam oferecer uma estratégia de reabilitação eficaz para pacientes com deficiências graves. Foi demonstrado que o aprendizado do controle neuroprotético reformula as redes corticais[35] e desencadeia modificações da rede cortical.[36] O princípio é que o fechamento do circuito entre a atividade volitiva motora cortical e o movimento[37,38] produz uma atividade de feedback aferente e, consequentemente, possa restaurar as conexões corticoespinhais e corticomusculares funcionais.

46.7 Aplicações da ICM em reabilitação e dor

As taxas de prevalência de dor neuropática após um trauma raquimedular são altas. Uma metanálise estimou em 53% (IC 95% 38,58-67,47%) sua prevalência a partir de 17 estudos que envolviam 2.529 pacientes.[39] Pacientes com acidente vascular isquêmico de tronco encefálico têm a prevalência de dor central de 44%,[40] ao passo que na siringomielia essa prevalência é de 75%.[41] São patologias que cursam frequentemente com dor e que têm demonstrado resultados promissores de reabilitação com o uso de ICM e robótica. Os estudos normalmente estão focados na reabilitação e não descrevem a evolução da dor. Todavia, considerando a dor como consequência do distúrbio neural e da plasticidade central, ao diminuir esses fatores, fatalmente se atingiria o melhor controle da dor.

Quando os sistemas são usados para substituir a função neurológica perdida, a tecnologia restaura a capacidade do usuário de interagir e controlar vários ambientes e atividades, incluindo tarefas baseadas em computador (p. ex., processamento de palavras, navegação na internet), dispositivos de mobilidade (p. ex., propulsão para cadeira de rodas motorizada) ou neuropróteses mecanizadas – exoesqueleto.

A restauração de uma função neural acontece a partir da indução da plasticidade cerebral dependente de atividade. Esses sistemas sincronizam a atividade cerebral que corresponde à intenção do movimento com movimentos e sensações reais gerados pelos dispositivos efetores finais.

Esse fenômeno de treinamento visa oferecer uma prática de alta repetição dos movimentos dos membros, além de aumentar o envolvimento ativo do paciente. O somatório de processos induzidos otimiza a reabilitação por potencialmente envolver os mecanismos de aprendizado descritos por Hebb.[42]

Alguns grupos de pesquisa também combinaram terapias de ICM e biofeedback para tentar ajudar a moldar as respostas neurais e promover ainda mais a plasticidade.[43] Em particular, há a possibilidade de aumentar a plasticidade neural fornecendo feedbacks em tempo real em um ambiente envolvente. Em sua revisão sobre as aplicações de avaliação e reabilitação cognitivas, Carelli e colaboradores concluíram que a introdução de novas maneiras de fornecer feedback e recompensa com dispositivos de ICM e ambientes imersos, como na realidade virtual, parecem promissores em melhorar a eficácia e a capacidade de extrapolar o treinamento para contextos da vida real.[44]

Dispositivos de ICM podem ser explicitamente manipulados pelos pesquisadores para induzir o aprendizado. Pesquisadores exploraram as características da plasticidade neural oferecida ao córtex motor primário (M1) na aprendizagem de padrões de movimentos inteiramente novos para compreender os níveis comportamental e neural.[45] Suas descobertas podem estimular trabalhos futuros para descobrir os princípios gerais de como a coordenação neural se desenvolve enquanto aprendem um comportamento motor diferente.[46] Em outras palavras, os sistemas de ICM de circuitos fechados auxiliam uma aprendizagem motora[47] por atuarem no controle bidirecional.

O uso de dispositivos auxiliares vinculados à ICM aumenta a possibilidade de modificar fundamentalmente a autoimagem corporal, podendo interferir na atividade dos mapas somatotópicos que se encontram frequentemente corrompidos nos pacientes com dor crônica.

Em um estudo controlado, duplo-cego, mesmo pacientes com AVE crônico e comprometimento grave dos membros superiores melhoraram acentuadamente como resultado do treinamento proprioceptivo de ICM.[48] Ao longo de 20 sessões, os pacientes aprenderam a controlar um dispositivo neuroprotético. Eles foram instruídos a mudar o ritmo cerebral para tentar mover o braço paralisado, mesmo que nenhum movimento fosse possível. Adicionalmente, os pacientes receberam terapia comportamental e feedback proprioceptivo das oscilações cerebrais. Metade dos participantes recebeu feedback de recompensa contingente, enquanto a outra metade recebeu feedback de atividade cerebral aleatória. Melhorias marcantes na função motora foram observadas nos pacientes que receberam feedback de recompensa, mas não no grupo que recebeu feedback aleatório[48]. Além disso, um padrão consistente de reorganização cerebral e alterações de conectividade foi observado nos pacientes que melhoraram, mas não nos controles. Os benefícios comportamentais permaneceram estáveis durante um período de acompanhamento de 6 meses.

Em um estudo com população idosa, os pesquisadores buscaram um aprimoramento cognitivo através de um sistema de ICM desenvolvido com imagens motoras para neurofeedback por meio de 5 tarefas diferentes, com incrementos progressivos dos níveis de dificuldade. Os participantes foram treinados para aprender e praticar imagens motoras para posteriormente realizar exercícios lógicos e de memória. Os resultados dos testes cognitivos e alterações no EEG mostraram uma melhora após 5 sessões de treinamento, principalmente nos domínios visoespacial, linguagem, memória e conceituação.[49]

A estimulação elétrica funcional (*functional electric stimulation – FES*) é uma técnica que utiliza pulsos elétricos de baixa energia para gerar artificialmente movimentos corporais em indivíduos que foram paralisados devido a lesões no sistema nervoso central. Mais especificamente, a FES pode ser usada para gerar contração muscular em membros paralisados para produzir funções motoras (p. ex., pegar objetos, movimento de pinça, caminhar, esvaziar a bexiga).

A tecnologia FES tem sido usada para fornecer terapias para treinar funções motoras voluntárias perdidas. Ela costuma ser usada temporariamente com o objetivo de oferecer um treinamento funcional para restaurar a função voluntária. Os sistemas de ICM emparelhados com a FES propiciam o controle intencional dos movimentos.[50] Consequentemente, a associação das tecnologias pode auxiliar no aumento ou na substituição da contração muscular volitiva, gerando força motriz de um movimento funcionalmente útil aos membros de um indivíduo paralisado.

Os resultados obtidos por Jang e colaboradores indicam que o treinamento do ICM baseado em FES associados à terapia convencional pode ser eficaz em melhorar a subluxação do ombro de pacientes com AVE, facilitando a recuperação motora.[51] Além disso, informações sobre os detalhes subjacentes aos efeitos benéficos da terapia no desempenho do braço após o AVE podem estimular o desenvolvimento de conceitos comportamentais inovadores na reabilitação.

A FES pode não ser suficiente de maneira isolada na geração de força para apoiar membros paralisados contra a gravidade, por isso ela pode trabalhar em conjunto com outros dispositivos, como um exoesqueleto, configurando um sistema híbrido.[52,53] A FES pode ser usada terapeuticamente para condicionar músculos,[54] reduzir a espasticidade[55] ou promover a reabilitação da paralisia.[56]

Kodama e colaboradores[57] desenvolveram um sistema de treinamento (imagery neurofeedback-based multisensory systems – iNems) capaz de detectar a atividade neural captada no couro cabeludo como neurofeedback ao programa de reabilitação existente. Os resultados obtidos levaram os autores a acreditar que o protocolo de iNems pode melhorar a função motora do paciente e reduzir os sintomas de dor como consequência de alterações na atividade cerebral em repouso e da atividade na região sensório-motora. Eles ainda concluem que o neurofeedback de um dispositivo de ICM associado ao tratamento existente pode ser usado como uma nova ferramenta de neurorreabilitação, todavia seria necessário estabelecer e examinar esse protocolo de treinamento mais detalhadamente (período, frequência e dificuldade do treinamento).

Al-Taleb e colaboradores realizaram um estudo de usabilidade de um dispositivo de neurofeedback autoaplicado para uso domiciliar no tratamento de dor neuropática secundária à trauma raquimedular. O treinamento do condicionamento operante para aprendizado de um comportamento analgésico se dava através de feedback visual, ao mostrar o poder do EEG em faixas de frequências selecionadas na interface gráfica do usuário. A recompensa visual facilita o aprendizado e a adoção cotidiana de comportamentos mais adequados, assim como ajuda o indivíduo a diminuir comportamentos que estão mais associados à dor.[58]

Ao explorar as frequências cerebrais, os pesquisadores identificaram uma frequência alfa dominante reduzida associada à disritmia talamocortical.[59] Em outro estudo,[60] foi identificado que a potência alfa reduzida e a frequência alfa dominante reduzida são ambos marcadores de dor neuropática crônica futura. No entanto, os resultados desse estudo indicam que a amplitude alfa, em vez da frequência alfa, está relacionada à redução da dor. O protocolo de neurofeedback desenvolvido por Al-Taleb e colaboradores visava aumentar tanto a potência alfa como a frequência alfa dominante.

Os autores concluem que o estudo demonstra a viabilidade da terapia de neurofeedback autoaplicada em domicílio por pacientes e cuidadores para dor neuropática crônica. A análise de eficácia mostrou que 40% dos pacientes alcançaram alívio clinicamente significativo da dor através de neurofeedback por ICM.

princípio, é provável que um comportamento adotado possa ser repetido se ele gerou consequências agradáveis ou possa ser evitado se gerou consequências desagradáveis. Sob essa perspectiva, podemos assumir que um comportamento é afetado por fatores de reforço e por fatores de punição. A punição é definida como o oposto de reforço, uma vez que é projetada para enfraquecer ou eliminar uma resposta em vez de aumentá-la.

A remoção de um reforço desagradável também pode fortalecer um comportamento operante. Isso é conhecido como reforço negativo porque remove um estímulo adverso "recompensador" que leva a uma experiência desagradável.

Nem sempre é fácil distinguir entre punição e reforço negativo. Um comportamento punido não costuma ser esquecido, é suprimido enquanto a punição estiver presente, tendendo a retornar quando ela deixa de existir. De maneira simplificada, o reforço diz o que fazer e o castigo apenas o que não fazer. Isto posto, a punição não necessariamente direciona para o comportamento desejado.

À luz dos conceitos supracitados, a modificação do comportamento é um conjunto de terapias e técnicas baseadas no condicionamento operante.[62,63] O princípio compreende a alteração de eventos ambientais relacionados ao comportamento da pessoa. No caso dos indivíduos que sofrem de dor crônica, comportamentos mal adaptativos podem ser mais bem trabalhados com auxílio dos dispositivos de ICM.

Skinner argumenta que os princípios do condicionamento operante podem ser usados para produzir comportamentos complexos quando recompensas e punições forem entregues de maneira a incentivar respostas cada vez mais próximas do comportamento desejado. Dispositivos de ICM permitem a análise e visualização de sinais de EEG em tempo real[64] pelos profissionais e pelos pacientes. Assim, a materialização da relação causa-efeito em tempo real é um importante fator de reforço do impacto da modulação da atividade cerebral que os pacientes podem usar como guias para a obtenção de um complexo condicionamento operacional necessário para controle da dor neuropática crônica.

46.8 ICM x neurofeedback

O psicólogo behaviorista B. F. Skinner se baseou na lei de efeito de Thorndike[61] para descrever o condicionamento operante. De acordo com esse

46.9 Robótica

O uso do controle cerebral como ferramenta de aprendizado por neurofeedback e sem envolvimento dos músculos – consequentemente sem nenhum controle cinético – pode impedir a reorganização funcional das redes neurais envolvidas em tarefas visomotoras funcionais. Ao remover a tecnologia de assistência, o paciente retornará ao nível prévio de comprometimento motor.

Portanto, uma abordagem híbrida deve ser considerada, na qual a atividade muscular residual está relacionada à conexão contingente entre a atividade nas áreas corticais perilesionais e propicia o feedback aferente relacionado ao movimento ou o movimento passivo de uma prótese.

A maioria das interfaces neurais existentes é usada para controlar apenas a cinemática (velocidade, aceleração, posição) do movimento do membro parético e não a cinética (forças e torques).[65] No entanto, a cinética é essencial para qualquer movimento funcional necessário para habilidades específicas. Considerando esse dado, é necessário incorporar a cinética na decodificação da atividade cerebral via ICM.

Estudos de reabilitação baseados em ICM mostraram que a plasticidade neural é induzida se a latência da resposta em relação à intenção do usuário for idealmente entre 200 e 400 milissegundos.[66] Atrasos maiores entre a detecção do sinal elétrico da intenção de se mover e o feedback do movimento diminui o efeito de sistema de circuito fechado, obtendo um aprendizado menos eficiente.

Alguns estudos permitiram pacientes com esclerose lateral amiotrófica (ELA) controlar uma mão robótica. Em um desses estudos, uma matriz de microeletrodos implantados na manta cortical forneceu aos pacientes uma faixa surpreendente de desempenho. Os pacientes foram capazes de realizar movimentos de alcance e apreensão em três dimensões.

Collinger e colaboradores implantaram dois microeletrodos intracorticais de 96 canais no M1 de um indivíduo com tetraplegia.[67] O caso relatado aprendeu rapidamente a alcançar e agarrar objetos com 7 graus de liberdade de um membro protético antropomórfico de alto desempenho. O desempenho nas tarefas de alcançar e apreender melhorou consistentemente ao longo de 34 sessões de treinamento concluídas em 13 semanas. Com o tempo, o desempenho nas tarefas de alcance com base em metas melhorou em termos de taxa de sucesso, tempo de conclusão e eficiência do caminho.

Dispositivos assistenciais oferecem grande potencial para pacientes com lesão medular. As tecnologias assistivas podem possibilitar a retomada da comunicação ou o controle de atuadores corporais substitutivos/auxiliares, como um braço robótico, cadeira de rodas ou estimulação elétrica funcional.

A medula espinhal, assim como o prosencéfalo, também exibe plasticidade considerável nos procedimentos de aprendizado instrumental e clássico,[68] o que permite a adaptação flexível dos neurônios medulares às mudanças nas condições ambientais. A capacidade plástica neuronal é o fator que garante o potencial de atuar como uma ponte associativa eferente entre a intenção e a ação motora hábil, assim como a ponte aferente para fechamento do circuito.

O reestabelecimento do fechamento do circuito é fator fundamental para a reorganização somatotópica cortical e, consequentemente, recuperação do senso de posse incorporada. Portanto, à medida que evolui a tecnologia dos sensores de ICM, a incorporação de um membro substitutivo no esquema corporal pode oportunizar maior facilidade de incorporação de exoesqueletos, dispositivos motores e de comunicação por meio do maior envolvimento dos componentes corticais e subcorticais constituintes do sistema sensório-motor.[69]

Exoesqueletos e órteses são úteis para o apoio estático das articulações em posições funcionais e também para gerar movimento motorizado das articulações por meio de sua amplitude de movimento. Essa abordagem é útil para pacientes com doença dos neurônios motores inferiores ou atrofia muscular significativa, onde é improvável que a FES isoladamente evoque força útil.

Também existe um interesse crescente na aplicação de ICM com exoesqueletos em pessoas com neuropatologia motora superior, como acidentes vasculares cerebrais e lesões na medula espinhal. Exoesqueletos energizados podem aumentar a força muscular voluntária e evocada pela FES e apoiar articulações fracas ou instáveis o suficiente para permitir a participação na terapia.

Muitos exoesqueletos têm um componente robótico que controla o movimento motorizado das articulações. Os robôs podem aumentar a reabilitação aumentando a intensidade do exercício através de sua capacidade de oferecer treinamento repetitivo. Oferecem a possibilidade de mesclar duas tecnologias que podem melhorar o envolvimento do paciente e capitalizar o potencial de aumentar a intensidade da prática motora.

O desejo de aproveitar o potencial das ICM para transformar a reabilitação das condições neurológicas resultou em maior colaboração entre engenheiros biomédicos e clínicos. Embora a aplicação de interfaces efetoras no ambiente de reabilitação clínica seja prematura, houve avanços claros em direção a essa integração. Melhorias na tecnologia da ICM podem permitir uma análise relativamente rápida de dados neurais complexos e permitir a medição de sinais neurais que podem ser facilmente convertidos em sinais de controle.

Outra possibilidade interessante no futuro é a ICM híbrido, que envolve o uso de múltiplos sinais fisiológicos como entradas.[70] Essas combinações podem atuar em sinergia para tornar os algoritmos de controle mais robustos e melhorar a confiabilidade da detecção de intenção pelo usuário. Potencialmente, esses sistemas híbridos podem aprimorar o "controle compartilhado" dos dispositivos terminais e, consequentemente, melhorar o desempenho de tarefas motoras.

Os sistemas invasivos e não invasivos de ICM também foram utilizados para permitir o controle neural de um braço robótico.[67,71,72] As abordagens que usavam sistemas não invasivos forneciam controle limitado, e o movimento mais complexo dependia da inteligência artificial do robô. Entretanto, o uso de eletrodos implantáveis permitiu que os pacientes controlassem o movimento com vários graus de liberdade, permitindo movimentos mais complexos e funcionais.

Finalmente, pacientes com lesão medular conseguiram controlar uma cadeira de rodas com um ICM baseado em EEG.[73] Para pacientes com paralisia grave, esse sistema tem o potencial de fornecer uma nova maneira de controlar a cadeira de rodas.

Todas essas abordagens de assistência tecnológica para pacientes com lesão medular têm como objetivo proporcionar o controle de seus membros paralisados. No entanto, a possibilidade de sistemas similares poderem trazer alterações neuroplásticas que contribuem para a reabilitação funcional permanece em aberto, e as tecnologias descritas em combinação com as intervenções farmacológicas e de neuroestimulação existentes poderiam ser a chave para a recuperação motora após lesão medular.[74,75]

46.10 Gamificação

Há evidências de que os programas de reabilitação ativa melhoram a função articular e reduzem a dor, melhoram a força, a velocidade de caminhada e a autoeficácia e reduzem o risco de outras condições crônicas associadas. Frequentemente o foco da reabilitação física da dor crônica reside em reequilibrar um sistema musculoesquelético disfuncional, o que demanda treinamento repetitivo. O resultado costuma se manifestar a longo prazo, podendo diminuir a motivação para adesão plena pelo paciente.

A adesão pelos pacientes é fundamental entre o processo e o resultado das intervenções em saúde. Em uma publicação de 2003, a Organização Mundial da Saúde reconheceu que a baixa adesão às terapias de longo prazo compromete a eficácia do tratamento.[76] Vários modelos e teorias foram utilizados na tentativa de entender a adesão às intervenções em saúde. Embora cada modelo tenha suas respectivas vantagens e desvantagens, nenhuma abordagem única pode ser usada para obter uma compreensão abrangente da adesão. Ainda restam dúvidas sobre a melhor forma de otimizar a adesão aos exercícios e às atividades físicas no tratamento da dor musculoesquelética comum.

No escopo da dor crônica, algumas características comuns como autoeficácia ruim, cinesiofobia, incapacidade de encaixar os exercícios na vida cotidiana, características dos programas de reabilitação, ausência de supervisão durante as sessões de aprendizado e falta de feedback são fatores que podem prejudicar ainda mais a adesão. Pensamentos de catastrofização resultam em sentimentos de vulnerabilidade à dor ou em medo de reincidência da lesão, falta de prazer ou a incapacidade de racionalizar o desconforto a curto prazo para benefício a longo prazo.

Gamificação é o uso de técnicas de design de jogos que usam mecânicas de jogos e de direcionamento de pensamento para enriquecer diversos contextos normalmente não relacionados a jogos. As técnicas que tornam os processos mais lúdicos se aproveitam dos desejos naturais por competição interpessoal, autorrealização por meio da satisfação de resultados e metas, recompensa como reforço e exploração da vaidade e desejo de reconhecimento de outrem, todos como reforços positivos.

As técnicas de gamificação expandem o horizonte dos terapeutas, uma vez que podem ser aplicadas a processos e aplicativos para incentivar as pessoas a adotar o engajamento ou comportamento desejados. Ao deixar os tratamentos mais lúdicos, eles podem se tornar mais atraentes, os usuários sentem-se impelidos a se envolverem com os comportamentos desejados, os terapeutas conseguem mostrar mais facilmente um caminho para o domínio de sua patologia e a consequente possibilidade de retomar a autonomia. Mudar a forma de oferecer os tratamentos pode incentivar as pessoas a realizar tarefas que normalmente considerariam entediantes. Os dados disponíveis em sites, aplicativos e processos gamificados indicam possíveis melhorias em áreas como envolvimento do usuário, retorno do investimento, qualidade dos dados, prazos ou aprendizado.

Novas tecnologias, especialmente a RV e tecnologias de informação e comunicação, atendem a esses diferentes desafios e parecem atraentes para os pacientes. Provavelmente devido à sua natureza agradável, foi relatado que a distração por VR aumenta a disposição e a motivação dos pacientes para participarem de terapias consideradas dolorosas. Essa solução tecnológica ajuda a superar esses pensamentos aberrantes, podendo facilitar o aumento do engajamento na terapia.

Relatos teóricos contemporâneos e descobertas associadas sugerem que, para otimizar a competição com a dor, a distração deve envolver os recursos cognitivos centrais em objetivos específicos, não relacionados à dor. Várias áreas de pesquisa convergem para apoiar a importância de elementos motivacionais orientados para objetivos e afetivamente recompensadores das intervenções, como ocorre em jogos de VR. Além disso, os estudos experimentais que compararam o uso ou não da gamificação em aplicações de VR para dor aguda descobriram por unanimidade que, em comparação com a entrada visual passiva, a interação orientada por objetivos com um ambiente virtual está associada a maior redução da dor.

A atenção e o envolvimento são facilitados por vários recursos presentes nos jogos em VR. Primeiro, os ambientes de VR são adaptativos e podem ser projetados para oferecer um desafio progressivo (seja físico ou psicológico) que se adapta ao desempenho dos jogadores. Esse nível de adaptação não é facilmente acomodado por meio de intervenções tradicionais. Da mesma forma, os ambientes de jogos podem fornecer feedback em tempo real sobre vários domínios, oferecendo uma maneira eficiente de registrar mudanças no desempenho ao longo do tempo.

Intervenções que utilizam tecnologias de jogos relatam maiores taxas de adesão e envolvimento, percepção reduzida de esforço e de fadiga em uma determinada intensidade de exercício, bem como aumento do aproveitamento de atividades relacionadas ao exercício. Roepke et al. sugerem que as plataformas móveis e mecânica de jogo proporcionam oportunidades de criatividade e uso efetivo do conhecimento clínico aprendido.[77]

O uso de jogos como métodos de treinamento físico, o exergaming, melhora a concentração do paciente, o interesse na participação e permite que os pacientes esqueçam o desconforto corporal pela distração e interatividade. Três estudos relataram que a frequência de exercício foi maior em participantes alocados aleatoriamente para prática do exergaming, comparados aos participantes alocados ao grupo controle.[78–80]

O potencial da tecnologia de jogos VR para a saúde é refletido por iniciativas nacionais de larga escala, incluindo uma recente parceria entre a American Heart Association e a Nintendo of America para examinar o impacto do jogo ativo na saúde física. Essas colaborações aproveitam a onipresença dos sistemas de jogos dentro dos lares norte-americanos, com estimativas que variam de 70 a 90%.[81] A indústria de videogames reporta 150 milhões de usuários americanos, sendo 44% mulheres e 27% com 50 anos ou mais.

Outrossim, modalidades de VR para dor crônica podem integrar um feedback contingente em ambientes de jogos, onde a maior adesão e desempenho são atribuídos a recompensas (sistemas de pontos, recompensas acumuladas). Esse feedback pode aumentar a motivação e a tenacidade da execução das atividades e, como resultado, solidificar os ganhos do tratamento.

Como mídia narrativa, interativa e simbólica, os videogames podem representar uma vantagem para o design de interfaces digitais para treinamentos de muitos domínios. Por essa razão, "jogos sérios" foram desenvolvidos e testados, geralmente obtendo resultados encorajadores.

Fisioterapia integrada com caminhada virtual reduziu a dor e cinesiofobia, além de ter melhorado a função em curto prazo em doentes com dor lombar baixa inespecífica subaguda e crônica. Um estudo experimental incorporou motivação por áudio em um aplicativo de VR a participantes que caminharam em uma esteira a um ritmo 25% acima de suas cadências preferenciais.[82] Houve o aumento da velocidade de marcha facilitado em torno de 27%, e isso foi conseguido sem um aumento significativo da intensidade da dor.

Após o reparo do ligamento cruzado anterior em 40 atletas, o autor do estudo os dividiu em um grupo que se submeteu a um regime de exercícios para reabilitação baseados em VR e em um grupo controle que se submeteu à reabilitação tradicional. Em comparação com o grupo controle, o grupo que utilizou VR demonstrou uma biomecânica melhorada. Em outro estudo de reabilitação pós-operatória, Lee et al. concluíram que jogos baseados em VR são potencialmente aceitáveis como ferramenta motivacional para reabilitação de pacientes após a cirurgia do joelho.[83]

Em estudo realizado com 32 pacientes idosos, o uso de um programa de exercícios simulados baseados em VR levou ao aumento da força muscular do quadril e do equilíbrio nos pacientes sob intervenção, quando comparados a um grupo de controle não VR.[84]

O estudo de Mortensen et al. demonstrou que o videogame com controle de movimento é uma intervenção eficaz para mulheres com fibromialgia.[81] Essas pacientes obtiveram alívio temporário da dor com exercícios agradáveis de baixo impacto. As participantes gostaram do ritmo lento e da familiaridade do Wii, enquanto alguns consideraram o PS3 Move muito rápido. O Xbox Kinect foi relatado como o melhor console para o exercício por causa do envolvimento do corpo inteiro. Esses resultados, juntamente com a alta adesão, indicam que os exergames são eficazes em melhorar habilidades, mobilidade, equilíbrio e medo de quedas em mulheres com fibromialgia, tornando-se uma alternativa viável para reabilitação física nessa população.

De acordo com resultados de um estudo, o exergaming VR teve uma mudança positiva na discinesia escapular melhor do que o programa de exercícios em casa. Considerando essa situação, pode-se afirmar que o programa exergaming VR é mais eficaz que o programa de exercícios domiciliares no tratamento da discinesia escapular.

O exercício físico individualizado baseado em feedback foi aplicado em mulheres idosas.[85] Todas as participantes completaram um programa de exercício de 60 minutos, 3 vezes por semana, durante 8 semanas, incluindo exercícios de aquecimento e arrefecimento de 5 minutos. A análise demonstrou efeitos positivos dessa modalidade de exercício na autopercepção da saúde dos participantes, na melhora da qualidade de vida de mulheres idosas e na maior aptidão física. Em particular, o exercício com feedback melhorou mais a saúde mental do que o exercício do grupo controle, enquanto o exercício de grupo aumentou a socialização. A conclusão do autor foi, portanto, que o exercício físico individualizado baseado em feedback seria uma estratégia eficaz de autogerenciamento para mulheres idosas.

Tai chi é uma antiga prática marcial oriental que enfatiza a concentração, coordenação corpo-mente, e respiração rítmica. Os efeitos benéficos do tai chi na função física, incluindo equilíbrio, prevenção de quedas, resistência cardiopulmonar, força e resistência de membros inferiores, estão bem estabelecidos. Um programa de exercícios de tai chi em VR apresentou resultados que sugeriram um efeito protetor significativo no raciocínio e no julgamento, maior resistência aeróbica, maior resistência dos membros inferiores, maior equilíbrio e maior velocidade da marcha.[86]

Várias iniciativas têm se demonstrado efetivas em ganhar a atenção dos usuários, um fenômeno que já é conhecido pela adição a videogames e aplicativos de jogos para smartphones. Ainda há muito a ser explorado para se aplicar terapias de reabilitação mais exigentes para aumentar a motivação, e consequente adesão, e a intensidade dos treinamentos de reabilitação. A gamificação e o uso de plataformas de realidade virtual (incluindo realidade aumentada e estendida) certamente têm um papel importante nessa frente.

Lee e colaboradores modificaram seu programa de treinamento ao introduzir um jogo controlado por ICM com um componente de treinamento em memória dirigido à população idosa.[87] Os ganhos cognitivos e a melhora dos componentes de atenção, visoespacial e de memória podem ser aproveitados para aumentar a adesão aos tratamentos da dor, bem como direcionados para obter mudanças comportamentais que contribuem para o controle da dor crônica.

O feedback ocasionado pelas interfaces que conectam cérebros a máquinas é recíproco, multidirecional. Um pensamento controla um atuador dos jogos. Um eletrodo fornece feedback ao cérebro. A estimulação periférica leva um feedback sensorial por rotas alternativas. O desempenho de cada usuário também é um feedback que informa a todos os profissionais que conduzem o tratamento como cada paciente está evoluindo. Outra perspectiva é canalizar todos esses processos de feedback para controlar exoesqueletos e neuropróteses robóticas.

46.11 Passado, presente, futuro

O conceito de inteligência artificial talvez já pudesse ser definido do ponto de vista histórico na maneira como Thomas Hobbes enxergava e acreditava no Estado em sua obra O Leviatã. Descartes, com sua célebre frase Cogito ergo sum, traz uma inferência ao conhecimento epistemológico e às funções cognitivas. Muitos avanços no campo tecnológico estão sendo realizados, e ainda há de surgir muitas outras ferramentas. Diante disso, Yuval Noah Harari, professor e historiador moderno, entende e acredita que nunca precisamos tanto dos poetas e da filosofia como hoje, para entendermos e ressignificarmos o papel do homem no século XXI.

Stafford Beer, um filósofo britânico nascido em 1926, define a cibernética como "a ciência da organização eficaz". Segundo Beer, a cibernética estuda os fluxos de informações que cercam um sistema e a maneira como essas informações são usadas pelo sistema para permitir o autocontrole, quer autocontrolar objetos inanimados como computadores, quer o ser humano assumir seu autocontrole. A cibernética é uma ciência interdisciplinar e está tão ligada à física quanto ao estudo do cérebro e quanto ao estudo dos computadores, fornecendo ferramentas com as quais se pode descrever objetivamente o comportamento de todos esses sistemas. Assim, podemos assumir o ser humano como um sistema cibernético inserido em um sistema maior – integração com a internet das coisas (*Internet of Thing – IoT*).

É comum que as pessoas confundam cibernética e robótica. O imaginário leigo associa cibernética e integração entre humanos e máquinas com robôs e ciborgues por causa das obras de ficção científica. De um ponto de vista estritamente científico, a cibernética lida com sistemas de controle baseados em *feedback*.

Halacy, em seu livro *Cyborg: evolution of the Superman*[88], fala de "uma nova fronteira", a relação entre "espaço interior" e "espaço sideral". Diferentemente de relações geográficas e espaciais, onde há um limite físico, a fronteira ciborgue é uma ponte entre mente e matéria, que não possui limites bem definidos. Curiosamente, o livro de Halacy foi lançado em 1965, no mesmo ano em que a teoria do controle das comportas foi publicado por Melzack e Wall.[89]

Ciborgues reais, contudo, seriam pessoas que usam a tecnologia cibernética para reparar ou superar deficiências físicas e mentais em seus corpos. A interação híbrida entre o ser humano e a máquina e a incorporação de tecnologias para subsistência configuram o estado de ciborgue. Pacientes que sofrem de dor crônica e possuem sistemas de neuromodulação em nervos, gânglios sensitivos dorsais, medulares ou cerebrais podem ser considerados ciborgues de nosso cotidiano. Ainda no contexto da dor crônica, pessoas que têm um membro robótico e pessoas que dependem de bombas de infusão contínua de fármacos também são considerados ciborgues porque têm seus modos de existência alterados.

As tecnologias de ICM têm o potencial de impactar o campo da medicina física e da reabilitação, reduzindo a incapacidade por meio do desenvolvimento e implantação de dispositivos auxiliares para mobilidade e sensação. Além disso, os sistemas não invasivos de ICM podem se tornar ferramentas importantes para aumentar a neuroplasticidade e impulsionar a recuperação de lesões neurológicas. No entanto, a tradução de dispositivos de investigação para dispositivos assistenciais e terapêuticos disponíveis clinicamente enfrenta vários obstáculos, incluindo a necessidade de ensaios clínicos adicionais para estabelecer eficácia, determinar a seleção apropriada do paciente e minimizar o custo subjacente do dispositivo.

Treinamentos com ICM combinados com fisioterapia para facilitar a generalização à vida cotidiana são opções promissoras e economicamente viáveis, principalmente pela possibilidade de grande escalabilidade. Necessidade de maior grau de liberdade motora pode ser obtida por matrizes de eletrodos sem fio implantadas e permanentemente conectadas a próteses periféricas que conseguem atingir controles mais refinados de exoesqueletos e dispositivos funcionais de estimulação elétrica nos níveis cortical, espinhal e neuromuscular.

A ICM tem a possibilidade de servir como ponte de ligação entre a intenção e a execução quando há barreiras que limitam a transmissão dos impulsos neurais. As barreiras podem decorrer de doenças desmielinizantes, acidentes vasculares ou lesões de vias neurais, como na esclerose múltipla, AVE e trauma raquimedular respectivamente.

Existe a possibilidade de poder ser levado o treinamento baseado ao ambiente domiciliar com o desenvolvimento de sistemas portáteis e de baixo custo, a fim de fornecer tratamentos mais intensivos, eficazes e de longo prazo das funções cognitivas. A tecnologia deve otimizar processos que sejam mais simples de serem utilizados pelos pacientes, porém que ofereçam procedimentos mais eficientes e customizados para as características e capacidades cognitivas dos usuários. Concomitantemente, os profissionais assistentes podem usar de medidas quantitativas integradas aos achados comportamentais e neuropsicológicos que ajudarão a esclarecer melhor a eficácia e o impacto dos protocolos de treinamento.

Por todo o exposto, assumir um paciente como um sistema cibernético complexo que sofre por distúrbios de transmissão ou de processamento de dados permite uma compreensão funcional das patologias, em detrimento de sua compreensão segmentada em bioquímica e anatômica. Ambas as visões têm importância, porém a reabilitação visa ao reestabelecimento funcional, o que é mais facilmente obtido ao manipularmos o doente baseando-se no modelo "ciberbiopsicossocial", sendo o feedback aferente-associativo-eferente em circuito fechado uma das melhores estratégias. Com isso, Descartes pode ser atualizado por Damásio, onde "penso, logo existo" se torna "penso, sei que penso, logo existo" e quem sabe no futuro, "penso, sei que penso, modifico a minha realidade, logo existo e me transformo".

Bibliografia

1. 22nd Annual Global CEO Survey, PwC, 2019. Available: https://W w w.Pwc.Com/Gx /En/Ceo -Sur Vey/2019/Repor t /Pwc-22nd-Annual-Global-Ceo-Survey.Pdf.

2. Sizing the prize: what's the real value of ai for your business and how can you capitalise? PwC. 2017. Available: https://Www.Pwc.Com/Gx/En/Issues/Analytics/Assets/Pwc- Ai-Analysis-Sizing-the-Prize-Report.Pdf.

3. Bughin J, Seong J, Manyika J, Chui RJM. Notes from the AI frontier: modeling the impact of AI on the the world economy, McKinsey Global Institute. Available: https://www.mckinsey.com/featured-insights/artificial-intelligence. Published online 2018.

4. UAE National Program for Artificial Intelligence. Available: https://ai.gov.ae.

5. Ethics Guidelines for Trustworthy AI, European Commission Report. Available: https://Ec.Europa.Eu/Digital-Single-Market/En/News/Ethics- Guidelines-Trustworthy-Ai. 2019.

6. G. CF. O futuro da (pesquisa em) inteligência artificial: algumas direções. Rev USP. Published online 2020.

7. AS S. Diagnosis and treatment of movement impairment syndromes. St. Louis, MO: Mosby; 2002.

8. Orlin MN, McPoil TG. Plantar pressure assessment. Phys Ther. 80(4):399-409.

9. Muro-de-la-Herran A, Garcia-Zapirain B, Mendez-Zorrilla A. Gait analysis methods: an overview of wearable and non-wearable systems, highlighting clinical applications. Sensors. 2014;14(2):3362-94. doi:10.3390/s140203362.

10. Hossner E-J, Schiebl F, Göhner U. A functional approach to movement analysis and error identification in sports and physical education. Front Psychol. 2015;6. doi:10.3389/fpsyg.2015.01339.

11. Gershon J, Anderson P, Graap K, Zimand E, Hodges LRB. Virtual reality exposure therapy in the treatment of anxiety disorders. Sci Rev Ment Heal Pr. 2000;1:76-81.

12. Rothbaum BO, Hodges LKR. Virtual reality exposure therapy. J Psychother Pr Res. 1997;6:219-26.

13. Morris LD, Louw QA G-SK. The effectiveness of virtual reality on reducing pain and anxiety in burn injury patients: a systematic review. Clin J Pain. 2009;25(9):815-26.

14. Gold JI, Kim SH, Kant AJ, Joseph MH RA. Effectiveness of virtual reality for pediatric pain distraction during i.v. placement. Cyberpsychol Behav. 2006;9(2):207-12.

15. Das DA, Grimmer KA, Sparon AL, McRae SE TB. The efficacy of playing a virtual reality game in modulating pain for children with acute burn injuries: a randomized controlled trial. BMC Pediatr. 2005;5:1-10.

16. Hoffman HG, Patterson DR, Seibel E, Soltani M, Jewett-Leahy L SSV. Virtual reality and pain control during burn wound debridement in the hydrotank. Clin J Pain. 2008;24(4):299-304.

17. Hoffman HG, Patterson DR CC. Use of virtual reality for adjunctive treatment of adult burn pain during physical therapy. Clin J Pain. 2000;16:244-50.

18. Hoffman HG, Patterson DR, Carrougher CJSS. Effectiveness of virtual reality-based pain control with multiple treatments. Clin J Pain. 2001;17:229-35.

19. Carrougher GJ, Hoffman HG, Nakamura D, et al. The effect of virtual reality on pain and range of motion in adults with burn injuries. 2009;30(5):785-91. J Burn Care Res. 2009;30(5):785-91.

20. Schneider SM WM. Virtual reality as a distraction intervention for older children receiving chemotherapy. 2000;26(6):593–97. Pediatr Nurs. 2000;26(6):593-97.

21. Wint SS, Eshelman D, Steele J, Guzzetta CE. Effects of distraction using virtual reality glasses during lumbar punctures in adolescents with cancer. Oncol Nurs Forum. 2002;29(1):E8-E15. doi:10.1188/02.ONF.E8-E15.

22. Gershon J, Zimand E, Lemos R, Rothbaum BO, Hodges L. Use of virtual reality as a distractor for painful procedures in a patient with pediatric cancer: a case study. CyberPsychology Behav. 2003;6(6):657-61. doi:10.1089/109493103322725450.

23. Sato K, Fukumori S, Matsusaki T, et al. Nonimmersive virtual reality mirror visual feedback therapy and its application for the treatment of complex regional pain syndrome: an open-label pilot study. Pain Med. 2010;11(4):622-9. doi:10.1111/j.1526-4637.2010.00819.x.

24. Sarig Bahat H, Croft K, Carter C, Hoddinott A, Sprecher E, Treleaven J. Remote kinematic training for patients with chronic neck pain: a randomised controlled trial. Eur Spine J. 2018;27(6):1309-23. doi:10.1007/s00586-017-5323-0.

25. Wessberg J, Stambaugh C, Kralik J, et al. Real-time prediction of hand trajectory by ensembles of cortical neurons in primates. Nature. 2000;408:361-5.

26. Serruya M, Hatsopoulos N, Paninski L, Fellows M, Donoghue J. Brain-machine interface: instant neural control of a movement signal. Nature. 2002;416:141-2.

27. Carmena JM, Lebedev MA, Crist RE, et al. Learning to control a brain: machine interface for reaching and grasping by primates. PLoS Biol. 2003;1(2):193-208. doi:10.1371/journal.pbio.0000042.

28. Hochberg LR, Serruya MD, Friehs GM, et al. Neuronal ensemble control of prosthetic devices by a human with tetraplegia. Nature. 2006;442(July). doi:10.1038/nature04970.

29. Donoghue J, Nurmikko A, Black M, Hochberg L. Assistive technology and robotic control using motor cortex ensemble-based neural interface systems in humans with tetraplegia. J Physiol. 2007;579:603-11.

30. Caria A, Sitaram R, Birbaumer N. Real-time fMRI: a tool for local brain regulation. Neuroscientist. 2012;18:487-501.

31. Nijboer F, Furdea A, Gunst I, Mcfarland DJ, Birbaumer N, Andrea K. An auditory brain: computer interface (BCI). J Neurosci Methods. 2008;167:43-50. doi:10.1016/j.jneumeth.2007.02.009.

32. Chatterjee A, Aggarwal V, Ramos A, Acharya S, Thakor N. A brain-computer interface with vibrotactile biofeedback for haptic information. J Neuroeng Rehabil. 2007;4:1-12.

33. Downey JE, Weiss JM, Muelling K, et al. Blending of brain-machine interface and vision-guided autonomous robotics improves neuroprosthetic arm performance during grasping. J Neuroeng Rehabil. Published online 2016:1-12. doi:10.1186/s12984-016-0134-9.

34. Donoghue J. Connecting cortex to machines: recent advances in brain interfaces. Nat Neurosci. 2002;5:1085-8.

35. Ganguly K, Wallis J, Carmena J. Reversible large-scale modification of cortical networks during neuroprosthetic control. Nat Neurosci. 2011;14(5):662-7. doi:10.1038/nn.2797. Reversible.

36. Gulati T, Won S, Ramanathan D, et al. Robust neuroprosthetic control from the stroke perilesional cortex. J. Neurosci. 35;8653-61 (2015). J Neurosci. 2015;35(22):8653-61.

37. Nishimura Y, Perlmutter S, Eaton R, Fetz E. Spike-timing-dependent plasticity in primate corticospinal connections induced during free behavior. Neuron. 2013;80:1301-9.

38. Lucas T, Fetz E. Myo-cortical crossed feedback reorganizes primate motor cortex output. J Neurosci. 2013;33:5261-74.

39. Burke D, Fullen BM, Stokes D, Lennon O. Neuropathic pain prevalence following spinal cord injury : A systematic review and meta-analysis. Eur J Pain. 2017;21(1):29-44. doi:10.1002/ejp.905.

40. Bogousslavsky J, Regli FAU. Thalamic infarcts: clinical syndromes, etiology, and prognosis. Neurology. 1988;38(6):837-48.

41. MacGowan D, Janal M, Clark W, Wharton R, Lazar R, Sacco R. Central post stroke pain and Wallenberg's lateral medullary infarction: frequency, character, and determinants in 63 patients. Neurology. 1997;49(1):120-5.

42. Hebb D. The organization of behavior. Wiley & Sons; 1949.

43. Friedrich E, Suttie N, Sivanathan A, Lim T, Louchart S, Pineda J. Brain-computer interface game applications for combined neurofeedback and biofeedback treatment for children on the autism spectrum. Front Neuroeng. 2014;7:21.

44. Carelli L, Solca F, Faini A, et al. Brain-computer interface for clinical purposes : cognitive assessment and rehabilitation. Biomed Res Int. 2017;ID 1695290:11.

45. Vaidya M, Balasubramanian K, Southerland J, et al. Emergent coordination underlying learning to reach to grasp with a brain-machine interface. J Neurophysiol. 2018;119:1291-304. doi:10.1152/jn.00982.2016.

46. Neuro F, Mangalam M. Control of movement emergent coordination with a brain: machine interface : implications for the neural basis of motor learning. J Neurophysiol. 2018;120:889-92. doi:10.1152/jn.00361.2018.

47. Daly JJ, Huggins JE. Brain-computer Interface: current and emerging rehabilitation applications. Arch Phys Med Rehabil. 2015;96(3):S1-S7. doi:10.1016/j.apmr.2015.01.007.

48. Ramos-Murguialday A, Curado M, Broetz D, et al. Brain-machine-interface in chronic stroke: randomised trial long-term follow-up. Neurorehabil Neural Repair. 2019;33(3):188-98. doi:10.1177/1545968319827573. Brain-Machine-Interface.

49. Gomez J, Rebeca P, Luis C, Alonso FN, Álvarez D, Hornero R. Neurofeedback training with a motor imagery-based BCI: neurocognitive improvements and EEG changes in the elderly. Med Biol Eng Comp. Published online 2016. doi:10.1007/s11517-016-1454-4.

50. Ragnarsson KT. Functional electrical stimulation after spinal cord injury: current use, therapeutic effects and future directions. Spinal Cord. 2008;46:255-74. doi:10.1038/sj.sc.3102091.

51. Jang YY, Kim TH, Lee BH. Effects of brain: computer interface-controlled functional electrical stimulation training on shoulder subluxation for patients with stroke: a randomized controlled trial. Occup Ther Int. 2016;23:175-85. doi:10.1002/oti.1422.

52. Rohm M, Schneiders M, Müller C, et al. Artificial intelligence in medicine hybrid brain – computer interfaces and hybrid neuroprostheses for restoration of upper limb functions in individuals with high-level spinal cord injury. Artif Intell Med. 2013;59(2):133-42. doi:10.1016/j.artmed.2013.07.004.

53. Grimm F, Walter A, Spüler M, Naros G, Rosenstiel W. Hybrid neuroprosthesis for the upper limb: combining brain-controlled neuromuscular stimulation with a multi-joint arm exoskeleton. 2016;10(August):1-11. doi:10.3389/fnins.2016.00367.

54. Burke D, Gorman E, Stokes D, Lennon O. An evaluation of neuromuscular electrical stimulation in critical care using the ICF framework: a systematic review and meta-analysis. Clin Respir J. 2016;10:407-20. doi:10.1111/framework.

55. Stein C, Fritsch CG, Robinson C, Sbruzzi G, Della R, Plentz M. Effects of electrical stimulation in spastic muscles after stroke. Published online 2015. doi:10.1161/strokeaha.115.009633.

56. Marquez-chin C, Marquis A, Popovic MR. EEG-triggered functional electrical stimulation therapy for restoring upper limb function in chronic stroke with severe hemiplegia. Case Rep Neurol Med. 2016;(Article ID 9146213).

57. Kodama T, Katayama O, Nakano H, Ueda T, Murata S. Treatment of medial medullary infarction using a novel inems training: a case report and literature review. Published online 2019. doi:10.1177/1550059419840246.

58. Skinner B. Science and human behavior. USA: Macmillan; 1953 (Macmillan, ed.); 1953.

59. Stern J, Jeanmonod D, Sarnthein J. Persistent EEG overactivation in the cortical pain matrix of neurogenic pain patients. Neuroimage. 2006;31(9):721-31.

60. Vuckovic A, Jajrees M, Purcell M, Berry H, Fraser M. Electroencephalographic predictors of neuropathic pain in subacute spinal cord injury. J Pain. 2018;19:1256.e1-1256.e17.13.

61. Thorndike E. Animal intelligence: an experimental study of the associative processes in animals. Psychol Rev Monogr Suppl. 1901;2:1-109.

62. Skinner B. The behaviour of organisms: an experimental analysis. Appleton-Century; 1938.

63. Skinner B. Science and human behaviour. Simon and Schuster; 1953.

64. Sherlin L, Arns M, Lubar J, Heinrich H, Strehl U, Sterman M. Neurofeedback and basic learning theory: implications for research and practice. J Neurother. 2011;15:292-304.

65. Bensmaia SJ, Miller LE. Restoring sensorimotor function through intracortical interfaces: progress and looming challenges. Nat Publ Gr. 2014;15(5):313-25. doi:10.1038/nrn3724.

66. Xu R, Member S, Jiang N, et al. Enhanced low-latency detection of motor intention from EEG for closed-loop brain-computer interface applications. IEEE Trans Biomed Eng. 2014;61(2):288-96.

67. Collinger J, Wodlinger B, Downey JE, et al. 7 degree-of-freedom neuroprosthetic control by an individual with tetraplegia. Lancet. 2013;381(9866):557-64. doi:10.1016/S0140-6736(12)61816-9.7.

68. Wolpaw JR, Jonathan R. The complex structure of a simple memory. Trends Neurosci. 1997;20(588-94).

69. Blumberg M, Dooley J. Phantom limbs, neuroprosthetics, and the developmental origins of embodiment. Trends Neurosci. 2018;40(10):319-35. doi:10.1016/j.tins.2017.07.003. Phantom.

70. Pfurtscheller G, Allison BZ, Brunner C, et al. The hybrid BCI. Front Neurosci. 2010;4(April):1-11. doi:10.3389/fnpro.2010.00003.

71. Hochberg LR, Bacher D, Jarosiewicz B, et al. Reach and grasp by people with tetraplegia using a neurally controlled robotic arm Leigh. Nature. 2013;485(7398):372-5. doi:10.1038/nature11076. Reach.

72. Pfurtscheller G, Guger C, Müller G, Krausz G, Neuper C. Brain oscillations control hand orthosis in a tetraplegic. Neurosci Lett. 2000;292(3):211-4.

73. Nguyen JS, Su SW, Nguyen HT, Member S. Experimental Study on a smart wheelchair system using a combination of stereoscopic and spherical vision. Published online 2013:4597-600.

74. Courtine G, Bloch J. Defining ecological strategies in neuroprosthetics. Neuron. 2015;86:29-33. doi:10.1016/j.neuron.2015.02.039.

75. Brand R Van Den, Bartholdi K, Huerlimann M, et al. Restoring voluntary control of locomotion after paralyzing spinal cord injury. Science (80-). 2012;336:1182-5. doi:10.1126/science.1217416.

76. Sabaté E. Adherence to long-term therapies: evidence for action; 2003.

77. Roepke AM, Jaffee SR, Riffle OM, Mcgonigal J. Randomized controlled trial of superbetter, a smartphone-based/internet-based self-help tool to reduce depressive symptoms. Games Heal J. 2015;4(3):235-46. doi:10.1089/g4h.2014.0046.

78. Collado-Mateo D, Dominguez-Muñoz FJ, Adsuar JC, Merellano-Navarro E, Gusi N. Exergames for women with fibromyalgia: a randomised controlled trial to evaluate the effects on mobility skills, balance and fear of falling. PeerJ. 2017;5:e3211. doi:10.7717/peerj.3211.

79. Ozunlu N, Ergun N. Comparison of virtual reality exergaming and home exercise programs in patients with subacromial impingement syndrome and scapular dyskinesis: short term effect. Acta Orthop Traumatol Turc. Published online 2017:8-12. doi:10.1016/j.aott.2017.03.008.

80. Collado-Mateo D, Merellano-Navarro E, Garcia-Rubio J, Gusi N, Olivares PR. Effect of exergames on musculoskeletal pain: a systematic review and meta-analysis. Scand J Med Sci Sport. 2018;28(3):760-71. doi:10.1111/sms.12899.

81. Mortensen J, Kristensen LQ, Brooks EP, Brooks AL. Women with fibromyalgia's experience with three motion-controlled video game consoles and indicators of symptom severity and performance of activities of daily living. Disabil Rehabil Assist Technol. 2013;10(1):61-6. doi:10.3109/17483107.2013.836687.

82. Powell W, Simmonds MJ. Virtual Reality and musculoskeletal pain. Cyberpsychol Behav Soc Netw. 2014;17(6):390-6. doi:10.1089/cyber.2014.0061.

83. Lee M, Suh D, Son J, Kim J, ES-D, Yoon B. Patient perspectives on virtual reality-based rehabilitation after knee surgery: importance of level of difficulty. JRRD. 2016;53(2):239-52.

84. Kim J, Son J, Ko N, Yoon B. Unsupervised virtual reality-based exercise program improves hip muscle strength and balance control in older adults : a pilot study. Arch Phys Med Rehabil. 2013;94(5):937-43. doi:10.1016/j.apmr.2012.12.010.

85. Lee M, Son J, Kim J, Yoon B. Individualized feedback-based virtual reality exercise improves older women's self-perceived health: a randomized controlled trial. Arch Gerontol Geriatr. 2015;61(2):154-60. doi:10.1016/j.archger.2015.06.010.

86. Hsieh C, Lin P, Hsu W. The effectiveness of a virtual reality-based tai chi exercise on cognitive and physical function in older adults with cognitive impairment. Dement Geriatr Cogn Disord. 2018;(259):358-70. doi:10.1159/000494659.

87. Lee T, Juinn S, Goh A, et al. A brain-computer interface based cognitive training system for healthy elderly: a randomized control pilot study for usability and preliminary a brain-computer interface based cognitive training system for healthy elderly: a randomized control pilot stu. PLoS One. 2013;(Nov). doi:10.1371/journal.pone.0079419.

88. Halacy D. Cyborg: evolution of the Superman. Harper & Row Publishers; 1965.

89. Melzack R, Wall P. Pain mechanisms: a new theory. Science (80-). 1965;150(3699):971-8.

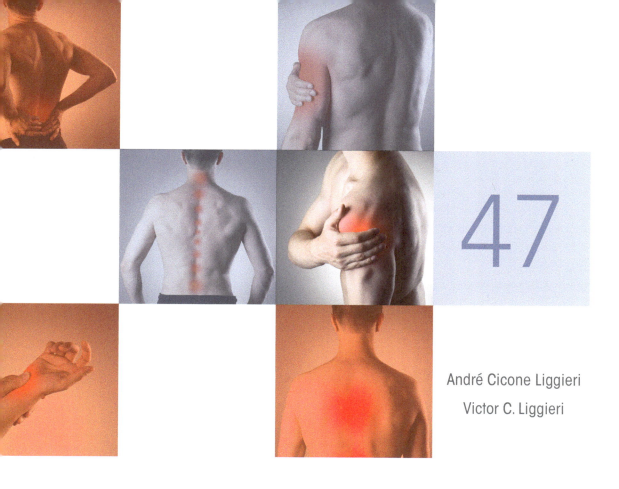

André Cicone Liggieri
Victor C. Liggieri

MEDITAÇÃO NA DOR CRÔNICA

47.1 Introdução

"A dor é inevitável, o sofrimento é opcional."
Carlos Drummond de Andrade

A meditação é utilizada como prática há milhares de anos. Há relatos documentais de que 1.500 anos antes de Cristo já havia indício de práticas como essa. As práticas meditativas estão inseridas historicamente no desenvolvimento e em rituais de uma série de religiões, como Hinduísmo, Islamismo, Cristianismo, Judaísmo, Xintoísmo, Budismo, Sufismo, Jainismo, entre outras. Crenças e culturas pagãs também utilizam esse recurso como parte do seu processo de aprendizado e desenvolvimento.[1]

O termo "meditação" origina-se do latim *meditatio* e é utilizado para descrever estados, processos e práticas que autorregulam o corpo e a mente através de um estado de atenção específico. Desde a antiguidade as pessoas são fascinadas por experimentar e entender o universo da própria mente e do universo que os cerca.[2]

Classicamente tem-se a meditação como meio para atingir um estado de "iluminação", definido como Nirvana. Este pode ser entendido como a ideia de superar o sofrimento, as angústias, aflições, minimizar a dor e a tristeza (dukkha). Isso significa se livrar do mundo de sofrimento, Samsara. Esse processo é considerado dinâmico e não linear.[3]

Historicamente existe uma palavra em sânscrito (Dhyana Yoga) que é utilizada para determinar a disciplina da meditação. Essa prática é didaticamente dividida em três fases: a Dharana, relacionada ao foco inicial em um objeto ou algo, a Dhyana, manutenção da atenção, e o Samadhi, iluminação, relacionado a um estado intuitivo de compreensão e realização.

Esses estados alcançados pela meditação podem ser entendidos como estados alterados de consciência e portanto entram em um campo neurofilosófico de entendimento a respeito do que é cérebro, mente e consciência,[1] além do entendimento do que é atenção, consciência e a noção do "Eu" (self). Tópicos que serão abordados adiante.

47.2 Interface cérebro-mente-consciência

"Você não é o pensamento, você é a consciência."
Eckart Tolle

A célebre frase "Cogito, ergo sum", de Descartes, mostra que, ao pensar, o indivíduo se torna presente, ou real. Antônio Damasio, na obra intitulada O erro de Descartes, mostra que o fato de pensar não coloca o indivíduo em uma situação filosófica de existência, e sim o fato de saber que pensa. Portanto, a consciência entra em cena, como condição sine qua non para a existência. Nessa discussão surge o questionamento científico e filosófico do que é pensamento e o que é consciência e ainda, possivelmente, a divisão entre a mente e o cérebro. Essa divisão adentra um universo científico e filosófico que não será o escopo do capítulo, porém vale salientar que diversos autores defendem a teoria da interconexão cérebro-mente.[4]

Young mostra que para haver mente necessitamos de um cérebro em funcionamento pleno, ou seja, não existe mente sem cérebro. Damasio sugeriu uma solução em duas partes para o dilema mente e cérebro. A primeira parte é o problema de como geramos o que ele chama de "filme no cérebro", um composto integrado de imagens em diversas modalidades sensoriais – visual, auditiva, tátil, olfativa e assim por diante. O segundo é o problema do "eu", que diz respeito à forma como geramos automaticamente a sensação de que somos donos deste "filme". Sua hipótese é: "O cérebro usa estruturas de mapeamento informadas pelos mapas do organismo e pelos objetos, para criar uma representação nova de segunda ordem, que indica que o organismo, representado no cérebro, está envolvido na interação com o objeto. A representação de segunda ordem ocorre em estruturas neurais, como tálamo e córtices cingulados. Para Churchland, o fato de um pensamento sublime ou uma alta tarefa mental estar localizada em uma estrutura cerebral não invalida e nem diminui o brilho e intensidade deste pensamento".[5,2]

Uma saída para o dilema mente-cérebro é pensar neles realmente como duas maneiras diferentes de descrever o mundo, cada um dos quais é completo em si mesmo. Assim como podemos descrever a luz como composta de partículas ou de ondas – e não faz sentido perguntar qual descrição está correta, porque ambas são, mesmo que as duas pareçam totalmente diferentes –, o mesmo pode acontecer com o físico e o mental.[2]

A integração da experiência subjetiva com a dinâmica cerebral na neurociência da consciência é o campo de estudo da neurofenomenologia, e há uma linha crescente de estudos nessa direção.[6] Cantero e Atienza revisaram o papel da sincronização neural no surgimento da cognição ao longo do ciclo vigília-sono. Ao discutir a integração cortical em larga escala, eles citam evidências de apoio, por exemplo, a percepção da face induziu um padrão de sincronização a longa distância entre as regiões parieto-occipital e frontotemporal na faixa gama (30-40 Hz) correspondente ao momento da percepção em si. Essa sincronização estava ausente durante a condição de não percepção.[7]

Kaufmann et al. (2006) estudaram a transição da vigília para os vários estágios do sono não REM (NREM), usando a ressonância magnética funcional e o EEG, e mostraram que durante as fases NREM havia uma atividade reduzida no mesencéfalo, hipotálamo, tálamo, núcleo caudado e lobo límbico. O estágio 2 do sono foi associado à perda da autoconsciência e esteve relacionado a reduções de sinal no córtex cingulado (CC), na ínsula direita e lobo temporal adjacente, lobo parietal inferior e giro frontal inferior e médio.[8]

Nos estados alterados de consciência, como a meditação e a hipnose, a colocação de mente e cérebro em um *continuum*, ou até mesmo a mente utilizando a maquinaria cerebral para nos "mostrar o filme" parece fazer mais sentido. Essas técnicas utilizam a dualidade em seu favor, ou seja, modulam a mente a favor de modificações do funcionamento cerebral, em busca de conquistas no plano físico, mental e espiritual.

47.3 O "eu" – *self*

O "sentido do eu" implica uma percepção intuitiva e a compreensão da identidade ou do desprendimento de alguém. Damasio propôs três tipos de eu: o proto-eu, eu central e o "eu" autobiográfico. O proto-eu é uma coleção interconectada e temporariamente coerente de padrões neurais, que representam o estado do organismo, momento a momento, em vários níveis do cérebro e não temos consciência dele. O eu central se manifesta como uma conta não verbal de segunda ordem que ocorre sempre que um objeto modifica o proto-eu. O eu central pode ser acionado por qualquer objeto. O mecanismo de produção do eu central sofre mudanças mínimas ao longo da vida, e esse eu é consciente. O eu autobiográfico é baseado em memórias implícitas de múltiplas instâncias da experiência individual do passado e do futuro antecipado. A memória autobiográfica cresce continuamente com a experiência de vida. O eu autobiográfico exige a presença do eu central para iniciar seu desenvolvimento gradual.[2]

Existem autores que identificam o "eu" como a capacidade de prever uma ação, ou seja, saber o que irá acontecer no momento próximo exige a existência de uma identidade chamada "eu". Ao descrever a neuroanatomia do eu, Miller et al. sugeriram que a individualidade depende de três domínios cognitivos principais: (a) informações abstratas/gerais sobre atributos pessoais (conhecimento semântico); (b) experiências concretas, muitas vezes afetivamente carregadas, nas quais o eu foi formado (memórias autobiográficas); e (c) motivação para manter autoesquemas/imagens (vontade).[9]

Para Ramachandran, o *qualia*, que são as qualidades subjetivas das experiências mentais conscientes, não pode existir sem o "eu". Na verdade ele acredita que sejam dois lados da mesma moeda, pois não pode haver experiência sem ninguém para experimentar. As características definidoras do "eu" são cinco: a continuidade: uma sensação de fio ininterrupto percorrendo todo o tecido de nossa experiência com o sentimento de passado, presente e futuro. A segunda é a ideia de unidade ou coerência do eu. Terceira, o sentido de personificação ou propriedade. Quarta, um senso de agência, o que chamamos de livre-arbítrio, sendo responsável por nossas próprias ações e destinos. Quinta, e a mais esquiva de todas, o eu, quase por sua própria natureza, é capaz de refletir – de ter consciência de si mesmo.[9]

47.4 A atenção

A atenção pode ser voluntária ou involuntária. Um ato atencional cria a dualidade do participante, resultando em uma experiência consciente específica.

A atenção humana depende de três redes neurais: (a) uma rede subcortical de alerta, que mantém um nível adequado de excitação consciente para o processamento cognitivo; (b) uma rede de orientação cortical posterior, que direciona o corpo, a cabeça, os ouvidos e os olhos para um objeto, atividade ou experiência interessante, escolhida para ser atendida; e (c) uma rede executiva seletivo-cortical anterior, que aprimora a percepção do alvo selecionado e suprime a interferência de distratores, como outros objetos, eventos, imagens e pensamentos. A atenção pode ser focada em um local, tempo e modalidade específicos, como visão, audição, pensamento etc. O foco no espaço aprimora o processamento dessa região de interesse, enquanto o foco no tempo aprimora o processamento de eventos no momento presente. É a base da presença ou da mente atual, que também é conhecida como atenção plena na literatura zen.[10,11,12]

A atenção funciona em dois modos diferentes. O modo mnemônico é dominado por memórias, associações e pensamento ruminativo. O modo de presença é a chave para a excelência mental adaptativa. Requer total atenção à realidade presente, com liberdade das lembranças, preconceitos, preferências e projeções do passado. Quando direcionamos nossa atenção para os objetos ao nosso redor, o processo de conhecimento cria um senso de dualidade do conhecedor e conhecido.[10,11]

Durante a meditação, quando conflitos situacionais, desejos e necessidades são resolvidos, e, quando não há necessidade de atender a algo específico, pode-se retornar a um estado naturalmente repousante de consciência não distraída e inespecífica (*nirguna*), sem senso de ego ou autoria. Esse estado de ser espontâneo, autoabsorvente e não dual é conhecido como *Turiya*. É o fundamento primordial de toda a nossa experiência consciente. É não verbal, inefável e indefinível, mas é verificável intuitivamente pela experiência pessoal.[12]

Mendez e Gershfield descreveram um modelo neuroanatômico geral da atenção humana. "A atenção normal requer tanto o sistema de ativação reticular ascendente (SRAA) nas áreas superiores do tronco encefálico quanto as associações polimodais do córtex. A estimulação do SRAA provoca excitação e prepara o córtex para a recepção de estímulos, enquanto o córtex de associação polimodal controla e concentra essa energia de excitação para participar. Essas áreas corticais são o 'portão atencional' para a entrada sensorial através do retorno ao núcleo reticular do tálamo. As áreas polimodais importantes são o córtex pré-frontal direito (CPFD) e o córtex temporoparietal (CTP), embora a cooperação bi-hemisférica seja necessária para manter a atenção".[2]

47.5 Saúde mental e a mente meditativa

"Quando o Ego chora pelo que perdeu o espirito se alegra pelo que encontrou..."

Ditado Sufi

Meditação pode significar observar, aprender ou consciência, no sentido de estar ciente do que se está fazendo, pensando, sentindo. Para que essa consciência ou mente meditativa ocorra é preciso estar completamente atento. Os budistas acreditam que, nesse momento de atenção plena, o indivíduo percebe as coisas como elas realmente são, sem distorções (*tathata*). Nesse estado a mente se torna clara, sensível e completamente silenciosa. Além de se tornar uma com o organismo, a mente meditativa pode entender o presente sem comparações ou julgamentos.[2,12]

Atualmente, existe um interesse considerável entre a comunidade médica e científica em promover a saúde mental, o bem-estar subjetivo, a felicidade e a espiritualidade. Vaillant revisou diferentes modelos de saúde mental. Ele considerava a saúde mental como (a) normalidade, definida como a capacidade saudável de amar, trabalhar e se divertir, solução eficiente de problemas, investimento na vida e autonomia.[12] (b) psicologia positiva, (c) maturidade, (d) inteligência socioemocional, (e) bem-estar subjetivo e (f) resiliência.A meditação pode ser um dos caminho na busca de uma saúde mental adequada e com essa potencialidade trazer alívio do sofrimento humano, em especial naqueles indivíduos que padecem de dor crônica.

47.6 Meditação como estratégia terapêutica

"A meditação silencia qualquer ambiente".

Carlo Guaragna

Os estados mentais alterados como forma de tratamento do sofrimento humano são utilizados de maneira milenar. Tentaremos, nesta seção, trazer luz a potenciais usos, com base científica, da meditação como estratégia terapêutica na dor.

A meditação promove o bem-estar por meio da modificação dos processos cognitivos, emocionais e sociais. Parece ter efeito em melhora da memória de trabalho, da atenção e da percepção. Lutz et al. demonstraram que a meditação pode melhorar a atenção sustentada, a capacidade de automonitoração e a atenção seletiva.[13,14]

Em uma revisão sistemática, Chiesa et al. demonstraram que a meditação atua em diversas funções executivas, na atenção e na memória.[15]

Ortner et al. mostraram ainda que os indivíduos que meditam apresentam menor interferência externa, sugerindo que a meditação pode ter um efeito positivo na diminuição da interferência emocional durante a realização de um processo cognitivo. Dor crônica e emoção são fenômenos que não podem ser encarados de maneira isolada, uma vez que as vias cerebrais que permeiam estas interações são sobrepostas.[15]

47.7 Tipos de meditação

Lutz et al., de maneira sucinta, dividiram as práticas meditativas em dois grandes grupos: meditação abstrata e meditação com atenção focada ou meditação com monitoração aberta .[13]A meditação com atenção focada ou de ideação, é mais comum no mundo ocidental, mas também está presente nas tradições orientais tântricas e budistas. Envolve focar a atenção em algo específico, por exemplo, a respiração, uma luz, uma imagem, ou algo simbólico, como compaixão, o que pode levar a uma experiência subjetiva de absorção de parte desse elemento. Geralmente o objetivo dessas técnicas é o da busca pela serenidade e leva o indivíduo que a pratica a estados mentais alterados, também chamados de absorções ou *Jhanas*. Esses estados mentais alterados levam a mudanças cognitivas, emocionais e motivacionais à medida que se aprofunda na meditação. Esse tipo de meditação enfatiza a concentração em algo e o desapego ou não atenção nos pensamentos.[13]

A meditação abstrata é mais comum no mundo oriental, na tradição *Vipassana* e no *mindfulness*. A meditação chamada *Samadhi* é uma precursora da *Vipassana* (baseada no *insight*) e pode ser referida como "consciência sem escolhas" ou, ainda, atenção plena *(mindfulness)*. Nesta forma de meditação os indivíduos simplesmente tentam apagar todos os pensamentos da esfera da atenção e alcançar um estado subjetivo caracterizado pela ausência de tempo, pensamento e espaço. Esse estado é também integrado e unificado com o próprio indivíduo, levando à ausência da individualidade, ou seja, não há percepção do *self* (eu) e do outro.[16,2]

A prática da meditação de *insight* baseia-se no "Grande Discurso sobre as Bases da Atenção Plena" e inclui a contemplação do corpo, a contemplação dos sentimentos, da mente e dos objetos mentais em três estágios. O primeiro é a concentração, o segundo a tranquilidade e por fim o *insight*, ou despertar, ou ainda a metaconsciência, possivelmente conhecido como estágio do grande vazio e a realidade da impermanência. Para isso é fundamental, segundo ensinamentos do próprio Buda, o despertar da respiração.[2]

O *mindfulness* visa o despertar (*insight* – Vipassana) por meio da observação do próprio processo mental e dos estados alterados de consciência. O treinamento do *mindfulness* consiste em aprender a observar as mudanças de sensações, pensamentos, emoções etc., descrever os estados mentais e atividades com grandes detalhes e, por fim, retirar todo e qualquer julgamento. Pensamento é apenas pensamento.[2]

Entretanto, o *mindfulness* requer que o indivíduo se conecte com todas as sensações dele e se desconecte dos sentimentos negativos, da dor ou dos bloqueios a fim de atingir o estado de equanimidade. Equanimidade pode ser definida como a não interferência no fluxo das sensações e sentidos, em qualquer nível, incluindo o nível de processamento pré-consciente.[17]

Tong-Len, uma outra forma de meditação budista, foi popularizada pelo próprio Dalai Lama, é uma prática que foi desenvolvida para cultivar o amor e a gentileza, ou a bondade amorosa. Tem um grande potencial e uso pelos monges que querem desenvolver a compaixão e a empatia.[17]

Existem ainda formas mistas de meditação em que o indivíduo se utiliza de princípios ideativos e abstratos. As propostas mais conhecidas dentro desse método são a Rinzai, a Soto e a Transcendental (Figura 47.1).[1]

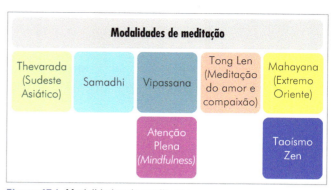

Figura 47.1 Modalidades de meditação.
Fonte: Elaborado pela autoria.

47.8 Mecanismo de ação da meditação

Existem inúmeras estruturas cerebrais e processos bioquímicos envolvidos nos estados meditativos, e podem variar de acordo com o tipo de prática realizada. De maneira geral, sabemos que a meditação influencia áreas cerebrais relacionadas com a atenção, memória, emoção e dor, além das regiões relacionadas com a alteração do estado de consciência, discutidas previamente. A maior parte dessas regiões se relaciona de maneira individualizada com a produção de um conjunto enorme de neurotransmissores e ativação de cascatas bioquímicas que envolvem desde o sistema nervoso central até a modulação dos linfócitos T, portanto a gama de efeitos que podem advir desse tipo de prática é variada e complexa. Uma das explicações relacionadas à analgesia pode estar centrada na diminuição da ativação do sistema nervoso parassimpático (Figura 47.2).[1]

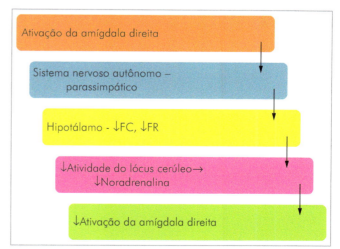

Figura 47.2 Cascata de modulação bioquímica após ativação da amígdala.
Fonte: Elaborado pela autoria.

O sistema opioidérgico exerce um papel importante no que diz respeito à inibição cognitiva da dor. Em modelos de dor condicionada, placebo e controle atencional, os efeitos analgésicos são completamente revertidos com a administração de antagonistas opioides como a naloxona. Estudos com meditação mostraram que, embora áreas cerebrais ricas em receptores opioides tenham sido ativadas (RNMf), os efeito analgésicos não foram revertidos com essa substância, o que sugere uma via analgésica independente desse sistema, ou parcialmente dependente, alimentando a hipótese de vias alternativas. Outro dado que corrobora a existência de uma via alternativa é a desativação da substância cinzenta periaquedutal (PAG), comumente envolvida na modulação opioidérgica.[18]

Entre as áreas ativadas na meditação temos: o córtex cingulado anterior (CCA), o córtex orbitofrontal (COF) e a ínsula. Essas estruturas possuem neurônios que se projetam para a substância periaquedutal e que por sua vez se projetam para região ventrorrostral da medula. De lá, vão ao corno dorsal da medula e participam da via inibitória descendente. Interessante notar que essas áreas também estão envolvidas com a dimensão contextual da dor e que são modificadas durante a meditação. Projeções do COF realizam sinapses com os núcleos reticulares do tálamo (TRN), inibindo o processamento dos estímulos sensoriais no tálamo. Todas as conexões de realimentação entre o córtex e o tálamo devem passar pelo TRN, organizadas de forma topográfica. O TRN atua como um portão operacional das informações sensoriais, inibindo informações ascendentes irrelevantes de atingirem o córtex. O *mindfulness* pode funcionar por meio do mecanismo de inibição dos TRN através de comandos executivos de aumento da atenção e na reavaliação, sem julgamento, das sensações nocivas.[18]

47.9 Estudos de neuroimagem

Uma das maneiras de estudar as áreas cerebrais envolvidas na meditação é a análise por probabilidade estimada de ativação, em inglês, ALE. A ALE tem demonstrado que áreas relacionadas ao processo autorreferencial, especialmente a autoconsciência, autorregulação e áreas relacionadas às funções executivas, atenção e formação de memórias, estão envolvidas nessa prática. As figuras a seguir demonstram áreas de ativação durante tarefas meditativas (Figura 47.3), alterações funcionais (Figura 47.4) e alterações estruturais (Figura 47.5).[19]

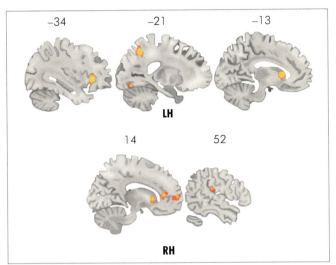

Figura 47.3 O mapa ALE durante tarefas meditativas mostra a ativação bilateral dos núcleos caudados e ínsula. Giros temporal superior e médio, pré-cúneo e giro pré-central no hemisfério esquerdo (HE). CCA, giro frontal superior, lóbulo parietal inferior (LPI) e giro médio occipital no hemisfério direito (HD).[19]

Fonte: Elaborado pela autoria.

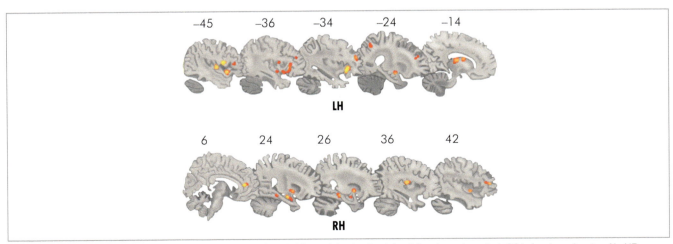

Figura 47.4 Análise funcional dos meditadores mostra ativação bilateral do giro frontal médio, giro pré-central, CCA, ínsula e claustro. No HE, ativação do giro frontal inferior, pré-cúneo, núcleo caudado e tálamo. No HD, ativação do giro frontal medial, giros para-hipocampais, giro occipital médio, LPI e do núcleo lentiforme.[19]

Fonte: Elaborado pela autoria.

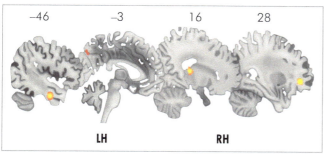

Figura 47.5 Mapa ALE evidencia alterações estruturais. Aumento do volume de substância cinzenta no HD, no CCA e no tálamo. No HE, nos giros frontal medial e médio, pré-cúneo e giro fusiforme.[19]
Fonte: Elaborado pela autoria.

A partir do substrato anatômico e funcional visualizado, podemos inferir alguns possíveis mecanismos das ações da meditação.

Um estudo comparando a meditação budista e a meditação hinduísta mostrou que as práticas hinduístas estavam relacionadas a uma dissociação das redes neurais posteriores, enquanto a prática budista estava relacionada à dissociação das redes neurais anteriores. As práticas budistas podem ativar regiões do lobo frontal relacionadas à atenção executiva; por outro lado, as práticas hinduístas estão associadas primariamente com a ativação do córtex temporoparietal posterior. Esse estudo foi realizado com meditadores experientes, e outros estudos podem ser feitos a fim de entender se essas modificações de ativação ocorrem em indivíduos não treinados de maneira precoce e com isso especificar de maneira individualizada com qual tipo de prática o indivíduo se beneficiária do ponto de vista da reabilitação[20] (Figura 47.6).

Em relação à diferença entre praticantes de meditação iniciantes e avançados, temos diferenças relevantes em 9 áreas, sendo elas: córtex pré-frontal rostrolateral (RLPFC)/BA 10, córtex anterior e médio do cíngulo, ínsula, córtex somatomotor, giros temporais inferiores, giro fusiforme, hipocampo, corpo caloso e fascículo longitudinal superior[18,21] (Figuras 47.7 e 47.8).

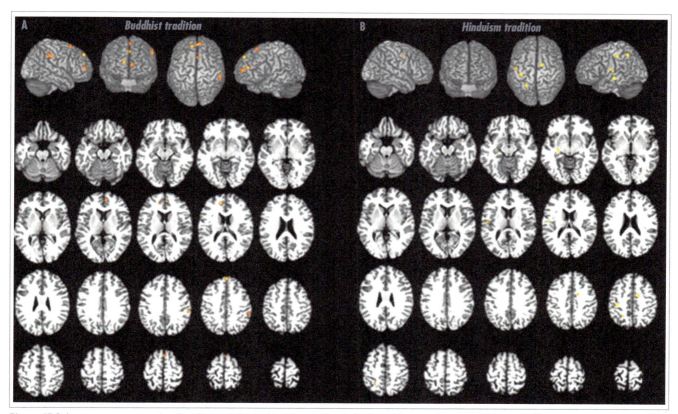

Figura 47.6 Imagens comparando ativações cerebrais durante meditação budista (A), e meditação hinduísta (B).[20]
Fonte: Acervo da autoria.

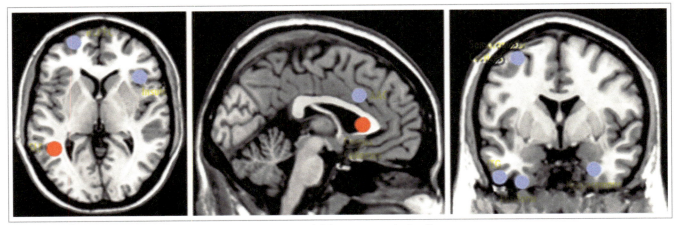

Figura 47.7 Áreas relevantes com diferenças entre meditadores iniciantes e experientes.[21]
Fonte: Acervo da autoria.

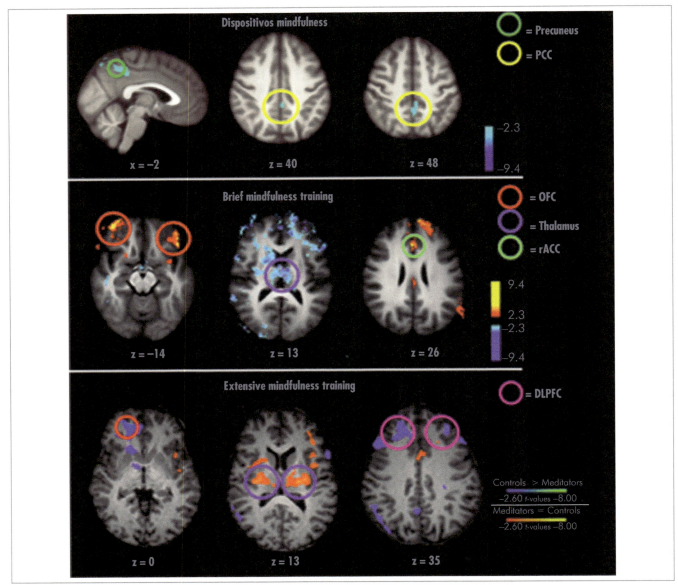

Figura 47.8 Diferenças entre atenção disposicional, iniciantes e avançados. Ativações cerebrais distintas com técnica e tempo de prática diferentes.[18]
Fonte: Acervo da autoria.

47.10 Neuroanatomia funcional da meditação/neurociência da meditação

47.10.1 Substância cinzenta

Ínsula

A ínsula é a região mais ativada nos estudos morfométricos de neuroimagem, constantemente ligada à interocepção – consciência dos estados interno e visceral do corpo, incluindo respiração, frequência cardíaca etc. –, mas também tem sido implicada em uma série de outras atividades, incluindo autoconsciência emocional e, potencialmente, consciência metacognitiva. Curiosamente, os estudos que relatam diferenças insulares envolveram praticantes com foco intensivo e explícito na consciência corporal, incluindo atenção à postura corporal, respiração, sensações táteis ambientais, sensações de temperatura etc.[22]

As práticas meditativas que envolvem a atenção em processos corporais parecem estar mais relacionadas à ativação da região insular (p. ex., Vipassana).[21]

Córtex somatomotor

Os córtices somatomotores primários e secundários são os principais centros corticais para o processamento de informações táteis (toque, dor, propriocepção consciente). A maioria dos estudos que mostraram ativação dessas estruturas utilizou um único tipo de meditação (atenção plena), e portanto, outras técnicas também devem ser estudadas. Outros estilos de meditação também podem levar a benefícios auxiliares em termos de maior consciência do corpo. O fato de essa estrutura estar relacionada à percepção sensorial mostra que aumentar a atividade dessa estrutura pode modificar de maneira positiva a percepção sensorial de dor através do manejo e distribuição da atenção.[21]

Trabalhos recentes testando meditadores usando uma prática de meditação de varredura corporal descobriram que os relatos introspectivos de experiências mentais durante a meditação eram mais objetivos em praticantes de longo prazo do que em controles – mesmo quando praticantes tinham pouca ou nenhuma experiência anterior com práticas de consciência corporal.[21]

Pré-cúneo anterior

O pré-cúneo ainda é uma região não totalmente compreendida. Acredita-se que faça parte da chamada "rede de modo padrão", mas revisões cuidadosas e completas sugerem que essa noção está errada e é resultado de generalizações anatômicas excessivamente amplas. As ações relacionadas a essa estrutura são a formação da imagem corporal, o processamento autorrelacionado e a mudança de atenção. Além disso, a existência de *cluster* ao redor dessa estrutura, que é ativado durante a meditação, remete à consciência centrada no momento e orientada para o corpo, cultivada em muitas tradições de meditação, particularmente na meditação Vipassana ("insight").[23]

De acordo com resultados metanalíticos nas regiões insulares e somatossensorial, essa sub-região do pré-cúneo mostra forte conectividade funcional (e, com base em estudos de rastreamento de macacos, provavelmente também anatômicos) com córtices somatomotores primários e secundários, ínsula e córtex parietal superior. As diferenças estruturais aqui podem, portanto, estar envolvidas na integração de ordem superior da atenção interoceptiva e exteroceptiva, potencialmente mediada por ínsulas e córtices somatomotores, ou outras formas de autoprocessamento e avaliação. Essa integração pode ajudar a alcançar maior consciência centrada no presente e transformar a visão de si, defendida em muitas tradições de meditação.[21]

Córtex pré-frontal rostrolateral (RLPFC)

O córtex pré-frotal rostroleteral parece estar relacionado a diversos tipos de meditação; ela se torna ativa no *insight* (Vipassana), na tibetana e na meditação da vibração das ondas cerebrais, na atenção plena e na consciência aberta e na meditação zen. Acredita-se que essa estrutura esteja relacionada à introspecção, metacognição, na avaliação de informações autogeradas, no processamento de informações complexas e abstratas e na integração de múltiplos processos cognitivos separados a serviço de objetivos comportamentais de ordem superior. Considerando a natureza altamente introspectiva das práticas meditativas, os resultados de ativação da RLPFC são consistentes com a ideia de que a meditação envolve e possivelmente treina a consciência metacognitiva.[24,25,26]

Córtex cingulado anterior (CCA) e córtex cingulado médio (CCM)

A ativação do CCA e do CCM parece ter uma implicação grande nas ativadas meditativas, e acredita-se que essas regiões estejam relacionadas ao autocontrole. O autocontrole, a flexibilidade comportamental e a regulação das emoções estão entre os objetivos da meditação e podem estar relacionadas com o aperfeiçoamento da ativação dessas estruturas. Outro papel do CCA é na detecção de dor, de erros, no monitoramento de conflitos na tomada de decisões e no processamento de recompensas. Quando o valor da ação é incerto ou muda rapidamente, ou, ainda, quando muitas variáveis são necessárias para tomar uma decisão, CCA e CCM são ativados, trazendo um elo interessante com o ganho de habilidades sociais relacionadas à prática da meditação.[21]

Orbitofrontal cortex (COF)

O COF está ricamente conectado às regiões sensoriais primárias e ao sistema límbico, incluindo a amígdala, estriado e hipotálamo. Consistente com essas conexões anatômicas, o COF é fundamental para discernir a relação precisa entre estímulos e resultados motivacionais. Notavelmente, enquanto a amígdala e o estriado podem armazenar associações relativamente automáticas e flexíveis de recompensa por estímulo que refletem experiências passadas, o OFC pode gerar avaliações mais flexíveis e "on-line" de estímulos e experiências. O treinamento meditativo pode eventualmente levar a maior dependência do OFC e de suas previsões dinâmicas do valor atual dos estímulos para guiar o comportamento, em vez de depender de associações estáticas de recompensa por estímulos do passado. As heterogeneidades estruturais no OFC podem, portanto, relacionar-se aos objetivos declarados da meditação, pois podem facilitar um comportamento mais consciente e flexível. O OFC está implicado não apenas na tomada de decisão integrativa on-line, mas também na regulação emocional, especificamente na regulação negativa e na reavaliação dos estados emocionais negativos. Essa função reguladora pode fazer parte de um papel mais amplo da OFC no automonitoramento e integração de pistas cognitivas e emocionais na tomada de decisões. O automonitoramento aumentado, bem como uma melhor capacidade de regular a emoção negativa, são consistentes com os efeitos aparentemente salutares da meditação em distúrbios como depressão, ansiedade e estresse.[21]

Giro fusiforme (GF) e temporal inferior (GTI)

As estruturas inferiores do lobo temporal, como o GTI, são mais fortemente implicadas no processamento visual detalhado e de alto nível. Alguns pesquisadores destacaram o possível papel do GTI nos estados "místicos" associados à meditação e/ou na experiência de bem-estar, frequentemente relatados por meditadores avançados. Existe uma relação entre processamento visual e meditação, portanto o GF e o GTI podem estar relacionados ao aprimoramento da atenção e percepção visuais.[21,27,28]

Hipocampo

O hipocampo parece ser crítico para a aprendizagem emocional contextualizada, ou seja, facilitando respostas emocionais que levam em conta o contexto atual, em oposição a uma única sugestão saliente. O funcionamento hipocampal diminuído, por exemplo, está associado à expressão inadequada de estresse. Uma possibilidade é que o treinamento em meditação melhore a resiliência ao estresse por meio de alterações estruturais semelhantes.

Outra possibilidade gira em torno da ideia da reconsolidação de memória. Embora, tradicionalmente, as memórias tenham sido vistas apenas como temporariamente dependentes do hipocampo, e depois consolidadas em outras regiões corticais (e posteriormente independentes do hipocampo), pesquisas recentes sugerem que a reativação das memórias as coloca novamente em um estado lábil que requer reconsolidação pelo hipocampo e possivelmente outras estruturas. Embora baseado amplamente em modelos animais, resultados comportamentais semelhantes foram demonstrados em seres humanos e sugerem que uma função da reconsolidação pode ser integrar novas informações com traços de memória mais antigos. Muitas práticas meditativas enfatizam fortemente a reavaliação de padrões comportamentais passados e reações emocionais padrão aos eventos. As diferenças no hipocampo, portanto, podem desempenhar um papel tanto em ver as experiências passadas sob uma nova luz quanto em permitir maior flexibilidade no comportamento atual – de acordo com o possível papel dos córtices cingulado anterior e orbitofrontal (discutido acima).

O hipocampo também parece estar centralmente envolvido no surgimento de pensamentos espontâneos na geração de ideias criativas e na simulação de cenários futuros imaginados. O surgimento de muitos desses pensamentos espontâneos e cenários futuros imaginados é uma experiência onipresente durante a meditação. As diferenças estruturais do hipocampo podem estar relacionadas aos altos níveis de atenção prestados a esses processos espontâneos de pensamento, memórias e simulações, e ao esforço envolvido em sua recontextualização durante a prática da meditação.[21]

47.10.2 Substância branca

Corpo caloso

Pensa-se que o corpo caloso humano segue um amplo padrão de conectividade topográfica anterior-posterior, com o corpo caloso anterior conectando as regiões frontais do cérebro, o corpo caloso posterior conectando os córtices visuais iniciais na parte posterior do cérebro e assim por diante. Entre os praticantes de meditação, as diferenças estruturais observadas no corpo caloso estão localizadas principalmente em suas porções anteriores (p. ex., genu, fórceps menor), que se acredita se conectarem preferencialmente regiões cerebrais pré-frontais. A explicação mais simples desses resultados, portanto, relaciona-os aos achados consistentes de diferenças estruturais nas regiões corticais pré-frontais discutidas acima. Os aumentos estruturais pré-frontais podem resultar em, ou alternativamente, seguir alterações de áreas específicas do corpo caloso que conectam reciprocamente estruturas bilaterais de substância cinzenta pré-frontal bilateral. Hipoteticamente, o aumento da massa cinzenta pré-frontal pode, por sua vez, exigir mais ou maiores fibras conectivas para facilitar a comunicação e a sincronização de regiões em hemisférios opostos. Essa interpretação também é consistente com a falta geral de assimetria hemisférica observada nos resultados (veja acima).[21,29,30]

Fascículo longitudinal superior (FLS)

O fascículo longitudinal superior (FLS) está presente bilateralmente e representa uma das principais vias de fibras rostrocaudais do cérebro. O FLS possui três componentes principais, conectando áreas temporoparietais dorsais a numerosas regiões pré-frontais (principalmente laterais). As áreas de projeção posterior do FLS estão implicadas no processamento espacial de ordem superior, incluindo a representação do corpo no espaço tridimensional, bem como no direcionamento do foco atencional no espaço. Consequentemente, as diferenças no SLF estão em consonância com os achados robustos no pré-cúneo anterior, córtices insular e somatomotor, bem como nas regiões RL-PFC e ACC (discutido acima). Juntos, esses resultados apoiam a hipótese preliminar de que as diferenças no SLF estão relacionadas ao aumento da conectividade entre as áreas de atenção e atenção do corpo parietal e as regiões executivas pré-frontais[21,31] (Quadro 47.1).

Um resumo das regiões mais importantes envolvidas na meditação está no Quadro 47.2.

Quadro 47.1 Projeções e funções do fascículo longitudinal superior[31]

	Projeção caudal	Projeção rostral	Função
FLS I	Lóbulo superior parietal. Pré-cúneo; giro pós-central	Córtex motor secundário M2, área motora suplementar, giro frontal superior	Propriocepção de ordem superior, ato motor específico
FLS II	Lóbulo parietal inferior caudal, giro angular, giro supramarginal, giro pós-central	Giro frontal médio	Atenção espacial, controle da atenção (rostrocaudal)
FLS III	Lóbulo parietal inferior rostral/giro supramarginal	Giro frontal médio/pars opercularis, ínsula média	Somatossensação de ordem superior, memória de trabalho

Fonte: Elaborado pela autoria.

Quadro 47.2 Áreas mais comumente envolvidas na meditação[21]

Áreas envolvidas na meditação
Córtex cingulado anterior e médio
Ínsula anterior
Córtex somatomotor primário e secundário
Giro temporal inferior
Hipocampo
Córtex pré-frontal rostrolateral esquerdo

Fonte: Elaborado pela autoria.

Em relação aos estudos com eletroencefalografia (EEG), temos um grande número de estudos com evidências. A seguir um resumo simplificado dos achados mais consistentes e reprodutíveis[14] (Quadro 47.3).

Quadro 47.3 Resumo dos achados eletroencefalográficos relacionando meditação e dor[14]

Atividade	Efeito	Comportamento
Atividade alfa (8-13 Hz)	↑ Poder da frequência	↓ Ansiedade ↑ Calma e positividade

Fonte: Elaborado pela autoria.

47.11 Evidências científicas

Em estudo de 2016, pesquisadores mostraram que a execução de uma técnica ativa de meditação desenvolvida por Osho, composta por 5 movimentos, mostrou ser efetiva na diminuição do cortisol e portanto do nível de inflamação ou estresse dos pacientes.[31]

Em uma revisão sistemática e metanálise da literatura a respeito de meditação, controle da dor e melhora de sintomas depressivos, Hilton et al. (2017)[32] mostraram que houve melhora da dor e de sintomas depressivos no grupos de meditação (atenção plena). O tempo de duração média nos trabalhos levantados foi de 12 semanas (variação de 4 a 60 semanas), e apenas 1/3 dos estudos levantados apresentava qualidade metodológica considerada boa, ou seja, dos 30 estudos selecionados, apenas 10 apresentavam boa qualidade. Isso mostra a importância do desenvolvimento de literatura científica de qualidade a respeito do tema.[31]

Em 2017, outra revisão sistemática mostrou que a interface entre os aspectos psicológicos e de dor crônica eram difíceis de serem separados, como citado anteriormente, e que a estratégia do uso de *mindfulness* como terapêutica na dor crônica parece estar mais relacionada a seus efeitos nos aspectos psicológicos (depressão, ansiedade) e afetivos da dor.[33]

Em 2020, Lutz et al.[34] estudaram a relação da meditação de atenção plena com o controle da dor entre meditadores iniciantes e avançados e concluiu que as técnicas de meditação com atenção plena diminuem o componente afetivo da dor em oposição à intensidade, e que a catastrofização da dor determina uma dificuldade maior no desacoplamento do componente sensório-afetivo da dor. Em relação ao tempo de prática do indivíduo, os iniciantes obtiveram melhora no padrão da dor e os avançados no padrão e na característica da dor.[35]

Um estudo piloto em 2014 demonstrou que o *mindfulness* ajudou a controlar os sintomas de pacientes portadores de enxaqueca. Nesse estudo, após 9 sessões de 30 a 40 minutos de *mindfulness* os indivíduos obtiveram melhora na frequência das crises, na duração das crises e na disfunção.[36]

Jhyoti, conhecida como a técnica da chama (fogo), utiliza a imaginação como parte do processo e exige um grande controle respiratório. Um dos objetivos é buscar a paz interior. Em um estudo utilizando a técnica de meditação Jyothi, pacientes com dor cervical crônica foram randomizados em dois grupos: grupo de meditação e grupo de exercícios, ambos com orientações preliminares e rotina de execução domiciliar. Os pacientes do grupo da meditação obtiveram melhora da dor ao repouso, após um programa de 8 semanas de tratamento. Esses pacientes não apresentaram melhora da função após o tratamento, comparado com o grupo de exercícios.[37]

Ainda relacionado à respiração, Zautra et al., a fim de estudar a relação da frequência respiratória com estímulos dolorosos, selecionou mulheres com fibromialgia e mulheres hígidas e as dividiu em dois grupos para realizar estímulos térmicos dolorosos. Os estímulos eram realizados sem orientação de mudança no ritmo respiratório ou com a orientação de diminuir a frequência respiratória pela metade. A diminuição da frequência respiratória culminou com a diminuição do desconforto e da intensidade da dor em todos os pacientes, sendo que os indivíduos hígidos obtiveram melhor resposta à alteração do padrão respiratório e que indivíduos com dor crônica podem precisar de métodos que sejam mais orientados ou guiados para obter o mesmo resultado, provavelmente pela dificuldade em controlar a respiração na nova frequência estabelecida.[38]

Em doentes com fibromialgia, as intervenções baseadas em *mindfulness* baseadas no cultivo de aceitação, desapego e envolvimento social podem ser mais eficazes na redução da dor e sintomas psicológicos relacionados à fibromialgia, e a associação com outras técnicas parece facilitar esses processos e consequentemente o controle da dor.[39]

Um estudo realizado por Jensen et al. a fim de investigar os efeitos de terapias baseadas em estados mentais alterados (hipnose, meditação, tDCS e *neurofeedback*) para a dor em indivíduos com lesão medular e dor crônica mostrou que todas as técnicas podem diminuir a dor do indivíduo, quando comparadas ao placebo, porém os padrões de ativação elétrica cerebral, medidos por eletroencefalografia, são distintos em cada uma das terapias, mostrando que a modulação da dor e da resposta analgésica ocorre provavelmente por mecanismos diferentes.[40]

Em uma metanálise a respeito dor e terapias psicológicas baseadas em atenção plena, não houve diferença na intensidade da dor dos participantes, mas no nível de aceitação da dor. Esse mesmo estudo não encontrou diferença em escores de ansiedade, mas as encontrou nos escores de depressão.[41]

Existem evidências que correlacionam a prática do mindfulness com melhora do funcionamento físico relacionado à dor e diminuição do comportamento aberrante relacionado a medicamentos.[42,43,44]

La Cour e Petersen, em 2015, compararam intervenção psicológica com base em atenção plena com apenas intervenção psicológica em pacientes com dor crônica. O grupo da atenção plena teve diminuição do impacto da dor na vida cotidiana e melhora da aceitação da dor crônica.[45]

Garland et al. realizaram em 2019 um ensaio clínico com indivíduos usuários de opioides para manejo da dor crônica. Eles os dividiram em um grupo de suporte psicológico e um grupo de técnica de atenção plena. A intervenção durou 8 semanas e o seguimento foi de 3 meses após a intervenção. O grupo que foi submetido à atenção plena obteve uma redução na intensidade da dor e no desejo de opioides quando comparados ao grupo de controle ativo (ou seja, grupo de suporte). Além disso, a não reatividade a pensamentos angustiantes, um componente da atenção plena, foi associada a um risco reduzido de comportamento aberrante relacionado ao medicamento no final do tratamento.[46]

Forbes et al. (2020), na tentativa de utilizar a tecnologia e o potencial do mindfulness, realizaram um trabalho com o objetivo de controlar a dor pélvica de mulheres através de um aplicativo de celular que utilizava recursos do mindfulness. Esse estudo não demonstrou resultado favorável ao mindfulness, e o que chamou a atenção dos autores foi a baixa aderência ao programa de instrução via aplicativo, a despeito do que é visto para outros programas relacionados à interface tecnologia e saúde, como número de passos por dia.[47]

Innes et al. (2018) investigaram a possibilidade de meditação com mantra contribuir para o manejo da dor secundária a osteoartrite de joelho, e para isso montaram um grupo que meditava e outro que simplesmente ouvia músicas. Nesse estudo, todos os pacientes (música ou mantra) obtiveram desfechos positivos, com melhora da dor e da funcionalidade, com tendência ao grupo do mantra a obter melhores resultados nos aspectos psicológicos e de enfrentamento da dor.[48]

Em uma revisão sistemática a respeito da meditação baseada no amor gentil (Tong Len), foram revisados 7 estudos e que mostraram haver benefícios no controle da dor em praticantes dessa modalidade de meditação, porém a baixa quantidade de estudos inviabilizou estudos mais profundos e estruturados a respeito dessa modalidade.[49]

As revisões recentes sugerem que há uma evidência moderada no uso de técnicas meditativas para controle da dor crônica e para a dor aguda.[50] Tem sido comum encontrar estudos na literatura que correlacionam melhora na maneira de lidar com a dor e das emoções negativas relacionadas à dor.[51]

Em nossa prática clínica, a prevalência de síndrome dolorosa miofascial em doentes com dor crônica é extremamente elevada, e a literatura científica a respeito dessa entidade com o enfoque nas terapêuticas baseadas em práticas meditativas é quase nula. Existe apenas um estudo na literatura sobre essa relação e que, obviamente, não conseguiu concluir nada relevante, por falta de dados.[52]

Em relação à população pediátrica, existe um estudo piloto, com 20 crianças com dor crônica, em que os benefícios do mindfulness não puderam ser percebidos de maneira estatística significativa (efeito do tamanho), mas que trouxe informações relevantes em relação à percepção dos pais , que consideraram a prática reprodutível e de fácil adesão, criando mais uma ferramenta possível para essa população.[53]

Além do mindfulness clássico, existe uma alternativa mais curta dessa intervenção, conhecida como mindfulness breve ou curto, porém ainda faltam evidências que suportem o uso da modalidade curta no manejo da dor aguda e/ou crônica.[54]

Em resumo, esses estudos demonstram alguns sucessos nas intervenções meditativas, especialmente naquelas baseadas na atenção plena, para melhorar aspectos de saúde relacionados à dor. Podem, portanto, ser indicadas como terapias comportamentais não farmacológicas para dor crônica. O suporte teórico para essas intervenções baseadas na atenção plena é delineado no modelo de atenção plena de dois componentes, que se concentra na importância das experiências do momento presente e na aceitação de pensamentos, sentimentos e sensações indesejados de maneira não julgadora.[55]

De acordo com esse modelo, a autorregulação da atenção inclui três habilidades: (a) atenção sustentada: a capacidade de manter a consciência no momento presente; (b) mudança sustentada: a capacidade de reconhecer um pensamento, sentimento ou sensação indesejada e, em seguida, ter a atenção flexível para mudar o foco; e (c) consciência não elaborativa: a capacidade de experimentar diretamente eventos na mente (isto é, pensamentos e sentimentos) e corpo (isto é, sensações) sem ruminar. A orientação para as próprias experiências inclui: (a) manter uma atitude de curiosidade sobre pensamentos, sentimentos e sensações indesejados; (b) que leve à aceitação e, eventualmente, reduz estratégias evitativas, permitindo que um indivíduo experimente os eventos completamente, sem evitar ou se preocupar com suas experiências. A orientação para as próprias experiências pode ocorrer simultaneamente ou sequencialmente com a autorregulação da atenção.[55]

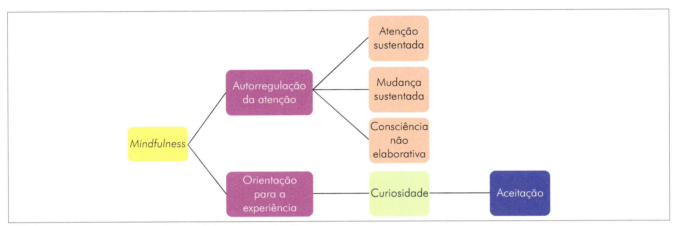

Figura 47.9 Modelo de atenção plena de dois componentes.[55]
Fonte: Elaborado pela autoria.

47.12 Conclusão

A meditação é a arte do gerenciamento eficiente e adaptável da energia neurocomportamental com total comprometimento ou desmembramento. Nos dois estados conscientes, existe uma experiência de ser espontâneo e unitivo, sem um senso de ego, memória ou tempo. Existe uma sensação natural de bem-estar com autoentendimento, alegria espontânea, serenidade, liberdade e autorrealização. De acordo com as filosofias que deram origem às práticas meditativas, a pessoa sozinha é sua própria amiga ou inimiga. A ressignificação da dor por meio da meditação se deve à alteração do estado de consciência modificando a percepção da dor e de seus componentes (cinesiofobia, catastrofização, ansiedade, insônia etc.), que parecem se ajustar a uma nova realidade em decorrência da presença meditativa.

Em nossa prática clínica, o treinamento meditativo é uma ferramenta importante para os doentes com dor crônica, pois facilita o processo de reabilitação ao alterar o fluxo de percepção do corpo, da mente e da própria vida.

Bibliografia

1. De Benedittis G. Neural mechanisms of hypnosis and meditation. J Physiol Paris. 2015;109(4-6):152-64. doi:10.1016/j.jphysparis.2015.11.001.

2. Deshmukh VD. Neuroscience of meditation. Scientific World Journal. 2006;6:2239-2253. doi:10.1100/tsw.2006.353.

3. Otani A. Eastern meditative techniques and hypnosis: a new synthesis. Am J Clin Hypn. 2003;46(2):97-108. doi:10.1080/00029157.2003.10403581.

4. Damasio A. O erro de Descartes: emoção, razão e o cérebro humano; 1996.

5. Churchland PS. Continuum, The Mind-Brain; 1996.

6. Varela FJ. Neurophenomenology: a methodological remedy for the hard problem. J Conscious Stud. 1996;3.4:330-49.

7. Cantero JL, Atienza M. The role of neural synchronization in the emergence of cognition across the wake-sleep cycle. Rev Neurosci. 2005;16(1):69-84. doi:10.1515/Revneuro.2005.16.1.69.

8. Kaufmann C, Wehrle R, Wetter TC, Holsboer F, Auer DP, Pollmacher T, et al. Brain activation and hypothalamic functional connectivity during human non-rapid eye movement sleep: an EEG/fMRI study. Brain. 2006;129:655-67.

9. Miller BL, Seeley WW, Mychack P, Rosen HJ, Mena I, Boone K. Neuroanatomy of the self: evidence from patients with frontotemporal dementia. Neurology. 2001;57(5):817-21. doi:10.1212/WNL.57.5.817.

10. Gazzaniga MS. The cognitive neurosciences. 3rd ed. The MIT Press. Cambridge; 2004.

11. Posner MI. Cognitive neuroscience of attention. The Guilford Press; 2004.

12. Deshmukh VD. Turiya: the fourth state of consciousness and the STEP model of self-consciousness. J Interdisciplinary Crossroads. 2004;1(3):551-60.

13. Lutz A, Slagter HA, Dunne JD, Davidson RJ. Attention regulation and monitoring in meditation. Trends Cogn Sci. 2008;12(4):163-9. doi:10.1016/j.tics.2008.01.005.

14. Jensen MP, Day MA, Miró J. Neuromodulatory treatments for chronic pain: efficacy and mechanisms. Nat Rev Neurol. 2014;10(3):167-78. doi:10.1038/nrneurol.2014.12.

15. Chiesa A, Serretti A. A systematic review of neurobiological and clinical features of mindfulness meditations. Psychol Med. 2010;40(8):1239-52. doi:10.1017/S0033291709991747.

16. Kabat–Zinn J. Mindfulness–based interventions in context: past, present, and future. Clin Psychol Sci Pract. 2003;10(2):144-56. doi:10.1093/clipsy.bpg016.

17. Young S. Purpose and method of Vipassana meditation. Humanist Psychol. 1994;22(1):53-61. doi:10.1080/08873267.1994.9976936.

18. Zeidan F, Baumgartner JN, Coghill RC. The neural mechanisms of mindfulness-based pain relief. Pain Reports. 2019;4(4):e759. doi:10.1097/pr9.0000000000000759.

19. Boccia M, Piccardi L, Guariglia P. The meditative mind: a comprehensive meta-analysis of MRI studies. Biomed Res Int. 2015;2015:1-11. doi:10.1155/2015/419808.

20. Tomasino B, Chiesa A, Fabbro F. Disentangling the neural mechanisms involved in Hinduism- and Buddhism-related meditations. Brain Cogn. 2014;90:32-40. doi:10.1016/j.bandc.2014.03.013.

21. Fox KCR, Nijeboer S, Dixon ML, et al. Is meditation associated with altered brain structure? A systematic review and meta-analysis of morphometric neuroimaging in meditation practitioners. Neurosci Biobehav Rev. 2014;43:48-73. doi:10.1016/j.neubiorev.2014.03.016.

22. Craig A. Human feelings: why are some more aware than others? Trends Cogn Sci. 2004;8(6):239-41.

23. Cavanna AE, Trimble MR. The precuneus: a review of its functional anatomy and behavioural correlates. Brain. 2006;129:564-83.

24. Lazar SW, Bush G, Gollub RL, Fricchione GL, Khalsa G, Benson H. Functional brain mapping of the relaxation response and meditation. Neuroreport. 2000;11(7):1581-5. http://www.ncbi.nlm.nih.gov/pubmed/10841380.

25. Vestergaard-Poulsen P, van Beek M, Skewes J, et al. Long-term meditation is associated with increased gray matter density in the brain stem. Neuroreport. 2009;20(2):170-4. doi:10.1097/WNR.0b013e328320012a.

26. Kang D-H, Jo HJ, Jung WH, et al. The effect of meditation on brain structure: cortical thickness mapping and diffusion tensor imaging. Soc Cogn Affect Neurosci. 2013;8(1):27-33. doi:10.1093/scan/nss056.

27. Joseph JE. Functional neuroimaging studies of category specificity in object recognition: A critical review and meta-analysis. Cogn Affect Behav Neurosci. 2001;1(2):119-36. doi:10.3758/CABN.1.2.119.

28. Hölzel BK, Ott U, Gard T, et al. Investigation of mindfulness meditation practitioners with voxel-based morphometry. Soc Cogn Affect Neurosci. 2008;3(1):55-61. doi:10.1093/scan/nsm038.

29. Zarei M, Johansen-Berg H, Smith S, Ciccarelli O, Thompson AJ, Matthews PM. Functional anatomy of interhemispheric cortical connections in the human brain. J Anat. 2006;209(3):311-20. doi:10.1111/j.1469-7580.2006.00615.x.

30. Luders E, Phillips OR, Clark K, Kurth F, Toga AW, Narr KL. Bridging the hemispheres in meditation: thicker callosal regions and enhanced fractional anisotropy (FA) in long-term practitioners. Neuroimage. 2012;61(1):181-7. doi:10.1016/j.neuroimage.2012.02.026.

31. Makris N, Kennedy DN, McInerney S, et al. Segmentation of subcomponents within the superior longitudinal fascicle in humans: a quantitative, in vivo, DT-MRI study. Cereb Cortex. 2005;15(6):854-69. doi:10.1093/cercor/bhh186.

32. Hilton L, Hempel S, Ewing BA, et al. Mindfulness meditation for chronic pain: systematic review and meta-analysis. Ann Behav Med. 2017;51(2):199-213. doi:10.1007/s12160-016-9844-2.

33. Ball EF, Nur Shafina Muhammad Sharizan E, Franklin G, Rogozińska E. Does mindfulness meditation improve chronic pain? A systematic review. Curr Opin Obstet Gynecol. 2017;29(6):359-66. doi:10.1097/GCO.0000000000000417.

34. Lutz A, Slagter HA, Dunne JD, Davidson RJ. Attention regulation and monitoring in meditation. Trends Cogn Sci. 2008;12(4):163-9. doi:10.1016/j.tics.2008.01.005.

35. Zorn J, Abdoun O, Bouet R, Lutz A. Mindfulness meditation is related to sensory–affective uncoupling of pain in trained novice and expert practitioners. Eur J Pain. Published online May 7, 2020:ejp.1576. doi:10.1002/ejp.1576.

36. Wells RE, Burch R, Paulsen RH, Wayne PM, Houle TT, Loder E. Meditation for migraines: a pilot randomized controlled trial. Headache J Head Face Pain. 2014;54(9):1484-95. doi:10.1111/head.12420.

37. Jeitler M, Brunnhuber S, Meier L, et al. Effectiveness of Jyoti meditation for patients with chronic neck pain and psychological distress: a randomized controlled clinical trial. J Pain. 2015;16(1):77-86. doi:10.1016/j.jpain.2014.10.009.

38. Zautra AJ, Fasman R, Davis MC, Craig AD (Bud). The effects of slow breathing on affective responses to pain stimuli: an experimental study. Pain. 2010;149(1):12-8. doi:10.1016/j.pain.2009.10.001.

39. Adler-Neal AL, Zeidan F. Mindfulness meditation for fibromyalgia: mechanistic and clinical considerations. Curr Rheumatol Rep. 2017;19(9):59. doi:10.1007/s11926-017-0686-0.

40. Jensen MP, Sherlin LH, Askew RL, et al. Effects of non-pharmacological pain treatments on brain states. Clin Neurophysiol. 2013;124(10):2016-24. doi:10.1016/j.clinph.2013.04.009.

41. Lachance CC, McCormack S. Mindfulness training for chronic non-malignant pain management: a review of the clinical effectiveness, cost-effectiveness and guidelines. mindfulness train chronic non-malignant pain manag a rev clin eff cost-effectiveness guidel. Published online 2019:1-34.

42. Esmer G, Blum J, Rulf J, Pier J. Mindfulness-based stress reduction for failed back surgery syndrome: a randomized controlled trial. J Am Osteopath Assoc. 2010;110(11):646-52. http://www.ncbi.nlm.nih.gov/pubmed/21135196.

43. Garland EL, Froeliger B, Howard MO. Mindfulness training targets neurocognitive mechanisms of addiction at the attention-appraisal-emotion interface. Front Psychiatry. 2014;4:173. doi:10.3389/fpsyt.2013.00173.

44. Veehof MM, Trompetter HR, Bohlmeijer ET, Schreurs KMG. Acceptance- and mindfulness-based interventions for the treatment of chronic pain: a meta-analytic review. Cogn Behav Ther. 2016;45(1):5-31. doi:10.1080/16506073.2015.1098724.

45. la Cour P, Petersen M. Effects of mindfulness meditation on chronic pain: a randomized controlled trial. Pain Med. 2015;16(4):641-52. doi:10.1111/pme.12605.

46. Garland EL, Hanley AW, Riquino MR, et al. Mindfulness-oriented recovery enhancement reduces opioid misuse risk via analgesic and positive psychological mechanisms: a randomized controlled trial. J Consult Clin Psychol. 2019;87(10):927-40. doi:10.1037/ccp0000390.

47. Forbes G, Newton S, Cantalapiedra Calvete C, et al. Memphis: a smartphone app using psychological approaches for women with chronic pelvic pain presenting to gynaecology clinics: a randomised feasibility trial. BMJ Open. 2020;10(3):e030164. doi:10.1136/bmjopen-2019-030164.

48. Innes KE, Selfe TK, Kandati S, Wen S, Huysmans Z. Effects of mantra meditation versus music listening on knee pain, function, and related outcomes in older adults with knee osteoarthritis: an exploratory randomized clinical trial (RCT). Evidence-Based Complement Altern Med. 2018;2018:1-19. doi:10.1155/2018/7683897.

49. Graser J, Stangier U. Compassion and loving-kindness meditation. Harv Rev Psychiatry. 2018;26(4):201-15. doi:10.1097/HRP.0000000000000192.

50. Majeed MH, Ali AA, Sudak DM. Mindfulness-based interventions for chronic pain: evidence and applications. Asian J Psychiatr. 2018;32:79-83. doi:10.1016/j.ajp.2017.11.025.

51. Luiggi-Hernandez JG, Woo J, Hamm M, Greco CM, Weiner DK, Morone NE. Mindfulness for chronic low back pain: a qualitative analysis. Pain Med. 2018;19(11):2138-45. doi:10.1093/pm/pnx197.

52. Panta P. The possible role of meditation in myofascial pain syndrome: a new hypothesis. Indian J Palliat Care. 2017;23(2):180. doi:10.4103/0973-1075.204239.

53. Waelde L, Feinstein A, Bhandari R, Griffin A, Yoon I, Golianu B. A pilot study of mindfulness meditation for pediatric chronic pain. Children. 2017;4(5):32. doi:10.3390/children4050032.

54. McClintock AS, McCarrick SM, Garland EL, Zeidan F, Zgierska AE. Brief mindfulness-based interventions for acute and chronic pain: a systematic review. J Altern Complement Med. 2019;25(3):265-78. doi:10.1089/acm.2018.0351.

55. Bishop SR, Lau M, Shapiro S, et al. Mindfulness: a proposed operational definition. Clin Psychol Sci Pract. 2006;11(3):230-41. doi:10.1093/clipsy.bph077.

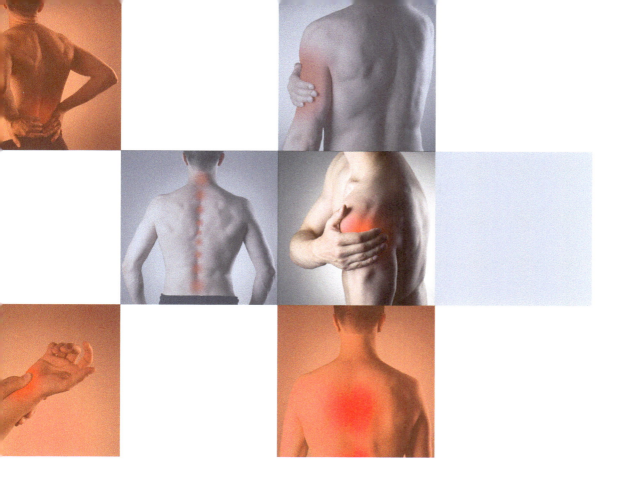

ÍNDICE REMISSIVO

Obs.: números em *itálico* indicam figuras; números em **negrito** indicam tabelas e quadros.

A

Ação(ões)
  biomecânicas recíprocas entre as diferentes regiões corporais e a coluna lombar, *436*
  do latíssimo do dorso de acordo com seu ponto fixo, *438*
  do quadrado lombar de recuar as vértebras bares para proteger o ligamento iliolombar, *439*
  muscular de acordo com um ponto fixo, *435*

Acetilcolina, região da placa motora onde é liberada, *17*

Acupressão, pontos da, *266*

Acupressão, 266

Acupuntura, 81
  e agulhamento seco, comparação entre as duas técnicas, *597*, **598**

eventos adversos potenciais associados à, **594**

na dor crônica, 591

Adenólise epidural, 607

Aferentes nociceptivos, projeções dos, 5

Agachamento

com estratégia de joelho, *143*

com estratégia de quadril, *143*

profundo, 107, *107*

Agentes térmicos na modulação da dor, 334

Agilidade, 139

Água

forças dinâmicas da, *290*

forças estáticas da, *289*

propriedades físicas da, 288

propriedades termodinâmicas da, 290

Agulhamento seco, 594

na dor crônica, 591

propriedades do, *598*

Agulhar certas áreas do corpo, precauções, **584**

Ai Chi, 293

Ajustes posturais

do sono na clínica de dor, 184

nos pacientes com dores crônicas, *176*

Algias plantares, uso de prótese plantar no, 313

Alimentação e dor, relação entre, 143

Alinhamento

do tronco com o membro inferior, 162

geral do corpo, 159

apoio do calcanhar, 159

avanço controlado da tíbia no apoio médio, 161

dorsiflexão do tornozelo rápida assim que o pé sai do chão, *162*

dorsiflexão do tornozelo no apoio final, 161

extensão do joelho no toque inicial do calcanhar, 162

fase de pré-balanço, 161

flexão do joelho,160

flexão do tronozelo, 160

início da fase aérea, 162

Alodínea, 57

mecânica dinâmica, 20

mecanismos no CDME, *15*

termo-mecânica primára, 4

Alostase, 38

Amígdala, cascata de modulação bioquímica após, 691

Anamnese em doentes com dor crônica, 49

duração da dor, 50

fatores de melhora da dor, 51

histórico da dor, 50

intensidade da dor, 51

padrão da dor, 51

qualidade da dor, 51

Anestesia, 57

Ângulo Q , *458*

Anisomelia dos membros inferiores, uso de próteses plantar na, 312

Anormalidades no exame de imagem em indivíduos saudáveis, estudos que corrobram, 28

coluna cervical, 29

joelho, 28

ombro, 28

punho, 28

quadril, 28

tornozelo, 29

Anteriorização da cabeça, *410*

Anteriormedial lunge, single leg press, balance and reach, step down, 142

Antiginástica, 360

Antropometria, 172

Apoptose, 15

Áreas

corticais somatossensoriais, *334*

multimodais, comunicação entre as, *41*

sensoriais primárias, ativação das, 569

ÍNDICE REMISSIVO

Articulação (ões)

escapulotorácicas, 254

temporomandibular, *406*

equipamento para a realização da irradiação da, *197*

irradiação da, *197*

Artrossensibilidade, 130

Assoalho pélvico, 424

Astrócitos, ativação dos, *8*

Atenção disposicional, diferenças entre, *664*

Atividade física

abordagem baseada em mecanismos, 517

abordagem baseada em modalidades, 519

bases biológicas da, 516

como ferramenta de reabilitação, 515

Ato motor, influências límbicas no, *37*

Avaliação (ões)

biocinéticas tridimensionais para diagnóstico funcional da dor, 149

clínica da dor

anamnese, 129

exame físico, 130

exame neurológico, 130

clínica postural, 99

clínico-funcional na dor crônica, 127

avaliação clínica da dor, 129

desafios da avaliação, 128

nutrição, 143

sono, 144

da dor, recursos para, 581

dinâmica, 107

estática do paciente, 159

funcional da dor, 131

avaliação postural, 131

controle motor, 140

crônica, 133

erogonomia, 133

postural, 111

ficha de, *115-122*

na dor crônica, 109, 115

avaliação postsural, 111

avaliação postural na dor crônica, 115

controle postural, 111

fatores que influenciam a postra, 114

postura e dor, 122

postura, 109

visual, *112*

resumida, 159

Avanço alinhado, *106*

B

Banda de tensãom localização da, *489*

Bandeieras, 631

Banho de parafina, 214

Biocatalisador, 194,

Biofeedback de pressão, unidade de, 141

Biomecânica, 171

Biomodulação, 194

Bloqueio

de pontos-gatilho, 608

peridural, 607

Bola suíça, 359

Braço, movimento dos, 163

sincronia e amplitude do, *163*

Bradicinina, 4, 1

C

Cabeça, anteriorização da, *410*

Calçado

simulação das, *320*

tipos, 325

Calcanhar

apoio do, 159

esperado, *160*

flexão de 5 graus no momento do contato inicial do, *162*

toque inicial do, *164*

Calor

efeitos fisiológicos e terapêuticos do, **213**

profundo, 213

superficial, 214

terapêutico, 212, 9

Caminho da Recuperação, *243*

Capacidade para o trabalho, 628

Cartões da imagem motora graduada, *376*

Catastrofização, 26

CDME, *8*

Encefálico, mecanismos neuromodulatórios facilitatórios e inibitórios do, 14

Cefaleia, 393

cervicogênica, 398

classificação, critérios de, 394

diferenças clínicas entre as, 396

tipo tensão, 394, 397

trigeminoautonômicas, 394, 396

Célula, esquema hipotético de uma, *254*

Centro

de massa, 111

de pressão, 111

Cérebro-máquina, interface, 645

Cervicalgia, utilização de laser e luz, 197

Ciclo do medo e evitação, *609*

Cinesioterapia, 79

Cintas, 87

Cintilografia óssea na avaliação clínica dos doentes com dor crônica, 55

Cintura escapular na altura da cabeça do úmero, corte transversal da, *251*

Circuito de ação-percepção, *36*

Clam, *521*

Cluster, desenho esquemático de um, *207*

Coerência, 192, *192*

Cognição, 35

Colchões, 88

Colimação, 192

Coluna lombar, biomecânica muscular da, 435

Complexidade motora, esquema da, *134*

Compressa quente, 214

Comunicação

entre as áreas multimodais, *41*

morfológica, 253

Condicionamento clássico, modificação motora por, 44

Contato, 532

eutonista-aluno, 532

Controle

motor, 34, 110, 140

modelo contemporâneo do, *34*

postural, 110

sistema, 5

auditivo, 111

somatossensorial, 111

vestibular, 111

visual, 111

Coordenação motora, benefícios da, **619**

Corpo com dor, apaziguar o, 529

Corrente

pulsada bifásica

assimétrica balanceada, *220*

pulsada bifásica simétrica retangular, *220*

Coxartrose, radiografia de quadril evidenciando, *605*

Crioterapia, 215

Crise energética, *17*

Curvas fisiológicas, *444*

Curvaturas motoras, 143

D

Dança

da dor crônica, 613

desfechos mensurados nos estudos de dança e doenças crônicas, *617*

dor e coordenação motora, 617

em diversas condições de doenças crônicas, volume de estudos de, *616*

movimento consciente na, relatos, 621

Dedo, deformidades e amputações de

uso de prótese plantar no, 313

Deep water running, 294

Déficit (s)

de coordenação do movimento, 461

de mobilidade interna, 255

musculares, 461

Degenerações discais em níveis diferentes, morfologias pélvicas levando a, *133*

Densitometria óssea na avaliação clínica dos doentes com dor crônica, 55

Deslizamento apofisário, *400*

Desvios da linha média, esquema para avaliação de, *411*

Diafragma da dor, adaptação do, 581

Diagnóstsico clínico postural, 100

Diário

alimentar, 143

da dor, 582

Diatermia por ondas curtas, 214

Disco em três posições, *408*

Disfunção(ões) temporomandibular(es)

fisioterpaia nas, 405

utilização de laser e luz, 196

Distração inibitória subcranial (SID), *400*

Distribuição de Gauss, 193

Distúrbio do quadril, dores relacionadas aos, 423

Divergência, 192

Do in, 266

Doentes com dor crônica, avaliação dos, 49

anamnese, 49

antecedentes familiares, 53

antecedentes pessoais, 52

avaliação e docimentação da dor, 56

exame físico, 53

exames complementares, 54

Dolorimetria, localização do ponto-gatilho com, 628

Dor

aguda, 1

antecedentes pessoais na detecção de fatores etiológicos e perpetuantes da, 52

atividades diárias, 52,

hábitos alimentares, 52

hábitos intestinais, 52

histórico de intervenções e cirurgias, 52

qualidade do sono, 52

sinais de alerta, 52

transtornos do humor, 52

vícios, 52

apaziguar o corpo com, 529

aspectos multidimensionais da

definição, 239

avaliação postural e, 99

central, locais onde as lesões resultam em, *22*

contexto biopsicossocial e, 128

crônica

acupuntura na, 591

agulhamento seco na, 591

avaliação clínica dos doentes com, 49

avaliação postural na, 109, 115

custos relacionados à nos EUA, 27

dança da, 613

educação somática na, 527

ergonomia e, 169

estimulação sensitiva da pele na, 329

estratégias motoras na, 43

hidroterapia na, 287

hipnose na, 565

marcha e, intersecções enrtre, 155

aspectos essenciais na avaliação, 158

imapcto da dor crônica na marcha, 156

impacto da dor crônica na marcha, 156

intervenções, 165

por que avaliar a marcha em um paciente com dor crônica?, 157

massoterapia na, 261

medicina e reabilitação em doentes com, 73

meditação na, 657

natação na, 297

órteses plantares na, 311

reabilitação na, 59

re-integração fucional na, 341

tratamento dos doentes com, 74

yoga na, 545

crônicam 2

avaiação clínico-funcional na, 127

de cabeça, classificação Internacional de, **394**

decorrente da avulsão de raízes nervosas, 21

diagnóstsico funcional da, avaliações biocinéticas tridimensionais para, 149

e movimento, 33, 42

abordagem terapêutica, 45

bases neurais do movimento humano, 34

estratégas motoraas na dor crônica, 43

estratéias motoraas na dor crônica, 43

evolução hostórica e conhecimento atual, *43*

relação entre, *44*

teoria do sistema dinâmico, 41

em doentes com lesão encefálica, 21

em um nociceptor, receptores e mecanismos supressores da, *11*

estimulação elétrica nervosa transcutânea no controle da, 219

extrema, imagem icônica que representa a, *528*

fisiológica, 14

fisiopatologia da, 1, 2

hipermobilidade e, 465

intensidade da, avaliação, 56

locais da, diagrama corporal para o o doente assinalar os, *50*

lombar

evocada por tarefas da vida diária, 142

intervenções terapêuticas para, **343-344**

possturas mal executadas como possíveis causas de, *441*

utilização de laser e luz, 200

lombar aguda, evidências sobre a educação em dor na, 243

mantida pelo simpático, 19

mecanismos que ocorrem dentro do contexto do sistema de movimento, *517*

mecanismos de supressão da, 11

mielopática, 21

mista, 22

muscular, reabilitação na, história da, 62

músculo-esquelética, 15, 50

musculoesquelética, uso de próteses plantar na, 312

musculoesquelética crônica, evidências sobre a educação em dor na, 245

na região do CDME, mecanismos de cronifiucação da, *15*

neuropática, 19, 50, 607

estímulos dolorosos e suas respostas na pesquisa de, **605**

medicações usadas no tratamento da, **607**

periférica, 19

questionários para identificação da presença de, **51**

nociceptiva, 606

somática, 15

nociplástica, 22

o que causa a, 25

orofacial neuropática, utilização de laser e luz, 198

padrão de, **51**

patelofemoral, 457

diagnósticos diferenciais relacionados à, **461**

subgrupos da, 450

tratamentos, 462

patológica, 14

pélvica crônica

causas comuns, **421-422**

fisioterapia na, 419

tratamento conservador das, **426**

postura e, 122

psicogênica, 22

referida, mecanismo da, *6*

representação artística do, *6*

relação nexo causal, 25

casos cirúrgicos e custos, 27

histórico, 25

não consciente, 28

raciocínio clínico, 26

sofrimento e, 579

visceral, 18

vias e unidades neuroniais relacionadas à, *18*

Dor crônica x imagem corporal, 535

Dor crônica x neuroplasticidade, 535

Dose para diferentes condições clínicas e comprimentos de onda, sugestão de, **205**

E

Educação

em dor

conteúdo e métodos de abordagem, 242

evidências atuais sobre

dor lombar aguda, 243

dor lombar crônica, 244

dor musculoesquelética crônica, 245

fibromialgia, 244

em neurociência da dor, 239

física na eabilitação em dor, histórico, 61

somática, 531

na dor crônica, 527

Eixo vertical funcionalmente se torna uma elipse, *619*

Eletrocardiograma na avaliação clínica dos doentes com dor crônica, 56

Eletroestimulação nervosa transcutânea nos processos de doença de Alzheimer, 331

Eletromiografia de superfíce na avaliação clínica dos doentes com dor crônica, 56

Eletroneuromiografia na avaliação clínica dos doentes com dor crônica, 55

Eletroterapia, 66, 77

estimulação elétrica

funcional, 77

muscular, 78

transcutânea, 77

LASER de baixa voltagem, 78

Eletrotermofototerapia, recursos na dor, 66

eletroterapia, 66

termoterapia, 67

Elevação alternada de pernas em supino, 103, *103*

Emoções, 37

Endocanabinóides, 12

Enfrentamento, recursos de, 580

Envolvimento pessoal, espectro de, *350*

Enxaqueca, 394

Epicondilite lateral, utilização de laser e luz, 201

Epicondilopatia lateral do cotovelo, 234

Equilíbrio

dinâmico, 139

postural, 111

uso de prótese plantar no, 313

Ergonomia, 133

dor crônica e, 169

estratégia de repouso, 179

estudo da postura, 172

exercícios no trabalho, 179

história da, 170

na clínica da dor, 170

notebooks versus dor crônica, 182

papel na atualidade, 171

posição cervical x dor, 180

postura em pé, 176

postura sentada, 173

smartphones x dor crônica, 180

sono x dor, 182

tecnologia x dor crônica, 178

Escala

analgésica, *607*

hospitalar de ansiedade e depressão, 582

numérica da dor, 581

numérica de intensidade de dor, 606

visual analógica, *57*

visual numérica, *56*

Escolas de coluna, 881

Escoliômetro, 113

Escovação

contraindicações, 338

da pele, *337*

na dor crônica, efeitos fisiológicos da, 335

tipos de escocas, **338**

Espasmo muscular, 212

Espasticidade, 54

Espectro eletromagnético, *191*

Espinhas ilíacas, distância entre as, *443*

Espondilolistese instável do segmento L5-S1, *605*

Espreguiçar, *257*

Estabilidade

do tronco ao empurrar, *104*

rotacional em quadrupedia, *104, 105*

Estenose foraminal nos níveis L4-L5 e L5-S1, *605*

Estimulação

elétrica

funcional, 77

muscular, 78

nervosa transcutânea, modalidades e parâmetros, **221**

transcutânea, 77

aplicabilidade prática, 222

contraindicações, 223

definição, 220

evidência científica, 223

história, 220

mecanismo de ação, 220

modos de aplicação, 221

no controle da dor, 219

precauções, 223

revisões em relação à eficácia para controle da dor, **224-227**

magnética transcraniana, 85

magnética transcraniana repetitiva, 634

de alta frequência para o tratamento da dor crônica, recomendações, **636**

no tratamento da fibromialgia, 635

no tratamento da dor crônica, recomendações, **636**

no tratamento da dor neuropática, 635

no tratamento da síndrome de dor complexa regional, 635

sensitiva, bases fisiológicas e neurofisiológicas da, 332

sensitiva da pele

da teoria das comportas da dor à neuromotriz, 333

imagem corpora distorcida, 334

na dor crônica, 329

abordagens da fisioterapia, 331

recursos de estimulação sensorial na dor crônica, 335

sensorial

na dor crônica, 330

recursos na dor crônica, 335

transcraniana com corrente contínua, 63, 86, 636

para tratamento da dor crônica, recomendações, **637**

Estiramento do ligamento sacroilíaco, *441*

Estresse e o peso exercido na cervical e na coluna vertebral como resultado de se curvar sobre o smartphone e dispositivos portáteis em diferentes graus, *181*

Estudos que corroboram anormalidades no exame de imagem em divíduos saudáveis, 28

Eutonia, 527

no campo das somáticas, 530

Exame (s)

biocinéticos tridimensionais para o diagnóstico funcional, 151

da hipermobilidade articular na avaliação clínica dos doentes com dor crônica, 54

da marcha, 56

de imagem na avaliação clínica dos doentes com dor crônica, 55

de sangue na avaliação clínica dos doentes com dor crônica, 54

de termometria, *606*

de urina e fezes na avaliação clínica dos doentes com dor crônica, 55

Exercício(s)

aeróbicos, 519

recomendações gerais para, **344**

com ação primária da rotação externa da articulação coxofemoral, *521*

em doentes com disfunção analgésica endógena, orientações para aplicação de, *346*

neuromotores, 524

no trabalho, 179

resistidos, 519

recomendações gerais para, **344-345**

F

Fadiga, 196

Fáscia, 249

tratamento dirigido à, 256

Fascículo longitudinal superior, projeções e funções do, **667**

Fascite plantar, 235

aplicação de laser infravermelho para paciente com, *203*

utilização de laser e luz, 201

FBM (Fotobiomodulação), 195

Fêmur, rotação interna do, 164

Fenômeno de encolhimento das estruturas do corpo, 177

Fibra(s)

do trato espinotalâmico, 9

eferentes simpáticas, 4

nervosas nociceptivas aferentes, neuroplasticidade das, 5

nociceptiva(s)

aferentes, europlasticidade das, representação artística da, 5

petidérgicas contendo sP e PGRC, tratamento do tecido ósseo de, *16*

primárias, 6

Fibromialgia

questionário de sintomas da, *503*

utilização de laser e luz, 200

Fibrose lombar epidural, *605*

Ficha de avaliação postural, *115-122*

Fisiologia, 172

Fisioterapia

aquática,65

histórico, 288, 11

história e desafios do diagnóstico clínico postural e funcional na, 97

avaliação clínica postural, 99

avaliação dinâmica, 107

avaliação postural e dor, 99

diagnóstico clínico postural, 100

movimento funcional, 101

o que se avalia em fisioterpaia, 98

triagem de movimento funcional, 102

na dor crônica relacionada a osteoartrite de quadril, 383

na dor pélvica crônica, 419

na síndrome complexa de dor regional, 369

na síndrome dolorosa miofascia, 481

nas disfunções temporomandibulares, 405

nas lombalgias crônicas, 431

o que se avalia em, 98

Flexibilidade, 522

de membros inferiores, 137

FMS (functional movement screen), 101

Fotobiomodulação, 195

da dor crônica, 189

Fototerapia, 68

Funcionalidade, 133

humana, modelo integrado da, *133*

G

Galvanismo, 66

Gamificação, 650

Gesto motor, 39

Ginástica holística, 359

dor crônica e, 534

H

Hábito intestinal, 144

Halliwick, 292

Helioterpia, 69

Hidroginástica, 66

Hidroterapia, 214

na dor crônica, 287

Higiene motora, 256

Hiperalgesia, 57

mecanismos no CDME, *15*

primária, 4

Hipermobilidade

articular, 465

exercícios no doente com, *474, 475*

generalizada, *469*

dor e, 465

dor e, 471

Hiperpatia, 57

Hipnose, 89

áreaas de atuação da, **567**

dor e modulação via, **568**

estudos extrínsecos, 568

na dor crônica, 565

evidências científicas, 569

na matriz da dor, 569

na prática clínica, 570

para o controle da dor na prática, 572

tipos de dor que se podem tratar mediante o uso da, 571

Hipoalgesia, 57

Hipoestesia, 57

I

Illness behavior, 57

Imagem corporal distorcida, 334

Imersão x neurociência, efeitos fisiológicos da, 290

Incapacidade

funcional, avaliação, 56

para o trabalho

prevenção, 627

tratamento, 630

Inclinação

organizada do corpo à frente, 162

organizada do corpo à frente, *163*

Indivíduo-tarefa-ambiente, 142

Inflamação

aguda, 2

neurogênica, 4, 17

vasodilação adicional da, *395*

Informação(ões) nociceptiva(s)

transferência da medula espinal para o encéfalo, 8

transmitidas do CDME para o tronco encefálico, 9

Inovação tecnológica, reabilitação em dor e, 641

Integrated Spinal Imaging System Scanning, 113

Integridade tensional, 252

Inteligência estrutural, 253

Interação do laser com os tecidos, 192

   absorção, 192

   atenuação da luz nos tecidos, 193

   dispersão, 193

Interface cérebro-máquina, 645

   aplicação em reabilitação e dor, 646

   classificação, 645

   para reabilitação, como poderia funcionar, 646

   versus neurofeedback, 649

Interface cérebro-mente-consciência, 658

Ioga, 83

Irradiação

   da articulação temporomandibular, equipamento para a realização da, 197

   laser, atenuação exponencial da energia fornecida por, *193*

J

Joelho

   extensão no toque inicial do calcanhar, 162

   flexão de 40 graus do, *161*

   flexão do, 160

      compensada com o tronco inclinando à frente, *160*

      descompensada com flexão aumentada do, *160*

   flexoextensão no plano sagital, gráfico, *152*

   início da fase aérea, *162*

L

Laser

   capacidade de penetração do, 193

      relação entre o comprimento de onda e a capacidade de pentração, 193

características especiais do, 191

   coerência, 192

   colimação, 192

   monocromaticidade, 191

de baixa energia

   aplicação prática do, 203

   cuidados ao utilizar o, 207

   efeito analgésico, 195

   efeito antiedematoso, 196

   efeito cicatricial, 195

   indicações clínicas, 195

de baixa energia, indicações clínicas, 195

de baixa voltagem, 78

e luz no controle da dor crônica em humanos, indicações clínicas, 196

   cervicalgia, 197

   disfunção temporomandibular, 196

   dor lombar, 200

   dor orofacial neuropática, 198

   epicondilite lateral, 201

   fascite plantar, 202

   fibromialgia, 200

   osteoartrose de joelho, 201

   síndrome da boca ardente, 198

   tendinopatia de ombro, 199

irradiação

   efeitos a curto prazo, 195

   efeitos a longo prazo, 195

produção de um, 190

radiação, efeitos biológicos da, 194

   biomodulação, 194

Lei

   de Arndt-Schultz, *194*

   do Quadrado Inverso, 192

Lesão (ões)

   por subfalhas ligamentares, *435*

   relacionadas ao trabalho, 170

traumato-ortopédicas, 211

Liberação miofascial, 256

Liberação miofascial manual, 295

Lombalgia(s)

agudas e subagudas, utizaçãodas RPC no tratamento das, 452

crônica(s)

com padrões biomecânicos diferentes, *132*

fisioterapia nas, 431

da yoga, 440, 444

do diafragma, 441, *442*, 444

mecânicas, tipos, 440

sistema de classificação em subgrupos para, 452

tratamento conservador baseado no sistema de classificação de subgrupos, 449

Lombalgiacrônica e SPL contexto gerl dos doentes com, *608*

Lombar x ilíacos x cintura escapular, 438

Luz infravermelha, 214

M

Maltracking, 460

Manipulação vertebral, 80

Manobra

da massaegem sueca, 274-279

de dessensibilização com diferentes texturas, *377*

Mapa ALE

evidencia alterações estruturais, *663*

durante tarefas meditativas, *662*

de dor articular Rocabado, *412*

evidencia alterações estruturais, *663*

Marcha

alterações da, uso de prótese plantar no, 314

avaliação clínica da marcha, 158

avaliação clínica observacional da, 159

imagem 3D de análise biocinética da, *152*

impacto da dor crônica na, 156

meios auxiliares para a, 87

reeducação da, 165

Marmaterapia, 267

MASER (*microwave amplification by stimulated emission of radiation*), 189

Massagem, 261

esportiva, 280

mecanismo de atuação da, 263

atividade parassimpática x hormônios, 264

aumento da circulação, 263

função cerebral x massagem, 265

mecanismo da modulação da dor, 264

receptores x dor, 264

resposta imunológica, 265, 264

sueca, 273

manobras da, **274-279**

Massoterapia, 80

na dor crônica, 261

história antiga, 261

idade Média, 262

idade Moderna, 262

técnicas x dor, 265

Matriz neural, 21

Mecanismo de supressão da dor, 11

Medicina

física e reabilitação em doentes com dor crônica, 73

programas educativos multi e interdisciplinares, 90

programas multidisciplinares de tratamento, 91

programas psicossociais, mindfulness, hipnose e terapias piscológicas, 89

física e reabilitação, modalidades de, 74

acupuntura, 81

cinesioterapia, 79

eletroterapia, 76

estimulação magnética transcraniana, 85

estimulação transcraniana com corrente contínua, 86

ioga, 84

manipulação vertebral, 80

massoterapia, 80

tai chi, 84

terapia ocupacional, 86

terapia por ondas de choque, 82

termoterapia, 75

tração vertebral, 81

física e reablitação em doentes com dor crônica, 73

colchões e travesseiros, 88

escolas de coluna, 88

meios auxiliares para a marcha, 87

modalidades de medicina física e reabilitação, 74

órteses, próteses e cintas, 87

repouso, 88

tratamento da dor, 74

Meditação

áreas mais comumente envolvidas na, **667**

budista

imagens comparando ativações cerebrais durante, *663*

como estratégia terapêutica, 660

e dor, achados eletroencefalográficos relacionando, **668**

mecanismo de ação da, 661

modaldiades de, *661*

na dor crônica

evidências científicas, 668

na dor crônica, 657

tipos, *660*

Meditadores

análise funcional dos, *662*

áreas relevantes com diferenças entre, *664*

Medula espinal, seccção transversal da, *8*

Membro inferior, força de, 135

Mente meditativa, saúde mental e, 660

Método

Busquet, 356

de coordenação motora, 359

de tecnologia Kirlian GDV, *532*

dos anéis de Bad Ragaz, 291

Feldenkrais, 358, 536

GDS, 354

cadeias musculares do, *355*

hi-lo, 138, *138*

Janda, 359

Kabat, 358

McKenzie, 98

neurofuncional, 359

Pilates, 354

rolfing, 355

Migrânea, 394

Mindfulness, 89

Mobilidade

alterações na, 461

articular dos MMII e quadris, 159

dos ombros em alcance recíproco, 102, *102*

Modalidade de medicina e reabiolitação, 74

Modelo

atômico de Bohr, *190*

conceitual de dor crônica e yoga, *550*

da casa da capacidade para o trabalho, 629

de atenção plena de dois componentes, 670

tensão-deformação, 629

Monocromaticidade, 191

Morfologia sagital-espino-pélvica, casos apresentados no Journal of Orthopaedic Surgery and Research em 2018, *124*

Movimento

análise de, 642

como Re-integrar o, 351

construção do, 39

dor e, interação entre, 34

e controle disfuncional para proteção tecidual, 44

e controle motor disfuncional como consequência da ameaça tecidual, 44

funcional, 101

humano, 33

bases neurais do, 34

cognição, 35

construção do movimento, 39

emoções, 37

percepção, 35

recursos individuais que contribuem para o, *40*

perpétuo, *620*

visam à re-integração, *353*

Mulligan, *400*

Multidimensionalidade em saúde, 240

Músculo

do assoalho pélvico, *425*

psoas maior, encurtamento do, *522*

N

Nado

borboleta, *305*

visão frontal, *305*

de costas, 303

braçada, *304*

de peito

braçada do, *304*

vista frontal, *304*

Natação

avaliação clínica funcional da, 306

benefícios da, 299

estilos, 300

borboleta na clínica de dor, 304

costas na clínica de dor, 302

crawl , 300

crawl na clínica de dor, 301

peito na clínica de dor, 303

na dor crônica, 297

evidências clínicas da, 307

Nervos pélvicos, anatomia dos, 423

Neuralgia do n. trigêmeo, paciente recebendo FBM em decúbito lateral, *198*

Neuroanatomia funcional da meditação, 665

Neurociência da dor, educação em 239

Neuroimagem, estudos de, 661

Neuroma de amputação, *20*

Neuromodulação espinhal, 607

Neurônio (s)

da lâmina I, 5

do CDME, vias de projeção rostral dos tratos nociceptivos oriundos dos, *9*

do complexo ventrobasal do tálamo, 10

do córtex SI, 10

nociceptivo do CDME, *7*

supressores, inatividade dos, 15

Neurônio(s)

neutros, 13

OFF, 13

ON, 13

Nocicepção, 1

da face e do crânio, 10

do segmento cefálico

vias e centros nervosos relacionados à, *10*

fisiopatologia da, 2

Nociceptor, 2, *3*

representação artística do, *3*

sensibilização dos, 4

Notebooks versus dor crônica, 182

Nutrição, 143

O

Ombro

avanço do ombro no instante do apoio terminal, *164*

imagem de avaliação biocinética dos, *153*

Onda (s)

curtas e micro-ondas, 76

de choque

diferenças entre, *232*

futuro das, 236

indicações, 233

indicações, 233, **233**

patologias ósseas, 235

tendinopatias crônicas, 233

mecanismo de ação das, 232

tratamento por

complicações, 236

contraindicações, 236, **235**

histórico, 232

tratamento por, 231

Opioide, infusão intratecal de, 607

Orientação postural, 110

Órtese(s), 87

plantar

evidências científicas na utilização das, 320

acidente vascular encefálico, 322

na dor crônica, 311

avaliação, 315

prescrição de palmilhas, 315

tipos de calçados, 325

utilização geral das, 312

Osteoartrite de quadril

fisioterapia na dor crônica relacionada a, 383

recomendações para terapia por exercício em, **388**

tratamentos não cirúrgicos e não farmacológicos para, **386**

Osteoartrose de joelho

aplicação de laser infravermelho para paciente com, *202*

utilização de laser e luz, 201

Osteopatia, 98

Ozonioterapia, 608

P

Padrão respíratório, 138

Pain behavior, 57

Palmilha (s)

¾, anticapital, *318*

2/4, anterior às cabeças metatarsais, *318*

acomodativa de conforto, *317*

customizada no chinelo, *317*

elementos na, 318

arco medial, *318*

barra infracapita, *319*

barra-retocapital prolongada látex, *319*

botão, *318*

cunhas para calcâneo vago ou varo, *319*

infracuboide, *319*

piloto, *318*

taloneta, *320*

funcional tipo *gait plate*, *316*

inteira, *318*

ortopédica de Valenti, *317*

para correção postural, *357*

para pé, *317*

para pés diabéticos, *317*

posturais, *316*

pré-fabricada, *320*

prescrição de, 315

proprioceptivas, *316*

termomoldadas, *316*

texturizada/sensorial, *316*

Palpação

da zona pterigóidea, *413*

digástrico anterior, *413*

digástrico posterior, *413*

do temporal, *413*

masseter extraoral, *413*

masseter intraoral, *413*

muscular, 413

Pandiculação, *247*, *256*, *532*

Paravertebrais, fisiologia normal dos, *437*

Passo com barreira, 105

Patela, excursão alterada da, 460

Pele, mecanorreceptores na, organização dos, 331

Pelve

plano frontal, *442*

plano transversal, avaliação das rotações pélvicas, *443*

posição de litotomia utilizada durante a avaliação da, *425*

Percepção, 35

ação e sistemas centrais do córtex cerebral

organização da, *36*

Pergunta para acessar os domínios cognitivo, emocional e comportamental, **242**

Períneo, vista anterior do, *425*

Pés

diabéticos, uso de prótese plantar nos, 313

representação esquemática da localização dos órgãos nos, *271*

Placa motora, região onde é liberada a acetilcolina, *17*

Planilha (s)

funcional tipo *gait plate*, *316*, *317*

termomoldadas, *316*

Plantigrafia, 56, *315*

Plantígrafo, *315*

Podoscópio, *314*

Ponteira emissora de laser para a técnica de aplicação pontual, posicionamento da, *206*

Ponto (s)

de aplicação da FBM, 196

de aplicação de pressão do shiatsu, *269*

de aplicação de pressão do, *269*

de apoio da ponteira emissora de laser, posicionamento dos, *206*

marma, *268*

Pontos-gatilho

digástrico anterior, *409*

localização com dolorimetria, *490*

masseter, *409*

miofasciais

ativo promove dor local e referida, *489*

avaliação dos, *489*

miofasciais, 236

pterigóideo lateral, *409*

temporal, *409*

Posições que devem ser evitadas de maneira geral, *185*

Posição cervical x dor, 180

Postura (s), 109

bizarras, 180

de utilização do vaso sanitário, *426*

dor e, 122

e posições nos dispositivos móveis

smartphones/notebooks, *182*

em pé, 176

na clínica de dor, 178

no dia a dia, exemplos, *178*

estudo da, 172

fatores que influenciam, 114

mal executadas como possíveis causas de dor lombar, *441*

no trabalho, *180*

referências sobre, *110*

sentada, 173

diferentes padrões de postura na, *175*

inadequada no trabalho, 179

na clínica e dor, 176

Posturologia Bernard Bricot, 357

Pranayamas, controle da dor e, 549

Pré-balanço, 161

Pressão plantar, modelo de distribuição da, *321*

Pré-tensão, 253

Princípio Vojta, 360

Processo de educação em dor para pacientes, *243*

Programa (s)

educativos multi e interdisciplinares, 90

multidisciplinares de tratamento, 91

psicossociais, 89

SAPO, 114

Próteses, 87

Protocolo do software SAPO, referências ósseas do, *113*

Pseudoartrose, 235

Q

Quadril

abdução em decúbito lateral, *520*

diminuição da carga imposta ao, 389

movimento do, 164

no instante do apoio terminal, *164*

Quadruped hip extension with the knee extending, *521*

Qualidade fecal, 144

Quantec System, 113

Questionário

de sintomas da fibromialgia, *503*

do impacto psicossocial da dor, 582

para diagnóstico de dor neuropática, *603*

para identificação da presença de dor neuropática, **51**

R

Raciocínio clínico, 26

Radiação

amplificação da luz pela emissão estimulada da, 191

de acordo com o comprimento de onda, penetração aproximada da, **194**

Raizes lombossacrais, *423*

Reabilitação

atvidade física como ferramenta de, 515

do paciente com dor crônica

abordagem psicológica, 577

adesão ao tratamento, 583

dor e sofrimento, 579

intervenção, 585

padrões de convívio com o quadro álgico crônico, 584

possibilidade de sofrimento, 580

recursos de enfrentamento, 580

recursos para avaliação da dor, 581

significado da dor para o paciente, 581

física na síndrome pós-lamnectomia, 608

na dor

conceito de, histórico, 59

crônica, história da, 60

educação física na, histórico da, 61

na síndrome pós-lamnectomia, 601

profissional, 627

profissional no Brasil, 630

Realidade virtual, 643

na dor aguda, 643

na dor crônica, 644

na dor oncológica, 643

Receptor AMPA, 6

Recursos para avaliação da dor, 581

Rede de modo padrão, *568*

Reeducação sensorial, 377

Reeducação postural global (RPG), 356

Reflexo cutâneo-abdominais, 54

Reflexologia, 270

representação esquemática da localização dos órgãos nos pés, *271*

Região intrapélvica, padrão de dor referida para, *421*

Regra de predição clínica, 451

no tratamento fisioterapêutico das lombalgias agudas e subagudas, 452

Re-integração funcional

    como re-integrar o movimento, 351

    na dor crônica, 341

    técnicas, 353

Relação

    anatômicas do músculo posas maior, *436*

    eutonista-aluno, 532

    lombar x fêmur, 436

    lombar x sacro x dorsal x cervical, 437

    lombar x tórax, 439

    nexto causal, 25

    sensório motora envolvida na codificação e na regulação de ações, componentes internos da, *39*

Relação lombar x fêmur, 436

Relaxamento pós-isométrico (RIP), 399, *399*

Relógio analógico como orientação na avaliação do assoalho pélvico, *425*

Reorganização

    motora durante lesões na coluna vertebral/tronco e dor, **141**

    sináptica aberrante, *20*

    sináptica do SNC, 15

Repouso, 88

Representação somatossensorial, *571*

Resposta biomecânica no corpo submerso, *294*

Retrato da dor, 582

Robótica, 649

Rolfing, 80

RPG, 98

S

SAPO, programa, 114

Saúde do trabalhador, 169

Scattering, 192

Sedentarismo, 515

Sedestação, paciente em, *198*

Sensibilização neuronial, 15

Shiatsu, 269

    pontos de aplicação de pressão do, *269*

Sinal

    de Babinski, 54

    de Tinel, 54

Síndrome (s)

    complexa de dor regional

        avaliação clínica, 373

        com evolução para distonia, 373

        dessensibilização, 376

        estimulação elétrica nervosa transcutânea, 377

        fisioterapia na, 369

        mão esquerda, *373*

        possíveis mecanismos de instalação e manutenção da, *371*

        programa de carga de estresse, 377

        terapia física por exposição progressiva PEPT, 378

        terapia com espelho e imagem motora graduada, 374

        tratamento, 374

    de Ehlers Danlos, 465

    do neurônio motor inferior, 54

    dolorosa do trocânter maior, 234

    dolorosa miofascial

        fisioterpaia na, 481, 488

        ponto-gatilho miofascial, 485

    fibromiálgica, 55

        critério de classificação, *502*

        criterios diagnósticos, *504*

        exercício físico e, 499

        quadro clínico, **501**

    pós-laminectomia, 27

    pós-lamnectomia, reabilitação na, 601

Sistema (s)

    analgésico intrínseco, 14

    cruzado se apoia no sistema reto, *620*

de movimento

   adaptaçõesm à dor, *518*

   modelo cinesiopatológico do, *140*

fascial, 150

fisiológicos, interação dos, *39*

inibitório difuso, 14

límbico, influencia o sistema sensório motor e autonômico, *38*

nervoso, estado normal do, *347*

nervoso central, núcleos e tratos de fibras do, relacionados à modulação facilitatória e inibitória da dor, *12*

reto organiza o tronco em alinhamento cabeça e bacia, *620*

Smartphones x dor crônica, 181

SNNVS, ativação do, 15

Snorkel frontal, *303*

Sobrecarga, 460

   mecânica dos tecidos, 43

Sofrimento, possibilidades de, 580

Solução protética, *314*

Sono

   e dor, relação entre, 144

   inadequada durante o sono, *144*

Sono x dor, 182

Sopa inflamatória, 2

Spinal Mouse System, 113

Stress inoculation trainning, 136

Stress-strain model, 629

Subgrupo para lombalgias, características do sistema de classificação em, 452

Substância cinzenta

   dos meditadores, *547*

   entre mediatadores e controles, comparação entre, *546*

T

Tai chi, 83

Tecido

conjuntivo

   areolar, *252*

   frouxo, *252*

   sobrecarga mecânica dos, 43

Técnica (s)

   de Alexander, 353

   de facilitação de Brunkow, 358

   de massoterapia x dor, 265

      acupressão (do-in), 266

      marmaterapia, 267

      massagem sueca, 273

      reflexologia, 270

      shiatsu, 269

      tuina, 267

   de Mulligan, *388*

   miofasciais, 355

Tecnologia x dor crônica, 178

Tendão

   do m. supraespinal, aplicação de laser infravermelho, *199*

   melhora da capacidade com carga progressiva, *345*

Tendinopatia (s)

   calcárea de ombro, 233

   crônicas, 233

   de Aquiles, 236

   de ombro, utilização de laser e luz, 199

   patelar, 234

Tênis

   padrão, *321*

   rocker, *321*

Tensão extrafusal, 335

Tensegridade

   confere à estrutura grande elasticidade e resiliência, *253*

   estrutura simples de, modelo de uma, *253*

Tensegridade, 252

Teoria(s)

   das comportaas, 333

do portão, 136

fotoquímica, 194

OPTIMAL, 352

Terapia(s)

aquáticas e seus efeitos na dor, 291

da marcha e equilíbrio, 388

de fotobiomodulação, 197

do espelho, *376*

marma, *267*

ocupacional, 86

pelo movimento da dança, 613

mecanismos chaves, *615*

por ondas de choque, 82

psicológicas, 89

Termografia por infravermelho

na avaliação clínica dos doentes com dor crônica, 55

Termoterapia, 67, 75

calor, *67*

frio, *68*

na dor crônica, 211

calor profundo, 213

calor terapêutico, 212

efeitos fisiológicos, 212

ultra-som, 213

ondas curtas e micro-ondas, 76

por adição, 75

por subtração ou crioterapia, 76

ultra-som, 213

Termoterapiana dor crônica, 211

calor profundo,213

Teste (s)

30s chair stand, *135*

da cadeirinha, *135*

de distância entre o dedo e o chão modificado, *137*

de elevação com o membro inferior em extensão, *604*

de *Isernhagen work system*, 133

de Lasègue, complemento do, *604*

de Thomas, 137

negativo, *137*

positivo, *137*

do *Functional Movement Screen*, *139*

time up and go, *139*

Trendelemburg, *136*

wall-sit, *135*

Tíbia

avanço controlado no momento de resposta à carga, 161

avanço rápido na, *161*

Topografia de Moiré, 113

Torção do eixo vertical promove o deslocamentom *620*

Tornozelo

dorsiflexão no início da fase de balanço, *162*

flexão do, 160

Tração vertebral, 81

Transtorno do espectro hipermóvel, 465, 466

manifestações, *466*

sintomas, incidência dos, **458**

Trato espinocervical, 9

Travesseiro(s), 88

adequado, *185*

de látex, 184

de poliéster, 184

excessivamente alto, *185*

excessivamente baixo, *185*

Travesseiro versus dor crônica, 183

Treinamento

fascial, 256

muscular, 196

Triagem

de movimento funcional, 101, 102

padrões de movimento

intermediário, 103

primitivo, 102

Trigger point, 594

Tronco encefálico, mecanismos neuromodulatórios facilitatórios e inibitórios do, *14*

U

Úlcera aberta, ponteira emissora de laser durante a irradiação de uma, trajetória, *206*

Ultra-som, 213

terapêutico, 75

Unidade de biofeedback de pressão, *141*

V

Valgo dinâmico

do joelho, 459

fatores contribuintes para, 459

W

Work ability house model, 629

Watsu, 292

Wind-up, 7

Work ability house model, 629, *629*

Y

Yoga

aspectos psicológicos da, 553

aspectos sociais/relacionais da, 554

efeitos morfológicos e funcionais, *548*

exemplos de prática, 555-562

mecanismos de ação potenciais na dor crônica e na funcionalidade, *550*

na dor crônica, 545

evidências, 550

neurobiologia da, 546

prática para pacientes com dor crônica, 552